Faust's Anesthesiology Review

福斯特麻醉学

（第4版）

注 意

该领域的理论知识和临床实践在不断变化。随着新的研究与经验不断扩充我们的知识结构，在实践、治疗和用药方面做出适当的改动是必要或适宜的。建议读者检查相关操作的最新信息，或检查每一药物生产厂家所提供的最新产品信息，以确定药物的推荐剂量、使用方法、使用时间以及相关禁忌证。治疗医师根据对患者的了解和相关经验，确立诊断，确定每一位患者的用药剂量和最佳治疗方法，并采取适当的安全预防措施，是其职责所在。不论是出版商还是著作者，对于在本出版物使用过程中引起的或与本出版物相关的任何个人或财产的损伤和（或）损失，均不承担任何责任。

出版者

Faust's Anesthesiology Review

福斯特麻醉学

（第4版）

原　著　Michael J. Murray
Barry A. Harrison
Jeff T. Mueller
Steven H. Rose
C. Thomas Wass
Denise J. Wedel
主　译　冯　艺　郭向阳　王东信
副主译　左明章　赵　晶　孙　亮

北京大学医学出版社

FUSITE MAZUIXUE（DI 4 BAN）

图书在版编目（CIP）数据

福斯特麻醉学：第4版/（美）迈克尔·J. 默里（Michael·J. Murray）原著；冯艺，郭向阳，王东信主译. —北京：北京大学医学出版社，2020.6

书名原文：Faust's Anesthesiology Review，4/e

ISBN 978-7-5659-2120-9

Ⅰ. ①福…　Ⅱ. ①迈… ②冯… ③郭… ④王…　Ⅲ. ①麻醉学　Ⅳ. ① R614

中国版本图书馆 CIP 数据核字（2019）第 270336 号

北京市版权局著作权合同登记号：图字：01-2019-6995

ELSEVIER

Elsevier（Singapore）Pte Ltd.

3 Killiney Road，#08-01 Winsland House I，Singapore 239519

Tel:（65）6349-0200；Fax:（65）6733-1817

ISBN：978-1-4377-1369-5

《福斯特麻醉学》（第4版）（冯艺　郭向阳　王东信　主译）

ISBN：978-7-5659-2120-9

福斯特麻醉学（第4版）

主　　译：冯　艺　郭向阳　王东信
出版发行：北京大学医学出版社
地　　址：（100083）北京市海淀区学院路 38 号　北京大学医学部院内
电　　话：发行部 010-82802230；图书邮购 010-82802495
网　　址：http://www.pumpress.com.cn
E-mail：booksale@bjmu.edu.cn
印　　刷：中煤（北京）印务有限公司
经　　销：新华书店
策划编辑：王智敏
责任编辑：张李娜　　**责任校对：**靳新强　　**责任印制：**李　啸
开　　本：889 mm×1194 mm　1/16　　**印张：**43.25　　**字数：**1324 千字
版　　次：2020 年 6 月第 1 版　2020 年 6 月第 1 次印刷
书　　号：ISBN 978-7-5659-2120-9
定　　价：238.00 元

译者名单

北京大学人民医院

孙　亮　霍　飞　马晓冉　侯渊涛　赵　莹　刘诗瑶　汤峙瑜　韩　琦　陈蒙蒙　韩侨宇
王　晶　李奕楠　伍　源　李　伟　黄　鹤

北京大学第一医院

孔　昊　黄　达　汪海峰　张　振　吴琼芳　谢　玥　花义滨　李　雪　李钰婷　梁新全
王　锟　刘广宇　王　彤　李蔚鸥　黄思铭

北京大学第三医院

李　刚　夏　纯　郭　芳　孙　杰　王彦霞　张　梁　史成梅　曲音音　郭枫林　翟文雯
韩永正　兰　琼　李　岩　王丽薇　耿春静　王　宁　宗亚楠　张小青　刘亚杰　唐慧敏
戎玉兰　刘伟平　李朋仙　李　娇　田　杨　邓　莹　徐　挺　余卓颖　曲亦伸　敦元莉

北京医院

王　琳　路　琳　郭　翔　黄　舜　苗永盛　赵楠楠　许增华

中日友好医院

王　戬　宋　洁　李　萌　曹研婷　王莉芳　洪　洪　赵自芳　高　腾　姚　函　鲍　林
孟园园　钱宇婷

北京大学口腔医院

刘　云　高　玲　李炳华　周　一　王立宽　程　彤

北京大学肿瘤医院

付　森　丁　蕾　李晓曦　陈延云　杨娇楠　刘　丹　张云霄　朱文智　姚月勤　刘英华
于　玲　董长江　魏　晋　谢乙宁

北京大学国际医院

刘鲲鹏　汤　义

审校者名单

北京大学人民医院

安海燕　高　岚　姜陆洋　张熙哲　赵　红

北京大学第一医院

孟昭婷　黄　鹂　曾　媛　李纯青　李　坚

北京大学第三医院

曾　鸿　李　民　倪　诚　王　军　吴长毅　徐　懋

北京医院

左明章

中日友好医院

尹毅青　赵　薇　李成辉

北京大学口腔医院

杨旭东　焦　亮

北京大学肿瘤医院

董长江　陈冀衡　何自静　于　玲　刘英华

译者前言

一部专业教材能够不断再版，一定是历久弥新。与以往的教科书不同，本部专著共包括 13 部分 254 章，涵盖了临床麻醉医生需要掌握的方方面面，包括疾病和手术特点、麻醉相关仪器、操作技能、药理、生理、麻醉管理、手术室效率管理等，最大的体会是这部麻醉学专著结构清晰、内容简明扼要，每章篇幅基本不超过 2 页，可读性强。临床麻醉方面，以亚专业进行分层阐述，在每个章节聚焦各亚专业临床麻醉中的主要专题进行了论述，既有基础理论及发病机制的内容介绍，也有明确清晰的临床处理流程及要点，读者很容易“按需索骥”找到相关内容和答案，全面了解某个专题的全貌。特别是针对每个临床专题，详尽阐述了历史沿革、临床现状和相关的研究进展，涉及面广、系统性好、临床实用性强，参考价值很大。可供从事临床麻醉专业的各级各类人员参考。本著作的翻译凝聚了北京大学麻醉学系众多医生的心血，愿我们的工作能给大家更多的帮助。祝所有麻醉同仁工作顺利。

冯 艺　郭向阳　王东信

2020.06.20 于北京

致　谢

Catherine Friederich Murray 为该书提供了卓著的撰写和编辑工作。

原著者名单

Martin D. Abel, MD
Consultant, Department of Anesthesiology, Mayo Clinic, Rochester, Minnesota
Professor of Anesthesiology, Mayo Clinic College of Medicine

Adebola Adesanya, MD, MPH
Medical Director, Critical Care Services, Medical City Dallas Hospital, Dallas, Texas

Brooke E. Albright, MD, Major USAF
Adjunct Assistant Professor, Department of Anesthesiology, USUHS
Department of Anesthesiology and Pain Medicine, Landstuhl Regional Medical Center, Landstuhl, Germany

Bradley Anderson, MD
Resident, Department of Anesthesiology, Baylor College of Medicine, Houston, Texas

Richard L. Applegate II, MD
Professor and Vice Chair, Department of Anesthesiology, Loma Linda University School of Medicine, Loma Linda, California

Katherine W. Arendt, MD
Consultant, Department of Anesthesiology, Mayo Clinic, Rochester, Minnesota
Assistant Professor of Anesthesiology, Mayo Clinic College of Medicine

Anna E. Bartunek, MD
Associate Professor, Medical Doctor, Department of Cardiothoracic and Vascular Anesthesia and Intensive Care, Medical University of Vienna, Vienna, Austria

Keith H. Berge, MD
Consultant, Department of Anesthesiology, Mayo Clinic, Rochester, Minnesota
Assistant Professor of Anesthesiology, Mayo Clinic College of Medicine

Michael L. Bishop, MD
Professor, Department of Anesthesiology, University of California San Diego, San Diego, California

Susan Black, MD
Professor and Vice Chair, Department of Anesthesiology, University of Alabama School of Medicine, Birmingham, Alabama

Gilbert A. Blaise, MD
Professeur Titulaire, Département d'anesthésiologie, Université de Montréal, Montréal, Québec, Canada

Eric L. Bloomfield, MD, MS, MMI, FCCM
Consultant, Department of Anesthesiology and the Division of Critical Care Medicine, Mayo Clinic, Rochester, Minnesota
Associate Professor of Anesthesiology, Mayo Clinic College of Medicine

Caridad Bravo-Fernandez, MD
Anesthesiologist, Froedtert Health-Froedtert Hospital, Milwaukee, Wisconsin

Daniel R. Brown, MD, PhD, FCCM
Director, Critical Care Multidisciplinary Practice, Department of Anesthesiology, Mayo Clinic, Rochester, Minnesota
Associate Professor of Anesthesiology, Mayo Clinic College of Medicine

David L. Brown, MD
Anesthesiology Institute Chair, Cleveland Clinic, Cleveland, Ohio

Sorin J. Brull, MD, FCARCSI (Hon)
Consultant, Department of Anesthesiology, Mayo Clinic, Jacksonville, Florida
Professor of Anesthesiology, Mayo Clinic College of Medicine

Daniel R. Bustamante, MD
Assistant Professor, Department of Anesthesiology, University of Tennessee Graduate School of Medicine, Knoxville, Tennessee

Paul E. Carns, MD
Consultant, Department of Anesthesiology, Mayo Clinic, Rochester, Minnesota
Assistant Professor of Anesthesiology, Mayo Clinic College of Medicine

Edmund Carton, MD
Department of Critical Care Medicine, Mater Misericordiae University Hospital, Dublin, Ireland

Renee E. Caswell, MD
Consultant, Department of Anesthesiology, Mayo Clinic, Phoenix, Arizona
Assistant Professor of Anesthesiology, Mayo Clinic College of Medicine

Steven R. Clendenen, MD
Consultant, Department of Anesthesiology, Mayo Clinic, Jacksonville, Florida
Assistant Professor of Anesthesiology, Mayo Clinic College of Medicine

Norman A. Cohen, MD
Associate Professor, Department of Anesthesiology and Perioperative Medicine, Oregon Health & Science University, Portland, Oregon

Daniel J. Cole, MD
Consultant, Department of Anesthesiology, Mayo Clinic, Phoenix, Arizona
Professor of Anesthesiology and Vice Dean for Continuous Professional Development, Mayo Clinic College of Medicine

Craig M. Combs, MD
Assistant Professor, Department of Anesthesiology, University of Tennessee Medical Center, Knoxville, Tennessee

James P. Conterato, MD
Assistant Clinical Professor,
Department of Anesthesiology,
Medical College of Wisconsin, Milwaukee, Wisconsin

David J. Cook, MD
Consultant, Department of Anesthesiology, Mayo Clinic, Rochester, Minnesota
Professor of Anesthesiology, Mayo Clinic College of Medicine

Eric G. Cornidez, MD
Interventional Pain Physician, Pain Management, The Pain Institute of Southern Arizona, Tucson, Arizona

Douglas B. Coursin, MD
Professor, Department of Anesthesiology and Medicine, University of Wisconsin School of Medicine and Public Health, Madison, Wisconsin

Robert M. Craft, MD
Professor, Department of Anesthesiology, University of Tennessee Graduate School of Medicine, Knoxville, Tennessee

Claudia C. Crawford, MD
Consultant, Department of Anesthesiology, Mayo Clinic, Jacksonville, Florida
Assistant Professor of Anesthesiology, Mayo Clinic College of Medicine

Frank D. Crowl, MD
Anesthesiology & Pain Management, Atlantic Pain Management Center, Wilmington, North Carolina

Efrain Israel Cubillo, IV, MD
Fellow in Anesthesiology, Mayo School of Graduate Medical Education, Phoenix, Arizona

Roy F. Cucchiara, MD
Consultant, Department of Anesthesiology, Mayo Clinic, Jacksonville, Florida
Professor of Anesthesiology, Mayo Clinic College of Medicine

Nancy J. Cummings, Esq.
Senior Legal Council, Legal Department, Mayo Clinic, Scottsdale, Arizona

David R. Danielson, MD
Consultant, Department of Anesthesiology, Mayo Clinic, Rochester, Minnesota
Assistant Professor of Anesthesiology, Mayo Clinic College of Medicine

Nicole M. Dawson, MD
Anesthesiologist, Portland, Oregon

Marie L. De Ruyter, MD
Consultant, Department of Anesthesiology, Mayo Clinic, Jacksonville, Florida
Assistant Professor of Anesthesiology, Mayo Clinic College of Medicine

Martin L. De Ruyter, MD
Professor, Department of Anesthesiology, University of Kansas Medical Center, Kansas City, Kansas

Peter A. DeSocio, DO
Associate Professor-Clinical, Department of Anesthesiology, The Ohio State University Wexner Medical Center, Columbus, Ohio

Daniel A. Diedrich, MD
Consultant, Department of Anesthesiology, Division of Critical Care Medicine, Mayo Clinic, Rochester, Minnesota
Assistant Professor of Anesthesiology, Mayo Clinic College of Medicine

Niki M. Dietz, MD
Consultant, Department of Anesthesiology, Mayo Clinic, Rochester, Minnesota
Professor of Anesthesiology, Mayo Clinic College of Medicine

John A. Dilger, MD
Consultant, Department of Anesthesiology, Mayo Clinic, Rochester, Minnesota
Associate Professor of Anesthesiology, Mayo Clinic College of Medicine

Gavin D. Divertie, MD
Chair, Department of Critical Care Medicine, Mayo Clinic, Jacksonville, Florida
Assistant Professor of Anesthesiology, Mayo Clinic College of Medicine

Karen B. Domino, MD, MPH
Professor, Department of Anesthesiology & Pain Medicine, University of Washington School of Medicine, Seattle, Washington

Brian S. Donahue, MD, PhD
Associate Professor, Department of Anesthesiology, Vanderbilt University, Nashville, Tennessee

Carla L. Dormer, MD
Supplemental Consultant, Department of Anesthesiology, Mayo Clinic, Phoenix, Arizona

Jerry A. Dorsch, MD
Emeritus Associate Professor of Anesthesiology, Mayo Clinic College of Medicine

Douglas A. Dubbink, MD
Surgery Medical Director, Department of Anesthesiology, Woodwinds Hospital, Woodbury, Minnesota

Andrea P. Dutoit, MD
Assistant Professor, Department of Anesthesiology, University of Oklahoma Health Sciences Center, Oklahoma City, Oklahoma

Beth A. Elliott, MD
Consultant, Department of Anesthesiology, Mayo Clinic, Rochester, Minnesota
Assistant Professor of Anesthesiology, Mayo Clinic College of Medicine

Brian Emerson, MD
Assistant Professor, Department of Pediatric Anesthesiology, Monroe Carrel Jr. Children's Hospital at Vanderbilt, Nashville, Tennessee

Jerry L. Epps, MD
Associate Professor, Department of Anesthesiology, University of Tennessee Graduate School of Medicine, Knoxville, Tennessee

Kirstin M. Erickson, MD
Consultant, Department of Anesthesiology, Mayo Clinic, Rochester, Minnesota
Assistant Professor of Anesthesiology, Mayo Clinic College of Medicine

Scott A. Eskuri, MD
Medical Director of Perioperative Services, Department of Anesthesiology, Essentia Health, Duluth, Minnesota

Jonathan A. Faust, MD
Anesthesiologist, Mercy Hospital, Minneapolis, Minnesota

Neil G. Feinglass, MD, FASE, FCCP
Director, Intra-operative Echocardiography; Consultant, Department of Anesthesiology, Mayo Clinic, Jacksonville, Florida
Assistant Professor of Anesthesiology, Mayo Clinic College of Medicine

James Y. Findlay, MB, ChB, FRCA
Consultant, Department of Anesthesiology, Mayo Clinic, Rochester, Minnesota
Assistant Professor of Anesthesiology, Mayo Clinic College of Medicine

Randall P. Flick, MD, MPH
Consultant, Department of Anesthesiology, Mayo Clinic, Rochester, Minnesota
Associate Professor of Anesthesiology and Pediatrics, Mayo Clinic College of Medicine

William David Freeman, MD
Director, Neurosciences ICU, Departments of Neurology, Neurosurgery, and Critical Care, Mayo Clinic, Jacksonville, Florida
Associate Professor of Neurology, Mayo Clinic College of Medicine

Robert J. Friedhoff, MD
Consultant, Department of Anesthesiology, Mayo Clinic, Rochester, Minnesota
Assistant Professor of Anesthesiology, Mayo Clinic College of Medicine

Brantley Dollar Gaitan, MD
Consultant, Department of Anesthesiology, Mayo Clinic, Phoenix, Arizona
Assistant Professor of Anesthesiology, Mayo Clinic College of Medicine

Scott A. Gammel, MD
Medical Director, Park Place Surgical Hospital, Lafayette, Louisiana

Carol B. Garrison, CPMSM
CPCS Manager, Medical Staff Services, Mayo Clinic, Scottsdale Arizona

Halena M. Gazelka, MD
Consultant, Department of Anesthesiology, Mayo Clinic, Rochester, Minnesota
Instructor in Anesthesiology, Mayo Clinic College of Medicine

Adrian Gelb, MB, ChB
Professor, Department of Anesthesia & Perioperative Care, University of California, San Francisco, California

Salim Michel Ghazi, MD
Chair, Department of Pain Medicine, Mayo Clinic, Jacksonville, Florida
Assistant Professor of Anesthesiology, Mayo Clinic College of Medicine

James A. Giacalone, BS, MEd
Adjunct Faculty, Department of Biology, Lebanon Valley College, Annville, Pennsylvania

R. Scott Gorman, MD
Consultant, Department of Internal Medicine, Mayo Clinic, Scottsdale, Arizona
Assistant Professor of Medicine, Mayo Clinic College of Medicine

Robert E. Grady, MD
Anesthesiologist, Sanford Hospital, Sioux Falls, South Dakota

Roy A. Greengrass, MD
Consultant, Department of Anesthesiology, Mayo Clinic, Jacksonville, Florida
Professor of Anesthesiology, Mayo Clinic College of Medicine

Alina M. Grigore, MD, MHS, FASE
Associate Professor, Department of Anesthesiology, Director, Division of Cardiothoracic Anesthesiology University of Maryland School of Medicine, Baltimore, Maryland

Cornelius B. Groenewald, MB, ChB
Acting Assistant Professor, Anesthesiology and Pain Medicine, Seattle Children's Hospital, Seattle, Washington

Heidi A. Hadley, MD
Resident Physician, Department of Anesthesiology, University of Arizona Medical Center, Tucson, Arizona

Dawit T. Haile, MD
Consultant, Department of Anesthesiology, Mayo Clinic, Rochester, Minnesota
Assistant Professor of Anesthesiology, Mayo Clinic College of Medicine

Robert G. Hale, DDS
Commander, Dental and Trauma Research Detachment, U.S. Army Institute of Surgical Research, Oral & Maxillofacial Surgeon, San Antonio, Texas

Brian A. Hall, MD
Consultant, Department of Anesthesiology, Mayo Clinic, Rochester, Minnesota
Professor of Anesthesiology, Mayo Clinic College of Medicine

James D. Hannon, MD
Consultant, Department of Anesthesiology, Mayo Clinic, Rochester, Minnesota
Assistant Professor of Anesthesiology, Mayo Clinic College of Medicine

Kenneth C. Harris, MD
Anesthesiologist, San Antonio, Texas

Barry A. Harrison, MD
Consultant, Department of Anesthesiology, Mayo Clinic, Jacksonville, Florida
Assistant Professor of Anesthesiology, Mayo Clinic College of Medicine

Terese T. Horlocker, MD
Consultant, Department of Anesthesiology, Mayo Clinic, Rochester, Minnesota
Professor of Anesthesiology and Orthopedics, Mayo Clinic College of Medicine

Joshua Horowitz, DO
Anesthesiology Resident, Department of Anesthesiology and Critical Care Medicine, Johns Hopkins Hospital, Baltimore, Maryland

Michael P. Hosking, MD
Associate Professor, Department of Anesthesiology, University of Tennessee Medical Center, Knoxville, Tennessee

Srikanth Hosur, MD
Assistant Professor, Department of Anesthesia and Pain Management, University of Texas Southwestern Medical Center, Dallas, Texas

Clint Grant Humpherys, MD
Anesthesiologist, Providence Anchorage Medical Center, Anchorage, Alaska

Michael G. Ivancic, MD
Anesthesiologist, Liberty Hospital, Liberty, Missouri

Daniel J. Janik, MD
Associate Professor, Department of Anesthesiology, University of Colorado School of Medicine, Aurora, Colorado

Aaron M. Joffe, DO
Associate Professor, Anesthesiology and Pain Medicine, University of Washington, Harborview Medical Center, Seattle, Washington

Michael Egon Johnson, MD, PhD
Consultant, Department of Anesthesiology, Mayo Clinic, Rochester Minnesota
Assistant Professor of Anesthesiology, Mayo Clinic College of Medicine

Keith A. Jones, MD
Alfred Habeeb Professor and Chair, Department of Anesthesiology, The University of Alabama at Birmingham, Birmingham, Alabama

Mark T. Keegan, MB, MRCPI, MSc
Consultant, Department of Anesthesiology, Division of Critical Care, Mayo Clinic, Rochester, Minnesota
Professor of Anesthesiology, Mayo Clinic College of Medicine

James D. Kindscher, MD
Professor, Department of Anesthesiology, Kansas University, Kansas City, Kansas

Melinda A. King, MD
Volunteer Professor, Department of Anesthesiology and Critical Care, University of New Mexico School of Medicine, Albuquerque, New Mexico

Michelle A. O. Kinney, MD
Consultant, Department of Anesthesiology, Mayo Clinic, Rochester, Minnesota
Assistant Professor of Anesthesiology, Mayo Clinic College of Medicine

Suneerat Kongsayreepong, MD
Professor, Head of the General Surgical Intensive Care Unit, Department of Anesthesiology, Siriraj Hospital, Mahidol University, Bangkok, Thailand

Sandra L. Kopp, MD
Consultant, Department of Anesthesiology, Mayo Clinic, Rochester, Minnesota
Associate Professor of Anesthesiology, Mayo Clinic College of Medicine

Sarang S. Koushik, MD
Fellow in Anesthesiology, Mayo School of Graduate Medical Education, Phoenix, Arizona

Beth L. Ladlie, MD, MPH
Consultant, Department of Anesthesiology, Mayo Clinic, Jacksonville, Florida
Assistant Professor of Anesthesiology, Mayo Clinic College of Medicine

Tim J. Lamer, MD
Consultant, Division of Pain Medicine, Mayo Clinic, Rochester, Minnesota
Associate Professor of Anesthesiology, Mayo Clinic College of Medicine

David Layer, DO
Anesthesiologist, Madigan Healthcare System, Tacoma, Washington

Alaric C. LeBaron, MD
Staff Anesthesiologist, Master Clinician, Department of Anesthesia, David Grant Medical Center, Travis AFB, California

Sten Lindahl, MD, PhD, FRCA
Professor, Karolinska Institutet, Director of Research and Education, Karolinska University Hospital, Stockholm, Sweden

Timothy R. Long, MD
Consultant, Department of Anesthesiology, Mayo Clinic, Rochester, Minnesota
Assistant Professor of Anesthesiology, Mayo Clinic College of Medicine

Jeffrey J. Lunn, MD
Director of Anesthesiology and Perioperative Services, Kingman Regional Medical Center, Kingman, Arizona

Christopher V. Maani, MD
Chief of Anesthesia & PeriOperative Services,
U.S. Army Institute of Surgical Research & Army Burn Center,
San Antonio Military Medical Center,
Fort Sam Houston, Texas

Ian MacVeigh, MD
Consultant Anesthesiologist, Department Head, Clínica Cemtro, Madrid, Spain

Aaron J. Mancuso, MD
Adult Cardiothoracic Fellow, Department of Anesthesia, Critical Care and Pain Medicine, Beth Israel Deaconess Medical Center, Boston, Massachusetts

Carlos B. Mantilla, MD, PhD
Consultant, Department of Anesthesiology, Mayo Clinic, Rochester, Minnesota
Professor of Anesthesiology and Physiology, Mayo Clinic College of Medicine

H. Michael Marsh, MB, BS
Professor, Department of Anesthesiology, Wayne State University School of Medicine, Detroit, Michigan

David P. Martin, MD, PhD
Consultant, Department of Anesthesiology, Mayo Clinic, Rochester, Minnesota
Associate Professor of Anesthesiology, Mayo Clinic College of Medicine

William J. Mauermann, MD
Consultant, Department of Anesthesiology, Mayo Clinic, Rochester, Minnesota
Assistant Professor of Anesthesiology, Mayo Clinic College of Medicine

Patrick O. McConville, MD
Assistant Professor of Anesthesiology, University of Tennessee Graduate School of Medicine, Knoxville, Tennessee

Craig C. McFarland, MD
Assistant Professor, Department of Anesthesiology, Uniformed Services University of the Health Sciences, Bethesda, Maryland

Brian P. McGlinch, MD
Consultant, Department of Anesthesiology, Mayo Clinic, Rochester, Minnesota
Assistant Professor of Anesthesiology, Mayo Clinic College of Medicine

K. A. Kelly McQueen, MD, MPH
Associate Professor, Department of Anesthesiology, Vanderbilt Institute for Global Health, Vanderbilt University Medical Center, Nashville, Tennessee

Sharon K. Merrick, MS, CCS-P
Director, Payment and Practice Management, American Society of Anesthesiologists, Washington, DC

Colin George Merridew, MBBS, FANCZA
Clinical Senior Lecturer, School of Medicine, University of Tasmania, Tasmania, Australia

Julia I. Metzner, MD
Associate Professor, Department of Anesthesiology & Pain Medicine, University of Washington School of Medicine, Seattle, Washington

Lopa Misra, DO
Consultant, Department of Anesthesiology, Mayo Clinic, Phoenix, Arizona
Instructor in Anesthesiology, Mayo Clinic College of Medicine

Susan M. Moeschler, MD
Consultant, Department of Anesthesiology, Mayo Clinic, Rochester, Minnesota
Instructor in Anesthesiology, Mayo Clinic College of Medicine

Steven T. Morozowich, DO, FASE
Supplemental Consultant, Department of Anesthesiology, Mayo Clinic, Phoenix, Arizona
Instructor in Anesthesiology, Mayo Clinic College of Medicine

Jeff T. Mueller, MD
Consultant, Department of Anesthesiology, Mayo Clinic, Phoenix, Arizona
Assistant Professor of Anesthesiology, Mayo Clinic College of Medicine

David R. Mumme, MD
Anesthesiologist, Anesthesia Consultants, Indianapolis, Indiana

Michael J. Murray, MD, PhD
Consultant, Department of Anesthesiology, Mayo Clinic, Phoenix, Arizona
Professor of Anesthesiology, Mayo Clinic College of Medicine

Teresa M. Murray
Medical Student, Pritzker School of Medicine, University of Chicago, Chicago, Illinois

Bradly J. Narr, MD
Chair, Department of Anesthesiology, Mayo Clinic, Rochester, Minnesota
Associate Professor of Anesthesiology, Mayo Clinic College of Medicine

Heather L. Naumann, MD
Acting Assistant Professor, Department of Pediatric Anesthesiology, University of Washington, Seattle, Washington

Stephanie A. Neuman, MD
Pain Medicine, Gundersen Health System, La Crosse, Wisconsin

Doris B.M. Ockert, MD
Associate Professor, Department of Anesthesiology, University of Wisconsin School of Medicine and Public Health, Madison, Wisconsin

William C. Oliver, Jr., MD
Consultant, Department of Anesthesiology, Mayo Clinic, Rochester, Minnesota
Professor of Anesthesiology, Mayo Clinic College of Medicine

Jeffrey J. Pasternak, MS, MD
Consultant, Department of Anesthesiology, Mayo Clinic, Rochester, Minnesota
Associate Professor of Anesthesiology, Mayo Clinic College of Medicine

Prith Peiris, MD
Consultant, Department of Anesthesiology, Mayo Clinic, Jacksonville, Florida
Instructor in Anesthesiology, Mayo Clinic College of Medicine

Nicole W. Pelly, MD
Assistant Clinical Professor, Department of Anesthesiology & Pain Medicine, University of Washington/Seattle Children's Hospital, Seattle, Washington

Steven G. Peters, MD
Consultant, Department of Pulmonary and Critical Care Medicine, Mayo Clinic, Rochester, Minnesota
Professor of Medicine, Mayo Clinic College of Medicine

Roxann D. Barnes Pike, MD
Consultant, Department of Anesthesiology, Mayo Clinic, Rochester, Minnesota
Assistant Professor of Anesthesiology, Mayo Clinic College of Medicine

Karl A. Poterack, MD
Consultant, Department of Anesthesiology, Mayo Clinic, Phoenix, Arizona
Assistant Professor of Anesthesiology, Mayo Clinic College of Medicine

Jennifer A. Rabbitts, MB, ChB
Anesthesiology and Pain Medicine, Seattle Children's Hospital, Seattle, Washington

Peter Radell, MD, PhD
Associate Professor, Department of Pediatric Anesthesia and Intensive Care, Karolinska University Hospital, Astrid Lindgren Children's Hospital, Stockholm, Sweden

Mary M. Rajala, MS, MD
Staff Anesthesiologist, Winona Health, Winona, Minnesota

Harish Ramakrishna, MD, FASE
Consultant, Department of Anesthesiology and Chair, Division of Cardiovascular and Thoracic Anesthesiology, Mayo Clinic, Phoenix, Arizona
Assistant Professor of Anesthesiology, Mayo Clinic College of Medicine

Manoch Rattanasompattikul, MD
Nephrology and Internal Medicine, Renal Unit, Golden Jubilee Medical Center, Mahidol University, Nakhon Pathom, Thailand

Guy S. Reeder, MD
Consultant, Department of Cardiovascular Diseases, Mayo Clinic, Rochester, Minnesota
Professor of Medicine, Mayo Clinic College of Medicine,

Kent H. Rehfeldt, MD, FASE
Consultant, Department of Anesthesiology, Mayo Clinic, Rochester, Minnesota
Assistant Professor of Anesthesiology, Mayo Clinic College of Medicine

Edwin H. Rho, MD
Consultant, Department of Anesthesiology, Mayo Clinic, Rochester, Minnesota
Assistant Professor of Anesthesiology, Mayo Clinic College of Medicine

Richard H. Rho, MD
Consultant, Department of Anesthesiology, Mayo Clinic, Rochester, Minnesota
Assistant Professor of Anesthesiology, Mayo Clinic College of Medicine

Christopher B. Robards, MD
Consultant, Department of Anesthesiology, Mayo Clinic, Jacksonville, Florida
Assistant Professor of Anesthesiology, Mayo Clinic College of Medicine

Kip D. Robinson, MD
Assistant Professor and Associate Program Director, Department of Anesthesiology, University of Tennessee College of Medicine, Knoxville, Tennessee

Eduardo S. Rodrigues, MD
Consultant, Department of Anesthesiology, Mayo Clinic, Jacksonville, Florida
Instructor in Anesthesiology, Mayo Clinic College of Medicine

Steven H. Rose, MD
Consultant, Department of Anesthesiology, Mayo Clinic, Rochester, Minnesota
Professor of Anesthesiology, Mayo Clinic College of Medicine

David M. Rosenfeld, MD
Consultant, Department of Anesthesiology, Mayo Clinic, Phoenix, Arizona
Assistant Professor of Anesthesiology, Mayo Clinic College of Medicine

Joseph J. Sandor, MD
Valley Anesthesiology & Pain Consultants Ltd., Phoenix/Scottsdale, Arizona

Wolfgang Schramm, MD
Associate Professor, Medical Doctor, Department of Anesthesiology and General Intensive Care, Medical University of Vienna, Vienna, Austria

David P. Seamans, MD
Consultant, Department of Anesthesiology, Mayo Clinic, Phoenix, Arizona
Assistant Professor of Anesthesiology, Mayo Clinic College of Medicine

Lisa S. Seip, MD
Supplemental Anesthesiologist, Mayo Clinic, Phoenix Arizona

Deepesh M. Shah, MD
Interventional Pain Physician-Partner, Atlantis Medical Specialists, Phoenix, Arizona

William Shakespeare, MD
Anesthesiologist, Intermountain Healthcare, Murray, Utah

David P. Shapiro, MD
Anesthesiologist, Jacksonville, Florida

Yu Shi, MD, MPH
Resident in Anesthesiology, Medical College of Wisconsin, Milwaukee, Wisconsin

Timothy S.J. Shine, MD
Consultant, Department of Anesthesiology, Mayo Clinic, Jacksonville, Florida
Assistant Professor of Anesthesiology, Mayo Clinic College of Medicine

Allen Brian Shoham, MD
Anesthesiologist, Interventional Pain Management, Tri-City Orthopaedics, Richland, Washington

Jeffrey W. Simmons, MD
Assistant Professor, Department of Anesthesiology, Trauma Section, University of Alabama at Birmingham, Birmingham, Alabama

Daniel V. Simula, MD
Consultant, Department of Anesthesiology, Mayo Clinic, Phoenix, Arizona
Instructor in Anesthesiology, Mayo Clinic College of Medicine

Molly Solorzano, MD
Supplemental Consultant, Department of Anesthesiology, Mayo Clinic, Phoenix, Arizona

J. Robert Sonne, JD
Legal Counsel, Legal Department, Mayo Clinic, Scottsdale Arizona

Thomas N. Spackman, MD, MS
Chair, Department of Anesthesiology, Mayo Clinic, Jacksonville, Florida
Assistant Professor of Anesthesiology, Mayo Clinic College of Medicine

Wolf H. Stapelfeldt, MD
Professor & Chairman, Department of Anesthesiology & Critical Care Medicine, Saint Louis University Medical Center, St. Louis, Missouri

Joshua D. Stearns, MD
Consultant, Department of Anesthesiology, Mayo Clinic, Phoenix, Arizona
Assistant Professor of Anesthesiology, Mayo Clinic College of Medicine

Petter Andreas Steen, MD, PhD, FERC
Professor, Department of Emergency Medicine, Institute of Clinical Medicine, University of Oslo, Oslo, Norway

Robert A. Strickland, MD
Associate Professor, Department of Ambulatory and Outpatient Anesthesiology, Wake Forest Baptist Health, Winston-Salem, North Carolina

Kjetil Sunde, MD, PhD
Professor, Institute of Clinical Medicine, Faculty of Medicine, University of Oslo, Oslo, Norway

Barbara E. Switzer, MD
Pediatric Resident, Medical Education Miami Children's Hospital, Miami, Florida

Kamthorn Tantivitayatan, MD
Assistant Professor, Mahidol University, Thailand

Brian J. Thomas, JD
Director of Risk Management, Preferred Physicians Medical, Shawnee Mission, Kansas

Christopher A. Thunberg, MD
Consultant, Department of Anesthesiology, Mayo Clinic, Phoenix, Arizona
Instructor in Anesthesiology, Mayo Clinic College of Medicine

Klaus D. Torp, MD
Consultant, Department of Anesthesiology, Mayo Clinic, Jacksonville, Florida
Assistant Professor of Anesthesiology, Mayo Clinic College of Medicine

Nichole T. Townsend, RN, MD
Fellow in Anesthesiology, Mayo School of Graduate Medical Education, Phoenix, Arizona

Robert J. Trainer, DO, MBA
Anesthesiologist, Stony Brook Medical Center, Islandia, New York

Terrence L. Trentman, MD
Chair, Department of Anesthesiology, Mayo Clinic, Phoenix, Arizona
Associate Professor of Anesthesiology, Mayo Clinic College of Medicine

MAJ Ali Akber Turabi, MD
Assistant Adjunct Professor, Department of Anesthesiology, Uniformed Services University of the Health Sciences, Bethesda, Maryland

Inge Falk van Rooyen, MD
Anesthesiologist, Harborview Medical Center, Seattle, Washington

John M. VanErdewyk, MD
Medical Director of Anesthesia, Queen of Peace Hospital, Mitchell, South Dakota

Gurinder M. S. Vasdev, MD, MBBS
Consultant, Department of Anesthesiology, Mayo Clinic, Rochester, Minnesota
Assistant Professor of Anesthesiology, Mayo Clinic College of Medicine

Jörg H. Vetterman, MD
Anesthesiology and Intensive Care, Evangelisches Krankenhaus, Mulheim/Ruhr, Germany

Amorn Vijitpavan, MD
Anesthesiologist, Samitivej Hospital, Bangkok, Thailand

Amy G. Voet, DO, MS
Resident, Department of Anesthesiology, Penn State University, Hershey Medical Center, Hershey, Pennsylvania

Wayne H. Wallender, DO
Anesthesiologist, Ozark Anesthesia Associates, Springfield, Missouri

R. Doris Wang, MD
Consultant, Department of Anesthesiology, Mayo Clinic, Jacksonville, Florida
Assistant Professor of Anesthesiology, Mayo Clinic College of Medicine

David O. Warner, MD
Consultant, Department of Anesthesiology, Mayo Clinic, Rochester, Minnesota
Professor of Anesthesiology, Mayo Clinic College of Medicine

Mary Ellen Warner, MD
Consultant, Department of Anesthesiology, Mayo Clinic, Rochester, Minnesota
Associate Professor of Anesthesiology, Mayo Clinic College of Medicine

C. Thomas Wass, MD
Consultant, Department of Anesthesiology, Mayo Clinic, Rochester, Minnesota
Associate Professor of Anesthesiology, Mayo Clinic College of Medicine

Mary B. Weber, MD
Anesthesiologist, Wyoming Medical Center, Casper, Wyoming

Denise J. Wedel, MD
Consultant, Department of Anesthesiology, Mayo Clinic, Rochester, Minnesota
Professor of Anesthesiology, Mayo Clinic College of Medicine

Toby N. Weingarten, MD
Consultant, Department of Anesthesiology, Mayo Clinic, Rochester, Minnesota
Associate Professor of Anesthesiology, Mayo Clinic College of Medicine

Eric Werner, MD
Clinical Anesthesiologist, Department of Anesthesiology, Central DuPage Hospital, Winfield, Illinois

Jack L. Wilson, MD
Consultant, Department of Anesthesiology, Mayo Clinic, Rochester, Minnesota
Assistant Professor of Anesthesiology, Mayo Clinic College of Medicine

Gilbert Y. Wong, MD
Anesthesiologist/Pain Medicine, Palo Alto, California

Glenn E. Woodworth, MD
Assistant Professor, Department of Anesthesiology and Perioperative Medicine, Oregon Health & Science University, Portland, Oregon

Qinghao Xu, PhD
Department of Anesthesiology, University of California-San Diego, La Jolla, California

Tony L. Yaksh, PhD
Department of Anesthesiology, University of California-San Diego, La Jolla, California

Avishai Ziser, MD
Anesthesiologist, Rambam Medical Center, Haifa, Israel

原著前言

亲爱的读者们：

第 4 版 *Faust's Anesthesiology Review* 在许多方面不同于之前的版本，其中最重要的一点是 Ron Faust 已经从临床工作退休，因而本版需要一位新主编和几位副主编。我们怀念 Ron 在编写以他姓氏冠名的这本书时的远见和毅力，但愿新主编们能够延续他建立的优良传统。

随着 Ron 的退休，广为使用的 *Faust's Anesthesiology Review* 后续版本原本可能永远不会完成，然而，由于他在梅奥的同事不断收到关于何时出版第 4 版的询问，我们意识到，这本书满足了麻醉医生和住院医师为日常住院教学准备讲座的需要。第 3 版出版已逾 10 年，更新版本的必要性是显而易见的。

本书在其他方面也做了一些改变。在编写之前的版本时，我们想让本书能被当成“专家综述”，但是以此为目标，我们在编写时会倾向于“为考试而教学”。对于专家委员会综述，作者倾向于使用美国麻醉医师协会认为的解决临床问题的正确方法来撰写，而不一定是生理学和科学上正确的方法（例如，见单肺通气相关章节）。而第 4 版是综合性的麻醉学综述，涵盖了对麻醉专业工作者非常重要的 254 个概念，以便他们能为患者提供最好的医疗。考虑到本版所使用的撰写方法，我们没有尝试使用关键词、美国麻醉医师协会的内容大纲或为项目主席提供的信息。

我们删除了几个旧版的章节，并且把不同章节关注的同样问题做了归纳整理。这就释放了空间，使编者们可以纳入反映麻醉学实践进展的新主题。我们还重新整理了本书的章节顺序。以前的版本有 3 个主要部分：生理科学、自然（物理）科学和临床科学，而第 4 版有 13 个部分，其中专业部分又分为 8 个亚部分，涵盖了本领域的大部分主要亚专业。

第 4 版的编者要么接受过梅奥诊所和梅奥诊所健康系统的培训或拥有该机构的工作经验，要么是美国军方的现任成员，这些成员由梅奥诊所了解他们在业界声望的医生推荐（例如，Chris Maani 及其同事，他们在圣安东尼奥军事医学中心的烧伤组工作，撰写了烧伤相关章节）。更重要的是，以前的几位作者现为美国和海外其他学术机构的教职工，其中一些已经成为这些机构的领导者，担任学界的项目主任、系主任、院长等。在保持 Faust 博士在以前版本中建立的梅奥诊所全体编者的优秀传统的同时，这些新的作者针对临床问题带来了新的见解和方法，极大地提高了本书涵盖材料的教育价值。

这种观点的多样性虽为最终成果注入了活力，但在一本多作者的教科书中，风格的多样性可能会分散注意力。本书包含 250 余章内容，写作风格、章节长度和内容可能有很大不同。在这一版本中，我们试图将各章节的长度和风格进行统一，并进行了大量文献回顾，以尽可能地确保所有章节体例是相似的。

出版商爱思唯尔也做出了重大改变。色彩的运用极大地增强了读者对表格和图片的理解。此外，梅奥基金会和爱思唯尔均授权我们最大程度地使用他们收集的插图，以利于读者对相关概念的解读。著名的 Netter 医学图集的使用是这本书的宝贵补充。

我们希望读者能够发现——本版延续了 Ron Faust 博士建立的重要传统；并且本书作为一本易懂的参考资料，能帮助读者在我们认为是麻醉学最重要主题方面的知识更新。作为主编和编者，我们最热切的希望是，本书包含的内容将改善我们为患者提供的治疗。

Michael J. Murray，MD，PhD

Barry A. Harrison，MD

Jeff T. Mueller，MD

Steven H. Rose，MD

C. Thomas Wass，MD

Denise J. Wedel，MD

目　录

第七部分　胶体和血制品

第八部分　术前和术后问题

第九部分　专业麻醉

A. 区域麻醉

B. 神经外科麻醉

C. 心脏手术麻醉

D. 胸科麻醉

E. 普外科 / 泌尿外科 / 耳鼻喉科麻醉

F. 特殊情况及特定患者群体的麻醉

G. 产科

H. 儿科

第十部分　疼痛医学

第十一部分　危重症医学

第十二部分　风险管理

第十三部分　实践管理

第一部分　手术室

第1章　医学气体供应

Martin L. De Ruyter，MD

孔　昊　译　孟昭婷　校

和麻醉相关的常见医疗气体包括氧气、氧化亚氮（N_2O）和空气。历史上比较少用的医疗气体还包括氦气、氮气和二氧化碳。随着腹腔镜手术和机器人手术的大量开展，二氧化碳的使用急剧增多。多个政府机构管理医学气体，但是通过医用气瓶系统存储和运输这些气体的管理标准是由美国国家运输部制定的。医用气瓶是手术室和医院中心管道供应系统的基础。此外，气瓶系统（通常是较小的E气瓶）以备份的形式存在于手术室内，以备中心供气系统出现非预期故障（图1-1～1-3）。

医用气瓶储存的是压缩气体。气瓶的大小不一，并用字母标注，A为最小，H为最大。H型号的气瓶储存量大，专门用于手术室的中心管道供气。E型号气瓶要小一些，是我们在手术室最常见的气瓶。一台麻醉机应与两个（一个氧气和一个氧化亚氮）或者三个（两个氧气和一个氧化亚氮）E型号气瓶相连。E型号氧气瓶也经常用于患者的转运过程中。气瓶内的气体种类和气瓶的颜色相对应。不幸的是，目前还没有统一的国际标准，美国使用的颜色与目前国际通用的颜色并不一致。表1-1列举了几种常见医学气体、气瓶容量、气瓶颜色和储存时的状态。

在常温下，当气体被压缩并储存在气瓶中时，气体要么液化，要么维持气体状态。当氧气、氦气和空气被储存在医用气瓶中时，这些压缩气体在常温下为气态，而氧化亚氮则为液态。了解气体被压缩后的状态可以帮助我们计算气瓶内气体的剩余量。随着气体的消耗，压力表上的压力值会随着气体的不断减少呈线性下降。比如，一个充有近660 L非液

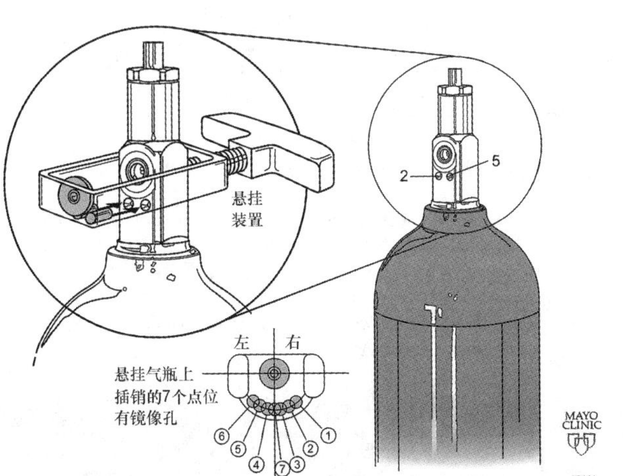

图1-1　匹配安全装置是医用气瓶的几个特征之一，用来确保气瓶与麻醉机背面的进气口正确连接。气瓶颜色因气体不同而不同；每个气瓶都有一个标签，标识其包含的气体；气瓶与麻醉机背面的连接使用相匹配的插销装置。两个插销插入麻醉机进气口下的悬挂装置上，并与气瓶上的小孔相匹配，确保气瓶接到正确的麻醉机进气口（© Mayo Foundation for Medical Education and Research. All rights reserved.）

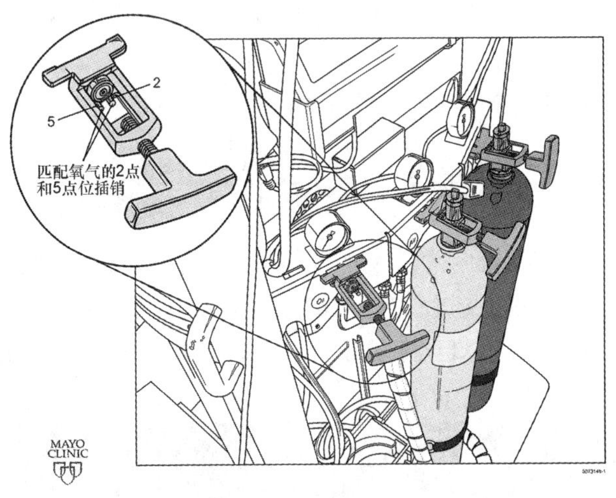

图1-2　麻醉机背面悬挂装置特写。紧靠气体入口下方，在7个点位共有两个插销。以氧气为例，插销的点位在2点和5点，并与氧气瓶上的小孔相匹配。当悬挂装置拧紧后，气瓶会固定在麻醉机的氧气入口上。如果插销匹配正确，当气瓶上的阀门打开时，正确的气体将流入正确的入口。如果插销匹配不正确，气瓶就无法固定在悬挂架上，气体入口与气瓶之间不会紧密相连，因此气体不会流入麻醉机进气口（© Mayo Foundation for Medical Education and Research. All rights reserved.）

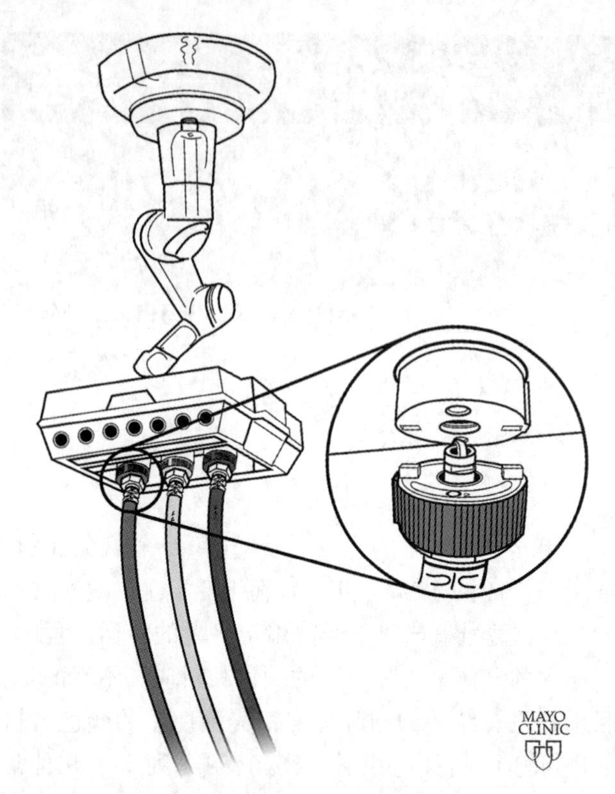

图 1-3 输气管道，每种气体都有不同的颜色编码，可以与每种气体独有的圆盘系统上的出气接口相匹配。该系统包括气体输送的中心管道和放置在适配器表面上的两个小金属矩形，这种小金属矩形对于每一种气体来说是独一无二的，如氧气输气管道只能与氧气出口相连接（© Mayo Foundation for Medical Education and Research. All rights reserved.）

化氧气的 E 型号气瓶，压力大约为每平方英寸 2000 磅（psi）。当压力表显示 1000 psi 时，气瓶内大约剩余 330 L 氧气。因此，我们也可以计算当气体以某一恒定的流量使用时，完全耗尽的时间。计算气瓶气体完全耗尽时间的公式如下：

$$\text{大约气体耗尽时间（h）} = \frac{\text{氧气瓶内压力（psi）}}{[200\times\text{氧气流量（L/min）}]}$$

在气瓶内为液态的气体，如氧化亚氮，其剩余量无法用上述公式进行计算。氧化亚氮气瓶压力表的值是液态氧化亚氮上部挥发的一小部分气态氧化亚氮所产生的压力。随着瓶内气体被消耗，更多的液态氧化亚氮转化为气态氧化亚氮，维持蒸气压不变，因而压力表的读数也不变。当所有液态氧化亚氮都转化为气态时，压力值才会逐渐降低。比如，一个充满氧化亚氮的 E 型号气瓶可以储存 1590 L 的氧化亚氮，压力为 745 psi；直到所有的液态氧化亚氮挥发为气体之前，压力会维持不变，随后压力才会逐渐降低。当达到压力将要降低的点时，气瓶内剩余气体约为 400 L。计算瓶内氧化亚氮余量唯一可靠的方法是对气瓶进行称重。每个气瓶上面都印有空瓶时的重量，称得的重量减去空瓶重量即为液态氧化亚氮的量。

E 型号气瓶通过一个悬挂架装置与麻醉机相连。该装置用于固定和支撑气瓶、维持气密性和保证气体向麻醉机的单向流动。从安全角度考虑，为了防止接错气源（造成潜在的低氧混合气体），我们使用了一种插销安全装置。每个气瓶在阀门上都有两个小孔，与麻醉机悬挂装置上的插销相匹配。每种气体气瓶上小孔的位置和该种气体在麻醉机悬挂装置上插销的位置一致。这种安全措施是为了防止错误的气瓶装到麻醉机上。把悬挂装置上的插销弄坏或丢失，或者人为把它拿下来，以上安全措施就不复存在了。

如今手术室内多使用管道供气系统。大容量气体罐，如液态氧气储存罐或连接在一起的 H 型号气瓶，通过管道将气体输送至医院。在手术室中，送气管道与三个系统相连——墙壁气源、管道气源和吊塔气源。用不同的颜色标注不同的医用气体输送管道，管道一端与气源可以快速对接，另一端则根据不同气源管道接口直径不同，与麻醉机的不同气体输送接口相连。

推荐阅读

Dorsch JA, Dorsch SE. Medical gas cylinders and containers. In: Dorsch, JA, Dorsch SE, eds. *Understanding Anesthesia Equipment*. 5th ed. Philadelphia: Wolters Kluwer/Lippincott Williams & Wilkins; 2007:1-24.

Dorsch JA, Dorsch SE. Medical gas pipeline systems. In: Dorsch, JA, Dorsch SE, eds. *Understanding Anesthesia Equipment*. 5th ed. Philadelphia: Wolters Kluwer/Lippincott Williams & Wilkins; 2007:25-50.

表 1-1 医用气瓶

气体	气瓶容量（L）*		20℃时的压力（psi）	气瓶颜色		气体形态
	E	H		美国	美国以外国家	
O_2	625 ～ 700	6000 ～ 8000	1800 ～ 2200	绿色	浅蓝色 †	气态
空气	625 ～ 700	6000 ～ 8000	1800 ～ 2200	黄色	白色和黑色	气态
N_2O	1590	15 900	745	蓝色	蓝色	液态

* 气瓶大小由字母标注，A 为最小，H 为最大。

† 中国。

psi，磅 / 平方英寸（1 磅 / 平方英寸＝ 0.068 标准大气压）

第 2 章　电力供应

Brian A. Hall，MD
孔　昊　译　孟昭婷　校

手术室用电安全

当可燃性吸入麻醉药开始使用后，人们开始努力减少手术室内爆炸事件的发生，加强用电安全。虽然现在手术室内的爆炸事件不太可能会发生，但是由于大量医疗设备的使用，人们对于用电安全并没有放松警惕。任何用电设备都有造成宏电击的潜在风险，5 ～ 1000 mA 或更高电流的电击会造成患者烧伤或引发心室颤动。手术室内的患者尤其容易遭受宏电击，这是由于干燥的皮肤（～ 100 kΩ）变湿之后电阻会显著降低（～ 1 kΩ）。

供电系统

医疗中心一般有两种电力系统——接地电力系统（grounded power system，GPS）和隔离电力系统（isolated power system，IPS）。在特定区域使用哪种系统取决于在该位置提供的患者护理情况以及提供患者护理区域的电气系统的特征。

接地电力系统（GPS）

手术室内的电力线路与美国大多数家庭的线路是一样的，由一条承载 120 V 交流电压的火线、一条将电流输送回发电站的零线和一条地线组成。如果人与火线相连，就会发生电击。

在家庭中，接地故障电路断路器（GFCIs）通常安装在 GPS 中比较潮湿的地方（例如浴室和厨房）。同样，在手术室中，GFCIs 可以放置在 GPS 的每个电路中，以最大程度地降低宏电击的发生率。如果大于 4 ～ 6 mA 的电流开始流入火线和除零线之外的任何其他线路，电路将在毫秒以内“跳闸”。然而，我们担心的是，如果手术室内使用 GFCIs，电路一旦跳闸，所有的医疗设备都会断电。

在带有 GPS 的干燥的手术室内，火线连接到电插头的两个平行插头的较窄部分，并且仅可以插入插座中的两个平行孔中较宽的那个。零线与地线都具有与地面相同的电势差（即 0 V）。GPS 中使用的单极开关仅使用火线。如果一个人或患者站立或躺在与水接触的零线或地线中，并没有电流通过人体。但是如果与火线相连，就会发生电击，除非有 GFCI 的保护。

隔离电力系统（IPS）

IPS 中的电是由供电站以外的变压器提供的。隔离一词准确地说，是与地面隔绝，电路中的电子没有寻求回到发电站的最小电阻的路径。

IPS 中的电插头和插座看起来与 GPS 中的插头和插座完全相同（即一个插头比另一个更宽）。不同点在于，IPS 中两条线都是火线，两条线和地面之间的电压都是零（这是区分 GPS 和 IPS 的方法，在 GPS 中，火线和地面之间的电压是 120 V）。

IPS 的电面板中的断路器是双极断路器，断路时，电路的两条线都会断开。由于 IPS 电路中没有线路与地面相连，并不会产生完整的电回路，人可以站立在一个水池里，同时拿着电路的任何一根线而不会发生电击。然而当同时触摸两根电线时，就会发生电击。

电路隔离监视器（LIM）

任何用电设备都会有少量的电流到达地面，即使在没有人体连接设备和地面的情况下。这一现象称为电容耦合。在有大量电设备的现代手术室中，电容耦合的净电流可以达到 2 ～ 5 mA 或更高也就不足为奇了。

在带有 IPS 的手术室中，必须使 LIM 连续监测来自两条线路的泄漏电流，确保系统与地面保持“隔离”。该设备可以测量泄漏到地面的电流的多少

［以毫安（mA）为单位］，即对 IPS 的隔离程度进行定量评估。LIM 系统中的绿色指示灯（状态良好）和红色指示灯（电流泄漏）必须在工作人员随时可以看到的范围内（图 2-1）。

LIM 有助于防止宏电击而不是微电击。高达 5 mA 的电流可以到达地面而不会触发 LIM 报警。激活的 LIM 报警并非表示患者被电击，相反，声音警告表示电路内电阻（到地面）减小到使漏电电流超过 5 mA（宏电击的阈值）。如果不进行干预并且电回路是完整的（例如，患者躺在潮湿的金属手术台上），患者可能会遭受宏电击。随着电流的增大（至 70 ～ 100 mA），通过完整的皮肤传导到心脏的电流会导致心室颤动。

当 LIM 发出声音警告时，手术室内工作人员应立即寻找漏电原因。通常的原因是电线磨损并暴露于插头的金属外壳。隔离和非隔离电路中的第三个插头都是接地的，金属面板和设备外壳也同样接地，这些部分是 IPS 中最常接地的漏电点。如果 LIM 发出声音警告，手术室工作人员应拔掉连接的最后一台设备，然后逐一拔下之前连接的设备进行排查，直到找到漏电设备。

手术室内电力管理要求

从 1948 年到 1988 年，美国所有麻醉场所都需要 IPS 和 LIMs 来减少宏电击的风险。最初的设计是当电流大于 2 mA 时，LIMs 就会发出报警；由于乙醚不再用于麻醉，人们不必再过度担心手术室内电火花导致爆炸和火灾。美国职业健康和安全管理局将 LIM 的报警阈值提高到了 5 mA。

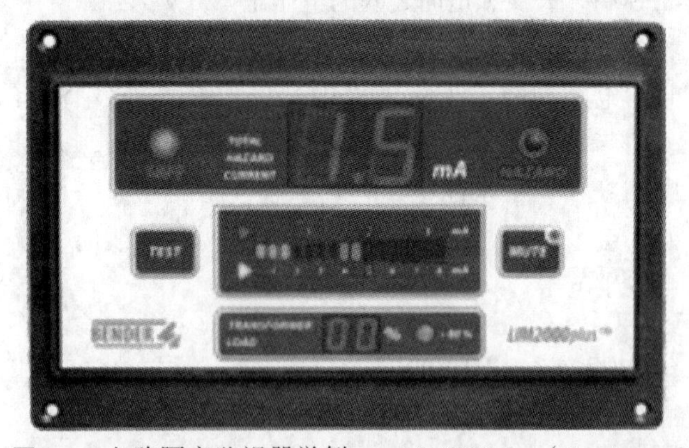

图 2-1 电路隔离监视器举例——LIM2000plus（Courtesy of Isotrol，Inc.，Coatesville，PA.）

1988 年，美国国家医疗机构电气安全标准再次发生变化，只有当手术室是“湿”的时，才须要使用含有 GFCI 的 IPS 或 GPS。许多医院和保健系统（如国防部和退伍军人管理部门）都反对安装更昂贵的 IPS 或 GFCIs，其宣称大部分手术室，包括膀胱镜检查室都是“干”的。在这样一个房间里站着或躺在湿地面上的人会是接地的。如果该人员接触到有缺陷的电气设备，将受到宏电击，并产生严重的危害。2012 年，美国国家消防协会认为所有手术室均为“湿”的，除非卫生保健管理机构进行了风险评估，并另有规定。因此，除非另有风险评估，否则所有的手术室都应提供特殊的防电击保护。

电线不应走手术室的地面，因为会导致跳闸风险。应使用靠近手术台的铰接臂或天花板插座。在接触到体液或液体时，可以接地的多插头插座盒不应放在地上。容器或液体不应放置在电气设备上。外科医生操作的设备［例如激光或手术（电凝）设备］应插入与用于麻醉监测设备的电路分开的电路中，将这些设备插入相同的电路可能会增加 60 周期电干扰在监护仪上产生伪波的可能。激光的使用增加了在高氧环境中发生火灾的风险，尽管外科电气设备，特别是现代双极设备，由于使用了频率很高且电压低的电流，不会引起宏电击，但也有可能引起心室颤动或干扰心脏起搏器的正常工作。

推荐阅读

Barker SJ, Doyle DJ. Electrical safety in the operating room: Dry versus wet. *Anesth Analg*. 2010;110(6):1517-1518.

Day FJ. Electrical safety revisited: a new wrinkle. *Anesthesiology*. 1994;80(1):220-221.

Electrical safety Q&A. A reference guide for the clinical engineer. *Health Devices*. 2005;34:57-75.

Hull CJ. Electrocution hazards in the operating theatre. *Br J Anaesth*. 1978;50:647-657.

Wills JH, Ehrenwerth J, Rogers D. Electrical injury to a nurse due to conductive fluid in an operating room designated as a dry location. *Anesth Analg*. 2010;110:1647-1649.

第3章 微电击的危害

Brian A. Hall, MD
孔 昊 译 孟昭婷 校

电在手术室内无处不在，其使用会对医务人员造成一定风险，并对患者构成特殊风险。几十年前，当乙醚开始用于麻醉时，独立电力系统应运而生。由于在含有乙醚的环境中易发生火灾和爆炸，为了减少电火花的产生，线路绝缘监视器（LIMs）的触发阈值设在2 mA。20世纪80年代后期，乙醚被逐渐淘汰，美国职业健康与安全管理局将手术室内绝缘线路监视器的触发阈值提高到了5 mA，而LIMs具有隔离变压器，以防止宏电击的发生。

将阈值设为5 mA的原因包括：①该水平被认为对接触地面的患者具有潜在危害，取决于电流接触患者的部位和由此产生的电流通过的环路；②按惯例，电流通过的阻抗一般在500 Ω左右。

可能会发生漏电现象，并且当其小于LIM可监测到的阈值时，LIM并不会察觉到。为此，美国国家标准协会要求人体植入装置60 Hz电流的最大漏电不应超过10 μA，这远小于心室颤动的阈值（～100 μA）。

手术室中应有独立的系统能够始终严格确保，尽可能不要让患者接地。然而患者总会和一些电设备相连（例如，通过电极片或电引线连接监护仪），这些设备的底盘往往是接地的。生物医学工程师对其检测的时间间隔不应大于3个月。所有的电设备都会漏电，连接患者的体外电设备漏电不应超过300 μA。隔离变压器、接地故障断路器和接地电路都是为了防止宏电击的发生（即，患者暴露在电流大于5 mA的环境）。

随着放置于心脏内部或表面的体内电设备（如起搏器、除颤器、具有血氧监测和起搏功能的肺动脉导管和心输出装置）的出现，人们提出了微电击的概念。微电击的危害是低电流阈值可能导致严重的心律失常。电流低至100 μA就能够导致心室颤动。微电击的阈值和前文提到的宏电击的阈值5 mA（即5000 μA）相比要小得多。产生宏电击和微电击的电流强度的不同与电流密度有关。导体与心肌直接接触产生的电流密度比导体电极与人体接触（比如手）产生的电流密度大几倍。

很显然，这就是电流通过起搏器导线传导会对患者造成损伤的原因。但麻醉医生还应该注意，任何置入患者体内的导管，如含有导电溶液（如盐水，或者尤其是全肠外营养液）的颈内静脉导管和肺动脉导管，都有可能将电流传导进入心脏。制造中心静脉压监测设备的制造商会最大程度地保证这些设备能够很好地接地并且具有最大阻抗。然而，麻醉医生可以通过将一个可漏过更大电流的电设备放置在中心静脉导管附近或与之接触，使这些安全措施失效。

我们必须尽量避免上述场景的发生，当我们处理与心脏直接接触的线，如血管内的导丝或起搏器导线时，必须十分小心。在需要操作这些导线的手术中，医护人员必须保证在发生危及生命的心律失常时，直流电复律设备随时可用。手术室内的所有医护人员都应该注意到微电击事件的潜在可能，同样重要的是，手术室工作人员中必须要有一名经验丰富的生物医学工程师。

推荐阅读

Aggarwal A, Farber NE, Kotter GS, Dhamee MS. Electrosurgery-induced ventricular fibrillation during pacemaker replacement—A unique mechanism. *J Clin Monit*. 1996;12:339-342.

Amicucci GL, Di Lollo L, Fiamingo F, et al. Electrical safety during transplantation. *Transplant Proc*. 2010;42:2175-2180.

Baas LS, Beery TA, Hickey CS. Care and safety of pacemaker electrodes in intensive care and telemetry nursing units. *Am J Crit Care*. 1997;6:302-311.

Fish RM, Geddes LA. Conduction of electrical current to and through the human body: A review. *Eplasty*. 2009;9:e44.

Leeming MN. Protection of the "electrically susceptible patient": A discussion of systems and methods. *Anesthesiology*. 1973;38:370-383.

Monies-Chass I, Vilensky A, Mordechowitz B, Birkhahn J. Hidden risk in operating room. Micro-shock. *Acta Anaesthesiol Belg*. 1986;37:39-44.

Ruppen W, Enderlin M, Schüpfer G, Urwyler A. Electrical shock in the operating theatre: What to do? *Acta Anaesthesiol Scand*. 2006;50:641-642.

Tooley M. Electrical hazards: Their causes and prevention. *Anesth Intensive Care Med*. 2004;5:366-368.

第 4 章　手术室火灾

Daniel A. Diedrich，MD
黄思铭　译　孟昭婷　校

避免使用易燃麻醉气体可以减少手术室内火灾的发生。但是，一次性铺单和乙醇溶剂的使用会增加火灾的发生。因为缺乏完善的上报系统，所以准确地统计手术室内火灾发生率是很困难的，据估计，美国每年会发生 50 ～ 200 例手术室内火灾。

火灾三角

火灾发生的三个基本条件：①氧化剂，②可燃物，③火源。这三个基本条件通常被称为“火灾三要素”，也可以用“火灾三角”来表示（图 4-1）。移除三角中的任何一个元素，便可以避免手术室内火灾的发生。

手术室中最常见的两种氧化剂为氧气和氧化亚氮（N_2O）。手术室中还有很多潜在的可燃物（框 4-1）。最常见的火源为电热设备和电烙设备以及框 4-1 罗列的其他火源。

预防

预防手术室内火灾发生的常规方法见框 4-2，包括最大限度减少或避免存在富氧化剂环境、可燃物或火源。预防手术室内火灾一个很有效的办法就是识别高危操作（即，需要使火源接近富氧化剂环境的手术操作）。氧化剂（氧气和氧化亚氮）的存在可以降低燃烧阈值，加剧火灾程度。这种富氧化剂环境存在于（并包围在）患者的呼吸回路中，使这一区域火灾风险增加。在靠近这种环境的地方进行某些操作（如在气管造口术中使用电刀、烧灼气道病变时）时，火灾风险会增加。可采用多种技术降低这些高危手术的火灾风险（框 4-3）。

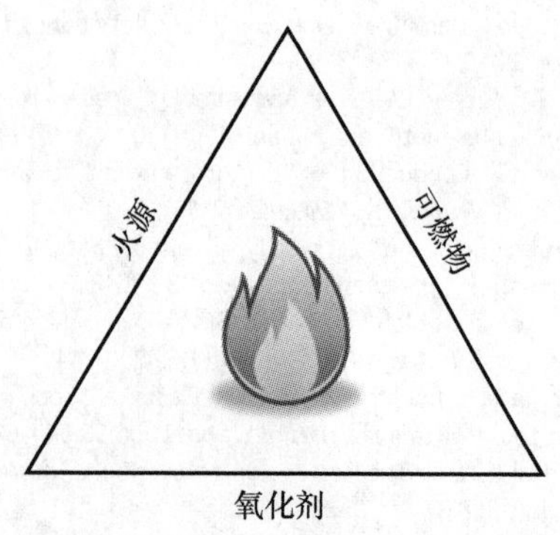

图 4-1　火灾三角

准备

制订多学科的火灾预防和管理计划是降低手术室内火灾严重程度的重要策略。这包括所有人员的良好沟通，在患者进入手术室之前应开展团队会议。讨论的内容应着重：①确定操作是否会有火灾风险；②火灾确实发生时每个人的救火任务分配。

手术室火灾的处理

美国麻醉医师协会提出了一整套手术室火灾的管理办法（图 4-2）。一旦发现有火灾，需要立即停止手

框 4-1　火灾三角的元素

氧化剂	火源
氧气（O_2）	出故障的电子设备
氧化亚氮（N_2O）	电刀设备
可燃物	电烙设备
患者	激光
肠道气体	加热探针
铺巾	纤维内镜
毯子	除颤器
纱布	静电
海绵	
敷料	
手套	
隔离衣	
乙醇溶剂	
药膏	
气体导管	
呼吸回路	
氧气面罩	

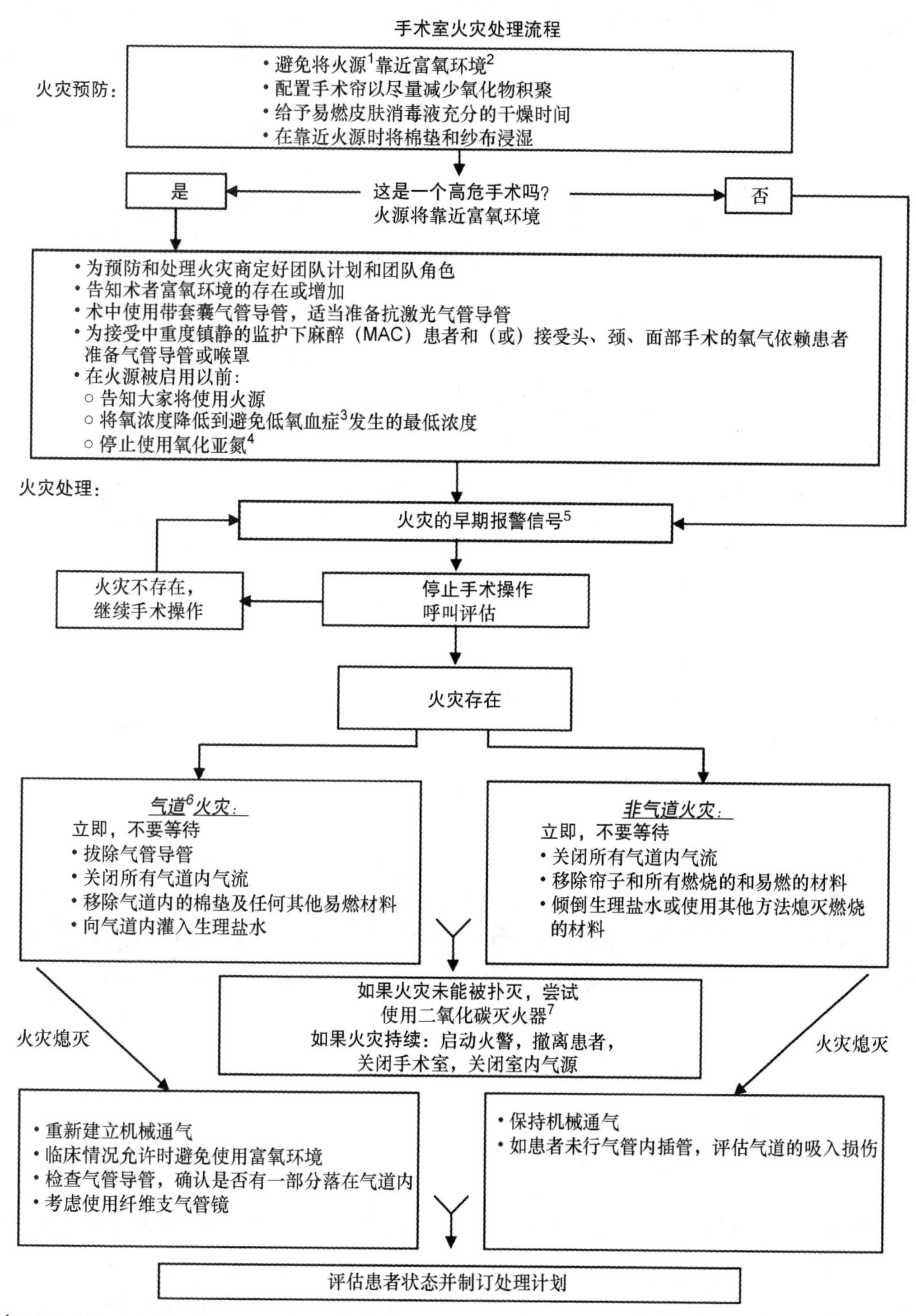

[1] 火源包括但不限于电切手术或电灼设备和激光。
[2] 氧浓度上升超过室内空气氧浓度水平和（或）出现任何浓度的氧化亚氮即为富氧环境。
[3] 氧浓度最低化后，使用火源之前等待一段时间（比如1～3 min）。对于氧气依赖的患者，将氧气补充降低到最低限度时需避免低氧血症发生。使用脉搏氧饱和度仪监测氧合状况，如果有可能，监测吸入、呼出和（或）输入氧浓度。
[4] 停止供氧化亚氮以后，使用火源以前等待一段时间（比如1～3 min）。
[5] 意外的闪光、火焰、烟或热，非常规的声音（比如“啪啪”声）或气味，意外的帘子移动，帘子或呼吸回路变色，意外的患者移动或抱怨。
[6] 在这个处理流程中，气道火灾是指气道或呼吸回路内的火灾。
[7] 必要时，二氧化碳灭火器可用于患者

图 4-2　美国麻醉医师协会手术室火灾处理流程（Copyright © 2013，the American Society of Anesthesiologists，Inc. Lippincott Williams & Wilkins. Anesthesiology 2013；118：271-90.）

框 4-2　手术室火灾预防办法

- 让可燃性的皮肤消毒液有充分的干燥时间
- 避免将火源靠近富氧化剂环境
- 手术区域铺单时避免将充满氧化剂的气体密封
- 降低氧化剂浓度（如降低吸入氧浓度）
- 保证富氧环境附近的海绵和纱布湿润

术操作，并通知手术室全体成员和一些适当的外援。

如果火灾涉及气道装置，应停止通气并切断气流，立即移除通气装置或所有正在燃烧的材料。应该使用盐水灭火。火一旦熄灭，应重新建立患者气道，恢复通气。重新评估患者和环境。残留在管腔内的残渣需要用支气管镜来清理。

对于非气道火灾，应停止通气并切断气流。马上将患者的铺单和所有燃烧的材料从患者身上移除，用盐水来灭火。一旦火被全部熄灭，应重新建立患者气道，重新评估患者和环境。

任何火灾发生后，都要对所有参与人员进行盘问，并进行操作技术的总结，包括对火灾的反应。

框 4-3　在行高危手术时降低手术室火灾风险的方法

- 吸入氧浓度尽量降低到脉搏氧饱和度仪所显示的生理需求最低限度
- 使用带套囊气管导管可以最大化减少氧气泄漏
- 在使用激光操作时需要使用耐激光带套囊气管导管。套囊需要装满着色盐水以监测套囊是否破损
- 外科医生和麻醉医生需要进行充分交流。虽然交流在所有时候都很重要，但是在高危时刻降低气道火灾风险时显得更加重要。需要避免将火源（如电刀）放入气道，如果一定要这么做，外科医生需要提醒麻醉医生，注意避免火灾发生

推荐阅读

Airway fires during surgery. *PA-PSRS Patient Saf Advis*. 2007;4:1-4.

Apfedbaum JL, Caplan RA, Barker SJ, et al. Practice Advisory for the Prevention and Management of Operating Room Fires. *Anesthesiology*. 2013;118:271-290.

Bayley G, McIndoe AK. Fires and explosions. *Anesth Intensive Care Med*. 2004;5:364-366.

Lypson ML, Stephens S, Colletti L. Preventing surgical fires: Who needs to be educated. *Jt Comm J Qual Patient Saf*. 2005;31:522-527.

Prasad R, Quezado Z, St. Andre A. Fires in the operating room and intensive care unit: Awareness is the key to prevention. *Anesth Analg*. 2006;102:172-174.

Rinder CS. Fire safety in the operation room. *Curr Opin Anesth*. 2008;21:790-795.

第 5 章　手术室的管理

James D. Kindscher，MD

黄思铭　译　孟昭婷　校

手术室是医疗卫生系统中一个复杂并且时刻变化的部分。虽然许多医院希望手术室能产生更多利润，但同时也清楚手术室的运转是非常昂贵的。手术室的运转依赖于专业的医生、护士以及其他辅助人员。手术室管理这门学科很宽泛，可在文献当中找到更多细节。本章讲述了手术室管理中对麻醉医生最重要的部分。

手术室管理

很多医院有手术室委员会来直接指导手术室的运作。委员会通常由各外科科室、麻醉科和医院管理层的领导组成。手术室委员会的范围和权利依赖于当地的设备和医疗实践管理构架。委员会通常会制定医疗标准、提出政策、提供预算指导，并将手术室分配给各个科室的外科医生。

手术室委员会的建立并不是为了解决手术室每天的需求，也不是在手术室出现问题时进行干涉。因此，很多医院建立了手术室医疗管理者的职位。医疗管理者需要带领手术室进步，确保其服从手术室委员会和医院领导的指令。医疗管理者还需平衡医生、护士、医院、和患者的需求，最大化发挥手术室的职能。麻醉医生通常需要担任医疗管理者的角色，因为他们基本每天都在手术室中，了解手术

室职能的各个方面，可以平衡在这片区域工作的各个小组的需求。医疗管理者的职位需要医生有足够的时间和权利，需要获得医生们和医院的支持。对这一职位的期待需给予明确的界定。其职责包括提出更好的政策，解决矛盾，服从管理，参与委员会与手术室功能相关的部分，以及日常的监督工作。

手术室效率

外科医生、麻醉医生、护士和医院领导者对于手术室的效率都有不同的观点。外科医生希望方便快捷地使用手术室，麻醉医生希望有一个运转平稳的计划表，护士希望有计划地换班，医院则希望昂贵的手术室能带来最大的利润。医疗管理者可以平衡这些不同需求，以发挥手术室最大功能。手术室效率的一些关注重点在于计划、第一台手术的开始、周转和日程管理。对于这些条目定义的认同是必要的。

调度（scheduling）可能是保证手术室功能良好最重要的一步。数据的精确度是最重要的，手术的内容和长度应该与要执行的内容相匹配。错误的调度（scheduling）会不可避免地导致拖延、合适器材的缺乏和手术室小组的不满。给外科医生预留的手术时间应该是合适的。给予外科医生一个特定的时间段来完成计划中的手术是基于他们以前需要的手术时间。这一时间段可能在预期手术日的几天前就为外科医生预留，如果时间还有空闲，则会分配给其他的外科医生在这一非常规时间段进行手术。大部分手术室都会有安排好的时间和未被安排的时间。两者的比例取决于每个医院的手术构成。

第一台手术准时开始为一个手术室建立了情感基调。第一台手术准时开始率高的手术室通常在手术室运转的其他方面效率也高。第一台手术开始延迟可能与外科医生、麻醉医生、护士、患者，甚至医院支持相关。客观分析延迟的原因可能有助于更好地分配资源，以便提高第一台手术准时开始率。

手术室委员会最重要的关注点可能是周转时间。从一台手术过渡到另一台手术需要手术室团队做大量工作。尽管如此，很多手术室委员会成员相信周转时间还可以降低到更短的程度。手术室可以根据手术的复杂程度和人员制定周转时间的目标。通过手术室全体团队的配合，合理的周转时间可以达到 15 ～ 30 min。

日程管理是一个运转良好的手术室的基础。因为手术单上的手术总有很多变化，可能会增加或者取消某一台，恰当分配手术室资源，以便更好地利用手术室是非常重要的。一台手术延迟或出现意外则需要将随后的接台手术患者安排到其他手术室。这项工作顺利进行的关键在于手术室医疗管理者和手术室护士长的良好沟通。提前计划并预想到手术过程中可能出现的障碍非常重要。

手术室的利用率

衡量手术室功能的常见办法是计算实际操作手术的时间。有很多种办法来定义手术室的利用率。最常见的方法是一台手术所花费的所有时间（手术的准备时间加上手术操作时间加上手术室清洁时间）除以手术室人员齐备可以使用的时间。手术室利用率的目标取决于医院中手术的类型、为急诊手术预留的机动时间，以及间隔很短的创伤手术或移植手术占的比例。大于 80% 的利用率才能平衡手术室的开支。

对手术室利用率认识的一个误区在于将手术室利用率等同于手术室产量。利用率是对资源消耗的一个衡量，并不等价于这些资源发挥了多少作用。比如，一名外科医生做同一手术花费的时间是其他外科医生的 2 倍，那该名外科医生的手术室利用率会高于较快的外科医生。同样，进行长而复杂手术的外科医生的手术室利用率要高于进行短小手术的外科医生。对手术室的经济效益进行分析才能得到更好的数据。将一台手术每分钟的收益减去每分钟的开支可以更好地衡量手术或外科医生的手术室价值。这些数据对于医院的资源分配和服务的开展非常重要。

开支管理

因为医院的主要收入来源于一个捆绑的付款结构［诊断相关分组（diagnosis-related group，DRG）］，控制所提供服务的开支是最基本的。手术室则代表了医院中一个开支昂贵的部门。很多外科医生做手术都可以给医院带来收入（增加利润），然而，不同外科医生带来的利润差别很大，在开展业务前明白这一点很重要。基础设施支持（例如，大型器材和重症监护室的可用性）在进行手术计划的时候都需要考虑到。

麻醉管理也是医院开支管理的重要部分。如果麻醉科室没有手术，就无法产生效益。如果医院安排了麻醉科工作，但利用率很低，就会产生资金缺口。这一缺口产生的情况包括择期手术手术室时间和特殊需要手术服务（如心脏、产科、儿科、移植、创伤手术）的低利用率。由于以上原因，医院会经常与麻醉团队签订协议以提供适当的服务范围而非固定的投入。

麻醉药品的花费占了手术患者住院花费总额的6%。虽然麻醉医生使用不同的药品花费差别很大，这一部分看起来是减少开支很有效的一部分，但是很多药品的花费是固定的，使用便宜的药品并不一定会减少总开支。定期检查麻醉药品开销，寻找更好的供应价格才能够更好地管理手术开支。

结论

手术室管理是一门重要并且必需的学科。对外科医生、护士、院方和患者需求的全面了解赋予了麻醉科医生独一无二的手术室领导者角色。

推荐阅读

Dexter F, Abouleish AE, Epstein RH, et al. Use of operating room information system data to predict the impact of reducing turnover times on staffing costs. *Anesth Analg*. 2003;97:1119-1126.

Macario A. Are your hospital operating rooms "efficient"? *Anesthesiology*. 2006;105:237-240.

Marjamaa R, Vakkuri A, Kirvelä O. Operating room management: why, how and by whom? *Acta Anaesthesiol Scand*. 2008;52:596-600.

McIntosh C, Dexter F, Epstein RH. Impact of service-specific staffing, case scheduling, turnovers, and first-case starts on anesthesia group and operating room productivity: Tutorial using data from an Australian hospital. *Anesth Analg*. 2006;103:1499-1516.

第二部分 设备

第6章 挥发罐

Jerry A. Dorsch，MD
黄思铭 译 孟昭婷 校

大多数现代吸入麻醉药物在室温下的蒸气压远大于发挥麻醉作用时的气体分压（表6-1）。为产生临床有效浓度，我们需要使用挥发罐来稀释饱和蒸气。从流量计流出的所有气体通过挥发罐，混入预期量的气体麻醉药物，流入总气体出口。需要使用一个校准旋钮或拨盘来控制麻醉药物的浓度。

浓度校准的挥发罐

现在发达国家常规使用的所有挥发罐都是根据输出气体浓度校准过的，以容量百分比来表示。称为浓度校准（可变旁路，直接读数）的挥发罐。美国测试和材料协会麻醉工作站标准要求所有麻醉工作站的挥发罐都应该是浓度校准的。另外，所有挥发罐控制盘均为逆时针旋转时增加输出浓度。这些挥发罐需要安放在流量计和混合气体出口之间。

浓度的校准需要通过分流经过挥发罐的气体来完成。一些气体通过挥发腔（挥发罐中装着液态麻醉药的部分），而剩余气体经过旁路到达挥发罐出口（图6-1）。由旁路排出的气体和经挥发腔排出的气体的比值称为分流率，其取决于两个途径的阻力，也取决于浓度拨盘的设定，在设定浓度高的时候，会有更多的气体经挥发腔流出。分流率也取决于通过挥发罐的气体总量。控制输出浓度的另一种办法是让充足的气体流过挥发罐，让浓度达到挥发罐的设定值。这些是由电脑设定的。

表6-1 吸入性麻醉药物在20℃时的蒸气压

麻醉药物	蒸气压（mmHg）
异氟烷	239
七氟烷	160
地氟烷	664

很多浓度校准挥发罐的载体气体的组成会影响挥发罐的麻醉药物输出浓度（挥发罐误差）。大多数挥发罐用氧气作为载体气体进行校准。通常，如果用空气替代氧气，输出气体并不会发生太多变化。但如果在载体气体当中加入氧化亚氮，则会对挥发罐的输出气体有短期和长期影响。短期影响通常表现为麻醉药浓度降低，持续时间与气体流量以及挥发罐中液体量有关。长期影响是可能会增加或减少麻醉药的浓度，这和挥发罐的结构有关。

在低气压时（高海拔），可变旁路浓度校准挥发罐输出相同分压的麻醉气体，但气体浓度会增加。

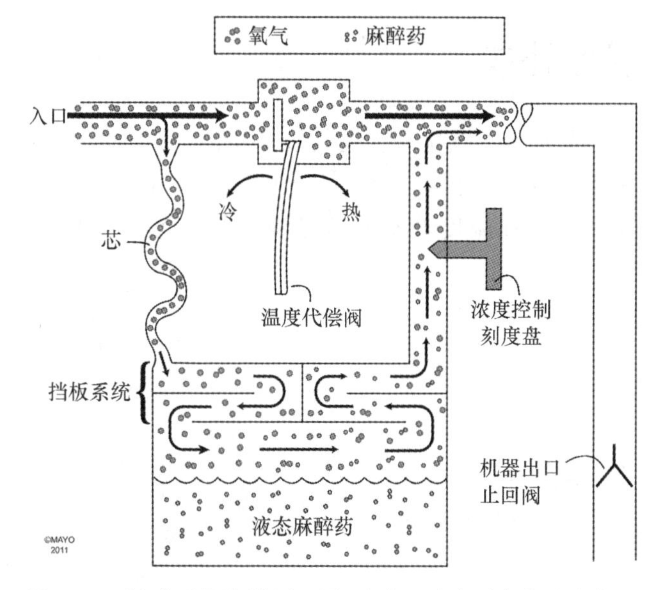

图6-1 可变旁路挥发罐原理图。氧气、空气或氧气和空气一起进入挥发罐入口，其中一小部分进入挥发腔中——由浓度阀和温度代偿阀控制。当气体进入挥发腔内吸收吸入性麻醉药，液体温度下降。为维持输出麻醉药物的恒定浓度，温度代偿阀会使更多的气体进入挥发腔中。反之，如果室温升高（因而整个挥发罐温度升高），阀门会移向左边，进入挥发腔内的气体减少

在高气压时（如在高压舱内），挥发罐输出气体的容量百分比会降低，因为药物的蒸气压只和温度相关，和周围环境压力无关。麻醉气体分压和临床效果相对不变。

挥发方式

气流型

在一个气流型挥发罐内，气体会通过液体表面。增加液体和气体接触面积可增强麻醉药蒸发的效率。可通过使用挡板或螺旋轨道来延长气体通过液体的路径。另一个方法是使用基底在液体里的芯。液体会通过毛细管作用上移。

鼓泡型

增加气体和液态麻醉药接触面积的另一种方式是使气体穿过液体时形成气泡。这些气体分解成小气泡，可以增加气-液接触面积。

注射型

一些挥发罐通过将已知剂量的液态麻醉药（来自挥发罐里的储存药物或来自药瓶）注入已知体积的气体当中来控制蒸发气体的浓度。

温度补偿

当液体被汽化时，能量以热量的形式丢失。随着液体温度下降，蒸气压力也下降。有三种办法可以保证在温度波动时持续供应恒定浓度的麻醉气体。

恒温补偿

大多数浓度校准的挥发罐通过改变挥发腔内气体流量来补偿温度改变导致的蒸气压力的变化。这一过程通过改变分流率来完成。在机械挥发罐中有温度控制元件，温度低时，可以通过增加旁路气流阻力，使更多气体通过挥发腔。

电脑控制

对于电子挥发器，气流受到电脑控制，可以通过改变挥发腔内气体流量来维持输出麻醉气体浓度。

提供热量

可以使用电子加热器给挥发罐提供热量来维持一个恒定的温度。地氟烷挥发罐（Tec 6，Datex-Ohmeda，GE Healthcare，Helsinki，Finland；Dräger Vapor-D，Telford，PA；and Penlon Sigma Alpha，Abingdon，UK）在设计上有独特性。地氟烷沸点很低（22.8℃），这使得通过流量测量或可变旁路挥发罐的气体容量不可预测。Ohmeda Tec6 蒸发器可以将液态地氟烷加压至 1500 mmHg，将其加热至将近 40℃。它可以直接释放纯的地氟烷气体进入旁路气流。被输送至旁路的气体挥发量取决于刻度盘设定的浓度和新鲜气流量。

推荐阅读

Andrews JJ. Delivery systems for inhaled anesthetics. In: Barash PG, Cullen BF, Stoelting RK, eds. *Clinical Anesthesia*. 3rd ed. Philadelphia: Lippincott-Raven; 1997:535-572.

Dorsch JA, Dorsch SE. Vaporizers (anesthetic agent delivery devices). In: Dorsch JA, Dorsch SE, eds. *Understanding Anesthesia Equipment*. 5th ed. Baltimore: Williams & Wilkins; 2008:121-190.

Sezdi M, Akan A, Tank F. Anesthetic gas concentration changes related to the temperature and humidity in high and low flow anesthesia. *Conf Proc IEEE Eng Med Biol Soc*. 2009;2009:877-880.

第 7 章 流量计和气流物理学

Mary M. Rajala，MS，MD
黄 达 译 孟昭婷 校

流量计是测量、控制和显示气体流量的工具。最初，麻醉机的流量计都是机械装置，现在还有很多麻醉机仍在使用这种方法，而更新的麻醉机则通过电子的方式来控制气体的流动。

传统流量计又被称为可变口径流量计或者 Thorpe 流量计，是一种垂直放置、内径上大下小底部最细的锥形钢化玻璃管（图 7-1）。玻璃管底部的针栓阀控制气流进入，当针栓阀打开，气体从玻璃管下方冲入，会遇到由于重力作用位于玻璃管底部的浮子。气流的作用将玻璃管中的浮子顶起，直到达到一个平衡点，即气流向上的推力和浮标向下的重力相等，而顶部的障碍则可以防止浮子飞出玻璃管。玻璃管的内壁有为各种气体专门校正过的刻度，刻度数即为气体流量值。浮子越高，其周围的气体流量就越大，同样，当气体流量减小时，重力作用也会使浮子停留在更低的位置上。

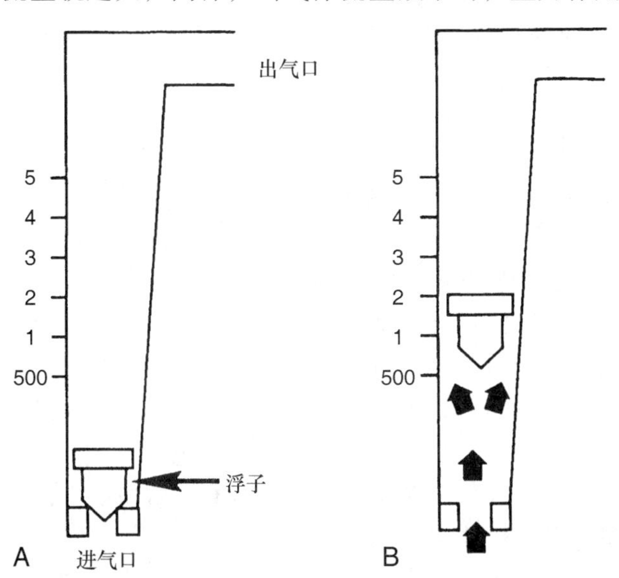

图 7-1 可变口径流量计。气体从底部进入，流经玻璃管，将浮子顶起。气体通过浮子周围的环形间隙，浮子越高，其与玻璃管周围的间隙越大。浮子的高度所对应的刻度值即为流量值（Reprinted，with permission，from Dorsch JA，Dorsch SE. Understanding Anesthesia Equipment. 5th ed. Philadelphia：Lippincott，Williams & Wilkins；2008：103-109，114-117，405-407，933，940-941.）

物理学原理

流经狭窄时的压力变化

任何流经圆管的气体或者液体都遵循泊肃叶定律：$Q = \Delta P \pi r^4 / (8 \eta L)$，即气体或液体在圆管中流动时的流量（$Q$）与管道两端的压力差（$\Delta P$）和管道半径 r 的四次方成正比，与其黏滞度和管道的长度成反比。

伯努利原则可以用于描述气体遇到浮子并在其周围流过时发生了什么。浮子实际上在周围造成了狭窄的间隙，气体从下方向上流经浮子时流速加快。气流速度与浮子周围的压强改变成正比，而压强改变又与浮子半径和玻璃管半径的相对关系及气体的物理性质有关。

当针栓阀打开，气体进入玻璃管，玻璃管下方的压强增高，将浮子顶起。浮子处于玻璃管内的不同位置时，其周围的压强改变保持恒定。针栓阀打开，流经浮子周围的气体流速增加时，浮子上方的压强下降，浮子会上升到更高的位置，周围的压强将与先前位置处相等。流量增加并没有改变新位置处浮子周围的压强，这是因为压强的改变与浮子的质量和流速成正比，与浮子的横截面积成反比。

气体的物理性质

流量计应用特定气体的密度和黏滞度进行校正，因此不同气体的流量计不能交换使用。低流量时，浮子周围的间隙狭窄，浮子停留在玻璃管的下方。狭窄的圆管内，气体的流动为层流，不同气体因黏滞度不一样而并不相同。

流量增加时，随着浮子上升，其周围的间隙增大。高流量时，管道更宽，气体的流动会变成湍流并且气流与气体密度呈函数关系。

温度和气压的影响

温度和气压的变化会改变气体的黏滞度和密度，从而影响流量计浮子的准确性，因为流量计是在标准大气压（760 mmHg）和室温（20℃）下校正的。实际应用中，温度的变化很轻微，一般不是读数显著改变的原因，但较大的温度波动也会导致校正失准。

海拔升高时，气压下降，可能会导致气体流量大于设定值。低流量时，气流为层流，层流取决于黏滞度，与海拔无关。而高流量时，气流变为湍流，成为气体密度的函数，受海拔高度的影响。由此导致的气体密度减小会使气流速度加快，因此流量计读数较实际流量低。当气压低于 630 mmHg 时，实际流量要比设定值高 9% ～ 20%。

反之，高气压环境下，如高压舱内，实际流量会略小于设定值。

指示装置的类型

指示浮子一般是用铝、镍、蓝宝石或者玻璃制作。现有很多样式的浮子在使用，包括自旋转形浮子、旋转球形浮子、非旋转形浮子和 H 形浮子（图 7-2）。这些设计能够保证当气体流过时，浮子会保持在玻璃管的中央，并且能够自由旋转（对于旋转形浮子），从而减少摩擦，提高流量计的准确性。玻璃管的倾斜会导致浮子撞击侧壁而产生误差。

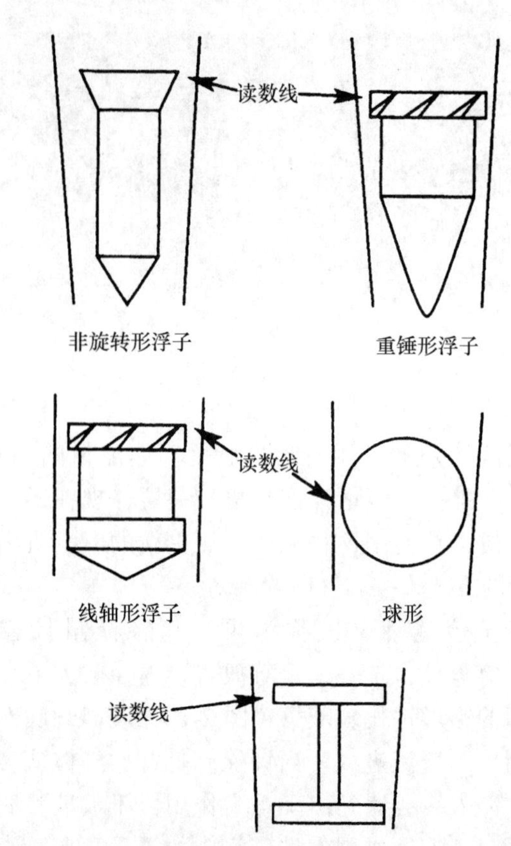

图 7-2 流量指示装置。重锤形浮子和线轴形浮子是旋转形浮子的两个例子，它们通过不停旋转保持在玻璃管的中央，其读数线在浮子上方。球形浮子依靠肋导轨维持在中央位置，其读数线在浮子的中心。非旋转形浮子和 H 形浮子并不旋转，在气流的作用下保持在中央位置（Reprinted, with permission，from Dorsch JA，Dorsch SE. Understanding Anesthesia Equipment. 5th ed. Philadelphia：Lippincott, Williams & Wilkins；2008：103-109，114-117，405-407，933，940-941.）

流量计的配置

为了低流量时更精确地测量，同一种气体的流量计管可以并联或者串联使用。现代的麻醉机通常应用串联配置，每一种气体只使用一个针栓阀。正常的气体流动从下往上，从左向右，其中一只流量计管显示低流量（小于 1 L/min），另一只显示高流量（1 ～ 10 L/min），当处于管高度一半时测量的准确度最好。需要安装氧气分析仪用来确定是否存在低氧混合气体。不同的制造商创建了调节氧气压力的不同方式。医生需要熟悉使用的设备，并在常规检查的时候试着通过调节氧气和氧化亚氮来创造低氧混合气体，以检验氧气分析仪能否正常工作。

不安全的流量计排列可能会导致低氧混合气体（图 7-3）。当氧气流量计放在上游，一旦系统泄漏，会导致氧气在加入其他气体前漏出系统，这种情况很危险。因此把氧气流量计放在最下游是更安全的。美国和加拿大制定的标准是把氧气流量计放置在右侧靠近气体出口的地方，以及所有气体的最下游。一些麻醉机的流量计模块配有轴针指数系统作为安全特性。流量计经常作为一个整体单元使用，以避免转子流量计管的调换。一些较新的型号由相同的流量计管组成，它们之间可以相互替换，通过外部的刻度来进行分别。其他的新趋势包括电子控制的流量计。为了避免出现问题，只有有资质的专门人员才能维护流量计或拆卸麻醉机。

使用老旧麻醉机时，人为失误也会导致低氧混合气体。为了防止这种情况，当今的麻醉机都具有强制性的最低氧流量，机械或气动的氧气和氧化亚氮联动流量控制阀门和报警，以防止输入低氧混合气体。麻醉医生应该参考《美国麻醉医师协会麻醉机淘汰指南》来决定何时停止使用老旧或过时麻醉机。

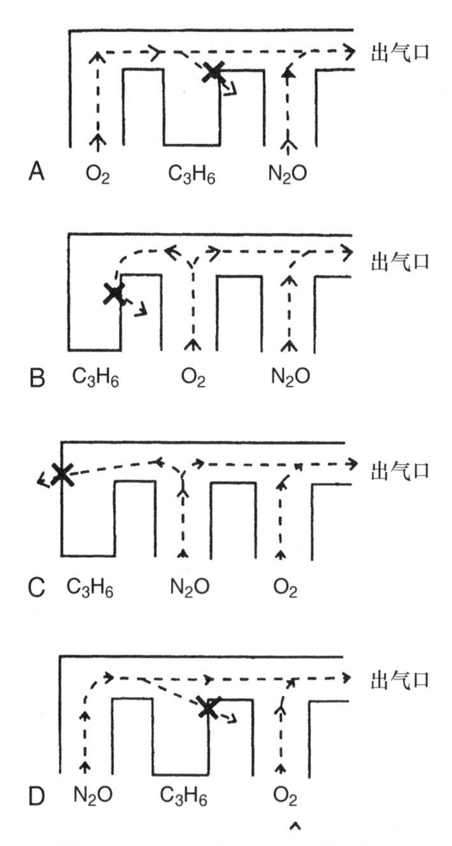

图 7-3　流量计排列。**A.** 和 **B.** 氧气流量计管在上游，一旦发生泄漏可能会有潜在危险。**C.** 和 **D.** 氧气在下游混入其他气体，相对更加安全（Reprinted，with permission，from Eger EI，Hylton RR，Irwin RH，Guadagni N. Anesthetic flow meter sequence：A cause for hypoxia. Anesthesiology. 1963；24：396-397.）

问题

维修或安装时如发生机械损坏，开始输送气流时，流量计最有可能发生故障。为了防止这一问题，麻醉医生每次都应该在关闭气源、连接通气管道及将气瓶连接到麻醉机前将流量计转到关闭位置。压缩气体可能含有导致浮子卡住的颗粒，因此每次实施麻醉前都要检查并进行日常维护。

不准确

流量计会校正到刻度的最低点。因此，对于流量在 1 ～ 10 L/min 的流量计，当流速在 1 L/min 以上时，实际的流速为浮标显示刻度的 ±5%。误差与流速成反比，当流速低于 1 L/min 时，误差可能会非常大（达到 70%）。在流量计第一个标记线之下时，推测的流速一般不准确。当需要低流量时，串联排列的低流量管准确性更高。低流量时需要测量氧浓度，防止流量计故障导致输入低氧混合气体。当低流量与高流量的流量计间存在差异时，低流量管可能更准确。

后压力

共同气体出口压力升高时，浮子以上的气体会被压缩，指示器以上的压力会升高，这会迫使浮子下降，导致流量计读数低于实际流速。

对齐错误

浮子在流量计管里对齐不当会导致其周围的通道周长不对称。

排列不当

1998 年 Walmsley 和 Holloway 的报告描述了一个案例，即维护后二氧化碳和氧化亚氮的转子流量计管被颠倒了。打开气流后，麻醉医生发现氧化亚氮流量计管的刻度、颜色和标签都不正确，并发现了这个问题，使用 100% 氧气和吸入麻醉药弥补了这一过失。

静电

静电可能会导致浮子黏附在管壁而使读数不准确。只要浮子能够自由旋转，静电电荷一般是可以忽略的。管外应用水分或抗静电喷雾可以成功去除静电，而从管内去除静电则需要更多的技术方法。

隐藏的浮子

就算没有气流，浮子也可能黏附并停留在流量计管的顶部。如果顶部损坏或者清洁之后没有更换，浮子可能会从视线里消失。压缩空气里的常见成分——灰尘颗粒可能导致浮子黏附并产生错误的读数。管内压力过大可能会导致爆炸。

浮子游走

流量计管里存在灰尘可能会使浮子跳跃或上下移动，导致流量不准确或输送低氧混合气体，这也是需要安装氧浓度监测的一个原因。如果观察到这种现象，那么包含流量计管的密封单元需要进行清洁或更换。

推荐阅读

American Society of Anesthesiologists. *Guidelines for Determining Anesthesia Machine Obsolescence*. Available at: http://www.psanes.org/Portals/0/docs/ASAGuidelines.pdf. Accessed on: January 13, 2011.

Dorsch JA, Dorsch SE. *Understanding Anesthesia Equipment*. 5th ed. Philadelphia: Lippincott, Williams & Wilkins; 2008:103-109, 114-117, 405-407, 933, 940-941.

Eger EI, Hylton RR, Irwin RH, Guadagni N. Anesthetic flow meter sequence: A cause for hypoxia. *Anesthesiology*. 1963;24:396-397.

Walmsley AJ, Holloway J. Transposition of rotameter tubes. *Br J Anesth*. 1998; 80:124-125.

第 8 章　二氧化碳吸收

John M. VanErdewyk，MD
黄　达　译　孟昭婷　校

科学家从 20 世纪早期开始试验能够吸收二氧化碳（CO_2）的物质，第一次世界大战（一战）期间取得进展，得益于这段时期化学战争促进了清除防毒面具紧闭呼吸系统中 CO_2 的研究。现在 CO_2 吸收装置每天都会用于紧闭或半紧闭麻醉回路，用来清除 CO_2。

CO_2 吸收器

理想的 CO_2 吸收器应该具备如下特点：效率高，易于操作，气流阻力低，成本低，没有毒性，以及不会与常用的麻醉药起反应。

不同吸收剂能够吸收 CO_2 的量不同。在实际应用中，因为气流在吸收剂颗粒周围形成沟流等因素，CO_2 吸收剂很少能够实现最大效能。沟流是指气流从吸收罐穿过时会优先选择阻力最小的途径。过度的沟流会导致气流绕过大部分颗粒而降低吸收的效率。适当的吸收罐设计（设置屏幕和挡板）以及正确装填可能有助于减少沟流（图 8-1）。

双室罐比单室罐效率更高，而吸收剂具有理想的含水量才能实现最佳效能。为了达到最大效率，患者的潮气量应该能完全容纳在吸收罐内空隙中。因此，适当装填的吸收罐应该是一半装满吸收剂颗粒，一半为颗粒间空隙。

吸收器与 CO_2 的接触面积越大，吸收能力越强。但是，随着吸收颗粒的减小（接触面积增大），气流通过吸收罐的阻力变大。4 ～ 8 目的颗粒为折衷方案，这样既能保证较好的吸收能力，气流阻力也可接受。

优点

CO_2 吸收器是有成本效益的，当使用半紧闭或紧闭回路实施全身麻醉时能够允许更低的气体流量和使用更少的吸入麻醉药。气体流量越低，手术间内的污染越少。此外，CO_2 吸收器还会产生热量和水分，可以加湿加热吸入气体。

吸入麻醉药的降解

所有 CO_2 吸收剂都以氢氧化钙［$Ca(OH)_2$］为主要组成成分。一些吸收剂含有不同数量的氢氧化钠（NaOH）和氢氧化钾（KOH）（例如碱石灰）作为催化剂。不幸的是，吸入麻醉剂可以与这些催化剂相互作用，产生有毒的副产物（如化合物 A、一氧化碳、甲醇和甲醛）和热损伤。

化合物 A 是一种乙烯醚降解产物，由七氟烷（吸入麻醉药中只有七氟烷）与 KOH 和 NaOH（KOH ＞ NaOH）的相互作用产生。潮湿或者干燥的 CO_2 吸收器都会产生化合物 A，应用七氟烷和碱石灰的所有呼吸回路都有这种现象。最初尽管担心

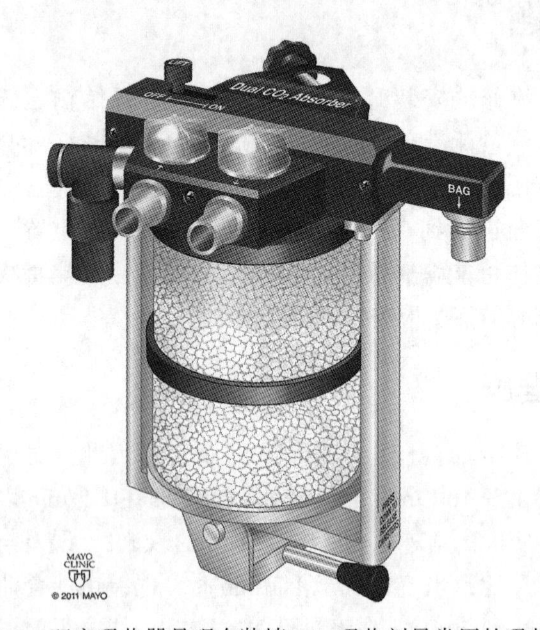

图 8-1　双室吸收器是现在装填 CO_2 吸收剂最常用的吸收器，永久安装，垂直气流轴。这种设置消除了灰尘、沟流和装填问题。冷凝可能会沉积在罐的底部，并与灰尘形成腐蚀性的碱性溶液，因此该设备包含排水阀。虽然每种吸收器的设计都有独特的打开、关闭和密封组件，但大多数都有一个一键式夹紧装置

化合物可能有肾毒性，但大量评估并没有发现对人体产生有临床意义的肾功能损害。

热损伤和一氧化碳产生

所有的现代吸入麻醉药与含有 KOH 或 NaOH 的 CO_2 吸收剂相互作用都会引起放热反应并产生一氧化碳（CO）。CO 的产量随着温度的升高而增加，与异氟烷相比，地氟烷最容易产生 CO，而七氟烷产生最少。其他与 CO 产生相关的因素包括吸收剂的干燥程度和麻醉药的浓度。

CO_2 吸收器在长时间使用较高新鲜气体流量时会变得干燥，比如麻醉机在周末前没有关闭的情况。周一早晨第一次使用吸入麻醉药时，可能会发生上述反应。CO 的影响可以从亚临床到很严重，有碳氧血红蛋白超过 30% 的病例报告。亚临床 CO 中毒的症状和体征并不特异，麻醉过程中容易被掩盖，因此，如果没有高度可疑的表现很难做出诊断。应用 CO 血气分析仪可以测出碳氧血红蛋白浓度。

尽管吸入麻醉药中七氟烷产生的 CO 最少，但其产热最多。曾有七氟烷与干燥的钡石灰反应导致 CO_2 吸收器爆炸和起火的病例报告。实验室环境下显示，使用七氟烷能在吸收罐内产生 400℃的高温，伴随着闷烧、塑料熔化、起火和爆炸。使用碱石灰也有产生严重发热的报道。

新型吸收剂

因为危险反应的报道，钡石灰从 2004 年就退出了市场。不含 NaOH 和 KOH 的新型 CO_2 吸收剂（如 Amsorb Plus，LoFloSorb 和 Dragersorb 800 PLUS）逐渐出现。它们由 $Ca(OH)_2$ 及少量的氯化钙和硫酸钙组成，不会与吸入麻醉药起反应从而产生化合物 A 或 CO。热损伤也大量减少，甚至消除。

麻醉患者安全基金会会议报告推荐使用不会降解吸入麻醉药的 CO_2 吸收剂，如果使用传统的 CO_2 吸收剂，应该制定具体的政策，防止其变得干燥。

推荐阅读

Fatheree R, Leighton B. Acute respiratory distress syndrome after an exothermic baralyme-sevoflurane reaction. *Anesthesiology*. 2004;101:531-533.

Hirabayashi G, Uchino H, Nakajima T, et al. Effects of temperature gradient reduction in three different carbon dioxide absorbents. *Eur J Anaesthesiol*. 2009;26:469-474.

Junzheng W, Previte J, Adler E, et al. Spontaneous ignition, explosion, and fire with sevoflurane and barium hydroxide lime. *Anesthesiology*. 2004;101: 534-537.

Keijzer C, Perez RS, de Lange JJ. Compound A and carbon monoxide production from sevoflurane and seven different types of carbon dioxide absorbent in a patient model. *Acta Anaesthesiol Scand*. 2007;51:31-37.

Olympio MA. Carbon dioxide absorbent desiccation safety conference convened by APSF. *APSF Newsletter*. 2005;20:25-29.

Waters RM. Carbon dioxide absorption technic in anesthesia. *Ann Surg*. 1936; 103(1):38-45.

Wissing H, Kuhn I, Warnken U, Dudziak R. Carbon monoxide production from desflurane, enflurane, halothane, isoflurane, and sevoflurane with dry soda lime. *Anesthesiology*. 2001;95:1205-1212.

Yamakage M, Takahashi K, Takahashi M, et al. Performance of four carbon dioxide absorbents in experimental and clinical settings. *Anaesthesia*. 2009;64: 287-292.

第 9 章　二氧化碳潴留和二氧化碳图

Michael G. Ivancic，MD

黄　达　译　孟昭婷　校

二氧化碳（CO_2）是麻醉过程中人体产生最多的气体，术中 CO_2 监测已成为美国麻醉医师协会强烈推荐的一项标准监测。CO_2 是细胞代谢的副产物，经由全身静脉系统运送到肺，然后通过呼吸在肺泡清除（见第 22 章）。

CO_2 潴留

尽管 CO_2 重复吸入是我们不愿看到的，但机械通气期间 CO_2 重复吸入有时会用于过度通气（即由于其他原因需要大潮气量通气）患者来达到正常的

CO_2 分压。麻醉机呼吸回路、共同气体出口及新鲜气体供应管道的泄漏，或阻塞可能会导致 CO_2 浓度的升高。

当使用 Mapleson 回路系统时，新鲜气流不足是导致 CO_2 浓度升高的主要原因。因为这些通气系统不含单向阀或 CO_2 吸收器。具体来说，对于有内管的系统（如 Bain 系统），如果管内存在任何功能障碍（如扭结），就可能导致 CO_2 重复吸入。新鲜气体流量相对较低的情况下，Mapleson D 系统（Bain 回路）是控制通气中效率最高的。Mapleson A 系统是最适合患者自主呼吸的系统（见第 193 章）。对于自主呼吸和控制通气，都建议对各种不同的 Mapleson 系统设置专门的最小新鲜气体流量（框 9-1）。

不管自主呼吸或机械通气，无效腔较大时都可能会引起 CO_2 重复吸入和 CO_2 潴留，尤其是体重较小的患者。呼吸回路中的湿热交换器也是无效腔的组成部分，湿热交换器越大，无效腔越大。

对于现代的闭环回路麻醉机，CO_2 重复吸入的可能性很小，但是任意一个单向阀破坏都会导致重复吸入的发生。如果吸气阀卡在开放位置，呼气时肺泡气体会回到呼吸回路的吸气支，导致 CO_2 重复吸入。呼气阀障碍时，患者自主吸气时的负压会携带呼吸回路呼气支的气体进入，从而导致重复吸入。

其他无意的 CO_2 重复吸入通常涉及 CO_2 吸收器。如果 CO_2 吸收器的颜色指示剂失灵，不能反映正常的 CO_2 水平，这时重复吸入就会在麻醉医生不知情的情况下发生。老旧的麻醉机会还发生 CO_2 吸收器被呼出气体绕过的情况。年代较老的吸收剂罐带一个重复吸入阀，如果阀门被使用，也会导致 CO_2 重复吸入。呼出气并未与吸收剂实际接触的沟流作用也会导致 CO_2 重复吸入。不管具体什么原因，CO_2 吸收剂障碍纠正的最好方式是立即开大新鲜气流量，然后再寻找潜在的原因，排解故障。

框 9-1　使用闭环麻醉系统时可能会发生 CO_2 重复吸入的情况

吸收剂相关状况
- 颜色指示剂故障
- 气流有意或无意地绕过吸收器 *
- 重复吸入阀无意中打开 *
- 气流的沟流作用导致其并没有接触有效的吸收剂

自主呼吸或机械通气时单向阀故障
- 吸气阀
- 呼气阀

* 老旧机器

二氧化碳图

吸入麻醉药肺泡分压的改变与肺泡中呼出麻醉药的重复吸入有关，因此，CO_2 重复吸入会延长诱导和苏醒的过程。二氧化碳图能够用来寻找问题的原因，排解上述故障。经典的重复吸入图形是波形的基线升高，不回到零，同时伴有更高的呼气末二氧化碳（P_{ETCO_2}）。二氧化碳分压（$PaCO_2$）也可能是正常的，这取决于肺泡通气量。

术语

二氧化碳测定术是指测量并量化 CO_2 浓度或分压。二氧化碳监测仪是用来监测并显示 CO_2 浓度的设备。二氧化碳图是 CO_2 浓度的图形记录，二氧化碳分析仪是生成该图形的设备，二氧化碳描记图指实际的波形。

主流式与旁流式采样

CO_2 可以通过主流或旁流的仪器来监测。主流式采样使用一个靠近气管导管的仪器，所有的吸入和呼出气体都会通过该仪器。主流式采样的优点是响应更快，采样的速率不存在不确定性。其缺点是设备体积通常较大，且需要加热到 40℃，因此可能会增加灼伤患者皮肤的风险。

旁流式采样是现在手术室最常用的测量方法。采样的流量是该系统的一个重要方面，通常为 150 ～ 250 ml/min，平均约 200 ml/min。如果采样流量低于 150 ml/min，采样就太慢了。如果流量大于 250 ml/min，新鲜气体污染采样的概率就会增加。呼出气冷凝于取样管壁导致的水凝结可能也是一个问题。虽然很多设计了除水系统，但也可能会失灵。用充满空气的注射器冲刷取样管可能会减少一些水分和抽样误差，但之后通常需要更换一个新的过滤器。

CO_2 测量方法

红外光谱测定法是测量气体浓度最常用的方法。其他还包括质谱分析法、拉曼散射法和化学比色法。

红外光谱测定法是通过分析气样对红外光的吸收并与已知的参考气体进行比较来确定气体的种类和浓度。红外光系统的优点包括可以精确分析多种气体，如 CO_2、N_2O 和所有的吸入麻醉药，测量单元小、重量超轻且并不昂贵。主要缺点是水蒸气可能会干扰测量过程，导致 CO_2 和吸入麻醉药的测量结果偏高。

质谱分析法能够测量几乎所有与麻醉相关的气体。它可以根据质量电荷比的不同区分不同气体及水蒸气，包括红外光谱测定法不能测量的 O_2 和 N_2。此外，质谱分析法还有着相对较快的响应时间。其缺点包括体积较大、需要预热以及费用高。

拉曼光谱法是基于不同气体对单色光（例如激光）的非弹性散射（或称拉曼散射），以提供系统中声子模（一种兴奋状态，是分子一种特殊振动模式的量子机械描述）的信息。拉曼光谱法的优势在于可以同时分析多种气体、快速及准确，缺点是体积较大且昂贵。

比色法检测通过 pH 敏感色试纸来进行，试纸放置在气管导管和通气装置间的腔室内。其颜色的变化是可逆的，可随每次呼吸变化。在售品牌虽然有一些，但多数都是使用相似的颜色标尺［紫色：$ETCO_2$ < 4 mmHg（< 0.5% CO_2）；棕褐色：$ETCO_2$ 4 ～ 15 mmHg（0.5% ～ 2%CO_2）；黄色：$ETCO_2$ > 15 mmHg（> 2%CO_2）］。化学比色法的优点是便携、花费少以及并不需要其他设备，因此最适用的情况是手术室外确认气管插管位置。其缺点是结果为半定量。

二氧化碳描记图

二氧化碳描记图依靠时间或体积来估计 CO_2 的浓度。时间二氧化碳描记图又可进一步分为快速和慢速描记。时间和体积二氧化碳描记图各有自身的优势，但时间二氧化碳描记图是最常用的方法（快速描记用来评估趋势，慢速描记用来进行详细的波形分析）。体积二氧化碳描记图的独特性在于它可以测量每一口气的 CO_2 浓度，能够把无效腔分解为各个组分并检测到与通气和灌注相关的呼气波形态的显著改变。图 9-1 和 9-2 展示了正常的和一些异常的 CO_2 波形。表 9-1 总结了代谢、循环、通气及设备故障时 $PaCO_2$ 和 P_{ETCO_2} 的变化趋势。P_{ETCO_2} 和二氧化碳描记图的变化可能预示患者状况的潜在变化，要求临床医生进行适当的处理。

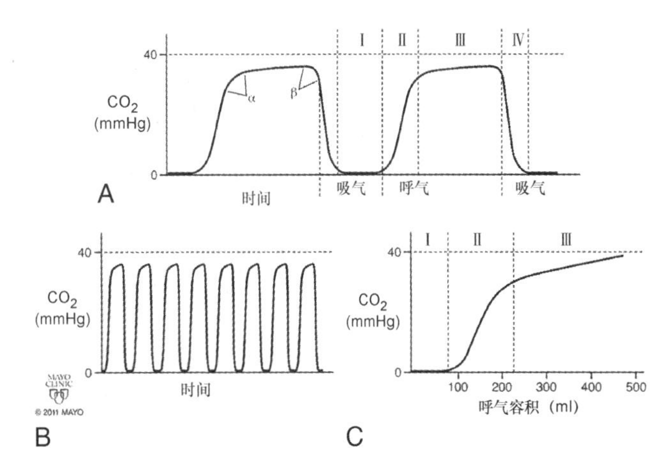

图 9-1　正常二氧化碳分析仪波形。**A.** Ⅰ相——吸气期，CO_2 应该为 0。Ⅱ相——呼气开始，不含 CO_2 的无效腔呼出后 CO_2 迅速升高。Ⅲ相几乎全部为肺泡气，健康患者平台期应该是平坦的。Ⅳ——吸气开始。Ⅱ相和Ⅲ相间的 α 角应该在 100° ～ 110°，阻塞性肺疾病患者 α 角大于 110°。Ⅲ相和Ⅳ相间的 β 角应该小于 100°，当有重复吸入时，因为吸入气含有呼出的 CO_2，β 角会变大。**B.** 正常二氧化碳描记图随时间的显示——呼气末 CO_2 应该是相对恒定的。**C.** 阻塞性肺疾病患者的二氧化碳描记图。这些患者呼气时间延长。呼气开始阶段二氧化碳描记图更加钝圆，α 角更大，平台期为上斜形

表 9-1　麻醉过程中呼气末 CO_2 变化的原因 *

原因	P_{ETCO_2}	P_{ETCO_2}-$PaCO_2$ 压差
CO_2 重复吸入	升高	正常
CO_2 产生增加 †	升高	正常
右向左分流	升高	增加
生理或解剖无效腔增加或两者同时增加	降低	增加
机械无效腔增加	升高	正常
过度通气	降低	正常
通气不足	升高	正常
采样管泄漏	降低	增加
气管导管密封不全	降低	增加
取样速率高	降低	增加
取样速率低	降低	增加
呼吸阀失灵导致的重复吸入	升高	减少
Mapleson 系统新鲜气流量低导致的重复吸入	升高	减少
闭环系统重复吸入（吸收剂故障）	升高	正常

* 正常呼气末 CO_2 分压（P_{ETCO_2}）为 38 mmHg（5%），P_{ETCO_2}-$PaCO_2$ 压差一般 < 5 mmHg。

† 见于发热、恶性高热、抽搐、疼痛及给予碳酸氢盐。

Adapted, with permission, from Dorsch JA, Dorsch SE. Gas monitoring. In: Dorsch JA, DorschSE, eds. Understanding Anesthesia Equipment, 5th ed. Philadelphia: Lippincott, Williams & Wilkins; 2007: 706-707.

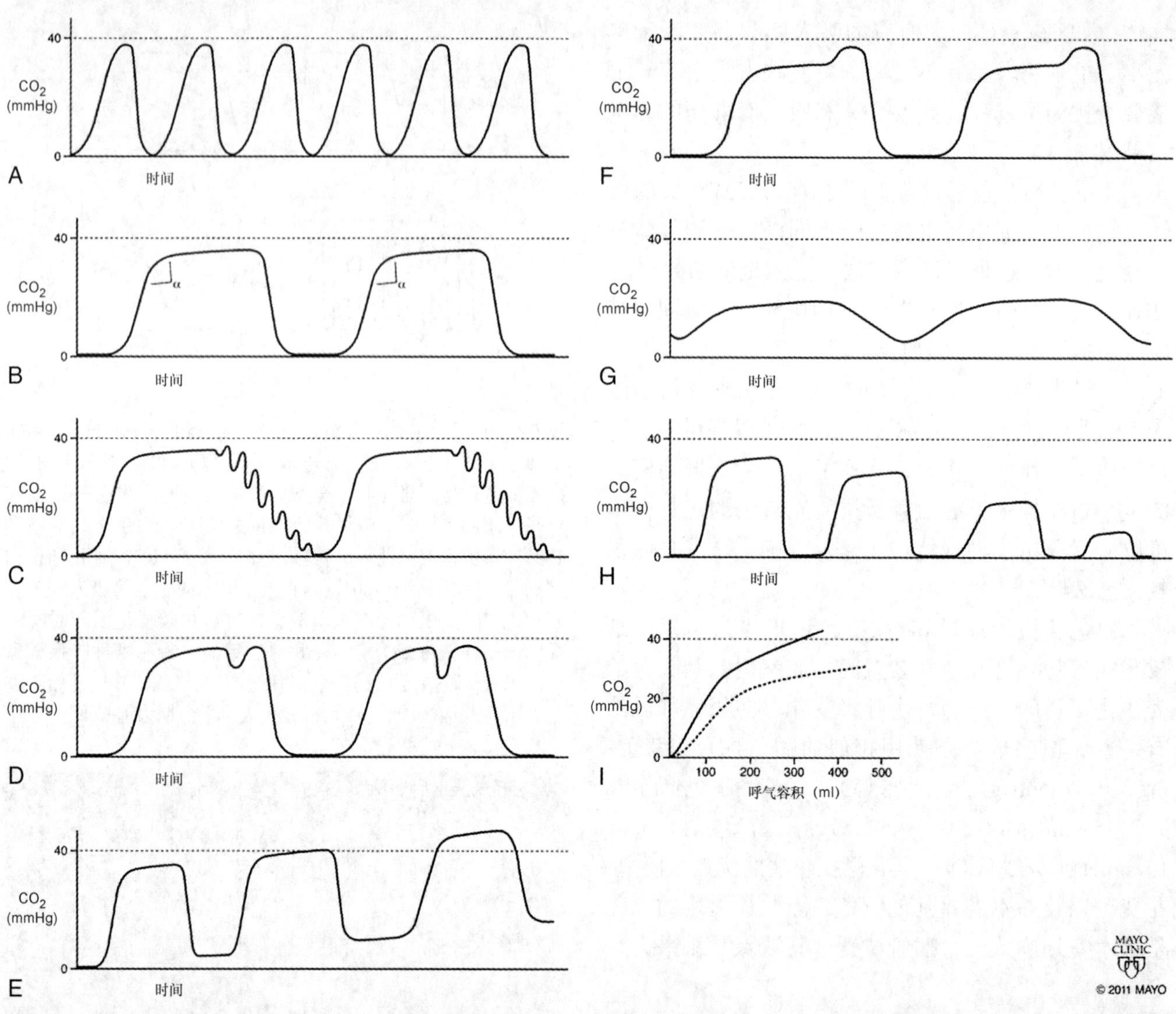

图 9-2 二氧化碳分析仪波形及解读举例。**A.** 正常自主呼吸。**B.** 正常机械通气。**C.** 呼气末段心源性波动。**D.** 呼气平台“箭毒”裂隙，见于肌松恢复患者，由膈肌和肋间肌不协调引起。**E.** 吸气阀或吸收剂故障导致的 CO_2 重复吸入，如果潜在问题没有得到解决，图形会夸大重复吸入 CO_2 的效应。**F.** 采样管损坏导致的双平台——呼气早期，空气被带入，使 CO_2 浓度降低；呼气末期，随着管内压力上升，带入空气减少，形成第二个“尾部”。**G.** 严重阻塞性肺疾病患者（1 s 用力呼气量低于预计值 20% 或更多）。**H.** 采样管阻塞。**I.** 阻塞性肺疾病加重时曲线由右（虚线）向左（实线）移动（比如阻塞性肺疾病患者发作支气管痉挛）

推荐阅读

Bhende MS, LaCovey DC. End-tidal carbon dioxide monitoring in the prehospital setting. *Prehosp Emerg Care*. 2001;5:208-213.

Dorsch JA, Dorsch SE. Gas monitoring. In: Dorsch JA, Dorsch SE. *Understanding Anesthesia Equipment*. 5th ed. Philadelphia: Lippincott, Williams & Wilkins; 2007:685–727.

Kodali BS. Capnography: A comprehensive educational web site. Available at: www.capnography.com. Accessed on: May 28, 2011.

Nagler J, Krauss B. Capnography: A valuable tool for airway management. *Emerg Med Clin North Am*. 2008;26:881-897.

Thompson JE, Jaffe MB. Capnographic waveforms in the mechanically ventilated patient. *Respir Care*. 2005;50:100-109.

第 10 章　气管导管

Molly Solorzano，MD
黄　达　译　孟昭婷　校

为了给一战期间面部受伤的英国患者提供麻醉气体进行吸入诱导，Magill 首先发明了气管导管。最初的气管导管由 Portex 公司制作和销售，是从一卷红橡胶管道切割而来，因此呈现自然的曲度。因为这些导管没有套囊，完成气管插管后需要在周边填塞棉签来进行密封。

现在的气管导管管壁呈圆形，有助于防止导管扭曲。近端（麻醉机端）通过标准口径的衔接头与呼吸回路相连。远端（患者端）一般包括一个斜形开口和 Murphy 眼（图 10-1）。当导管的尖端顶在隆嵴或者气管壁而阻塞气流时，Murphy 孔可以为气流提供一个备用通道。气管导管通常还有覆盖导管全长的不透 X 线的标记线，可以用来确定导管位置。

成人通常选择带套囊的气管导管，对于儿童来说，选择带套囊或不带套囊的导管需要根据情况而定（图 10-2）。套囊能封闭气管和气管导管之间的空隙，起到以下三个作用：一是防止来自喉、胃或者外界的异物吸入气管，二是防止漏气，三是使气管导管能保持在气管的中央位置。带套囊气管导管近端还有充气阀、试验球囊和充气管。目前气管导管搭配多种套囊系统（表 10-1）。

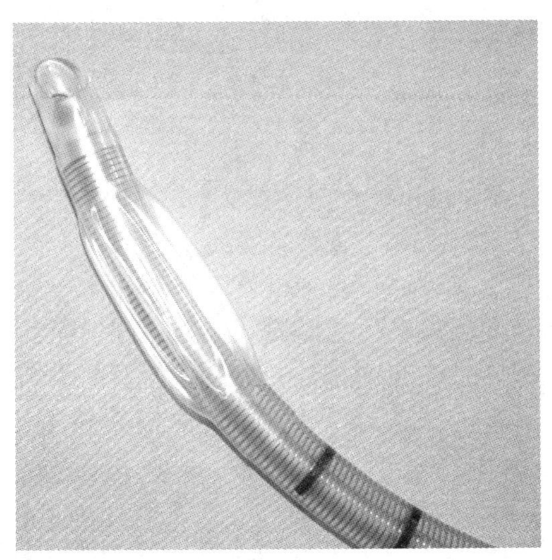

图 10-1　金属螺旋丝导管或加强管，其管壁中夹有金属或尼龙螺旋丝

很多因素会导致套囊内压力变化，因此一些机构推荐，对于持续时间大于 4 ～ 6 h 的手术常规监测呼气末套囊内压（框 10-1）。测压可以通过将充气管连接测压计或者应用充气的转换器连接到监护仪的压力通道来实现。通过试验球囊来判断套囊内压并不可靠。正常血压的患者套囊内压应该维持在 25 ～ 34 cmH_2O（18 ～ 25 mmHg）。如果用空气充满套囊，当使用 N_2O 时，N_2O 会弥散进入套囊，导致套囊容量和压力增加，停用 N_2O 后，压力又会迅速下降。因此，如果术后需要继续带管，应该抽瘪套囊并重新用空气充满。

气管导管会增加气道阻力，并增大呼吸做功。气管导管内径（ID）与型号对应，是决定气道阻力的主要因素，气管导管的长度也会增加气道阻力。管径越小，导管越长，阻力越大。没有专门的方法来为患者确定适当型号的气管导管。对于大多数男性和女性患者，分别使用 8.0 mm ID 和 7.0 mm ID 的气管导管一般能够满足需要。对于儿童来说，年龄是选择导管型号最可靠的指标。气管插管的深度为过声带后 2.25 ～ 2.5 cm，通常，男性插管距切牙 23 cm、女性距切牙 21 cm。

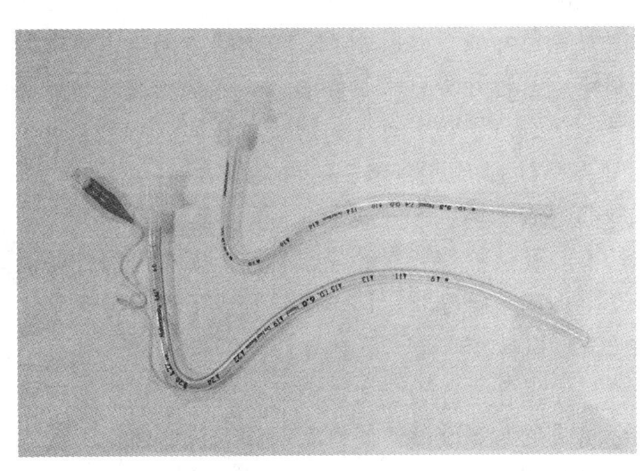

图 10-2　预铸型气管导管，常用于口腔及头颈部手术

表 10-1 各种不同套囊类型的特点

套囊类型	说明	优点	缺点
高压低容套囊	标准套囊气管导管	能更好地防止误吸 咽喉痛风险低	可能导致气管壁缺血
低压高容套囊	标准套囊气管导管薄，顺应性高，不压迫气管壁	缺血风险低，是长时间手术时更好的选择	气管导管插入困难 插管过程中撕破套囊 气管导管更容易脱位 术后咽喉痛风险高 不能有效防止下呼吸道的误吸
泡沫套囊 *	—	气管壁缺血风险低，黏膜溃疡和软骨损伤可能小	—
Lanz 套囊 *	控压设备，有一个乳胶储存球囊	—	—

* 不需要测量套囊压力的替代系统

框 10-1 可能会导致套囊内压改变的因素

压力升高	压力下降
低温体外循环	附近手术操作的压力
	纬度升高
	头部位置改变
	O_2 弥散入套囊
	咳嗽和肌肉张力变化
	应用特定局部麻醉药

框 10-2 气管插管可能发生的并发症

- 气道水肿
- 苏醒期表现（咳嗽、呛咳、心动过速等）
- 声嘶
- 感染
- 舌肿大
- 神经损伤
- 术后咽喉疼痛
- 气管狭窄
- 溃疡
- 声带功能障碍

气管导管具有很多我们想要的功能，比如提供一个安全受保护的气道，通过阻止吸入麻醉药外溢避免手术室污染，使我们能够精确监测呼气末 CO_2、潮气量和肺顺应性。但是气管导管的应用也可能导致一系列并发症（框 10-2）。多次尝试插管、用力过猛或者管芯从 Murphy 眼突出可能会导致血肿、裂伤、声带撕脱和骨折，甚至气管穿孔。扭结、外部压迫、脱位、患者改变体位、管腔内异物及患者咬管都可能导致气管导管阻塞。

市场目前在售多种气管导管。一般气管导管是由聚氯乙烯或者硅胶制成，较少的情况是用红橡胶制作。气管导管有带套囊的、不带套囊的，有经鼻导管、经口导管，有加强管（金属丝，见图 10-1）、预铸型导管（见图 10-2）、抗激光导管（图 10-3）、弯曲导管（辅助困难插管），重复使用或一次性导管，以及单腔管和双腔管。市场上还有出售外壁内置电极的气管导管，用于甲状腺或甲状旁腺手术中监测喉返神经功能（图 10-4）。

加强管也称为金属螺旋丝导管，其管壁中夹有金属或尼龙螺旋丝，使得它们相对抗弯曲、压缩和扭结，因此特别适用于气管手术（图 10-1）。但是

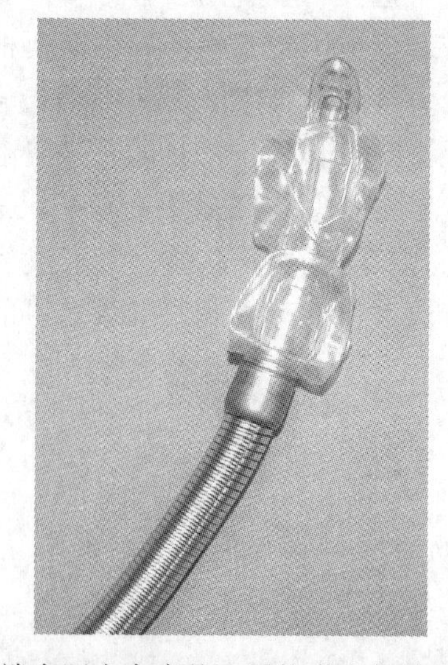

图 10-3 尖端有两个套囊的金属抗激光气管导管。抗激光导管由可锻金属制成，尖端有两个套囊。一般每个套囊注入 1 ～ 3 ml 盐水，靠近近端的套囊有时会加入蓝色染料，不过很多外科医生都不希望这么做。如果激光束穿破套囊，外科医生能够发现，因为盐水会流出来。如果盐水中含有染料，染料会沾染手术部位，导致手术更加困难。近端套囊损坏后，远端套囊依然能够密封气道。因为金属导管能反射激光束，许多公司研发了用不会反射激光束的阻燃材料或包裹在阻燃材料里的聚氯乙烯制成的气管导管

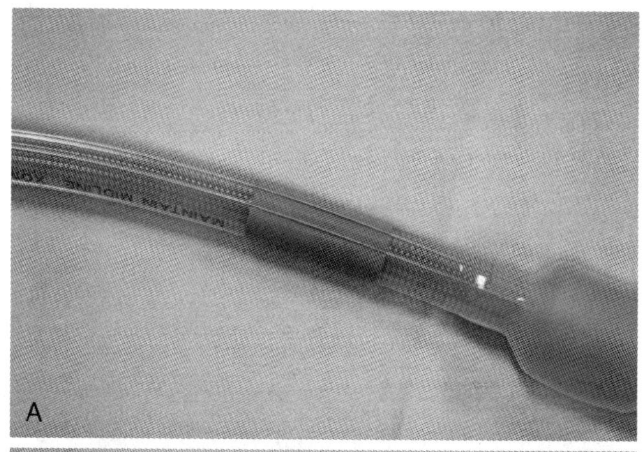

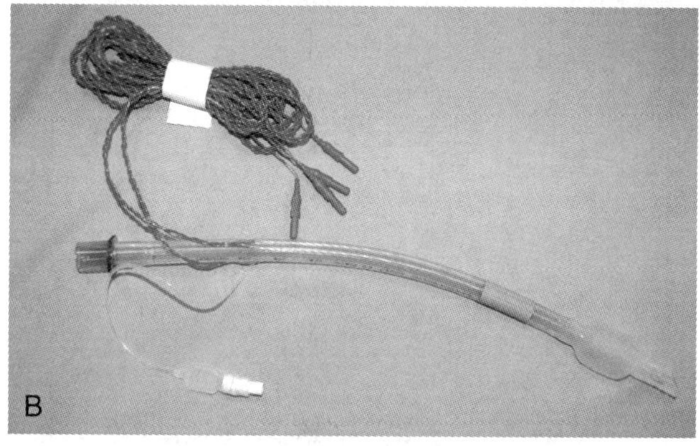

图 10-4　甲状腺或甲状旁腺手术中使用内置两个电极的气管导管使得监测喉返神经或迷走神经成为可能。导管的蓝色部分（**A**）放置在声带之间，电极连接到相应的监测系统（**B**）

经鼻插管时，如果没有管芯辅助，加强管难以通过，而且经口通过喉罩通气导管置入时也有困难。不过加强管最大的缺点可能还是患者可能咬住导管（使其变形）。

预铸型气管导管也叫 RAE（Ring-Adair-Elwin）气管导管，适用于口腔及头颈的手术（图 10-2）。它们有一个预铸的弯曲度，可将导管引离手术野。经口的 RAE 气管导管置于患者的下巴上，并指向胸部，经鼻的 RAE 气管导管更长，将气管导管的近端引向前额部。

抗激光气管导管（图 10-3）为不可燃性，适用于需要使用激光的手术。但是如果激光的能量足够高或者应用的时间太长，气管仍有可能着火。不同抗激光导管与不同激光的兼容性不同，使用前需要检查二者的兼容性。目前最常用的激光包括 CO_2、磷酸氧钛钾（KTP）、钇铝石榴石晶体（Nd：YAG）及氩。导管的套囊不能抗激光，因此套囊内应注入水或盐水。一些导管具有两个气囊，当一个气囊损坏后，可以给另一个气囊充气继续提供密封。

具有多腔的导管常用于气体采样、吸引、气道压监测、液体和药物注射、高频通气及肺隔离。双腔管一般用于肺隔离，可以是左侧或右侧（图 10-5）。气管腔通常置于隆嵴上方，支气管腔成角，以便于进入左主或右主支气管。左双腔的安全边际更大，因此，就算是左肺手术可能也会选择左双腔，不过在一些情况下必须使用右双腔（框 10-3）。气管腔套囊应与普通气管导管的气囊一样进行充气，而支气管腔套囊应缓慢充气直至满足密封的条件，总量应小于 3 ml。双腔管相关的并发症包括插入和定位困难、低氧血症、通气梗阻、创伤、密封困难以及气囊破裂。

声门上气道

喉罩是目前最常用的声门上气道，与气管导管相比，其侵入性更小，同样无需用手辅助保持密封。喉罩是由一个弯曲的通气导管与椭圆形的勺形通气罩连接组成，二者的接合处有两条柔韧的栅栏，可以防止会厌阻塞管腔（图 10-6）。喉罩也有一个可充气套囊、充气管和自动密封的试验球囊。正确的位置是喉罩通气导管位于下咽部，两侧与梨状窝接触，套囊上部处于舌根后部。虽然可以应用基于体重的公式来选择喉罩的型号，但一般来说，男性或体型高大的成年人通常需要 5 号喉罩，女性或体型娇小的成年人通常需要 4 号喉罩。对于小儿喉罩尺寸的选择，通气导管的最宽部分与第二到第四指的宽度匹配的型号会比较合适。

喉罩的套囊应充气至 40 cmH_2O，然后定期检测压力。CO_2 和 N_2O 能够弥散入套囊，导致套囊内压

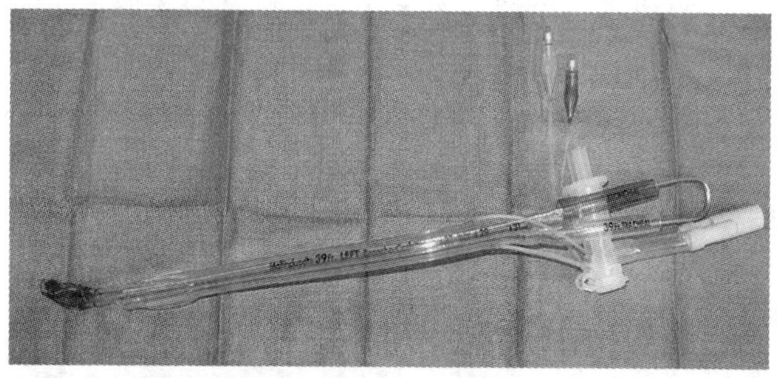

图 10-5　左双腔管。支气管腔及其试验球囊为蓝色，气管腔和试验球囊用透明聚氯乙烯制成

框 10-3　右双腔气管导管的适应证

- 左主支气管插管或操作禁忌
- 左主支气管狭窄或太靠近头侧
- 左主支气管存在支架
- 左侧气管支气管破裂

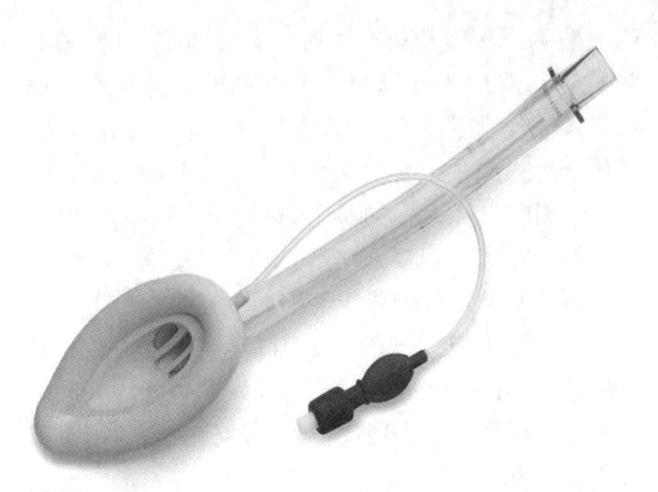

图 10-6 喉罩是由一个通气导管与椭圆形的通气罩连接组成，有一个可充气套囊和试验球囊。与通气罩连接的通气导管出口处有两条柔韧的栅栏，可以防止会厌阻塞管腔

升高。正压通气时，密封压应大于 20 cmH_2O，而对于自主呼吸，密封压应大于 10 cmH_2O。喉罩可以用于机械通气，但是气道峰压不应高于 20 cmH_2O，以免造成漏气、胃扩张以及手术室内污染。

喉罩可用于面罩通气不良的患者。美国麻醉医师协会推荐喉罩用于困难气道患者处理流程，帮助进行气管插管。喉罩通常易于插入和使用，有成本效益，患者苏醒平稳。但是喉罩不能防止误吸，可导致胃胀气，引起气道创伤，使用时有相对禁忌证。因此喉罩在一些特定的情况下不能使用（框 10-4）。

框 10-4 喉罩使用的禁忌证

- 误吸风险高
- 出血性疾病
- 颈部创伤或疾病
- 疝
- 腹腔镜手术
- 气道管理受限
- 声门上创伤或病变
- 气管软化
- 口咽轴异常

面罩

面罩是用黑橡胶、透明塑料、人造橡胶或其组合制成。它包括一个主体、密封囊和连接器（图 10-7），可用于正压通气及吸入麻醉诱导。面罩的优势包括术后咽喉痛的风险低、成本效益性以及麻醉药用量少。但用面罩实施麻醉对麻醉医生要求高，需要更高的新鲜气体流量，增加手术室污染，氧饱和度下降更多，增加呼吸做功，并可引起压迫性坏死、皮炎、神经损伤、下颌疼痛和颈椎活动增加。

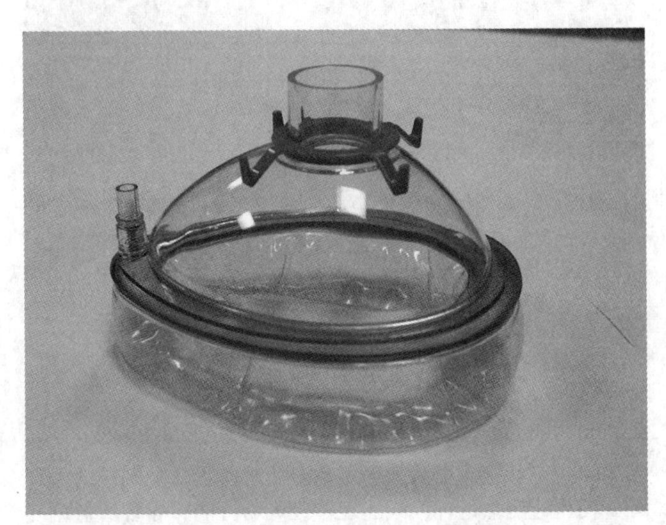

图 10-7 面罩包括一个主体、密封囊和连接器，可用于正压通气及吸入麻醉诱导

咽通气道

咽通气道一般是用塑料或人造橡胶制成（图 10-8），它能防止舌或会厌造成的喉梗阻，同时麻醉医生不需要搬动患者的颈椎。与面罩相比，咽通气道能减少呼吸做功。口咽通气道（图 10-8A）由凸缘、咬合部和导气管构成。它能开放气道，防止咬合，便于吸引，以及为插入咽部的装置（如纤维镜或内镜）提供途径。口咽通气道可引起咽和喉反射，导致咳嗽或喉痉挛。鼻咽通气道（图 10-8B）对于有着完整反射的患者来说更容易耐受，应用口咽通气道的情况多数也能够使用鼻咽通气道。此外，鼻咽通气道还可以用来实施持续正压通气，治疗呃逆，以及扩张鼻腔通道以利于经鼻插管。正在进行抗凝治疗，发生头颅基底骨折，存在鼻畸形、鼻腔感染以及有需要治疗的流鼻血病史的患者应避免使用鼻咽通气道。置入鼻咽通气道前可以在鼻咽局部应用血管收缩剂，通过降低黏膜厚度、扩大鼻腔通道以减少出血风险并利于插入。

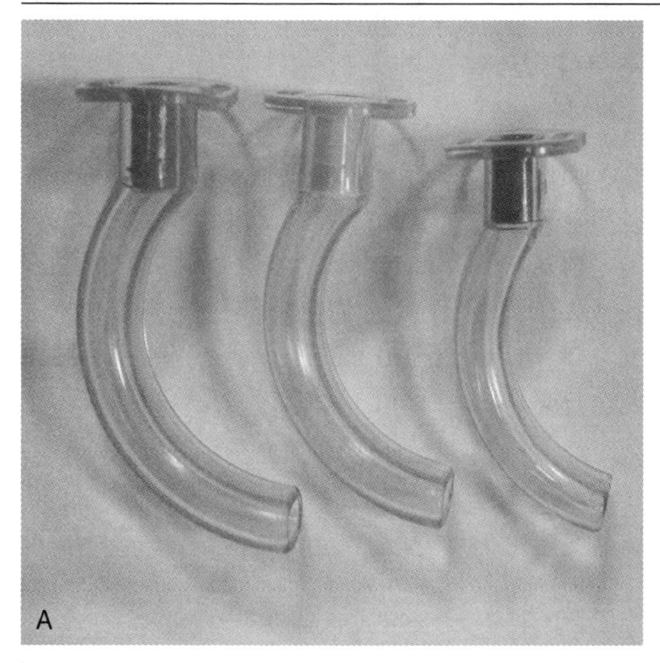

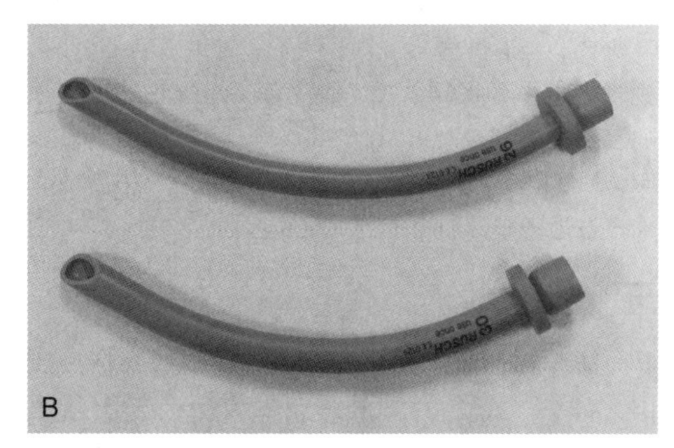

图 10-8 咽通气道。**A.** 口咽通气道有不同的尺寸，经常采用颜色编码，以快速识别适当大小的型号。**B.** 鼻咽气道也有不同的尺寸。也可以进行颜色编码，但更常见的情况是临床医生选择一个可以患者鼻尖延至耳垂这一长度的鼻咽通气道，然后润滑和插入

推荐阅读

Chee WK. Orotracheal intubation with a nasal Ring-Adair-Elwyn tube provides an unobstructed view in otolaryngologic procedures. *Anesthesiology*. 1995; 83:1369.

Dimitriou VK, Zogogiannis ID, Douma AK, et al. Comparison of standard polyvinyl chloride tracheal tubes and straight reinforced tracheal tubes for tracheal intubation through different sizes of the Airtraq laryngoscope in anesthetized and paralyzed patients: A randomized prospective study. *Anesthesiology*. 2009;111:1265-1270.

El-Orbany M, Woehlck HJ. Difficult mask ventilation. *Anesth Analg*. 2009; 109:1870-1880.

Hameed AA, Mohamed H, Al-Mansoori M. Acquired tracheoesophageal fistula due to high intracuff pressure. *Ann Thorac Med*. 2008;3:23-25.

Hooshangi H, Wong DT. Brief review: The Cobra Perilaryngeal Airway (CobraPLA and the Streamlined Liner of Pharyngeal Airway (SLIPA) supraglottic airways. *Can J Anaesth*. 2008;55:177-185.

Morris LG, Zoumalan RA, Roccaforte JD, Amin MR. Monitoring tracheal tube cuff pressures in the intensive care unit: A comparison of digital palpation and manometry. *Ann Otol Rhinol Laryngol*. 2007;116:639-642.

Rinder CS. Fire safety in the operating room. *Curr Opin Anaesthesiol*. 2008;21: 790-795.

Weiss M, Dullenkopf A, Fischer JE, et al. European Paediatric Endotracheal Intubation Study Group. Prospective randomized controlled multi-centre trial of cuffed or uncuffed endotracheal tubes in small children. *Br J Anaesth*. 2009; 103:867-873.

Williams DL, Wong SM, Pemberton EJ, et al. A randomised, single-blind, controlled trial of silicone disposable laryngeal masks during anaesthesia in spontaneously breathing adult patients. *Anaesth Intensive Care*. 2009;37: 992-997.

第 11 章 气管插管并发症

Scott A. Eskuri，MD

王 宁 译 王 军 校

美国国家标准协会和美国材料与测试协会几十年前就制定了气管导管（TT）的设计、测试及制造标准。气管导管最常用的材料是聚氯乙烯，因为其具备在体温下变软的特点，从而能减少对气管黏膜的压力；尽管如此，它仍是替代喉部功能较差的产品。气管插管的并发症通常发生于插管过程中、插管到位后和拔管后三个阶段。

插管过程中的并发症

眼部及面部软组织损伤

上唇或下唇的挫伤或裂伤可由喉镜片或气管导管所致。当麻醉医生应用视频喉镜辅助气管插管时，注意力集中于视频监控，而忽视了对喉镜片进入下咽腔路径的直接观察，此时易导致硬腭或软腭损伤。麻醉医生进行插管时，其工具（如腕表）、胳膊或衣袖擦过患者眼部时可能导致角膜擦伤。

牙齿创伤

牙齿损伤是麻醉相关事故索赔中最常见的原因（30% ～ 40%）。围术期牙齿损伤的发生率为 1∶1500 ～ 1∶150，其中 75% 发生于插管过程中（25% 发生于苏醒过程中）。为了防止误吸，必须小心处理所有受损的牙齿。如果某个牙齿整个脱落，应该及时进行牙齿再植，并向牙科医生咨询。

颈椎损伤

合并创伤、成骨不全、严重骨质疏松症、类风湿关节炎、唐氏综合征、黏多糖贮积症Ⅳ型或溶骨性病变的患者，插管过程中颈椎及颈脊髓损伤的风险增加。当麻醉医生调整患者下巴和头部位置时，常导致颈椎出现明显的移动。

咽喉创伤

插管过程中的轻微创伤发生率可达 6%，包括划伤、声带损伤伴继发性声带麻痹、杓状软骨脱位以及声带血肿。长期后遗症非常少见。

刺激气道反射

刺激咽部或喉部黏膜常引发喉部迷走神经反射，例如喉痉挛、支气管痉挛、心动过缓以及心律失常。交感神经激活可导致高血压及心动过速。此外，触觉刺激可导致咳嗽、紧张或呕吐，反过来可使眼内压及颅内压升高。气管导管插入前还可能发生误吸。

食管插管

未识别的食管插管是气管插管最具灾难性的并发症。有多种方法能确认气管插管位置是否正确，但是，其“金标准”是确认存在呼气末二氧化碳。

支气管插管

支气管插管较难发现，新型的麻醉机可能具有流量回路监测功能，能使麻醉医生更容易识别这种并发症。支气管插管对肺功能好的患者影响较轻微。有一种确保导管位置正确的简单法则，在近 100% 的成人患者中，导管尖端距切牙深度为男性 23 cm，女性 21 cm。在儿童患者，气管导管尖端应该越过声带 2 ～ 3 cm，或应用下面的公式：

早产儿：6 ～ 7 cm

足月儿：8 ～ 10 cm

1 岁：11 cm

2 岁：12 cm

3 ～ 18 岁：12 cm ＋年龄 /2

气管或支气管破裂

发生气管或支气管破裂的危险因素包括导管管芯突出于导管外，插管过程中用力过度，以及多次尝试插管。气管或支气管破裂可能需要进行胸腔引流以及开胸修复术。

插管到位后的并发症

漏气或阻力过大

选择适当型号的气管导管对于成人患者非常重要，对于儿童患者更加重要。对于超过 1 岁的儿童患者，气管导管直径可通过如下公式进行计算：

导管型号（mm）＝ 4 ＋年龄 /4

导管阻塞

导管阻塞通常由外力（最常见的是患者紧咬）、气管导管内阻塞或导管异常所致。气管导管尖端的套囊扭结或突出则可从外部阻塞导管。但是，导管管腔梗阻更为常见（例如分泌物、血液、肿瘤、异物）。需要充分冲洗及吸引导管，必要时可考虑更换导管。

导管移位

头部屈伸动作可分别导致气管导管前进或后退，完全的屈伸动作可使导管深度变化 2 ～ 5 cm。此动作可能导致支气管插管或气管导管脱出（当需要长期进行气管插管时，应实施胸部影像学检查，以确保导管尖端位于隆嵴上方 3 ～ 6 cm）。

气管黏膜溃疡或坏死

气管黏膜溃疡通常发生于气管导管尖端所附着的气管前壁。当气管黏膜血流受阻时（套囊压力＞ 25 mmHg），可能发生气管黏膜坏死。

导管点燃

术中应用激光时可能导致气管导管点燃。

干燥 / 低温

当应用未湿化或未加温的气体传送系统时，可能导致气管导管内干燥或低温。气管导管干燥可导致分泌物黏稠并减弱纤毛功能，患者术后肺部并发症风险增高。

鼻翼坏死

鼻翼坏死通常发生于经鼻气管插管并长期带管的患者。

鼻窦炎

临床确诊的鼻窦炎发生率为 2% ～ 20%，其通常发生于经鼻气管插管且带管时间超过 5 天的患者。

其他

可能发生气道反射、意外脱管、气管穿孔（继发于气管食管瘘）、误吸以及鼻腔或口腔表皮脱落。

拔管后即刻的并发症

声门上、声门或声门下水肿

水肿是气管导管拔除早期最主要的并发症，特别是儿童患者；而对润滑油或塑料过敏的成人患者可能发生喘鸣。对于儿童患者，拔管后发生喘鸣最强的预测因素是：当对气管导管施加 30 cmH_2O 的压力时不发生漏气。推荐治疗方法为，静脉给予激素，消旋肾上腺素喷雾，或两种方法联合应用，但是关于其疗效的证据并不确凿。

喉功能障碍

拔管后即刻，患者通常难于保护气道。喉损伤相关的危险因素包括：带管时间延长，外伤性气管插管，以及气管导管型号较大（男性＞ 8 mm，女性＞ 7 mm）。带管时间延长的患者误吸风险最高；拔管后，随着时间延长，风险逐渐降低。

喉痛

报道显示喉痛发生率较高（高达 90%）。拔管后喉痛或声音嘶哑的危险因素包括气管导管型号较大、女性患者以及应用润滑油。

声带麻痹

声带麻痹可能继发于手术相关迷走神经或喉返神经损伤，但也可能为气管导管套囊将喉返神经压迫至甲状腺所致。

其他

可能发生喉痉挛、支气管痉挛、急性涎腺病（“手术相关流行性腮腺炎”）、下巴痛、发音障碍，以及气管塌陷。

延迟并发症

黏膜病变

据报道，气管插管超过 1 周的患者中，其中 67% 合并声带溃疡。大多数病变可在 8 周内自行消退。气管插管后 6 h 即可发生喉部溃疡，但大多数可自愈。在带管时间延长的患者中，喉肉芽肿及息肉的发生率为 1∶250 ～ 1∶150，通常需要手术切除。

喉部或气管狭窄

应用高容量低压套囊的气管导管时，喉部或气管狭窄的发生率较低。若发生喉部或气管狭窄，通常需要手术治疗。

环状软骨脓肿

环状软骨脓肿是极其罕见的并发症，其发生在环状软骨区域，通常由气管导管引起的黏膜损伤继发细菌感染所致。

声带麻痹

声带麻痹的发生原因仍然未知。但是，直接创伤、压迫或环氧乙烷灭菌的气管导管产生的局部反应可能与此并发症相关。

推荐阅读

Liu J, Zhang X, Gong W, et al. Correlations between controlled endotracheal tube cuff pressure and postprocedural complications: A multicenter study. *Anesth Analg*. 2010;111:1133-1137.

McCulloch TM, Bishop MJ. Complications of translaryngeal intubation. *Clin Chest Med*. 1991;12:507-521.

Gaudio RM, Feltracco P, Barbieri S, et al. Traumatic dental injuries during anaesthesia: Part I: Clinical evaluation. *Dent Traumatol*. 2010;26:459-465.

Santos PM, Afrassiabi A, Weymuller EA Jr. Risk factors associated with prolonged intubation and laryngeal injury. *Otolaryngol Head Neck Surg*. 1994;111:453.

Scuderi PE. Postoperative sore throat: More answers than questions. *Anesth Analg*. 2010;111:831-832.

Sitzwohl C, Langheinrich A, Schober A, et al. Endobronchial intubation detected by insertion depth of endotracheal tube, bilateral auscultation, or observation of chest movements: Randomised trial. *BMJ*. 2010;341:c5943.

第 12 章　监测断开

Glenn E. Woodworth，MD

王　宁　译　王　军　校

一项针对已结案索赔数据库研究的综述显示，与气体传送系统相关的总索赔比例在过去的几十年稳步下降——从 20 世纪 70 年代的 3% 降至 20 世纪 80 年代的 2%，到 20 世纪 90 年代时仅为 1%。在最近的与麻醉气体传送系统导致患者损伤相关的已结案索赔数据中，2000 年至 2011 年，未发生与呼吸回路断开相关的索赔。此外，与此类索赔相关的并发症发病率似乎也在下降。尽管如此，麻醉相关的主要并发症的发病率与死亡率风险仍然与患者气道及通气相关，其中包括呼吸回路问题，尤其是回路断开的问题。因此，麻醉医生必须始终对呼吸回路相关问题的预防和监测保持警惕。一项已结案的索赔分析提示，78% 的呼吸回路问题在适当的监测下是可以避免的。

气体传送系统中最常见的关键事件之一是机械通气时呼吸回路断开，最常见的断开部位位于呼吸回路与气管导管连接处，或呼吸回路与热湿交换器连接处（如果使用的话）。值得注意的是，成本控制措施中往往主张重复使用呼吸回路组件，但是灭菌过程中可能使锥形塑料配件老化，因此使其更加容易松脱。

降低风险的措施集中于三个主要领域：①匹配组件的安全锁定（多种装置可选，但可导致花费增加，当需要紧急人为断开回路时可能造成阻碍，而且当其应用可能导致意外拔管或气压伤风险增加时，此方法是不可取的）；②宣教；③使用能够发现回路断开并进行报警的监护装置。

回路脱落无法彻底预防，因此，对此事件的监测是必需的。回路断开报警可分为四类（框 12-1）。

低气道压报警

美国麻醉医师协会和美国麻醉护士协会推荐，进行机械通气的患者需要进行呼气通路监测，当气道压力低于设定值时，报警器可被激活。如果最大吸气压力在预定时间内（通常为 15 s）未超过设定阈值，这种低压（或断开）报警会被触发。此类压力监测不适用于自主呼吸的患者。

某些情况可导致回路断开，却无法触发低压报警装置。尤其可能出现的一种情况是气管导管自身从 15 mm 的连接器（高阻力区域）断开。断开部位部分受到阻塞并且产生阻力（例如，断开处位于 Y 形元件，并且被手术单阻塞）时也会出现类似情况。此类情况中的高阻力将产生可能超过报警阈值的逆向压力。

框 12-1　回路断开报警的分类

压力监护
呼吸容量监护
CO_2 监护
其他监护

影响压力报警有效性的因素包括回路断开的位置、压力传感器位置、阈值报警限制、吸入气体流速以及断开回路内的阻力。一旦启动呼吸机，应确认气道压力处于预期范围内。低压报警装置随之激活（大多数现代呼吸机能够做到启动呼吸机的同时激活低压报警装置，关闭呼吸机的同时关闭低压报警装置，而高压报警装置则持续开通）。

大多数现代呼吸机设定的低压阈值为出厂默认值，或者为用户最后的设置值。将低压阈值及高压阈值分别设置为低于吸气峰压 5 cm 水柱和高于吸气峰压 5 cm 水柱是非常有必要的。如果低压报警阈值设置过低，报警装置可能无法识别回路断开。最后，麻醉医生需要确定在室内环境噪声下能听到声音警报。

除了呼吸回路断开外，低压报警可能提示呼吸回路或麻醉机内与通气相关的其他问题（例如，负压、高压或连续压力状况）。压力监测仪的最佳放置位置为 Y 形元件处；但是，凝结水可能对监测仪造成干扰，很多系统为了减少传感线路内的水分并能随时观察，将监测仪放置在吸气活瓣近端。

呼吸容量监测

呼吸容量监测仪通常位于呼吸回路中的呼气端。其功能是测量呼出潮气量、呼吸频率、每分通气量及气流方向。可以使用多种不同类型的流量量表。多数量表包含电子分析及低频率、低容量和反向流动报警，并提供呼吸周期中流量和容量的图形显示。此类监测仪在自主呼吸和机械通气的患者中均适用。

与压力报警类似，当回路断开时，容量报警无法获得信号。当呼吸机的风箱在呼气过程中下降（例如，下降或悬挂的风箱）时，最可能发生该情况。呼气过程中，如果出现回路断开，重力作用使风箱下降，可能同时夹带室内空气并在回路内产生气流。即使呼吸回路完全阻塞，也可能出现假阴性报警。吸气循环期间，呼吸回路的顺应性和气体的压缩可能会产生一个“呼出量”，它可以超过报警阈值。此外，自主呼吸时，回路从机器端的任一方向活瓣处脱开时不易被发现，其依赖于容量表放置的位置。此类监测仪最常为人诟病的是，在呼气端的气体流量不能确保气体交换。

二氧化碳监测

二氧化碳监测不仅允许通气滴定，还可作为回路断开监测使用。二氧化碳可通过质谱法、红外吸收法或拉曼散射法进行测定。呼出气体中二氧化碳消失或浓度发生变化，可能提示存在多种通气问题，其中包括回路断开。二氧化碳监测可能是评估通气是否足够的最佳监测。二氧化碳图相关内容在第 9 章中讨论。

其他监测

经食管听诊器能持续监测呼吸音，是判断回路是否断开的极佳监测。回路断开后可立即被发现。还可通过观察胸壁活动观察呼吸回路状况。

呼吸机风箱在上升过程中未能再次充盈提示回路可能断开，因为其再次充盈依赖于呼出气体（未经充盈的风箱所产生的后续呼吸无法提供一个完整的潮气量，因此通常可触发低压或低容量报警装置）。

脉搏氧饱和度针对呼吸回路断开的提示警告比较延迟，可导致低氧血症。血压和心率的变化也可能提示存在回路断开。低氧血症通常导致心率增快和血压增高。当出现严重低氧血症时，最初的“压力反射”将被心动过缓和低血压所取代。个别情况下，回路断开时，氧气分析仪可发现呼吸回路内的氧浓度低于预计值。

综上所述，需应用合理设定阈值的报警监测。许多专家证明此举措是十分必要的。最后，即便使用目前所有的报警监测，在某些情况下，仍有可能回路的全部或部分断开不能被发现。

推荐阅读

Adams AP. Breathing system disconnections. *Br J Anaesth*. 1994;73:46-54.

Caplan RA, Vistica MF, Posner KL, et al. Adverse anesthesia outcomes arising from gas delivery equipment: A closed claims analysis. *Anesthesiology*. 1997; 87:741-748.

Dorsch JA, Dorsch SE, eds. *Understanding Anesthesia Equipment*. Philadelphia: Lippincott, Williams & Wilkins; 2008:410,704-705,731-744.

Eichorn JH. Risk management. In: Benumoff JL, Saidman LJ, eds. *Anesthesia and Perioperative Complications*. St. Louis: Mosby; 1992:648.

Eisenkraft J. Hazards of anesthesia gas delivery systems. *Can J Anesth*. 2004;51:R7.

Metha SP, Eisenkraft JB, Posner KL, Domino KB. Patient injuries from anesthesia gas delivery equipment: A closed claims update. *Anesthesiology*. 2013; 119:788–785.

第13章　循环紧闭式麻醉

Allen B. Shoham，MD
宗亚楠　译　王　军　校

循环紧闭式麻醉指的是一种通过麻醉工作站（麻醉机）输送吸入麻醉气体的技术，具有循环回路系统、紧闭的可调节减压阀和可调节的新鲜气体流量以及床旁气体监测设备（测定麻醉气体浓度、CO_2、O_2的含量），以此保证患者吸入和排出的吸入麻醉药与氧气相匹配。（框13-1）。为避免高碳酸血症，必须使用二氧化碳吸收器。循环紧闭式麻醉技术实施时除二氧化碳外，所有呼出气体均被重复吸入。必须确保整个环路无漏气（麻醉回路系统存在超过20处潜在的漏气点）（框13-2）。

使用大部分吸入麻醉技术时，仅需监测吸入氧浓度（FiO_2），而使用循环紧闭式麻醉时，必须同时监测吸入氧浓度和呼出氧浓度（FeO_2）。通常情况下，呼出氧浓度与吸入氧浓度之间没有显著的区别，

框13-1　循环紧闭式麻醉的优势

- 更经济地利用吸入麻醉气体和医用气体
- 减少手术间和大气中的麻醉气体浓度
- 保持气道温度和湿度
- 可持续监测氧气的消耗，提示恶性高热的早期征象、麻醉深度不足或氧气消耗降低，提示循环抑制
- 降低气压伤的风险，因为在气体流量非常低时需要更长的时间使压力增高

框13-2　循环紧闭式麻醉的不足

- 依赖于操作者的警觉性和装置的安全性，缺失其一可导致混合气中低氧或者麻醉气体浓度不足
- 有许多潜在的漏气点，包括气管导管套囊。环路中任何漏气或者负压点均可进入室内气体，从而降低氧浓度
- 对回路中气体进行间歇高流量冲洗或者稀释时，吸入麻醉气体的浓度降低，会增加知晓风险
- 当关节假体使用骨水泥时，有氧化亚氮（N_2O）、一氧化碳、化合物A、丙酮、乙醇、甲烷和丙烯酸单体积聚
- 吸入麻醉气体浓度的快速滴定不足
- 二氧化碳吸收剂消耗过快，造成产热反应，显著提高吸入气体温度，同时吸附剂饱和时造成吸入混合气中碳酸含量增高

但在应用循环紧闭式麻醉技术时，如果新鲜气体流量提供的氧气不能满足患者的氧气消耗量，呼出氧浓度会显著降低。氧耗决定氧气的量，必须保证新鲜气体流量。另一方面，麻醉剂的摄取与血/气分布系数、肺泡-静脉吸入麻醉气体浓度以及心输出量成比例。

应用循环紧闭式麻醉技术期间，重要的是校正流量计和挥发罐在低流量和不同环路压力下的准确性。当使用低流量时挥发罐挥发剂量不准确，就很难提供所需浓度的吸入麻醉剂（见框13-2）。如果是这样，我们可以在回路的呼气端注射吸入麻醉药，但很少这样做。

如果应用循环紧闭式麻醉技术实施麻醉诱导，必须克服一些困难（见框13-2）。组织吸收麻醉药物之前，必须保证呼吸回路、患者的肺泡和动脉血循环中有足够的吸入麻醉剂。传统的吸入麻醉诱导期间，在诱导的初始阶段摄入最大浓度的吸入麻醉剂；当吸入麻醉剂在静脉血的浓度接近肺泡浓度时，摄入浓度降低。应用循环紧闭式麻醉技术实施麻醉诱导，使患者去氮存在困难，患者呼出的氮气稀释了呼吸回路里的麻醉药浓度，从而使诱导节奏变缓并且增加术中知晓风险，也可能导致混合气中氧浓度低。

应用循环紧闭式麻醉技术，氧气是首选载气，因为它吸收相对恒定。加用氧化亚氮使得诱导过程更为复杂，因为在诱导期间其摄取遵循幂函数，并且需要恒定的滴定，进而增加了低氧浓度的风险。为了避免这些问题，大多数医生诱导期间使用高流量氧气将回路和患者的呼吸功能残气量去氮化并且确保麻醉气体量充足，而不使用循环紧闭式麻醉系统（图13-1）。

麻醉维持

如果麻醉维持期间使用氧化亚氮作为载体气体

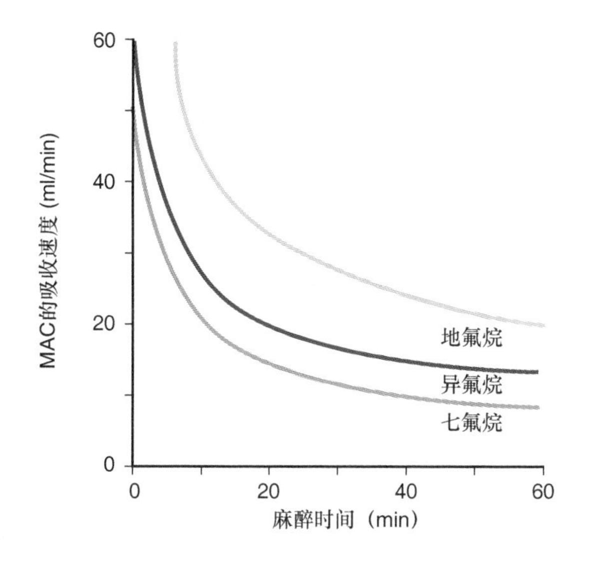

图 13-1　吸入麻醉剂的吸收取决于肺泡-静脉浓度梯度、溶解度和心输出量。血管丰富组约 5 min 后达平衡并且吸收缓慢。大约 10 min 后，随着肌肉群储存达平衡，吸收进一步放缓。因此，许多医生麻醉诱导阶段在转换到循环紧闭式麻醉前，提高气体流量 5 ～ 10 min。MAC，最低肺泡浓度（Modified，with permission，from Yasuda IV，Lockhart SH，Eger EI 2nd，et al. Kinetics of desflurane，isoflurane，and halothane in humans. Anesthesiology. 1991；74：489-498.）

的一种，必须特别警惕监测氧气的浓度。随着患者吸收的氧化亚氮减少，肺泡氧化亚氮的浓度增加，从而取代了氧气，随后肺泡内的氧气浓度降低。因此，恒定地滴定氧气和氧化亚氮的浓度是至关重要的。一旦吸入麻醉气体浓度在一个稳定的状态，吸入麻醉剂的额外需求减少，保持相对稳定。

每毫升液态吸入麻醉剂（异氟烷、七氟烷、地氟烷）能够挥发出大约 200 ml 麻醉气体（10%）。循环紧闭式麻醉的麻醉维持可以使用挥发罐或在适当的时间间歇注入吸入麻醉。

在麻醉维持阶段，必须保持一个恒定的浓度，可以通过：①调整流量，使储气袋的大小保持恒定；②在风箱上升阶段调整流量，使得呼气结束时风箱恰达到顶部；③在风箱下降阶段调整新鲜气体流量，使得呼气结束时风箱恰达到底部。至关重要的是确保循环紧闭式回路系统中没有气体泄漏或负压传播，因为这可能污染室内大气，并且减少氧气和吸入麻醉气体的浓度。

随着时间的延长，氮气会在呼吸回路中聚集，因此每隔一小时应对回路系统进行冲洗去氮，防止产生低氧气体混合物。去除积累的一氧化碳、化合物 A、甲烷、乙醇和丙酮也是需要冲洗系统的原因。尽管这些化合物导致的临床后果是未知的，但是有人认为可能导致术后恶心和呕吐的发生率增加。化合物 A 的临床意义仍然存在争议，因此，不推荐七氟烷应用于循环紧闭式麻醉系统。

麻醉苏醒

即使使用新型低溶解度的吸入麻醉剂，应用循环紧闭式麻醉时苏醒期也是延长的。因此，大多数临床医生在麻醉即将结束阶段增加新鲜气体流量，从而加快患者苏醒。因为在手术结束时停用吸入麻醉剂，持续低流量气体的送入不会导致苏醒期麻醉剂重复吸入。

推荐阅读

Dorsch JA, Dorsch SE, eds. *Understanding Anesthesia Equipment*. 5th ed. Philadelphia: Lippincott Williams & Wilkins; 2008.

Morgan GE, Mikhail MS, Murray MJ. *Clinical Anesthesiology*. 4th ed. New York: McGraw-Hill Medical Publishing Division; 2006:174-178.

Schober P, Loer SA. Closed system anaesthesia—Historical aspects and recent developments. *Eur J Anaesthesiol*. 2006;23:914-920.

第三部分 监测

第 14 章 脉搏血氧饱和度监测

Klaus D. Torp，MD
宗亚楠 译 王 军 校

技术

血氧饱和度监测是指基于 Lambert-Beer 法则的氧合血红蛋白（HbO_2）浓度的测定。分段式血氧饱和度法检测动脉血氧饱和度（SaO_2），是指 HbO_2 含量除以总血红蛋白（Hb）含量。总血红蛋白为 HbO_2、去氧血红蛋白（HHb）、高铁血红蛋白（metHb）和碳氧血红蛋白（COHb）的总和。而功能性血氧饱和度法检测脉搏血氧饱和度（SpO_2），是指 HbO_2 含量除以 HbO_2 与 HHb 之和。临床上，常用脉搏血氧饱和度仪测量 SpO_2 来估计 SaO_2。

$SaO_2 = HbO_2/(HbO_2 + HHb + metHb + COHb)$

$SpO_2 = HbO/(HbO_2 + HHb)$

HHb 吸收红光（600 ~ 750 nm）较 HbO_2 多，而 HbO_2 吸收红外光（850 ~ 1000 nm）较 HHb 多。常见的脉搏血氧饱和度仪探头包含两个可发出一定波长光的二极管，一个发出红光，另一个发出红外光。波长通常为 660 ~ 940 nm。应用血氧饱和度仪时，二极管发出的光通过血液和组织传播或反射（取决于感受器的位置），并被探头内置的感受器检测。传播的光每秒钟被感知几百次，使其可以准确估算每一个波形的波峰和波谷。在压力的波谷（即舒张期），光被动脉血、毛细血管、静脉血以及组织吸收；在压力的波峰（即收缩期），额外的光在红光和红外波段被动脉血所吸收。典型的脉冲振幅占全部信号的 1% ~ 5%。脉搏血氧饱和度仪从血容量信号分离出脉冲的成分（血管容积图），并计算红光与红外光的比值，然后通过仪器内嵌的软件算法模型计算 SaO_2。脉冲成分的分离和测定允许个体差异的存在，从而解决了不同个体对光的吸收率不同的问题。用于计算 SaO_2 的“校准曲线”来自对健康志愿者的研究。

从探头连接到测量部位开始，识别脉冲的过程包括对各种强度的光进行序贯试验，以找到强度足以通过组织而不超过传感器的光。

准确性

脉搏血氧饱和度仪在体外血氧饱和度 70% ~ 100% 时，误差在 5% 以内，一般情况下是准确的。最广泛用于比较的“金标准”是 IL282 co−血氧监测仪。感应探头在应用部位（手指、耳朵、前额等）进行校准。尽管在错误的测量部位可能探测到可接受的波形，但是可能会得到错误的 SpO_2 读数。当讨论脉搏血氧饱和度仪的准确性时，会用到偏差和精密度这两个术语。偏差是 SaO_2 减去 SpO_2 的平均值。精密度是指偏差的标准差。

当脉搏血氧饱和度监测值低于 70% 时，其准确性存在两个潜在问题。首先，前面提到过脉搏血氧饱和度仪的校准是基于对健康志愿者的研究（包括一名奥林匹克运动员），因此不太可能收集足够多的低血氧饱和度水平的数据去做校准。其次，HHb 的最大吸收光谱在 600 nm，所以 660 nmLED 发射出的光有任何轻微的变化，都可能会给系统造成显著的测量误差。由于 SpO_2 水平的降低导致 HHb 比例上升，因此，随着 SpO_2 降低，其不准确性也随之增加。这些问题没有太大临床意义。例如，一个临床决策的确定不太可能取决于血氧饱和度是 50% 还是 60%。一些研究指出，SpO_2 的值低于 70% 时，监测的准确性变低。

响应时间

大多数脉搏血氧饱和度仪在显示测量值前会计算前 5 ~ 8 s 脉冲数据的平均值。一些血氧饱和度仪能缩短平均间隔时间或可以实时显示。响应时间也与探头位置和组织灌注有关。去饱和的响应时间范围为：耳朵探头 7.2 ～ 19.8 s，手指探头 19.5 ～ 35.1 s，脚趾探头 41.0 ～ 72.6 s。

低振幅状态

脉搏血氧饱和度仪计算 SaO_2 依赖于脉冲波形。因此，在脉冲振幅低或缺失的情况下，脉搏血氧饱和度仪不能准确反映 SaO_2 或者可能没有读数（例如，心脏停搏、近端血压袖带充气膨胀、应用止血带、血容量减少、体温降低、血管收缩或心脏转流时）。此外，脉搏血氧饱和度仪在低脉搏振幅情况下对运动的感知更加敏感。

耳垂和前额这两个部位对脉搏减弱的敏感性最小。如果 SpO_2 的下降并没有病理因素（例如，心脏停搏）并且改变探头位置也不能得到预期的结果，那么更换另外一台内嵌不同计算方法的血氧饱和度仪或许能有所改善。当心律失常导致心排血量不足时，脉搏血氧饱和度读数的准确性也会受到影响，会相应出现脉搏短绌。然而，脉搏短绌和偏差之间的关系尚未明确。

错误测量血红蛋白

传统的血氧饱和度监测仪仅使用两种波长的光，因此，传统的血氧饱和度仪仅能准确测定 HbO_2 和 HHb。当第三种或第四种血红蛋白（如 metHb 或者 COHb）出现，可通过引起临界红色和红外区域光吸收率的变化而干扰测量的精确性。

COHb 被血氧饱和度仪解读为 90%HbO_2 混合 10%HHb。因此，COHb 水平高时，血氧饱和度仪会过高估计 SaO_2 值，此类情况或许会发生在近期有过一氧化碳暴露史的患者（例如，室内起火、内燃机排气或者吸烟）。

当血红素中的二价铁（Fe^{2+}）氧化成三价铁（Fe^{3+}）时，形成 metHb。metHb 颜色非常深，倾向于吸收等量的红光和红外光，使红光与红外光比值为 1。当校准曲线外推，比值为 1 时对应的饱和度为 85%。因此，随着 metHb 增加，不论 HbO_2 的真实水平如何，SpO_2 均接近 85%。能引起高铁血红蛋白症（定义为 metHb 大于 1%）的药物包括硝酸盐、亚硝酸盐、氯酸盐、硝基苯、抗疟药、亚硝酸异戊酯、硝酸甘油、硝普钠和局部麻醉药。由于 metHb 水平过高时血液携氧能力下降以及 HbO_2 解离曲线左移，线粒体缺氧。最近改进的脉搏血氧饱和度仪使用七种以上的波长（Rainbow SET Technology，Masimo Corp. Irvine，CA）以测量 COHb 和 metHb 的大致水平，但是这些新设备并不能准确读出 COHb 和 metHb 的数据。

脉搏血氧饱和度仪会低估贫血患者 SpO_2 的水平，尤其是低饱和状态下。然而这些发现并没有太大的临床意义，因为 SaO_2 值不会下降到如此低而不加以干预。另一些血氧饱和度仪具有连续或间断测定总血红蛋白的功能。

染色和着色

注射亚甲蓝会造成 SpO_2 大幅持续下降，读数可低于基线 1 ～ 2 min。注射吲哚菁绿会使 SpO_2 降低至 80% ～ 90%，持续 1 min 以内。注射靛胭脂对 SpO_2 的影响最小，持续时间约 30 s。

血清胆红素浓度增高不会影响脉搏氧饱和度的准确性。

环境光

报道指出，环境光，如手术灯、荧光灯、红外光装置和纤维光束会导致 SpO_2 读数不准确。

皮肤色素

在肤色过深的个体，由于 LED 光传输失败，几乎不能获得准确的脉搏氧饱和度仪读数。

电凝止血设备

电凝止血设备的宽频谱高频电切会干扰血氧饱和度探头，从而导致 SpO_2 读数降低。除非电凝设备在低氧合或氧合状态不稳定的患者中长时间应用，否则干扰通常无显著临床意义。一些制造商通过改进感应探头和电缆的电子屏蔽功能来减轻这一干扰。

运动伪差

任何一种重复和持续的运动伪差均易导致 SpO_2 趋于局部静脉血的 SaO_2 值。对运动伪差的敏感性也依赖于血氧探头的信号处理算法。

指甲油

使用指甲油会导致 SpO_2 读数变低，尽管这一影响并非一成不变或与指甲油层数和颜色有关。含丙烯的指甲油通常不会有显著影响，但是指甲油的颜色可能会影响 SpO_2 读数。将探头置于手指的一侧可能会获得一个读数，但是最好去除指甲油或者选择其他部位。

其他有用的数据

有一些脉搏氧饱和度仪可以测定 COHb 和 metHb。除了测定 SpO_2、COHb 和 metHb 外，大部分脉搏氧饱和度仪也能够提供容量描记图，利用呼吸周期的容量描记图振幅变化来计算呼吸变异度，从而通过这一有用信息来评估患者的容量状态。然而，容积描记波形经过高度处理和过滤，因此，对脉搏幅度的呼吸变化程度的视觉估计可能不正确。某些新设备可以提供变异度的数值，这与血管内容量状态的变化以及正压通气时低血容量患者的补液反应有关。另外一些血氧饱和度仪也有指 / 趾端末梢灌注测量功能，用来评估全身麻醉或区域麻醉下的交感神经张力。

血氧饱和度监测的并发症

血氧饱和度监测的并发症非常罕见，并且通常很轻微，包括轻微的皮肤腐蚀和起泡、长时间使用时皮肤颜色变暗，以及缺血坏死。

推荐阅读

Ginosar Y, Weiniger CF, Meroz Y, et al. Pulse oximeter perfusion index as an early indicator of sympathectomy after epidural anesthesia. *Acta Anaesthesiol Scand*. 2009; 53:1018-1026.

Cannesson M, Desebbe O, Rosamel P, et al. Pleth variability index to monitor the respiratory variations in the pulse oximeter plethysmographic waveform amplitude and predict fluid responsiveness in the operating theatre. *Br J Anaesth*. 2008;101:200-206.

Mannheimer PD. The light-tissue interaction of pulse oximetry. *Anesth Analg*. 2007;105: S10-S17.

第 15 章　肺动脉导管

Avishai Ziser，MD

张小青　译　王　军　校

肺动脉导管（pulmonary artery catheter，PAC）是一种有创心功能监测，可提供心肺功能相关信息。通过 PAC 相关数据计算得出血流动力学以及呼吸参数，将其同患者临床状态的评估结果进行整合，得出的结果可为后续治疗提供依据。PAC 放置容易，使用简单，可进行持续或间断的监测。此外，还可通过 PAC 放置心房和右心室导线进行心脏起搏。虽然 PAC 可提供多种独特的血流动力学信息，但其是否能改善患者预后尚不明确。

肺动脉导管使用适应证

PAC 可应用于接受高风险手术操作的患者以及在重症监护治疗病房（ICU）的危重患者。放置 PAC 前，应当考虑患者的并存疾病，是择期手术还是急诊手术，以及操作环境。许多心脏专业麻醉医生对如下患者考虑放置 PAC：行心脏手术或升主动脉和主动脉弓手术的患者，行心脏直视手术或重要的非心脏手术而左心室或右心室功能差的患者，以及行二次心脏手术的患者。放置适应证在 2003 年美国麻醉医师协会实践指南有关 PAC 的部分有详细阐述。

肺动脉导管的放置和并发症

PAC 可经任意中心静脉或股静脉放置，来自于远端肺动脉口的压力波形可指导临床医生推进和放置导管。通过右颈内静脉放置 PAC 的成功率最高。推荐在超声引导下放置 PAC。荧光造影的方法较少用于放置导管，需要在放置 PAC 前拍摄胸部 X 线片的医疗机构也很少。并发症常发生于导管放置过程中或长期留置导管（框 15-1）。

数据及分析

中心静脉压、肺动脉压、肺动脉楔压（plumonary artery occlusion pressure，PAOP）、心输出量

框 15-1 使用肺动脉导管的潜在并发症

放置导管时	
心律失常	大出血
动脉损伤	胸腔积血
球囊破裂	气胸
导管打结	肺动脉破裂
传导阻滞	静脉气体栓塞
血肿	
置入导管后，长期	
感染	肺梗死
肺栓塞	瓣膜损伤

（cardiac output，CO），混合静脉血氧饱和度（mixed venous oxygen saturation，$S\bar{v}O_2$）和右心室射血分数都可通过 PAC 测得。此外，通过基于 PAC 的数据可计算得出几项血流动力学和氧合参数。将压力传感器置于右心房水平并进行校准非常重要，可避免数据解读发生偏差。机械通气、呼气末正压通气、导管位置、伪影干扰，以及心脏疾病均可影响测量结果。通过对医生、护士和治疗者开展相关教育可以最大程度地减少测量错误和对数据的错误解读。

心输出量

右心室输出量可通过热稀释法进行测量。若不存在心内分流，右心室输出量可以反映左心室输出量，即心输出量（CO）。CO 能够为评估整个心脏的心血管功能提供信息。为获得 CO 测量结果，需通过 PAC 的近心端注入 10 ml 生理盐水（冰盐水或室温的盐水）。距离 PAC 尖端近心端 4 cm 的温度计可感知血温的变化。记录温度变化并整合数据后可计算 CO（改良的 Stewart-Hamilton 方程）。CO 热稀释法技术已经成为测量 CO 的金标准。

为获得准确的 CO，建议反复使用该方法注射指示剂。通常来说，若三次连续测量 CO 后，结果变化范围在 10% 以内，则 CO 测量准确。对于行全身麻醉的平卧位患者而言，很少出现数据误读。

有几项因素可能影响测量结果（框 15-2），从而可能影响 CO 测量的可靠性。注射液容量 0.5 ml 的偏差可导致 CO 发生 5% ～ 10% 的变化，容量减小会导致 CO 偏高。注射液温度也会影响读数的准确性，温度升高 1℃可导致 CO 增加 3%。

右心瓣膜反流和心内分流可导致 CO 测量不准。这些情况下测得的 CO 数值存疑，在上述情况存在时，放置 PAC 的操作过程也应当谨慎。

框 15-2 影响肺动脉导管测量结果的因素

患者相关因素	
心律失常	体动
体位改变	Valsalva 动作
幅度较大的自主呼吸	
导管相关因素	
导管尖端位置不当	
注射时间延长（大于 4 s）	

肺动脉楔压

只有将 PAC 尖端置于 West 肺分区的第 3 区才能够准确测量肺动脉楔压（PAOP），此处血流持续灌注于导管尖端和左心房，且肺泡压所带来的影响最小。肺动脉舒张压和 PAOP 可反映左心室前负荷，并与左心室舒张末压（left ventricular end-diastolic pressure，LVEDP）和容量密切相关。然而，在许多临床情况中（框 15-3），肺动脉舒张压和 PAOP 可能低估或高估 LVEDP。

混合静脉血氧饱和度

$S\bar{v}O_2$ 是全面反映氧供（$\dot{D}O_2$）、氧耗（$\dot{V}O_2$）与氧摄取平衡的指标。可通过 PAC 远心端抽血并随后测定静脉血气结果获得或者行 PAC 连续血氧测量。正常 $S\bar{v}O_2$ 范围为 70% ～ 75%。若动脉血氧饱和度、氧耗以及血红蛋白浓度稳定，则 $S\bar{v}O_2$ 是反映 CO 变化的敏感指标。CO 变化可以反映血流动力学改变或其他参数改变时的代偿情况。$S\bar{v}O_2$ 数值高可能是因为 PAC 楔入、氧耗降低、氰化物或一氧化碳中毒、低体温、高 CO 状态（例如，败血症、烧伤和胰腺炎）、左向右心内分流，以及使用正性肌力药物。

框 15-3 通过肺动脉舒张或闭塞压对左心室舒张末压进行估算时发生偏差的情况

高估	
正压通气	心动过速
胸内压增加	导管尖端不在 West 肺分区的第 3 区
肺动脉高压	慢性阻塞性肺疾病
二尖瓣狭窄伴反流	左心房黏液瘤
室间隔缺损	
低估	
舒张功能障碍	全肺切除术后
主动脉瓣狭窄伴反流	高血压
肺动脉瓣反流	左心房压＞ 25 mmHg
右束支传导阻滞	

$S\bar{v}O_2$ 数值低通常可反映氧供不足和氧供需失衡。低 CO 是低 $S\bar{v}O_2$ 最常见的原因，但也应当考虑到贫血、低氧血症和氧耗增加的可能。

右心室功能

最初，中心静脉压和 CO 是应用 PAC 评估右心室功能的主要参数。但中心静脉压和右心室压对评估右心室前负荷的价值有限。目前，右心室射血分数可用 PAC 和更快的热敏电阻反应来计算，还可计算每搏输出量、右心室舒张末容积和收缩末容积。可以测量右心室射血分数的 PAC 的适应证主要包括右心室衰竭、肺高压、肺源性疾病、败血症、急性呼吸窘迫综合征、急性心肌梗死后心力衰竭和接受心脏移植后情况迅速恶化的患者。目前尚无研究证实这些情况下应用此种 PAC，或应用任何类型 PAC 可改善预后。

肺动脉导管相关争议

多年以来，PAC 因能提供有价值的信息而被认为是血流动力学监测和治疗的金标准，但关于应用 PAC 是否改善患者转归的问题，一直存有很多争议。几项关于 PAC 的研究和 meta 分析结果均包含改善、无改变和恶化的转归。有经验的临床医生在回顾相同的临床数据资料后，仍会选择不同的治疗方法，这说明在是否使用 PAC 的问题上，并没有“标准”选择或“最佳”选择。目前市场上已出现几种能够测量 CO 并计算血流动力学参数且创伤性较小的监测方法。PAC 应当由富有临床经验的医生根据患者的生理状态和血流动力学相关原则，结合实际医疗环境进行选择性应用。应当选择能够从 PAC 应用中获益的患者群体。

推荐阅读

American Society of Anesthesiologists Task Force on Pulmonary Artery Catheterization. Practice guidelines for pulmonary artery catheterization: An updated report by the American Society of Anesthesiologists Task Force on Pulmonary Artery Catheterization. *Anesthesiology*. 2003;99:988-1014.

Greenberg SB, Murphy GS, Vender JS. Current use of the pulmonary artery catheter. *Curr Opin Crit Care*. 2009;15:249-253.

Leibowitz AB, Oropello JM. The pulmonary artery catheter in anesthesia practice in 2007: An historical overview with emphasis on the last 6 years. *Semin Cardiothorac Vasc Anesth*. 2007;11:162-176.

Vincent JL, Pinsky MR, Sprung CL, et al. The pulmonary artery catheter: In medio virtus. *Crit Care Med*. 2008;36:3093-3096.

第 16 章　动脉波形

Avishai Ziser，MD

张小青　译　王　军　校

动脉导管常用于需要持续监测血流动力学改变、需要进行实验室检查的危重患者，以及拟行大手术的患者。直观的动脉压力波形和数值有助于快速识别血压的改变与变化趋势，而无创血压监测可能无法观察到。基于动脉波形的收缩压变异（systolic pressure variation，SPV）、脉压变异（pulse pressure variation，PPV）以及每搏输出量变异（stroke volume variation，SVV）可为评估患者容量状态和预测容量反应性提供依据。可通过动脉波形准确测量心输出量（cardiac output，CO）。目前一些床旁监测项目已开始应用该技术。

设备与置管

动脉导管留置于外周动脉或股动脉，桡动脉是最常应用的置管位置。主要并发症包括动脉痉挛或栓塞、局部感染和血肿、远端缺血、出血和气体栓塞。对于小动脉，应用 20 G 留置管，较大的动脉可以用 18 G。任何情况下都应注意无菌操作。动脉导管连接于压力换能器。压力换能器应当置于右心房水平，对于坐位行神经外科手术的患者，压力换能器应当平行于外耳道水平。应当排空整个管路中的气体。在第一次使用前和后续需要使用时应当对大气压调零。为避免导管尖端堵塞，需要连接压力为 300 mmHg 的生理盐水冲洗装置，以 1 ～ 3 ml/h 速度持续冲洗管路。可在冲洗液中加入肝素（1 ～ 2 U/ml 或 10 ～ 20 μgr/ml），但加入肝素并非必需操作，应警惕潜在的肝素诱导的血小板减少症。

波形解读

动脉波形可以提供持续且有价值的血流动力学信息。随着导管位置距离心脏越远，波形会发生变化。脉压增加，重搏切迹延迟，最后消失。外周动脉收缩压比升主动脉高，但平均压变化很小或仅轻微下降。心率和心律可从动脉搏动图形中获得。可测量异位搏动对动脉压和波形的影响。脉压有助于评估患者的血流动力学状态。脉压增高可见于运动后、甲状腺功能亢进、主动脉瓣关闭不全、外周血管扩张、动静脉畸形、主动脉硬化（多见于老年人）以及轻度血容量减少的患者。脉压减小见于低血容量、心脏压塞、充血性心力衰竭、主动脉硬化和休克状态的患者。动脉曲线下面积，即从收缩开始到重搏切迹，可用于估算每搏输出量（stroke volume，SV），且收缩期上升支可反映心肌收缩力。然而，随着动脉导管与升主动脉距离增加，动脉波形会发生变化。

容量反应性的动态指标

由于左心室功能主要体现在 Frank-Starling 曲线的陡峭段，机械通气时（图 16-1）来源于动脉波形的 SPV 和 PPV 在低血容量时尤其显著。右心室和左心室前负荷的变化（对机械通气下的胸内压变化高度敏感）可导致左心室 SV 的变化。观察导致 SPV 和 PPV 变化的各种因素可确定是否存在低血容量以及相关原因，动脉压力波形的动态变化有助于预测容量不足时的反应性。SPV、PPV 和 SVV（通过脉搏波形分析测得）是目前预测重症监护病房（ICU）患者和许多手术患者容量反应性最准确的指标。考虑到仅 50% 的 ICU 患者对容量负荷有反应，这种方法可为决定哪些患者应当首先进行容量治疗，哪些患者应当首先进行正性肌力药物支持以增加 CO 提供有价值的数据。虽然简单地通过动脉波形可以观察到的动脉压力的细微变化可提供呼吸变化的相关信息，但通过更精确的电子测量方法可以对压力变

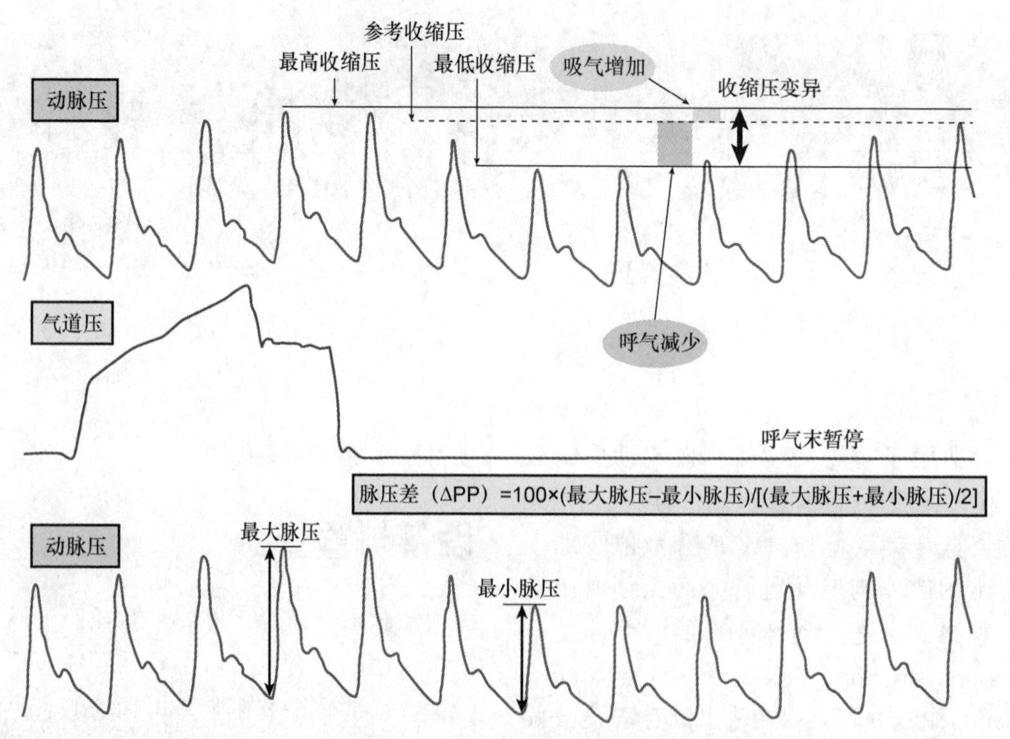

图 16-1 机械通气过程中的动脉压力波形随呼吸变化的解读。收缩压和脉压（收缩压－舒张压）在几次心搏之后（即在呼气期间）达到最大（分别为 SP_{max} 和 PP_{max}）。收缩压变异（SPV）是指 SP_{max} 和 SP_{min} 之间的差异。呼气末暂停中评估参考收缩压（SP_{ref}）可以区分收缩压中的吸气增加（Δup）和呼气减少（Δdown）（Adapted from Michard F. Changes in arterial pressure during mechanical ventilation. Anesthesiology 2005；103：419-428.）

异进行定量分析，进而对容量负荷进行持续评估。

目前对 SPV、SVV 和 PPV 的测量仅限于镇静状态下进行机械通气且为正常窦性心律的患者。自主呼吸、频发心律失常、压力较高的呼气末正压通气、高气道压、潮气量过高或过低、胸壁顺应性差、腹内压增加及应用血管扩张剂都可能导致动脉导管描绘的动态指标不准确。

同静态指标（中心静脉压、肺毛细血管阻塞压、左心室舒张末面积以及全心舒张末容积）相比，许多研究证明，动态指标在预测患者对容量负荷的反应性方面更具优越性。对于某一特定患者，容量反应性动态指标的评估应当作为整个临床治疗方案中的一个组成部分。不能将其仅作为临床决策中单一的“最佳”指标，而应同时考虑到其他临床指标。

来源于动脉压力波形的心输出量

临床工作中，动脉压力波形分析技术已应用于一些商业化的设备中，可以基于动脉压力波形对 CO 进行持续测量。这些设备可提供脉搏波形测量所得的 CO 值，且同肺动脉导管热稀释技术测定的结果具有较好的相关性（偏倚 0.03 ~ 0.3 L/min），但是，在不同的临床环境和治疗方法下，这种相关性可能受到干扰。同热稀释技术相比，这些方法创伤性更小，潜在的并发症更少。目前商用的设备包括 PiCCO（Pulsion Medical Systems，Munich，Germany）、LiDCO（LiDCO，Ltd，Cambridge，UK）、需要无创校准和重新校准的 EV1000 临床工作站（Edwards Lifesciences，Irvine，CA），以及应用个体基本数据资料以评估动脉顺应性，因而不需要有创校准的 FloTrac/Vigileo（Edwards Lifesciences）设备。这些设备使用脉搏波形分析和多种统计算法来评估动脉波形中的 SV。通过对动脉波形面积中

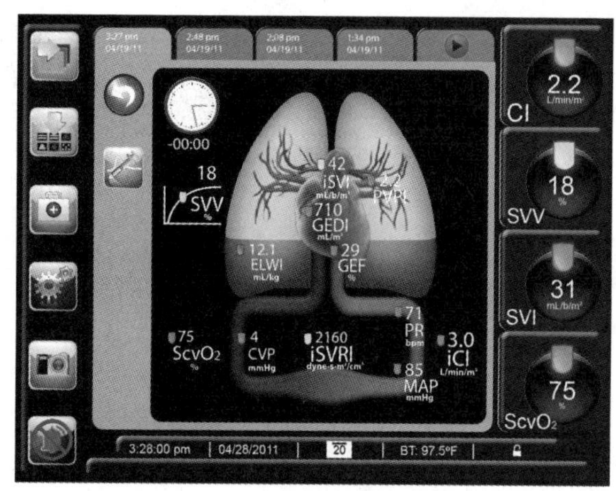

图 16-2　EV1000 临床工作站。多项持续监测的血流动力学参数（Courtesy Edwards Lifesciences Corporation，Irvine，CA.）

收缩压部分进行数学计算可得出 SV。运算法则中包含主动脉阻抗、动脉顺应性、外周血管阻力等参数。这些设备还可以计算其他血流动力学变量［例如，静态负荷参数、外周阻力、氧供和容量反应性动态指标（如前述）］。在患者护理过程中，血流动力学变化图谱可持续显示，可选择继续追踪或做出调整（图 16-2）。

推荐阅读

Bendjelid K, Marx G, Kiefer N, et al. Performance of a new pulse contour method for continuous cardiac output monitoring: Validation in critically ill patients. *Br J Anaesth*. 2013;111(4):573–579.

Cannesson M, de Backer D, Hofer CK. Using arterial pressure waveform analysis for the assessment of fluid responsiveness. *Expert Rev Med Devices*. 2011;8:635-646.

Chew MS, Aneman A. Haemodynamic monitoring using arterial waveform analysis. *Curr Opin Crit Care*. 2013;19:234-241.

Funk DJ, Moretti EW, Gan TJ. Minimally invasive cardiac output monitoring in the perioperative setting. *Anesth Analg*. 2009;108:887-807.

Marik PE, Cavallazzi R, Vasu T, Hirani A. Dynamic changes in arterial waveform derived variables and fluid responsiveness in mechanically ventilated patients: A systemic review of the literature. *Crit Care Med*. 2009;37:1-6.

Mathews L, Singh KRK. Cardiac output monitoring. *Ann Card Anaesth*. 2008;11:56-68.

Michard F. Changes in arterial pressure during mechanical ventilation. *Anesthesiology*. 2005;103:419-428.

Su BC, Tsai YF, Chen CY, et al. Cardiac output derived from arterial pressure waveform analysis in patients undergoing liver transplantation: Validity of a third-generation device. *Transplant Proc*. 2012;44:424-428.

第 17 章　间断无创血压监测

Clint Grant Humpherys，MD，Michael J. Murray，MD，PhD
刘亚杰　译　王　军　校

频繁的血压监测是保障麻醉安全的重要环节。美国麻醉医师协会制定的麻醉基础监测标准中规定：“每位患者须进行动脉血压及心率监护，频率至少为每 5 min 一次。”目前临床测量无创血压的方法有很多，如触诊、听诊、多普勒、指端脉搏血氧饱和度体积描记法、压力测定法和示波测量法。

血压测量方法

触诊法

收缩压，而非舒张压，可以通过给血压袖带充气至血流阻断，逐渐释放袖带压力至触及脉搏的方法进行测量。可采用类似技术，用脉搏氧饱和度仪代替触诊，将其置于肢端，在 SpO_2 测量回报时记录血压。

听诊法

听诊法测量血压时，将血压计与袖带连接，袖带充气至高于收缩压，缓慢释放袖带压力，同时将听诊器置于肘窝以听诊柯氏音，闻及第一个及最后一个柯氏音时的压力分别对应收缩压和舒张压。

多普勒

应用多普勒技术测量血压时，需将可发射超声的探头置于外周动脉上，血压袖带充气超过收缩压，然后缓慢放气。当血液重新流动时，超声中会出现典型的多普勒频移，该频移是由发出与接收的超声频率的差别造成，此时的压力即为收缩压。随着血液的流动，会再出现一个频移，第二次出现的频移对应的压力即为舒张压。

指端体积描记法

应用指端体积描记法测量血压时，将可发射红外线的探头置于患者手指上，袖带充气至超过收缩压，随着指尖的血容量减少，穿过手指的红外线波形会发生改变。当袖带放气至收缩压时，血容量会再次发生改变，波长会随之改变，此时的压力即为收缩压，待手指血容量达到稳定时波长对应的压力即为舒张压。

压力测量法

应用压力测量法时，将压力传感器置于外周动脉对应的皮肤上，传感器测量动脉与表皮间的接触压力，从而反映动脉管腔内的压力。压力测量法可反映动脉血压的连续容积变化。

示波测量法

示波测量法是目前手术中测量动脉血压最常用的方法。

示波血压监测设备

示波测量法进行间断无创血压监测需要以下设备：可充气袖带、压力导管、袖带充气泵及排气阀。可充气袖带有多种型号，可供不同周长的肢体选用。示波测量装置通常有一个或两个导管用于袖带的充气及放气，使其在测量袖带压力振幅的同时测量动脉的脉搏压力。

袖带充气泵及排气阀包括感应系统、计时回路、控制回路和报警装置。感应系统是一个压力传感器，其包含一个压电晶体，压电晶体会随着袖带压力振幅的变化发生形变，将机械能转化为可测量的电流，并通过记录系统中的扩大器将其记录为收缩压、舒张压及平均动脉压。计时回路控制血压测量的频率，也可以选择手动控制选项。控制回路调节袖带最大压力、伪差的去除、放气速率，以及自动切断。所有的监控原件在血压测量异常时均可触发报警装置。

示波测量法的操作及功能

大多数间断无创血压监测器采用示波法测量血压，大多数情况下，血压袖带置于上臂肘上正中。测量周期开始时，袖带充气至高于可测量的动脉收缩压，然后袖带逐步或以线性方式缓慢放气，直至检测到振动（动脉压力搏动）。振动先增至最大，然后降到测量水平以下，检测到终末振动后，袖带会立即排出多余空气。振幅最大处与平均动脉压相对应（图 17-1）。然后设备会根据特定算法计算出收缩压及舒张压。由于生产厂商的算法不同，不同装置测量的收缩压和舒张压可能存在差别。相比之下，通过动脉导管进行的直接动脉压监测可同时测量舒张压和收缩压并且计算其均值。

示波法测量血压准确性的影响因素

袖带型号与手臂周长的关系

推荐使用的袖带宽度为手臂周长的 40% ～ 50%（或为手臂直径的 125% ～ 150%），气囊至少环绕手臂周长的 50%。如果上臂特别粗壮或者过细，可以考虑将袖带置于前臂、脚踝或大腿。避免将袖带置于表面神经、骨突或者关节处。袖带太松或太大时会造成血压测量值低于实际值，而袖带太紧或太小会导致血压测量值高于实际值。

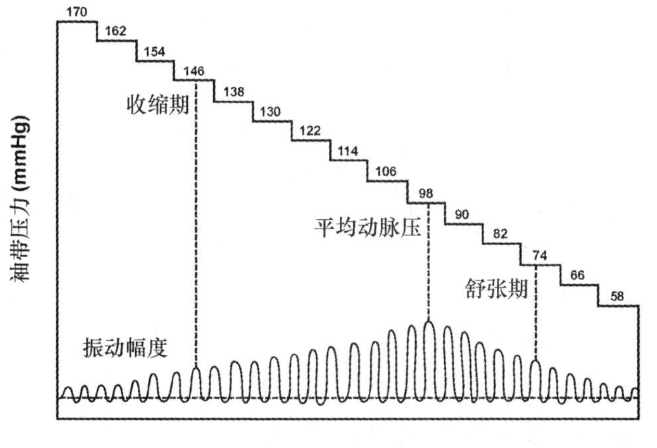

图 17-1　示波法测量血压袖带压力与振动波变化关系。振幅最大处即为平均动脉压。当检测不到振动时，设备会释放袖带中残留的空气，并且通过生产厂商的特定算法计算收缩压与舒张压

监测位置

随着袖带位置向肢端靠近，收缩压也会随之增加，而舒张压随之减小，继发于动脉搏动振幅的改变。血管疾病及外周血管收缩也可能引起末端部位血压值减小。一般来说，静脉怒张对血压测量的准确性几乎没有影响。

手臂放置

袖带位置须与患者心脏位置保持水平，袖带每高于或低于心脏水平 10 cm，血压测量值会产生 7.4 mmHg 误差。

心律失常

心律失常患者应用示波法无创血压监测的结果往往不准确。如果患者有心律失常病史，应考虑置入动脉导管，监测直接动脉压。

示波法血压监测中可能发生的不良事件

患者本身或是操作人员操作的问题、机械故障或者设备失灵都会导致患者血压测量值不准确。示波法监测血压可能会引起一些并发症。袖带放置不正确时会造成皮肤及皮下组织损伤。患者也可能出现正中、尺侧、桡侧神经损伤或复合损伤。示波法监测血压时间过长，或者设备故障同时患者遮盖过于严密而未被及时发现都极有可能导致患者发生筋膜室综合征。

推荐阅读

Committee of Standards and Practice Parameters. *Standards for Basic Anesthetic Monitoring*. San Francisco, CA: American Society of Anesthesiologists House of Delegates; October 21, 1986, Amended October 20, 2010. Effective July 1, 2011.

Dorsch JA, Dorsch SE. In: ed. *Understanding Anesthesia Equipment*. 5th ed. Philadelphia: Lippincott Williams & Wilkins; 2008:837-842.

第 18 章　麻醉深度

Daniel J. Cole，MD，Karen B. Domino，MD，MPH

刘亚杰　译　王　军　校

全身麻醉的基本要素是无意识。同意实施全身麻醉的患者希望自己在围术期不会听见、看见、感觉到或记得手术期间发生的事情。近来，术中知晓引起了广泛的关注，有研究表明，很多全身麻醉患者在术前都很担心麻醉期间发生知晓或存在记忆。以前，监测麻醉深度（即知晓风险）的传统方法包括基本生命体征，如患者体动、自主性改变以及麻醉医生的临床经验。为了准确监测患者的麻醉深度，麻醉医生做了相当多的努力，但现有的几种方法都不能完全准确地评估。目前，在监测麻醉深度及防止术中觉醒方面至少存在三个固有的障碍。首先，全身麻醉机制尚未完全明确。第二，全身麻醉是一个连续的过程，不存在定量维度，不同患者及不同麻醉药物间存在差异。将清醒或意识丧失状态用具体数值来表示的尝试值得肯定，但是在实际操作上存在限制（图 18-1）。最后，测量到的大脑皮层电活动的敏感性和特异性可能与全身麻醉引起的皮层下生物活动相关性不大。

术中知晓的发生率

术中知晓的实际发生率比大多数麻醉医生认为的高。因为最好的评估方法是正式回访术后的患者。然而，如果患者并没有被术中知晓困扰的话，他们往往不会主动自愿上报知晓事件。与此同时，关于知晓的记忆可能会推迟。只有一小部分病例在麻醉后被立即识别。因此，结构化访视被用来评估术中知晓的发生。虽然数据不一并且具有争议（表 18-1），但应用了结构化访视的前瞻性研究发现，术中知晓的发生比传统认为的更为频繁。在瑞典的一项关于知晓的前瞻性研究中发现，1200 名接受全身麻醉的患者，应用神经肌肉阻断剂发生知晓的概率为 0.18%，而不应用此类药物时知晓发生率为 0.1%。在美国三级医疗中心的研究中，知晓的发生率与上述报道类似，并且有其他共存疾病的患者更容易发生知晓。西班牙与中国的研究中其发生率更高（0.4% ～ 0.6%）。研究表明，改善数据质量比结构化访视更能降低知晓的发生率（见表 18-1）。浅麻醉下更易发生知晓，如产科或心脏手术的患者，或者因创伤后遗症需要实施手术的患者。儿童知晓的发生率更高（0.5% ～ 1%），但是发生心理后遗症者较少。

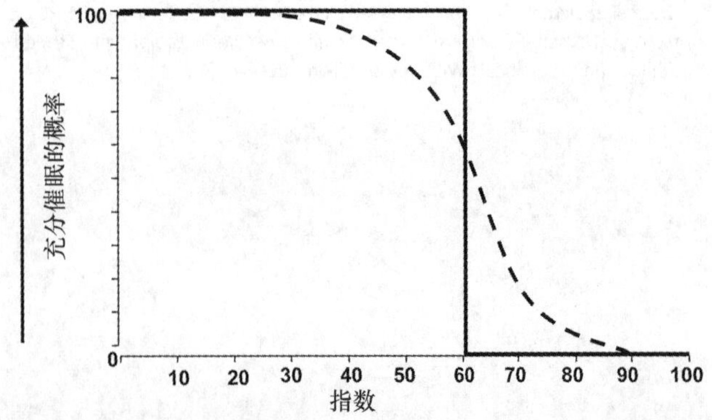

图 18-1　脑功能监测指数评估充分催眠的概率。实线表示敏感性及特异性为 100% 时的理想曲线；虚线表示监测的实际情况，即随着指数值逐渐减小，充分催眠的概率增加

术中知晓的危险因素

术中知晓发生最常见的原因为浅麻醉、麻醉

表 18-1　报道显示的术中知晓发生率

发生率（%）	患者数目	前瞻性研究方法	研究
0.6	4001	是	Errando 等，2008
0.41	11 101	是	Xu 等，2009
0.2	1000	是	Nordstrom 等，1997
0.15	11 785	是	Sandin 等，2000
0.13	19 575	是	Sebel 等，2004
0.1	10 811	否	Myles 等，2000
0.023	44 006	否	Mashour 等，2009
0.0068	211 842	否	Pollard 等，2007

药需要量增加，以及麻醉药物传送系统故障或使用不当。浅麻醉对血容量不足或心血管储备不足患者的生理状态稳定来说是必要的。美国麻醉医师协会（ASA）分级 3 级以上的患者，实施急诊手术或剖宫产术，以及既往有术中知晓病史的患者更易发生术中知晓。患者体动是浅麻醉最常见的征象，而神经肌肉阻滞会影响这一征象的观察。当麻醉深度不足时，神经肌肉未被阻滞的患者会出现体动，因为低浓度的麻醉药物只能防止知晓的发生而不是制止体动。有酒精、阿片类药物、苯丙胺类以及可卡因使用史的患者往往可能需要增加麻醉药物剂量。此外，挥发罐或静脉输注装置的设备故障可能会引起知晓。但是，上述原因并不常见，尤其是应用了呼气末麻醉气体监测以后。

知晓的预防

防止知晓的建议包括术前予以有遗忘作用的药物，给予充足剂量的诱导药物，非必要时避免应用肌松药，通过呼气末吸入麻醉气体浓度监测以保证至少给予患者 0.7 倍最低肺泡有效浓度的吸入麻醉药物。高血压和心动过速并不是预测知晓的可靠依据。

脑功能监测

一般情况下，使用大脑电活动监测设备记录脑电（electroencephalographic，EEG）活动来评估麻醉深度。一些设备可处理脑电活动和肌电活动，还有一些可处理听觉刺激诱发反应。大部分关于麻醉深度的研究以及所有知晓相关的研究都应用脑电双频指数（Bispectral Index，BIS）监测。

BIS 应用专门算法将前额脑电活动信号转化为催眠水平指数，从 100（清醒）到 0（等电位脑电）。特定范围（40～60）表明全麻过程中清醒可能较小。某些事件（脑缺血或低灌注）、药物（神经肌肉阻滞剂或麻黄碱）或条件（低振幅脑电的老年人）会影响 BIS 水平。

全身麻醉应用 BIS 监测可减少术中知晓发生的支持证据主要有以下两个来源：高风险患者的随机对照研究和历史对照的非随机队列比较。Myle 等对 2500 名术中知晓风险较高（即高危心脏手术、心血管功能不全、创伤、剖宫产、长期应用苯二氮䓬或阿片类药物、酗酒、知晓病史）的患者实施 BIS 监测并行随机对照研究。在 BIS 监测指导下麻醉时有明确回忆的比例为 0.17%（2 名患者），而常规临床操作下发生率为 0.91%（11 名患者）（$P < 0.02$）。虽然这一结果符合预期，但是有一点需要注意，如果再有 1 名患者发生知晓，那两组之间就没有统计学差异。这点尤为重要，因为“知晓”不像死亡、心肌梗死或脑卒中那样有明确的“金标准”。该研究未解决的问题包括“可能”与“明确”发生知晓的判断标准以及访视患者可能发生知晓的最佳时间。

Ekman 等对 5057 名使用 BIS 指导麻醉药物输注患者与历史对照组 7826 名患者进行前瞻性队列研究，在 BIS 监测指导麻醉时有明确回忆的比例为 0.04%，而历史对照组发生率为 0.18%（$P < 0.038$）。同样，如果 BIS 监测组多一个知晓患者而历史对照组少一个知晓患者，则差异不具有统计学意义。此外，麻醉实施可能会受到“Hawthorne 效应”的影响（当提前知道自己会被研究时，人们的表现会更好），这与 BIS 监测无关。另外一项前瞻性队列研究（$n =$ 19 575）表明，应用 BIS 监测但不用其来指导麻醉深度与用 BIS 指导麻醉深度的组别之间不存在统计学差异。

2008 年，Avidan 等报道了 BIS 和呼气末麻醉气体浓度监测对术中知晓发生率的影响，患者随机分为两组，BIS 指导治疗组（$n = 967$）（BIS 水平维持在 40～60）和呼气末麻醉气体治疗组（$n = 974$）（呼气末麻醉气体浓度维持在最低肺泡有效浓度的 0.7～1.3 倍）。两组间明确知晓的发生率没有统计学差异。在该研究中有一点需要注意，即研究中没有设立更低水平吸入麻醉药物的常规麻醉实施对照组。最近，Avidan 开展了一项类似的前瞻性随机研究，比较知晓高风险人群两种方法术中知晓的发生率（$n =$ 5713）并且得出了与之前相似的结论：BIS 监测并不优于呼气末麻醉气体浓度监测。然而，Mashour 等通过析因分析发现，BIS 监测与常规麻醉监测相比，可能会降低术中知晓的发生率。

最后，Whitlock 等分析了 1100 例患者的数据后得出结论，BIS 监测与呼气末麻醉药浓度相关性不大，对呼气末麻醉药物浓度的变化并不敏感，并且个体间存在较大变异，因此不适用于麻醉维持的监测。

总结

麻醉深度是患者麻醉管理中的重要环节。考虑到麻醉深度与术中知晓风险相关，以下几点需要关注：

- 在吸入麻醉过程中，术中知晓的发生率为 1/1000 ~ 2/1000 例，并且浅麻醉及儿童发生率较高。
- 可能会同时引起心理或可鉴定的后遗症。
- 确保全身麻醉药物输注设备运转正常是防止术中知晓发生的主要措施。
- 对于可能发生术中知晓的患者可考虑使用遗忘作用药物作为术前药，或者作为浅麻醉患者的治疗措施。
- 重复给予催眠药物可能适用于一些可能会增加患者术中知晓发生风险的情况（如困难气道）。
- 血流动力学变化并不能预测不充分的麻醉。
- 没有任何一种监测方法对检测知晓具有 100% 的敏感性和特异性。
- 呼气末麻醉气体浓度监测应该常规应用。
- 吸入麻醉药物的浓度至少达到 0.7 倍最低肺泡有效浓度。
- 神经肌肉接头阻滞药物会掩盖麻醉不充分的重要指标——体动。
- 可以考虑应用脑功能监测作为其他麻醉深度指标的补充。

推荐阅读

Apfelbaum JL, Arens JF, Cole DJ, et al. Practice advisory for intraoperative awareness and brain function monitoring: A report by the American Society of Anesthesiologists Task Force on Intraoperative Awareness. *Anesthesiology*. 2006;104:847-864.

Avidan MS, Jacobsohn E, Glick D, et al. BAG-RECALL Research Group. Prevention of intraoperative awareness in a high-risk surgical population. *N Engl J Med*. 2011;365:591-600.

Avidan MS, Mashour GA. Prevention of intraoperative awareness with explicit recall: making sense of the evidence. *Anesthesiology*. 2013:118(2):449-456.

Avidan MS, Zhang L, Burnside BA, et al. Anesthesia awareness and the bispectral index. *N Engl J Med*. 2008;358:1097-1108.

Davidson AJ, Huang GH, Czarnecki C, et al. Awareness during anesthesia in children: a prospective cohort study. *Anesth Analg*. 2005;100(3):653-661.

Ekman A, Lindholm ML, Lennmarken C, Sandin R. Reduction in the incidence of awareness using BIS monitoring. *Acta Anaesthesiol Scand*. 2004;48:20-26.

Errando CL, Perez-Caballero P, Gelb AW, Sigl JC. Methodology, human factors, and incidence of intraoperative awareness. *Acta Anaesthesiol Scand*. 2010; 54(6):781-783.

Errando CL, Sigl JC, Robles M, et al. Awareness with recall during general anaesthesia: A prospective observational evaluation of 4001 patients. *Br J Anaesth*. 2008;101(2):178-185.

Ghoneim MM. Awareness during anesthesia. *Anesthesiology*. 2000;92:597-602.

Malviya S, Galinkin JL, Bannister CF. The incidence of intraoperative awareness in children: childhood awareness and recall evaluation. *Anesth Analg*. 2009; 109(5):1421-1427.

Mashour GA, Shanks A, Tremper KK, et al. Prevention of intraoperative awareness with explicit recall in an unselected surgical population: a randomized comparative effectiveness trial. *Anesthesiology*. 2012;117(4):717-725.

Mashour GA, Wang LY, Turner CR, et al. A retrospective study of intraoperative awareness with methodological implications. *Anesth Analg*. 2009;108(2): 521-526.

Myles PS, Leslie K, McNeil J, et al. Bispectral index monitoring to prevent awareness during anaesthesia: The B-Aware randomised controlled trial. *Lancet*. 2004;363(9423):1757-1763.

Nordström O, Engström AM, Persson S, Sandin R. Incidence of awareness in total I.V. anesthesia based on propofol, alfentanil, and neuromuscular blockade. *Acta Anaesthesiol Scand*. 1997;41(8):978-984.

Pollard RJ, Coyle JP, Gilbert RL, Beck JE. Intraoperative awareness in a regional medical system: A review of 3 years data. *Anesthesiology*. 2007;106(2): 269-274.

Sandin RH, Enlund G, Samuelsson P, Lennmarken C. Awareness during anaesthesia: A prospective case study. *Lancet*. 2000;355(9205):707-711.

Sebel PS, Bowdle TA, Ghoneim MM, et al. The incidence of awareness during anesthesia: A multicenter United States study. *Anesth Analg*. 2004;99(3): 833-839.

Whitlock EL, Villafranca AJ, Lin N, et al. Relationship between bispectral index values and volatile anesthetic concentrations during the maintenance phase of anesthesia in the B-Unaware trial. *Anesthesiology*. 2011;115(6):1209-1218.

Xu L, Wu A-S, Yue Y. The incidence of intra-operative awareness during general anesthesia in China: a multi-center observational study. *Acta Anaesthesiol Scand*. 2009;53(7):873-882.

第 19 章　监测神经肌肉接头的完整性

Jeffrey J. Lunn，MD

唐慧敏　译　王　军　校

神经肌肉传递

当神经冲动到达神经肌肉接头时，电压门控离子通道打开，导致神经肌肉接头终端处钙离子内流，从而引起数百个乙酰胆碱囊泡与神经细胞膜融合（图 19-1）。这些囊泡中的乙酰胆碱被释放到突触间隙，与运动终板上的烟碱受体结合并使之激活，随后导致肌肉细胞膜上的离子通道开放并使细胞膜去

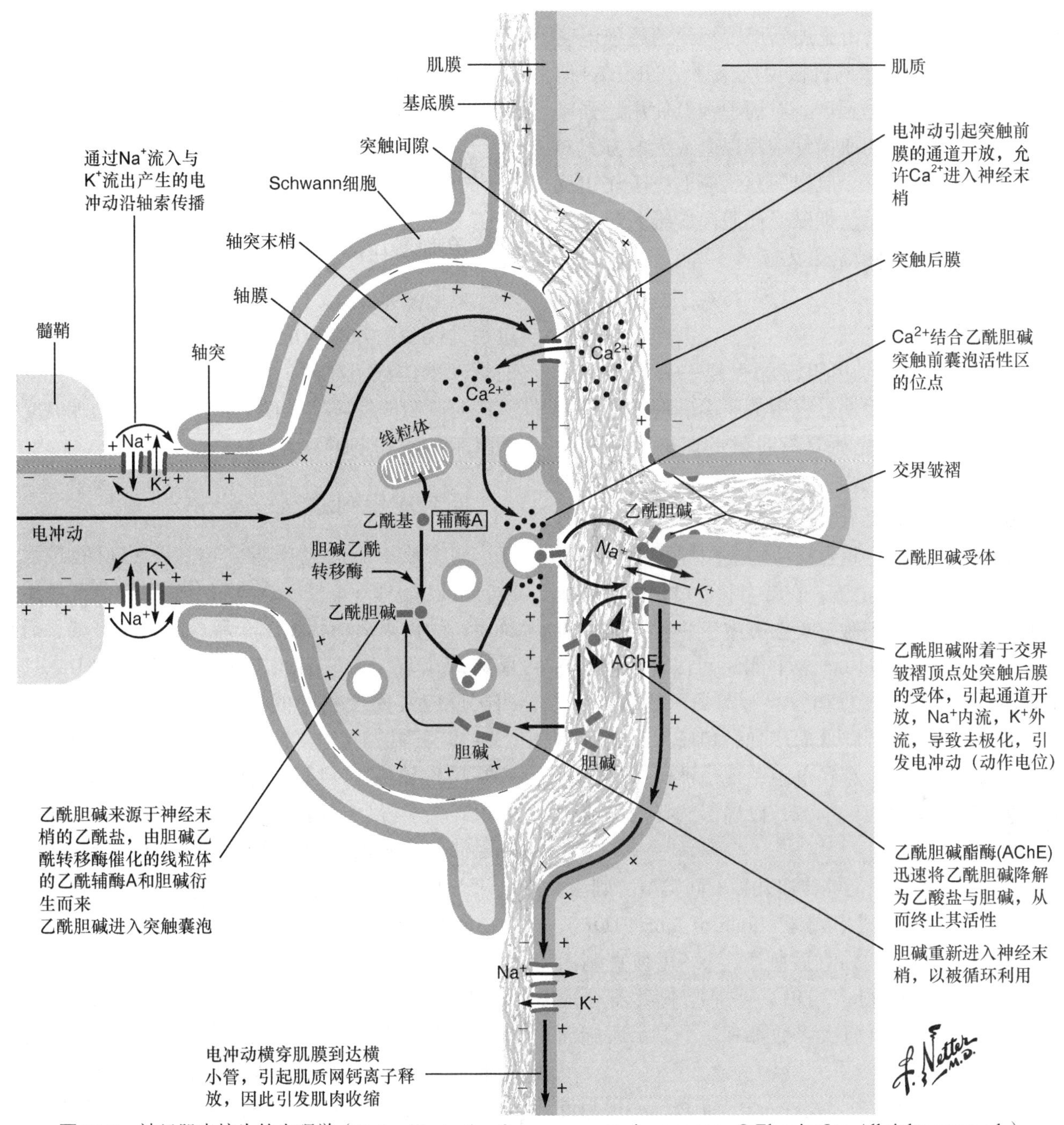

图 19-1　神经肌肉接头的生理学（Netter illustration from www.netterimages.com. © Elsevier Inc. All rights reserved.）

极化。细胞内储存的钙离子释放可激活肌动蛋白与肌球蛋白的相互作用，导致肌肉收缩。

为便于气管插管和外科操作，常使用神经肌肉阻滞剂（neuromuscular blocking agents，NMBAs）抑制烟碱受体。许多因素会影响患者对 NMBAs 的反应，因此，有必要监测烟碱受体的阻滞程度。

神经肌肉阻滞的临床指标

临床上，外科手术结束时使患者具有足够的通气量并具有气道保护能力非常重要，然而，患者可能潮气量正常，但 80% 的烟碱受体仍可能被阻滞。如果拔出气管导管，患者可能存在吞咽困难，若同时合并咳嗽无力甚至无法咳嗽，胃内容物反流至口咽部则可能导致误吸。

持续保持头部抬起（抬头）是神经肌肉功能恢复的一个更加敏感的指标。持续抬头表示至少 70% 的功能已经恢复，是足够的肌肉功能恢复的最佳临床指标。

神经肌肉监测

通常，通过测量由施加到周围神经的超强电刺激诱导的肌肉对刺激的机械反应来评估 NMBAs 诱发的神经肌肉阻滞的程度。对周围神经使用超强刺激时，每根被支配的肌肉纤维都以全或无的方式对电刺激作出反应，整个肌肉的总反应取决于作出反应的单根纤维的数量。烟碱受体肌肉纤维若仍然被 NMBAs 阻滞，则对刺激无反应。

神经刺激器

为了测试神经肌肉阻滞的程度——无论是为了确保气管插管或手术过程中的肌肉麻痹，还是为了评估麻醉结束时是否具有足够的肌肉力量——提供超强刺激非常重要，该刺激至少比产生最大反应所需的电流大 10% ～ 20%，比阈值刺激大 200% ～ 300%。产生超强反应需要向周围神经施加至少 50 ～ 80 mA 的电流。在整个脉冲过程中需要施加恒定电流，单相刺激，矩形方波，并且持续时间为 0.2 ～ 0.3 ms。超过 0.5 ms 的脉冲可以直接刺激肌肉或者引起神经的重复放电。

电阻随皮肤温度降低而增加，相反，脱毛或脱脂会降低电阻。尽管存在电阻，现代神经刺激器通过改变电压来提供恒定电流，以确保选择的电流量等于提供的电流量。

神经刺激器应该能够传递几种不同类型的刺激，例如单刺激、四个成串刺激（train of four，TOF）、连续（强直）刺激、强直后刺激、双-短强直刺激（double-burst stimulation，DBS）。神经刺激器也应该有极性指示器，并且大多数都有一个显示所施加电流大小的显示器。

神经刺激器有两根导线，一根为正极，一根为负极，连接到预浸银或氯化银电极上，每个电极包含最小直径约为 8 mm 的导电区域，通过独立的黏合剂连接到皮肤上。常规神经肌肉监测很少使用经皮电针。

监测位点

腕部尺神经的刺激——通过测量拇内收肌的反应——一直是监测神经肌肉阻滞程度的最常用部位。如果手臂不可用，可刺激面神经或胫后神经或腓总神经，以监测其各自支配肌群的反应。可以将电极放置在上、下颌来刺激面神经，覆盖面部神经。放置于耳前或耳后的电极几乎没有直接神经刺激的机会，具有非常好的敏感性与特异性。

由于肌肉对 NMBAs 敏感性不同，刺激不同位点会有不同反应。膈肌是最难阻滞的肌肉，需要两倍于阻滞拇内收肌所需的 NMBAs。面神经支配的面部肌肉的阻滞较膈肌容易，但仍比拇内收肌阻滞难。

刺激模式

单刺激

单刺激是在 0.1 ～ 1 Hz 之间的超强刺激。可通过视觉或触觉方法测量肌肉对刺激的反应，约 75% 的烟碱受体被阻滞时，肌肉对刺激反应保持静止。肌肉对刺激的反应呈线性下降，当 95% 的烟碱受体被阻滞时，无肌抽搐产生。

四个成串刺激

四个成串刺激包括四个频率为 2 Hz 的超强刺激，可以每 10 s 重复一次。每个刺激都能产生运动反应；受体阻滞的程度基于单次反应的衰减、后续反应的出现，或二者均有。当未使用 NMBAs 时，四次反应是完全相同的。当第四次刺激无应答时（3-4），表明 75% ～ 80% 的受体被阻滞。当第三次应答反应消失（2-4），表明约 85% 的受体被阻滞，当第二次应答反应消失（1-4），表明约 90% 的受体被阻滞。若对任何刺激无应答反应（0-4），表明超过 95% 的受体被阻滞。

若存在四次应答反应，第四次与第一次反应强度的比值也可用来评估神经肌肉功能恢复的程度。在手术结束时，T4/T1 为 0.9 是金标准，表明已恢复足够的神经肌肉力量，医生可确保患者能获得足够的通气并具有气道保护能力。四个成串刺激的优势在于不需测定肌抽搐的基线。当测量 T4/T1 比值时，使用客观量化肌肉收缩强度的装置来进行机械反应的客观测量。

虽然在接受去极化 NMBA（如琥珀胆碱）的患者中使用 TOF 监测并不常见，但对于那些因去极化阻滞而导致肌无力时间延长的患者来说，TOF 可能是有帮助的。通常，去极化阻滞同等程度降低四个抽搐反应的幅度。若出现衰减，并且第一个肌抽搐强于后面的抽搐，应考虑发生了Ⅱ相阻滞。

强直刺激

强直刺激通过发送 50 ～ 100 Hz 的重复刺激获

得。当未使用 NMBAs 时，可产生强直性收缩。若在使用非去极化 NMBA 时观察到出现衰减，并且在刺激期间幅度下降，则存在神经肌肉阻滞（或Ⅱ相阻滞）。如果在强直刺激后直接进行单刺激，可观察到强直后易化，表明并非所有的烟碱样受体被阻滞。

强直后易化

强直后易化在临床并不常用，可用来评估对四个成串刺激或单刺激无应答时的神经肌肉阻滞程度。如前所述，先给予 5 s 的 50 Hz 强直刺激，3 s 之后予以 1 Hz 单刺激会导致强直后刺激，表明 0 ~ 5% 的受体未被阻滞。

双-短强直刺激

当记录设备不可用时，双-短强直刺激可用于通过触觉方法检测较小程度的神经肌肉阻滞。双-短强直刺激包括两个间隔 750 ms 的 50 Hz 短刺激的传递，每个脉冲串发出三个脉冲（DBS 3，3）。若存在任何程度的神经肌肉阻滞，第二个刺激的反应会减弱，并且第二个刺激与第一个刺激的比值与 T4/T1 有良好的相关性，但更容易触摸感知。

监测肌肉反应的技术

如前所述，对刺激的反应最常采用视觉测量，然而，建议对肌抽搐进行触觉评估。为了研究和评估神经肌肉在测定谱两端的阻滞程度，需要对测量反应进行客观测定。

肌电图

肌电图很敏感，但存在电干扰、使用不便、费用较贵、需要直接刺激肌肉和其他问题。

肌动图

肌动图是监测神经肌肉阻滞的金标准，通过使用测力传感器，测量肌肉等长收缩时产生实际力量的大小。常用于手部（拇内收肌）进行尺骨刺激。

加速度法

使用压电传感器，加速度法可测定等张加速度。可用于很多肌肉位点并与肌动图有良好的相关性。

肌音描记法

肌音描记法测量肌肉收缩的低频声音。其与肌动图有良好的相关性并可应用于任何肌肉。

推荐阅读

Hemmerling TM. Neuromuscular monitoring: An update for the clinician. *Can J Anesth*. 2007;54:58-72.

Trager G, Michand G, Deschamps S, Hemmerling T. Comparison of phonomyography, linemyography, and mechanomyography for neuromuscular monitoring. *Can J Anesth*. 2006;53:130-135.

Viby-Morgensen J. Neuromuscular monitoring. *Curr Opin Anesth*. 2001;14:655-659.

第 20 章　诱发电位监测

Jeffrey J. Pasternak，MS，MD

唐慧敏　译　王　军　校

诱发电位（evoked potentials，EPs）记录用来评估中枢和外周神经系统中选定神经通路的完整性。当因全身麻醉无法进行临床神经系统检查或检查受限时，术中电生理监测技术特别有用。四项主要神经系统的评估可以通过四个电生理测量来完成：体感诱发电位（SSEP）、脑干听觉诱发反应（BAER）、视觉诱发电位（VEP）、运动诱发电位（MEP）。BAERs 对麻醉的抵抗力最高，VEPs 最敏感，SSEP

与 MEP 对麻醉药物的敏感性中等。

诱发电位波形

四种诱发电位技术均涉及使用刺激、产生神经反应，并进行测量。典型的记录以横坐标（*x* 轴）上的时间（ms）和纵坐标（y 轴）上的电压（mV）表示（图 20-1）。这些反应的电压非常低，并且需要信号平均处理来提高质量，也就是说，通过多个刺激测量周期，记录 50～100 个甚至更多个波形测量值，“减去”高电压的干扰（例如，手术室内心电图、脑电图和电噪声）。测量波形中的峰值电压是指正或负的偏差，分别用 P 和 N 表示。

通常描述测量波形的两个主要参数是振幅和潜伏期。振幅是指连续峰值电压或指定参考电压的电压差。潜伏期是指刺激后到特定峰出现的时间，通常用正或负偏差的下标表示（例如，N_{20} 是指刺激后 20 ms 出现的负偏差）。峰间潜伏期是指两个不同峰值间的时间差（ms）。

许多因素会影响记录波形。监测变量包括监测导联的移位或电阻抗，并且患者体位不当可压迫神经，从而干扰传导，即使手术部位较远（例如，脊柱手术时俯卧位压迫尺神经）。

麻醉药物作用各不相同，这取决于诱发电位形式和麻醉药物。手术因素（例如，压迫导致的神经通路损伤、灌注减少或横断）是术中监测诱发电位的原因。生理变量包括所选择监测的神经通路的氧供减少，这可能与低血压、贫血、缺氧有关。低体温也会降低神经传导率并影响记录。

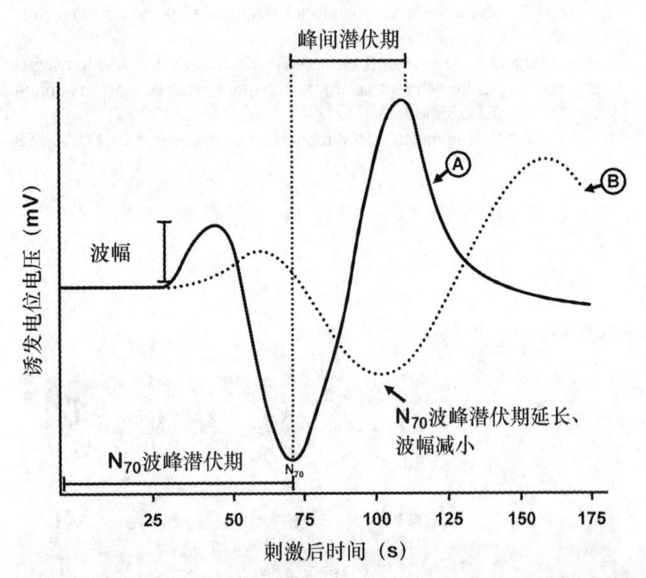

图 20-1 实线（A）代表典型诱发电位波形的潜伏期（从发出刺激到开始反应的时间）和波幅（mV）。峰间潜伏期是指追踪到的两个波峰之间的时间差。与波形 A 相比，波形 B 振幅减小，潜伏期延长。该变化可发生于神经缺血或损伤、不同麻醉药物的作用，或导致神经灌注减少的生理变化（Modified，with permission，from Mahla ME. Neurologic monitoring. In：Cucchiara RF，Black S，Michenfelder JD，eds. Clinical Neuroanesthesia. 2nd ed. New York，Churchill Livingstone，1998.）

脑干听觉诱发反应

BAERs 可以监测外周及中枢听觉通路的完整性。刺激是由放在单个或两个耳道外或耳道内的装置所发出的响亮而重复的咔哒声。通过测量置于头皮或耳外的电极信号，分别记录对侧和同侧信号有无交叉。BAERs 可以对包括中耳和内耳、耳蜗神经（即第Ⅷ对脑神经）和旋转至大脑颞叶的初级听觉皮质在内的整个听觉中枢通路进行评估（图 20-2）。一些麻醉药物可能会引起记录波形的波幅及潜伏期的微小变化，但即使麻醉药物剂量相差很大，这些变化也通常很小。因此，术中 BAERs 的显著变化通常代表手术侵犯。

术中应用 BAERs 的潜在适应证包括监测第Ⅴ对或第Ⅶ对脑神经微血管减压术、小脑桥脑角肿瘤切除术、脑干病灶切除术，在重症监护病房，BAERs 用于宣布脑死亡。

第Ⅴ对或第Ⅶ对脑神经微血管减压术中使用小脑拉钩可能牵拉第Ⅷ对脑神经，并增加术后听觉损

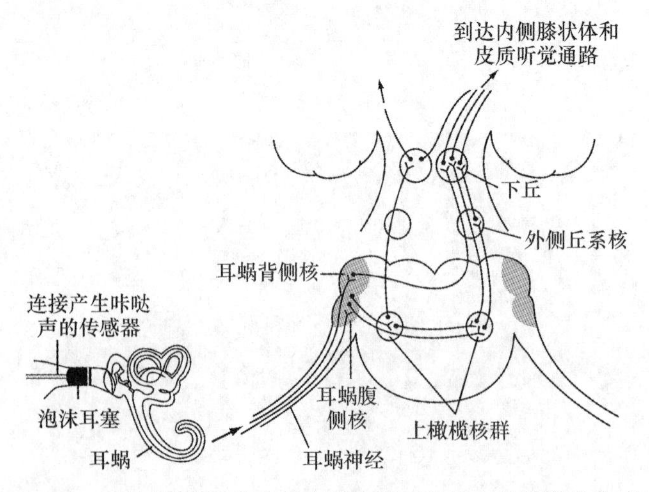

图 20-2 脑干听觉诱发电位包括来源于放置在外耳道的传感器发出的刺激。神经冲动经过耳蜗由耳蜗神经（第Ⅷ对脑神经）到达颞叶的听觉皮质（Reprinted，with permission，from Mahla ME. Neurologic monitoring. In：Cucchiara RF，Black S，Michenfelder JD，eds. Clinical Neuroanesthesia. 2nd ed. New York，Churchill Livingstone，1998.）

伤的风险。脑干压迫、直接损伤第Ⅷ对脑神经或影响其血液供应，或行小脑桥脑角肿瘤（如听神经瘤）切除术中应用小脑拉钩，都可能损伤听觉通路。

体感诱发电位

对体感诱发电位的监测可以评估主要负责传递触觉、振动及本体感受的感觉通路（位于脊髓内侧丘系）（图 20-3）。这些感觉通路包括起源于外周感觉感受器的一级神经元，进入脊髓，在同侧脊髓后柱吻侧走行，到达位于颈脊髓连接处薄束核及楔束核内的二级神经元的突触。然后这些神经元交叉并沿吻侧走行，通过脑干作为内侧丘系到达丘脑腹后外侧核。二级神经元在这里与三级神经元形成突触，然后三级神经元移行到位于中央后回的初级感觉皮质。

通常对正中神经、胫后神经或腓神经的 SSEPs 进行刺激和监测。对反应的测量可在同一神经更近端的位置进行，沿着神经、脊髓或对侧头皮。当解释结果时，维持脊髓中央通路充足的血液供应至关重要。具体而言，脊髓背柱由脊髓后动脉供血。因此，SSEPs 测量通常不能可靠地监测脊髓前动脉供血区域（例如，运动通路）的缺血。

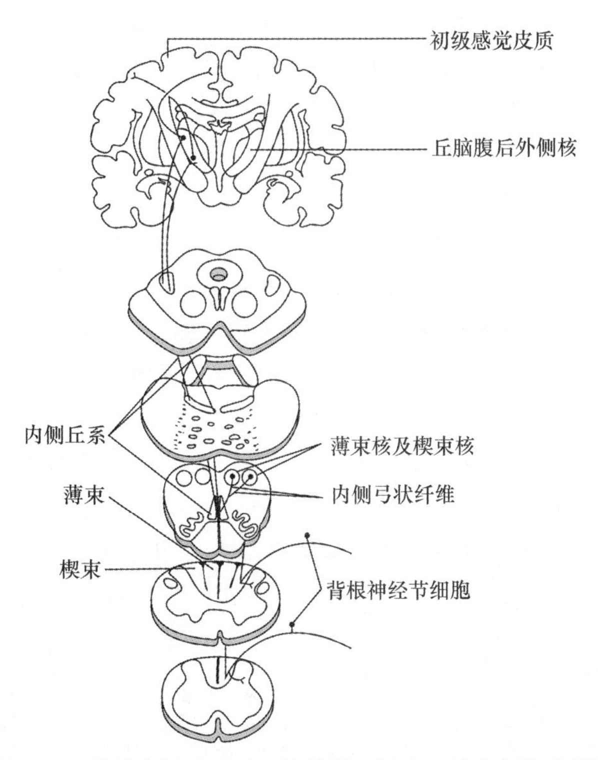

图 20-3　脊髓内侧丘系通路是触觉、振动，以及本体感受器刺激的主要传入通路（Reprinted，with permission，from Burt AM. Textbook of Neuroanatomy. Philadelphia，WB Saunders；1993：202-221.）

SSEP 可用于监测涉及脊柱（例如，脊柱侧凸手术、脊髓肿瘤切除、椎板切除融合、脊柱不稳定性骨折）、颅后窝（例如肿瘤切除）和血管的手术（例如，颈动脉内膜剥脱术、动脉瘤夹闭术）。麻醉药物对于 SSEPs 的记录有不同影响。对外周神经及皮质下区域电位的刺激与测量受麻醉药物的影响最小，而皮质记录波形受麻醉药物调节影响显著。通常，引起潜伏期延长和波幅降低的药物包括吸入麻醉药（例如异氟烷、七氟烷、地氟烷）、氧化亚氮、丙泊酚、苯二氮䓬类和阿片类药物。这些药物对潜伏期和波幅的影响程度各不相同。例如，吸入麻醉药和苯二氮卓类药物对诱发电位的抑制作用比阿片类药物强得多。因此，中到大剂量的吸入麻醉药或苯二氮卓类药物可能会消除体感诱发电位波形。另一方面，即使大剂量使用阿片类药物，也能获得可靠的信号记录。潜伏期延长或波幅降低也可能发生于感觉通路缺血或损伤。相反，氯胺酮和依托咪酯可增加体感诱发电位波形的波幅。因此，由于这些药物对波幅的影响，它们实际上可用于增强信号。神经肌肉阻滞药（NMBAs）对体感诱发电位无明显影响。

运动诱发电位

与评估传入神经通路完整性的 SSEPs 技术不同，MEPs 评估传出运动通路——皮质脊髓束（图 20-4）。一级运动神经元的细胞体位于大脑额叶中央前回。轴突通过内囊延伸到中脑的十字交叉带、脑桥基底部和延髓的锥体束。在延髓基底区域，这些轴突交叉并沿着脊髓的外侧区域（即皮质脊髓外侧束）走行，与二级运动神经元形成突触。这些二级运动神经元离开脊髓腹侧，结合形成神经和神经丛，进而支配肌肉。主要运动通路的血液供应来自大脑中动脉和大脑前动脉的分支、脑干中的椎基底动脉系统和脊髓中的脊髓前动脉。

MEPs 刺激可以通过对大脑皮质或脊髓施加电刺激或磁刺激完成。可在刺激部位尾端的任意位置进行记录，而最常用的位点是肌肉内。

常在脊柱手术（例如，脊柱侧凸矫形术、脊髓肿瘤切除术）或涉及周围神经的手术（例如，臂丛或周围神经重建 / 转位）过程中记录 MEPs。术中 MEPs 可为胸腹主动脉瘤修复提供有价值的信息。Adamkiewicz 动脉是主动脉的一个分支，位置多变，供应脊髓下 2/3 段血液；直接闭塞 Adamkiewicz 动脉

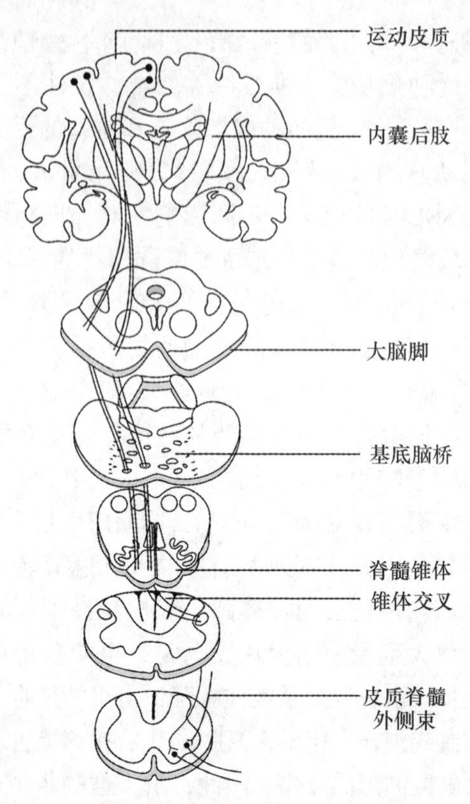

图 20-4 皮质脊髓束是主要的传出运动通路（Reprinted，with permission，from Burt AM. Textbook of Neuroanatomy. Philadelphia，WB Saunders；1993：202-221.）

或闭塞其起始部位的主动脉可导致脊髓大范围缺血。MEPs 也可用于脑动脉瘤夹闭术中，特别是位于大脑中动脉、大脑前动脉或椎基底动脉系统内的动脉瘤，因为这些血管为运动通路的不同部位供血，MEPs 还可用于颅后窝肿瘤切除术。

和感觉 EPs 一样，MEPs 也受到麻醉药物和生理状态的影响。电诱导的 MEPs 对麻醉药物的敏感性低于磁诱导的 MEPs 信号。多脉冲（相对于单脉冲）电刺激将进一步降低 MEPs 对麻醉药物作用的敏感性，并可改善信号质量，这是因为招募了更多数量的轴突来传递刺激。MEPs 不刺激大脑皮质（即脊髓或周围神经水平的刺激），因此，对麻醉药物的敏感性低于对皮质进行的刺激。

当使用 MEPs 时，并不是绝对禁止使用 NMBAs。实际上，低剂量注入 NMBAs 有助于降低 MEPs 信号中的噪声，然而，完全的神经肌肉阻滞将导致 MEPs 中肌源性信号记录丢失。如果使用 NMBAs，可以从周围神经记录复合运动动作电位，注意保留 5% ~ 10% 原复合运动动作电位。使用吸入麻醉药、氧化亚氮、丙泊酚、巴比妥类药物和苯二氮卓类药物会降低信号波幅和延长信号潜伏期，尤其大剂量给药时。连续丙泊酚输注或低剂量吸入麻醉药通常不影响 MEPs 有效检测。氯胺酮、依托咪酯、右美托咪定和阿片类药物对 MEPs 的影响极小，因此，可在 MEPs 监测期间应用中等剂量的这些药物。

视觉诱发电位

VEPs 可以评估整个视觉系统的完整性，包括眼球、视神经、视交叉、视神经束和辐射以及枕叶的视皮质。VEPs 的测量包括通过护目镜发送重复闪光或放置带有发光二极管的隐形眼镜。传统上，术中记录 VEPs 是为了切除视神经（即颅底脑膜瘤）或视交叉（即垂体瘤）附近的肿瘤，但 VEPs 对麻醉药物的抑制作用非常敏感，因此不适合术中使用。

术中诱发电位的变化

如果术中记录 EPs，临床医师应有一个非常系统的方法来评估信号变化的原因。神经通路的局部缺血、损伤或横断通常会导致信号波幅随着信号潜伏期的延长而降低，或者导致信号完全丧失（即等电位）。应考虑以下因素来排除麻醉和监测本身的原因：

- 是刚给予药物还是药物剂量刚发生改变？
- 在 MEPs 监测期间是否给予了 NMBA？
- 有导致神经缺血或缺氧的生理原因吗（如低血压、缺氧、贫血）？提高血压、血液中氧含量和血红蛋白浓度都可能有助于改善受损神经组织的氧供，即使是手术原因导致的信号减少或消失。
- 有显著的低体温发生吗？
- 有可能导致外周神经受压的体位问题吗？
- 监测设备有问题吗（例如，监测导联放置错误）？

一旦排除或纠正麻醉药物、生理变化和监测相关问题，而信号波幅和潜伏期仍然没有改善，如果可能，应寻找和纠正导致神经损伤的外科原因。

推荐阅读

Bhalodia VM, Sestokas AK, Tomak PR, Schwartz DM. Transcranial electric motor evoked potential detection of compressional peroneal nerve injury in the lateral decubitus position. *J Clin Monitor Comp*. 2008;22:319-326.

Burt AM. *Textbook of Neuroanatomy*. Philadelphia: WB Saunders; 1993:202-221.

Lotto M, Banoub M, Schubert A. Effects of anesthetic agents and physiologic changes on intraoperative motor evoked potentials. *J Neurosurg Anesth*. 2004;16:32-42.

Mahla ME. Neurologic monitoring. In: Cucchiara RF, Black S, Michenfelder JD, eds. *Clinical Neuroanesthesia*. 2nd ed. New York: Churchill Livingstone; 1998.

第四部分 生理学

第21章 氧的运输

David R. Mumme，MD

邓 莹 译 徐 懋 校

向组织输送的氧等于血液中的氧含量（动脉氧含量）乘以心输出量（CO），CO＝每搏输出量×心率（图21-1）。动脉氧含量＝血红蛋白浓度（g/dl）×每克血红蛋白含氧量×氧饱和度，以分数表示，通常每克血红蛋白含氧1.39 ml。血红蛋白对氧的亲和力决定了氧合血红蛋白（HbO_2）解离曲线（图21-1），pH值、温度和2,3-二磷酸甘油酸（2,3-DPG）对血红蛋白与氧的亲和力影响最大。影响氧输送的5个因素为：①血红蛋白浓度；②血红蛋白对氧的亲和力；③血红蛋白的氧饱和度；④心输出量；⑤血液中溶解的氧含量（通常仅有微量）。

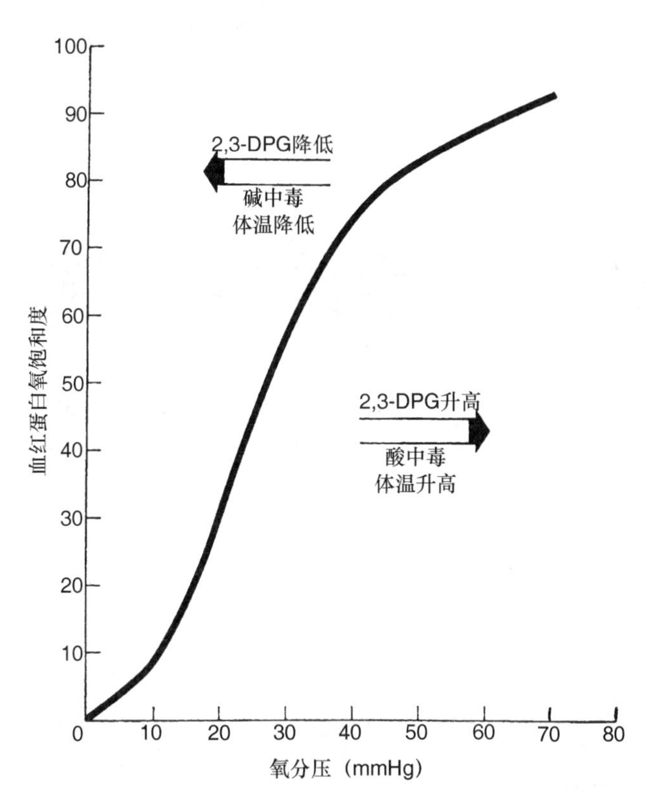

图21-1 氧合血红蛋白解离曲线描绘了血红蛋白在不同氧分压（横坐标）下的饱和度（纵坐标）。注意当氧分压为50 mmHg（P_{50}），血红蛋白饱和度约为80%；当氧分压（静脉）为40 mmHg时，饱和度约为75%；当氧分压（静脉）为20 mmHg时，饱和度约为30%。正常情况下，健康成年人的P_{50}是26.7 mmHg。2,3-DPG＝2,3-二磷酸甘油酸（Reprinted，with permission，from Miller RD，ed. Anesthesia. 6th ed. Philadelphia，Elsevier Churchill Livingstone，2005：1799-1827.）

动脉氧含量（CaO_2）是指与血红蛋白结合的氧气与血浆中溶解的氧气的总和。

$$CaO_2 = (Hb \times 1.39 \times SaO_2/100) + (PaO_2 \times 0.003)$$

例如，血红蛋白的浓度是15 g/dl，动脉血氧饱和度SaO_2是100%，动脉氧分压PaO_2是100 mmHg，则

$$\begin{aligned} CaO_2 &= (15 \times 1.39 \times 1) + (100 \times 0.003) \\ &= 20.85 + 0.3 \\ &= 21.15\ ml/dl\ (或\ 211.5\ ml/L) \end{aligned}$$

注意，溶解的氧气（$PaO_2 \times 0.003$）通常对于CaO_2几乎没有影响。但是当血红蛋白携氧量严重减少时也有例外，如严重的贫血、一氧化碳中毒或者PaO_2非常高时。

由于组织的氧摄取，混合静脉血中的氧含量通常比动脉血降低25%。在混合静脉血氧饱和度为75%、氧分压为40 mmHg时，混合静脉血氧含量（$C\bar{v}O_2$）为

$$\begin{aligned} C\bar{v}O_2 &= (15 \times 1.39 \times 0.75) + (40 \times 0.003) \\ &= 15.64 + 0.12 \\ &= 15.76\ ml/dl \end{aligned}$$

组织的氧供（$\dot{D}O_2$）是心输出量和动脉氧含量乘积。例如，如果第一个例子中的心输出量是5.0 L/min，那么氧供为：

$$\begin{aligned} \dot{D}O_2 &= 21.15\ dl/L \times 50\ dl/min \\ &= 1057\ ml/min\ (约\ 1\ L/min) \end{aligned}$$

成年人的氧耗量（$\dot{V}O_2$）约为250 ml/min，是心输出量乘以动脉与静脉血中氧含量的差值（假设没有分流）。可以用Fick定律：

$$\dot{V}O_2 = CO \times C(a - \bar{v})O_2$$

因此，为维持固定氧耗量，心输出量减少时需要$C(a-\bar{v})O_2$成比例升高，通常通过增加组织的摄氧

量实现。而如果氧耗量增加，必定 CO、C（a − $\bar{v}$）O_2 增加或二者同时增加。

氧合血红蛋白解离曲线

氧合血红蛋白解离曲线可以衡量氧分压和氧饱和度的关系（见图 21-1）。血红蛋白氧饱和度为 50% 时的位点最能代表这条曲线的位置，此时成人氧分压通常为 26.7 mmHg。当氧饱和度大于 90% 时，曲线接近于水平，向左右移动对氧饱和度几乎没有影响；当位于曲线较陡峭处时（氧饱和度小于 90%），左右移动曲线对氧饱和度影响明显。

影响氧合血红蛋白解离曲线的不同因素详见表 21-1。左移解离曲线导致血红蛋白对氧的亲和力增加，从而在同一动脉氧分压时，血氧饱和度更高（例如婴儿血红蛋白）。由于血红蛋白对氧的亲和力更高，得到相同的氧释放就需要更多的组织灌注。值得注意的是，库存血在 1 ～ 2 周内 2,3-DPG 明显耗竭，所以大量输血时会对氧供造成影响。

表 21-1 影响氧合血红蛋白解离曲线的因素

左移	右移
碱中毒	酸中毒
体温降低	体温升高
2,3-DPG 减少	2,3-DPG 增加
血红蛋白异常（胎儿）	血红蛋白异常
碳氧血红蛋白	CO_2 增高
高铁血红蛋白	

右移解离曲线提示血红蛋白对氧的亲和力降低，导致在同一动脉氧分压时，氧饱和度更低。但组织需要的灌注更低，因为氧亲和力的降低更利于氧释放到组织。氢离子浓度、2,3-DPG 和温度增加均可使曲线右移。

慢性酸 / 碱的变化会造成 24 ～ 48 h 内发生补偿性的 2,3-DPG 变化，使得氧合血红蛋白解离曲线恢复到正常形态。

推荐阅读

Rutter TW, Tremper KK. The physiology of oxygen transport and red cell transfusion. In: Healy TEJ, Knight PR, eds. *A Practice of Anesthesia*. 7th ed. London: Arnold; 2003:167-183.

第 22 章 二氧化碳的运输

Michael J. Murray，MD，PhD，Jög H. Vetterman，MD
邓 莹 译 徐 懋 校

CO_2 产生于线粒体，是代谢的终末产物之一。CO_2 顺浓度梯度依次通过细胞质、细胞外液、静脉血到达肺泡，然后通过呼气排至空气中。CO_2 的排出依赖血流量和肺泡通气量：

$$CHO + O_2 = H_2O + CO_2$$

CO_2 的运输

由于 CO_2 的产生多于可以在血液中溶解和运输的量，因此，机体通过一系列机制排出 CO_2。当 CO_2 从细胞进入血浆后，5% ～ 10% 的气体溶解于血浆；部分 CO_2 与水结合生成 H_2CO_3，H_2CO_3 又解离为 HCO_3^- 和 H^+；部分 CO_2 与血浆蛋白结合，但 90% ～ 95% 的 CO_2 由红细胞摄取（图 22-1）。

血浆中的 CO_2

上面提到的未通过红细胞摄取的 CO_2，一部分溶解于血浆，然后被运输至肺［37℃时，CO_2 的溶解系数为 0.03 mmol/（L · mmHg）］。平均每 700 个溶解的 CO_2 分子中有 1 个与血浆通过水解反应生成 H_2CO_3。

$$CO_2 + H_2O \longleftrightarrow H_2CO_3$$

由于血浆中缺乏碳酸酐酶，所以这一过程非常缓

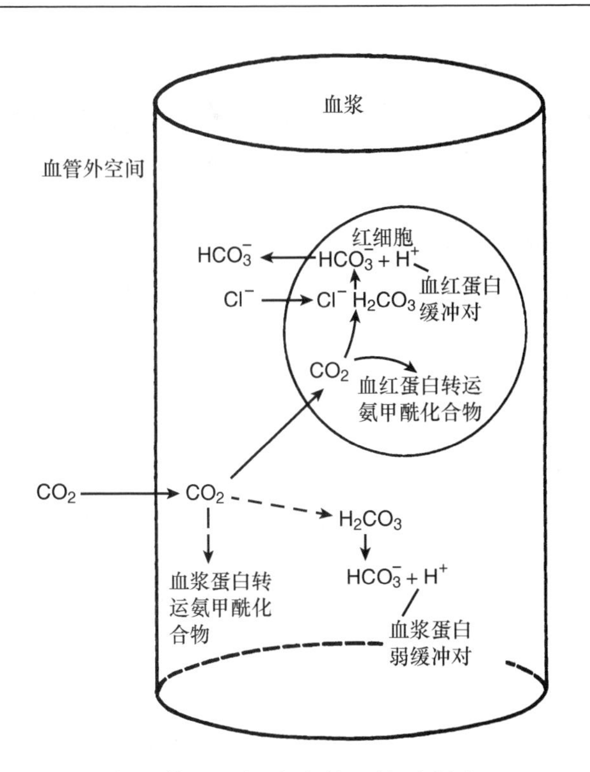

图 22-1　CO_2 在血浆和红细胞中的运输过程（From Lumb AB. Nunn's Applied Respiratory Physiology. 5th ed. Boston, Butterworth-Heinemann，2000.）

慢。事实上，血浆中 CO_2 的浓度为 H_2CO_3 的 1000 倍。在血浆中形成的少量 H_2CO_3 解离成 HCO_3^- 和 H^+：

$$H_2CO_3 \rightarrow H^+ + HCO_3^-$$

最终，极少量的 CO_2 与血浆蛋白中的氨基结合形成氨甲酰化合物，过程如下：

$$R\text{-}NH_2 + CO_2 \longleftrightarrow R\text{-}NH\text{-}COOH$$

红细胞的功能

溶解于血浆中的 CO_2 绝大部分扩散进入红细胞，在红细胞中主要发生以下三个过程：①极少量的 CO_2 溶解于红细胞中；②较大量（血液中携带 CO_2 总量的 5% ～ 10%）与血红蛋白结合，生成氨甲酰血红蛋白，促成这一反应的主要因素是血红蛋白释放氧。当 H_2CO_3 解离释放 H^+（偏酸性环境），氧解离曲线右移，有利于氧从血红蛋白释出。脱氧血红蛋白较氧合血红蛋白更加容易与 CO_2 结合生成氨甲酰血红蛋白，此即为 Haldane 效应（图 22-2）。在肺部，血液偏碱性，反应向相反方向进行，CO_2 更加容易从血红蛋白释出，还原血红蛋白对氧的亲和力增加（Bohr 效应）；③红细胞中的绝大部分 CO_2 通过碳酸酐酶的催化与 H_2O 结合生成 H_2CO_3，99.9% 的 H_2CO_3 解离成 HCO_3^- 与 H^+。H_2CO_3 解离后带负电荷的 HCO_3^- 由红细胞扩散至血浆，为维持红细胞内

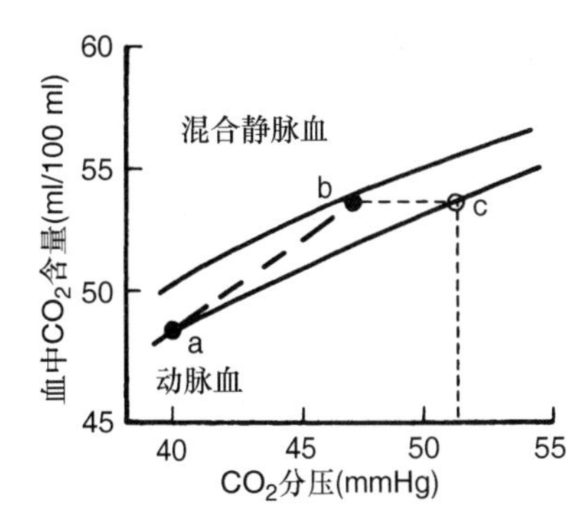

图 22-2　Haldane 效应。如上所述，其对于 CO_2 转运有重要的生理意义。脱氧血红蛋白血液（混合静脉血）较氧合血红蛋白血液（动脉血）可携带更多的 CO_2。如果不存在 CO_2 解离曲线移动，组织内 CO_2 分压则需要较大程度提高，以载有相同量的 CO_2

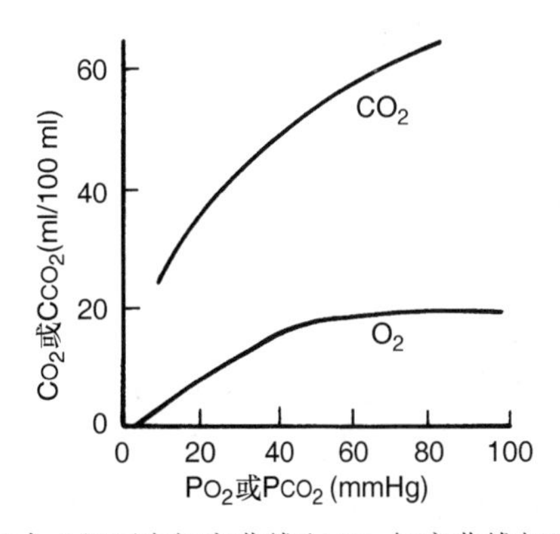

图 22-3　氧合血红蛋白解离曲线和 CO_2 解离曲线相比，CO_2 解离曲线的斜率约为氧合血红蛋白解离曲线的 3 倍。Cco_2，血中 CO_2 含量；Co_2，血中 O_2 含量；Pco_2，血中 CO_2 分压；Po_2，血中 O_2 分压（From Taylor AE，Rehder K，Hyatt RE，et al. Clinical Respiratory Physiology. Philadelphia，WB Saunders，1989.）

的电中性，Cl^- 便由血浆扩散进入红细胞，这一过程称为 Hamburger 现象，或者 Cl^- 转移。

CO_2 解离曲线

CO_2 解离曲线是表示血液中 CO_2 总含量与 CO_2 分压关系的曲线。CO_2 解离曲线与氧解离曲线有两个显著差异。第一，CO_2 解离曲线较氧解离曲线更加接近线性；第二，CO_2 解离曲线的斜率更大，意味着一定程度气体分压改变下，血液中可以携带的 CO_2 明显多于 O_2（图 22-3）。CO_2 解离曲线的位置受血红蛋白氧合程度影响。血红蛋白氧合程度越低，相同 CO_2 分压下，CO_2 含量越高。

推荐阅读

Lumb AB. *Nunn's Applied Respiratory Physiology*. 5th ed. Boston: Butterworth-Heinemann; 2000.

Taylor AE, Rehder K, Hyatt RE, et al. *Clinical Respiratory Physiology*. Philadelphia: WB Saunders; 1989.

第 23 章　动脉血气的解读

Bradly J. Narr，MD，Steven G. Peters，MD
许　挺　译　徐　懋　校

动脉血气（arterial blood gas，ABG）检测的临床应用包括评估氧合（动脉氧分压，PaO_2）、通气（动脉 CO_2 分压，$PaCO_2$）以及酸碱状态（pH）。动脉血气检测中碳酸氢盐（HCO_3^-）的值是根据 CO_2 分压和 pH 值计算出来的，这与临床上电解质化验检查不同，后者通常是直接测量的。现代血气分析仪器还能够测量血红蛋白浓度，并通过机器内的血氧定量计测量血红蛋白氧饱和度。这些数值能够定量评估心肺系统功能。识别异常数值有助于手术室、麻醉恢复室以及重症监护治疗病房（ICU）中的明确诊断和治疗。通过动脉血气分析来指导治疗的临床情况包括：低氧或高碳酸血症的管理、机械通气脱机、肺保护性通气策略中容许性高碳酸血症的应用以及酸碱失衡的诊断和处理。

酸碱失衡

细胞内 pH 值调控严密，多个缓冲系统能够减少酸或碱增加引起的 pH 值改变。人体中最主要的细胞外液缓冲对是碳酸氢盐 / 碳酸。Henderson-Hasselbalch 方程描述了碳酸解离成氢离子和碳酸氢盐的效应。

$$pH = pK + \log \frac{HCO_3^-}{H_2CO_3}$$

碳酸的 pK 值为 6.1，将溶解 CO_2 分压（0.03×$PaCO_2$）作为碳酸浓度，则 Henderson-Hasselbalch 方程导出的 pH 值变成：

$$pH = 6.1 + \frac{\log (HCO_3^-)}{0.03 \times PaCO_2}$$

酸碱失衡的生理学反应有三个方面。首先，酸碱很快被体液成分缓冲。在血浆和组织间液中，碳酸氢盐是最主要的缓冲物质，其次是蛋白质和磷酸盐复合物。在红细胞中，血红蛋白是最主要的缓冲物质，碳酸氢盐缓冲作用约为 30%，磷酸盐缓冲作用约为 10%。对于潜在的酸碱失衡，肺和肾提供第二层和第三层代偿机制。代谢性酸中毒时，机体最初通过过度通气排出 CO_2。肾排出有机酸及 H^+（以铵离子的形式），并从肾小管液中重吸收碳酸氢盐，形成可滴定酸。尽管如此，为了最终恢复内环境稳态，必须纠正潜在的病理生理异常（例如，给予患者液体和胰岛素治疗糖尿病酮症酸中毒，或对合并慢性阻塞性肺疾病的肺炎患者应用抗生素）。

酸碱失衡是病理生理异常的结果，并不是单独的一种疾病。对一些特定酸碱失衡进行鉴别诊断，需要先获取患者的病史并进行体格检查。与酸碱失衡有关的常见情况及疾病包括代谢性酸中毒（脓毒血症或心源性休克、肾衰竭、糖尿病酮症酸中毒）、代谢性碱中毒（利尿剂、鼻胃管吸引、呕吐）、呼吸性酸中毒（昏迷、神经肌肉阻滞或呼吸肌极度疲劳、慢性阻塞性肺疾病）以及呼吸性碱中毒（过度通气）。

通气

$PaCO_2$ 正常值为 36 ～ 44 mmHg。大多数临床情况下，机体产生 CO_2 的速度相对恒定，所以 CO_2 的排出与肺泡通气成正比。如图 23-1 所示，除非是代谢性酸碱失衡触发的呼吸代偿，$PaCO_2$ 低于 36 mmHg 意味着过度通气，$PaCO_2$ 高于 44 mmHg 则意味着通气不足。

在解读 $PaCO_2$ 时，临床医生首先要回答的一个问题是 $PaCO_2$ 的改变（以 40 mmHg 为基准）是否影响了 pH 值（以 7.40 为基准）。可以应用动脉血气分析解读的“金规则”来预估此影响：$PaCO_2$ 每变化 10 mmHg，对应 pH 值反向改变 0.08 单位。

如果 pH 值的改变能归因于 $PaCO_2$ 的变化，那么导致 $PaCO_2$ 改变的病理生理异常是原发性呼吸障碍。如果不能归因于 $PaCO_2$ 的变化，导致 pH 值改变的原因则是代谢性酸中毒，或者更常见的代谢–呼

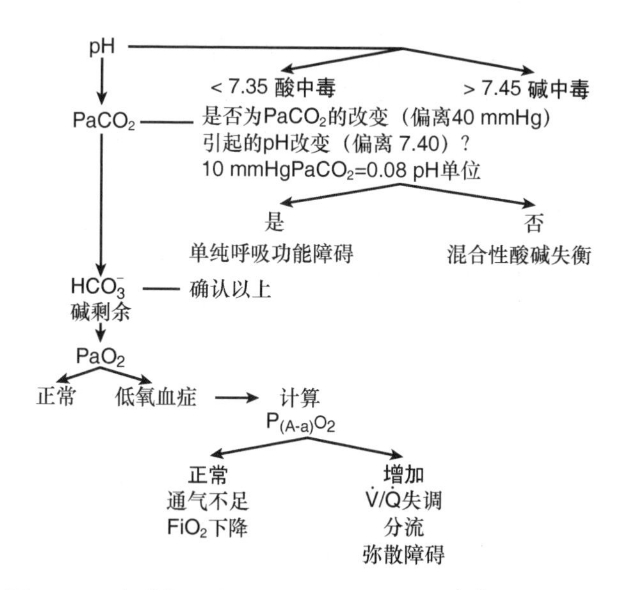

图 23-1　血气分析解读。FiO_2，吸入氧浓度；$\dot{V}/\dot{Q}$，通气 / 血流

吸混合性酸碱失衡。

氧合

动脉氧分压取决于吸入氧浓度、肺泡通气量、混合静脉血氧饱和度以及通气 / 血流（$\dot{V}/\dot{Q}$）。肺并不是一个完美的气体交换单元，由于通气和血流存在一定程度的不匹配，肺泡氧分压和动脉氧分压间存在一定梯度［$P_{(A\text{-}a)}O_2$］。肺功能异常会增加肺泡动脉氧分压差并导致低氧血症。

在解读动脉氧分压时，临床医生第一步需要判断是否存在低氧血症。对于多数患者，PaO_2 低于 60 mmHg 时考虑为低氧血症。低于这个水平时，氧合血红蛋白解离曲线变得陡峭，PaO_2 略微降低都会引起血中氧含量快速下降。如果存在低氧血症，$P_{(A\text{-}a)}O_2$ 会帮助医生判断机体功能紊乱的严重程度。PaO_2 通过检测获得，P_AO_2 则通过以下公式计算获得：

$$P_AO_2 = FiO_2\left(PB - P_{H_2O}\right) - \frac{PaCO_2}{R}$$

为了方便临床应用，该公式可以简化为：

$$P_AO_2 = (FiO_2 \times 713) - (PaCO_2 \times 1.25)$$

FiO_2 是吸入氧浓度，PB 是气压，P_{H_2O} 是 37℃时肺泡内水的蒸气压（47 mmHg），R 是呼吸系数（CO_2 产出 /O_2 消耗＝ 0.8）。PaO_2 和 $PaCO_2$ 的值来自于动脉血气分析结果。

如果 $P_{(A\text{-}a)}O_2$ 正常（即≤ 20），导致低氧血症的原因肯定是通气不足或吸入氧浓度过低；如 $P_{(A\text{-}a)}O_2$ 升高，则低氧血症的原因通常是 $\dot{V}/\dot{Q}$ 失调、分流或弥散障碍（少见）（见图 23-1）。

最后，要根据实测值与正常氧解离曲线预期的 PaO_2 值之间的关系对氧饱和度进行评估。如果测得的氧饱和度低于预期 PaO_2 对应值，则肯定存在其他血红蛋白异常（例如碳氧血红蛋白、高铁血红蛋白或硫血红蛋白）。现代血气分析仪可以测量这些数值。

病例

急性呼吸性酸中毒——缓冲

一名 38 岁女性，由于近期经阴道分娩导致会阴撕裂，拟行修复手术。脊椎麻醉 10 min 后，患者主诉呼吸困难和手臂无力。对患者行鼻导管吸氧，并进行了动脉血气分析，结果如下：PaO_2 98 mmHg，$PaCO_2$ 70 mmHg，pH 7.16，HCO_3^- 26 mmol/L。

解读方法

pH 值在酸性范围内。$PaCO_2$ 高于正常 $PaCO_2$（40 mmHg）30 mmHg。可采用以下计算方法预估呼吸因素在酸中毒结果中的作用：将 $PaCO_2$ 与正常 $PaCO_2$ 的差值（30 mmHg）除以 10，然后乘以 0.08 pH 单位（“金规则”）。计算结果比正常值低 0.24，而测得 pH 值为 7.16，与计算结果相对应，表明该患者是单纯的急性呼吸性酸中毒。动脉血气分析结果表明是通气受损引起的急性呼吸性酸中毒，最有可能的病因是高位脊椎麻醉。由于病程进展迅速，机体仅通过缓冲进行代偿，尚未产生碳酸氢盐重吸收代偿。氧流量为 2 L/min，估计吸入氧浓度为 27%，以此计算 $P_{(A\text{-}a)}O_2$ 值。P_AO_2 等于（0.27×713）减去 70/0.8 或 193 － 88 或 105 mmHg，计算出的 $P_{(A\text{-}a)}O_2$ 值等于 7 mmHg。PaO_2 测量结果是 98 mmHg，意味着虽然通气不足并导致 CO_2 明显潴留，但氧合正常。

慢性代谢性酸中毒——代偿

长期行血液透析的女患者，车祸导致股骨骨折，但不伴有其他明显损伤，骨折下方的肢体发灰。患者拟行切开复位内固定手术，麻醉诱导期间患者似是深呼吸。手术铺单完毕后，在患者吸入 50%O_2 时进行动脉血气分析，结果如下：PaO_2 266 mmHg，$PaCO_2$ 32 mmHg，pH7.17，HCO_3^- 12 mmol/L。

解读方法

pH 值在酸性范围内，$PaCO_2$ 低于正常值，结合病史分析其为代谢性酸中毒，并可能是混合性疾病。根据 Winters 公式定义的慢性代谢性酸中毒预期呼吸补偿的置信区间［$PaCO_2$ =（1.5×HCO_3^-）+ 8±2］，预期 $PaCO_2$ 为 1.5 + 12 + 8 或 26，而测得的 $PaCO_2$ 为 32，因此，这是一种混合性代谢性呼吸性酸中毒，病因是慢性肾衰竭以及全身麻醉导致的低于预期的呼吸代偿。$P_{(A-a)}O_2$ 值的计算是 P_AO_2 =（0.5×713）− 32/0.8×（356 − 40），或 316 mmHg。测量的 PaO_2 为 266 mmHg，意味着患者在慢性肾衰竭、近期创伤和全身麻醉的同时还伴有 $\dot{V}/\dot{Q}$ 失调。

一氧化碳暴露——纠正

周一早上手术室里麻醉的第一例患者，预给氧 2 min 后，经静脉给药进行麻醉诱导，然后混合吸入地氟烷、N_2O 及 O_2 维持麻醉。15 min 后，患者的脉搏增加了 40 次 / 分，呼吸增加了 10 次 / 分，脉搏血氧饱和度为 88%。动脉血气分析结果显示：PaO_2 155 mmHg，$PaCO_2$ 33 mmHg，pH7.25，HCO_3^- 20 mmol/L，氧饱和度为 55%，碳氧血红蛋白浓度为 45%。推测发生了一氧化碳中毒，一氧化碳是由于地氟烷接触干燥钠石灰而产生。手术取消，患者转入重症监护治疗病房并吸入 95%O_2。4 h 后，动脉血气分析结果显示：PaO_2 550 mmHg，$PaCO_2$ 39 mmHg，pH7.38，HCO_3^- 24 mmol/L，碳氧血红蛋白浓度为 3.2%。

解读方法

一氧化碳易与血红蛋白结合，影响 O_2 的结合和输送，从而干扰细胞有氧代谢。该问题的一个罕见原因是几种吸入麻醉剂与干燥钠石灰相互作用。

最初动脉血气分析结果是代谢性酸中毒，PaO_2 正常，同时有与严重一氧化碳中毒一致的碳氧血红蛋白水平显著升高。吸入 100% O_2，一氧化碳的消除半衰期约为 1 h，随后酸碱失衡完全纠正，并恢复正常携氧能力。

推荐阅读

Hemmila MR, Napolitano LM. Severe respiratory failure: Advanced treatment options. *Crit Care Med*. 2006;34:S278-290.

Keijzer C, Perez RS, De Lange JJ. Carbon monoxide production from five volatile anesthetics in dry sodalime in a patient model: Halothane and sevoflurane do produce carbon monoxide; temperature is a poor predictor of carbon monoxide production. *BMC Anesthesiol*. 2005;5:6.

Khamiees M, Raju P, DeGirolamo A, et al. Predictors of extubation outcome in patients who have successfully completed a spontaneous breathing trial. *Chest*. 2001;120:1262-1270.

Morris CG, Low J. Metabolic acidosis in the critically ill: Part 2. Causes and treatment. *Anaesthesia*. 2008;63:396-411.

第 24 章　血气温度校正

John M. VanErdewyk，MD

许　挺　译　徐　懋　校

动脉血 CO_2 分压（$PaCO_2$）、动脉血氧分压（PaO_2）和 pH 值很大程度上取决于温度。大多数血气分析仪器被校准到 37℃，在此温度检测样品。如果患者的实际体温接近 37℃，则机器检测值与患者的体内值大致相同。而患者体温偏离 37℃越多，机器检测结果和患者的实际值之间的差异就越大。

当检测样品时，机器会将其加热至 37℃，由此导致溶解度降低并且错误地提高分压值。相反，如果机器将血液温度降低，则 O_2 和 CO_2 的溶解度增加，从而降低这些气体的分压（即降低 PO_2 和 PCO_2）。温度每下降 1℃，PCO_2 降低约 4.5%（表 24-1）。因此，需要温度校正，即将机器值校正到患者实际温度下的体内值，以确定患者 O_2 和 CO_2 的实际分压。温度变化也会影响 pH 值，随着温度的降低，更少的水被分解成 OH^- 和 H^+，因此，pH 及 pOH 均会升高。温度每降低 1℃，pH 值上升约 0.015 单位。如果患者的体温低于 37℃，但血液样品随后在分析仪中被加热至 37℃，则会导致 H^+（和 OH^-）

表 24-1　低温对 PCO_2、PO_2 及 pH 的影响		
参数	低温的影响	效果 / 温度变化
PCO_2	↓	4.5%/℃
PO_2	↓	4.5%/℃
pH	↑	0.015 单位 /℃

水平偏高，使得测得的 pH 值与患者的实际 pH 值相比出现假性降低。

pH 稳态与 α 稳态方法

针对体外循环低体温时血气的管理，目前主要有两种方法：pH 稳态与 α 稳态。

pH 稳态方法

在体外循环发展史的前几十年中，几乎都是采用 pH 稳态方法进行血气校正。将 CO_2 加入到吸入的气体中，试图将温度校正的 $PaCO_2$ 保持在 40 mmHg 的正常水平，并使 pH 值保持在 7.4 或更高一点的正常水平。该方法的目标是将不同体温的 pH 值维持在恒定的水平，这是因为在低温体外循环中，患者的体温远远低于 37℃，温度校正系统会导致体内 $PaCO_2$ 值降低，pH 值升高。

α 稳态方法

在 20 世纪 80 年代初，尽管缺乏随机试验和临床结果研究，但很多医生根据潜在的理论益处而开始在临床工作中使用 α 稳态系统来校正血气。该方法的目标是在蛋白质的氨基酸中保持恒定的离子电荷，主要是组氨酸的 α 咪唑环，其为血红蛋白和其他机体蛋白质中重要的 pH 缓冲剂。当二氧化碳含量保持不变时，由于血液 pH 值的改变，解离与未解离的咪唑基团的比例（α）随温度降低而保持恒定（α 稳态）。恒定的咪唑基团电离可以保持最佳酶功能。当患者体温降低时，由于解离出更少的 H^+，其 pH 值必然升高。但由于 OH^- 同样减少，电化学保持中性。支持者认为，α 稳态方法将患者未校正的

表 24-2　温度校正的影响		
参数	pH 稳态获得的结果在 α 稳态系统中的表现	α 稳态获得的结果在 pH 稳态系统中的表现
CO_2	↑	↓
pH	↓	↑
病情	呼吸性酸中毒	呼吸性碱中毒

$PaCO_2$ 和 pH 保持在正常水平，这种方法能在体温变化时维持电化学中性，保留更多生理值，因此，血气的温度校正并不必要。

两种方法的比较

使用 pH 稳态方法校正的患者，在 α 稳态系统中会表现出高碳酸血症和低 pH（呼吸性酸中毒），而使用 α 稳态方法校正者，在 pH 稳态系统中则表现出相对的呼吸性碱中毒（表 24-2）。冷血动物的血液在降温过程中所发生的 pH 变化，与水冷却时的改变一致（α 稳态）。另一方面，实际上，恒温哺乳动物在冬眠期间具有“校正”的血气，其代谢功能的降低产生了类似于麻醉的效应。

对于患者使用 α 稳态还是 pH 稳态方法能够有更好的预后，目前还存在一些争议。任何一个系统都需要考虑波动的 pH 和 PCO_2 水平是如何影响脑和心脏功能。然而，目前这类研究的文献很少，并且已有的文献并未发现这些方法间存在重要的预后差异。

推荐阅读

Griffin DA. Blood gas strategies and management during pediatric cardiopulmonary bypass. *ASAIO J*. 2005;51:657-658.

Hoover LR, Dinavahi R, Cheng WP, et al. Jugular venous oxygenation during hypothermic cardiopulmonary bypass in patients at risk for abnormal cerebral autoregulation: Influence of alpha-stat versus pH-stat blood gas management. *Anesth Analg*. 2009;108:1389-1393.

Kiziltan HT, Baltali M, Bilen A, et al. Comparison of alpha-stat and pH-stat cardiopulmonary bypass in relation to jugular venous oxygen saturation and cerebral glucose-oxygen utilization. *Anesth Analg*. 2003;96:644-650.

Kollmar R, Georgiadis D, Schwab S. Alpha-stat versus pH-stat guided ventilation in patients with large ischemic stroke treated by hypothermia. *Neurocrit Care*. 2009;10:173-180.

Murkin JM. Cerebral autoregulation: The role of CO_2 in metabolic homeostasis. *Semin Cardiothorac Vasc Anesth*. 2007;11:269-273.

第 25 章　呼吸的中枢调节

Michael P. Hosking，MD
余卓颖　译　徐　懋　校

呼吸调节的目的在于保持血液中合适且稳定的 pH、CO_2 和 O_2 水平。呼吸中枢通过接收化学刺激和外周化学感受器传入冲动完成呼吸调节。呼吸中枢由延髓和脑桥内 4 个主要区域的细胞核群组成（表 25-1）。

神经调控

吸气中枢

吸气中枢是呼吸驱动的基本中枢，位于延髓的背侧，延伸到整个延髓（图 25-1）。吸气中枢的神经元位于舌咽神经（Ⅸ）和迷走神经（Ⅹ）传入神经纤维终点附近。该神经元有自主呼吸节律，通常 2 s 激活，渐进式增加向膈肌发放的冲动，直到突然停止，暂停 3 s 后开始启动新的循环。

呼吸调整中枢

呼吸调整中枢位于脑桥，不断向吸气中枢发送信号以停止吸气（见图 25-1）。强信号可使吸气周期缩短（0.5 ～ 1 s），从而使呼吸频率增快。

呼气中枢

呼气中枢延伸至整个延髓腹侧，激动呼气肌（图 25-1）。呼气是一个被动过程，因此呼气中枢通常是静止的。当需要增强呼气时，呼气中枢传出信号，激动呼气肌（见图 25-1）。

长吸中枢

长吸中枢位于脑桥下部，可拮抗呼吸调整中枢，但在正常呼吸时不发挥作用。在黑–伯反射（Hering-Breuer reflex）中，细支气管牵张感受器通过迷走神经反射反馈到吸气中枢，从而限制肺过度扩张。该反射在正常呼吸时作用很小，但是当潮气量超过 1.5 L 时，反射变得活跃（图 25-2）。

化学调控

中枢

化学敏感区位于延髓两侧腹侧表面下方几微米

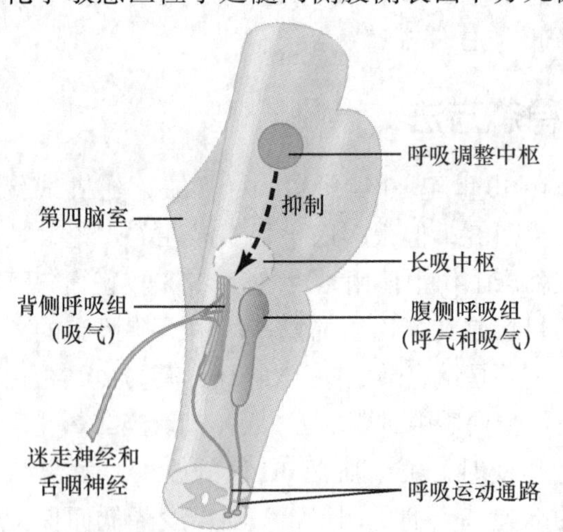

图 25-1　呼吸中枢的组成（From Guyton AC，Hall JE. Textbook of Medical Physiology. 11th ed. Philadelphia：Elsevier Saunders；2005：515，F41-1.）

表 25-1　组成呼吸中枢的延髓和脑桥神经元

中枢	位置	细胞核	功能
背侧呼吸组（吸气中枢）	延髓背侧	孤束核	受到刺激时引起吸气
呼吸调整中枢	脑桥上部	臂旁核	调控呼吸频率及模式，限制吸气
腹侧呼吸组（呼气中枢）	延髓前外侧（位于背侧呼吸组前外侧 5 mm）	疑核、后疑核	主要引起呼气，根据受到刺激的神经元决定引起呼气或吸气，向长吸中枢传递抑制性信号
长吸中枢	脑桥下部		刺激吸气中枢，引起吸气；接受呼吸调整中枢及肺牵张化学感受器抑制信号；抑制呼气中枢

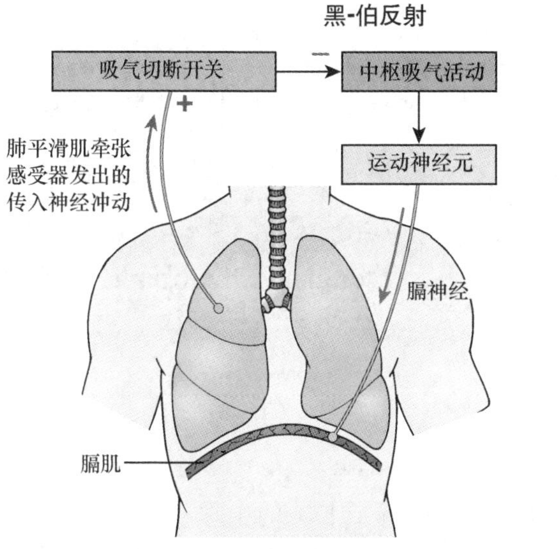

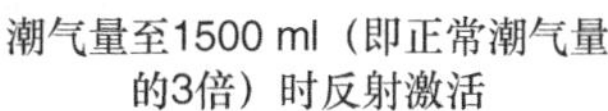

图 25-2　肺牵张反射（黑–伯反射）可防止肺过度膨胀。牵张感受器位于气道平滑肌内，大量吸气时，肺过度牵张，引起反射。当牵张感受器被激活，通过迷走神经发送动作电位至吸气中枢和长吸中枢，直接抑制吸气中枢，并通过激活吸气中枢来抑制长吸中枢，从而停止吸气，促使呼气

处（图 25-3），对 H^+ 特别敏感。但 H^+ 不易通过血脑屏障，因此 CO_2 通过生成 H_2CO_3，再分解为 H^+，间接控制该区域。受刺激时，化学敏感区刺激吸气中枢，增强渐进式调控效益，从而增加呼吸频率。

因此，$PaCO_2$ 间接影响脑脊液中的 H^+ 水平，控制呼吸驱动，1 min 内即可达到峰值效应。该效应在接下来数小时内逐渐减弱，到 48 h 时仅为峰值效应的 1/8。更多 HCO_3^- 主动转运到脑脊液来中和增加的 H^+，以此实现代偿。

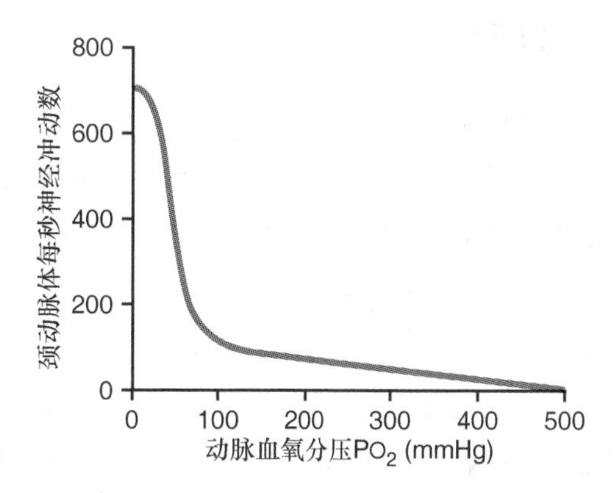

图 25-4　动脉血氧分压对猫颈动脉体神经冲动频率的影响（From Guyton AC，Hall JE. Textbook of Medical Physiology. 11th ed. Philadelphia，Elsevier Saunders，2005：518，F41-5.）

外周

外周化学感受器位于颈动脉体（第Ⅸ脑神经）和主动脉体（第Ⅹ脑神经），其血液供应非常丰富，对 O_2、CO_2 和 pH 的变化敏感。当 PaO_2 下降时刺激吸气中枢，PaO_2 30 ～ 60 mmHg 时效应最为显著（图 25-4）。

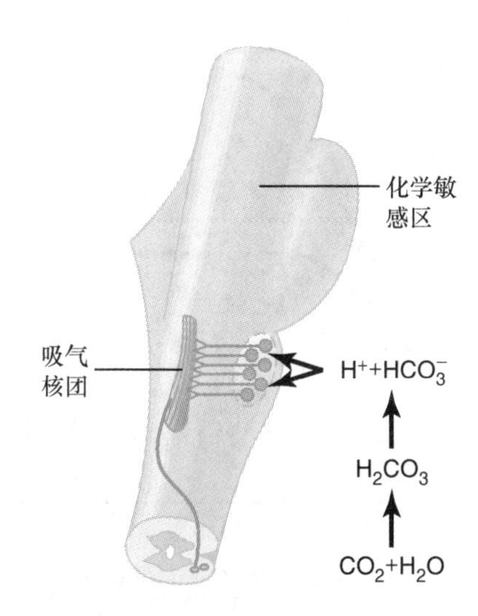

图 25-3　刺激吸气核团的化学敏感区位于延髓两侧，仅在延髓腹侧表面下方几微米处；H^+ 可刺激化学敏感区，但 H^+ 主要是由 CO_2 与水作用产生（From Guyton AC，Hall JE. Textbook of Medical Physiology. 11th ed. Philadelphia：Elsevier Saunders；2005：516，F41-2.）

平均动脉血压降低到 70 mmHg 以下时，呼吸驱动增强。吸入性麻醉药低至 0.1 MAC（最低肺泡有效浓度）时，低氧对外周化学感受器的刺激作用即消失，这对依赖于低氧刺激呼吸的严重阻塞性肺疾病患者来说可能非常关键。

颈动脉体损伤，如颈动脉内膜剥脱术时，外周化学感受器对低氧的反应降低，对 $PaCO_2$ 变化的反应降低 30%，而在呼吸静息水平时没有变化。

推荐阅读

Guyton AC, Hall JE. *Textbook of Medical Physiology*. 11th ed. Philadelphia: Elsevier Saunders; 2005.

West JB. *Respiratory Physiology: The Essentials*. 8th ed. Philadelphia: Lippincott, Williams & Wilkins; 2008.

第 26 章　高碳酸血症和低碳酸血症的生理效应

Douglas A. Dubbink，MD
余卓颖　译　徐　懋　校

高碳酸血症是指 $PaCO_2 > 45$ mmHg，低碳酸血症是指 $PaCO_2 < 35$ mmHg。

CO_2 的运输

CO_2 在细胞中产生，从细胞进入血液，再进入肺，最终经运输系统排出体外。70% ～ 90% 的 CO_2 以碳酸氢盐的形式存在于血浆中。碳酸氢盐主要在外周组织红细胞中通过以下反应生成：

$$CO_2 + H_2O \xleftrightarrow{\text{碳酸酐酶}} H_2CO_3 \leftrightarrow H^+ + HCO_3^-$$

5% ～ 10% 的 CO_2 和血液中蛋白质的氨基结合，并以碳胺基化合物的形式运输，剩下 5% ～ 10% 的 CO_2 以物理溶解状态存在于血浆中，经肺排出体外。

CO_2 变化对不同器官系统的影响

对中枢神经系统的影响

$PaCO_2$ 在 20 ～ 80 mmHg 范围内时，$PaCO_2$ 每上升 1 mmHg，脑血流量（cerebral blood flow，CBF）增加 1.8 ml/（100 g · min），同时脑血容量增加 0.04 ml/100 g（图 26-1）。CO_2 对脑血管舒缩的调节随血脑屏障脑侧小动脉壁平滑肌局部 H^+浓度变化而变化。HCO_3^-不能通过血脑屏障；CO_2 可通过血脑屏障，并形成 H_2CO_3，分解为 HCO_3^- 和 H^+，使小动脉周围脑脊液 pH 值下降。NO 和前列腺素（PGI_2）是 CO_2 诱导血管舒张的主要介质。$PaCO_2$ 变化 20 ～ 30 s 内即可出现血管扩张。脑脊液 pH 值因 HCO_3^-的主动运输，6 ～ 8 h 恢复正常，限制了过度通气在颅内压升高治疗中的使用。由于灰质的血管密度更高，CO_2 对灰质的影响比对白质更为显著。高碳酸血症对于直径小于 100 μm 的血管作用最为明显。

病理状态可能降低 CO_2 的生理学效应。例如，12 min 全脑缺血、血脑屏障破坏（创伤引起）以及严重的一过性局灶性脑缺血可消除 CO_2 反应长达 24 h。当 $PaCO_2$ 大于 90 mmHg，可对人类产生麻醉作用，但使用阿片类药物、苯二氮䓬类药物以及其他药物可使这一阈值下降。

如果 $PaCO_2$ 下降至 20 ～ 30 mmHg，脑血管收缩可致脑缺血，表现为意识错乱、脑电图变慢。过度通气引起的低碳酸血症可致头昏、眩晕、视觉障碍，呼吸性碱中毒还可能增加钙与白蛋白结合，可能导致低钙（见第 70 章，pK_a、pH 和蛋白质结合的效应）。

对呼吸系统的影响

$PaCO_2$ 大约在 100 mmHg 时可最大限度增加每

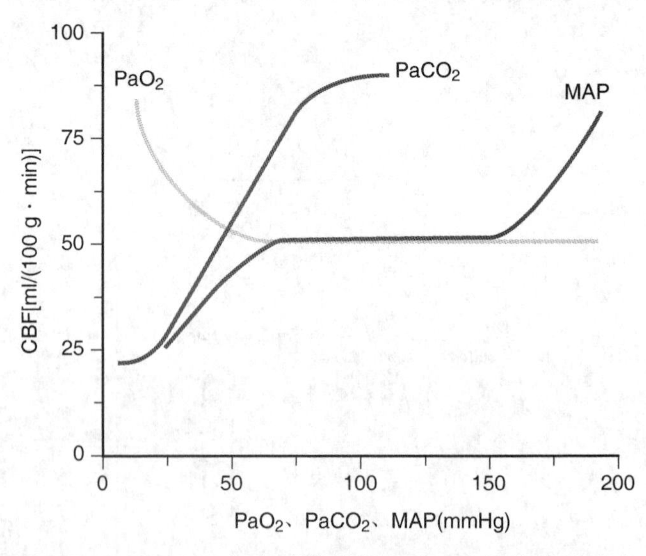

图 26-1　$PaCO_2$、PaO_2 和平均动脉压（MAP）分别对脑血流量（CBF）的影响（Reprinted from Patel PM，Drummond JA. Cerebral physiology and the effects of anesthetic drugs. In：Miller RD，Eriksson LI，Fleisher LA，et al，eds. Miller's Anesthesia. 7th ed. Philadelphia：Churchill Livingstone；2009.）

分通气量，$PaCO_2$ 再上升就可能抑制呼吸。高碳酸血症可增加肺血管阻力，由此引起的呼吸性酸中毒使缺氧性肺血管收缩更显著。低碳酸血症可抑制缺氧性肺血管收缩，引起支气管收缩，降低肺顺应性。许多麻醉药可抑制呼吸中枢对 CO_2 的反应。

对心血管系统的影响

高碳酸血症对心血管系统的影响取决于 CO_2 的直接抑制作用与交感神经系统兴奋间平衡的改变。CO_2 升高时，对于清醒和麻醉患者，血压、心输出量通常增加；当 CO_2 达到极高水平（80 ～ 90 mmHg），高碳酸血症可引起心输出量减少，血压、心率下降，造成心血管衰竭。

高碳酸血症可能导致心律失常，尤其使用氟烷时更易出现，因为氟烷使心肌对肾上腺素更为敏感，而高碳酸血症时由于交感兴奋，肾上腺素分泌增加。

低碳酸血症可通过多种机制降低心输出量。正压通气中，如果通过增加潮气量（10 ～ 20 ml/kg）使每分通气量增加，会导致回心血量减少。中枢神经系统中血管收缩可抑制交感活性，因而使心肌正性肌力下降。低碳酸血症导致的呼吸性碱中毒使离子化钙减少，也会导致心肌正性肌力下降。

对胃肠系统的影响

对于清醒患者来说，高碳酸血症（呼吸性酸中毒）可增加肝动脉和门静脉血流，而低碳酸血症（呼吸性碱中毒）可减少肝动脉和门静脉血流。如果全身麻醉未完全抑制交感神经系统，$PaCO_2$ 上升可使内脏血管收缩，减少肝血流；深麻醉状态下明显抑制交感神经系统，$PaCO_2$ 升高可使血管扩张，导致肝血流增加。

对肾的影响

慢性高碳酸血症可使 HCO_3^- 在肾潴留，从而引起代偿性代谢性碱中毒。慢性低碳酸血症使 HCO_3^- 通过肾流失，从而引起代偿性代谢性酸中毒。

对代谢的影响

$PaCO_2$ 升高，血浆中肾上腺素和去甲肾上腺素水平增加。高碳酸血症和呼吸性酸中毒可增加 K^+ 从细胞内向血浆中的转移。细胞重吸收 K^+ 缓慢，反复出现的高碳酸血症可使血浆中 K^+ 逐步上升。

框 26-1　高碳酸血症患者可能出现的体征

心律失常，特别是室性期前收缩或心动过速	高血压 *
昏迷	呼吸频率减慢
皮肤潮红	潮气量下降

* 出现无法解释的高血压时，应考虑高碳酸血症

CO_2 变化的药理学效应

高碳酸血症和呼吸性酸中毒可影响许多麻醉药物的药动学。比如，非离子形式的局部麻醉药更容易穿过细胞膜。因为局部麻醉药为弱碱性，存在酸血症时，非离子形式的局部麻醉药相对减少，因此穿过细胞膜的药量减少，从而使局部麻醉药效能降低。$PaCO_2$ 升高可使氧解离曲线右移，外周可利用氧减少；$PaCO_2$ 降低则产生相反作用。

CO_2 对 MAC 的影响

$PaCO_2$ 在 20 ～ 100 mmHg 之间变化时，吸入麻醉药的最低肺泡有效浓度（minimum alveolar concentration，MAC）值没有变化。CO_2 在极高水平时可产生麻醉作用。CO_2 高达 245 mmHg 时可产生 1 MAC 值的麻醉效应。

体征和症状

高碳酸血症没有绝对的诊断体征，但可能存在一些征象（框 26-1）。临床体征不会持续存在，因而诊断时常需要动脉血气分析或呼吸气体监测。

推荐阅读

Adrogué HJ, Madias NE. Secondary responses to altered acid-base status: The rules of engagement. *J Am Soc Nephrol*. 2010;21:920-923.

Azzam ZS, Sharabi K, Guetta J, et al. The physiological and molecular effects of elevated CO_2 levels. *Cell Cycle*. 2010;9(8):1528-1532.

Brian, JE. Carbon dioxide and the cerebral circulation. *Anesthesiology*. 1998;88: 1365-1386.

Curley G, Laffey JG, Kavanagh BP. Bench-to-bedside review: Carbon dioxide. *Crit Care*. 2010;14:220.

Dorrington KL, Balanos GM, Talbot NP, Robbins PA. Extent to which pulmonary vascular responses to Pco_2 and Po_2 play a functional role within the healthy human lung. *J Appl Physiol*. 2010;108:1084-1096.

Fencl V, Jabor A, Kazda A, Figge J. Diagnosis of metabolic acid-base disturbances in critically ill patients. *Am J Respir Crit Care Med*. 2000;162:2246-2251.

Lumb AB, ed. *Nunn's Applied Respiratory Physiology*. 6th ed. Philadelphia: Elsevier/Butterworth Heinemann; 2005.

Michenfelder JD. *Anesthesia and the Brain*. New York: Churchill Livingstone; 1988.

O'Croinin D, Ni Chonghaile M, Higgins B, Laffey JG. Bench-to-bedside review: Permissive hypercapnia. *Crit Care*. 2005;9:51-59.

Ogoh S, Nakahara H, Ainslie PN, Miyamoto T. The effect of oxygen on dynamic cerebral autoregulation: Critical role of hypocapnia. *J Appl Physiol*. 2010;108: 538-543.

第 27 章　健康和疾病状态下的肺泡表面活性物质与呼吸力学

James P. Conterato，MD
曲亦伸　译　徐　懋　校

表面活性物质的产生与成分

肺表面活性物质是一种由 2 型肺泡细胞分泌的磷脂-蛋白混合物，其作用是通过降低气液交界固有表面张力，稳固肺泡结构，避免肺泡和终末气道在呼气末期塌陷。此外，这一混合物也诱发对吸入病原体的免疫反应。

表面活性物质的产生

在胚胎发育中，前 3 个月肺组织首先从食管分离发生，产生传导性气道，第 16 ～ 34 周为小管期。这一进程中，受到下丘脑-垂体-肾上腺轴（类固醇、甲状腺素与维 A 酸）调控，Ⅱ型肺泡细胞在第 34 周开始分泌表面活性物质。类固醇可以促进这一进程。诸多损伤，如炎性肺不张、接触毒素、感染以及氧中毒，都可以显著减少表面活性物质的产生，损害肺泡与气道的稳定性并影响肺换气功能，远期可能导致限制性肺疾病。

表面活性物质成分

表面活性物质在Ⅱ型肺泡细胞的细胞器板层小体中产生，这些细胞器由螺旋状的磷脂、特化的表面活性物质蛋白（SP-A、SP-B、SP-C、SP-D）和钙（作为辅因子）构成。磷脂主要是二棕榈酰磷脂胆碱（DPPC）。这是一种分布在气液交界（比如肺泡表面）的亲水脂的分子，疏水（脂质）端分布于空气而亲水（磷酸盐）端浸入水中。经亲水脂的 SP-B 与 SP-C 蛋白辅助，沿气液交界的肺泡表面自发形成单层磷脂膜。SP-B 先天性缺乏会造成致命的出生后呼吸窘迫，而 SP-C 先天性缺乏与家族性肺纤维化相关。SP-A 和 SP-D 是亲水蛋白，属于胶原凝集素家族中的宿主防御蛋白。它们结合微生物，调节白细胞趋化性、细胞因子功能和吞噬作用。

板层小体由Ⅱ型肺泡细胞经胞吐作用进入肺泡。最初是成束的管状髓鞘形式，随后再调整为单层磷脂膜。在正常情况下，一些磷脂-表面活性物质蛋白复合物由这些细胞再摄取，然后受 SP-D 影响再循环利用。

表面活性物质的物理性质

在正常情况下，水分子间存在较强的相互作用力（雨滴汇聚）。球体表面（肺泡）的气液交界效应被描述为拉普拉斯定律（Laplace law），如下：

$$P \sim 2T/r$$

P 为球体表面的静水压，T 为表面张力，r 为球体半径。

简而言之，排列在肺泡表面的水分子相互作用（表面张力）的强吸引力在肺泡产生的正压与其半径成反比。所以，随着半径减小（呼气），肺泡产生渐增正压，由此可导致其完全塌陷，除非肺泡表面张力降低，而这就是表面活性物质通过磷脂膜起到的作用。缺乏表面活性物质的肺泡液有接近 50 $dynes/cm^2$ 的表面张力。具备正常表面活性物质成分的肺泡液表面张力降低，为 5 ～ 30 $dynes/cm^2$。在正常情况下，肺泡表面正压约为 3 mmHg，较易被胸膜内负压对抗。而如果没有表面活性物质，这一压力可以增加到 18 mmHg，导致肺泡塌陷和复张受阻（负压吸力不足以对抗气液表面张力）。

类似的原理同样存在于终末气道的开放（比如哮喘）。这些末端气道是圆柱体，其适用的拉普拉斯定律如下：

$$P = T/r$$

只要表面张力的降低比半径降低更多，压力就会降低，而周围气道和肺泡液将不会被吸进气道的狭窄部分（终末支气管）。如果表面活性物质供应不足或炎症反应过强，表面张力则不会降低，周围表面液体从宽气道向窄气道重新分布，进一步降低后者的半径。这一机制可能是炎症进程（比如哮喘）中气道塌陷的重要原因。此外，β 肾上腺素受体激动剂和糖皮质激素都可以促进表面活性物质的分泌，这可以部分解释这些药物在反应性气道疾病中的益处。

表面活性物质的治疗应用

外源性表面活性物质雾化剂已用于治疗某些急性肺部疾病，有些比其他更加有效。表面活性物质有天然（动物肺匀浆）和合成制剂（DPPC 与促进吸附和扩散的化学物质混合，但不含表面活性蛋白）。

表面活性物质在新生儿呼吸窘迫综合征（预防和选择性应用）与胎粪吸入中有确切疗效。对小儿和成人呼吸窘迫综合征的治疗效果没有如此明显，但相关研究正在进行中。

推荐阅读

Nkadi PO, Merritt TA, Pillers DA. An overview of pulmonary surfactant in the neonate: Genetics, metabolism, and the role of surfactant in health and disease. *Mol Genet Metab*. 2009;97:95-101.

Ochs M. The closer we look the more we see. Quantitative microscopic analysis of the pulmonary surfactant system. *Cell Physiol Biochem*. 2010;25:27-40.

Pfister RH, Soll R, Wiswell TE. Protein-containing synthetic surfactant versus protein-free synthetic surfactant for the prevention and treatment of respiratory distress syndrome. *Cochrane Database Syst Rev*. 2009:CD006180.

第 28 章　肺顺应性与气道阻力的影响因素

H. Michael Marsh，MB，BS，Michael L. Bishop，MD

曲亦伸　译　徐　懋　校

在开放胸腔内，孤立的肺因自身弹性而回缩，直到其中空气被排空；相反，胸廓与肺脱离接触时，肺开始扩张。假定成人胸廓在容量超过功能残气量（functional residual capacity，FRC）约 1 L 时停止扩张。在闭合胸腔内，肺表面与胸廓相接触，由胸廓与肺的固有形态所决定，肺扩张至 FRC 时达到静止状态。因此，FRC 是由肺的弹性、胸壁和呼吸肌的静止张力共同决定的。

在 FRC 状态，需要呼吸肌运动来扩张或收缩胸廓，肺自身被动性随着胸壁（包括膈肌）形变而运动。然而，以下因素共同对抗或阻碍，从而限制了肌力对胸壁形态与容量变化的影响：①肺组织和胸壁弹力；②肺泡气液交界的表面张力；③气道内气流摩擦阻力；④胸部组织形变产生的黏弹性组织阻力；⑤气体与组织运动惯性。这五个因素共同构成呼吸系统的“弹性”阻力（因素①和②）与“非弹性”阻力（因素③、④和⑤）。

弹性阻力与肺 / 胸壁的顺应性

弹性是组织受力形变后回复原本形态的被动特性。弹性良好的组织遵循胡克定律（Hooke law），即施加 1 单位力产生 1 单位延展，2 单位力产生 2 单位延展，如此类推，直至达到该组织弹性极限。延伸的长度（延展或容量的单位）与受到的力（力或压力的单位）呈线性关系，其斜率即代表该组织的弹性（易形变性、顺应性）。

对于呼吸系统，形变后的弹性回缩或顺应性定义为容量变化与压力变化的比值（L/cmH_2O）。这一系统包含肺与胸壁（胸廓和膈），二者各自的顺应性均为此联合系统的两倍。正常肺顺应性（C_L）是 0.2 L/cm H_2O，胸壁顺应性（C_{CW}）为 0.2 L/cm H_2O，呼吸系统顺应性（CRS）则是 0.1 L/cm H_2O。弹性是顺应性的倒数，而各部分的弹性是可加和的。所以，

$$\frac{1}{C_{RS}}=\frac{1}{C_L}+\frac{1}{C_{CW}}$$

呼吸系统总的弹性等于肺与胸壁弹性之和。

肺弹性和顺应性同样受肺泡气液交界的表面张力影响。所以肺不是一个完美的弹性组织，其顺应性表现出明显的滞后（时间依赖性弹性行为）和容量依赖性变化。肺滞后与诸多因素相关（框 28-1）。

有实验显示，顺应性随肺容量变化。所以顺应性的测量必须考虑初始肺容积（通常指 FRC）。比如，肺顺应性为 60% 正常值并不意味着其比正常肺僵硬，除非已知其肺容量（FRC）正常。为了处理这一问题，一些研究者报道了比顺应性（与 FRC 相关的顺应性）。

影响肺顺应性的主要因素

气泡（或肺泡）内的压力与其半径成反比［拉普拉斯定律（Laplace's law）］。这意味着小气泡会汇聚成大气泡。肺表面活性物质通过调整肺泡间的表面张力增加肺顺应性，肺泡缩小时，表面活性物质降低表面张力，使小肺泡在与大肺泡压力相同时保持存在。肺水肿降低顺应性，可能是由于改变了表面活性物质浓度，或者影响了肺泡的几何形态。

当肺表面活性物质受损或缺失，小肺泡内增加的表面张力会令其塌陷。打开并重新扩张（“复张”）需要更高的压力。

腹水、胸腔积液、心包积液、心脏肥大都通过降低 FRC 降低顺应性。胸膜、间质和肺泡纤维化都会降低肺组织弹性和 FRC，从而降低顺应性。肺不张和肺炎通过降低 FRC 和减少肺表面活性物质而降低肺顺应性。

脊髓灰质炎和脊柱后凸侧弯降低 FRC，从而降低顺应性。肺动脉阻塞通过降低 FRC 和减少肺表面活性物质而降低顺应性。全身麻醉降低 FRC，从而降低肺顺应性。

肺气肿时，正常的肺弹性回缩丧失，从而增加肺顺应性（正常跨肺压导致 FRC 升高）。正常到轻度阻塞或反应性气道疾病增加 FRC 而增加肺顺应性。

框 28-1　可能导致肺滞后的因素
表面活性物质活性改变 *
应力松弛
快速充盈与缓慢充盈肺泡间的气体再分布
肺泡复张，闭合肺泡开放
肺血容量移位

* 拉普拉斯定律可能起作用（详见第 27 章）

影响胸廓顺应性的主要因素

脊柱后凸侧弯、漏斗胸、关节炎性脊柱炎、骨骼肌疾病导致僵硬或痉挛、膈肌显著抬升的腹部异常以及明显的肥胖都会降低胸廓顺应性。

肺顺应性降低的主要效应

肺顺应性降低导致呼吸功增加，因其需要更高压力来增加肺容量。降低呼吸功的代偿机制包括增加呼吸频率、降低潮气量以及紧闭嘴唇呼吸。由于支气管相当于 Starling 阻力，闭紧嘴唇将口腔内等压点转移到维持气道开放的支气管。然而不论如何努力，视 C_{RS} 降低程度不同，肺的一些区域都会发生萎陷，进而导致肺血管分流增加。而即使在那些维持开放的区域，肺内各处顺应性也不一致，导致肺泡通气量在肺内分部不均，进而加重通气 / 血流失衡。

非弹性阻力（包括气道阻力）

气流的摩擦阻力和黏弹性组织的形变阻力形成呼吸系统运动的主要非弹性阻力，气体的惯性和组织形变只产生微小的贡献。惯性只在高频通气时才成为一种影响因素，而“气道阻力”和“组织阻力”通常各自贡献 50% 的“呼吸系统”阻力。气道阻力是临床中的主要可变因子，此处不再进一步讨论黏弹性“组织阻力”。

气道阻力

驱动压是在吸气和呼气时驱动空气通过气道的必要压力。驱动压在吸气相等于大气压减去肺泡压，呼气相等于肺泡压减大气压。因为压力等于流量乘以时间［欧姆定律（Ohm's law）］，阻力等于驱动压除以流量。气道阻力由流动气体分子和气道壁间的摩擦力产生，其单位为 $cmH_2O/(L \cdot s)$。

根据泊肃叶定律（Poiseuille's law），层流气流中的阻力等于 $8l\eta/\pi r^4$，l 为气道长度，η 代表气体黏度，r 代表气道半径。可见流体阻力受气道半径影响最为显著。气道半径降低一半可以增加 16 倍阻力（即 2^4）。麻醉会直接影响小气道内径。

阻力也取决于气流的特性。在层流中，压力与气流容量乘以气体黏性常数成比例。而在湍流中，压力与气流平方乘以气体密度常数成比例。根据欧姆定律，假设流量恒定，湍流阻力超过层流。湍流出现在气道分支处和气道的不规则处（比如黏液、渗出液、肿瘤、异物和局部声门闭合）。在正常肺中，大部分气道阻力出现在大的肺叶支气管并随气体向周边移动而逐渐降低，因为随着气道容积逐渐增加，气体流速降低。外周呼吸性细支气管中阻力最低，所以测量的气道阻力变化前，外周细支气管的直径先发生剧烈变化。正常成年人气道阻力为 0.5 ～ 1.5 cmH_2O/（L・s）。

影响气道阻力的主要因素

随着肺弹性组织增加气道直径，气道阻力随着肺容积增加而降低。哮喘引起的支气管痉挛和气道分泌物由于促进湍流而引起气道阻力增加。肺气肿因气道闭合而引起阻力增加。此外，肺气肿患者用力呼气来克服增加的阻力时，胸膜内正压使气道进一步闭合。

其他使气道内径缩小的因素也会使气道阻力增加，包括黏膜淤血、水肿、炎症、气胸、渗出液或异物、缩窄以及纤维化。阻力增加的医源性因素包括气管导管过细。

气道阻力增加的主要效应

气道阻力增加导致呼气时间延长。如果呼吸频率不变，这将导致 FRC 增加（气体滞留）。为了代偿，患者依赖更加用力的呼气，由此增加呼吸功。在因药物麻痹因素而难以用力呼气的患者中，气体滞留会通过降低两个心室的前负荷和增加两个心室的后负荷而严重降低心输出量。

为了降低气道阻力，患者会降低呼吸频率以降低气流速度。患者会紧闭嘴唇呼气以降低气管支气管树的压力梯度。如前所述，紧闭嘴唇可将等压点向气道近端转移，以使其轻度增加开放。

推荐阅读

Lumb AB, ed. *Nunn's Applied Respiratory Physiology*. 5th ed. Boston: Heinemann-Butterworth; 2000.

Rehder K, Marsh HM. Respiratory mechanics during anesthesia and mechanical ventilation. In: Geiger SR, ed. *Handbook of Physiology—The Respiratory System III*. Bethesda, MD, The American Physiological Society. 1986:737-752.

Satoh J-I, Yamakage M, Kobayashi T, et al. Desflurane but not sevoflurane can increase lung resistance via tachykinin pathways. *Br J Anaesth*. 2009;102:704.

第 29 章　肺通气与血流

H. Michael Marsh, MB, BS

敦元莉　译　徐　懋　校

本章探讨正常状态与全身麻醉下的肺气体交换。最大的 O_2 和 CO_2 气体交换效能为肺单位通气 / 血流（$\dot{V}/\dot{Q}$）为 1 的情况下，气体-血液进行连续逆流交换，血液-气体交换时间为 0.75 s。相比之下，人类的肺内交换仅相对有效，很多肺泡 $\dot{V}/\dot{Q}$ 并不相同，由肺通气与血流的分布决定。

通气

吸入肺部的气流受肺顺应性和气道阻力的影响。体位改变带来的重力影响与不同呼吸频率产生的肺局部区域肺泡充盈和排空的时间常数是另外两个决定肺内通气分布的主要因素。右肺比左肺容积大，仰卧位自主呼吸或机械通气时，右肺接受 52% ～ 53% 的潮气量。体位改变时，由于重力影响，百分比会有所改变，而麻醉、肌松和机械通气会引起进一步的变化。

处于功能残气量状态时，从肺叶的上部（坐位时的肺尖，仰卧位时的肺前部，侧卧位时的上肺）到下部，肺泡容量递减。在呼气末，基底部的肺泡容积是顶部的 1/4，这使基底部的肺泡特性位于其压力-容积曲线较陡峭的部分（图 29-1），尽管功能残

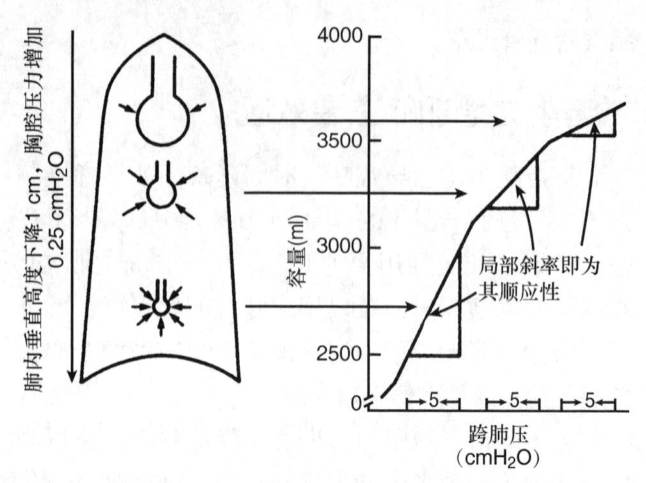

图 29-1 肺内每降低 1 cm，胸腔压力增加 0.25 cmH_2O。胸腔压力的增加可以导致肺泡容积减少 4 倍。肺容积降低也会使气道管径减小。将局部肺泡容积用跨肺压-肺泡容积曲线表示，小的肺泡位于曲线较陡（斜率大）部分，大的肺泡位于平缓（斜率小）部分。局部的斜率反映了该部分肺的顺应性。在正常的潮气量范围内（2500 ~ 3000 ml），压力-容积曲线是线性的。图中肺容积值是直立位测定（From Benumof JL. Respiratory physiology and respiratory function during anesthesia. In：Miller RD，ed. Anesthesia. 5th ed. Philadelphia：Churchill Livingstone；2000：578-618.）

气量时基底部肺泡小于顶部，但吸气时，基底部肺泡的扩张大于顶部的肺泡。因此，清醒状态、自主呼吸的患者，不论何种体位，均在最高处（如患者直立时的肺尖）的肺单位通气最少，随着肺内垂直高度的下降，通气相应增加。

仰卧位时，全身麻醉肌松状态下的机械通气会减小上部与下部肺泡间通气的差异，使整个肺内的通气分布趋于一致。这是由于功能残气量降低，肺泡特性沿压力-容积曲线下移（见图 29-1）。当患者侧卧位时，麻醉反转肺内通气的分布，使上侧肺的通气量高于下侧肺。自主呼吸及机械通气都出现此种情况，由于下肺有更多的血流灌注，加剧了 $\dot{V}/\dot{Q}$ 失衡，因此具有重要的临床意义。侧卧位时肺内通气分布的改变归因于以下因素：①功能残气量降低，导致沿压力-容积曲线的改变（可被 PEEP 部分逆转）；②下肺受到纵隔和腹腔内容物的更多挤压；③上侧胸的顺应性增加。

肺的充盈与排空的时间常数是由该区域的顺应性与弹性阻力决定的。如果呼吸频率过高，以致下一次吸气前没有完全排空，那么就会有气体的残存，阻塞性气道疾病时需要考虑到此点。肺部不完全充盈与排空也会加剧 $\dot{V}/\dot{Q}$ 失衡，麻醉可能逆转支气管收缩而改善此影响。

肺血流

肺内血流分布有两个决定因素：①重力；②缺氧性肺血管收缩（hypoxic pulmonary vasoconstriction，HPV）。肺内垂直高度每增加 1 cm，肺动脉压（P_{PA}）降低 1 mmHg 或 1.3 cmH_2O。由于肺循环是一个低压系统，所以肺内的高处与低处部位血流灌注会有明显区别，较低部位有更多的血流灌注。而肺泡实际的血流灌注还受肺泡压的影响，肺泡压与肺动静脉压相反。相互作用见图 29-2。以上所有相互作用都是动态的，随循环与呼吸周期而改变。肺内有 4 个血流分布区域。在区域 1，直立位的肺尖，肺泡压大于肺动脉压，阻碍血流灌注，因此形成了一个肺泡无效腔，健康的肺中，区域 1 基本无影响。在区域 2，肺动脉压大于肺泡压，但肺泡压大于肺静脉压（P_{PV}），所以区域 2 的血流由肺动脉与肺泡的压力差决定。在区域 3，肺动脉压大于肺静脉压，肺静脉压大于肺泡压，该区域血流由肺动静脉压力差（P_{PA}-P_{PV}）决定，而非肺泡压。在区域 4，血流由肺动脉与

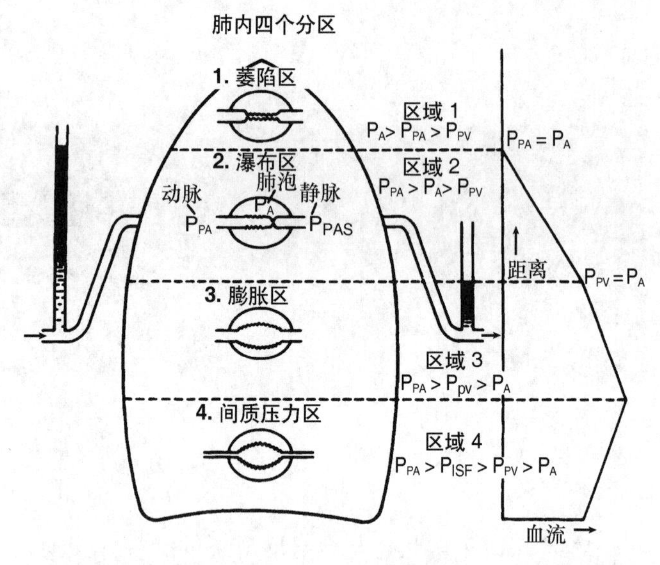

图 29-2 肺的血流分布。在区域 1，肺泡压（P_A）超过肺动脉压（P_{PA}），可能是由于肺泡压使血管萎陷而没有血流灌注。在区域 2，肺动脉压大于肺泡压，但肺泡压大于肺静脉压（P_{PV}）。区域 2 的血流由肺动脉与肺泡的压力差决定，其随肺区的下移而增加。在区域 3，肺静脉压超过了肺泡压，该区域血流由肺动静脉压力差（$P_{PA} - P_{PV}$）决定，随肺区下移，其值是恒定的。但是，肺区下移，跨血管壁的压力是增加的，导致血管管径增加，血流增多。在区域 4，由于肺间质压超过了肺静脉压与肺泡压，血流由肺动脉与肺间质压力差（$P_{PA} - P_{ISF}$）决定（From Benumof JL. Respiratory physiology and respiratory function during anesthesia. In：Miller RD，ed. Anesthesia. 5th ed. Philadelphia：Churchill Livingstone；2000：578-618.）

肺间质压力差决定。总之，肺动脉压降低（如低血容量休克）将增加高处区域（区域 1 和区域 2），缩小低处区域（区域 2 和区域 3），肺动脉压增高时作用相反。肺泡压的增加（如 PEEP）将低处区域转变为高处区域（即增加区域 1 和区域 2）。

缺氧性肺血管收缩（HPV）是肺血管平滑肌对肺泡氧分压（PO_2）降低区域的局部反应。其可以降低肺低通气区域的血流，从而维持正常的 $\dot{V}/\dot{Q}$。只有血流还能转移至有正常通气与氧合的重要肺区域时，HPV 才能发挥作用（如胸科手术时的单肺通气）。静脉全身麻醉药物不会抑制 HPV，而吸入性麻醉药和血管扩张药则会抑制 HPV。治疗性吸入的 NO 是肺动脉特异性血管扩张剂，可能减轻 HPV 的作用，但只是输送到通气区域的肺泡，所以往往可以改善氧合。

$\dot{V}/\dot{Q}$

肺由上侧向下侧，通气与血流均相应增加，但是增加的比例不同（图 29-3）。因此直立位时，在顶部，$\dot{V}/\dot{Q}$ 大于 1，在第三肋水平，$\dot{V}/\dot{Q}$ 为 1，第三肋以下水平，$\dot{V}/\dot{Q}$ 小于 1。当然，$\dot{V}/\dot{Q}$ 也受单独影响通气或血流的诸多因素的影响。

无效腔

无效腔（V_D）是指一次呼吸中没有参与气体交换的容积，V_T 表示潮气量，V_D/V_T 指无效腔容积占潮气量的比例。解剖无效腔［V_D（$_{AN}$）］指气道内的气体容积。肺泡无效腔［V_D（$_{ALV}$）］指没有进行有效气体交换的肺泡容积，即有通气但是无血流灌注肺泡。总的无效腔（生理无效腔）等于解剖无效腔加肺泡无效腔。正常情况下，生理无效腔约为潮气量的 1/3，解剖无效腔约为 0.5 ml/kg。清醒、健康患者，仰卧位时，肺泡无效腔可忽略不计。机制之一是支气管收缩反射会收缩通向没有血流灌注肺泡的气道。

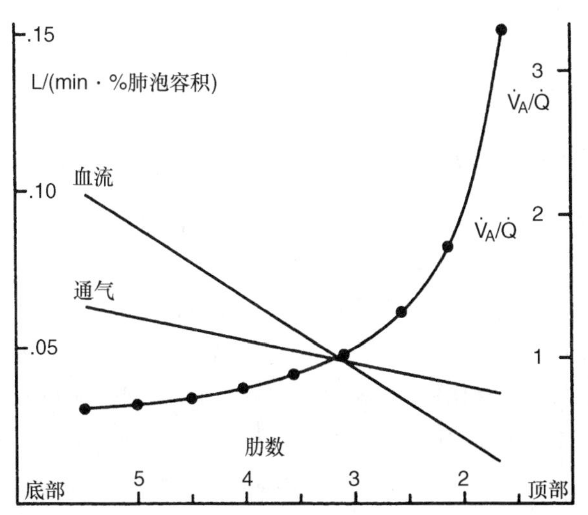

图 29-3 正常直立位的肺通气和血流的分布（左纵轴）与通气 / 血流（右纵轴）。通气和血流都以 L/（min · % 肺泡容积）表示，并随垂直高度绘制成平滑的函数曲线。圆点为同一水平肺部的 V/Q。假设心输出量为 6 L/min，每分通气量为 5.1 L/min。$\dot{V}_A/\dot{Q}$，肺泡通气 / 血流（From West JB. Respiratory Physiology. 2nd ed. Baltimore：Williams & Wilkins；1970.）

V_D/V_T 可以使用 Bohr 方法计算，基于排出的二氧化碳均来自肺泡，没有无效腔来源。

$$V_D/V_T = \frac{P_ACO_2 - \text{混合呼出气 } PCO_2}{P_ACO_2}$$

临床上，假定动脉 PCO_2 与肺泡 PCO_2 相等。呼出混合气 PCO_2 是呼出气体样本中的平均 PCO_2，与呼气末 PCO_2 是不同的。

无效腔与无效腔 / 潮气量的影响因素

V_D 与 V_D/V_T 受 $\dot{V}/\dot{Q}$ 和气道解剖的影响。由于区域 1 的增加，肺动脉压降低（如失血、药物作用）使肺泡无效腔增加。

不论肺动脉压正常还是较高，通气区域无血流灌注都会导致肺泡无效腔增加，从而使 V_D/V_T 增加。肺动脉栓子（包括静脉空气栓子）、肺动脉血栓形成、肺动脉的外科操作以及伴有肺泡隔与脉管系统减少的肺气肿等均可导致该结果。

气道压力增加（如正压通气）时，周围肺实质对气道的牵拉使解剖无效腔增加，区域 1 增大，使肺泡无效腔增加。与屈颈颏时相比，患者伸颈和下颌前突时解剖无效腔增加 2 倍。因为直立位使最顶部肺泡的灌注减少，造成区域 1 增加，所以与仰卧位相比，肺泡无效腔增加。

麻醉机的无效腔使 V_D/V_T 从 0.3 的正常水平增加至 0.4 ～ 0.5（气管插管与 Y 型连接器），或增加至 0.64（面罩通气）。如果麻醉机不连接至呼吸回路中，气管造口或插管可使解剖无效腔减少近半。

不论自主呼吸还是机械通气，全身麻醉均会使 V_D/V_T 增加。病因多样，尚未完全阐明，部分原因可能是中度低肺动脉压、骨骼肌张力丧失或支气管收缩张力丧失。与深慢呼吸相比，浅快呼吸使大部分非正常肺泡与低灌注区肺泡的通气比例增加，从而增加了无效腔量。

随着年龄的增长，肺组织弹性降低，使解剖无效腔与肺泡无效腔均有所增加。此外，随着年龄增长，闭合容量与闭合气量相应增加。

分流

分流（$\dot{Q}_S$）是指没有参与气体交换的那部分血流。$\dot{Q}_S/\dot{Q}_T$ 指分流占肺动脉血流（全部心输出量）的比例。解剖因素也会产生分流，如心最小静脉、支气管静脉以及其他一些使血流绕过肺直接排到左心的右向左分流路径。这些分流转移了 5% ～ 7% 的心输出量，$\dot{V}/\dot{Q}$ 失衡可能进一步加重 1% ～ 3% 的分流。因此在正常肺中，全部的分流可能占到心输出量的 6% ～ 10%（框 29-1）。$\dot{Q}_S/\dot{Q}_T$ 可以使用分流方程式中的 Fick 原则进行估算。

$$\dot{Q}_S/\dot{Q}_T = \frac{Cc'O_2 - CaO_2}{Cc'O_2 - C\bar{v}O_2}$$

$Cc'O_2$ 代表末端毛细血管的氧容量，CaO_2 代表动脉氧容量，$C\bar{v}O_2$ 代表混合静脉氧容量。

框 29-1　影响分流的因素

心最小静脉将血流从左心室肌壁直接引入左心室，此血流的氧含量很低，但只有 $\dot{Q}_T$ 的 0.3%

支气管疾病患者的支气管静脉内血流可能较大，合并缩窄的患者可达到 $\dot{Q}_T$ 的 7% ～ 10%

先天性心源性右向左分流

肺水肿增加依赖性肺泡和淹没性肺泡的分流

肺部疾病可能阻碍扩散，造成低 $\dot{V}/\dot{Q}$ 区

任何气道关闭都会增加 $\dot{Q}_S$，因此，使用 PEEP 和肺泡复张术可以降低 $\dot{Q}_S$ 并改善氧合

PEEP，呼气末正压通气；$\dot{Q}_S$，分流；$\dot{Q}_T$，心输出量；$\dot{V}/\dot{Q}$，通气 / 血流

致谢

作者感谢 Michael E. Johnson，MD，PhD 在之前的版本中为此章所做的工作。

推荐阅读

Gattinoni L, Carlesso E, Brazzi L, Caironi P. Positive end-expiratory pressure. *Curr Opin Crit Care*. 2010;16:39-44.

Lumb AB, ed. *Nunn's Applied Respiratory Physiology*. 6th ed. Oxford: Butterworth-Heinemann; 2005.

第 30 章　肺功能检查解读

H. Michael Marsh，MB，BS，David O. Warner，MD

敦元莉　译　徐　懋　校

肺功能基本检查包括三组数据：①气体流速，评估气道狭窄；②肺容积，评估由胸壁肌肉疾病引起的肺组织损失或改变；③动脉血气或一氧化碳弥散（D_{LCO}），评估肺内血-气交界的气体交换效率。

还可以进行更多的复杂检测，例如，通过心肺运动负荷试验，测算静息时的最大氧耗量（$V_{O_2\,max}$）及代谢率，评估心肺相互作用与代谢。通过阻力或弹性试验，测量肌肉力量及易疲劳性，分别用于评估呼吸肌的强度和耐力。而呼吸中枢控制可以通过对二氧化碳及缺氧反应及多导联睡眠监测获得进一步的评价。

这一系列肺功能检查被分为不同的难度等级（框 30-1）。常规检查包括 1 级和 2 级。检测值的正常范围随年龄、体型、性别而有所不同。平均年龄 40 岁的男性与女性的检测值见表 30-1。美国外科患者中，呼吸系统疾病患病率最高的主要两类为阻塞性疾病患者（包括哮喘、支气管炎、支气管扩张和肺气肿）和限制性疾病患者（包括病理性肥胖伴阻塞性睡眠呼吸暂停和脊柱后凸侧弯）。典型阻塞性与限制性疾病的肺功能变化模式（1 级和 2 级检测所见）见表 30-2。麻醉医师必须熟知这些疾病以及其在围术期造成的风险。同时也应意识到，尽管肺功能检查可能证实临床诊断和观察对治疗的反应，评估这些疾病的严重性，但没有一项检查或组合检查对预测围术期肺并发症必不可少。然而，可以使用

框 30-1　肺功能检查
1 级
肺量计检查 / 呼吸描记
FEV_1
$FEV_1\%$
$FEF_{25\sim75}$
MVV
支气管扩张剂反应
吸入室内空气或吸氧的脉搏氧饱和度
2 级
动脉血气
PaO_2/FiO_2
肺容量
TLC
FRC
RV
D_{LCO}
3 级
流速-容量环
压力-容量环
C_{RS}
Pst
呼吸肌力
PImax
PEmax
低氧或高二氧化碳反应
运动试验
睡眠监测

FEV_1，用力呼气量，指最大深吸气后，用力呼气第一秒的气体量；$FEV_1\%$，用力呼气量与用力肺活量（FVC）的比值；$FEF_{25\sim75}$，用力呼气流速，用力呼气中期从肺内呼出的气流量（或速度）；FiO_2，吸入氧浓度；FRC，功能残气量；MVV，最大自主通气量，指在 1 min 内所能呼吸的最大气体容量，通常限定在 15 s 内完成；PEmax，最大呼气压力；PImax，最大吸气压力；Pst，静态弹性回缩力；RV，残气量；TLC，肺总量，肺内所含的最大气量；C_{RS}，整个呼吸系统的顺应性；D_{LCO}，肺内一氧化碳（CO）的弥散能力，在标准时间内，吸入一次 CO，通常为 10 s

预计术后气流变化（$FEV_1\%$）、D_{LCO} 和基础运动耐量来评估肺切除的风险（图 30-1）。

在此讨论 1、2 级肺功能检查，并对检查的选择提供一些保守的建议。

气体流速测试

用力呼气呼吸描记

在这项测试中，被测试者在最大用力吸气后，尽力呼气，使用呼吸记录器或呼吸气流流速计描绘呼出气流及容积（图 30-2 和 30-3）。在任何个体，

表 30-1　呼吸功能检查正常值（40 岁男性和女性）

指标	男性 *	女性 †
VC 或 FVC（L）	5	3.5
RV（L）	1.8	1.7
TLC（L）	6.8	5.2
FRC（L）	3.4	2.6
FEV_1（L）	4.1	2.9
$FEV_1\%$（%）	82	83
$FEF_{25\sim75}$（L/s）	4.3	3.3
MVV（L/min）	168	112
D_{LCO}［ml/（min · mmHg）］	33	24

* 身高，178 cm；

† 身高，165 cm；

D_{LCO}，肺内一氧化碳（CO）的弥散能力；$FEF_{25\sim75}$，用力呼气流速，用力呼气中期从肺内呼出的气流量（或速度）；FEV_1，用力呼气量，指最大深吸气后，用力呼气第一秒的气体量；$FEV_1\%$，用力呼气量与用力肺活量（FVC）的比值；FRC，功能残气量；MVV，最大自主通气量；RV，残气量；TLC，肺总量，肺内所含的最大气量；VC，肺活量。

Adapted from Taylor AE，Rehder K，Hyatt RE. Clinical Respiratory Physiology. Philadelphia：WB Saunders；1989.

表 30-2　肺疾病类型

参数	限制性疾病		阻塞性疾病		
	胸壁	肺实质	哮喘	支气管炎	肺气肿
TLC	↓	↓	↑	一或↑	↑
VC	↓	↓	一或↓	一或↓	一或↓
RV	一或↑	↓	↑	↑	↑
FRC	↓	↓	↑	↑	↑
MVV	一或↓	一或↓	↓	↓	↓
D_{LCO}	一	↓	一或↑	一或↓	↓
FEV_1	↓	↓	↓	↓	↓
$FEV_1\%$	一	一	↓	↓	↓

D_{LCO}，肺内一氧化碳（CO）的弥散能力；FEV_1，用力呼气量，指最大深吸气后，用力呼气第一秒的气体量；$FEV_1\%$，用力呼气量与用力肺活量（FVC）的比值；FRC，功能残气量；MVV，最大自主通气量；RV，残气量；TLC，肺总量；VC，肺活量。↓，降低；↑，升高；一，正常。

Adapted from Taylor AE，Rehder K，Hyatt RE. Clinical Respiratory Physiology. Philadelphia：WB Saunders；1989.

最大用力呼气流速（FEF_{max}）主要取决于用力程度。持续呼气流速［主要通过用力肺活量（FVC）75% 至 25%（$FEF_{25\sim75}$）的用力呼气流速表示］主要取决于肺的容积和特性，与用力程度关系较小。实际上，这些测试都不依赖于用力程度。因为气道具有“Starling”的特征，不论如何用力呼出，随着胸廓内

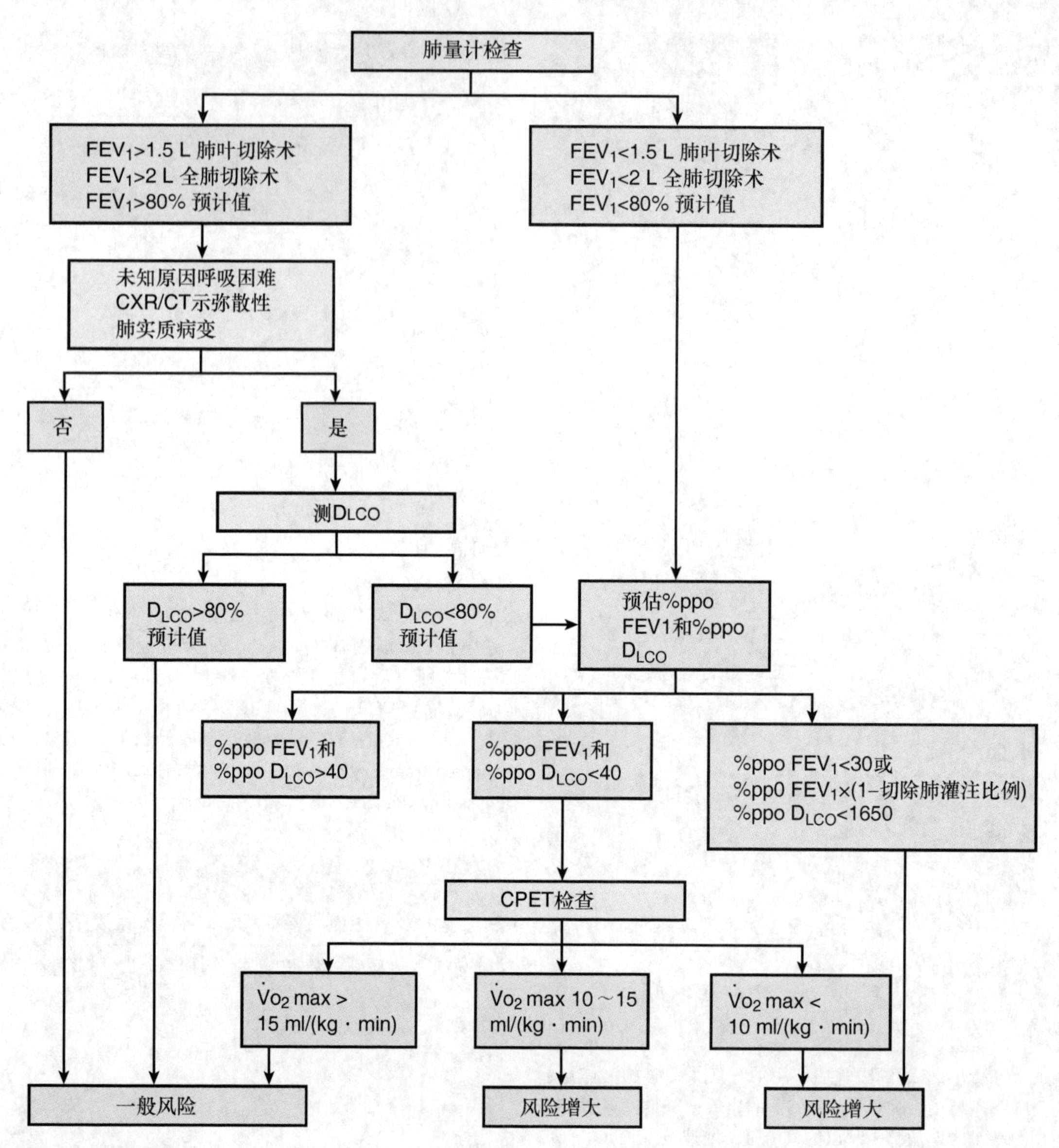

图 30-1 肺切除术的循证指南：生理评估。CPET，心肺功能运动试验；CT，计算机断层扫描；CXR，胸部放射线检查；D_{LCO}，肺内一氧化碳（CO）弥散能力；FEV_1，用力呼气第一秒的气体量；%ppo，术后预计值，通过估计切除的部分肺功能和测的 FEV_1%［一秒用力呼气量与用力肺活量（FVC）的比值］或 D_{LCO} 的差值计算。$\dot{V}o_2$ max，最大氧消耗量（Adapted from Colice GL，Shafazand S，Griffin JP，et al. Physiologic evaluation of the patient with lung cancer being considered for resectional surgery：ACCP Evidence-Based Practice Guidelines. 2nd ed. Chest. 2007；132：35，161.）

压力的增加，气道收缩，阻力增加，彼此之间相互制衡，最大流速并不改变。

用力呼气呼吸描记中最有用的参数是 FVC 和 FEV_1。FEV_1% 是测量个体肺容积时，对 FEV_1 的校正。例如，限制性肺疾病患者，由于其肺容积减少，而非气道梗阻，FEV_1 也会降低。FEV_1% 是阻塞性肺疾病的标志性参数。FEV_1%60% ～ 70% 提示轻度梗阻，40% ～ 60% 提示中度梗阻，不到 40% 提示严重梗阻。但是，若患者不能配合进行最大呼气，这些测量指标均是无效的。在实验室，用力肺活量中 $FEF_{25 \sim 75}$ 是另一个不太依赖于用力程度的测量方法。如果同时还测量了最大吸气流速，那么气流-容积环可以用于识别气道梗阻的来源（图 30-4）。

阻塞性肺疾病患者，吸入支气管扩张剂前后做用力呼气呼吸描记，可以评估气道梗阻是否可逆（FEV_1 改善大于 10% 提示可逆）。与之类似，吸入醋甲胆碱（引起支气管收缩）用于诊断哮喘。吸入醋甲胆碱后，哮喘患者会出现气流参数异常降低（FEV_1 降低大于 15%）。

最大通气量（MVV）

此项测试中，被测试者通过呼吸流速计做最大

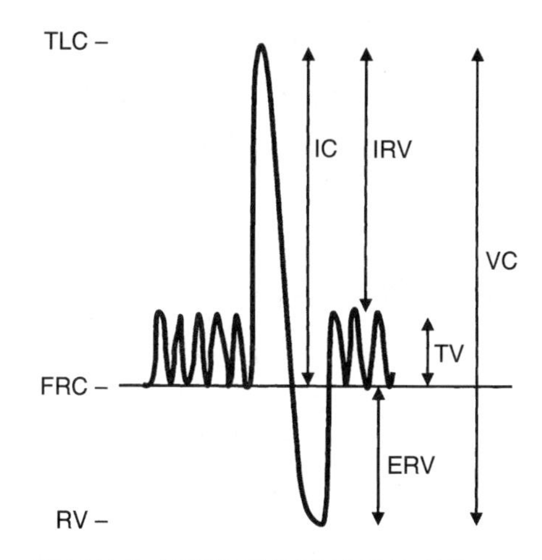

图 30-2　肺量计检查时肺容量随时间的变化。ERV，补呼气量；FRC，功能残气量；IC，深吸气量；IRV，补吸气量；RV，残气量；TLC，肺总量；TV，潮气量；VC，肺活量（Adapted from Conrad SA，George RB. Clinical pulmonary function testing. In：George RB，Light RW，Mathay RA，eds. Chest Medicine. New York：Churchill Livingstone；1984：161.）

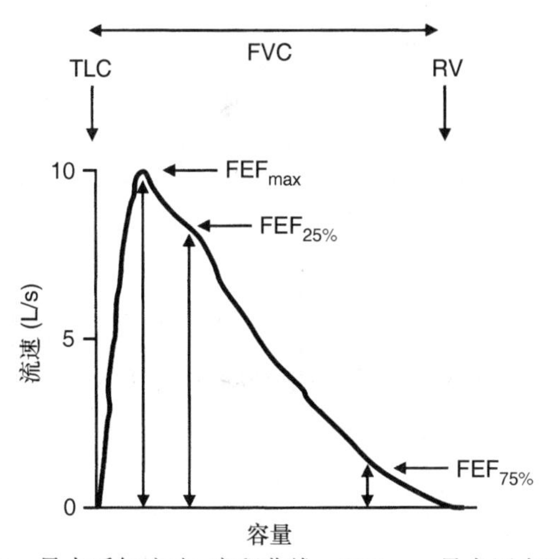

图 30-3　最大呼气流速-容积曲线。FEF_{max}，最大用力呼气流速；$FEF_{25\%}$，25% 用力呼气流速；$FEF_{75\%}$，75% 用力呼气流速；FVC，用力肺活量；RV，残气量；TLC，肺总量（Adapted from Conrad SA，George RB. Clinical pulmonary function testing. In：George RB，Light RW，Mathay RA，eds. Chest Medicine. New York：Churchill Livingstone；1984：161.）

最快速呼吸，持续 12 s。测量出的呼气量的 5 倍作为 1 min 的最大通气量。因其可以评估患者呼吸的动力以及肺和胸廓的特性，可能是非常有用的术前筛查试验。

肺容量测试

肺量计检查

肺量计检查测量的是通过开放气道的气体容量。

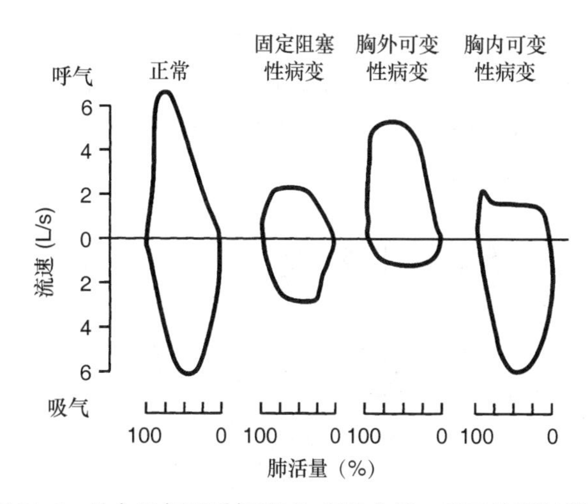

图 30-4　最大吸气和呼气流速-容量曲线，用于诊断气道阻塞性疾病（Adapted from Taylor AE，Rehder K，Hyatt RE. Clinical Respiratory Physiology. Philadelphia：WB Saunders；1989.）

在测试时，患者先平静呼吸，然后再向之前讨论过的，用力做最大的深吸气和深呼气（见图 30-1）。测量参数主要包括：深吸气量（IC）、补吸气量（IRV）、补呼气量（ERV）和肺活量（VC）。还可以测量出肺总量（TLC），并通过测量功能残气量（FRC）推算出残气量（RV）。

功能残气量的测定

功能残气量（FRC）指平静呼吸呼气后存留在肺内的气体量。有三种测量方法：①平衡法，通过测量闭合环路中示踪气体（通常为氦气）在肺内平衡后的气体浓度计算 FRC；②洗出法，通过肺洗出示踪气体计算 FRC；③体积描记法，测量胸腔内气体总量，此技术以 Boyle 定律为基础（受试者坐在体积描记箱内，气道阀门关闭后，受试者继续保持呼吸；体积描记箱测量压力与体积的变化）。该方法是测量胸腔内气体的总量，而其他两种方法是测量气道开放时的气体量。与肺量计法结合时，通过测量 FRC，可以计算出 TLC 与 RV。TLC 与 RV 减少是限制性肺疾病的标志。

闭合气量的测定

闭合气量是指气道关闭后，超过残气量的部分容积，在肺下部，可以通过示踪气体测得。这种气体可能是氮气，在残气量时做一次最大吸气，吸入氧气、氦气或氙气之后呼气洗出。这项检查是以一次最大吸气后，示踪气体在上部与下部肺泡内的浓度不同为基础的。该检查可以评估小气道的动态关闭以及闭合气量，如果大于 FRC，则提示存在气体陷闭和导致气体交换效能降低的通气 / 血流异常。这项检查属于 3 级，尽管不常规进行，但是麻醉医师必须理解其重要意义。

气体交换效能检查

动脉血气与血气分析仪的采样可以用于评估氧合，测量二氧化碳（CO_2）的值并确定酸-碱参数。可以在静息状态或运动状态下测得 O_2 的摄取和 CO_2 的清除。最近，CO_2 清除率被认为可以作为一项简单的评估气体交换效能的床旁检查。但其广泛应用目前尚未被验证。

弥散能力

弥散能力的测量有多种方法，但都是测量 CO 在肺泡-毛细血管膜之间的弥散。肺实质的减少（如肺气肿）或肺泡-毛细血管膜的增厚（如肺纤维化）可以导致 D_{LCO} 的降低。

肺功能检查的选择

麻醉医师术前评估肺切除术的围术期风险时，肺功能检查可能最为关键。2007 年，美国胸科医师学会为此制订一个规范（见图 30-1）。肺量计检查结果差、存在呼吸困难症状或者弥散性胸片改变均提示需要进行 D_{LCO} 的检查。评估术后预计 FEV_1 和 D_{LCO} 可以提示风险和将心肺运动试验作为最后一级评估的需求。麻醉医师必须掌握这一规范，以及测试结果异常提示的风险。

通过询问病史、体格检查和床旁观察可以发现常见的气道阻塞性肺疾病。肺功能检查可以用来进行严重性评估或是支气管扩张药物治疗的调整，但是不作为术前的常规检查。

在临床麻醉中，可以见到越来越多的阻塞性睡眠呼吸暂停和病理性肥胖伴发限制性肺疾病的患者。此时，麻醉医师可能是发现问题最早的医生，应随访这些患者，以便改善康复。再次强调，通过病史、体格检查和床旁观察发现这些疾病通常相对简单。因此，虽然必须进行术后的密切监测和支持治疗，但是肺功能检查还需等待专业的意见。

推荐阅读

Bernstein WK. Pulmonary function testing. *Curr Opin Anesthesiol*. 2012;25:11-16.

Colice GL, Shafazand S, Griffin JP, et al. Physiologic evaluation of the patient with lung cancer being considered for resectional surgery. ACCP Evidence-Based Practice Guidelines. 2nd ed. *Chest*. 2007;132:35, 161.

Gross JB, Bachenberg KL, Benumof JL, et al. Practice guidelines for the perioperative management of patients with obstructive sleep apnea: A report by the American Society of Anesthesiologists Task Force on Perioperative Management of patients with obstructive sleep apnea. *Anesthesiology*. 2006;104:1081-1093.

Ridgway ZA, Howell SJ. Cardiopulmonary exercise testing: A review of methods and applications in surgical patients. *Eur J Anesthesiol*. 2012;27:858-865.

Siuha P, Farwel NJ, Singh S, Soni N. Ventilatory ratio: A simple bedside test of ventilation. *Br J Anaesth*. 2009;102:692.

Taylor AE, Rehder K, Hyatt RE. *Clinical Respiratory Physiology*. Philadelphia: WB Saunders; 1989.

第 31 章　慢性阻塞性肺疾病及限制性肺疾病

Kamthorn Tantivitayatan，MD

韩永正　译　倪　诚　校

慢性阻塞性肺疾病

阻塞性肺疾病全球防治倡议将慢性阻塞性肺疾病［chronic obstructive lung（pulmonary）disease，COPD］定义为“一种常见的可预防和治疗的疾病，特点是持续、进展性的气流限制，伴随气道和肺部对有害颗粒或气体增强的慢性炎症反应。急性加重和并发症可影响患者的严重程度”。此定义不包含病理学术语肺气肿及临床和流行病学术语慢性支气管炎。

COPD 患者常合并阻塞性细支气管炎或小气道

疾病、肺泡损伤或肺气肿（图 31-1）。一秒用力呼气量（FEV_1）/ 用力肺活量（FVC）小于 0.7 对于 COPD 的诊断来说必不可少。肺总量、残气量和功能残气量在 COPD 患者中均增加，这点与限制性肺疾病患者不同。

临床特征

阻塞性肺疾病全球防治倡议在 9 年和 10 年的累积研究后计算的 COPD 发病率分别为 6.1% 和 13.5%。年轻人中，发病率为 2.2%，40 ～ 44 岁患者中发病率为 4.4%。COPD 的首要诱因为吸烟（青年群体中 α_1 抗胰蛋白酶缺乏是另一诱因）。年龄超过 60 岁，每年至少吸烟 20 包的患者中大约有一半的人肺量计检查结果与 COPD 一致。肺泡损伤导致气道的弥散及摄取能力降低。气道炎症引起黏液分泌增加、黏膜增厚，导致通气 / 血流失调，最终出现低氧血症和 CO_2 潴留。呼气相气道塌陷导致空气潴留，由于产生自发呼气末正压而出现肺泡动态充盈过度（图 31-2）。

COPD 体征和症状可从无症状状态到出现明显的疾病不等，取决于疾病的严重程度（表 31-1）。肺外的症状包括膈肌功能障碍、右心衰竭、焦虑、抑郁，以及营养失调导致的体重下降。

处理

戒烟可停止肺功能的下降，尽管仅能轻度改善 FEV_1，但是戒烟后 FEV_1 衰退速度最终与非吸烟患者相同。短效 β_2 肾上腺素受体激动剂复合抗胆碱能药物作为支气管扩张药比二者单独使用效果好。长效支气管扩张剂可提供持续的症状缓解状态。吸入皮质激素推荐用于严重及反复加重的患者，但不推荐其作为单独治疗。其他治疗方案无效的严重 COPD 患者可尝试使用氨茶碱，但需监测其血药浓度来将潜在的副作用最小化。

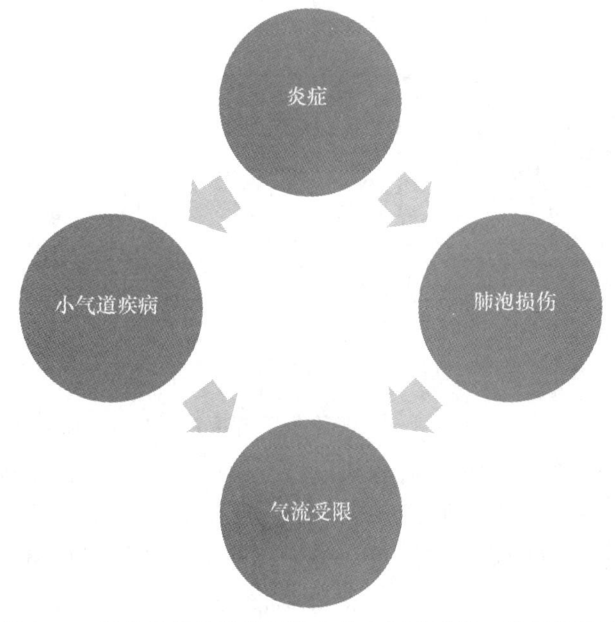

图 31-1　慢性阻塞性肺疾病常合并小气道疾病、肺泡损伤或肺气肿

阻塞性肺疾病全球防治倡议将 COPD 急性加重定义为“在疾病自然过程中所发生的一种事件，其特征是患者基础的呼吸困难、咳嗽、咳痰等症状，超出了其正常的日常波动，这种事件一般呈急性发作，需要对患者的日常药物治疗加以调整”。COPD 急性加重的原因通常为感染和空气污染，需使用抗生素治疗。如果可以，评估及改变支气管扩张剂治疗方案。COPD 急性加重期有时需要机械通气，可尝试非插管的无创机械通气。肺减容手术及肺移植对于 COPD 患者的治疗作用有限。

围术期要点

COPD 患者围术期发病率和死亡率与全身麻醉或区域麻醉技术无关。主要目标为避免过多气道操作，进而减少反射引起的支气管痉挛。对于有严重呼吸困难或急性加重症状的患者，如计划行择期手术，手术应推迟进行。

术前肺功能优化应着眼于戒烟、优化支气管舒张剂治疗、控制感染和胸部理疗，例如，诱发性肺量计训练、呼吸锻炼及体位引流。合理的检查，如动脉血气分析、心电图、超声心动图和胸片有助于确定气体交换效率、右心室功能及无症状性肺大疱。

术中监测气道压、氧饱和度和呼气末 CO_2 有利于评估气流受阻程度，麻醉药物的选择包括短效药物（如丙泊酚、瑞芬太尼）及无组胺释放药物。呼吸机频率应低于正常值，以延长呼气时间，减少肺泡动态充盈过度的发生。相对于气管插管和机械通

表 31-1　COPD 严重程度的 GOLD 分级

严重程度	肺量计检查结果	
	FEV_1/FVC	FEV_1 占预计值百分比
轻度	＜ 0.7	≥ 80
中度	＜ 0.7	≥ 50 且＜ 80
重度	＜ 0.7	≥ 30 且＜ 50
极重度	＜ 0.7	＜ 30 或＜ 50，并有呼吸衰竭或右心衰竭症状

GOLD，阻塞性肺疾病全球防治倡议

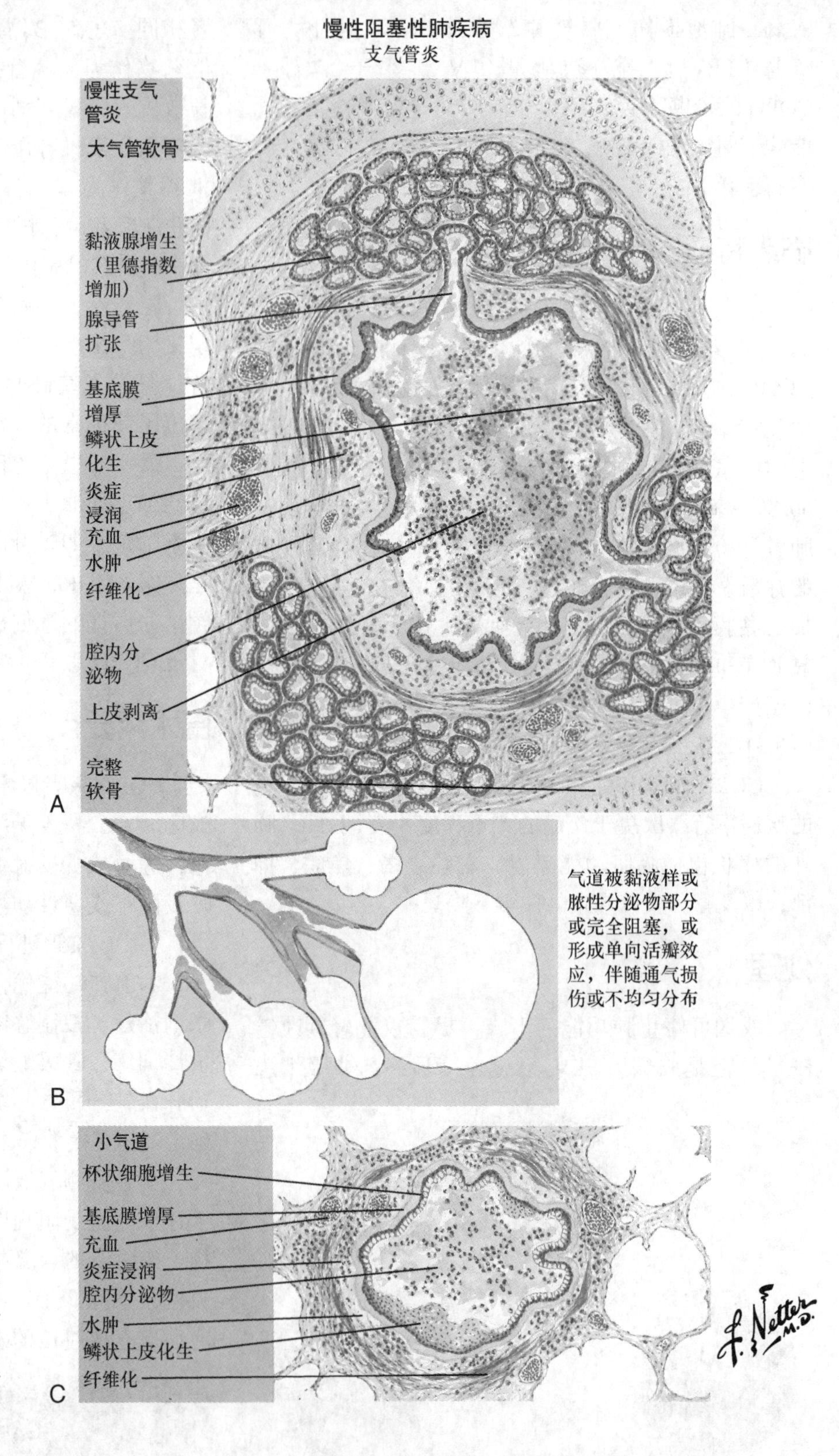

图 31-2　A. 纵切面观，引起阻塞的细支气管病理改变（**B**）。由于弹性回缩丧失，小气道塌陷，导致部分阻塞（**C**）（Netter illustration from www.netterimages.com. © Elsevier Inc. All rights reserved.）

气，术后使用无创正压通气是一个较好的选择。

限制性肺疾病

临床特征

局限性肺扩张或限制性肺疾病来源于严重肺部及肺外原因——肺纤维化、结节病、肥胖、胸腔积液、脊柱侧弯或呼吸机麻痹。肺间质水肿及急性肺损伤 / 急性呼吸窘迫综合征（ALI/ARDS）属于急性限制性肺疾病。肺量计检查有助于区别阻塞性和限制性肺疾病：后者肺总量降低，气道阻力正常，气流存在。FEV_1 降低同时 FEV_1/FVC 正常或增加表明为限制性肺疾病，但其诊断及严重度分级是基于对下降的肺总量的测定（图 31-3）。对于有原因的限制性肺疾病患者，气体转运能力降低主要表现为运动后低氧。

限制性肺疾病的发病率和死亡率由于潜在的病因不同而差异较大：先天性肺纤维化发病率为 27/100 000 ～ 29/100 000，生存期的中位时间小于 3 年。

处理

限制性肺疾病的治疗取决于具体诊断，例如，许多肺间质疾病的主要治疗包括糖皮质激素、免疫抑制剂和细胞毒性药物。吸氧治疗可缓解运动导致的低氧血症并改善症状。

围术期要点

对于肺损伤患者，术前肺量计检查、动脉血气分析及肺容量和气体转运测量应在术前 8 周内完成，以确定严重程度。常需要使用糖皮质激素及术后氧疗，肺部感染应立即治疗。存在肺外因素的限制性肺疾病患者，特别是在胸部或上腹部术后，通常浅快呼吸，不能有效咳痰。高效的胸部理疗和合适的术后镇痛很重要。术中和术后接受机械通气的患者

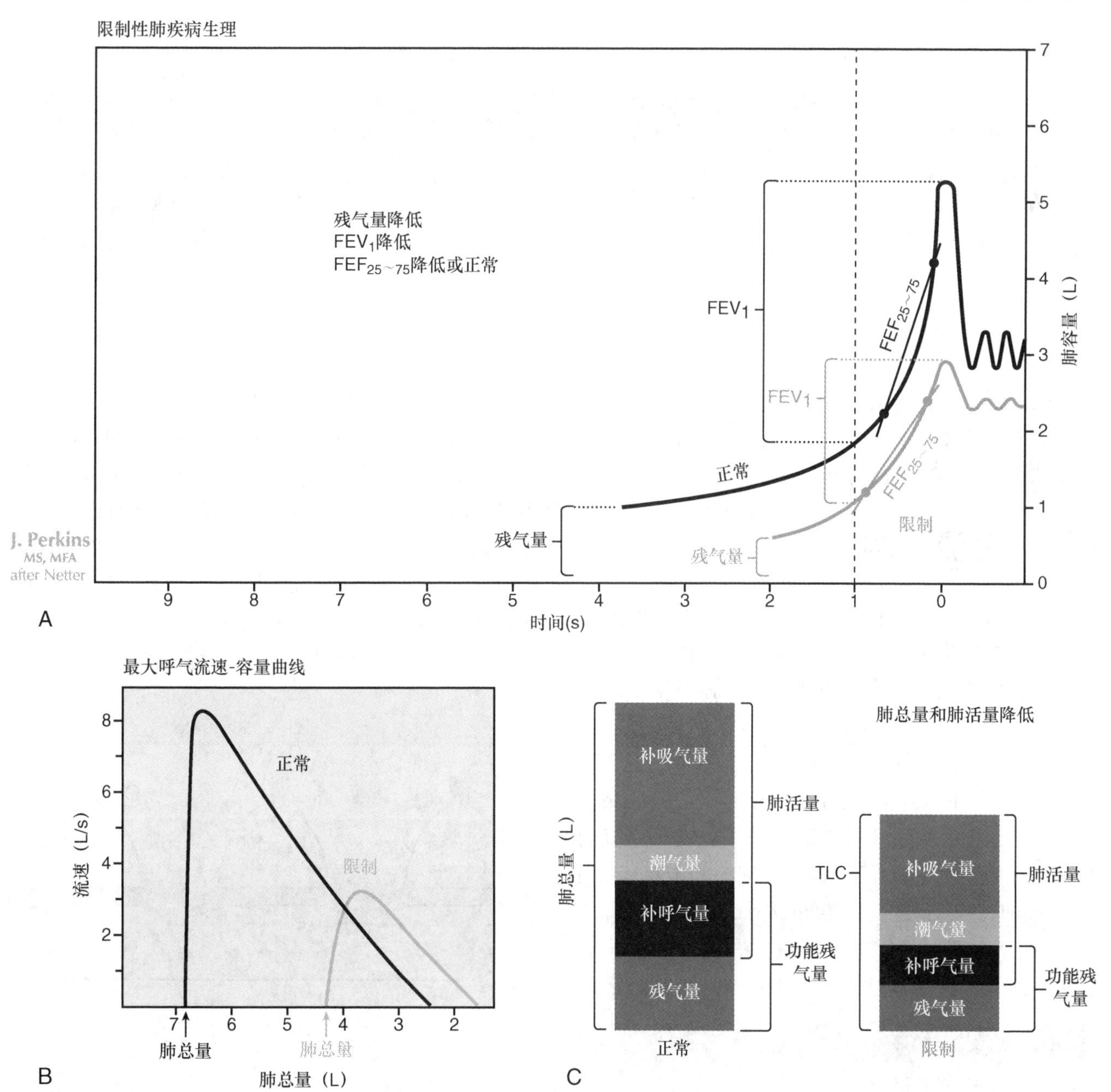

图 31-3　限制性肺疾病生理。**A.** 正常用力肺活量标记为黑色，限制性肺疾病 FEV_1 及 FVC 下降，标记为灰色。**B.** 正常个体（黑色）及限制性肺疾病患者（灰色）最大呼气流速-容量曲线。**C.** 正常肺及限制性肺疾病患者肺容量和肺活量对比（Netter illustration from www.netterimages.com. © Elsevier Inc. All rights reserved.）

可耐受低潮气量、快频率的通气。

结论

总而言之，肺量计检查可用于区别阻塞性和限制性肺功能障碍。治疗及预后的预测根据病因的不同而有差异。COPD 患者围术期要点包括支气管痉挛、肺气肿、胸部理疗及术后疼痛管理，而对于限制性肺疾病患者，应关注气体交换、皮质激素的补充和通气管理策略。

推荐阅读

Cazzola M, Donner CF, Hanania NA. One hundred years of chronic obstructive pulmonary disease (COPD). *Respir Med*. 2007;101:1049-1065.

Global Initiative for Chronic Obstructive Lung Disease. *Global strategy for the diagnosis, management, and prevention of chronic obstructive pulmonary disease*. 2013. http://www.goldcopd.com. Accessed December 6, 2013.

Tamul PC, Peruzzi WT. Assessment and management of patients with pulmonary disease. *Crit Care Med*. 2004;32:S137-145.

Ward NS, Dushay KM. Clinical concise review: Mechanical ventilation of patients with chronic obstructive pulmonary disease. *Crit Care Med*. 2008; 36;5:1614-1619.

第 32 章 $\dot{Q}s/\dot{Q}t$ 的测量及意义

Robert A. Strickland，MD

韩永正 译 倪 诚 校

很多因素可引起低氧血症（框 32-1）。本章重点阐述低氧血症的首要原因——分流，有时可能是由通气 / 血流（$\dot{V}/\dot{Q}$）失调引起。

通气 / 血流失调

理想状态下，肺血流与肺部各部位的肺泡通气可均匀匹配，但完美的匹配并不存在，因为整个肺部通气、血流及 $\dot{V}/\dot{Q}$ 分布不同。正常肺部 $\dot{V}/\dot{Q}$ 约为 0.8，$\dot{V}/\dot{Q}$ 为 0（即分流）发生在肺泡有血流但没有通气的情况，滞留空气中的 PO_2 和 PCO_2 数值与混合静脉血的一样（PO_2 ＝ 40 mmHg，PCO_2 ＝ 47 mmHg）。相反，$\dot{V}/\dot{Q}$ 无穷大发生在肺泡有通气但没有血流的情况，在海平面，PO_2 和 PCO_2 分别约为 150 mmHg 和 0 mmHg。对于健康的 70 kg 人来说，无血流肺泡（即肺泡无效腔）为 25 ～ 50 ml。图 32-1 描述了 $\dot{V}/\dot{Q}$ 从 0 到无穷大的连续变化，正常及理想状态下的肺-毛细血管单元作为例子 A 呈现。

框 32-1　低氧血症的原因
缺氧环境，例如高海拔
使用阿片类或镇静药物导致的低通气
肺泡-毛细血管基膜弥散异常
分流

与其他组织血管缺氧时扩张相比，肺组织血管缺氧时收缩［缺氧性肺血管收缩（HPV）］。血流从通气不良区域转向通气良好区域，因而整体 $\dot{V}/\dot{Q}$ 改善，血液氧合状况较好。低 PO_2 是肺动脉及毛细血管产生 HPV 的主要诱发因素，低混合静脉血氧分压（$P\bar{v}O_2$）也起到作用。PO_2 低于 100 mmHg 会启动 HPV，PO_2 低于 70 mmHg 时血管明显收缩，随着 PO_2 继续下降，

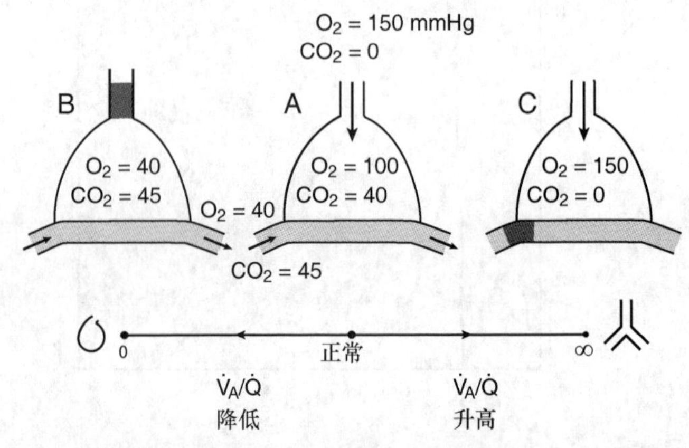

图 32-1　肺单元通气 / 血流从 0（**B**）到正常（**A**）到无穷大（**C**）改变时对 PO_2 和 PCO_2 的影响（From West JB. Respiratory physiology：the essentials. 9th ed. Philadelphia：Lippincott Williams & Wilkins；2012：64.）

血管进一步收缩。HPV 机制尚未阐明，似乎是肺血管内皮对低氧分压有反应，内皮缩血管生化因子（例如白三烯、前列腺素）收缩动脉血管平滑肌。

各种生理变化和药物干预方案可改变 HPV。呼吸性酸中毒和代谢性酸中毒增加 HPV，而呼吸性碱中毒、代谢性碱中毒降低 HPV。体外研究表明，吸入麻醉药物均抑制 HPV，但在体研究结果没有对临床产生显著影响。全身使用血管舒张剂（如硝普钠和硝酸甘油）可抑制 HPV，可能对严重阻塞性肺疾病或单肺通气患者有影响。

其他原因导致的分流

心排血量的一小部分（正常情况下 2% ～ 5%）没有经过肺循环就进入动脉系统，这解释了正常情况下存在的肺泡-动脉血氧分压差。此类型的静脉血掺杂原因包括：①心最小静脉将冠状动脉循环血液直接排入左心房，极少情况下排入左心室；②支气管静脉为支气管树及胸膜提供营养。异常的解剖分流包括右向左房间隔和室间隔缺损，以及肺动静脉畸形。

生理或解剖分流导致的低氧血症不能靠吸氧纠正，为肺泡提供 $\dot{V}/\dot{Q}=1$ 的血红蛋白很容易实现 100% 的饱和度，增加这些肺泡的氧分压提高的氧含量非常有限。$\dot{V}/\dot{Q}=0$ 的肺泡区域血液没有接受氧合，与吸入氧浓度（FiO_2）无关，因此，动脉氧合没有明显改善（图 32-2）。

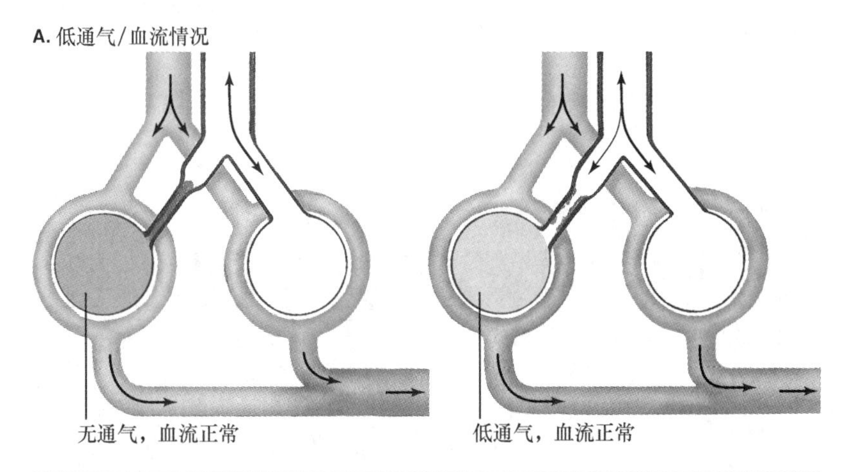

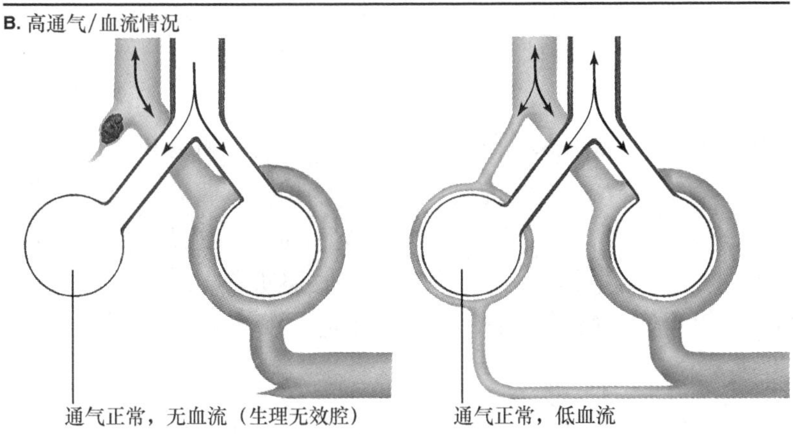

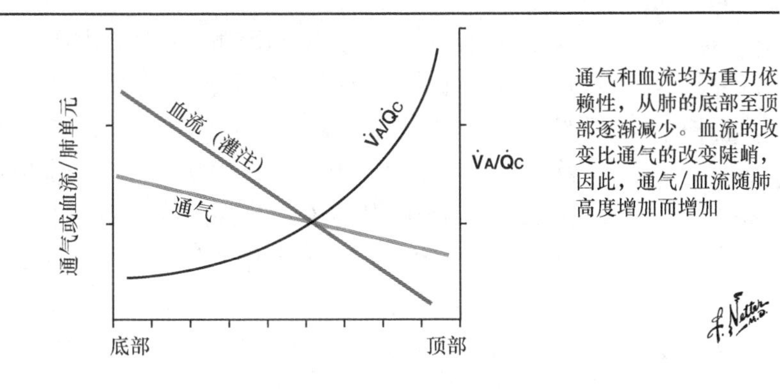

图 32-2　通气-血流关系。站立位，由于重力作用，肺部的血流和通气从肺底到肺尖呈现阶梯式变化。由于血流的改变比通气的改变陡峭，通气 / 血流在肺底部最小，肺顶部最大（**B**）。$\dot{V}_A/\dot{Q}_C$ 也受其他干扰通气和血流的情况影响（**A** 和 **B**）（Netter illustration from www.netterimages.com. © Elsevier Inc. All rights reserved.）

如前所述，正常分流比例小于 5%。临床明显的分流占心排血量的 10% ~ 20%，潜在致命的分流通常超过 30%，分流很少增加 $PaCO_2$。化学感受器感知 $PaCO_2$ 增加，进而增加通气，未分流的血液 $PaCO_2$ 降低，整体来说，$PaCO_2$ 通常正常。如果低 PaO_2 相关的通气导致明显的过度换气，可能实际的 $PaCO_2$ 小于正常值。

分流分数的计算

通过静脉的心排血量分流比例表达为分流分数（$\dot{Q}s/\dot{Q}t$）：

$$\dot{Q}s/\dot{Q}t = (CcO_2 - CaO_2) / (CcO_2 - C\bar{v}O_2)$$

Cc ＝肺动脉毛细血管末端血氧含量，Ca ＝动脉血氧含量，$C\bar{v}$ ＝混合静脉血氧含量。动脉血氧含量计算公式为：

$$Ca = 1.39 \times 血红蛋白浓度 \times 氧饱和度\% + 0.003 \times PaO_2$$

Cc 和 $C\bar{v}$ 的氧含量通过将各自的氧饱和度和 PaO_2 数值插入公式计算。

当心排血量和血红蛋白浓度正常，PaO_2 超过 175 mmHg，分流分数可通过简化公式估算：

$$\frac{P_{(A-a)}O_2}{20}$$

推荐阅读

Mark Evans A, Ward JP. Hypoxic pulmonary vasoconstriction—Invited article. *Adv Exp Med Biol*. 2009;648:351-360.

Spyer KM, Gourine AV. Chemosensory pathways in the brainstem controlling cardiorespiratory activity. *Philos Trans R Soc Lond B Biol Sci*. 2009;364:2603-2610.

Zoremba M, Dette F, Hunecke T, et al. The influence of perioperative oxygen concentration on postoperative lung function in moderately obese adults. *Eur J Anaesthesiol*. 2010;27:501-507.

第 33 章　心动周期：控制与同步性

Brantley D. Gaitan，MD

王　琳　译　左明章　校

心动周期描述了心房和心室的一系列活动及由此出现的持续一段时期的心脏收缩（systole）和心脏舒张（diastole）（即一次心搏）。这一周期进一步被细分为多个阶段。

心脏收缩由 2 个阶段组成：等容收缩期和射血期。在心肌收缩的初始阶段，心室内压迅速升高，房室（atrioventricular，AV）瓣关闭，持续升高大约 0.03 s（等容收缩期）。当心室内压足够大，超过主动脉压或肺动脉压时，半月瓣打开，开始射血期。

心脏收缩末期进入第 2 个阶段，即心脏舒张期，其被细分为 4 个阶段：等容舒张期、快灌注期、慢灌注期和心房收缩期（后三个阶段完成心室的充盈）（图 33-1 和 33-2）。在等容舒张期，心室内压迅速下降，同时半月瓣突然关闭。心室内压持续下降约 0.06 s，心室容积不变。当心室内压下降至低于心房内压时，房室瓣开放，血液迅速进入心室。腔内负压（舒张吸引）增进了这一血液快速灌注的阶段。当舒张完成，心室的惯性舒张开始，会有缓慢的血流灌注，该阶段被称为慢灌注期，紧接着为心房收缩期。有效的心房收缩期完成大约 20% 的心室灌注。至此，心脏舒张期结束。

控制

心脏拥有包含自主节律电活动［动作电位（action potentials，APs）］起搏点在内的特殊传导系统，可传导至心房和心室，控制心动周期的每一次搏动。每一个正常的心动周期都起源于窦房结（sinoatrial，SA）（位于右心房的后壁，靠近上腔静脉的开口处）自主产生的动作电位，首先传导至心房，接着传至心室系统，引起协调的心肌收缩。快钠通道的激活或抑制引起心脏窦房结电压的改变，

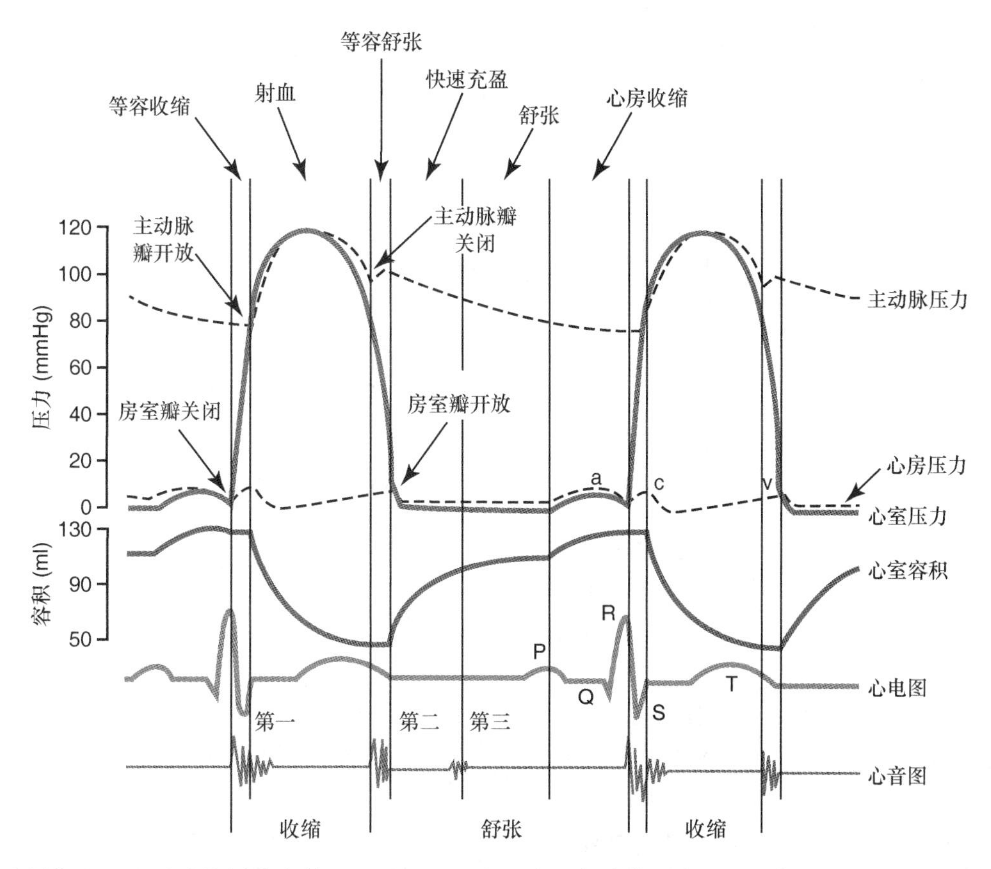

图 33-1　心脏周期左心室活动的同步事件，显示了左心房压力、主动脉压力、心室容积、心电图及心音图的变化（From Guyton AC，Hall JE. Textbook of Medical Physiology. 11th ed. Philadelphia：Elsevier Saunders；2005.）

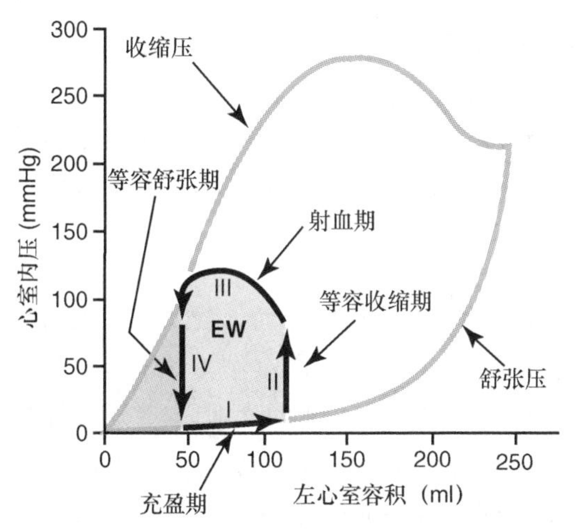

图 33-2　心脏收缩与舒张时左心室容积与室内压的关系。在心脏充血期，心室开始收缩前立即测量压力，得到舒张压曲线。左心室的容积上升超过 150 ml 之前，舒张压改变幅度较小，超过 150 ml 时，舒张压迅速增加，因为肌纤维已经被拉伸到最大限度。

心室收缩阶段，收缩压在心室容积较小的时候就开始增加，至 150 ml 时达到最大值。容积超过 150 ml 时，收缩压可能下降，因为此时肌动蛋白和肌球蛋白已经达到收缩的最好状态。

左心室最大收缩压为 250 ～ 300 mmHg，但在不同个体之间变化很大。黑色粗线代表正常心脏周期的容积-压力曲线，EW 代表心脏净外部做功（From Guyton AC，Hall JE. Textbook of Medical Physiology. 11th ed. Philadelphia：Elsevier Saunders；2005.）

慢钠-钾通道和钾通道在不同时期共同产生介于超极化和去极化之间的摆动电压。传导系统中上游的动作电位与心室产生的动作电位形态不同，这就解释了为什么心动周期是由传导系统的近端或头侧控制。

周期的节律取决于窦房结细胞，因为其细胞膜比心室传导系统的细胞膜更易使 Na^+和 Ca^{2+}通过。Na^+和 Ca^{2+}内流产生了一个较小的负性膜电位（－55 mV），在该电压下，多数快钠通道处于抑制状态。所以，窦房结去极化过程是慢钠-钙通道激活的结果，相较于心室肌纤维，其去极化和复极化过程更慢（图 33-3）。窦房结纤维外的细胞外液 Na^+浓度较高，导致 Na^+被动扩散，进一步使细胞膜发生去极化。一旦达到－40 mV 的阈值，钠-钙通道被激活，产生一个动作电位。之后钠-钙通道迅速抑制，钾通道开放，带有正电荷的 K^+扩散至细胞外，直到静息膜电位再次处于超极化的－55 mV 状态。最后，钾通道关闭，Na^+和 Ca^{2+}内流，平衡 K^+外流。这个过程自动重复，再引出下一个周期。窦房结的细胞控制着心率，因为其比其他传导系统去极化更快（窦房结心率，70 ～ 80 次 / 分；房室结心率，40 ～ 60 次 / 分；浦肯野纤维心率，15 ～ 40 次 / 分）。

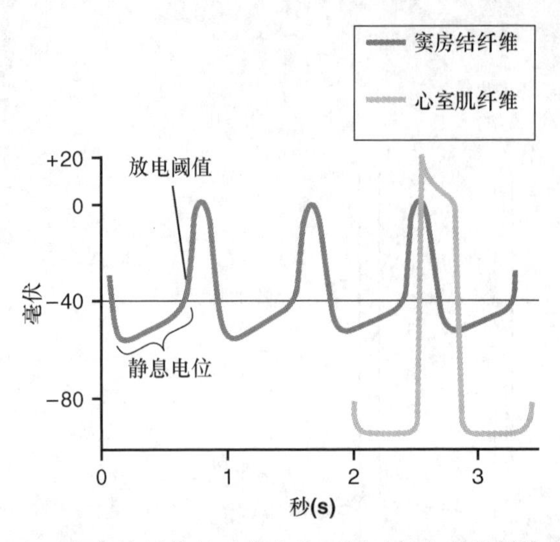

图 33-3 窦房结纤维的动作电位，同时与心室肌纤维对比（From Guyton AC，Hall JE. Textbook of Medical Physiology. 11th ed. Philadelphia：Elsevier Saunders；2005.）

心室肌的动作电位与窦房结的动作电位相比，有很多关键区别。细胞内的电位为－85 mV，快钠通道和慢钠-钙通道开放共同导致突然的去极化。心室肌细胞也有一个持续 0.2 s 的平台期，使得动作电位持续时间为骨骼肌的 15 倍。这个平台期的出现是因为慢钠-钙通道激活的持续时间较长。与骨骼肌细胞相比，心室肌细胞膜对 K^+通透性更低，因此，激活后 K^+外流减慢，防止动作电位早期回复到静息状态。一旦慢钠-钙通道在平台期的末端被抑制，细胞膜对 K^+的通透性暂时恢复，动作电位快速终止，膜电位回复到基线水平。因此，心室的动作电位发生和终止都更加迅速；有平台期；与窦房结和传导系统的动作电位相比，膜电位变化幅度更大。

心动周期控制的生理作用

交感神经分布于心脏的各个部位，特别是心室肌细胞。这些神经增加窦房结的放电率（变时性），增加心脏的兴奋性和传导率（变传导性、同步性），增加所有心肌细胞的收缩力（变力性）（最大的交感输出可以将心率变为 3 倍，收缩力变为 2 倍）。去甲肾上腺素在交感神经的末端释放，可以增加膜对 Na^+和 Ca^{2+}的通透性，可以增加膜电位上升至兴奋阈值的趋势。增加 Ca^{2+}的通透性可以增加变力作用。

副交感神经节前纤维主要分布在窦房结和房室结，少部分以迷走神经的形式分布在心房和心室。迷走神经刺激可使节前纤维轴突末端释放乙酰胆碱，降低窦房结放电率，降低房室交界区纤维的兴奋性，从而减慢了进入心室的冲动。强烈的迷走神经刺激可以完全阻断窦房结放电，导致浦肯野纤维放电引起的心室逸搏。乙酰胆碱通过增加窦房结和房室结细胞对 K^+的通透性，产生了超极化（增加负性静息膜电位，从－70 mV 到－75 mV）；因此，传导组织更不易被激动，并且需要更长时间自动达到阈值。

中枢神经系统的血管舒缩中心（延髓-脑桥区域）包含能够影响心脏变时和变力反应的神经元。迷走神经活动起源于反射，由颈动脉和主动脉上的压力感受器产生的冲动引起。疑核包括进入窦房结和房室结的迷走运动神经元。冲动主要依赖于压力感受器传入。同时，呼吸中枢的传入会引起窦性心律不齐（吸气时心率增加，呼气时心率降低）。

多余的细胞外 K^+引起心脏扩张和收缩无力，降低心率。大量 K^+可导致传导延迟和房室传导阻滞。这一效应的机制是细胞外 K^+浓度高会降低心肌细胞的静息膜电位（负性膜电位降低），进一步降低动作电位的强度，降低变力性。另一方面，多余的细胞外 Ca^{2+}可以通过其直接收缩作用引起心肌的痉挛性收缩。Ca^{2+}缺乏引起收缩无力。

体温也可以控制心动周期。热量可增加心肌细胞膜对控制心率的离子的通透性；高温可以使心率加倍，低温可以将心率减慢至每分钟仅几次搏动。心脏的收缩功能开始会随着温度升高而增加，但是这种代偿机制很快就会耗竭，心脏最后变得无力。

同步性

动作电位起源于窦房结，以 0.3 m/s 的速度传至心房；结间通道终止于房室结（1 m/s）。在房室结发生延迟，保证充足的时间，使心室开始收缩前心房完全排空。该冲动在起源于窦房结 0.04 s 后到达房室结。这段延长的房室结不应期防止第一次冲动传入心室后，第二次冲动过快地传入心室而引发心律失常。浦肯野纤维自房室结发出，分成左右束支，延伸至各自心室的尖端，后又返回至心底部。这些大纤维具有 1.5 ～ 4 m/s（心肌细胞的 6 倍，交界区纤维的 150 倍）的传导速度，使得心脏冲动可以立即传至整个心室系统。因此，心脏冲动可以几乎同时到达心室的各个部位，第一个心室细胞兴奋至最后一个心室细胞兴奋之间仅相隔 0.06 s。两个心室有效的泵血需要这种同步的收缩。

动作电位通过“兴奋-收缩偶联”机制引起心肌

细胞的收缩。动作电位沿着横小管进入心肌，引起 Ca^{2+} 从肌质网和横小管释放入细胞。这些 Ca^{2+} 促进肌球蛋白的滑行，引起肌纤维收缩。横小管可以储存大量 Ca^{2+}，如果没有这些储备，心肌细胞的肌质网将不能为收缩提供充足的 Ca^{2+}。细胞外 Ca^{2+} 的供应直接影响 Ca^{2+} 自横小管释放进入肌质的有效性。

推荐阅读

Guyton AC, Hall JE. *Textbook of Medical Physiology*. 11th ed. Philadelphia: WB Saunders; 2006:103-122.

Lake CL. Cardiovascular anatomy and physiology. In: Barash PG, Cullen BF, Stoelting RK, eds. *Clinical Anesthesia*. 5th ed. Philadelphia: Lippincott, Williams & Wilkins; 2006:856-885.

Opie LH. Mechanisms of cardiac contraction and relaxation. In: Braunwald E, ed. *Heart Disease: Textbook of Cardiovascular Medicine*. 8th ed. Philadelphia: WB Saunders; 2007:509.

第 34 章　心输出量的生理决定因素

Amorn Vijitpavan, MD

路　琳　译　左明章　校

心输出量（cardiac output，CO）指心脏每分钟泵出的血液总量。一名体重 70 kg、心率（heart rate，HR）70 ～ 80 次 / 分的正常成人心输出量为 5 ～ 6 L/min，但静息仰卧位时可下降约 25%，活动时可增加近 8 倍。心脏指数（cardiac index，CI）用于比较不同体表面积（body surface area，BSA）患者的心输出量：

$$CI\ [L/(min \cdot m^2)] = CO/BSA$$

正常成人心脏指数为 2.5 ～ 3.5 L/（$min \cdot m^2$）。心输出量最重要的两个决定因素是每搏输出量（stroke volume，SV）和心率：

$$CO\ (L/min) = SV \times HR$$

心率

心率主要由窦房结起搏细胞自发的 4 期去极化速率决定，而起搏细胞的自发去极化则受神经和体液机制调节。对于儿童，心率是维持心输出量最为重要的因素，而对于成人，心率和每搏输出量均为影响心输出量的重要因素。心率增快引起心输出量增加（根据公式 CO ＝ SV×HR 可看出），同时心率增快可增加心肌收缩力（正性肌力作用）；然而当心率超过 170 次 / 分时，由于心率过快减少了心室充盈时间，反而引起心输出量减少。

每搏输出量

每搏输出量是心室每次收缩射出的血量。正常成人每搏输出量为 70 ～ 80 ml，决定每搏输出量的影响因素有前负荷、后负荷和心肌收缩性。

前负荷

前负荷与心室舒张末期心肌纤维长度呈正相关，通常以舒张末容积（end-diastolic volume，EDV）描述，正常值约为 120 ml。心肌正常收缩时，肌小节长度相对较短，但当舒张末容积增加，肌小节长度增加，在下一次收缩时产生更多的力，心室压力变化的最大速率（dP/dt）增加，则每搏输出量相应增加（图 34-1）。

前负荷受许多因素影响，包括静脉血管张力

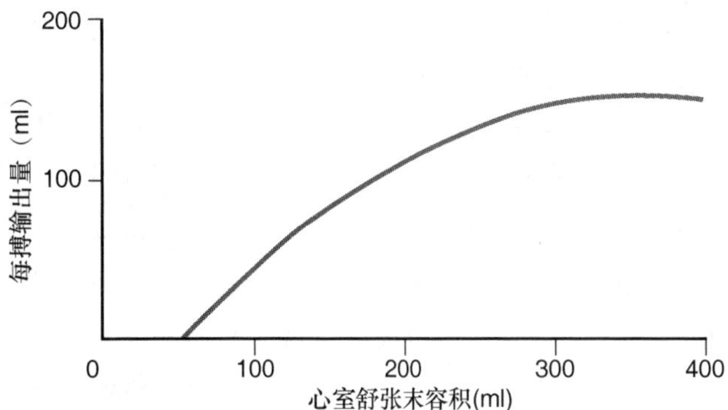

图 34-1　Starling 曲线。随着左心室舒张末容积（心肌纤维长度）增加，心肌收缩力（每搏输出量）增加

（反过来受血容量影响）、胸腔内压力、体位、肺血管阻力和心房收缩力。静脉血回心受阻，例如外周血管扩张、出血、正压通气，能够减少每搏输出量及心输出量。尽管总血容量对前负荷非常重要，但胸腔内及胸腔外的血容量分配更为重要。静脉系统的容量非常大，假定机体无脱水或失血造成的容量丢失，应当有相当多的血液能够从外周回流至心脏。

心室容积的测量有多种方法，包括超声心动图、血管造影术和核素扫描，但是除了超声心动图，大部分测量方法在临床上对患者都有一定伤害。经食管超声心动图是围术期评估心室舒张末容积的有效方法，但也有许多限制。因此，左心室舒张末压力（left ventricular end-diastolic pressure，LVEDP）的评估通常由左心室舒张末容积所代替，因为二者呈非线性相关。另外，左心房压力、肺动脉楔压（pulmonary artery occlusion pressure，PAOP）、右心房压力（right atrial pressure，RAP）、中心静脉压（central venous pressure，CVP）也可用于评估左心室舒张末压力和左心室舒张末容积。

以上参数评估心室前负荷的可靠性依赖于心室顺应性、心脏瓣膜完整性及胸腔内压力。心室顺应性是指随着容量变化，心室的可扩张性，其受冠状动脉缺血、心室肥厚、心包炎、心包填塞及其他能够减弱左心室压力与容量相关性的因素影响。如果心室顺应性下降，很少的心室容量增加即会引起心室压力的显著增加。肺动脉楔压和肺动脉压最常用于评估左心室前负荷，中心静脉压评估左心室前负荷准确性较差。

后负荷

后负荷指心室射血时心肌收缩所面临的阻力。体循环阻力（systemic vascular resistance，SVR）约占心室射血阻力的 95%，其余 5% 的阻力来自于左心室、左心室流出道及主动脉瓣处的阻力，故临床上通常用体循环阻力反映后负荷。

$$SVR = 80 \times (MAP - RAP)/CO$$

MAP 指平均动脉压，RAP 指右心房压。SVR 正常值为 900 ～ 1500 dynes/（s · cm^5）。也可采用 Wood 单位，其通常用于估算肺血管阻力，公式同上，但不乘以 80。血压估算后负荷不准确。

后负荷被定义为心室壁压力，可由 Laplace 公式表示：

$$T = Pr/2h$$

T 为左心室壁张力，P 为压力，r 为半径，h 为心室壁厚度。由公式可见，心室容积、左心室壁厚度及收缩期心室内压力是决定后负荷的主要因素。

心室内压力对后负荷有重要影响。扩张的薄壁心室较收缩的厚壁心室产生的室壁张力明显增大，心室衰竭时心室扩张明显，显著增加后负荷，心输出量明显减少。降低后负荷是治疗充血性心力衰竭的重要目标。

收缩性

收缩性指舒张至一定长度的心肌纤维产生的力，是心肌的固有特性，与细胞内钙离子浓度密切相关。收缩性易于理解却难以定义；心脏做功的测量指标包括单位时间内心室压力的变化速率（*d*P/*d*t）（图 34-2）、孤立乳头肌之间的缩短距离、部分或整个心脏储备，但这些定义在临床中应用意义不大。

心脏收缩性没有特定正常值。收缩性可通过超声心动图、血管造影术、核素扫描来测量。临床上更有用的评估收缩性的指标为射血分数，即每搏输出量与心室舒张末容积的比值。尽管受前负荷、后负荷及心率的影响，射血分数仍是评估心室收缩性最为可靠和敏感的指标。

收缩性的变化被认为是心脏处于舒张期，大小及压力不变的情况下，心脏收缩力的变化。因此，它体现了心肌力与速率二者关系的变化。儿茶酚胺、地高辛及钙离子均增加心肌收缩力。肾上腺素能神

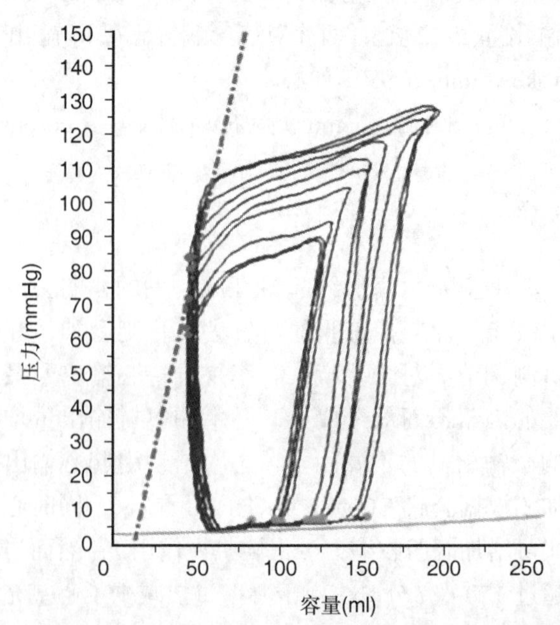

图 34-2 左心室压力-容量环。虚斜线与各个压力-容量环相交于主动脉瓣关闭点，其斜率与左室收缩性的相关性极好，且与前负荷、后负荷及心率无关

经系统对增加心肌收缩力的影响最大。低氧血症、酸中毒、缺血和某些药物（如钙离子拮抗剂、β 肾上腺素受体阻滞剂）均降低心肌收缩力。

总结

心脏功能的稳态及其对生理变化的即时反应受影响心输出量的各因素之间微妙相互作用的调节。这些因素共同维持足够的心输出量，以满足组织代谢需要。任何一个因素持续失衡都将引起心肌重构。尽管对心输出量的认识非常重要，但心输出量本身并非左心室做功的敏感指标，因为循环系统会实时调节，以确保充足的心输出量。因此，需结合心输出量与其他生理指标共同进行正确的诊疗决策。

推荐阅读

The determinants of cardiac output. In: Anderson RM. *The Gross Physiology of the Cardiovascular System*. Tucson: University of Arizona, Department of Biomedical Communications; 1980. http://cardiac-output.info/the-text/introduction.html. Accessed July 21, 2012.

Mohrman DE, Heller LJ. *Cardiovascular Physiology*. 7th ed. New York: McGraw-Hill Lange; 2010:48-66.

第 35 章 心肌的氧供与氧需

David Layer，DO

郭 翔 译 左明章 校

达到满意的围术期心血管结局的最好方式是确保心肌的氧供满足或超过心肌的氧需。

氧供

冠状动脉血流

心肌的氧输送依赖于冠状动脉血流（coronary blood flow，CBF）以及动脉氧含量（CaO_2）（框 35-1）。CBF 决定于以下等式（基于计算电流的欧姆定律，即电流等于电压除以电阻）：

$$Q \propto \Delta P/R$$

其中 Q 是 CBF；ΔP 是施加在冠状动脉血管床的压力，或者叫冠状动脉灌注压（coronary perfusion pressure，CPP）；R 是总冠状动脉阻力。CPP 通常被定义为主动脉舒张压（aortic diastolic blood pressure，DBP_{AO}）减去左心室舒张期末压（left ventricular end-diastolic pressure，LVEDP）。因而，前述等式可被重写为：

$$CBF \propto (DBP_{AO} - LVEDP)/R$$

框 35-1 氧供的决定因素

氧含量	自主神经支配
主动脉根部压力	自主调节
心室压力	冠状动脉窃血
舒张期灌注时间（取决于心率）	外源性及内源性物质
局部血管的阻力	

冠状动脉灌注压

冠状动脉血流随主动脉根部血压的变化及血流横跨心肌产生的阻力变化而波动，冠状静脉压力的影响微乎其微。收缩早期（也就是主动脉瓣开放之前的等容收缩期）时，冠状动脉口的压力处于收缩末期，且必然低于左心室收缩压。主动脉瓣开放后，冠状动脉口的压力仍然低于峰值收缩压，因为跨主动脉瓣的压力梯度在主动脉根部的基底部造成了 Venturi 效应。该压力差在有主动脉瓣狭窄时尤其明显。

收缩期左心室高压会进一步减少流入左心室的血流，甚至低于舒张期血流供应的 50%。右心室的低压产生了舒张期以及收缩期更加均衡的冠状动脉血流分布，然而，有些疾病状态会升高右心室压力并产生与左心室相似的血流类型。

因为大部分到左心室的冠状动脉血流发生于舒张期，故舒张压、舒张期时间以及心率被用于舒张期灌注指数以计算氧供，即舒张压–时间曲线下面积乘以心率。降低主动脉舒张压、减少舒张期时间或者增加左心室舒张压的因素会降低左心室的冠状动脉血流［例如，心动过速、左心室衰竭（LVEDP 增加）、主动脉瓣狭窄］，从而增加左心室压力并降低主动脉根部压力。

血管阻力

影响冠状动脉血管阻力的最重要的外部因素之一就是冠状动脉的心肌内部分受到的血管外挤压。冠状动脉血管外挤压在靠近心内膜处最大，靠近心外膜处最小。由于心肌内压力接近于心室压力，冠状动脉灌注压可通过主动脉压力和心室压力估计。

血管收缩是造成冠状动脉血管阻力的主要内因，大部分的血管收缩都是由自主神经系统以及内源性生物化学物质导致的。冠状动脉自调节能在很大范围（即 50 ～ 150 mmHg）的灌注压下维持冠状动脉血流，主要是通过管径小于 150 μm 的血管的代谢偶联。

最重要的代谢控制参数似乎是低氧，后者局部通过腺苷介导。具体来说，心肌内氧张力降低通过调节血管平滑肌的钙离子内流诱导腺苷介导的冠状动脉血管舒张。副交感神经刺激诱导直接的冠状动脉血管扩张。交感神经介导的冠状动脉血管扩张来源于心肌氧耗量的增加以及局部代谢物的产生（例如，腺苷、一氧化氮、前列腺素、内皮素）。

动脉氧含量

CaO_2 主要由血红蛋白浓度（Hb）以及氧饱和度（SaO_2）决定。影响氧解离曲线形状或位置的因素，以及氧结合位点的可用性也很重要。

$$CaO_2 = (Hb \times 1.39 \times SaO_2) + (PaO_2 \times 0.003)$$

其他因素

动脉粥样硬化性疾病是造成冠状动脉血管阻力增加以及氧供不足的主要疾病机制。根据 Poiseuille 定律，血流的减少与病变的长度以及管腔半径的四次方成正比；管腔尺寸看似微不足道的减小将造成局部血流的显著降低。造成冠状动脉血管扩张的外源性物质包括钙离子通道阻滞剂、硝酸酯类以及双嘧达莫。儿茶酚胺类具有双重效应。刺激 α 受体导致血管收缩，而刺激 β 受体将增加心肌代谢并造成血管舒张。

氧需

用于预计心肌氧耗量的模型需要估计基础心肌氧耗量、心室壁张力、肌原纤维收缩速度以及收缩和舒张时消耗的能量（框 35-2）。大约 90% 的心肌氧耗量用于收缩活动，维持细胞完整性和心脏电活动的部分不到 10%。在离体的肌肉束中，氧耗量与收缩时产生的张力成正比。在完整的心脏中，单独用压力替代心脏室壁张力，其与氧耗量的相关性较差。根据 Laplace 定律，心室壁张力直接与压力（后负荷）和心室内径（前负荷）成正比，与心室壁厚度成反比。

框 35-2　决定心肌氧耗量的关系

收缩力（心肌张力）＝压力变化的速度，*d*P/*d*t

$$心室壁张力 = \frac{(压力 \times 半径)}{(2 \times 心室壁厚度)}$$

心率 × 每搏输出量

基础氧耗量

做功＝心室压力－容积环内面积（见图 34-2）

收缩期灌注指数计算公式为收缩压-时间曲线下面积乘以心率，与氧需求量中等相关。张力变化的速度（心肌张力或收缩力）也被认为是氧耗量的重要决定因素，其可以通过压力改变的速度（*d*P/*d*t）进行估计。心肌做功的量增加其氧耗量，前者可以通过对压力-容量曲线下面积进行积分来计算。此外，做功量是收缩频率或者心率的函数。

为准确评估特定干预或血流动力学改变的影响，心肌氧耗量必须考虑之前提到的所有因素（见框 35-2）。在临床情况中，粗略估计经常基于收缩压以及心率，而后二者并不是好的心肌氧耗量预测参数。

麻醉药物的影响

确定某特定药物对于氧供需比例的影响较困难，因为任何药物通常都有多重效应。某一药物只影响供需关系的一个特定方面还是很少见的（例如，β 肾上腺素受体拮抗药是血管扩张药，但也会增加心肌氧耗量）。

推荐阅读

Ardehali A, Ports TA. Myocardial oxygen supply and demand. *Chest*. 1990;98:699-705.

Odonkor PN, Grigore AM. Patients with ischemic heart disease. *Med Clin North Am*. 2013;97:1033-1050.

Tánczos K, Molnár Z. The oxygen supply-demand balance: A monitoring challenge. *Best Pract Res Clin Anaesthesiol*. 2013;27(2):201-207.

Weber KT, Janicki JS. The metabolic demand and oxygen supply of the heart: Physiologic and clinical considerations. *Am J Cardiol* 1979;44:722.

Zong P, Tune JD, Downey HF. Mechanisms of oxygen demand/supply balance in the right ventricle. *Exp Biol Med*. 2005;230:507-519.

第 36 章 快速性心律失常

Srikanth Hosur, MD, Adebola Adesanya, MD, MPH
黄 舜 译 左明章 校

依据 QRS 波群的宽度，快速性心律失常可以分为窄波群心动过速（narrow complex tachycardias, NCT）和宽波群心动过速（wide complex tachycardias, WCT）。依据房室（atrioventricular, AV）结是否参与此心律失常的传播和维持，又将窄波群心动过速进一步分为房室结被动型和房室结主动型心动过速。房室结被动型心动过速可能拥有规则的节律，如房性心动过速或心房扑动，也有可能节律不规则，如多灶房性心动过速、带有变异传导的心房扑动，或心房颤动。房室结主动型心动过速通常有规则的节律，分为房室结返折型心动过速（AV node reentry tachycardia, AVNRT）和旁路依赖型心动过速。旁路传导可以是顺向的（即利用房室结向前传导），从而表现为窄波群，也可以是逆向的（即沿旁路向前传导、房室结本身反向传导），从而表现为宽波群。

理解这些心律失常的机制十分重要，因为房室结主动型心动过速通常能够通过一些延长房室结传导的手法操作（如刺激迷走神经手法）而终结，还可以通过应用药物（如腺苷）来终止发作（图 36-1）。

窄波群心动过速

治疗

窄波群心动过速可以药物治疗或行心脏复律。应用腺苷和刺激迷走神经手法仅适用于房室结主动型心动过速。尽管所有的窄波群心动过速均可以通过同步心脏电复律来终结，但还是应该把心脏复律应用在那些伴有血流动力学不稳定的心律失常患者身上。

对于血流动力学稳定的窄波群心动过速，地尔

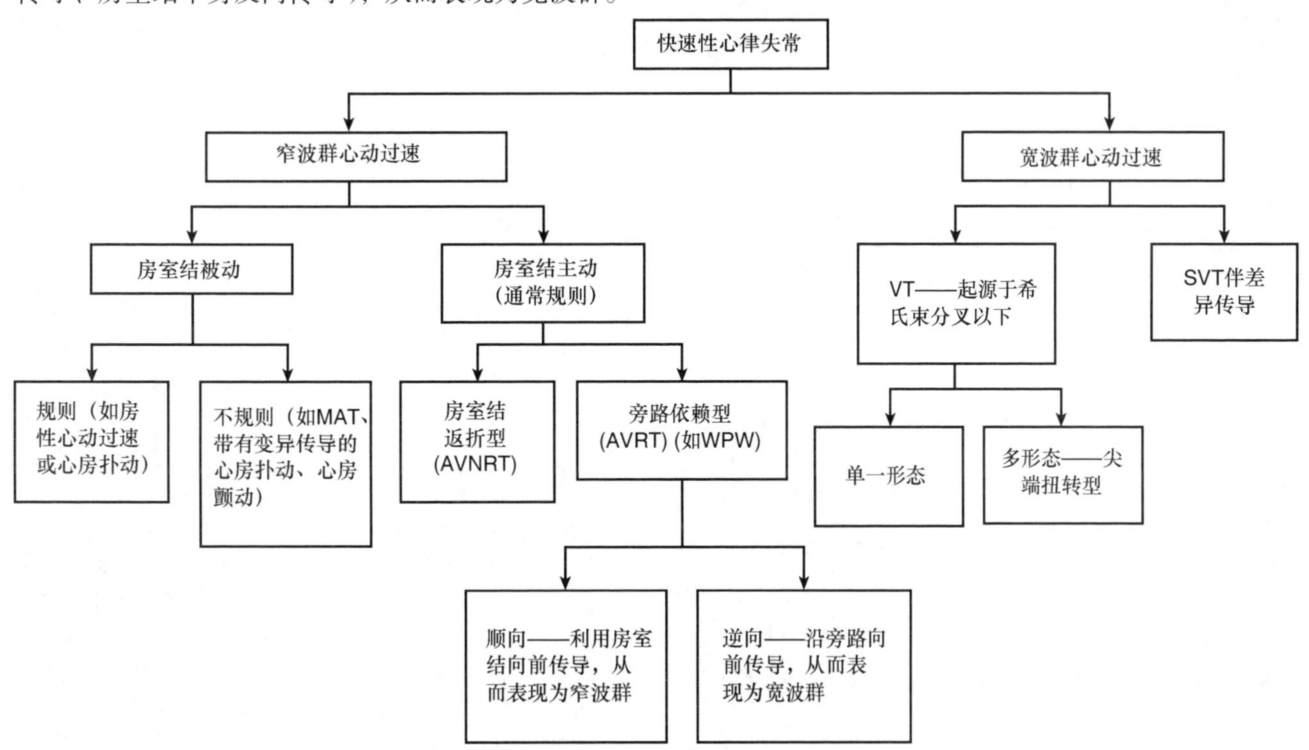

图 36-1 快速性心律失常分类，窄波群或宽波群心动过速，以及各类中的亚型。AVNRT，房室结返折型心动过速；AVRT，房室返折型心动过速；MAT，多灶房性心动过速；SVT，室上性心动过速；VT，室性心动过速；WPW，Wolff-Parkinson-White 综合征

硫䓬 0.25 mg/kg 要优于 β 肾上腺素受体阻断剂或维拉帕米，因为地尔硫䓬的负性肌力作用较小。而对于射血分数低的患者，适合静脉应用胺碘酮，单次剂量 150 mg，可重复给药。普鲁卡因胺是这类情形有效的二线药物。

腺苷要通过中心或肘前静脉给予，剂量为 6 ～ 12 mg。其作用时间短，半衰期只有 12 ～ 18 s，并可能引起脸红、支气管痉挛和胸痛。甲基黄嘌呤（如氨茶碱）的输入能拮抗腺苷。

宽波群心动过速

宽波群心动过速定义为 QRS 波群宽度长于 0.12 s、心率大于 100 次 / 分。尽管一些室上性心动过速也能表现为宽波群心动过速（伴有差异传导的室上性心动过速），但宽波群心动过速通常被假定为室性心动过速，除非证明有其他情况存在。鉴别诊断宽波群的室上性心动过速和室性心动过速至关重要，因为两者的治疗是截然不同的（图 36-2 ～ 36-11）。

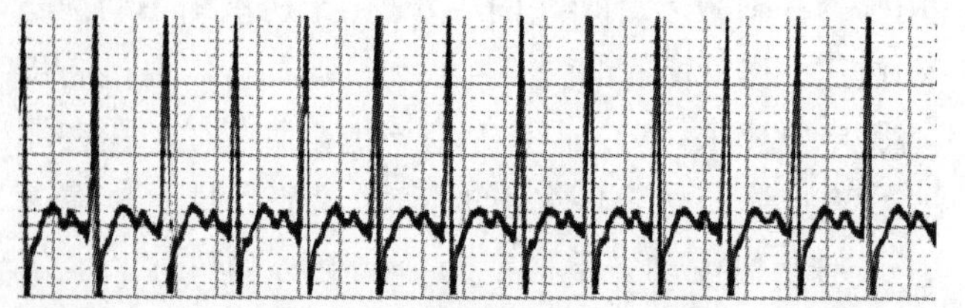

图 36-2 起源于心房单一局灶的房性心动过速。心电图显示规则心率 150 ～ 250 次 / 分。所示 P 波形态与窦性心动过速所见不同

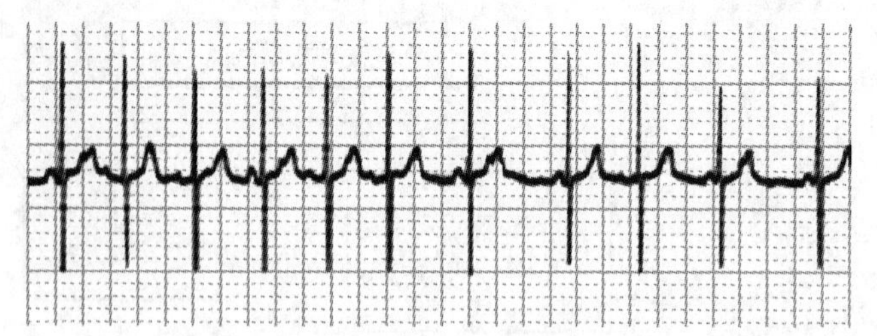

图 36-3 起源于心房多个灶点的多灶房性心动过速（MAT）。多灶房性心动过速见于肺部疾病患者和过量摄取甲基黄嘌呤的患者。心电图显示不规则心率，所示 P 波形态不同，PR 间期不等。地高辛或腺苷治疗对多灶房性心动过速无效

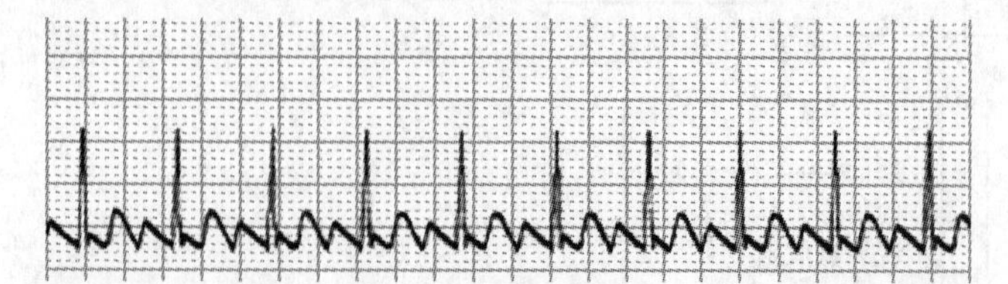

图 36-4 起源于心房内返折环路的心房扑动。心电图显示锯齿样扑动 P 波，伴有向心室的差异传导。心房节律为 250 ～ 300 次 / 分

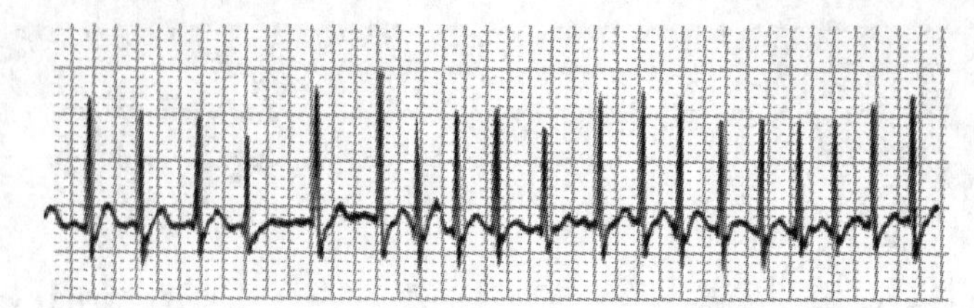

图 36-5 在心房颤动中，混杂的电重构引起心房内多环路返折，导致缺乏有组织的心房活动，形成不规则的心脏节律。图例可见颤动波形。P 波缺失

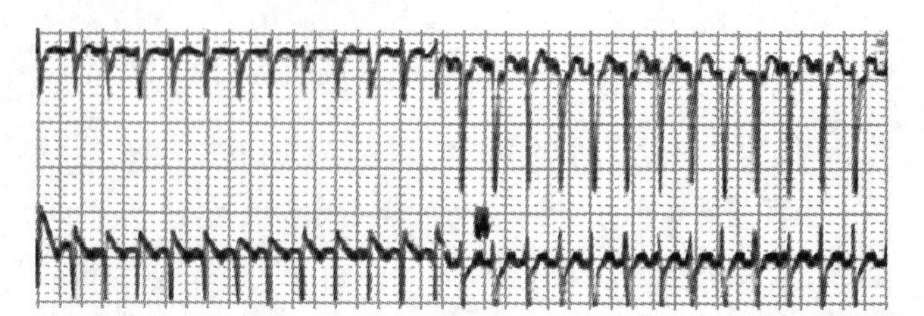

图 36-6 房室（AV）结返折型心动过速（AVNRT），起源于包括房室结及其周围异常缓慢的传导组织所形成的电回路。心室节律规则。图例中，心率为 140 ～ 200 次 / 分。P 波缺失或罕见于 QRS 波群后。应用刺激迷走神经手法和腺苷可终止房室结返折型心动过速

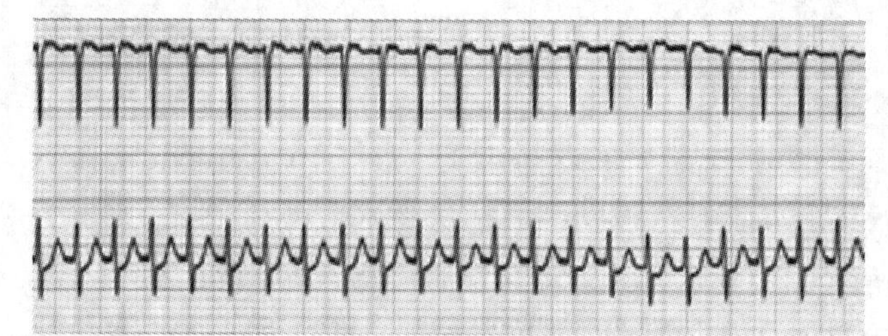

图 36-7 房室返折型心动过速（AVRT），也被称为往复交互型心动过速。如果来自心房的传导通过房室结，这类房室返折型心动过速是顺向心动过速（最常见的变异，表现为窄波群）。如果传导通过旁路途径（AP），便是逆向心动过速，表现为宽波群。旁路途径界于心房和心室的心肌之间，与房室结相比，传导快但不应期也长。Wolff-Parkinson-White 综合征是一个例子，由于传导通过旁路途径（预激综合征），心率正常，位于 QRS 波群上的 δ 波相当明显

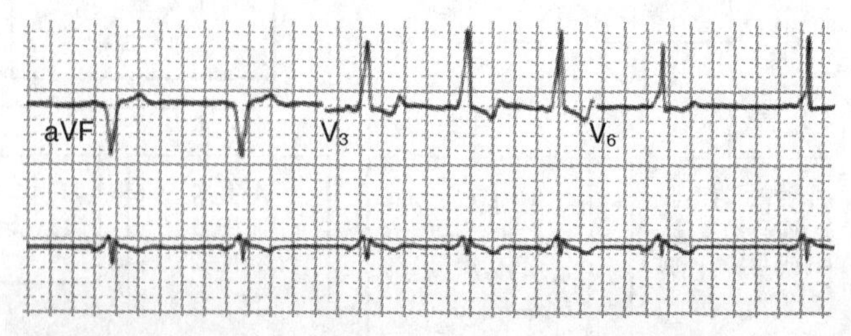

图 36-8 Wolff-Parkinson-White 综合征。在顺向传导中，心电图显示窄 QRS 波群，心率 150 ～ 200 次 / 分，P 波并未隐藏，而是出现在 ST 段或 T 波上。对于血流动力学稳定的心动过速患者，治疗同房室结返折型心动过速患者一致。在 1% ～ 15% 的患者中，腺苷会引起心室颤动，因此，复苏设备应备随时取用。Wolff-Parkinson-White 综合征患者应避免使用地高辛，因为地高辛会加速旁路传导，并减慢房室结传导。而逆向宽波群心动过速的患者，应避免使用 β 肾上腺素受体阻断剂和钙通道阻断剂

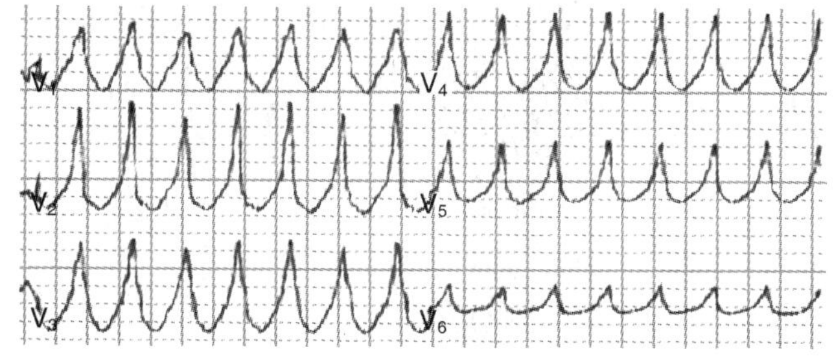

图 36-9　正向一致的室性心动过速

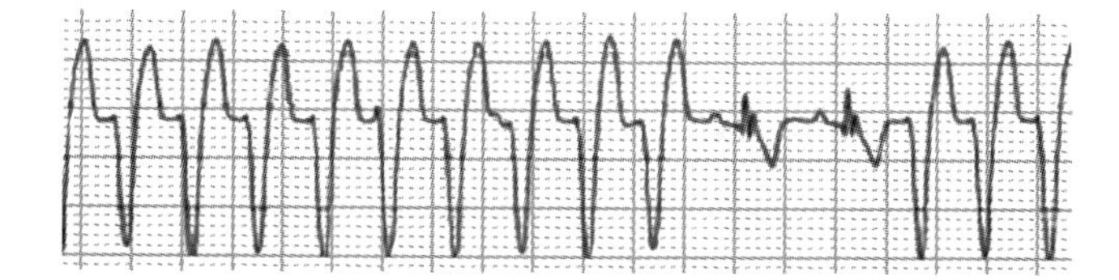

图 36-10　伴有融合搏动和房室分离的室性心动过速

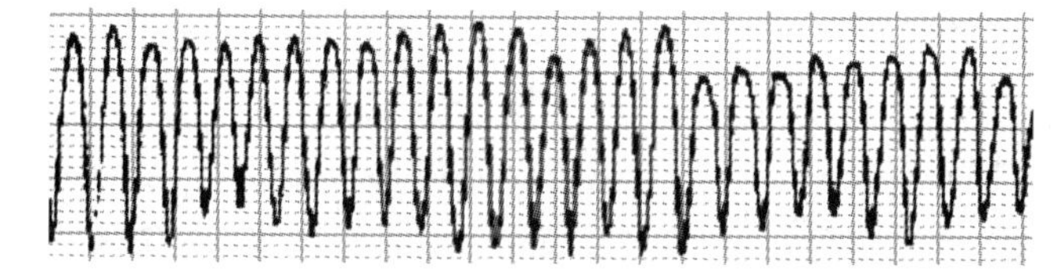

图 36-11　多形态室性心动过速

诊断

出于诊断的目的，宽波群心动过速可以根据以下情形分成四类：

1. 起源于希氏束分叉以上或以下。

2. 室上性心动过速是否伴有室内差异传导。伴有差异传导的室上性心动过速可能由传导减慢或束支阻断引起，也可能是通过房室旁路顺行传导［逆向 Wolff-Parkinson-White（WPW）综合征］的结果。

3. 室性起搏引发了宽 QRS 波形的出现。

4. 存在电解质异常，如高钾血症或低钾血症，或应用了相关药物，如三环抗抑郁药和抗组胺药物（钠通道阻断剂）。

与药物过量相关的宽波群心动过速通常伴有 QRS 波群末端变化和电轴右偏（导联 aVR 中可见 RV 波，而导联 Ⅰ 和 aVL 中可见 S 波）。可以通过回顾病史和心电图表现做出诊断。室性心动过速容易出现在患有冠状动脉疾病、并有房室分离征象（大炮样 A 波）的患者当中。即使血流动力学稳定，也不能排除室性心动过速的诊断。

当十二导联心电图显示 QRS 波群间期长于 160 ms、心前导联的所有 QRS 波群均为正向或负向（正向或负向一致）、可见融合搏动或夺获搏动并且出现房室分离时，可以做出室性心动过速的诊断。多形态室性心动过速伴随着心电电轴的周期进展性变化，搏动与搏动之间存在形态表象的变异。多形态室性心动过速如果发生在延长 QT 间期的情况下，被称为尖端扭转型室性心动过速。高钾血症引发的室性心动过速表现为正弦曲线样波形，前期表现为 T 波高尖、QT 间期变短、PR 间期延长且 P 波低平。三环类抗抑郁药毒性引起的室性心动过速，特点为电轴右偏模式，伴有 Ⅰ 和 aVL 导联突出的 S 波和 aVR 导联突出的 R 波。

治疗

无论宽波群心动过速的原因为何，100 ~ 200J（单相）或 50 ~ 100J（双相）心脏电复律是血流动力学不稳定患者的首选治疗方法。

对于室上性心动过速伴差异传导的宽波群心动过速患者，推荐应用 β 肾上腺素受体阻断剂、洋地黄和钙通道阻断剂，而这些药物对于 WPW 综合征患者是禁忌的。普鲁卡因胺和胺碘酮是可接受的替换选择，可用来治疗室性和室上性心动过速引起的宽波群心动过速。当宽波群心动过速对抗心律失常药物没有反应，或患者的血流动力学不稳定时，应实施心脏电复律。尖端扭转型室性心动过速可以静脉输注镁剂来治疗，对镁剂没有反应的患者，以及心率大于等于 100 次 / 分的患者，可以考虑短时应用经静脉超速起搏。可以在起搏建立之前输注异丙肾上腺素（成人 2 μg/min），控制心率目标一致（≤ 100 次 / 分）。

由三环类抗抑郁药和抗组胺药物引发的钠通道阻断剂毒性，应该通过诱导碱中毒和应用利尿剂来治疗。当 QRS 波群间期超过 100 ms，且患者有持续的低血压和心律失常时，应该考虑输注碳酸氢钠。钙剂、葡萄糖–胰岛素输注、β 受体激动剂和碳酸氢钠用于治疗高钾血症。

推荐阅读

Akhtar M. Electrophysiologic basis for wide QRS complex tachycardia. *Pacing Clin Electrophysiol*. 1983;6:81-98.

Drew BJ, Ackerman MJ, Funk M, et al. Prevention of torsades de pointes in hospital settings: a scientific statement from the American Heart Association and the American College of Cardiology Foundation. *Circulation*. 2010;121:1047.

Goldberger ZD, Rho RW, Page RL. Approach to the diagnosis and initial management of the stable adult patient with a wide complex tachycardia. *Am J Cardiol*. 2008;101:1456-1466.

Jacobson C. Narrow QRS complex tachycardias. *AACN Adv Crit Care*. 2007;18:264-274.

Obel OA, Camm AJ. Supraventricular tachycardia ECG. Diagnosis and anatomy. *Eur Heart J*. 1997;18:C2-11.

Reising S, Kusumoto F, Goldschlager N. Life-threatening arrhythmias in the intensive care unit. *Intensive Care Med*. 2007;22:3-13.

第 37 章　缓慢性心律失常

Srikanth Hosur，MD，Adebola Adesanya，MD，MPH

苗永盛　译　左明章　校

心动过缓通常定义为心率小于 60 次 / 分，在一些个体中可能是正常的生理现象，然而心率小于 60 次 / 分可能对其他人来说是不适合的。当心率在特定的临床情况下导致心输出量不足时，心动过缓会变得有问题。缓慢性心律失常常可归因于窦性心动过缓、房室（AV）交界心律或心脏传导阻滞。

不论在何种情况下，如果存在低血压或低灌注的征兆（例如，急性精神状态改变、晕厥、缺血性胸痛或者充血性心力衰竭），则应当立即治疗心动过缓。初始的治疗目标是应用变时性药物治疗任何原因导致的心动过缓，例如应用阿托品或格隆溴铵。如果患者心动过缓合并持续低血压或低灌注状态，且对阿托品或格隆溴铵治疗无反应，应考虑体外或者经静脉起搏治疗。起搏装置能提供可控心率管理，并且无药物相关副作用风险。阿托品的药理替代药物（二线药物治疗）包括多巴胺、肾上腺素和异丙肾上腺素，这些药物均可滴定给药提升心率。异丙肾上腺素是一种单纯拟交感神经激动药，它能增加心肌氧耗并产生外周血管舒张作用，急性心肌缺血患者对这两种作用的耐受性较差。胰高血糖素可用于治疗 β - 受体或钙通道阻断剂过量而出现症状性心动过缓的患者（表 37-1）。

窦性心动过缓、房室交界心律或莫氏Ⅰ型二度房室传导阻滞（图 37-1）患者具有迷走神经张力高、窦房结放电缓慢或房室结传导受损的特性，一般会对阿托品的治疗产生反应。完全性房室传导阻滞和房室交界逃逸心律患者对阿托品的治疗也是有反应的。然而，患有莫氏Ⅱ型二度房室传导阻滞（图 37-2）与合并新发宽大畸形 QRS 波的完全性房室传导阻滞（图 37-3）的患者，心脏传导阻滞通常是结内的，迷走神经张力增加不会显著引起心动过缓。这两种心律对阿托品基本上没有反应，心脏起搏是

表 37-1　治疗心动过缓的静脉药物

药物	剂量
阿托品 *	每 3 ～ 5 min 给予 0.5 mg，最大剂量为 3 mg，＜ 0.5 mg 的硫酸阿托品可矛盾性地导致心率进一步减慢
多巴胺	初始：5 μg/（kg · min） 滴定到产生效果
肾上腺素	初始：2 ～ 10 μg/min 滴定到产生效果
异丙肾上腺素	初始：2 ～ 10 μg/min 滴定到产生效果
胰高血糖素	初始：3 mg 输注：3 mg/h，如有必要

* 对于存在灌注不良并实施体外起搏的患者，应及时给予阿托品

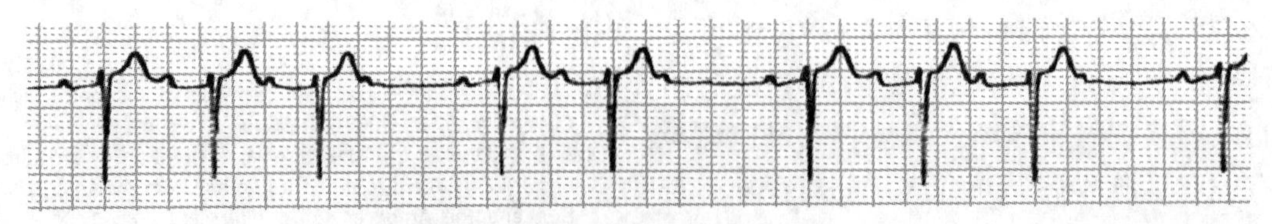

图 37-1　莫氏Ⅰ型二度房室传导阻滞

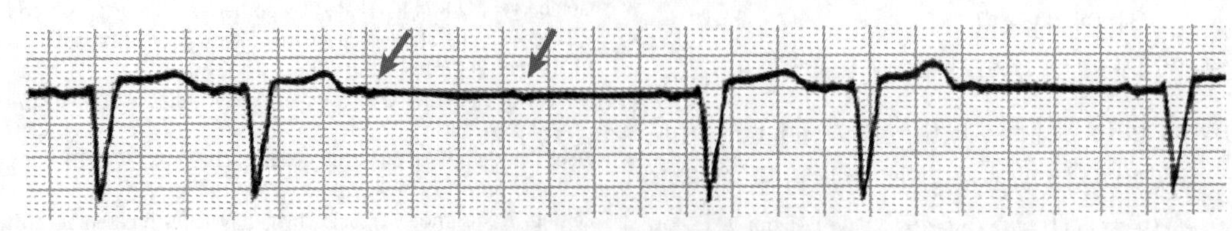

图 37-2　莫氏Ⅱ型二度房室传导阻滞

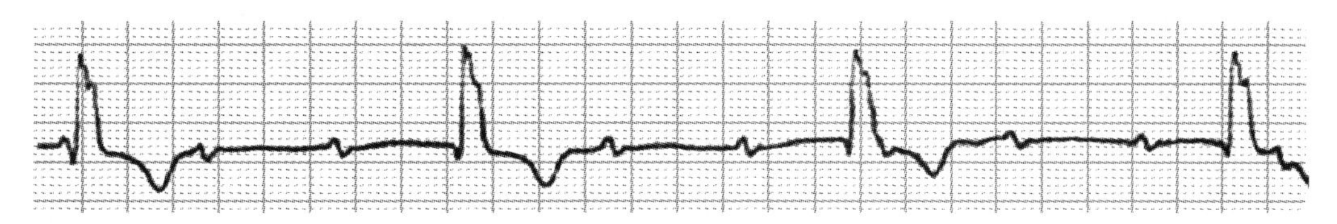

图 37-3　完全性（三度）房室传导阻滞

针对这两种情况的治疗方式。

莫氏Ⅱ型二度房室传导阻滞患者，即使无症状也可在毫无征兆的情况下进展为缓慢和不稳定的心室自主心律的完全性房室传导阻滞。在这些患者中应预防性地安装外部起搏电极或者经静脉起搏电极来防止恶性心律失常的发生。经皮体外起搏是无创性操作，但是起搏过程能使患者感觉痛苦，并且可能有捕获失败不能起搏的情况发生。经静脉（心内膜）起搏是通过将起搏电极直接通过中心静脉导管或通过肺动脉导管（如果导管已就位）进入右心室来实现起搏的。美国心脏协会针对心动过缓患者的管理提供了一个便捷的心动过缓处理演示图（图 37-4）。

术中心动过缓

术中心动过缓较常见，特别在既往有心脏病史的患者中，发生时常伴剧烈的血流动力学波动。它与 60% 的低血压病例（定义为平均动脉压的基线降低大于 40% 或者平均动脉压小于 60 mmHg）相关。在麻醉状态下心动过缓的因素包括：①年龄（心动过缓在年龄超过 50 岁的患者中更加普遍）；②性别（男女比例为 60：40）；③迷走神经刺激（特定的手术操作和腹腔镜气腹引起的腹膜扩张）；④阿片类药物的应用（芬太尼和瑞芬太尼）；⑤大剂量吸入性麻醉药物（特别是在吸入诱导期间）；⑥大剂量应用丙泊酚。

当发生有症状的心动过缓时，还应该考虑的

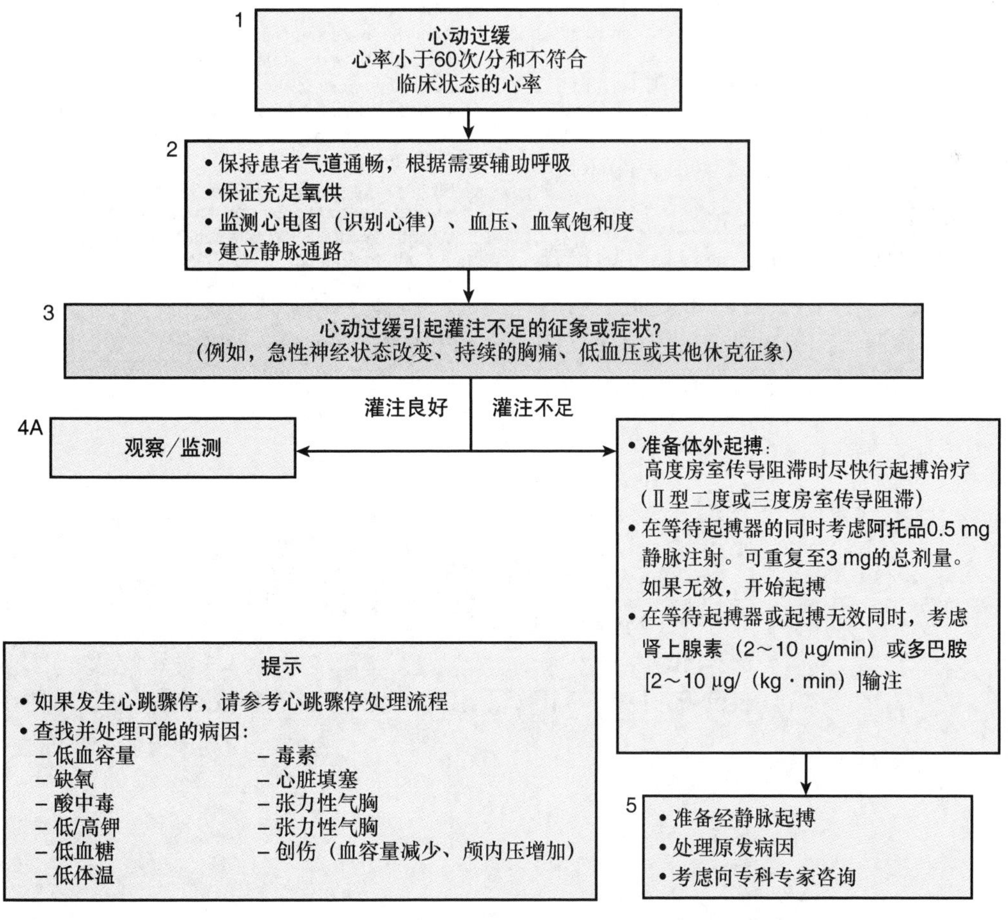

图 37-4　美国心脏协会心动过缓处理流程。症状性心动过缓和心动过速的管理（From 2005 American Heart Association Guidelines for Cardiopulmonary Resuscitation and Emergency Cardiovascular Care. Part 7.3：Management of Symptomatic Bradycardia and Tachycardia. Circulation 2005；112：IV-67-77. Reprinted with permission of the American Heart Association.）

重要因素包括低氧血症和肌松药（neuromuscular blocking agents，NMBAs）、β 肾上腺素受体阻断剂、钙通道阻断剂或地高辛等药物的应用。低氧血症因其性质紧急，应该在术中发现心动过缓的早期判断是否由其引起心动过缓。

阿片类药物，例如芬太尼和吗啡，除了对窦房结具有直接抑制作用外，还可对中枢神经系统产生影响，从而导致心动过缓。吸入性麻醉气体（例如异氟烷）通过改变Ⅳ期去极化的斜率直接抑制窦房结的活动，这种效应可能与通过细胞膜的钙转运相关。非去极化肌松药，例如维库溴铵和罗库溴铵，不具有泮库溴铵的消除迷走神经的效应；去极化肌松药琥珀胆碱通过以下机制引起心动过缓：①胆碱分子从琥珀胆碱的分解中释放；②直接刺激产生心动过缓的外周感觉受体；③直接刺激交感神经系统和副交感神经系统。在儿童患者中应用首剂琥珀胆碱后可观察到心动过缓；然而在成人患者中，术中第二次应用琥珀胆碱，特别是在首剂应用 5 min 或更长时间后，容易频繁发生心动过缓。

据报道，输注丙泊酚相关心动过缓的发生率在 5%（来自病例系统的观察结果）至 25%（来自随机对照实验的数据）之间。接受斜视手术并同时接受丙泊酚麻醉的儿童患者因眼心反射被激活易发生心动过缓。据报道，在此类儿童患者中预防性应用抗胆碱药后，心动过缓的发生率仍达 6% ～ 16%。

术中导致心动过缓的其他原因还包括喉镜检查、插管或拔管期间在口咽操作引起的迷走神经刺激。眼外肌、支气管、腹膜、阴囊和直肠的手术均可引起包括支气管痉挛、心动过缓或心动过速、低血压或高血压和心律失常的自主反射，特别是处于浅麻醉、缺氧或高碳酸血症状态下的患者更容易发生。可通过应用阿托品、格隆溴铵、局部麻醉、静脉应用局部麻醉药、肾上腺素受体阻滞剂、加深麻醉和血管活性药物来预防或最小化迷走神经刺激的发生。

低体温也能引起心动过缓；然而，机体应对低体温的初始反应会刺激交感神经，引起心率的短暂增加。当体温降到 34℃以下时，心率也成比例降低。低体温对窦房结的直接抑制导致了心动过缓。这种心动过缓对迷走神经的拮抗并没有反应。单纯的颅内压升高——作为全身性高血压、窦性心动过缓和呼吸不规律（库欣综合征）三联征之一——也是围术期心动过缓的一个原因。

推荐阅读

Aghamohammadi H, Mehrabi S, Mohammad Ali Beigi F. Prevention of bradycardia by atropine sulfate during urological laparoscopic surgery: A randomized controlled trial. *Urol J*. 2009;6:92-95.

Brady WJ, Swart G, DeBehnke DJ, et al. The efficacy of atropine in the treatment of hemodynamically unstable bradycardia and atrioventricular block: Prehospital and emergency department considerations. *Resuscitation*. 1999;41:47-55.

Chatzimichali A, Zoumprouli A, Metaxari M, et al. Heart rate variability may identify patients who will develop severe bradycardia during spinal anaesthesia. *Acta Anaesthesiol Scand*. 2011;55:234-241.

Love JN, Sachdeva DK, Bessman ES, et al. A potential role for glucagon in the treatment of drug-induced symptomatic bradycardia. *Chest*. 1998;114:323-326.

Maruyama K, Nishikawa Y, Nakagawa H, et al. Can intravenous atropine prevent bradycardia and hypotension during induction of total intravenous anesthesia with propofol and remifentanil? *J Anesth*. 2010;24:293-296.

Tramer MR, Moore RA, McQuay HJ. Propofol and bradycardia: Causation, frequency and severity. *Br J Anaesth*. 1997;78:642-651.

Yorozu T, Iijima T, Matsumoto M, et al. Factors influencing intraoperative bradycardia in adult patients. *J Anesth*. 2007;21:136-141.

第 38 章　眼心反射

Peter Radell，MD，PhD，Sten G. E. Lindahl，MD，PhD，FRCA

赵楠楠　译　左明章　校

眼心反射（oculocardiac reflex，OCR）首先由 Aschner 和 Dagnini 在 1908 年提出。刺激三叉神经区域而非眼神经分支（V_1）会发生眼心反射，最近随着人们对上述刺激的理解，产生了一个较为全面的名词——三叉神经心脏反射。

解剖

第 5 对脑神经的传入分支是三叉神经，传出神经是迷走神经。具体来说，传入冲动通过短的和长的睫状神经到达睫状神经节。从那里，传入信息通过三叉神经的眼神经分支（V_1）被传输至神经节。传出冲动通过迷走神经（X）通路离开脑干（图 38-1）。

触发刺激

眼心反射最常由眼外肌牵拉（特别是内直肌）、眼球的直接压力、眼部操作和眼部疼痛触发，也可被球后阻滞、眼外伤眼球摘除后眼窝部的组织操作引出。甚至也有描述，此反射源自其他的三叉神经传入分支，例如，鼻窦或鼻骨手术中也会发生。反复眼部操作似乎可使眼心反射发生疲劳（即敏感度下降）。

表现

眼心反射最常见的后果是窦性心动过缓。其他心律失常包括异位心律、交界性心律、室上性传导阻滞、室性二联律、多源性室性期前收缩、游走性起搏点、室性心动过速和心搏骤停。

发生率

斜视手术中眼心反射发生率报道不一，为 16% ～ 82%。比起以往的麻醉剂（如氟烷），适合的麻醉药物（如七氟烷和地氟烷）的应用会降低其发生率。全身麻醉下行眼肌手术的儿童和青少年最易发生眼心反射，但老年人的发生率也有所增加。低氧、高碳酸血症和酸中毒会增加眼心反射的发生率和严重程度。其他的危险因素包括麻醉深度不足、使用 β 受体阻滞剂和强效阿片类药物。

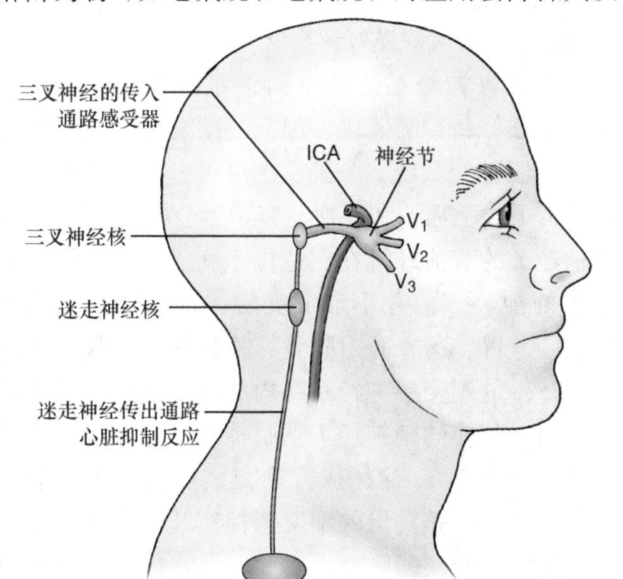

图 38-1　三叉神经心脏反射通路。三叉神经分支：V_1，眼神经；V_2，上颌支；V_3，下颌支；ICA，颈内动脉

术中管理

局部麻醉或全身麻醉期间均可能发生眼心反射。球周阻滞会通过阻滞反射弧的传入神经节来预防心律失常。尽管如此，局部麻醉药的注射本身也会刺激机体发生眼心反射。血流动力学反应一般呈自限性，但合并其他疾病时就会变得严重，例如，眼心反射合并未诊断出的 EB 病毒心肌炎会导致恶性室性心律失常、心搏骤停和猝死。

如果出现心律失常，首先应该关注是否存在眼窝部手术的牵拉刺激，然后确定麻醉深度、通气和氧合是否合适。通常，心率和心律会在处理后的 20 s 恢复正常。尽管如此，如果心律失常严重或眼心反射再次发生，仍应静脉输注阿托品 0.02 mg/kg，并增加剂量，直至获得缓解（小剂量可能无效或起反作用，从而加重心动过缓）。

在斜视手术中，许多人倡导在眼外肌操作前静脉输注阿托品（0.02 mg/kg）或格隆溴铵（0.01 mg/kg）。比起阿托品，格隆溴铵引起心动过速较少，但起效较慢。

术后管理

眼心反射发生的时机各不相同。例如，球后阻滞后眼心反射即刻发生，而未完全阻滞时则在 1.5 h 后发生。球后出血会导致眼心反射延迟发生，因为持续出血会逐渐增加眼周压力。因此，对可疑或已知球后出血的患者，均应严密监护数小时。

推荐阅读

Choi SR, Park SW, Lee JH, et al. Effect of different anesthetic agents on oculocardiac reflex in pediatric strabismus surgery. *J Anesth*. 2009;23:489-493.

Hemmer LB, Afifi S, Koht A. Trigeminocardiac reflex in the postanesthesia care unit. *J Clin Anesth*. 2010;22:205-208.

Lübbers HT, Zweifel D, Grätz KW, Kruse A. Classification of potential risk factors for trigeminocardiac reflex in craniomaxillofacial surgery. *J Oral Maxillofac Surg*. 2010;68:1317-1321.

Oh AY, Yun MJ, Kim HJ, Kim HS. Comparison of desflurane with sevoflurane for the incidence of oculocardiac reflex in children undergoing strabismus surgery. *Br J Anaesth*. 2007;99:262-265.

Rodgers A, Cox RG. Anesthetic management for pediatric strabismus surgery: Continuing professional development. *Can J Anaesth*. 2010;57:602-617.

Yi C, Jee D. Influence of the anaesthetic depth on the inhibition of the oculocardiac reflex during sevoflurane anaesthesia for paediatric strabismus surgery. *Br J Anaesth*. 2008;101:234-238.

第 39 章　自主神经系统

James D. Hannon，MD
汪海峰　译　孟昭婷　校

自主神经系统（autonomic nervous system，ANS）也被称作内脏、植物或非随意神经系统。这种自控（自主的）系统由神经、神经节和支配心脏、血管、内分泌腺体、内脏器官和平滑肌的神经丛组成。自主神经系统遍及人的全身并且具有调控功能，这种调控不受意识的控制。然而，自主神经系统不是完全独立地发挥作用，它对躯体运动和感觉传递的信息做出反应。

通常自主神经系统从功能上可分为交感神经系统（sympathetic nervous system，SNS）和副交感神经系统（parasympathetic nervous system，PNS）。鉴于胃肠道神经支配的复杂性及其独立发挥功能的特点，肠神经系统被单独列为自主神经系统的第三个部分。大多数内脏器官都受交感和副交感神经系统的双重支配，内脏器官实时的活动水平反映了两种系统的综合影响。此外，根据其改变或模仿自主神经系统释放的神经递质的作用机制，可理解影响心肌、平滑肌和腺体组织的药物的作用机制并将其分类。

解剖

交感神经系统

尽管交感神经系统总是活跃的，但其活动水平的提高在遇到威胁机体稳态的应激时才发生，如剧烈运动、心理应激、失血和疾病过程。交感神经系统兴奋产生的作用包括瞳孔散大、胃肠道血流减少、心输出量增加和血流骨骼肌转移（战-逃反应）。

外周自主神经系统，包括交感神经系统，在机体主要部分的分布见图 39-1。交感神经系统遍及人的全身。产生交感神经系统节前纤维的细胞体位于胸腰段脊髓（T_1 ～ L_2）的中间外侧柱，因此，交感神经系统有时特指胸腰椎神经系统。这些细胞的轴突行经脊髓前神经根，与位于 3 处交感神经节（椎旁、椎前和终端）的神经元形成突触关系。节前纤维还能与高于或低于其脊髓发出平面的神经节的多个节后纤维形成突触，引起自主神经系统反应的混淆和扩大。22 对椎旁神经节位于椎体的两侧，包含颈上、颈下和星状神经节。不成对的椎前神经节位于腹腔或盆腔，靠近脊柱的腹侧面（腹腔、肠系膜上和肠系膜下）。终端神经节靠近受神经支配的器官（肾上腺髓质）。肾上腺髓质与交感神经节的细胞在胚胎学和结构上类似。

副交感神经系统

副交感神经系统在休息时兴奋，引起瞳孔缩小、消化系统血流增加并促进其修复，从而使能量得以保存和积累。与交感神经系统相比，副交感神经系统在效应器官的分布较局限。典型的副交感节前纤维至最接近神经支配器官的神经节的距离远大于交感神经系统，神经节后细胞体靠近或位于靶器官内。此外，副交感神经每一个节前纤维只对应少数节后神经，能够产生局限的影响，与交感神经系统兴奋引起特征性的大规模效应相反。

副交感神经系统的节前纤维起源于中脑、延髓（颅脑）和脊髓骶段。因此，副交感神经系统又称为颅骶神经系统。颅副交感纤维分布于睫状、蝶腭、舌下、下颚下和耳神经节。迷走神经（第 10 对脑神经）的节前纤维在到达位于胸、腹腔脏器的许多小的神经节前并不形成突触。这些器官包括心脏、肺、胃、肠、肝、胆囊、胰腺和输尿管。实际上，75% 的副交感神经系统内的活动是由迷走神经介导的。其他的脑神经（动眼神经、面神经、舌咽神经）以及 $S_{2\sim4}$ 神经执行副交感神经系统剩余的传出功能。骶髓发出的副交感神经纤维形成盆腔神经。这些神经在膀胱、直肠和性器官内或附近的神经节形成突触。

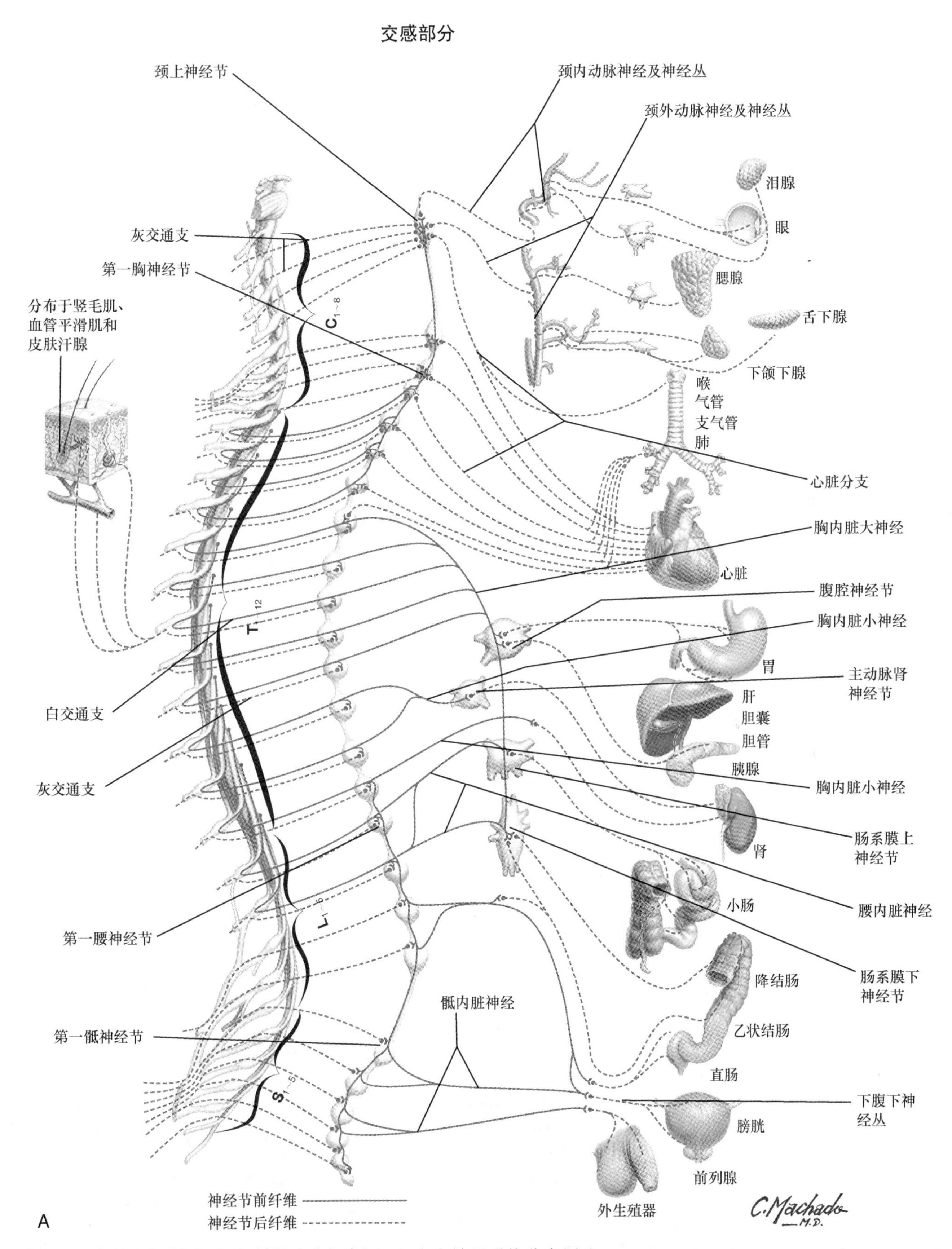

图 39-1　胸腰（交感）（**A**）和颅骶（副交感）（**B**）自主神经系统分布图（Netter illustrations from www.netterimages.com. © Elsevier Inc. All rights reserved.）

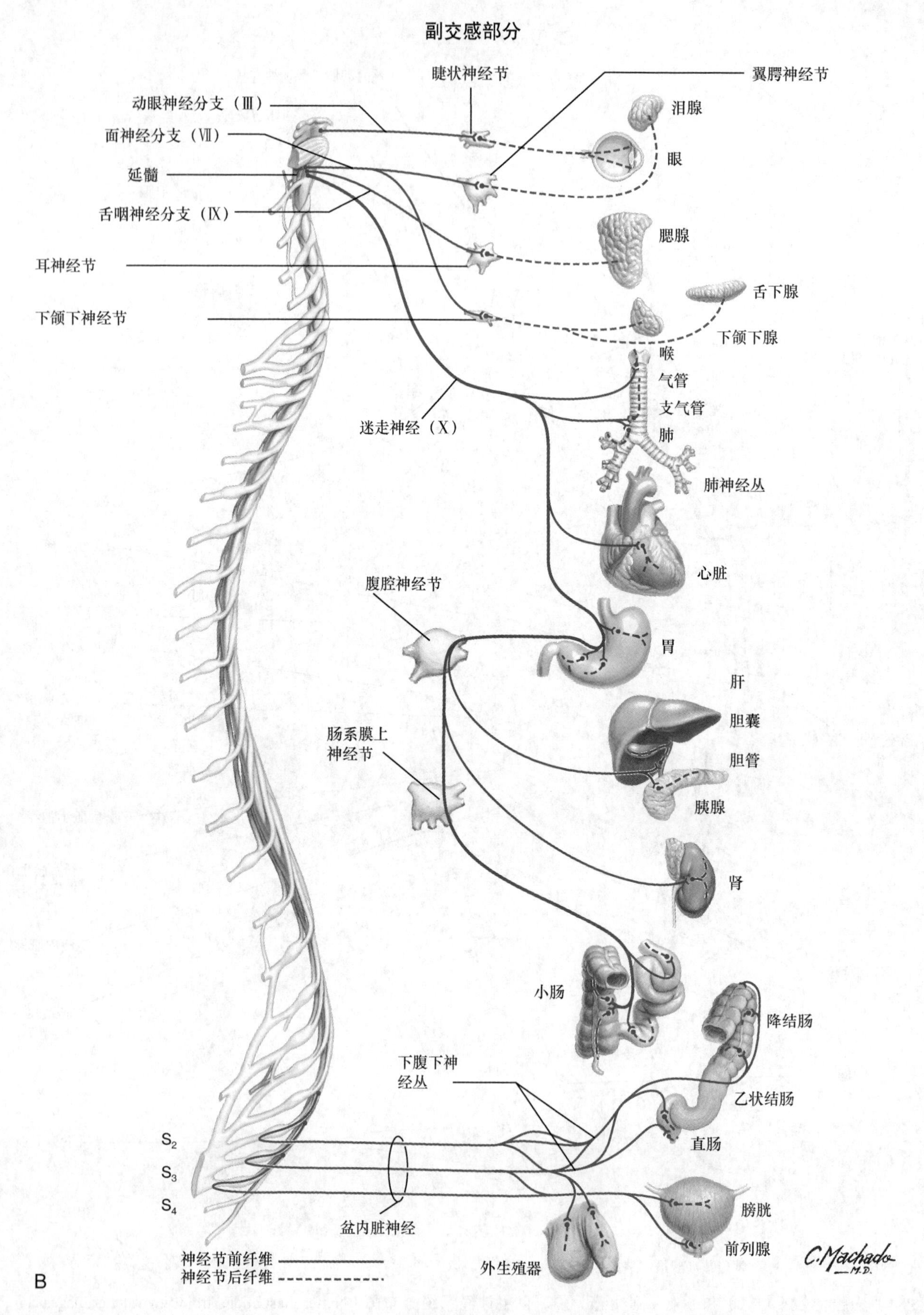
副交感部分
睫状神经节
翼腭神经节
动眼神经分支（Ⅲ）
泪腺
面神经分支（Ⅶ）
眼
延髓
舌咽神经分支（Ⅸ）
腮腺
耳神经节
舌下腺
下颌下神经节
下颌下腺
喉
气管
支气管
肺
迷走神经（Ⅹ）
肺神经丛
心脏
腹腔神经节
胃
肝
胆囊
肠系膜上
神经节
胆管
胰腺
肾
小肠
降结肠
下腹下神
经丛
乙状结肠
直肠
S_2
S_3
S_4
膀胱
盆内脏神经
前列腺
神经节前纤维
神经节后纤维
外生殖器
B
C.Machado M.D.

图 39-1（续）

肠神经系统

肠神经系统原先被认为是副交感神经系统的一部分，肠壁的神经是副交感节后纤维。虽然源自肠神经系统的传入信息对其与中枢神经系统的沟通很重要，但我们并不清楚是否消化道与脊髓拥有同样多的神经纤维并且能独立于交感和副交感神经系统而发挥作用。

功能作用

交感神经系统兴奋时，虹膜辐射状肌纤维（瞳孔开大肌）收缩，瞳孔散大（α_1受体），睫状肌松弛（β_2），远视力加强。对心脏而言，其引起心肌正性变力（β_1）、变时（β_1）、变传导（传导速率增加，β_1）。交感神经系统控制冠状动脉的舒张（β_1）和收缩（α_1）。类似地，交感神经系统引起血管平滑肌的收缩（α_1）和松弛（β_2）。在肾，其引起肾素分泌（β_1）和血管收缩（α_1、α_2）。支气管平滑肌松弛（β_2）能减少呼吸做功，因而在同样能量消耗的前提下每分通气量增加。

胃肠道系统平滑肌的运动和张力都减弱（α_2），括约肌收缩（α_1）。泌尿生殖系统中，膀胱三角区和尿道括约肌收缩（α_1），而膀胱逼尿肌松弛（β_2）。肝内，糖原分解（α_1）；脂肪组织中，脂肪分解（β_1、β_3）。表 39-1 和 39-2 概述了交感神经系统兴奋的其他作用。

推荐阅读

Barrett KE, Barman SM, Boitano S, Brooks H. The autonomic nervous system. In: Barrett KE, Barman SM, Boitano S, Brooks H, eds. *Ganong's Review of Medical Physiology*. 23rd ed. New York: McGraw-Hill; 2010;261-274.

Brunton LL, Lazo JS, Parker KL, eds. *Goodman and Gilman's: The Pharmacological Basis of Therapeutics*. 11th ed. New York: McGraw-Hill; 2006.

Glick DB. The autonomic nervous system. In: Miller RD, Eriksson LI, Fleisher LA, et al, eds. *Miller's Anesthesia*. 7th ed. Philadelphia: Elsevier; 2009;261-304.

Westfall TC, Westfall DP. Neurotransmission: The autonomic and somatic nervous systems. In: Brunton LL, Lazo JS, Parker KL, eds. *Goodman and Gilman's: The Pharmacological Basis of Therapeutics*. 11th ed. New York: McGraw-Hill; 2006:137-181.

表 39-1　交感神经系统的其他作用

靶点	作用机制	受体
内分泌胰腺	抑制胰岛素生成	α_2
	抑制胰高血糖素释放	α_2
	促进胰岛素生成	β_2
	促进胰高血糖素释放	β_2
肾上腺素能神经末梢	抑制递质释放	α_2
唾液腺	促进厚、黏性分泌物生成	α_1
子宫		
孕妇	收缩	α_1
	松弛	β_2
非孕妇	松弛	β_2
性器官（男）	促进射精	α_1

表 39-2　副交感神经系统的作用

靶点	作用机制
眼	虹膜括约肌收缩
	瞳孔缩小
心脏	负性变时、变力、变传导
	冠状动脉收缩
血管平滑肌	脑、肺、骨骼肌和皮肤小动脉舒张
支气管平滑肌	收缩
胃肠道平滑肌	运动及张力增加
	括约肌松弛
	胆囊收缩
泌尿生殖平滑肌	逼尿肌收缩
	三角区和括约肌松弛
内分泌胰腺	胰岛素和胰高血糖素分泌增加
唾液腺	产生多种水样分泌物
性器官（男）	阴茎勃起

第 40 章　交感神经系统——解剖和受体药理学

James D. Hannon，MD
汪海峰　译　孟昭婷　校

解剖

交感神经系统遍布人全身各处。尽管传入通路存在，并且在向中枢神经系统传递内脏感觉信息中发挥重要作用，但交感神经系统最清楚定义的部分却是传出通路的节前和节后纤维以及与之相联系的椎旁神经节。产生交感神经系统节前纤维的细胞体位于从 T_1 到 L_2 或 L_3 的胸腰段脊髓的中间外侧柱（因此，交感神经系统有时被称作胸腰椎神经系统）。

有髓鞘的短节前纤维从前神经根离开脊髓，形成白支，与位于脑脊髓轴外的 3 处交感神经节形成突触。灰交通支从神经节发出，携带节后纤维返回脊神经，分布于汗腺、竖毛肌和皮肤及骨骼肌的血管（图 40-1）。22 组椎旁神经节成对排列在脊柱的

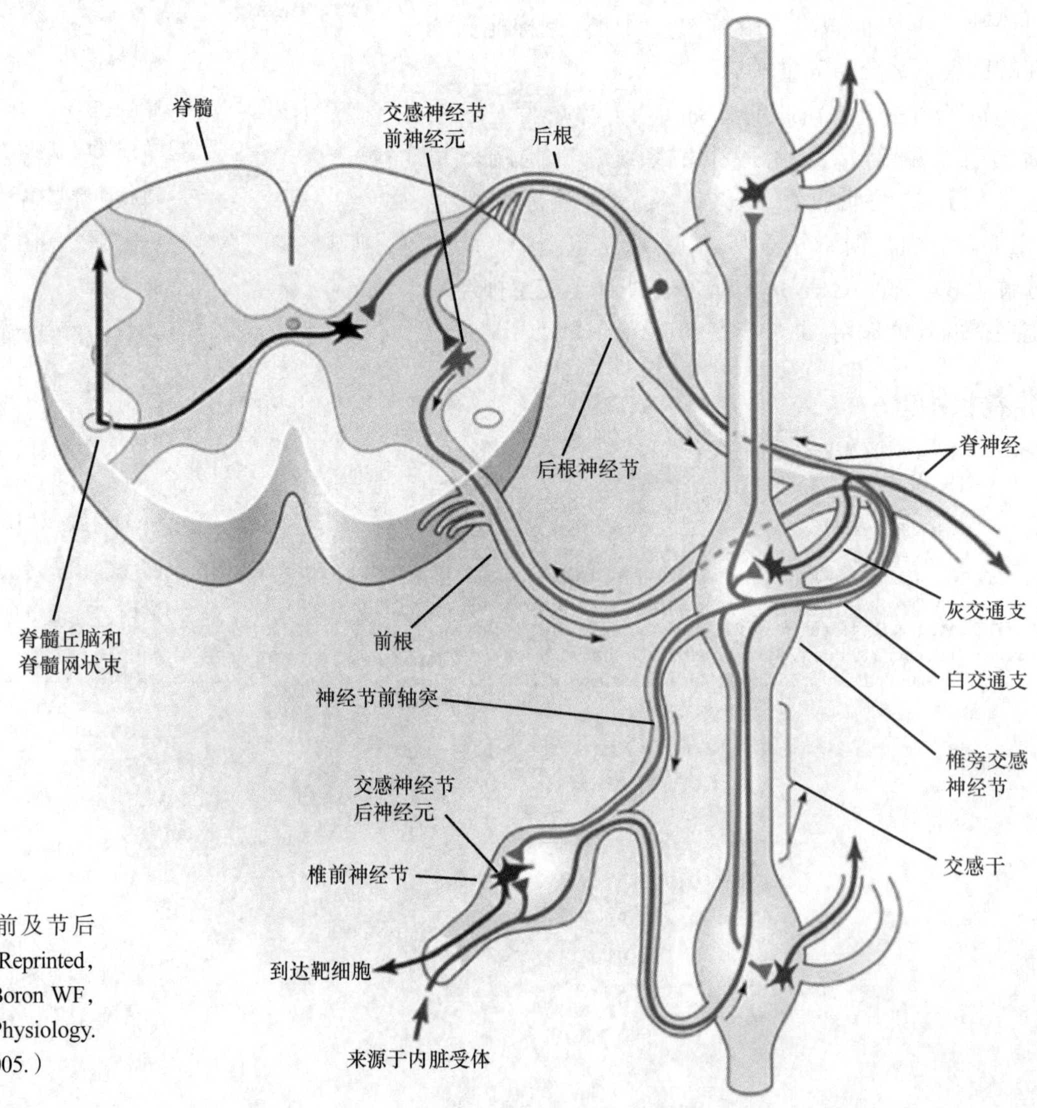

图 40-1　交感神经节前及节后纤维和突触的解剖（Reprinted，with permission，from Boron WF，Boulpaep EL. Medical Physiology. New York：Elsevier；2005.）

两侧，通过白交通支和灰交通支与脊神经相连接，并与神经干相连形成侧链。其中包括颈上、中神经节，星状神经节（颈下和 T_1 神经节融合）和胸腔、腹腔及盆腔交感干神经节。不成对的椎前神经节存在于腹腔和盆腔靠近脊柱腹侧面的部位。其根据主动脉的主要分支而命名，例如，腹腔、肾和肠系膜上、下神经节。终端神经节紧邻靶器官（颈神经节、支配直肠和膀胱的神经节）。

肾上腺髓质的细胞与交感神经节类似，只是节后细胞失去了轴突，其分泌的去甲肾上腺素、肾上腺素和多巴胺直接进入血液循环。节前神经纤维也可能穿过数个交感神经节并与某一个神经节的多个神经元形成突触，这一特性引起了扩散性影响。从交感神经节发出的节后纤维可能接收了数个节前纤维的传入信息并分布于头部、颈部、胸腔和腹腔的内部结构。其可能沿血管旁的神经网络或组成混合性周围神经传递到靶器官。

受体药理学

神经递质

所有交感节前纤维，包括那些分布于肾上腺髓质的节前纤维，其神经递质都是乙酰胆碱。几乎所有的交感节后神经末端都释放去甲肾上腺素，分布于汗腺（汗腺调节神经）和骨骼肌血管（血管舒缩神经）的节后胆碱能纤维是例外。越来越多的证据表明，周围神经系统的神经元在受到刺激时从个别神经末端释放两种及以上的神经递质。与去甲肾上腺素一起释放的物质，例如腺苷三磷酸（ATP），对去甲肾上腺素效应起共同递质或神经调质的作用。

去甲肾上腺素的合成、储存、释放和失活

节后神经末端是去甲肾上腺素的主要合成部位。酪氨酸被主动运输到轴浆，在细胞质酶的作用下生成苯丙氨酸（限速步骤），然后转变成多巴胺。多巴胺继而被运输到存储囊泡，并在此合成去甲肾上腺素（图 40-2）。

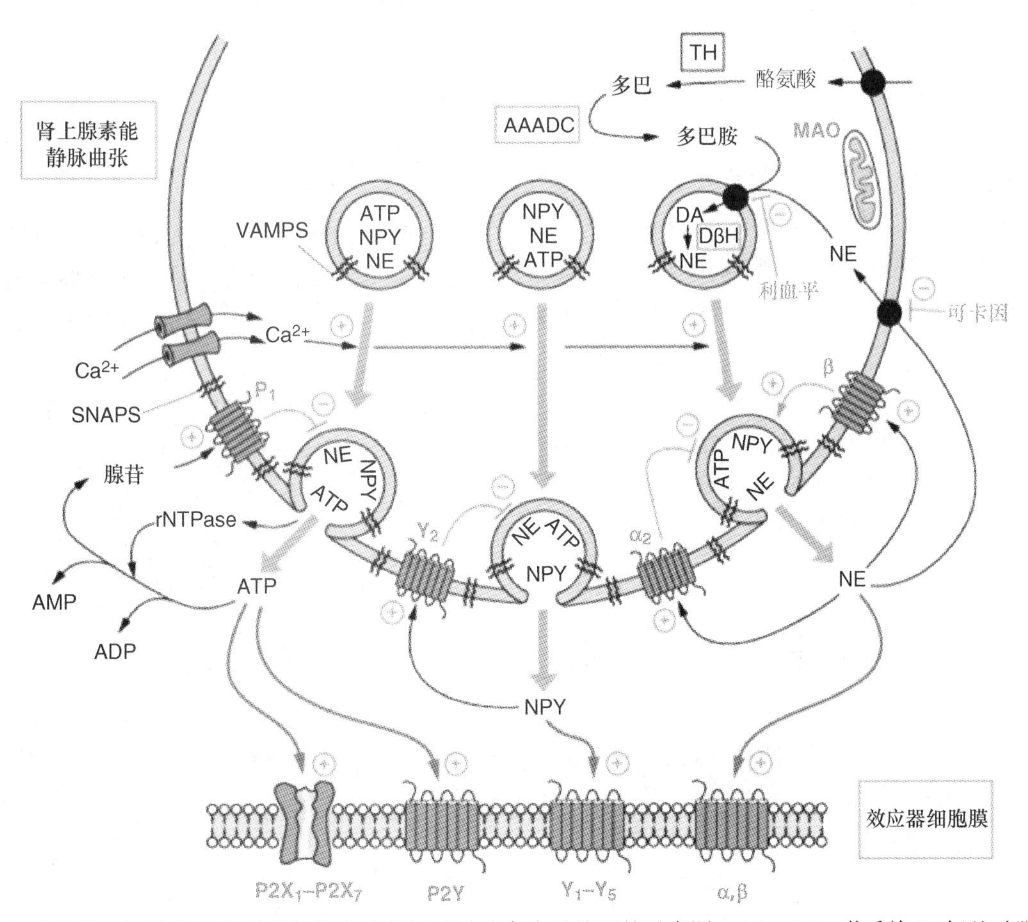

图 40-2　肾上腺素能递质传递中去甲肾上腺素和共同递质的合成及处理的示意图。AAADC，芳香族 L- 氨基酸脱羧酶；ADP，腺苷二磷酸；AMP，腺苷一磷酸；ATP，腺苷三磷酸；DA，多巴胺；DβH，多巴胺 β 羟化酶；MAO，单胺氧化酶；NE，去甲肾上腺素；NPY，神经肽 Y；rNTPase，核糖核酸核苷三磷酸酶；SNAPS，突触小体；TH，酪氨酸羟化酶；VAMPs，囊泡相关膜蛋白（Reprinted，with permission，from Westfall TC，Westfall DP. Adrenergic agonists and antagonists. In：Brunton LL，Lazo JS，Parker KL，eds. Goodman & Gilman's The Pharmacological Basis of Therapeutics. 11th ed. New York：McGraw-Hill；2006.）

细胞内钙浓度增加随同动作电位的产生触发去甲肾上腺素的胞吐作用。去甲肾上腺素主动再摄取（摄取 1）至突触前末梢，终止了其在效应部位的作用。几乎所有释放的去甲肾上腺素都参与这一过程，随后储存在囊泡里以备利用。神经元再摄取后未被吸收入囊泡的少量多巴胺进入胞质，并被单胺氧化酶代谢。单胺氧化酶和儿茶酚胺 -O- 甲基转移酶调控未被神经元吸收的去甲肾上腺素的代谢。

受体的亚型

乙酰胆碱激活交感神经节和肾上腺髓质的烟碱样胆碱能受体。去甲肾上腺素是主要的交感神经节后神经递质。肾上腺髓质释放入血液循环的肾上腺素和未研究透彻的多巴胺系统的神经递质多巴胺，是其他自然存在的与外周肾上腺素受体相互作用的儿茶酚胺。最初肾上腺素受体根据其对去甲肾上腺素和肾上腺素的反应不同被分为 α 和 β 受体。随着更高选择性的激动剂和拮抗剂的发现，α、β 受体进一步被分为 α_1 和 α_2 受体及 β_1、β_2 和 β_3 受体。在外周发现的多巴胺受体归为 DA_1 或 DA_2 受体。α_1 受体分布于血管平滑肌（收缩）、泌尿生殖系统（收缩）、肠道（松弛）、肝（糖原分解、糖异生）和心脏（收缩力增强、心律失常）。α_2 受体位于胰岛 β 细胞（减少胰岛素分泌）、血小板（聚集）、神经末梢（减少去甲肾上腺素释放）和血管平滑肌（收缩）。β_1 受体分布于心脏（增加心肌收缩力和心率，增强房室结传导）和肾小球旁器细胞（增加肾素分泌）；β_2 受体存在于血管、支气管、胃肠道和泌尿生殖系统的平滑肌（松弛），骨骼肌（糖原分解、K^+ 摄取）及肝（糖原分解、糖异生）；β_3 受体存在于脂肪组织（脂肪分解）。

受体激活

肾上腺素受体与被称为 G 蛋白的调控蛋白偶联，激活（β_1、β_2、β_3、DA_1）或抑制（α_2、DA_2）腺苷酸环化酶或激活（α_1）磷脂酶 C。腺苷酸环化酶的活化使环腺苷酸增加，引起蛋白磷酸化作用。磷脂酶 C 的活化促进三磷酸肌醇的生成，引起细胞内钙浓度和甘油二酯增加，进而激活蛋白激酶 C。突触前 α_2 和 DA_2 受体的激活抑制交感神经末梢释放去甲肾上腺素，而突触前 β_2 受体的激活则增加去甲肾上腺素的分泌。

受体调控

儿茶酚胺敏感的细胞对儿茶酚胺的反应性随时间而变化。多个机制参与儿茶酚胺反应性的调控。同源调控是指肾上腺素能激动剂本身引起儿茶酚胺反应性的变化（降低受体的密度或亲和力）。异源调控是指其他因素导致儿茶酚胺反应性的改变。长期服用 β 受体抑制剂、去神经支配和甲状腺功能亢进可增加受体的密度（受体上调）。持续 β 肾上腺素受体激活和甲状腺功能减退症可引起受体下调，皮质激素也可能有类似作用。

激动剂

拟交感胺类药物

β 苯乙胺被认为是母体化合物。苯环 3、4 号位为羟基的复合物称作儿茶酚，儿茶酚胺是带有乙胺侧链的儿茶酚。许多拟交感胺类同时激活 α 和 β 受体（表 40-1）。从 α 受体占主导（去氧肾上腺素）到 β 受体占主导（异丙肾上腺素），激动剂的作用随 α、β 受体所占比例不同而发生变化。通过改变氨基取代物可提高 β 受体的选择性。表 40-2 列举了肾上腺素受体的拮抗剂，表 40-3 列举了在交感神经系统中作用机制独特的药物。

表 40-1　肾上腺素能激动剂

药物	作用方式						剂量
	α_1	α_2	β_1	β_2	DA_1	DA_2	
天然的							
去甲肾上腺素	++++	+++	++	+++			0.05 ～ 0.3 μg/（kg · min）
肾上腺素	+++	++	+++	+++	+		0.05 ～ 0.2 μg/（kg · min）
多巴胺							
低剂量					++++	++	1 ～ 5 μg/（kg · min）
中间剂量	+	?	++	+	++++		5 ～ 15 μg/（kg · min）
高剂量	+++	?	++	+			＞ 15 μg/（kg · min）
合成的							
奥西那林			+	++++			定量雾化吸入
沙丁胺醇				++++			定量雾化吸入
特布他林				++++			定量雾化吸入
异丙肾上腺素	+		++++	++++			0.01 ～ 0.2 μg/（kg · min）
多巴酚丁胺	+		+++	+			2.5 ～ 15 μg/（kg · min）
美芬丁胺	++	?	+++	?			0.1 ～ 0.5 mg/kg
麻黄碱	++	?	++	+			0.2 ～ 1.0 mg/kg
间羟胺	++++	?	++	?			10 ～ 102 μg/kg
去氧肾上腺素	++++		+				1 ～ 10 μg/（kg · min）
甲氧明	++++						0.05 ～ 0.2 mg/kg
多培沙明				++	+++	+	1 ～ 6 μg/（kg · min）
非诺多泮					+++		0.1 ～ 0.8 μg/（kg · min）

++++，强烈激活；+++，高度激活；++，中度激活；+，轻度激活；?，未知。
DA，多巴胺

表 40-2　肾上腺素受体拮抗剂

受体	药物
$\alpha_1 = \alpha_2$（非选择性）	酚苄明（不可逆），酚妥拉明，妥拉唑林
α_1	哌唑嗪，特拉唑嗪，多沙唑嗪，曲马唑嗪
α_2	育亨宾
$\beta_1 = \beta_2$（非选择性）	普萘洛尔，噻吗洛尔，纳多洛尔，吲哚洛尔，索他洛尔，拉贝洛尔（弱 α_1）
β_1	美托洛尔，阿替洛尔，艾司洛尔，醋丁洛尔
β_2	布他沙明
β_3	BRL37344

表 40-3　对肾上腺素能系统有独特作用机制的药物

药物	作用机制
拉贝洛尔	选择性 α_1 和强力非选择性 β 受体抑制剂（α_1 : β = 5 : 1 ～ 10 : 1）
卡维地洛	选择性 α_1 和强力非选择性 β 受体抑制剂
溴苄铵	抑制去甲肾上腺素释放
普罗帕酮	β 肾上腺素受体抑制剂
利血平	抑制囊泡摄取去甲肾上腺素
胍乙啶	引起去甲肾上腺素主动释放和消除
可卡因	抑制神经元再摄取去甲肾上腺素
三氯乙酸	抑制神经元再摄取去甲肾上腺素
酪胺	引起囊泡及非囊泡储存的儿茶酚胺的释放

推荐阅读

Barrett KE, Barman SM, Boitano S, Brooks H. The autonomic nervous system. In: Barrett KE, Barman SM, Boitano S, Brooks H, eds. *Ganong's Review of Medical Physiology*. 23rd ed. New York: McGraw-Hill; 2010;261-272.

Glick DB. The autonomic nervous system. In: Miller RD, Eriksson LI, Fleisher LA, et al, eds. *Miller's Anesthesia*. 7th ed. New York: Elsevier; 2009;261-304.

Westfall TC, Westfall DP. Adrenergic agonists and antagonists. In: Brunton LL, Lazo JS, Parker KL, eds. *Goodman & Gilman's The Pharmacological Basis of Therapeutics*. 11th ed. New York: McGraw-Hill; 2006;277-334.

第 41 章　副交感神经系统——解剖和受体药理学

James D. Hannon，MD
汪海峰　译　孟昭婷　校

解剖

副交感神经系统通常是指颅骶部分的自主神经系统，由起源于中脑、延髓和脊髓骶段的节前纤维和它们的节后连接成分组成。副交感神经系统的节前纤维很长，而相应的节后纤维却很短。Edinger-Westphal 核发出动眼神经（第Ⅲ脑神经）的节前纤维，走行至眼眶内的睫状神经节。动眼神经的节后纤维支配虹膜的睫状肌和括约肌。面神经、舌咽神经和迷走神经（第Ⅶ、Ⅸ和Ⅹ脑神经）的副交感成分起于中脑。面神经的节前纤维组成鼓索支，分布于舌下腺和下颌下腺的神经节，沿途发出岩浅大神经，分布于蝶腭神经节。其节后纤维支配舌下腺、下颌下腺和泪腺。舌咽神经（第Ⅸ脑神经）的副交感成分分布于耳神经节，其节后神经纤维支配腮腺。迷走神经的节前纤维在到达位于胸、腹腔内脏的许多小神经节前不形成突触。迷走神经活动占据整个副交感神经系统活动的 75%，它支配心脏、气管支气管、肝、脾、肾和除远端结肠外的肠道。迷走神经节前纤维在肠壁的 Auerbach 和 Meissner 神经丛处形成突触。脊髓骶段（$S_{2\sim4}$）的副交感节前纤维组成盆腔神经（勃起神经），支配远端结肠、膀胱及生殖器。

受体药理学

神经递质

副交感神经系统节前和节后的神经递质都是乙酰胆碱。释放乙酰胆碱的神经被称为胆碱能神经。越来越多的证据表明，外周神经被激活后其神经末端的神经元会释放两种及以上的神经递质。与乙酰胆碱一起释放的物质，比如血管活动性肠肽，发挥共同递质或神经调质的作用。

乙酰胆碱的合成、储存、释放和失活

两种酶，即胆碱乙酰转移酶（ChAT）和乙酰胆碱酯酶（AChE），参与乙酰胆碱的合成和降解。乙酰胆碱的合成需要两种前体物质——在线粒体由丙酮酸合成的乙酰辅酶 A 和从细胞外通过主动运输获得的胆碱。乙酰胆碱在神经末梢的胞质内由胆碱乙酰转移酶形成，然后隐藏于突触囊泡内。乙酰胆碱的合成有能力支撑高速率的突触释放，胆碱的摄取是限速步骤。即使在非去极化状况，也有少量（量子）乙酰胆碱从胆碱能神经末梢持续释放，形成突触后膜的微终板电位（MEPPs）。微终板电位低于能激活突触后膜的阈电位。动作电位引起神经末梢去极化，钙离子内流，通过胞吐作用释放 100 量子或更多的乙酰胆碱。胆碱能神经末梢不摄取乙酰胆碱。相反，它迅速（几乎是立刻）被胆碱能神经接头处高浓度的胆碱酯酶水解成胆碱（见图 19-1）。

受体的亚型

依据对烟碱和毒蕈碱的反应，胆碱能受体可分为烟碱型（N）和毒蕈碱型（M）受体。N 受体进一步分为 N_N 和 N_M 型受体。N_M 型受体分布在骨骼肌神经肌肉接头，N_N 型受体分布在自主神经节（交感和副交感）、肾上腺髓质以及中枢神经系统。M 型受体至少包含 5 种亚型，均存在于中枢神经系统。在外周，M_1 位于自主神经节和多种分泌性腺体。M_2 受体主要分布于心脏，当然也存在于平滑肌。M_2 受体延缓窦房结自发去极化，缩短心房动作电位的持续时间和减慢房室结的传导速率。它们还发挥着突触

前调节的作用，调控平滑肌和中枢神经系统神经末梢释放乙酰胆碱。M_3 受体位于平滑肌，起肌肉收缩的作用；位于分泌性腺体，则增加腺体的分泌。目前还没有对某一种亚型具有高选择性的激动剂应用于临床。

受体激活

N 受体是配体门控的离子通道，N 受体激活后可迅速发挥作用，引起 Na^+ 和 Ca^{2+} 内流、去极化及兴奋。相反，M 受体归属于 G 蛋白偶联受体，激活后反应较慢，可以引起兴奋或抑制。M_1 和 M_3 受体的激活可以活化细胞内的磷脂酶 C，磷脂酶 C 水解磷酸肌醇，动员 Ca^{2+} 内流。位于血管腔内皮细胞的 M_3 受体的激活引起一氧化氮（NO）的释放，NO 弥散至并松弛邻近的平滑肌。M_2 和 M_4 受体的激活抑制腺苷环化酶，并调控贯穿 G 蛋白的离子通道。

受体调控

如果 N 受体激活延长，那么相应的效应器的反应也会消失。副交感神经释放的乙酰胆碱抑制交感神经末梢释放去甲肾上腺素。

胆碱受体激动剂

由于分布广泛，难以渗透入中枢神经系统以及迅速被胆碱酯酶和血浆丁酰胆碱酯酶（也叫血浆胆碱酯酶和假性胆碱酯酶）水解，乙酰胆碱的治疗价值有限。烟碱是典型的神经节兴奋剂，但由于具有多种副作用，其临床应用受到限制。毒蕈碱受体激动剂包括人工合成的乙酰胆碱类似物［比如，醋甲胆碱、氨甲酰甲胆碱和碳酰胆碱（卡巴胆碱）］和天然的生物碱（比如，毛果芸香碱、毒蕈碱和槟榔碱）。通常，抑制胆碱酯酶而增加乙酰胆碱浓度的药物能引起持久的胆碱能激活作用。大多数此类药物作用于真性胆碱酯酶（乙酰胆碱酯酶）和丁酰胆碱酯酶，而依酚氯铵（滕喜龙）则是例外。新斯的明被用于拮抗神经肌肉的阻滞，溴吡斯的明则被用于治疗重症肌无力。毒扁豆碱（一种能透过血脑屏障的叔铵）通过其间接的毒蕈碱样效应抗衡阿托品在中枢神经系统的毒性作用。有机磷杀虫剂永久性地阻滞乙酰胆碱酯酶，化学性的神经毒气（比如沙林）也如此。

毒蕈碱受体抑制剂

乙酰胆碱及胆碱受体激动剂在 M 受体的所有效应都会被阿托品和相关的药物（颠茄生物碱类，比如东莨菪碱）阻滞。总体上，这些胆碱受体抑制剂对 N 受体的作用很弱。叔铵类药物，比如阿托品和东莨菪碱，能透过血脑屏障（阿托品弱于东莨菪碱），而季铵类的格隆溴铵则不能。异丙托溴铵是季铵类复合物，吸入它能产生与使用阿托品类似的支气管舒张作用，且不抑制黏液纤毛的清除功能。

烟碱受体抑制剂

烟碱受体抑制剂包括神经肌肉阻滞剂（比如，箭毒、琥珀胆碱、泮库溴铵），它们在神经肌肉接头处拮抗乙酰胆碱，但对自主神经节的作用则不一致；以及神经节阻滞剂（美卡拉明和咪噻吩），它们曾被用来控制夹层动脉瘤患者的血压，因为这些药物同时抑制交感神经反射。

推荐阅读

Barrett KE, Barman SM, Boitano S, Brooks H. The autonomic nervous system. In: Barrett KE, Barman SM, Boitano S, Brooks H, eds. *Ganong's Review of Medical Physiology*. 23rd ed. New York: McGraw-Hill; 2010, Chap. 17. http://www.accessmedicine.com. Accessed February 9, 2012.

Westfall TC, Westfall DP. Adrenergic agonists and antagonists. In: Brunton LL, Chabner BA, Knollmann BC, eds. *Goodman & Gilman's The Pharmacological Basis of Therapeutics*. 12th ed. New York: McGraw-Hill; 2011, Chap. 12. http://www.accessmedicine.com. Accessed February 9, 2012.

第 42 章　脑血流量的影响因素

Kirstin M. Erickson，MD
汪海峰　译　孟昭婷　校

脑代谢率（cerebral metabolic rate，CMR）、自主调节、CO_2 反应性和 O_2 反应性是影响脑血流量（cerebral blood flow，CBF）的主要因素。后三者与脑血流量的关系在图 42-1 里有描述。温度和麻醉药物各自也都影响脑血流量。

脑代谢率

大脑的氧消耗率很高。尽管只占据总体重的约 2%，大脑却接受 12% ～ 15% 的心输出量。正常的脑血流量大约是 50 ml/（100 g · min）。正常的脑氧代谢率为 3.0 ～ 3.5 ml/（100 g · min）。区域大脑活动的增强引起局部脑代谢率的增加，反过来，能导致脑血流量呈比例性的改变。这种关系完好地维持着，并被称为血流-代谢匹配。

相应的机制至今仍未明确，但可能与局部的代谢产物（钾、H^+、乳酸、腺苷三磷酸）、谷氨酸盐和 NO 相关。多肽（血管活性肽、P 物质和其他）对分布于脑血管的神经产生效应。脑血流量的神经源性调控由交感神经支配，并且不受动脉血二氧化碳分压（$PaCO_2$）的影响。

脑代谢率在睡眠时降低，在精神活动增多时提高，并且可能在癫痫时达到相当高的水平。晕厥时出现全范围的脑代谢率降低，而脑损伤后可能仅有局部区域脑代谢受损。

自主调节

自主调节的定义是平均动脉压（mean arterial pressure，MAP）在一定范围内变化时，脑血流量保持不变（见图 42-1）。机体通过调整脑血管阻力（cerebral vascular resistance，CVR）来维持恒定的脑血流量。脑灌注压等于平均动脉压减去颅内压（intracranial pressure，ICP）。由于颅内压不容易测量（因此脑灌注压也不易得），平均动脉压被用作脑灌注压的替代指标。

当平均动脉压维持在 70 ～ 150 mmHg 之间时，正常大脑能进行自主调节（图 42-1）。考虑到个体之间差异的存在，这是一个保守性估计。自主调节下限值（lower limit of autoregulation，LLA）是指自主调节曲线开始向下弯曲时平均动脉压的值，在该值以下，脑血流量随着平均动脉压成比例减少。

脑血管阻力直接随血压的变化而调整来维持脑血流量，当血压突然变化时，脑血流量的调节需要 1 ～ 2 min。高血压患者的自主调节曲线表现为右移（图 42-2）。例如，在平均动脉压为 70 mmHg 时，高血压患者有发生脑缺血的风险，因为其 LLA 高于非高血压患者。数周的血压控制可能使得自主调节曲线恢复正常。伴随严重低血压（低于 LLA）而来的是自主调节机制受损，当平均动脉压恢复至正常范围时发生反应性充血。CO_2 反应性保持完整无损，低二氧化碳血症可减弱反应性充血。

自主调节的血管舒张受到交感神经血管张力的限制。全身性血管舒张药（硝普钠、硝酸甘油、肼

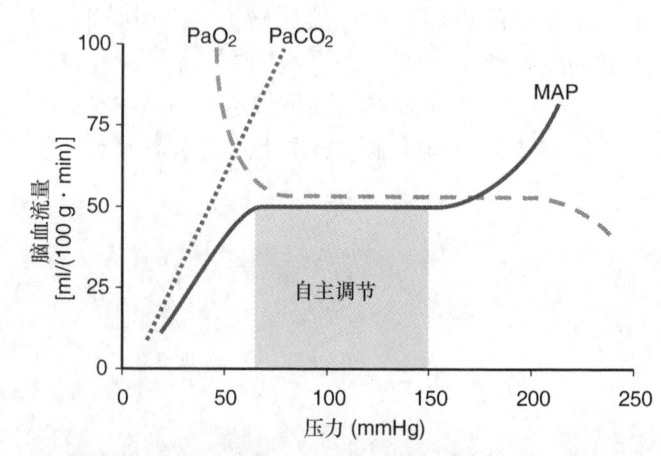

图 42-1　脑血流量与平均动脉压的关系图表明，平均动脉压（MAP）为 65 ～ 150 mmHg 时，脑血流量存在自主调节。动脉血二氧化碳分压（$PaCO_2$）与脑血流量呈线性关系。动脉血氧分压（PaO_2）在极端情况下也能影响脑血流量

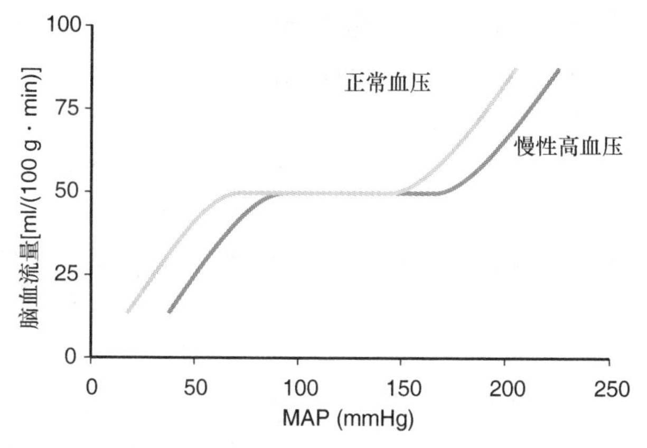

图 42-2　脑灌注压与平均动脉压的关系图表明，平均动脉压（MAP）在一定范围内变化时，脑灌注压存在自主调节。慢性高血压患者的曲线向右移（From Erickson KM，Cole DJ. Arterial hypotension and hypertension. In：Brambrink A，Kirsch JR，eds. Neuroanesthesia and Critical Care Handbook. New York：Springer Publishing；2010.）

屈嗪、腺苷和钙通道阻滞剂）可能使可耐受的低血压的下限下移（LLA 转变为更低的血压值）。除了影响全脑灌注压，β 受体阻滞剂在颅内病变的患者并不引起其他副作用。

相对缺血区域、占位病变附近、癫痫大发作以后、头部外伤后以及高碳酸血症或低氧血症期间，大脑自主调节功能受损。图 42-3 揭示了自主调节的丧失如何导致危险的低脑血流量。区域性或全脑性缺血可能随之发生。

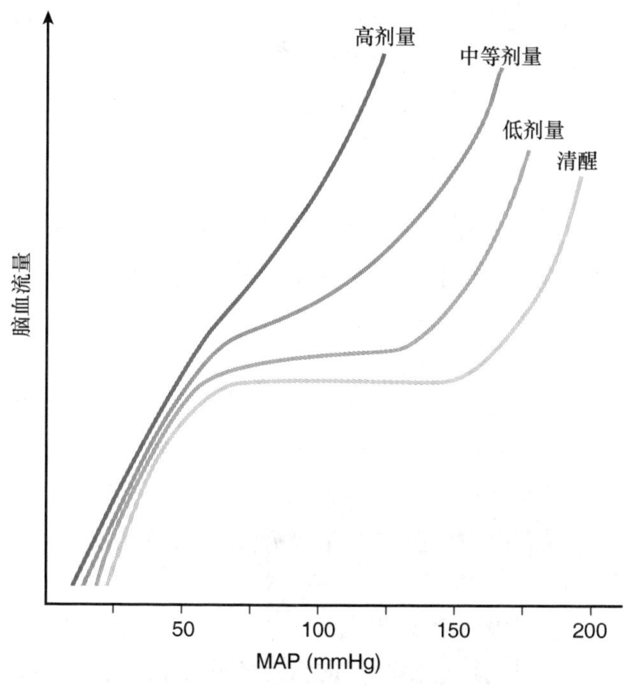

图 42-3　增大吸入麻醉药浓度对脑血流量自主调节的影响。剂量依赖的脑血管舒张减弱脑自主调节，自主调节的上下阈值均向左移（From Patel PM，Drummond J. Cerebral physiology and the effects of anesthetic drugs. In：Miller RD，ed. Miller's Anesthesia. 7th ed. Vol. 2. Philadelphia：Elsevier；2009：309.）

二氧化碳反应性

$PaCO_2$ 通过改变小动脉细胞壁平滑肌周围的细胞外液的 H^+浓度，在很大程度上影响脑血流量（见图 42-1）。这种效应在 $PaCO_2$ 处于正常生理范围内时达到最大。$PaCO_2$ 每变化 1 mmHg，脑血流量变化 1 ～ 2 ml/（100 g · min）。例如，当 $PaCO_2$ 由 30 mmHg 增至 60 mmHg，脑血流量增加 1 倍。$PaCO_2$ 低于 25 mmHg 时，该效应会减弱。

在患有巨大占位病变（“头紧”）行颅骨切开术的患者，选择性的轻度低二氧化碳血症（$PaCO_2$ 30 ～ 34 mmHg）有助于促进手术进程。在 $PaCO_2$ 为 20 mmHg 时，由于氧解离曲线左移和脑血流量降低，可能发生脑缺血。当 $PaCO_2$ 介于 20 ～ 25 mmHg 之间时，氧耗量降低，无氧代谢随之发生。

$PaCO_2$ 引起脑血容量的改变表现在脑动脉血管。高二氧化碳血症对直径小于 100 μm 的血管的作用最强。

CO_2 具有血管活性的机制继发于血脑屏障（blood-brain barrier，BBB）大脑侧小动脉壁局部 H^+浓度的改变。呼吸性酸中毒而非代谢性酸中毒，能引起脑血管扩张，是因为起先 HCO_3^-不能透过血脑屏障，而 CO_2 可以。小动脉周围脑脊液 pH 值的降低在 20 ～ 30 s 内引起血管扩张。主动调控 HCO_3^-浓度使脑脊液 pH 值恢复正常，而脑血流量则在 6 ～ 8 h 内转为正常。由于血管密度增加，灰质的 CO_2 反应性高于白质。病理状态，包括创伤、肿瘤或缺血，降低脑对 CO_2 的反应性。

当正常血管暴露于低二氧化碳血症，在接受增多的血流量的局部缺血区域可能发生“罗宾-胡德效应”（Robin Hood effect），然而，这种效应是不可预测的。当存在局部缺血的风险时，应维持动脉血 CO_2 正常。经历了一段时间的低二氧化碳血症后，CO_2 突然正常化将导致脑脊液酸中毒和脑血流量及颅内压的回升。颅内顺应性差时有发生脑缺血的风险。

氧反应性

动脉血氧分压（PaO_2）介于 60 ～ 300 mmHg 之

间时，其对脑血流量的直接作用很轻微。如果血压保持稳定，PaO_2 低于 60 mmHg 时将显著增加脑血流量（见图 42-1）。这种效应的机制还未明确。多种化学受体和局部体液效应可能与之相关。当 PaO_2 超过正常，到达 1 个大气压（760 mmHg），测得的脑血流量仅轻微地减少。

低体温

低体温（28 ～ 37℃）迅速降低脑氧代谢率和脑血流量，但二者之间仍匹配。在低体温情况下 CO_2 反应性保持完好。低体温对脑氧代谢率的影响将在第 131 章“脑保护”中讨论。

麻醉药物的作用

总而言之，麻醉药物，除氯胺酮和 N_2O 外，均降低脑代谢率。

静脉麻醉药物

静脉麻醉药物通常在保留 CO_2 反应性的基础上平行地降低脑氧代谢率和脑血流量。然而，氯胺酮会增加脑血流量和脑氧代谢率。

丙泊酚使脑代谢率下降 50%，继而降低脑血流量、脑血容量和颅内压。即使丙泊酚的剂量足够引起脑电图上出现爆发抑制，自主调节仍然存在。

硫喷妥钠表现为剂量依赖性地降低脑氧代谢率和脑血流量，等电位脑电图描记提示，在诱导时脑氧代谢率和脑血流量最多下降 50%。在脑电图呈现抑制后追加硫喷妥钠的剂量不能进一步降低脑氧代谢率。这种反应暗示硫喷妥钠及其他麻醉镇静药物降低与脑电活动而非内环境相关的脑代谢组分。自主调节仍然保留。

依托咪酯对脑氧代谢率和脑血流量的影响与巴比妥类药物类似。然而，已经证实依托咪酯能恶化缺血性损伤，基于此，缺血时应该避免使用依托咪酯。依托咪酯对自主调节机制的影响尚未研究。依托咪酯在癫痫患者可致癫痫发作，对非癫痫患者则无此作用。

苯二氮䓬类药物呈剂量依赖性地降低脑氧代谢率和脑血流量。正电子发射断层成像研究发现，苯二氮䓬类药物选择性地降低患者脑内与注意力、觉醒和记忆相关的区域的氧代谢率和血流量。

芬太尼适度地降低脑氧代谢率及脑血流量，尽管证据很有限。舒芬太尼不影响或适度地降低脑氧代谢率和脑血流量。阿芬太尼对狗的脑氧代谢率和脑血流量无影响。镇静剂量的瑞芬太尼轻度增加脑血流量，大剂量则降低脑血流量。大剂量的芬太尼和舒芬太尼能引起癫痫样活动，但较小的临床剂量不太可能促使癫痫发作。适度剂量的阿芬太尼能诱发癫痫患者的发作。阿芬太尼的这种特性偶尔在手术室被用来辅助手术医生对全身麻醉患者进行癫痫病灶的定位。

吗啡轻至中度降低脑氧代谢率和脑血流量。组胺释放引起脑血管扩张，脑血流量及血容量依赖于平均动脉压。

右美托咪定平行地降低脑血流量和脑氧代谢率。平均动脉压的降低会降低依赖于侧支灌注压的患者的安全性。

甘露糖一过性增加脑血容量，大约 10 min 后又恢复正常。

吸入麻醉药物

吸入麻醉药物能降低脑氧代谢率（见第 67 章“吸入药物对中枢神经系统的影响”）。1 MAC（最低肺泡有效浓度）以下的麻醉药物引起脑氧代谢率的降低呈剂量依赖性且是非线性的，随着 MAC 增加，脑代谢率由急剧下降转为缓慢的线性下降。最大程度的下降发生在脑电图出现抑制时。异氟烷、地氟烷和七氟烷对脑氧代谢率影响的差异性很小。

吸入麻醉药物呈剂量依赖性地影响自主调节（见图 42-3）。七氟烷对自主调节的损害要小于异氟烷或地氟烷，同样，也小于氟烷（这种特性遵循每种气体的血管扩张能力）。

吸入麻醉药物是直接的脑血管扩张剂。脑血流量与脑血容量不是直接相关的。吸入麻醉药物引起血管扩张，从而使脑血容量增加，而脑血流量可能不变或者减少。脑血容量的增加可能导致颅内压显著升高。

应用吸入麻醉药物时，CO_2 反应性仍然保留完好。使用氟烷前便存在的低二氧化碳血症会减弱氟烷升高颅内压的作用，而在颅内顺应性正常的患者，同时存在的低二氧化碳血症可以减弱异氟烷和地氟烷对颅内压的影响。对颅内肿瘤患者，低二氧化碳血症可能不能有效地抑制吸入气体引起的颅内压升高，因为大脑正常生理机制的损害使 CO_2 反应性和自主调节同时失去。

单独使用时，N_2O 增加脑氧代谢率、脑血流量和颅内压。当与静脉药物同时使用，这种效应则被缓冲或破坏。N_2O 联合吸入麻醉药物引起脑血流量中度增加。

推荐阅读

Drummond JC. The lower limit of autoregulation: Time to revise our thinking. *Anesthesiology*. 1997;86:1431-1433.

Fraga M, Maceiras P, Rodino S, et al. The effects of isoflurane and desflurane on intracranial pressure, cerebral perfusion pressure, and cerebral arteriovenous oxygen content differences in normocapnic patients with supratentorial brain tumors. *Anesthesiology*. 2003;98:1085-1090.

Kaisti K, Metsahonkala L, Teras M, et al. Effects of surgical levels of propofol and sevoflurane anesthesia on cerebral blood flow in healthy subjects studied with positron emission tomography. *Anesthesiology*. 2002;96:1358-1370.

Michenfelder JD. *Anesthesia and the Brain*. New York: Churchill Livingstone; 1988.

第 43 章　常见麻醉药物对脑电图的影响

R. Doris Wang，MD

王　彤　译　黄　鹂　校

脑电图（electroencephalogram，EEG）是用来记录脑表面电活动的一种描绘方法。不同的脑电活动在 EEG 上表现为不同频率（Hz）和振幅（μV）的波形。其中临床常见的波形根据频率的不同分为四类（表 43-1，图 43-1）。

术中监测 EEG 是评判脑灌注是否充足的传统方法之一。增加静脉或吸入麻醉药所产生的电活动变化往往与脑灌注不足（即脑缺血）所表现出的 EEG 改变类似。

表 43-1　四种临床常见的脑电波形

波形	频率范围（Hz）	意识水平
δ	0.5 ～ 4	深睡眠
θ	4 ～ 8	困倦（睡眠的第一阶段）
α	8 ～ 14	放松但稍警觉
β	14 ～ 30	高度警惕并专注

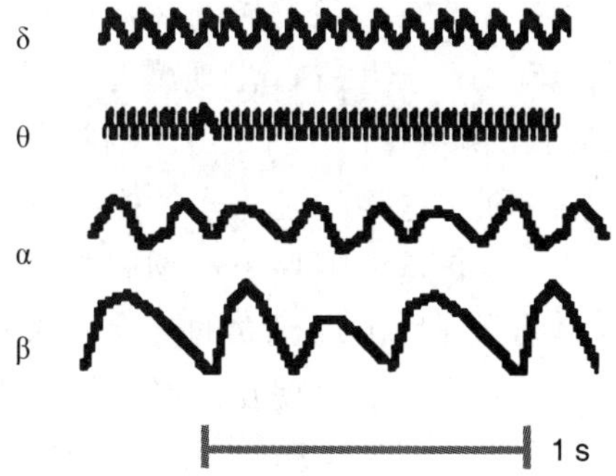

δ

θ

α

β

1 s

图 43-1　δ，θ，α，β 脑电波形图例

吸入麻醉药

吸入麻醉药可持续增强慢波 EEG 的活动。当吸入麻醉药浓度低于最低肺泡有效浓度（minimum alveolar concentration，MAC）时，α 波消失，β 波振幅增加，波形变宽大。随着呼气末吸入麻醉药浓度的增加，EEG 振幅不断增加，频率不断下降。在较深的吸入麻醉中，可见脑电波的爆发抑制。EEG 的变化随着以下一些因素的改变而不同，如是否应用特殊的麻醉药物、单独应用或与其他麻醉药物合用、是否过度通气、患者的年龄。另外，一些患者由于潜在的颅内病变，导致基线 δ 波（慢波）的电活动增加，使麻醉深度增加时 EEG 变化不明显甚至无变化，但最终依然可能出现脑电波的爆发抑制。

氟烷

氟烷可使患者持续产生 10 ～ 20 Hz 的脑电活动，直到患者失去意识。θ 和 δ 波活动呈剂量依赖模式增加，直到氟烷达到中等浓度（例如 1.5 MAC），此时 θ 波电活动会有轻微降低。氟烷浓度达到 1 MAC（0.75%）且二氧化碳分压正常时，10 ～ 15 Hz 的 EEG 频率占优势。浓度达 2 MAC 时，主要的背景节律为 7.5 Hz；2.5 MAC 时，背景节律为 6 Hz。应用氟烷来诱导爆发抑制并不实际，因为高浓度的氟烷（3 ～ 4 MAC）可导致心血管抑制。

异氟烷

在吸入 0.5% 异氟烷与 70% 氧化亚氮（N_2O）和 O_2 混合气的患者中，可观察到 15 ～ 20 Hz 的低到中等电压的脑电波活动。吸入 2% 异氟烷与纯氧或 1% 异氟烷与 70% N_2O 和 O_2 混合气时，脑电波呈现为 2 ～ 6 Hz 的中到高电压上叠加 10 ～ 15 Hz 的电活动。吸入纯氧时异氟烷浓度超过 2% 或吸 70% N_2O 时浓度超过 1.5% 时，常可见爆发抑制，甚至电活动静止。

七氟烷

有研究发现，在未患癫痫的成人和儿童中，吸入七氟烷进行麻醉诱导可使脑电波呈癫痫样放电，不论有没有过度通气。应用 2 MAC 七氟烷进行麻醉维持时，有 50% ～ 100% 的患者可见癫痫样放电。这种癫痫样放电的发生可能是剂量依赖的，且发生的阈值大约是 1.5 MAC。但这种非抽搐性癫痫样放电似乎并没有不良的临床反应。

地氟烷

地氟烷产生的 EEG 变化与同等剂量的异氟烷产生的变化相当。最低 1.25 MAC 的地氟烷可使 EEG 出现爆发抑制。N_2O 代替 0.42 MAC 地氟烷吸入时要比与 O_2 同时吸入所产生的 EEG 抑制程度低。与异氟烷类似，即便是在高浓度吸入或同时伴有低碳酸血症和听觉刺激时，地氟烷也不会产生癫痫样电活动。

恩氟烷

恩氟烷在亚麻醉剂量时，可使 α 波活动消失并增加前脑 β 波电活动。与七氟烷类似，恩氟烷在大于 1.5MAC 浓度时可以产生棘波。大于 1.5 MAC 时也可见爆发抑制。在所有强效吸入麻醉药当中，恩氟烷诱发棘波电活动的能力最强（恩氟烷>>七氟烷>异氟烷=地氟烷）。

氧化亚氮

吸入 N_2O 后 EEG 的最初变化是 α 波节律逐步缺失。当患者失去意识时，α 波消失。当吸入 N_2O 浓度超过 50% 时，常可见到前脑区域快速震荡活动（> 30 Hz）。这种快速脑电活动在前脑区域尤其显著。在颞部，常可见 θ 波频率和振幅增加。

巴比妥类

在亚麻醉剂量，巴比妥类药物增加 β 波的频率和振幅。当剂量逐步增加时，可见 β 波和 θ/δ 波活动增加，而 α 波活动的水平和频率下降。给予硫喷妥钠后最初可增加 18 ～ 30 Hz 电活动的振幅。当意识消失时，在较快的电活动之上开始叠加出现 5 ～ 12 Hz 的电活动，常可见梭形爆发脑电波。更高剂量的巴比妥类药物使 EEG 出现爆发抑制。

依托咪酯

依托咪酯由低剂量增加到中等剂量时，可见前脑快速 β 波向 α 波转变。与给予丙泊酚或硫喷妥钠一样，爆发抑制可见于应用高剂量的依托咪酯。然而，与硫喷妥钠和丙泊酚相比，依托咪酯的副作用，如肾上腺功能抑制和术后高发恶心呕吐，使依托咪酯并不常用于诱导爆发抑制。

丙泊酚

随血浆丙泊酚浓度上升所产生的 EEG 变化与吸入麻醉药和硫喷妥钠所产生的 EEG 变化类似。先是 β 活动增加，随后减慢至 α 和 θ 节律。随着 δ 电活动的出现，慢波活动增加。这些 EEG 变化在前中脑区域更加明显，且不会干扰常规 EEG 或清醒开颅术时皮层脑电图的解析。丙泊酚同时具有抗惊厥和促惊厥的作用，取决于药物浓度。在易感人群中，麻醉开始或结束时大脑内丙泊酚浓度的急剧变化被认为是诱发癫痫发作的决定性因素。

阿片类

阿片类药物，如芬太尼、舒芬太尼或阿芬太尼，往往不与 β 活动相关，而是直接使 EEG 减慢，出现高电压的慢 δ 波。尽管给予阿片类药物可使 EEG 频率降低，但并不会使 EEG 出现爆发抑制。在一些患者中，梭状的频率为 10 ～ 15 Hz 的脑电活动主要出现在前脑导联。这种尖波与癫痫样波在形态上并不相同，且在停止输注阿片类药物后消失。一些患者可在芬太尼诱导后出现孤立的尖波，这种现象在诱导剂量大时尤为明显。现在已经确认，不论对实验动物还是人类，阿片类药物都有诱导癫痫样电活动的作用。在那些应用非病灶手术治疗颞叶癫痫的患者中，阿片类药物（尤其是阿芬太尼和舒芬太尼）诱导的癫痫样电活动有利于术中通过皮层脑电图来定位致癫痫区。也就是说，阿片类药物可以帮助定位致癫痫区，从而尽量减少非致癫痫区脑组织的切除。

氯胺酮

氯胺酮可产生一种分离麻醉状态。给予氯胺酮后的 EEG 变化与觉醒时的 EEG（即 β 活动增加）类似，尽管此时氯胺酮已产生镇静作用。给予氯胺酮后最初可在前脑区域产生非常快速（30 ～ 40 Hz）的电活动，随后出现间歇的 θ 节律，然后出现定期的 δ 波爆发。在应用七氟烷麻醉的患者中，给予氯胺酮后可使脑电双频指数值反常性增加。但在应用丙泊酚-瑞芬太尼麻醉的患者中却观察不到这种现象。单独应用氯胺酮不能诱发爆发抑制。

苯二氮䓬类

苯二氮䓬衍生物在麻醉前用药剂量就能强烈增加 β 活动。高剂量时，苯二氮䓬类药物可产生前脑区域优势性 δ 和 θ 活动。但单独应用苯二氮䓬类药物不能诱发爆发抑制。

右美托咪定

右美托咪定能产生一种类似正常睡眠的独特的镇静状态，且可以轻易被言语刺激唤醒。右美托咪定镇静时的 EEG 活动与生理睡眠第二阶段时的 EEG 类似，有少到中量的慢波和大量睡眠纺锤波活动。右美托咪定似乎不会减少癫痫核区的电活动，因此在治疗癫痫手术中可能是合适的辅助用药。

推荐阅读

Faraoni D, Salengros J-C, Engelman E, et al. Ketamine has no effect on bispectral index during stable propofol-remifentanil anaesthesia. *Br J Anaesth*. 2009;102:336-339.

Hewitt PB, Chu DL, Polkey CE, Binnie CD. Effect of propofol on the electrocorticogram in epileptic patients undergoing cortical resection. *Br J Anaesth*. 1999;82:199-202.

Huupponen E, Maksimow A, Lapinlamp P, et al. Electronencephalogram spindle activity during dexmedetomidine sedation and physiological sleep. *Acta Anaesthesiol Scand*. 2008;52:289-294.

Isley MR, Edmonds HL, Stecker M. Guidelines for intoperative neuromonitoring using raw (analogue or digital waveforms) and quantitative electroencephalography: A position statement by the American Society of Neurophysiological Monitoring. *J Clin Monit Comput*. 2009;23:369-390.

Julliac B, Guehl D, Chopin F, et al. Risk factors for the occurrence of electroencephalogram abnormalities during induction of anesthesia with sevoflurane in nonepileptic patients. *Anesthesiology*. 2007;106:243-251.

Lo SS, Sobol JB, Mallavaram N, et al. Anesthetic-specific electroencephalographic patterns during emergence from sevoflurane and isoflurane in infants and children. *Pediatr Anesth*. 2009;19:1157-1165.

Rampil IJ, Lockhart SH, Eger EI, et al. The electroencephalographic effects of desflurane in humans. *Anesthesiology*. 1991;74:434-439.

San-Juan D, Chiappa KH, Cole AJ. Propofol and the electroencephalogram. *Clin Neurophysiol*. 2010;121:998-1006.

Talke P, Stapelfeldt C, Garcia P. Dexmedetomidine does not reduce epileptiform discharges in adults with epilepsy. *J Neurosurg Anesthesiol*. 2007;19(3):195-199.

Vakkuri AP, Seitsonen ER, Jäntti VH, et al. A rapid increase in the inspired concentration of desflurane is not associated with epileptiform encephalogram. *Anesth Analg*. 2005;101:396-400.

Voss LJ, Ludbrook G, Grant C, et al. Cerebral cortical effects of desflurane in sheep: Comparison with isoflurane, sevoflurane and enflurane. *Acta Anesthesiol Scand*. 2006;50:313-319.

Wass CT, Grady RE, Fessler AJ, et al. The effects of remifentanil on epileptiform discharges during intraoperative electrocorticography in patients undergoing epilepsy surgery. *Epilepsia*. 2001;42:1340-1344.

第 44 章　神经肌肉传导生理学

Sorin J. Brull, MD，FCARCSI（Hon）

王　彤　译　黄　鹂　校

神经肌肉接头

神经肌肉接头是指紧贴着的突触前运动神经末梢和突触后肌纤维之间的突触，在这里，一个化学过程［神经末梢释放乙酰胆碱（acetylcholine，ACh）］引发一个电活动（肌膜去极化），最终导致机械作用（肌肉收缩）（图 44-1）。巨大的运动神经轴突在逐渐接近骨骼肌时不断分支，最终分成

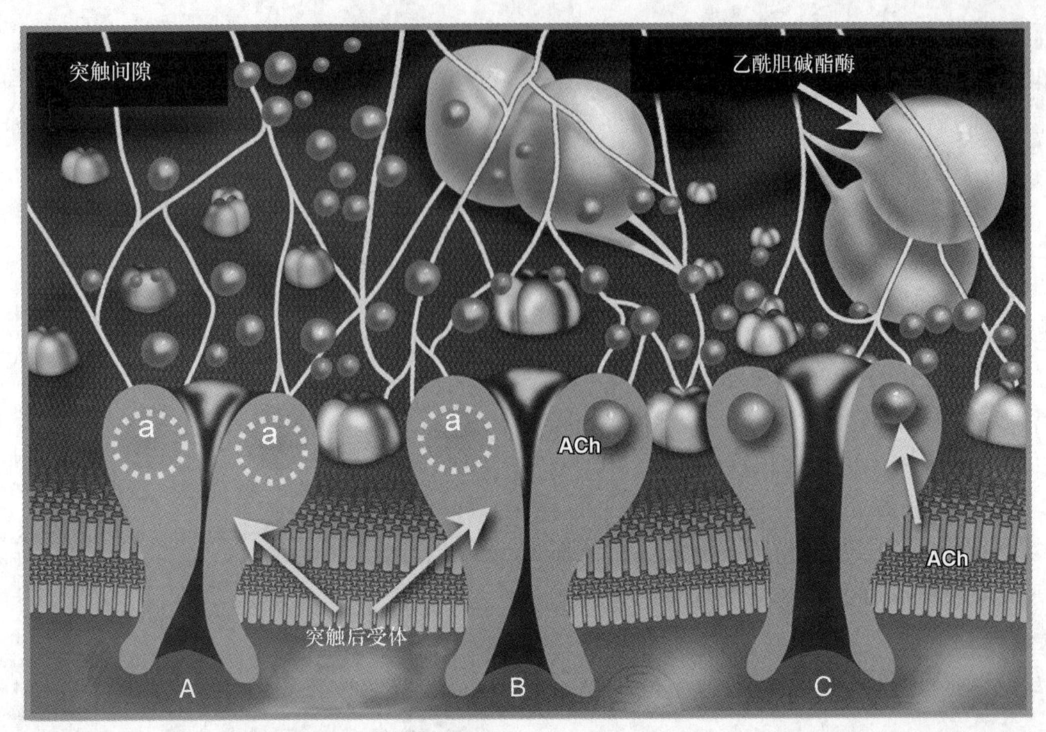

图 44-1 正常的神经肌肉接头。突触间隙含有乙酰胆碱酯酶，可以水解乙酰胆碱（ACh）。受体的 α 亚基上包含 ACh 识别位点。当两个 α 亚基都与 ACh 结合后，未激活的受体 A 和 B（关闭状态）经历构型改变后激活（开放状态），形成一个中央孔道（受体 C）供离子交换

10 ～ 100 根细小的终末神经纤维，脱髓鞘，并支配单一肌纤维。起始于一个轴突的终末神经纤维与其支配的肌纤维组成一个运动单位。一个运动神经元所支配的肌纤维的平均数量被称为神经支配比，在人类，支配比可达 1∶5 到 1∶2000 不等。在一些较小的主管精细运动的肌群中（如手和眼球外肌），支配比较低（1∶5，即每个神经元支配 5 个肌纤维），而大的抗重力肌群的支配比则很高（1∶2000）。从神经向肌肉传递的过程是通过 ACh 介导的，这种介质在神经末梢合成并储存在特殊的囊泡当中。每个神经末梢大约含有 500 000 个囊泡（也叫作量子，每个量子含有 6000 ～ 10 000 个 ACh 分子），这些突触囊泡聚集在神经元细胞膜的一个特殊区域，称作激活区。当合适的神经冲动到达神经末梢时，ACh 通过囊泡的胞吐作用被释放到突触间隙，然后穿过 50 ～ 70 nm 的间隙与突触后肌膜上的烟碱样胆碱能受体结合，引发肌肉收缩。

神经肌肉接头的功能

乙酰胆碱的合成

在轴质内，乙酰辅酶 A 和胆碱在胆碱乙酰转移酶（choline O-acetyltransferase，CAT）的催化下合成 ACh（图 44-2）。ACh 通过一种特殊的载体介导系统被转移到囊泡当中。神经末梢中大约 80% 的 ACh 在囊泡中储存，剩余的散在分布于轴质中。

神经末梢去极化

神经动作电位传导至神经末梢，使钠通道开放，钠离子内流，从而引发神经末梢去极化。钠离子内流可使膜电位从－ 90 mV 向着钠膜电位（＋ 50 mV）的水平变化。但是，当膜电位接近 0 mV 时，钾通道开放，钠通道开始关闭，导致最终膜电位趋于＋ 10 mV

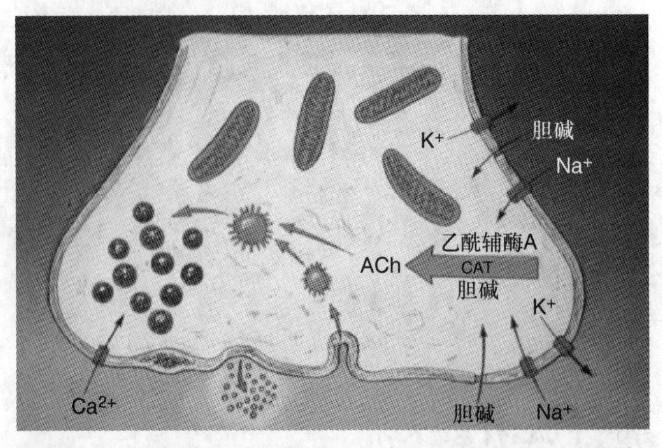

图 44-2 神经末梢（突触前）。注意此时神经已经脱髓鞘。在胆碱乙酰转移酶（CAT）的催化下，乙酰辅酶 A 和胆碱合成乙酰胆碱（ACh）。一旦被合成，乙酰胆碱便被包裹进囊泡储存，需要时通过胞吐作用释放至突触间隙

水平。去极化过程中，钙离子也进入神经末梢，并进入肌质网和线粒体。

乙酰胆碱释放

Ach 自发地从囊泡中释放到突触间隙中，引起频率为 1 ～ 3 Hz 的微小去极化电位（5 mV），即微终板电位。每个微终板电位被认为是一个囊泡中 6000 ～ 10 000 个 ACh 分子（1 量子）所带来的效应。这些单独的微终板电位并不能引起肌肉收缩。但一个阈值动作电位可通过胞吐作用（电压门控钙离子依赖）使 ACh 从激活区向突触间隙快速释放，并带来 50 ～ 400 量子的电位变化。突触前神经元钙离子内流的程度决定了释放到间隙的 ACh 量子的数目，也影响神经去极化的持续时间。释放到间隙的 ACh 中，只有约 50% 能到达突触后受体；剩下的 ACh 或被间隙内乙酰胆碱酯酶（acetylcholinesterase，AChE）水解，或扩散到间隙外。但这些数量的 ACh 仍然是突触后 ACh 受体激活所需最小阈值的 10 倍，从而使接头后膜能够充分去极化以产生终板电位，并激活兴奋-收缩而引发肌肉收缩。

递质动员

储存可用的 ACh 被替换的速度称为递质动员（transmitter mobilization）。证据显示，ACh 存在正反馈调节。

接头后过程

释放的 ACh 穿过突触间隙，与接头后膜上的受体结合（见下文）。这种受体构成一个离子通道。两个 ACh 分子与受体结合后［分别与受体上的两个识别位点结合（见下文）］才能使受体构型发生改变，从而开放通道，使离子通过。这些通道具有化学敏感性，但不能区分钠离子和钾离子。一旦通道开放，离子的流动可使邻近区域的细胞膜去极化。每个基础电流冲动都是可叠加的，并最终累积至能够产生终板电流。终板电流使终板膜去极化，从而产生终板电位。一旦终板电位达到临界阈值，便触发一个从终板往外传播的动作电位，引发肌纤维收缩。

接头处胆碱酯酶

神经肌肉接头处存在两种形式的乙酰胆碱酯酶（AChE）：一种溶解在神经末梢轴质内，一种与膜结合，锚定在接头间隙基底膜上。AchE 可以迅速水解释放的 ACh，生成胆碱和乙酸盐。在神经肌肉接头处，这种酶的药代动力学表现为一个 ACh 分子在被 AChE 失活前只与一个胆碱能受体结合。

突触后受体

在间隙的突触后肌膜上有许多凹陷，使得肌膜的表面积大大增加。在这些褶皱的顶端有高密度（可达 10 000 ～ 20 000 受体 /μm^2）的烟碱样乙酰胆碱受体（nicotinic acetylcholine receptor，nAChR）。在突触间隙外的区域，受体的密度至少比突触间隙低 1000 倍。nAChRs 受体是五聚合体蛋白质，包括两个 α 亚基（原体）、一个 β、一个 δ 和一个 ε 亚基，通过突触蛋白聚糖（agrin）和集聚蛋白（rapsyn）锚定在突触后肌膜上。在成年哺乳类动物，该受体为 $\alpha_2\beta$、δ 和 ε 型（图 44-3）。立体化学上，这些亚基按 α、ε、α、δ、β 的顺序呈逆时针排列。胎儿的 nAChR 与成年时类似，但胎儿 nAChR 中的 γ 原聚体在成年后被 ε 原聚体取代。这五个亚基呈玫瑰花环样围绕，中心为一个直径约 0.7 nm 的跨膜孔道。每个 α 亚基均在 αε 和 αδ 亚基的接触面拥有一个 ACh 识别位点。当 ACh 与两个 α 识别位点结合后，受体构型将发生变化，使中央孔道开放，随后钠离子流动，产生一个短暂（6.5 ms）的电流。

突触前受体

另一种烟碱样受体被认为存在于神经末梢。与突触后受体类似，这类突触前受体也能被神经肌肉阻滞剂（neuromuscular blocking agents，NMBAs）阻断，但对钙离子流动相对选择性更高。这些受体的主要功能是在 ACh 高需求时帮助动员 ACh，比如

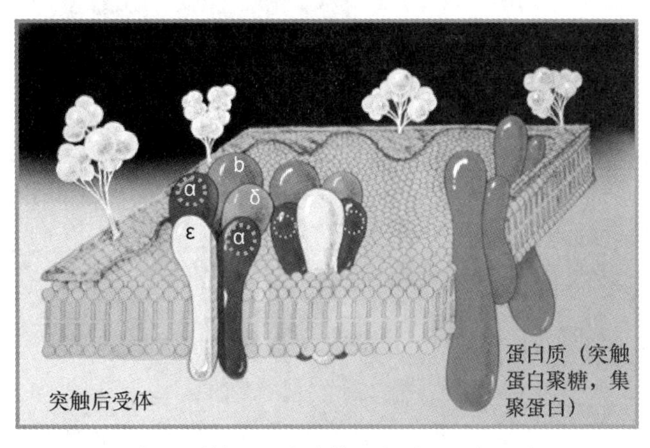

图 44-3　突触后受体是五聚合体蛋白质，包括两个 α 亚基、一个 β、一个 δ、一个 α（译者注：原文如此，应只有两个 α）和一个 ε 亚基。它们通过突触蛋白聚糖和集聚蛋白锚定在突触后膜上。抗胆碱酯酶被拴在基底膜上

在高频（强直性）刺激时。部分非去极化阻滞这些受体被认为可以消除强直收缩。

上调和下调

对 NMBAs 的敏感性升高或降低（耐药）在临床上常见于许多病理状态。受体位点上调和下调这个概念的提出为受体-药物相互作用提供了一个衔接理论，用来解释临床上 NMBAs 反常作用的机制。

上调

接头后膜上的 nAChRs 数目可因为神经肌接头接受的刺激减少而逐步增加（框 44-1）。上调可使受体对 ACh 激动剂和琥珀胆碱（succinylcholine，SCh）的敏感性增加，对 ACh 拮抗剂（如非去极化 NMBAs）的敏感性降低。对合并有运动神经损伤、烧伤、废用性肌萎缩、严重创伤和感染、在 ICU 长期使用 NMBAs 的患者给予 SCh 后，上调可导致钾离子大量释放并致命。这种现象可在终板完全失去 ACh 活性后的 3 ～ 5 天内发生。应用 NMBAs 预处理并不能像预期的那样阻止 SCh 导致的高钾血症。在另一些情况下，如脑性瘫痪和脑性癫痫的患者，长期进行抗惊厥治疗会使患者对 NMBAs 耐药，但应用 SCh 并不会产生钾离子释放。

框 44-1　与乙酰胆碱受体上调和下调相关的临床情况

上调：↑激动剂敏感性，↓拮抗剂敏感性
上或下运动神经元受损
烧伤
严重感染
持续使用神经肌肉阻滞剂
肌肉创伤
脑性瘫痪
长期使用抗惊厥药物
下调：↓激动剂敏感性，↑拮抗剂敏感性
重症肌无力
有机磷中毒
锻炼

下调

当受体长期接受激动剂刺激时，受体对拮抗剂（例如，NMBAs）敏感性增加，对激动剂（例如，SCh）敏感性降低。这种效应可发生在长期使用可逆（例如，新斯的明）或不可逆（例如，有机磷酸酯类）的胆碱酯酶抑制剂时。绝大多数重症肌无力患者体内含有 ACh 受体抗体，其作用与受体数目减少类似，使神经肌接头的功能受到影响。这类患者相对耐受 SCh，但对 NMBAs 极其敏感。下调也被认为可发生在肌群，表现为锻炼后瘫痪程度增加。

致谢

作者和编者对 Jerald O. Van Beck，MD 对前几版此章节的工作表示感谢。

推荐阅读

Bowman WC. Neuromuscular block. *Br J Pharmacol*. 2006;147:S277-S286.

Enoka RM. Morphological features and activation patterns of motor units. *J Clin Neurophysiol*. 1995;12:538-559.

Hirsch NP. Neuromuscular junction in health and disease. *Br J Anaesth*. 2007;99:132-138.

Martyn JA, White DA, Gronert GA, et al. Up-and-down regulation of skeletal muscle acetylcholine receptors: Effects on neuromuscular blockers. *Anesthesiology*. 1992;76:822-843.

Zhai RG, Vardinon-Friedman H, Cases-Langhoff C, et al. Assembling the presynaptic active zone: A characterization of an active zone precursor vesicle. *Neuron*. 2001;29:131-143.

第 45 章　肾生理学

Manoch Rattanasompattikul，MD，Kamthorn Tantivitayatan，MD
王　彤　译　黄　鹂　校

肾是维持机体内环境稳态的重要器官，尤其在细胞内成分与外界环境没有持续接触的机体当中，显得更为重要。通过血管和管道系统（图 45-1），肾可以调节体内水的含量和电解质浓度、排泄废物，还可以产生激素。肾最小的功能性单位——肾单位，进行着肾小球过滤、肾小管重吸收和肾小管分泌等生理过程（图 45-2）。

肾血流量

心输出量的 20% 流经双侧肾。流经双肾的这部分血流中，80% 流向皮质，20% 流向髓质。肾血流量（renal blood flow，RBF）在不同性别和年龄的人群中有所不同。比如，男性通常比女性的 RBF 更高，分别为 1.21±0.25 ml/（min · 1.73 m^2）和 0.98±184 ml/（min · 1.73 m^2）。RBF 在年龄大于 30 岁后逐渐下降。当年龄 90 岁左右时，RBF 值大约是年龄 20 岁时的一半。

体循环血压在较大范围内波动时，RBF 可通过自调节来维持稳定，以保证肾小球毛细血管压为 60～70 mmHg，提供恒定的滤过率和合适的钠排出。肌源性受体可调节入球小动脉的紧张性，收缩血管可在高血压时防止肾小球内压力过高，舒张血管可在低血压时使更多血液流入肾小球。管球反馈是肾自调节的另一个机制，远端肾小管内（致密斑）的小管液成分能影响入球小动脉（肾小球旁器）。两种机制在平均动脉压低于 70 mmHg 时均可受到损害，导致肾皮质低灌注和少尿。肾自调节机制受损可导致进行性高血压性肾病。

RBF 也受肾素-血管紧张素-醛固酮系统（renin-angiotensin-aldosterone system，RAAS）、利尿钠肽和类花生酸的调节。应激时，RBF 在交感神经系统和许多肾外物质（例如，肾上腺素、去甲肾上腺素、血管加压素）、肾周物质（例如，激肽、内皮素、腺苷）和肾内物质（例如，一氧化氮、前列环素）的影响下从皮质向髓质分流。紧张时，这些生化物质和传入神经电活动可激活肾髓质调节机制，从而增加髓质内氧耗，保留水分并产生浓缩尿。功能性磁共振成像研究显示呋塞米可增加髓质氧耗，并根据氧供是否充足，有可能造成局部缺血状态。

对氨基马尿酸（para-aminohippurate，PAH）在正常情况下可以被人体几乎全部从血液中清除，肾对 PAH 的清除率可以用于估计肾血浆流量（renal plasma flow，RPF）。RPF 即每分钟流经肾的血浆总量，是肾小球滤过率（glomerular filtration rate，GFR）的主要决定因素：

$$RPF_{PAH} = U_{PAH} \times V/P_{PAH}$$

U_{PAH} 和 P_{PAH} 分别为尿和血浆的 PAH 浓度，V 为尿量。由于静脉 PAH 浓度不为 0，用该方法计算出的流量被称为有效肾血浆流量，大约为 600 ml/min，比 RPF 大约低 10%。

如果知道血细胞比容值，则可以根据这一计算的 RPF，用如下公式推算出 RBF：

$$RBF = RPF/(1 - Hct)$$

肾小球滤过率

GFR 是评价肾功能的指标，也是尿液形成所需的第一步，取决于肾小球毛细血管和鲍曼间隙间静水压和渗透压梯度（图 45-3）。肾小球毛细血管的静水压要高于其他血管床的压力（约 50 mmHg），而鲍曼间隙的压力为 10 mmHg，从而产生 40 mmHg 的净压力以助肾小球滤过。超滤液与血浆有相同的成分和渗透压，但不含蛋白质。双肾的 GFR 为 120 ml/min，可随肾小球毛细血管面积、流率或静水压的增高而增加。多聚糖菊粉或内生肌酐浓度可用来评估 GFR，因为这两种物质均能被肾小球自由滤过并在肾单位重吸收，但不被肾小管分泌或代谢。因此，滤过率

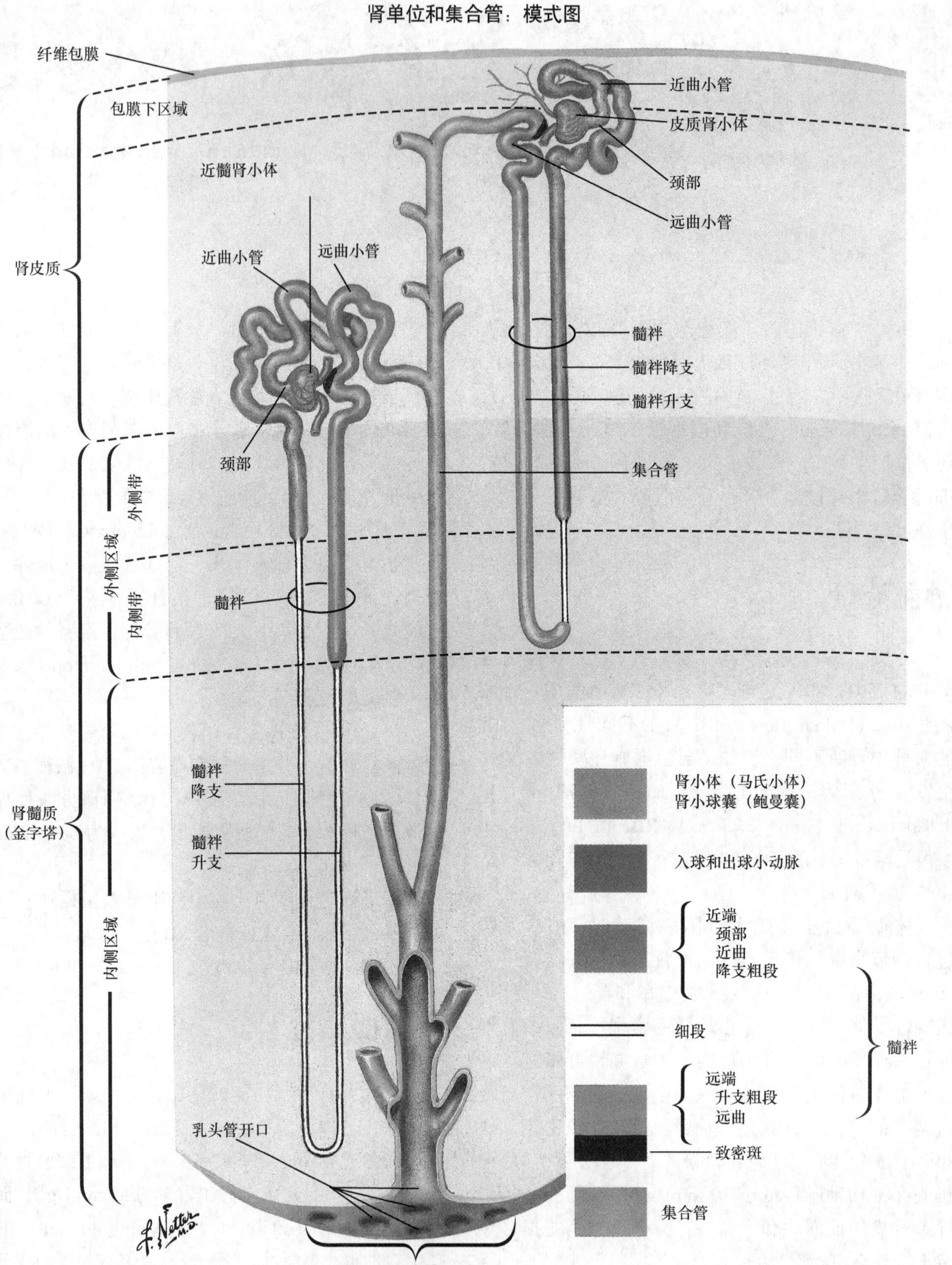

肾单位和集合管：模式图

图 45-1 肾单位和集合管模式图（Netter illustration from www.netterimages.com. © Elsevier Inc. All rights reserved.）（见彩图）

等同于排泄率，即 GFR 等于尿液中菊粉或内生肌酐浓度乘以尿流速率再除以血浆中菊粉或内生肌酐浓度：GFR = UV/P。GFR 可被很多生理因素影响，比如 RAAS、心输出量、交感神经支配、激素、血管活性物质和生长因子。

肾小球滤过和小管周围重吸收

肾小球滤过率
GFR=K_f (ΔP – Δπ)

ΔP=肾小球(P_{gc})和鲍曼间隙(P_B)间静水压之差

Δπ=肾小球(π_{gc})和鲍曼间隙(π_B)间渗透压之差

K_f=超滤系数，与肾小球表面积和渗透性有关

毛细血管较高的静水压和较低的渗透压
导致肾小球滤过

小管周围重吸收
PR=K_f (Δπ – ΔP)

Δπ=毛细血管(π_c)和组织液(π_i)间渗透压之差

ΔP=毛细血管(P_c)和组织液(P_i)间静水压之差

毛细血管较高的渗透压和较低的静水压导致
小管周围重吸收

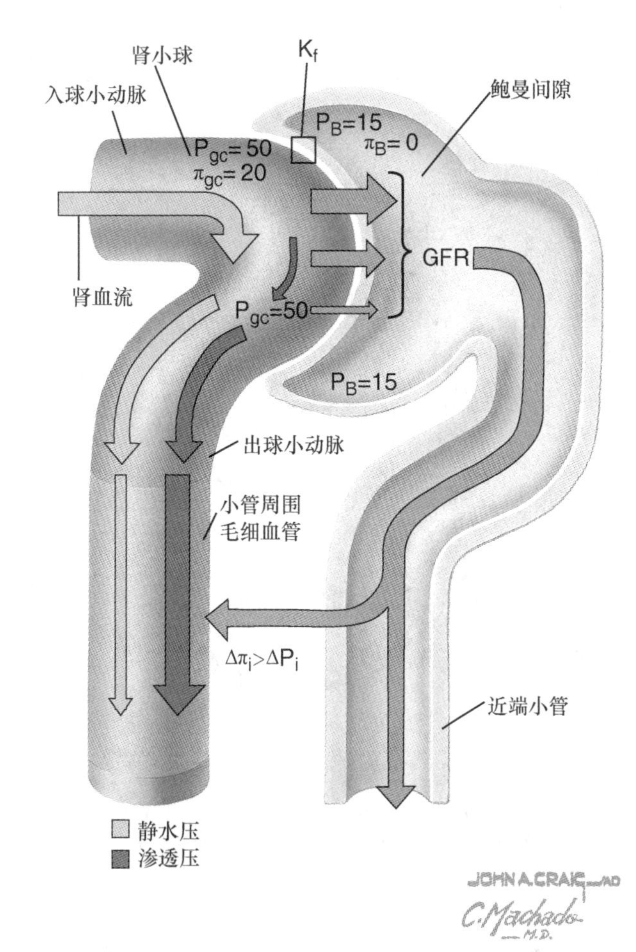

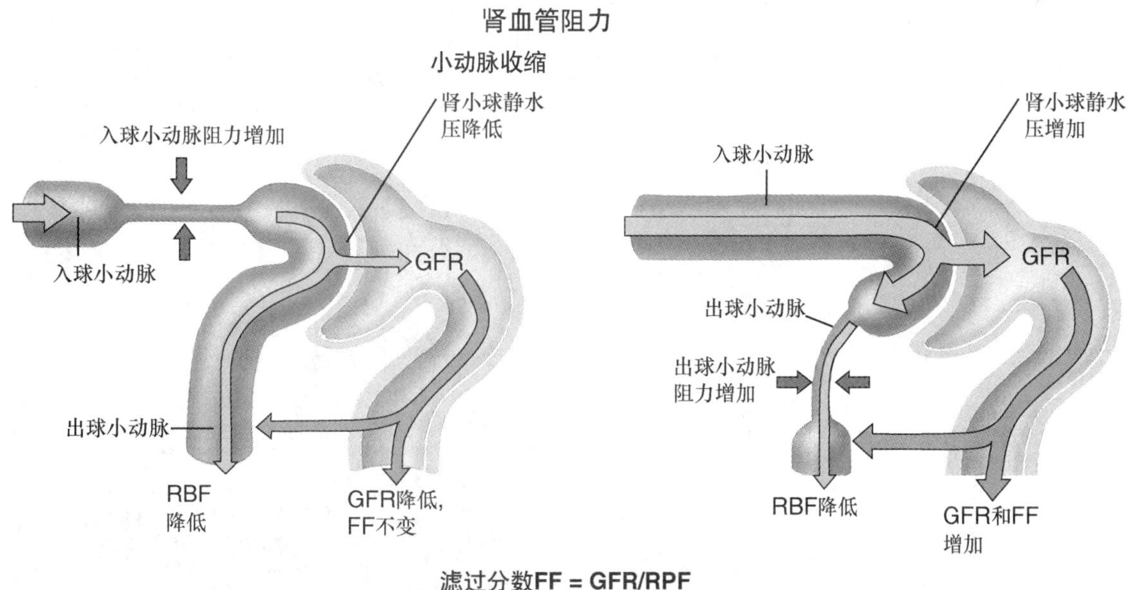

图 45-2　肾小球滤过和小管周围重吸收（Netter illustration from www.netterimages.com. © Elsevier Inc. All rights reserved.）

肾小管重吸收

根据身体的需要，营养素、电解质、尿素和水可在肾小管重吸收（见图 45-3）。这些物质主动或被动穿过肾小管上皮、间隙和肾小管周围毛细血管内皮，或者通过易化、胞饮、或溶剂拖曳作用（“批量运输”）经跨细胞或细胞旁途径穿过。

原发主动转运机制——Na^+/K^+-ATP 酶、H^+-ATP

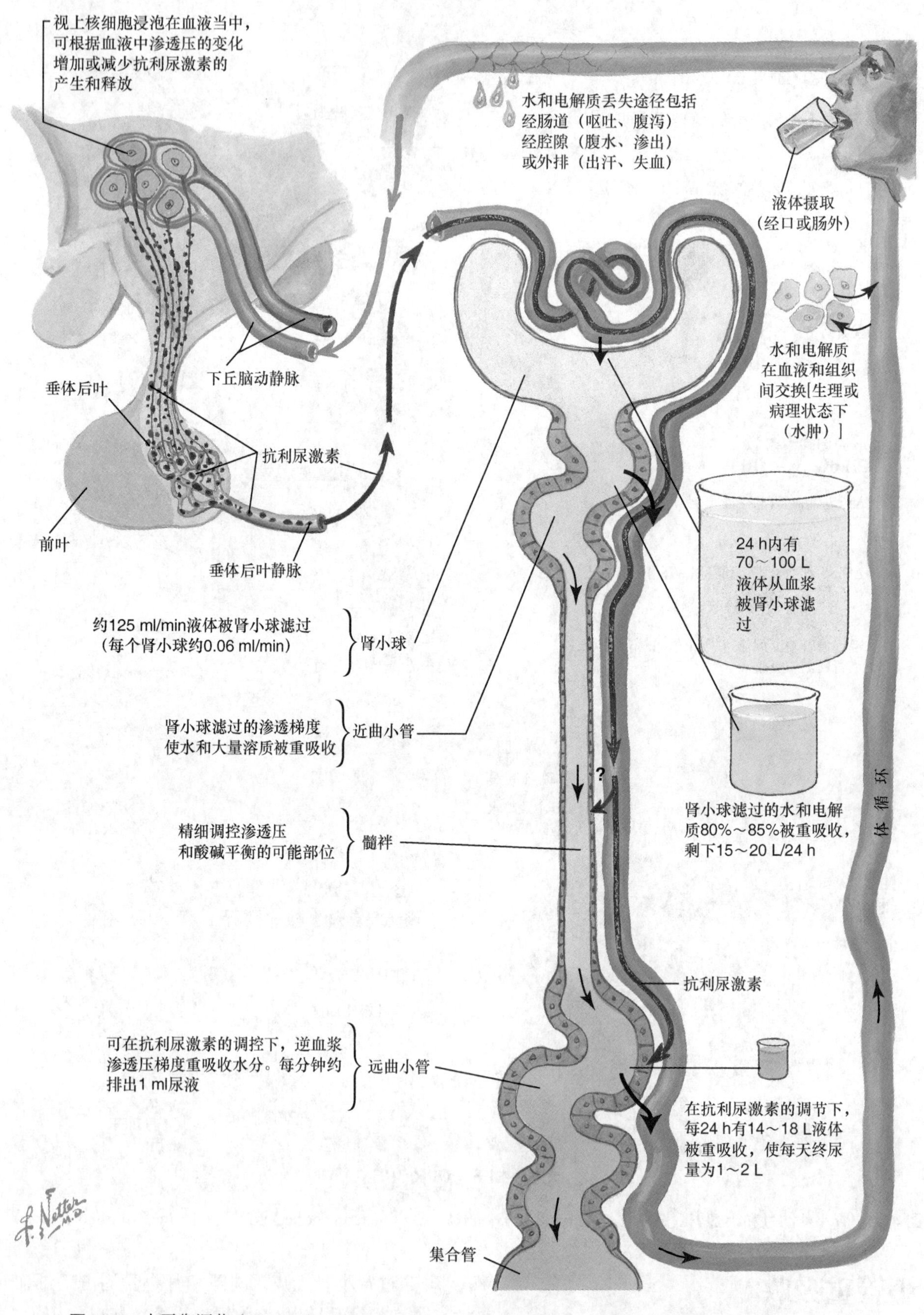

图 45-3 水平衡调节（Netter illustration from www.netterimages.com. © Elsevier Inc. All rights reserved.）

酶、H^+/K^+-ATP 酶和 Ca^{2+}-ATP 酶——需要高能量，其他继发转运机制所需能量来自协同转运或逆向转运糖、氨基酸和 H^+时释放的能量。肾小管近端是重吸收水最多的地方，而髓袢和近端小管对水不通透。

肾小管分泌

肾小管中的某些代谢副产物，如一些与血浆蛋白结合的有机化合物并不能被滤过，因此被直接排出体外。另一些物质则可从管周毛细血管网中被分泌到小管腔，该过程需要能量依赖的主动转运。肾小管能分泌 H^+和 NH_3，通过在集合管内形成和分解 NH_4^+离子，可维持体内 H^+稳态。肾小管同样可以在远端小管分泌 K^+，该过程可被醛固酮调节。

结论

肾是调节体液、氮和电解质平衡的重要器官。其功能受控于许多内源或外源性调节因素。肾小球毛细血管静水压大小取决于血压，可使过滤和尿排出量根据血压的水平进行相应的变化。肾单位的特定区域为尿的形成提供三个主要的过程：肾小球滤过、肾小管重吸收和肾小管分泌。肾单位的特殊结构使之能在浓缩或稀释尿液的同时维持体液和血液中的渗透压。尿成分的持续改变可以维持很多电解质、H^+、尿素和血浆渗透压浓度的恒定。肾清除率是计算 RBF 和 GFR 的基础，可用来评估肾功能。

推荐阅读

Cupples WA, Braam B. Assessment of renal autoregulation. *Am J Physiol Renal Physiol*. 2007;292:F1105-1123.

Hall JE, Guyton AC. *Guyton and Hall Textbook of Medical Physiology*. 12th ed. Philadelphia: Saunders/Elsevier; 2011.

Henke K, Eigsti J. Renal physiology: Review and practical application in the critically ill patient. *Dimens Crit Care Nurs*. 2003;22:125-132.

Stanton BA, Koeppen BM. The kidney. In: Berne RM, Levy MN, Koeppen BM, Stanton BA, eds. *Physiology*. 5th ed. St. Louis: Mosby; 2004:623-658.

第 46 章　肾功能检测

C. Thomas Wass，MD

王　彤　译　黄　鹂　校

肾小球功能主要指肾小球滤过率（glomerular filtration rate，GFR），而肾小管功能包括浓缩、保水和维持电解质、pH 稳定的能力。为了实用，肾功能检测可分为以下三类：用来评估 GFR 的清除率测定、肾小管功能测定和一些主要用于临床和实验室研究的试验。

肾小球滤过率

GFR 是单位时间内在肾小球滤过的血浆量，是评估肾功能最好的指标。菊粉是糖类的一种，可以完全被肾小球滤过但不被肾小管分泌或重吸收。因此，静脉给予的菊粉从血浆中被清除的量可用来计算 GFR。但菊粉清除率很少应用于临床，因为该测试操作起来非常繁琐且费时间。肌酐（creatinine，Cr）是骨骼肌中磷酸肌酸的代谢终产物，被肾清除的方式与菊粉类似。肌酐清除率（creatinine clearance，CrCl）是临床上最常用的测定 GFR 的方法，可用下面的公式进行估算：

$$\text{CrCl} = \frac{(140 - \text{年龄}) \times \text{体重 (kg)}}{\text{血浆肌酐} \times 72}$$

更精确地测量需要定时（24 h 内）收集尿液和血浆标本，并运用以下公式计算：

$$\text{CrCl} = \frac{\text{UCr} \times \text{V}}{\text{PCr}}$$

其中 U 代表尿肌酐浓度（mg/dl），V 代表尿量

（ml/min），P 代表血浆肌酐浓度。

正常 GFR 在男性为 120±25 ml/min，在女性为 95±20 ml/min。肾功能轻度、中度和重度损伤所对应的 GFR 值分别为 40 ～ 60 ml/min，20 ～ 40 ml/min 和少于 20 ml/min。连续的 GFR 测量对肾损害严重程度的确定以及疾病发展的监测有重要意义。

肾小管功能检测

钠排泄分数

测量尿钠浓度（U_{Na^+}）在评估容量状态时很有用。U_{Na^+}浓度小于 20 mEq/L 提示血管容量不足，而 U_{Na^+}浓度大于 40 mEq/L 则提示肾小管重吸收钠的能力下降（例如，急性肾小管坏死）。钠排泄分数（FE_{Na^+}）反映肾小管钠重吸收能力，其描述了 CrCl 百分比下的钠清除率：

$$FE_{Na^+} = 钠清除率 /CrCl \times 100\%$$

FE_{Na^+}低于 1% 见于正常血容量或低血容量患者，FE_{Na^+}高于 1% 提示肾小管损伤（例如，急性肾小管坏死）。

尿-浓缩和尿-稀释功能

通过测定尿的渗透压（正常为 300 mOsm/kg，可波动于 50 ～ 1200 mOsm/kg），尿-浓缩和尿-稀释功能可根据与血浆渗透压（或张力，正常 278 ～ 298 mOsm/kg）进行对比来判断“合适”或“不合适”。正常情况下，当血浆张力增加（例如，脱水或继发于失血的低血容量），机体垂体后叶会释放抗利尿激素，保留水分并使尿液渗透压增加。肾小管对低血容量的正常反应是使尿-血浆渗透压比值至少为 1.5。若尿-血浆渗透压比值为 1.0，则提示肾小管功能损伤，支持急性肾小管损伤的诊断。相反，当血管内血液稀释时，水利尿的作用会使尿液渗透压降低。

尿酸化功能

肾能排泄蛋白质分解代谢所产生的非发挥性酸，以避免机体发生酸中毒。对于一位遵循典型美国饮食习惯的患者来说，随机尿样本的 pH 值常小于 6.5。酸化功能缺陷的测定可通过口服给予氯化铵，血浆 pH 低于 7.35 时，尿液 pH 不低于 5.5，且 HCO_3^-低于 20 mEq/L，可诊断为肾小管酸化功能缺陷。

其他临床和实验室检查

尿液分析

尿液分析是评估肾功能的一种常用的非侵入性诊断方法。检测包括目视检查（表 46-1），试纸测定 pH（正常为 4.5 ～ 8.0）、血、糖和蛋白质，尿比重（正常为 1.003 ～ 1.030），以及尿沉渣检验。在卟啉症患者中，新鲜尿液颜色正常，但在光线下暴露一段时间后会褪色（属于特殊病观察）。单纯的 pH 值几乎没有诊断价值，但与血浆 pH 值和碳酸氢盐水平结合，是评判肾小管酸化功能的重要指标。试纸测定法测定的糖水平不包括还原糖，尿糖增高提示高

表 46-1 尿的颜色

颜色	内源性因素	外源性因素
红色	血红蛋白尿、血尿、肌红蛋白尿、卟啉症	甜菜、黑莓、长期汞或铅暴露、酚酞、苯妥英、吩噻嗪类、丙泊酚 *、大黄、利福平
橘色	胆红素尿、高铁血红蛋白血症、继发于胃旁路术或化疗的尿酸结晶	胡萝卜、胡萝卜汁、华法林、依托沙秦、大剂量维生素 C、非那吡啶、利福平
棕色 / 黑色	胆红素尿、肝硬化、血尿、肝炎、高铁血红蛋白血症、肌红蛋白尿、酪氨酸血症	芦荟、药鼠李 / 番泻叶、氯喹、铜、蚕豆、呋喃唑酮、甲硝唑、呋喃妥因、伯氨喹、大黄、山梨醇、美索巴莫、非那西丁、酚中毒
蓝色、蓝绿色、绿色	胆绿素、家族性高钙血症、尿蓝母尿、假单胞菌属引起的尿道感染	芦笋、阿米替林、叶绿素薄荷糖、西咪替丁、吲哚美辛、水杨酸镁、甲氧氯普胺、亚甲蓝、多种维生素、丙泊酚、异丙嗪、苯酚
白色	乳糜尿、高磷酸盐尿、脓尿	
紫色	普罗威登斯菌属、肺炎克雷伯菌、铜绿假单胞菌、大肠埃希菌和肠球菌引起的尿路感染，卟啉症	甜菜、含碘复合物、亚甲蓝

* 粉色尿常见于给予丙泊酚和酗酒的患者

血糖症或肾小管功能缺陷（例如，Fanconi 综合征或单纯尿糖增高）。当血糖浓度低于 180 mg/dl 时，所有被肾小球滤过的糖均能被近端小管重吸收。试纸测定法检测到糖粗略提示血糖浓度至少 230 mg/dl。

尿中血红蛋白可被试纸检测到，是因为过氧化物酶催化过氧化物和色素原的反应，导致色度发生变化。但如果患者尿中有肌红蛋白，可能会有假阳性结果。区分血红蛋白和肌红蛋白时，可使用 2.8 g 硫酸铵溶解于 5 ml 尿中，其会使血红蛋白沉淀。两种物质也可以通过分光光度法、电泳、免疫化学来区分，或直接使用显微镜检查是否有红细胞。试纸分析法中的蛋白监测对白蛋白不敏感。

肌酐

肌酐是骨骼肌分解代谢的终产物，只经肾排出。正常血浆肌酐浓度在男性为 0.8 ～ 1.3 mg/dl，在女性为 0.6 ～ 1.1 mg/dl（其值取决于不同性别肌肉质量的差异）。由于肌酐产量与骨骼肌质量成比例，因此，与年轻人相比，老龄患者较低的肌肉质量可能使其血浆肌酐浓度在正常范围，即使此时肾功能已严重受损。

血尿素氮

血尿素氮（blood urea nitrogen，BUN）是蛋白质代谢的副产物。正常值为 8 ～ 20 mg/dl。BUN 的升高可能与肾功能损伤无关，而可能是因为脱水、高蛋白饮食、巨大血肿或胃肠道中血液降解或分解代谢加速（例如，创伤、脓毒症或烧伤患者中所观察到的代谢状态）等其他原因。

在肾功能变化时，Cr 和 BUN 值的变化均较迟钝。当 GFR 减少至 75% 的时候，Cr 和 BUN 的浓度才开始升高。因此，这两种指标都是肾功能损伤的晚期指标。当患者 BUN 与血浆 Cr 比值超过 20∶1 时，要怀疑是否发生脱水。

推荐阅读

Cirillo M. Evaluation of glomerular filtration rate and of albuminuria/proteinuria. *J Nephrol*. 2010;23:125-132.

Giovanni FB. Urinalysis and microscopy. In: Davison AM, ed. *Oxford Textbook of Clinical Nephrology*. 3rd ed. New York: Oxford University Press; 2005:23-45.

Greenberg M. Verdoglobinuria. *Clin Toxicol*. 2008;46:485-486.

Lee J. Images in clinical medicine. Purple urine. *N Engl J Med*. 2007;357:e14.

Prigent A. Monitoring renal function and limitations of renal function tests. *Semin Nucl Med*. 2008;38:32-46.

第 47 章　酸碱状态

Ian MacVeigh，MD
张　振　译　黄　鹂　校

识别、诊断和纠正酸碱平衡紊乱是所有麻醉医师必备的基本技能。透彻掌握酸碱平衡紊乱的相关术语及生理状态，以及采用公认标准对复杂的酸碱平衡紊乱进行评估和判断，有助于快速识别和更有效地纠正酸碱平衡紊乱。

术语

正常 pH 值取决于 H^+（表达于每升细胞外液中的纳米当量）浓度（[H^+]）的负对数，范围为 7.35 ～ 7.45。pH 值的变化与 H^+浓度的变化呈负相关：H^+浓度升高 20%，pH 值下降 0.1；相反，H^+浓度降低 20%，pH 值升高 0.1（表 47-1）。

酸血症和碱血症与血液中 pH 值相关。酸中毒与体液中的酸增多或碱减少过程相关；相反，碱中毒与体液中的碱增多或酸减少过程相关。机体对 pH 值的代偿作用与稳态机制有关，在病理性酸碱平衡紊乱时，机体可以产生或清除 H^+，以维持 pH 值正常。如果患者 $PaCO_2$ 为 40 mmHg，要维持 pH 值至 7.40，碱剩余（一项评估酸碱平衡紊乱代谢成分的指标）可量化血中酸的缺失量。碱剩余为正值，预示

表 47-1 给定 H^+浓度对应的 pH 值

pH 值	［H^+］（nEq/L）
7.0	100
7.1	80
7.2	64
7.3	50
7.4	40
7.5	30
7.6	24
7.7	20

着患者代谢性碱中毒，血液中可能需要增加酸的量以维持正常 pH 值；碱剩余为负值，预示着患者代谢性酸中毒，血液中可能需要增加碱的量以维持正常 pH 值。通常，血气结果包括 pH 值、$PaCO_2$、PaO_2、HCO_3^-和碱剩余（后两者为估算值）。HCO_3^-值可以通过 Henderson-Hasselbalch 方程计算出来，该方程可以表述为下列任一种：

$$pH = pKa + \frac{PaCO_2}{HCO_3^-}$$

$$[H^+] = 24 \times \frac{PaCO_2}{HCO_3^-}$$

pH 值的严格调控需要 $PaCO_2/HCO_3^-$维持恒定，通常会查动脉血气来判断（表 47-2）。

酸碱平衡紊乱类型

酸碱平衡紊乱可能为单纯型也可能为混合型。单纯型酸碱平衡紊乱包括呼吸性和代谢性，前者 pH 值的初始变化继发于 $PaCO_2$ 的变化，后者 pH 值的初始变化受 H^+浓度影响。同一患者体内存在一种以上酸碱平衡紊乱时则为混合型紊乱。牢记，酸碱平衡紊乱只是潜在的系统性紊乱的一个临床表现。识别酸碱平衡紊乱存在的原因需要我们整合患者既往病史信息和体格检查结果。

表 47-2 已知 HCO_3^-和 $PaCO_2$ 时使用 Henderson-Hasselbalch 方程计算 H^+浓度示例

$PaCO_2$	HCO_3^-	［H^+］（nEq/L）	［H^+］计算	pH
40	24	40	24×40/24 = 40	7.4
60	24	60	24×60/24 = 60	7.2
20	24	20	24×20/24 = 20	7.7
40	16	60	24×40/16 = 60	7.2
60	16	90	24×60/16 = 90	7.05
20	16	30	24×20/16 = 30	7.5

代偿反应

每一种原发性酸碱平衡紊乱都会有相应的代偿反应。当出现呼吸性（通气性）酸碱平衡紊乱时，肾会做出反应——近曲小管重吸收 HCO_3^-的量发生变化，以代偿 $PaCO_2$ 变化所引起的 pH 值变化。这一过程是缓慢的，发生在（呼吸性酸碱平衡紊乱后）24 ～ 36 h。另一方面，当出现代谢性酸碱平衡紊乱时，机体会快速出现代偿性呼吸反应，通过改变通气以增加或降低 $PaCO_2$（表 47-3）。如果机体缺失及时的代偿反应，预示将会出现后序紊乱。

代谢性酸中毒

代谢性酸中毒通过刺激化学性受体，增加通气。Winter 方程可以用来估算代谢性酸中毒患者体内 $PaCO_2$ 预计值：

$$PaCO_2 \text{ 预计值} = 1.5 \times [HCO_3^-] + 8 \pm 2$$

如果 $PaCO_2$ 检测值与预计值相等，那么该患者处于代偿性代谢性酸中毒状态。如果 $PaCO_2$ 检测值高于预计值，那么机体是失代偿的，患者处于原发性代谢性酸中毒合并呼吸性酸中毒状态。相反，如果 $PaCO_2$ 检测值低于预计值，那么患者处于原发性代谢性酸中毒合并呼吸性碱中毒状态。

代谢性碱中毒

代谢性碱中毒可分为氯反应性和氯抵抗性。氯反应性代谢性碱中毒在尿氯浓度低于 15 mEq/L 时出现，包括呕吐、持续胃肠减压、体液浓缩状态，后者在住院的手术患者中最常见。氯抵抗性碱中毒在尿氯浓度高于 25 mEq/L 时出现，包括皮质醇增多症、醛固酮增多症、碳酸氢钠治疗、重度肾动脉狭窄、低钾血症和使用利尿剂，此时患者可能有高氯

表 47-3 原发性酸碱平衡紊乱时机体的原发变化和代偿反应

原发性紊乱	原发变化	代偿反应 *
呼吸性酸中毒	↑ $PaCO_2$	↑ HCO_3^-
呼吸性碱中毒	↓ $PaCO_2$	↓ HCO_3^-
代谢性酸中毒	↓ HCO_3^-	↓ $PaCO_2$
代谢性碱中毒	↑ HCO_3^-	↑ $PaCO_2$

* 稳态反应尝试维持恒定的 $PaCO_2/HCO_3^-$

浓度尿，但尽管如此，碱中毒仍然会对氯离子浓度的改变做出反应。下述方程可以用来估算代谢性碱中毒患者体内 $PaCO_2$ 预计值：

$$PaCO_2 \text{预计值} = 0.7 \times [HCO_3^-] + 21 \pm 2$$

如果 $PaCO_2$ 检测值与预计值相等，那么该患者处于代谢性碱中毒状态。如果 $PaCO_2$ 检测值高于预计值，那么患者处于代谢性碱中毒合并呼吸性酸中毒状态。如果 $PaCO_2$ 检测值低于预计值，那么患者处于原发性代谢性碱中毒合并呼吸性碱中毒状态。

呼吸性酸碱平衡紊乱评估

虽然公式可以用来计算 $PaCO_2$ 变化所带来的 pH 值的预期变化，但评估患者 $PaCO_2$ 变化对 pH 值影响的最便捷的方式是记住：$PaCO_2$ 每变化 10 mmHg，pH 值反向改变 0.08。例如，如果 $PaCO_2$ 等于 50 mmHg，pH 为 7.32；如果 $PaCO_2$ 为 30 mmHg，pH 值为 7.48。

继发于呼吸力学的酸碱平衡紊乱最常见于行外科手术麻醉后的“健康”患者。

如果酸碱平衡紊乱持续存在（例如，慢性阻塞性肺疾病患者或 ICU 持续机械通气 CO_2 潴留患者的呼吸性酸中毒），肾就会潴留 HCO_3^-，以使 pH 值变动最小。

肾代偿前急性呼吸性酸中毒：

$$pH \text{预计值} = 7.40 - (0.008 \times PaCO_2)$$

$$\Delta pH = 0.008 \times \Delta PaCO_2$$

肾代偿前急性呼吸性碱中毒：

$$pH \text{预计值} = 7.40 + [0.008 \times (40 - PaCO_2)]$$

$$\Delta pH = 0.008 \times \Delta PaCO_2$$

肾充分代偿后慢性呼吸性酸中毒：

$$pH \text{预计值} = 7.40 - [0.003 \times (PaCO_2 - 40)]$$

$$\Delta pH = 0.003 \times \Delta PaCO_2$$

肾充分代偿后慢性呼吸性碱中毒：

$$pH \text{预计值} = 7.40 + [0.003 \times (40 - PaCO_2)]$$

$$\Delta pH = 0.003 \times \Delta PaCO_2$$

呼吸性酸中毒

呼吸性酸中毒的原因包括气道阻塞、中枢神经系统抑制、阿片类药物的使用、限制性肺疾病（脊柱后凸侧弯、纤维胸）和神经肌肉疾病。

呼吸性碱中毒

呼吸性碱中毒的原因包括精神性过度换气、脑炎、肺炎初期、早期支气管哮喘、肺栓塞、肝衰竭、脓毒症早期和妊娠。过度通气所导致的最低 $PaCO_2$ 值约为 16 mmHg，肾代偿前的 pH 值约为 7.6。

代谢性酸碱平衡紊乱评估

代谢性酸中毒

在动脉血气分析中，假设 $PaCO_2$ 等于 40 mmHg，如果 pH 值小于 7.35，碱剩余是负的（碱亏损），那么患者有代谢性酸中毒。第一步是计算阴离子间隙（anion gap，AG），其可以通过 Na^+浓度减去 Cl^-浓度和 HCO_3^-浓度的和来计算。AG 正常值为 12±4 mEq/L。该间隙代表了人体内平衡正电荷离子（阳离子）的未经测得的负电荷离子（阴离子）。

阴离子间隙增大原因

AG 增大原因包括糖尿病酮症酸中毒（阴离子＝乙酰乙酸、β-羟基丁酸酯）、酒精的使用、肾衰竭（阴离子＝磷酸盐、硫酸盐）、乳酸性酸中毒、铁中毒、禁食（饥饿）、全身性癫痫发作、脓毒症、阿司匹林中毒、横纹肌溶解症、乙二醇摄取、异烟肼（INH）的使用及接触甲醇或副醛。

阴离子间隙减小原因

使未测得的阴离子减少或者使未测得的阳离子增多的过程都会使 AG 减小。白蛋白是阴离子，负责正常 AG 值的一半（正常 AG 值约为 12 mEq/L）。如果白蛋白浓度降低，AG 值也将会较正常值低（即 $<$ 12 mEq/L），血清白蛋白浓度每降低 1 g，AG 值降低 2～3 个单位。

相反，免疫球蛋白是阳离子，如果其升高（例如，病变蛋白血症如多发性骨髓瘤时），肾会潴留额外的氯离子以保持电中性。

非阴离子间隙性代谢性酸中毒原因

不涉及 AG 变化的代谢性酸中毒可以通过碳酸氢钠的丢失以补偿氯离子的升高。不涉及 AG 变化的代谢性酸中毒原发原因包括胃肠道丢失（腹泻、小肠瘘、回肠造口术、输尿管乙状结肠吻合术或回肠代膀胱）、尿丢失（近端和远端肾小管酸中毒、乙酰唑胺治疗、尿路梗阻、胰瘘或糖尿病酮症酸中毒纠正阶段）和等渗盐水输注。

ΔAG 策略

ΔAG 策略是用于判断代谢性酸中毒患者是否存在叠加性代谢性紊乱（代谢性碱中毒或非 AG 性代谢性酸中毒）的可能性。需要以下三步进行判断：

1. ΔAG = 患者体内已计算的 AG － 正常 AG（12 mEq/L）
2. 计算校正后的 HCO_3^- = 测得的 HCO_3^- + ΔAG
3. 校正后的 HCO_3^- 值与正常 HCO_3^- 值相比 = 24 mEq/L

如果校正后的 HCO_3^- 值高于正常 HCO_3^- 值，那么患者处于叠加性代谢性碱中毒状态；如果校正后的 HCO_3^- 值低于正常 HCO_3^- 值，那么患者处于非 AG 性代谢性酸中毒。

推荐阅读

Constable PD. Hyperchloremic acidosis: The classic example of strong ion acidosis. *Anesth Analg*. 2003;96:919-922.

Gennari FJ, Adrogué HJ, Galla JH, Madias NE, eds. *Acid–Base Disorders and Their Treatment*. Boca Raton, FL: Taylor & Francis; 2005.

Poustie DA, Story S, Bellomo R. Quantitative physical chemistry analysis of acid-base disorders in critically ill patients. *Anaesthesia*. 2001;56:530-533.

Rastegar A. Use of the $\Delta AG/\Delta HCO_3^-$ ratio in the diagnosis of mixed acid-base disorders. *J Am Soc Nephrol*. 2007;18:2429-2431.

第 48 章　电解质异常——钾、钠、钙、镁

Daniel R. Brown，MD，PhD，FCCM

张　振　译　黄　鹂　校

电解质与细胞电生理以及无数的细胞酶过程密切相关。本章将重点介绍几种重要阳离子的改变对麻醉的意义。建议读者可以参考相关病理生理学和围术期管理的读物，以了解更多的详细信息。

钾

一个 70 kg 的人体内的总钾含量超过 3500 mEq，但分布在细胞外液的量不超过 2%。钾离子的平衡主要取决于经口摄入和肾清除。细胞外钾浓度的水平依赖于多种因素，包括酸碱平衡、胰岛素活性、钠钾 ATP（腺苷三磷酸）依赖的交换通道及血中胰岛素和儿茶酚胺水平。

高钾血症

高钾血症最重要的临床意义涉及心脏电传导系统。这些变化包括逐渐延长的 PR 间隔（最终 P 波消失）、QRS 波群的延长、ST 段抬高、T 波高尖，最终导致室性心律失常（图 48-1）。心脏传导变化通常发生在血钾浓度超过 6.5 mmol/L 时，但急性高钾血症时，在较低水平时可能就会发生。高钾血症的急性处理依赖于细胞膜的稳定性和钾离子内移，措施包括使用氯化钙、碳酸氢钠和胰岛素或葡萄糖。

低钾血症

血钾浓度每降低 1 mmol/L，体内总钾储存量将减少 200 ～ 300 mmol。低钾血症的特征性心电图改

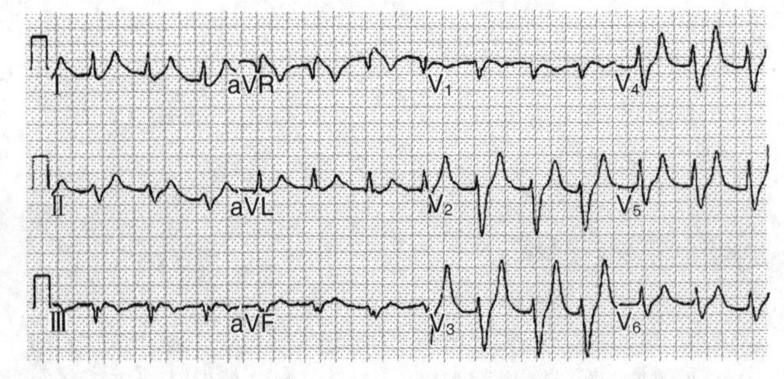

图 48-1　QRS 显著增宽和高尖 T 波提示高钾血症。注意 P 波缺失，提示交界性心律；然而，在高钾血症时，心房肌可能已经瘫痪，而心脏仍处于窦性心律（Courtesy of Frank G. Yanowitz，MD，Professor of Medicine，University of Utah School of Medicine，Medical Director，ECG Department，LDS Hospital，Salt Lake City，UT.）

变包括：QRS 间期逐渐延长，继而出现突出的 U 波（图 48-2）。低钾血症也可能与虚弱和神经肌肉接头阻断剂的作用增强有关。补钾治疗时，医生必须考虑患者体内的总钾水平和低钾血症的长期性。慢性低钾血症往往与体内总钾储存量减少有关，而体内总钾储存量正常患者所发生的低钾血症多为急性。低钾血症的治疗包括口服或静脉补钾。静脉补钾应循序渐进，避免过矫和急性高钾血症。避免出现呼吸和代谢性碱中毒，因为碱中毒使钾离子向细胞内转移，继而加重低钾血症。

钠

血钠浓度取决于体内总钠的水平，同样也与体内水的含量有关。因此，异常血钠浓度的纠正必须兼顾体内总钠的储存量和体内水的含量。在很大程度上，口渴和水分摄入、钠摄入以及肾排盐排水可以调节水平衡，但是在很多临床情况中，身体调节这种关系的能力常常受损。当纠正钠水平时，体内游离水分的量和钠浓度的变化往往是难以预测的，因此，我们可能需要反复评估血钠浓度和体内水的含量。

高钠血症

高钠血症是指血清钠浓度大于 145 mmol/L，往往与体内总水量不足有关。高钠血症的临床表现包括精神状态改变、反射亢进、共济失调、癫痫发作。游离水分的缺失量可以通过下述公式计算：游离水分缺失量（L）＝［0.6× 重量（kg）］×［（血清钠 / 140）－ 1］。尽管游离水分可以用来纠正高钠血症，但严重的中枢性尿崩症的治疗可能还涉及皮下或静脉注射抗利尿激素。在处理高容量高钠血症时，在补充水分的同时可能还需要使用利尿剂清除水和钠。

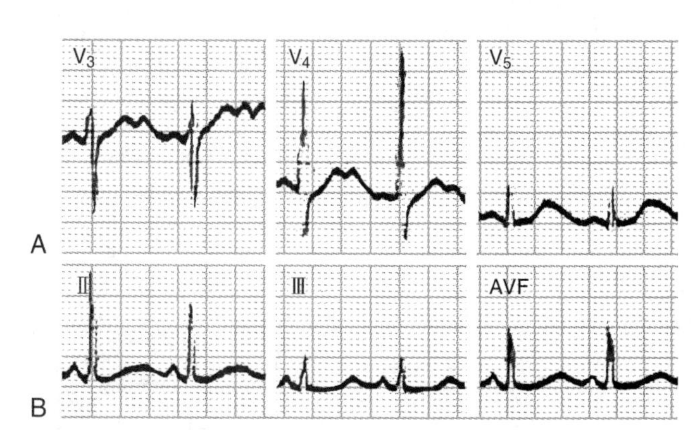

图 48-2　A. 注意 V_3 和 V_4 导联出现显著的 U 波，T 波和 U 波连接在一起，如驼峰一样；**B.** S_2 和 aVF 导联看上去延长的 QT 间期是因为 T 波实际上是一个 U 波，低平的 T 波融合在紧接着出现的 U 波里（Courtesy of Frank G. Yanowitz，MD，Professor of Medicine，University of Utah School of Medicine，Medical Director，ECG Department，LDS Hospital，Salt Lake City，UT.）

低钠血症

低钠血症是指血清钠浓度小于 135 mmol/L。低钠血症时可出现精神状态改变、昏睡、痉挛、深腱反射减弱、癫痫发作。血清钠浓度低于 120 mmol/L 时，将会有危及生命的潜在风险，据报道，与此相关的死亡率高达 50%。然而，如果低钠血症纠正过快，脱髓鞘性脑干病变——脑桥中央髓鞘溶解——可能会导致永久性的神经损伤。对于症状严重的患者，推荐纠正低钠血症的速度为 1 ～ 2 mmol/（L・h），直至血钠浓度升至 125 ～ 130 mmol/L。对于高容量或等容量性低钠血症患者，或者不能耐受高容量的患者，可以使用高渗（2% ～ 3%）盐水来纠正低钠血症。为了避免高氯性代谢性酸中毒，可能需要 50% 氯化钠和 50% 醋酸钠配制成高渗盐水。当使用浓度超过 2% 的溶液时，医生需要考虑使用中心静脉输注。高容量性低钠血症的处理可能还包括利尿剂的使用。给予利尿后，尿中钠的浓度可能会达到 70 ～ 80 mEq/L（生理盐水的一半），从而导致游离水分丢失，进而使血钠浓度升高。

钙

血清总钙浓度包括三个部分：50% 蛋白结合钙，5% ～ 10% 阴离子结合钙和 40% ～ 45% 游离或电离钙。正常血清钙的维持与甲状旁腺激素和降钙素有关，二者可以通过肾、骨骼和肠的负反馈机制，调节钙和磷的释放和吸收。

高钙血症

高钙血症的常见原因包括甲状旁腺功能亢进和恶性肿瘤，二者可以增加骨钙动员。高钙血症的症状包括恶心、多尿和脱水。随着高钙血症的恶化，心电图监测可以发现 PR 间期延长、宽 QRS 波群和 QT 间期缩短。避免呼吸性碱中毒可能是有益的，因为碱中毒可以降低血钾浓度，可能会加剧心脏传导异常。治疗高钙血症包括水化和利尿，以促进肾清除。急性肾毒性或肾衰竭时，应考虑血液透析。

低钙血症

很多因素可以导致低钙血症。继发于颈部手术的甲状旁腺功能减退症是低钙血症的常见原因，因为此时体内甲状旁腺激素水平是降低的。呼吸或代谢性碱中毒可以通过促进钙与蛋白结合而减少离子钙，导致低钙血症。肾衰竭减少了维生素 D 向 1,25- 二羟维生素 D 的转化，从而降低肠道和骨骼的吸收，同时增加血清磷水平；磷酸盐进而结合钙，析出磷酸钙。大量输血时，抗凝剂［EDTA（乙二胺四乙酸）进入血液，其可以螯合钙］也可能导致低钙血症。虽然低血钙通常没有症状，但严重低钙血症可能会使 QT 间期延长、心动过缓、外周血管舒张及心肌收缩力降低，其中任何一项都能导致低血压。低血钙症的神经系统表现包括口周麻木、肌肉痉挛、手足搐搦症、腱反射亢进和癫痫发作。一些因素可以指导补钙治疗，包括绝对血钙水平、血清钙浓度下降的速度和疾病的潜在进程。钙会导致血管收缩，血管外浸润可能与发病率相关。对于没有症状的患者，观察可能是最合适的治疗方式。与葡萄糖酸钙相比，氯化钙的含钙量是其 3 倍。

镁

全身镁含量的主要决定因素是摄入和肾排泄。判定镁是否缺乏是困难的，因为镁主要是细胞内的离子，血清镁浓度可能不能反映组织内镁的水平。然而，有关镁的疾病（几乎全是低镁血症）治疗往往以血清镁浓度（正常 1.7 ～ 2.1 mg/dl）作为参考。

低镁血症

多种因素可能导致镁的缺乏，包括摄入减少、肠道吸收受损及胃肠道和肾丢失增多。低镁血症通常没有症状，但可能会发展成危及生命的神经系统和心脏并发症。低镁血症可引起神经肌肉兴奋性增高、精神状态改变、癫痫发作。相当多的证据支持，低镁血症与心律失常存在相关性，并可以增强地高辛的毒性。心电图变化包括 QT 间期延长、房性和室性心律失常。镁一直被提倡用于尖端扭转型和地高辛中毒性心律失常的治疗，事实上，有证据表明硫酸镁在大多数心律失常的治疗中都是有用的。即使静脉快速输注硫酸镁（10 min 超过 4 g），对心血管系统的作用也较小，血压小幅下降（＜ 10%）是最常见的副作用。低镁血症时补钾非常困难，因此二者往往需要同时处理。

高镁血症

高镁血症常见于肾衰竭时，偶见于镁摄入过多（如子痫前期镁治疗期间）。当血清镁浓度超过 5 mg/dl 时，高镁血症的临床表现就会出现，首先出现的是神经系统和心血管系统症状。腱反射减弱、镇静状态和乏力常见。心电图的变化复杂，但通常包括 QRS 波群增宽和 PR 间期延长。治疗包括使用袢利尿剂增加肾排泄；肾衰竭时，可以考虑透析。钙可以用于暂时拮抗高镁血症的影响。

推荐阅读

Adrogué HJ, Madias NE. Hypernatremia. *N Engl J Med*. 2000;342:1493-1499.

Adrogué HJ, Madias NE. Hyponatremia. *N Engl J Med*. 2000;342:1581-1589.

Ghali JK. Mechanisms, risks, and new treatment options for hyponatremia. *Cardiology*. 2008;111:147-157.

Lindner G, Funk GC. Hypernatremia in critically ill patients. *J Crit Care*. 2013;28(2):216:e11-20.

Pokaharel M, Block CA. Dysnatremia in the ICU. *Curr Opin Critl Care*. 2011;17(6):581-593.

Tommasino C, Picozzi V. Volume and electrolyte management. *Best Pract Res Clin Anaesthesiol*. 2007;21:497-516.

Weiner M, Epstein FH. Signs and symptoms of electrolyte disorders. *Yale J Biol Med*. 1970;43:76-109.

Weisberg LS. Management of severe hyperkalemia. *Crit Care Med*. 2008;36:3246-3251.

第 49 章　肝生理学和术前评估

Frank D. Crowl，MD
许增华　译　左明章　校

术前已存在重度肝功能不全的患者，围术期死亡风险极高。术前已存在轻中度肝功能不全的患者，围术期死亡风险增加。

一些患者术后出现未预料的肝功能不全（黄疸）。有报道称在接受麻醉的患者中，术后肝功能检查异常的发生率为 1/1091 ～ 1/239。这些患者中部分人在术前已经存在临床症状不明显的肝功能不全。一项研究纳入健康的、无症状的、拟行择期手术的患者，ASA 分级均为Ⅰ～Ⅱ级，发现其中 1/700 的患者，术前肝功能检查存在无法解释的异常。当手术被取消后，这些肝功能异常患者中 1/3 出现了显性黄疸。

代谢功能

血糖稳态

肝可综合运用一系列机制来维持血糖稳态：糖异生（将脂肪和蛋白质转化为糖类）、糖原生成（葡萄糖→糖原，肝内贮存 75 g，约 24 h 血糖供给）和糖原分解（将肝糖原转化为葡萄糖）。胰岛素刺激糖原生成、抑制糖异生及脂肪酸氧化。胰高血糖素和肾上腺素可抑制糖原生成，并刺激糖异生，与胰岛素有着相反的作用。

脂质代谢

脂肪酸 β 氧化可为机体提供两餐间所需的大部分能量，降低机体对糖异生的依赖。

蛋白质合成

除了 γ 球蛋白合成于网状内皮系统，抗血友病因子Ⅷ生成于血管内皮、肾小球内皮和肝血窦细胞外，其他的血浆蛋白均在肝内合成。大部分麻醉药都在肝内代谢，并且许多代谢产物都通过胆道系统排出。

肝血流

肝总血流量大约为 100 ml/（100 g · min），其中 75% 的血液来自肝门静脉，这些血液源于胃肠道，营养物质含量丰富，但血氧饱和度低，因此可供给肝 50% ～ 55% 的需氧量。肝动脉供血占肝总血流的 25%，可供给肝 45% ～ 50% 的需氧量。

汇入门静脉的内脏血管接受 T_3 到 T_{11} 的交感神经支配。低氧、高碳酸血症和儿茶酚胺类药物会造成肝动脉和门静脉血管收缩，降低肝血流量。β 肾上腺素受体阻滞剂、呼气末正压、正压通气（胸腔内压升高会增加肝静脉压力，造成肝血流量下降）、吸入性麻醉药、感觉神经阻滞平面高于 T_5 的区域麻醉和手术刺激（手术区域与肝接近程度决定了肝血流量下降的程度）都会造成肝血流量减少。

术前肝功能评估

对于存在较严重肝病的患者，通常使用以下两个指标来评估围术期风险。Child-Puge 评分是第一个用来对终末期肝功能不全患者的危险程度进行分级的评分系统，主要包括以下五个指标：腹水、肝性脑病、INR（国际标准化比率）、血清白蛋白浓度和胆红素浓度。根据该标准，可将患者的危险程度分为三类：A——轻度；B——中度；C——重度。

梅奥诊所创建的终末期肝病模型（MELD）评分体系根据 INR、血清肌酐和血清胆红素三项实验室检查指标，对终末期肝病患者的危险程度进行分级：

MELD = 3.78［ln 胆红素浓度］+ 11.2［ln INR］+ 9.57［ln 肌酐浓度］+ 6.43

评分＜10 的患者可接受择期手术；评分为 10 ～ 20 的患者，手术相关风险增加；评分＞20 的患者应尽量避免手术，除非已证实其他治疗方式无效。器官共享联合网络（United Network for Organ Sharing，UNOS）用 MELD 评分来分配尸体肝用于器官移植。

肝功能检查

术前不需要常规进行肝功能评估，而是要基于患者病史及临床检查的结果，如某些体征已预示着患者发生肝损害的风险增加或已经患有肝病，应行肝功能检查。

白蛋白

血清白蛋白浓度是评估肝合成能力的间接指标，对肝病患者的生存率具有预测作用。血浆半衰期为 14 ～ 21 天，所以尽管肝合成能力下降，但血清白蛋白浓度变化缓慢。白蛋白可结合并且转运中性及酸性药物、激素和胆红素，帮助维持血浆胶体渗透压。造成血清白蛋白浓度下降的原因包括肝病、合成减少（营养不良）、丢失过多（例如肾病综合征、烧伤、腹水和蛋白丢失性肠病）。尽管营养不良和肝功能异常会降低血清白蛋白浓度，但白蛋白浓度下降的最常见病因是危重疾病。血清白蛋白浓度下降会使与白蛋白结合的药物的游离比例增加，降低为了达到某特定效果所需的药量。如果在这种情况下不减少药量，药物不良反应的发生率可能会增高，甚至明显增高。肝硬化患者的血清白蛋白浓度较低，但总体白蛋白量可能增高，因为有一大部分白蛋白进入腹水。

凝血酶原时间

凝血酶原时间（prothrombin time，PT）是量化评估肝合成蛋白能力的最重要的指标。凝血因子Ⅶ的半衰期为 6 h，因此，PT 值异常可能预示着急性肝损伤。PT 可检测整个内源性凝血通路的功能。在肝病患者中，PT 延长超过 4 s 预示着其 6 个月的生存率下降。其他可引起 PT 时间延长的因素包括维生素 K 缺乏（例如营养不良、囊性纤维化）、药物影响、血纤维蛋白溶酶原水平下降、纤维蛋白溶解和弥散性血管内凝血。

胆红素

非结合胆红素（间接胆红素）不溶于水，它是一种神经毒素，仅少量经肾排出体外。在肝内，非结合胆红素可迅速转化为结合胆红素，并随胆汁排出。因为结合胆红素易溶于水，所以可经肾清除并排出体外。除非肝已经失去至少一半的排泄功能，否则血清结合胆红素的水平不会升高。

非结合胆红素是亚铁血红素（血红蛋白、肌红蛋白和细胞色素酶类）降解后的产物，它与白蛋白结合后转运至肝，在肝内经葡糖醛酸转移酶的作用下转化为结合胆红素，并分泌至胆小管内。总胆红素水平超过 3 mg/dl 即可出现显性黄疸，可伴皮肤瘙痒、脑病和肾功能不全。溶血可造成非结合胆红素水平升高，伴血红蛋白水平下降、网织红细胞数量升高。Gilbert 综合征是由遗传缺陷造成的非结合胆红素转化为结合胆红素途径障碍，造成非结合胆红素升高，不伴血红蛋白及游离触珠蛋白水平下降（触珠蛋白与非结合胆红素相结合，可降低其神经毒性）或网织红细胞数量增加。肝病本身即可引起结合胆红素水平升高。通常，术后胆红素水平升高常常提示溶血。

转氨酶

转氨酶在提示肝功能方面敏感度高但特异度低。急性肝损伤后肝细胞释放转氨酶入血。血清中转氨酶的浓度并不总是与肝病的严重程度正相关。转氨酶可用于预测肝病患者的转归及预后。急性肝细胞死亡会使转氨酶水平显著升高（急性甲型病毒性肝炎、急性乙型病毒性肝炎、对乙酰氨基酚使用过量和休克）。脂肪肝（酒精性、糖尿病性和肥胖性）、丙型肝炎、血色素沉着病、Wilson 病、α_1 抗胰蛋白酶缺乏症、自身免疫性肝炎、脂肪痢、克罗恩病和溃疡性结肠炎等疾病患者转氨酶水平轻度升高。行胃肠转流手术、血色素沉着病、肥胖性脂肪肝或终末期肝病患者，其转氨酶水平可能正常甚至下降。骨骼肌损伤也可使转氨酶水平显著升高。

碱性磷酸酶

碱性磷酸酶存在于骨骼、胃肠道、胰腺和胎盘，并经胆道排出。当胆道梗阻后（梗阻性黄疸），碱性磷酸酶可用于鉴别梗阻性黄疸和肝实质性疾病引起的黄疸。当患者不存在肝病但出现其他疾病或状况时（例如代谢性骨病、甲状旁腺功能亢进、佝偻病、骨软化、妊娠和胰腺癌），碱性磷酸酶水平也可升高。测量血清 5′- 核苷酸酶水平可鉴别是否为胆道疾病（胆道梗阻或胆汁引流不畅时会释放入血）。

表 49-1　肝功能检查和鉴别诊断

肝功能异常	胆红素	转氨酶	碱性磷酸酶	病因
肝前性	非结合胆红素比例升高	正常	正常	溶血 血肿吸收 输血造成的胆红素超载
肝源性（肝细胞性）	结合胆红素比例升高	显著升高	正常或轻度升高	病毒 药物 脓毒症 缺氧 肝硬化
肝后性（胆源性）	结合胆红素比例升高	正常或轻度升高	显著升高	结石 脓毒症

Reprinted with permission from Marschall KE. Diseases of the liver and biliary tract. In：Hines RA，Marschall KE，eds. Stoelting's Anesthesia and Co-Existing Disease，5th ed. Philadelphia：Churchill Livingstone；2008：259-278.

γ - 谷氨酰胺转移酶

γ - 谷氨酰胺转移酶（GGT）主要存在于肾、肝和胰腺，在诊断肝及胆道损伤方面敏感度高但特异度低。GGT 水平显著升高提示发生肝损伤的可能性较大。胆道疾病、肝病、充血性心脏衰竭、慢性酗酒、使用部分处方药及非处方药均可增加 GGT 水平。因此，GGT 不具有特异性，必须与其他检测指标及临床体征结合来才能做出明确诊断。

总结

肝活检仍是肝病的诊断、分级和分期的金标准。肝功能检查可能在鉴别肝病方面有用，正如表 49-1 所列举。

推荐阅读

Hoteit MA, Ghazale AH, Bain AJ, et al. Model for end-stage liver disease score versus Child score in predicting the outcome of surgical procedures in patients with cirrhosis. *World J Gastroenterol*. 2008;14:1774-1780.

Marschall KE. Diseases of the liver and biliary tract. In: Hines RA, Marschall KE, eds. *Stoelting's Anesthesia and Co-Existing Disease*. 5th ed. Philadelphia: Churchill Livingstone; 2008:259-278.

Mushlin PS, Gelman S. Anesthesia and the liver. In: Barash PG, Cullen BF, Stoelting RK, eds. *Clinical Anesthesia*. 4th ed. Philadelphia: Lippincott Williams & Wilkins; 2001:1067-1101.

North PG, Wanamaker RC, Lee VD, et al. Model for end-stage liver disease (MELD) predicts nontransplant surgical mortality in patients with cirrhosis. *Ann Surg*. 2005;242:244-251.

Schemel WH. Unexpected hepatic dysfunction found by multiple laboratory screening. *Anesth Analg*. 1976;55:810-812.

第 50 章　肝药物代谢和排泄机制

Wolf H. Stapelfeldt，MD

刘诗瑶　译　高　岚　校

药物清除率是指理论上在一定时间内药物从机体完全消除的血液容量。药物总清除率（total drug clearance，$CL_{总}$）是指通过多种清除途径（肝、肾、肺、肠、血浆、其他）清除药物的总和。如果一种药物的肝清除率（$CL_{肝}$）占机体总清除率的很大比重（$CL_{肝} \approx CL_{总}$），则这种药物被认为是经肝清除的药物。大部分人体用药主要经由此途径代谢。少部分药物的代谢不受肝功能的影响，包括艾司洛尔（经由红细胞中的酯酶代谢）、瑞芬太尼（经由位于肌肉和肠道的非特异性酯酶代谢）和顺阿曲库铵［经由血浆中的霍夫曼（Hoffman）代谢]。而绝大多数药物直接或间接地依赖完好的肝功能实现代谢和清除。

肝清除率

$CL_{肝}$是在给定时间间隔流经肝的药物被完全清除的血液容量。因此，$CL_{肝}$受单位时间内经肝血流量（$\dot{Q}_{肝}$）限制。疾病或麻醉导致的肝总血流减少是导致大部分药物肝清除率降低的主要原因，这类药物的清除为流量限制。其他影响肝清除率的因素包括最大肝代谢活性，以固有清除率表示：$CL_{固有}=V_m/k_m$。V_m＝最大代谢速率（mg/min），k_m（Michaelis 常数）＝达到 1/2 最大代谢速率时的药物浓度（mg/L）。这类药物的清除为容量限制。在这种情况下，不同于流量限制，药物的清除受到肝可代谢的游离药物浓度的影响，因此也受到蛋白结合量及影响蛋白结合量的相关疾病的影响。药物的肝清除是流量限制还是容量限制取决于药物的血浆游离浓度与 km 的比率（如果＜0.5，为流量限制）及药物 $CL_{固有}$与总肝血流量（$Q_{肝}$）的比率，这一比率决定了药物提取率（extraction ratio，ER；$ER=CL_{肝}/Q_{肝}$），计算方法如下（图 50-1）：$ER=CL_{固有}/(Q_{肝}+CL_{固有})$。根据这些比率，产生不同肝 ER 的描述（表 50-1）。

高提取率药物的清除

$CL_{固有}\gg Q_{肝}$，因此，$ER\approx 1$，而且 $CL_{肝}\approx Q_{肝}$

对于高提取率药物的清除，$CL_{肝}$与 $Q_{肝}$成比例且主要受 $Q_{肝}$限制（流量限制）。$Q_{肝}$减少时，药物清除降低（动脉低血压；内脏血管阻力增加，包括肝硬化；肝静脉充血）。如果药物的应用不随肝清除率的改变进行调整，药物浓度会增加。高提取率药物包括丙泊酚、氯胺酮、芬太尼、舒芬太尼、吗啡、哌替啶、利多卡因、布比卡因、美托洛尔、普萘洛尔、拉贝洛尔、维拉帕米和纳洛酮。

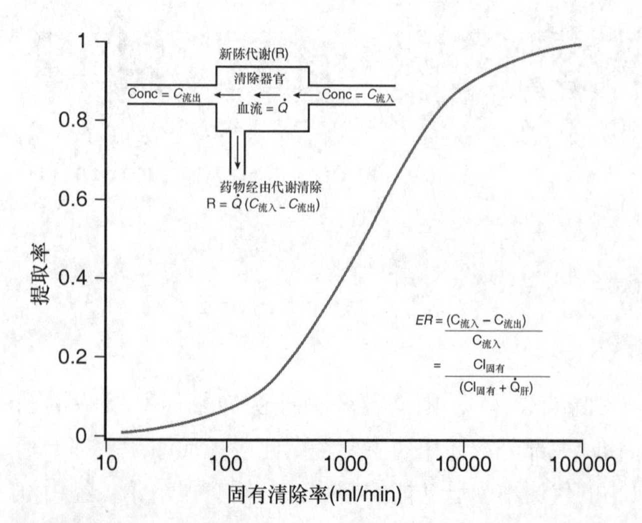

图 50-1 固有清除（$CL_{固有}$）和提取率（ER）之间的关系，以肝血流速度为 1400 ml/min 计算

表 50-1 肝清除药物流量限制与容量限制比较

肝清除类别	提取率（ER）	肝药物代谢率
流量限制	高：在临床治疗浓度，绝大多数药物在第一次经过肝时被清除	快：因为高提取率药物代谢迅速，它们的肝清除率与经过肝的速度几乎相同（即肝血流）
容量限制	低：肝对这类药物的清除率取决于药物血浆浓度	慢：当肝对药物的清除率低于用药剂量，药物浓度将无法维持稳定；除非减少用药剂量，否则血浆药物浓度会持续增加。药物清除率在这种情况下没有实际意义

低提取率药物的清除

$CL_{固有}\ll Q_{肝}$，因此，$ER\ll 1$

在这种情况下，药物清除受代谢率（容量限制）的限制，因此，取决于肝酶活性和游离药物浓度（那些高蛋白结合率的药物可能受疾病引起的血浆转运蛋白浓度变化的影响），而 $Q_{肝}$的影响很小。肝酶活性（降低或增高）可能受多种因素的影响，包括年龄、遗传因素（基因多态性）、环境暴露（酶的诱导）和药物史[苯巴比妥、多环芳烃类、利福平、苯妥英或长期饮酒使酶增敏，酶的其他底物或药物（如西咪替丁）抑制酶活性]。低提取率药物包括硫喷妥钠、苯巴比妥、海索比妥、地西泮、劳拉西泮、苯妥英、丙戊酸、乙醇、洋地黄毒苷、茶碱、对乙酰氨基酚和华法林。

中等提取率药物的清除

一些药物表现为中等提取率，依赖以上三种清除方式进行清除（$Q_{肝}$、肝酶活性、游离药物浓度）。例如美索比妥、咪达唑仑、阿芬太尼和维库溴铵。

肝代谢反应

肝药物代谢功能是通过肝酶将药物从亲脂性物质转化为通常情况下的低药物活性（大多无活性）、低毒性和水溶性更高的可经胆道或肾排泄的物质，使药物从循环血浆中被清除。目前已发现几种不同的反应类型。

第一阶段反应

第一阶段反应是超过 50 种微粒体细胞色素 P450 酶（属于 17 种截然不同的家族，图 50-2）参与的氧化、还原或水解反应，有超过 90% 的肝药物生物转化采用这一反应。这一反应通过羟基化、N-脱烷基或 O-脱烷基、脱氨基、脱硫基、N-或 S-氧化、环氧化或脱卤，插入或暴露支链上的 OH、NH_2 或 SH 化学基。由此产生的更多亲水代谢产物被动回到血液中，流经肝，并作为底物参加随后的非微粒体（第二阶段）偶联反应。第一阶段的反应差异很大，在最大代谢率上有四倍以上的差异，即使在健康人群（由于基因型和药物或环境暴露导致酶增敏），也受到营养状况和肝疾病的影响，包括在第三区域发生的小叶中央位置的第一阶段反应出现氧化应激，这一区域对组织缺氧最为敏感。

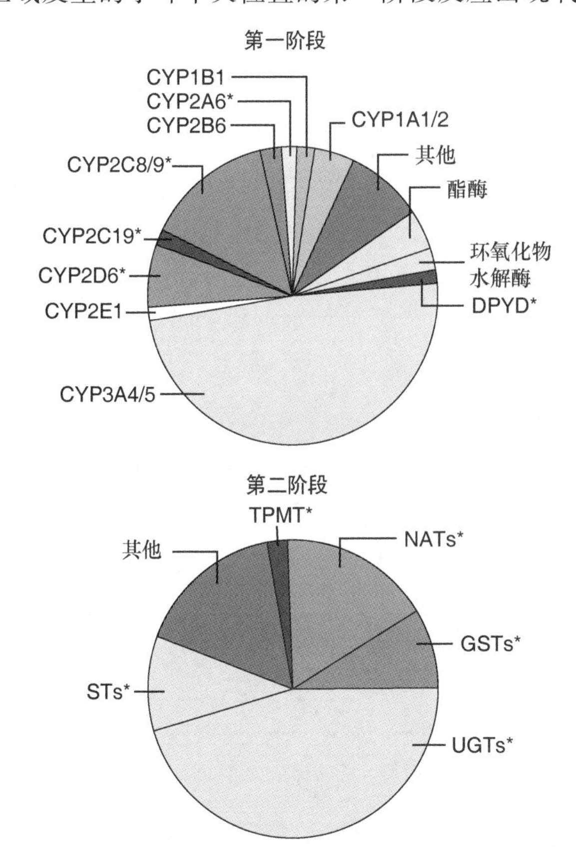

图 50-2 药物经第一阶段或第二阶段主要酶类代谢的比例。扇形图中的相对比例代表了文献报道的各种酶在第一阶段（上图）和第二阶段（下图）药物代谢过程中的作用百分比。* 代表酶有不同功能的等位基因，通常情况下，在代谢特定药物的过程中通常有多种酶参与。CYP，细胞色素 P450；DPYD，二氢嘧啶脱氢酶；GSTs，谷胱甘肽 S-转移酶；NATs，N-乙酰转移酶；STs，磺基转移酶；TPMT，巯嘌呤转甲基酶；UGTs，尿苷二磷酸葡糖醛酸转移酶（Adapted from Wilkinson G. Pharmacokinetics：The dynamics of drug absorption，distribution，and elimination. In：Hardman JG，Limbird LE 同，Goodman GA，eds. Goodman and Gilman's The Pharmacological Basis of Therapeutics. 10th ed. New York：McGraw-Hill；2001.）

第二阶段反应

第二阶段是带有葡糖醛酸、硫酸或甘氨酸的药物或代谢产物被尿苷二磷酸（UDP）葡糖醛酸转移酶或几种非微粒体酶［谷胱甘肽 S-转移酶、N-乙酰基转移酶（NAT）或氨基酸 N-转移酶］催化的共轭反应过程。共轭产物通常药能减小，毒性减弱，亲水性增强，更易通过胆汁或尿液排泄。有些共轭产物作为底物开启第三阶段反应。与第一阶段反应相比，第二阶段反应差异较小（负责异烟肼代谢的 NAT_2 例外），且受晚期肝细胞疾病影响较小。

第三阶段反应

第三阶段反应是通过利用各种 ATP（腺苷三磷酸）结合的运输蛋白将药物主动转运到胆道的能量依赖跨膜转运反应。即使在肝疾病的终晚期，只要组织氧合和肝细胞产能功能良好，第三阶段反应仍可正常进行。

肝外代谢反应

肝疾病不仅会因肝实质病变本身影响药物代谢，还会改变依赖或受血浆内肝合成蛋白影响的药物分布或清除的药物代谢动力学。

丁酰胆碱酯酶（旧称假性胆碱酯酶）负责琥珀胆碱、美维库铵和局部麻醉药普鲁卡因等的代谢。除非到慢性肝疾病的终晚期，酶反应通常可在临床可接受的时间内使这些药物灭活。

有药理活性的游离（未结合）药物在全身分布的浓度不仅与药物的作用位置相关，而且与其消除部位（包括肝）有关，受肝疾病引起的转运蛋白（如白蛋白或 a_1 酸性糖蛋白）血浆浓度变化的影响。在肝疾病晚期，由于这些蛋白常有不同程度的减少或增多，高蛋白结合率、低肝提取率药物（例如与白蛋白结合的硫喷妥钠）的效能和清除率会受到血浆蛋白结合率变化的间接影响。

推荐阅读

Ibrahim AE, Feldman J, Karim A, Kharasch ED. Simultaneous assessment of drug interactions with low- and high-extraction opioids: Application to parecoxib effects on the pharmacokinetics and pharmacodynamics of fentanyl and alfentanil. *Anesthesiology*. 2003;98:853-861.

Sandner-Kiesling A, List WF. Anesthesia related physiologic and pharmacologic changes in the elderly. *Anaesthesiol Reanim*. 2003;28:60-68.

Sweeney BP, Bromilow J. Liver enzyme induction and inhibition: Implications for anaesthesia. *Anaesthesia*. 2006;61:159-177.

第五部分　解剖学

第 51 章　喉部解剖

Douglas A. Dubbink，MD
刘诗瑶　译　高　岚　校

描述

喉部连接咽下部和气管，因此，有三个功能（框 51-1）：保持气道通畅，防止液体或固体误吸入气管，并保证发音。其大约长 5 cm，在成人位于 C_4 到 C_5 水平。因为甲状腺软骨的形状，喉结水平（“亚当的苹果”）的横断面呈三角形。在环状软骨水平，喉部变得更圆润。喉部为进入肺叶的气体提供最大的外部支撑。

喉部骨骼

喉部骨骼共由 9 块软骨构成（表 51-1）：3 组成对的软骨（杓状软骨、小角软骨和楔状软骨）和 3 个不成对软骨（甲状软骨、环状软骨和会厌软骨）（图 51-1）。

框 51-1　喉部功能

保持气道通畅
防止液体或固体误吸入气管
保证发音

表 51-1　喉部软骨

软骨	位置和说明
成对	
杓状软骨	形似三面金字塔，与环状软骨上缘相连
小角软骨	在杓状会厌褶皱后部，杓状软骨顶端
楔状软骨	在杓状会厌褶皱中，并不总是存在
不成对	
甲状软骨	最大的软骨，两侧的甲状软骨板向前汇聚成突出的喉结
环状软骨	环形，分为后部（软骨板）和前部（软骨弓），在成人位于 C_6 水平。杓状软骨在侧面与软骨板上缘相连
会厌软骨	叶状薄板，位于舌根后方、喉入口前方；覆盖会厌软骨的黏膜向前延伸覆盖舌根，形成两个下陷的会厌谷

喉部关节、韧带和膜

喉部的关节包括环甲关节（由甲状软骨下角与环状软骨板侧面结合构成）和环杓关节（由杓状软骨底与环状软骨板上缘构成）。甲状舌骨膜是一个连接甲状软骨和舌骨的外部韧带。喉部包括三组韧带：环甲韧带和环气管韧带，分别连接环状软骨与甲状软骨和环状软骨与第一气管环；声韧带，从甲状软骨延伸到杓状软骨；前庭韧带，位于声带上方，从甲状软骨延伸到杓状软骨。

喉腔

喉腔分为三个部分：前庭，前庭襞（假声带）以上区域；喉室，前庭皱襞和声带之间区域；声门下区，从声带下缘到气管腔以上区域。

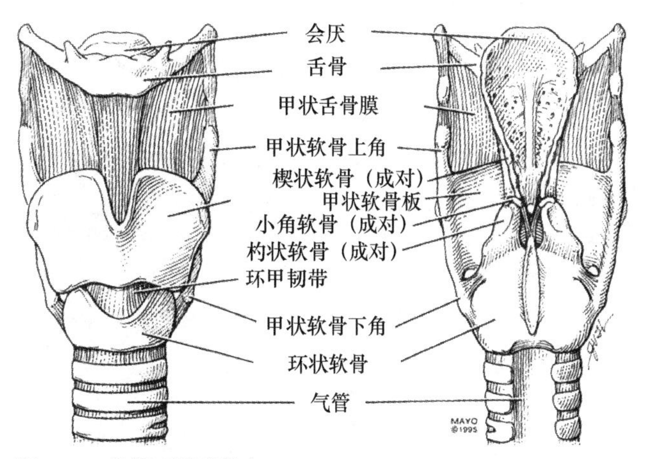

图 51-1　喉部正反面观（© Mayo Foundation for Medical Education and Research. All rights reserved.）

声襞（声带）由声韧带、弹性圆锥、声肌肉纤维和被覆的黏膜构成。声带中间的间隙称为声门裂。声门由两侧的声带、声门裂和喉在声带水平的狭窄部构成。

前庭襞是一束被折叠的黏膜覆盖的韧带。其在吞咽过程中闭合，防止误吸。前庭裂是假声带间的裂隙。

神经支配

喉由迷走神经（第Ⅹ对脑神经）分支喉上神经支配（图 51-2）。该神经有两个终支：内侧支是单纯感觉神经，分布在从舌到声襞的黏膜（包括襞的上表面）；外侧支是单纯运动神经，支配环甲肌。第Ⅹ对脑神经的另一个分支是喉返神经，支配除环甲肌以外的全部喉肌，以及声带以下的感觉。其终支喉下神经有前后两分支。

肌肉

喉外肌可使喉部整体上升和下降（框 51-2）。喉内肌为功能肌群，包括外展肌和内收肌。外展肌（杓状肌、杓会厌肌、杓横肌、杓斜肌和甲状会厌肌）使喉张开，内收肌（环杓侧肌）使声带闭合。

血液供应

喉上动脉是颈外动脉分支甲状腺上动脉的分支。喉下动脉是锁骨下动脉分支甲状颈干分支甲状腺下动脉的分支。

婴幼儿喉部

婴幼儿喉部较成人位置靠前。成人的环状软骨在 C_4 到 C_5 水平，婴幼儿在 C_3 到 C_4 水平。婴幼儿的会厌与成人相比较长、较硬，距离咽前壁较远。

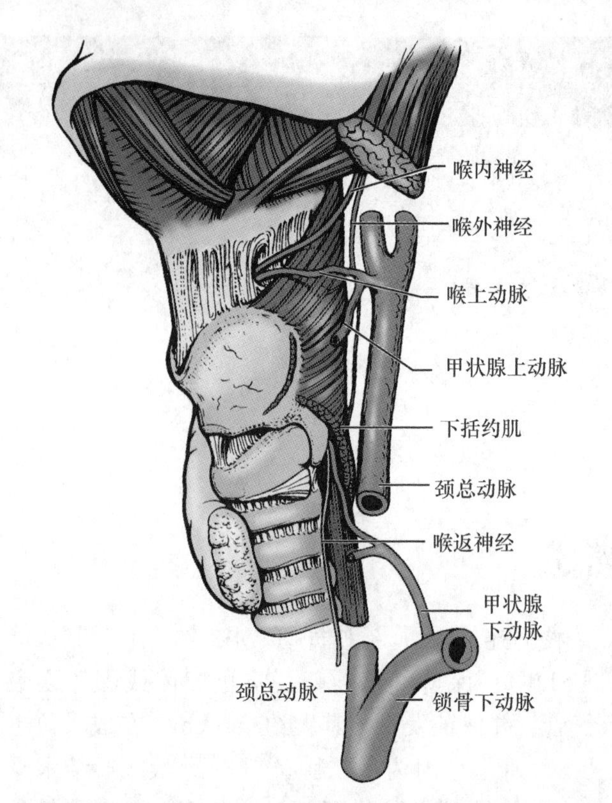

图 51-2 喉部血管和神经（From Silver CE. Surgery for Cancer of the Larynx and Related Structures. 2nd ed. Philadelphia：WB Saunders；1996.）

框 51-2 喉外肌

下降肌	上升肌
肩胛舌骨肌	茎突舌骨肌
胸骨舌骨肌	二腹肌
胸骨甲状肌	下颌舌骨肌
	颏舌骨肌
	茎突咽肌

喉最狭窄处在环状软骨水平。婴幼儿的舌体较成人相对较大。

推荐阅读

Moore KL. *Clinically Oriented Anatomy*. 6th ed. Philadelphia: Lippincott, Williams & Wilkins; 2010.

Redden RJ. Anatomic considerations in anesthesia. In: Hagberg CA, ed. *Handbook of Difficult Airway Management*. Philadelphia: Churchill Livingstone; 2000: 1-13.

第 52 章 冠状动脉循环和心脏传导系统

Harish Ramakrishna，MD，FASE
刘诗瑶 译 高 岚 校

冠状动脉循环

左右冠状动脉从左右主动脉瓣头侧的 Valsalva 窦的小开口发出（图 52-1）。第三主动脉瓣被命名为后冠瓣或无冠瓣。左主冠状动脉自左冠状动脉窦发出，沿肺动脉起始部和左心耳之间向左前方走行 2 ～ 10 mm，分为左前降支（left anterior descending，LAD）和左旋支。偶尔会分出对角支。

LAD 或左室间沟支是左主干的直接延续，向前沿前室间沟下行。这一动脉终于心尖下部。这一动脉的分支包括：①第一对角支；②第一隔穿支；③右心室支（多变）；④ 3 ～ 5 个额外隔穿支；⑤ 2 ～ 6 个额外对角支。LAD 供血给室间隔的大部（前 2/3），左心室前、外侧和心尖部，大部分左、右束支，左心室的前外侧乳头肌（双重血供——见下文）。其可经由 Vieussens 环为右心室前壁提供侧支循环，经隔穿支给室间隔提供侧支，经 LAD 远端或对角支供给后降支并行血管。

左回旋支（left circumflex artery，LCA）沿心脏向后在左房室沟走行。在 85% ～ 90% 的个体终止于左心室钝缘支附近；在另外 10% ～ 15% 的个体中，其继续前行成为后降支。分支包括：①出现于 40% ～ 50% 的个体的窦房结分支；②左心房回旋支；③前外侧缘支；④远端旋动脉；⑤后外侧缘支；⑥后降支。这一动脉为左心房、左心室后外侧壁、左心室的前侧乳头肌和窦房结供血。如果继续移行为后降支（发生于 10% ～ 15% 的个体），其还为房室结、近端束支、其余的左心室下后壁、室间隔后部及左心室后内侧乳头肌供血。

右冠状动脉（right coronary artery，RCA）在肺动脉干和右心房间走行，并向下走行于右房室沟。在绝大多数情况，RCA 绕到心脏后方走行于后房室沟内，形成终末左心室分支或与 LCA 相接。分支包括：①动脉圆锥支；②支配窦房结的分支（占 50% ～ 60% 的心脏）；③右心室前支；④右心房支；⑤锐缘支；⑥支配房室结和近端束支的分支；⑦后降动脉（占 85% ～ 90% 的心脏）；⑧左心房和左心室终末支。RCA 供血给窦房结（如上所述）、右心室、室上嵴和右心房。如果供应后降支，则还为前文提及的区域供血。RCA 通过圆锥动脉和间隔穿支为 LAD 提供并行血管。

冠状静脉系统主要由三部分组成：①冠状窦；②右心室前静脉；③心最小静脉（图 52-2）。冠状窦位于后部房室沟，接受来自大、中、小静脉，左心室后静脉，以及左心房斜静脉（马歇尔斜静脉）的血液。冠状静脉窦血液从左心室进入右心房。两三支右心室前静脉起源于右心室壁并排出血液。这些静脉直接汇入右心房，或进入一个位于右心房基部的小静脉池。心最小静脉是直接汇入心腔，主要是右心房和右心室的小静脉。

心肌传导系统

心脏的传导系统由特殊分化的心肌纤维构成，负责起搏和维持心脏的正常节律，并协调心房和心室的收缩。该系统包括窦房结、房室结、His 束、左右束支和浦肯野纤维。

窦房结是位于右心房终沟上部的马蹄形结构（图 52-3）。其穿过心房壁从心外膜延伸到心内膜。窦房结纤维与其他心肌纤维相比有更高的内在去极化率，是心脏的起搏点（见第 33 章）。窦房结和房室结之间有三种结间纤维负责神经冲动传导：前（Bachmann 束）、中和后结间束。房室结位于右心房中层冠状窦口上部房间隔基底处。His 束支起始于房室结前部，经中心纤维体扩展。在此处 His 束分为左右束支，跨越肌性室间隔上部，沿室间隔两侧表

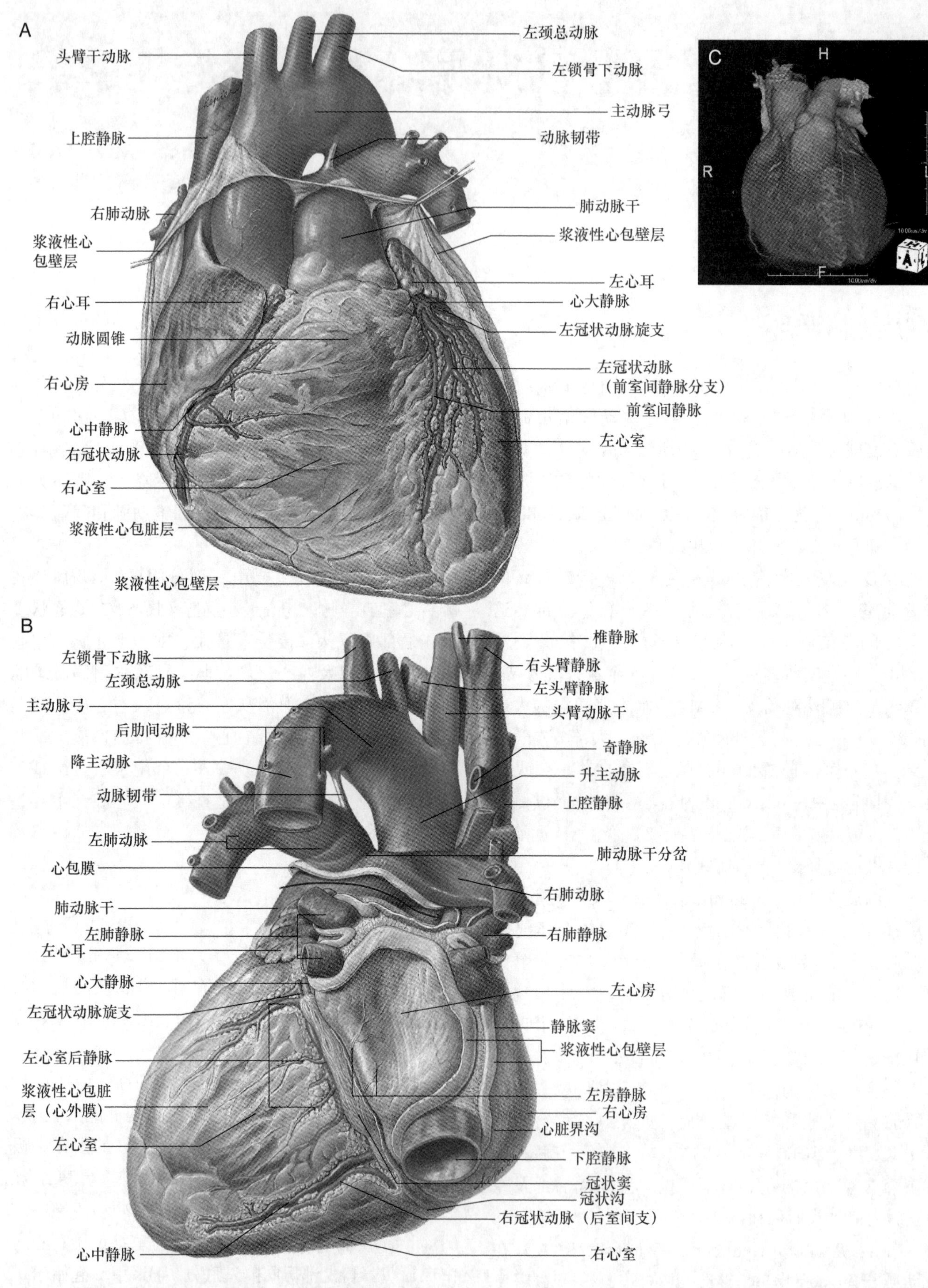

图 52-1 冠状动脉分布。**A.** 前面观。右冠状动脉和左旋支分别走行于毗邻三尖瓣和二尖瓣的房室沟。左前降支和后降支走行于室间沟，可以区分室间隔平面。**B.** 后面观，示右优势型（From Standring S. The heart and great vessels. In：Gray’s Anatomy. New York，Churchill Livingstone，2008，Chap. 56.）

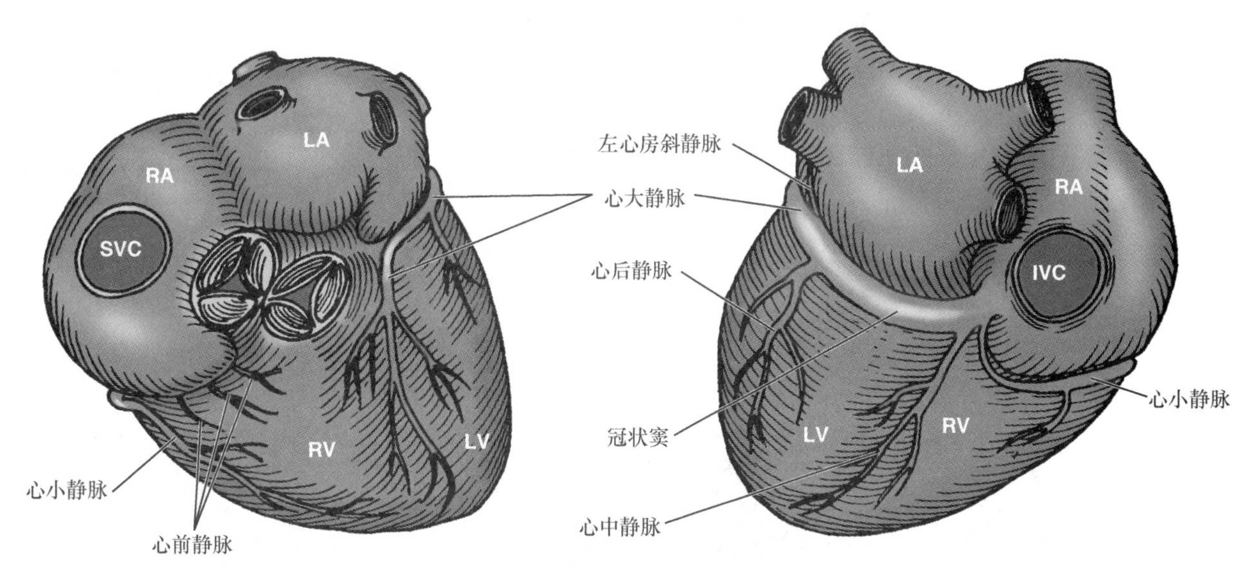

图 52-2　冠状静脉。心前静脉汇入右心房，而其他主要心外膜冠状静脉流入冠状窦。IVC，下腔静脉；LA，左心房；LV，左心室；RA，右心房；RV，右心室；SVC，上腔静脉（Adapted from Williams PL，ed. The anatomical basis of medicine and surgery. In：Gray's Anatomy. 38th ed. New York，Churchill Livingstone，1995.）

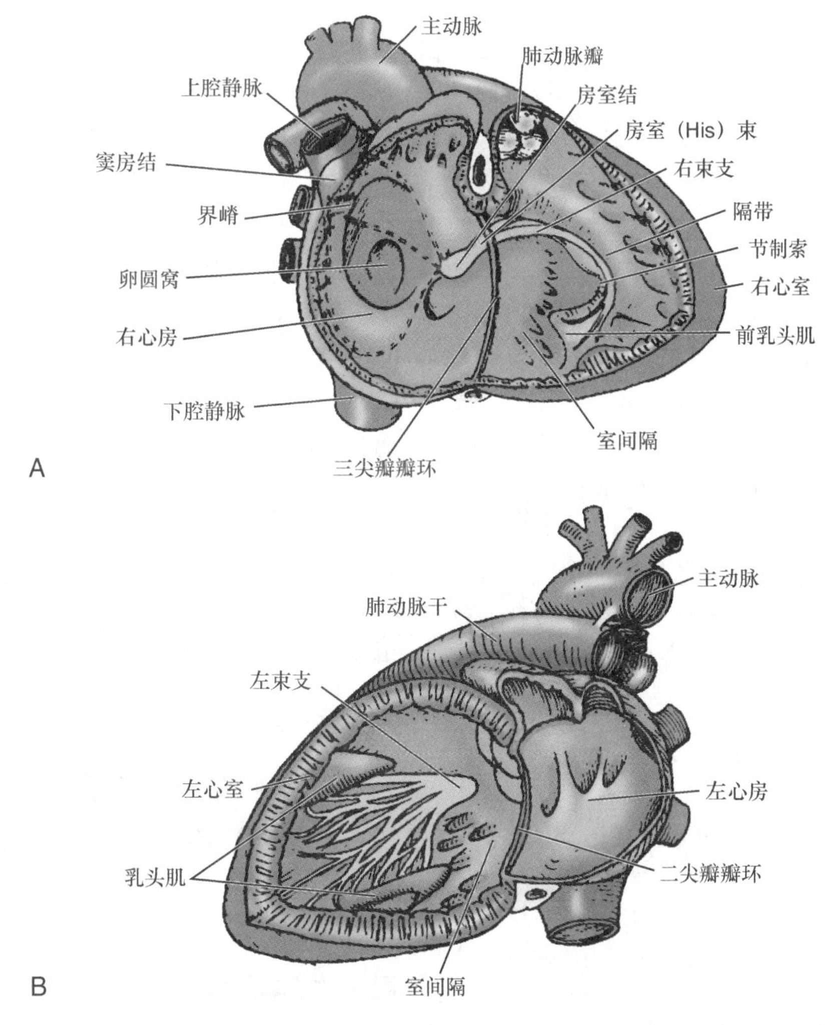

图 52-3　心脏传导系统。**A.** 右面观。窦房结和房室结都位于右心房。**B.** 左面观，左束支分布广泛，并非简单地分为前后束支（Adapted from Williams PL，ed. The anatomical basis of medicine and surgery. In：Gray's Anatomy. 38th ed. New York，Churchill Livingstone，1995.）

面向下分布。在到达顶端的中点位置，左束支分为左前分支和左后分支。这些纤维延展到左心室乳头肌基部，构成分布于左心室全部心肌的浦肯野纤维束。右束支延展到右心室乳头肌前部，构成分布于右心室全部心肌的浦肯野纤维束。

推荐阅读

Murphy JG. Applied anatomy of the heart and great vessels. In: Murphy JG, Lloyd MA, eds. *Mayo Clinic Cardiology*. 3rd ed. Rochester, MN: Mayo Clinic Scientific Press; 2007, pp 27-54.

Standring S. The heart and great vessels. In: *Gray's Anatomy: The Anatomical Basis of Clinical Practice*. New York: Churchill Livingstone; 2008, Chap. 56.

Waller BF, Schlant RC. Anatomy of the heart. In: Alexander RW, Schlant RC, Fuster V, eds. *Hurst's The Heart*. 9th ed. New York: McGraw-Hill; 1998:19.

第 53 章　经食管超声心动图——解剖基础

Kent H. Rehfeldt，MD，FASE，Martin D. Abel，MD

刘诗瑶　译　高　岚　校

超声心动图通常使用 200 万到 1000 万赫兹（2 ～ 10 MHz）的超声频率，远远超出人类听觉可接收的范围（20 ～ 20 000 Hz）。声波经过人体组织被吸收，反射和分散的程度不同。反射回声发生在两种非同质组织交界处（例如，血液-软组织界面）。组织越同质，则声波更多被分散更少被反射。

目前使用的绝大多数经食管超声心动图（transesophageal echocardiography，TEE）探头有多平面成像能力。也就是说，探头远端传感器的成像平面可以通过电子方式旋转 0°（水平面或横截面）到 180°。在 180° 所得到的影像是 0° 成像的左右镜像图。老式探头和一些儿科探头在远端配备两个传感器，一个生成水平（0°）影像，另一个生成纵向（90°）影像。操作员通过超声机上的一个按钮在这些双平面探头生成的图像中进行选择。

经食管超声心动图的安全性

TEE 有许多并发症，包括声带麻痹、吞咽困难或吞咽痛、干扰气管插管、支气管痉挛、心律失常和探头屈曲时血管受压，特别是在婴儿。探头置入导致的下咽部微小损伤并不罕见。在一项研究中，TEE 探头盲插后使用纤维光镜进行检查，发现多达 24% 的成年人下咽部有血肿和撕裂，虽然这些医源性创伤无需治疗。使用可视化探头或许可以降低下咽部损伤的发生率。更严重的并发症，如食管穿孔，尽管非常罕见，但还是比最初预想的发生率高。在最近一项超过 15 000 例进行术中 TEE 检查的患者中，共报道了 6 例胃或食管撕裂和 8 例食管穿孔，术中检查严重并发症发生率约为 1/1000。另一项超过 22 000 例患者接受 TEE 检查的研究中出现了 7 例食管穿孔，其中 3 例患者死亡，总死亡率为 0.014%。

相关解剖

无论应用 TEE 的初衷是什么，建议对每一位患者都进行全面的检查，而且最好是在专注于一个特定的问题或应用 TEE 之前。此处不再详细介绍 TEE 相关解剖的全部细节，读者需要借鉴其他资料。

术中影像定位

传感器的位置和近视野（顶点）呈现在屏幕上方，远视野呈现在下方。在 0° 视角（水平面或横截面），经由食管前方直接描记心脏影像，患者的右侧出现在屏幕的左方。

基本探头移动

要生成所需图像，需要在多平面或双平面调节 TEE 探头的角度（图 53-1）。基本的探头移动包括在

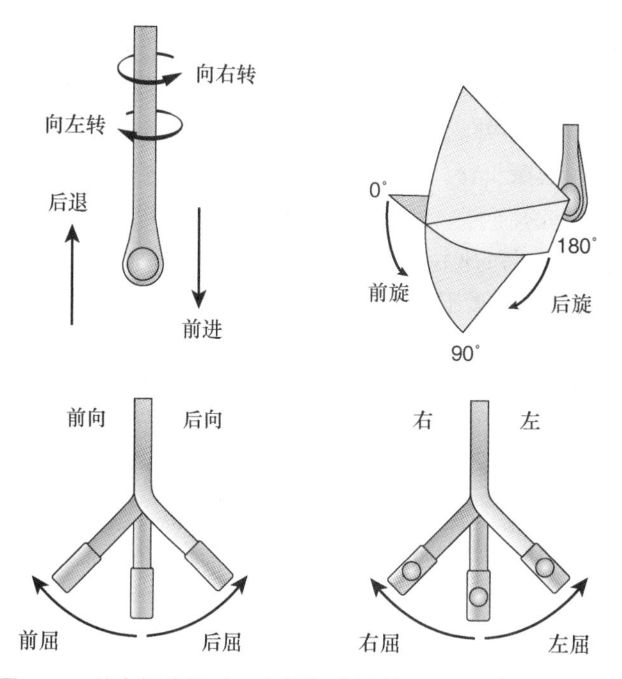

图 53-1　基本探头移动，包括探头的前屈、后屈、侧屈，以及后退和前进（From Kahn RA，Shernan SK，Konstadt SN. Intraoperative echocardiography. In：Kaplan JA，ed. Kaplan's Cardiac Anesthesia. 5th ed. Philadelphia：Saunders Elsevier；2006：451.）

食管或胃内插入或撤出探头。探头尖端的前屈和后屈是通过探头上的大转盘控制的，分别使成像平面向头侧或尾侧成角。左屈和右屈是通过控制探头上的小转盘实现的，使探头尖端在冠状面移动。探头的旋转是通过顺时针或逆时针旋转探头杆实现的。

标准平面

美国超声心动图协会和心血管麻醉协会共识工作小组定义了基本的标准术中 TEE 检查平面。这些标准检查平面已被绘制出来，描绘典型的角度可能生成的图像（图 53-2）。需要说明的是，一些患者可能需要额外的“离轴”或非标准视图以发现特殊征象。此外，多平面绘制图只提供大致参考，某一给定结构最佳成像所需的精确的多平面角度在不同患者间有所不同。获得这些图像的具体探头操作方法不在本章讨论范围。读者可以参阅共识小组的说明。

在学习全面的多平面术中 TEE 检查时，有几个很有裨益的技巧。第一，大多数食管中段（midesophageal，

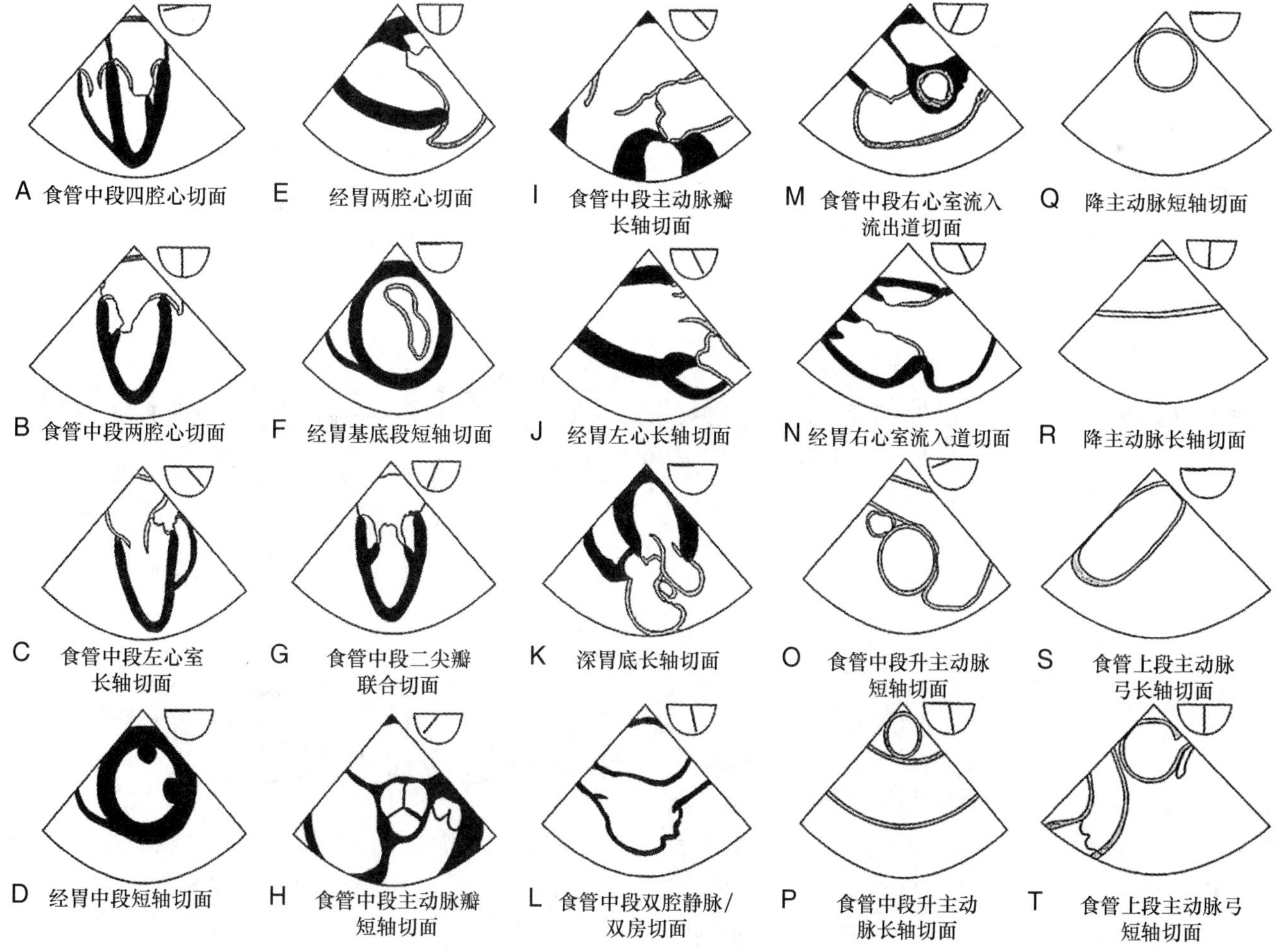

图 53-2　20 个基本的标准术中 TEE 检查平面（Adapted from Kahn RA，Shernan SK，Konstadt SN. Intraoperative echocardiography. In：Kaplan JA，ed. Kaplan's Cardiac Anesthesia. 5th ed. Philadelphia：Saunders Elsevier；2006：455-460.）

ME）成像时，离探头最近的结构（也就是图像顶点的心腔）是左心房。唯一的例外是当探头被撤到左心房以上水平并直接停留在大血管后方时。在这一位置，探头最接近右肺动脉，可以在长轴（long-axis，LAX）切面看到，而肺动脉分岔可以在食管中段升主动脉短轴（short-axis，SAX）切面看到。增加角度接近 90° 时可以出现食管中段升主动脉 LAX 相，相应的右肺动脉可见 SAX 相。这也证明升主动脉和右肺动脉呈直角关系（主动脉瓣和肺动脉瓣也是接近直角的关系）。第二，经胃（transgastric，TG）LAX 相是最实用的，将多普勒光标与左心室流出道和主动脉根平行。在这个位置，可以测定主动脉瓣或左心室流出道的血流速率并用以计算跨主动脉瓣的压力梯度。第三，左心室的经胃 SAX 相，例如经胃中乳头肌 SAX 相，在监测缺血时常被选用，因为在这一平面可以同时看到心肌灌注的三根主要冠状动脉。理想情况下，经胃中段 SAX 切面中发现的局部室壁运动异常可以在其他平面得到确认，比如食管中段四腔心切面、两腔心切面或 LAX 切面。

胸主动脉

在术中对胸主动脉进行完全成像在一些情况下非常重要，例如严重动脉粥样硬化，可能影响手术方式（主动脉阻断）或帮助确定机械支持设备（主动脉内球囊反搏）的放置。一些标准化切面可以对胸主动脉进行多方位成像。升主动脉和降主动脉通常在 LAX 和 SAX 都可成像。主动脉弓远端和锁骨下动脉开口通常在探头保持主动脉为图像中心并缓缓撤出时可见。偶尔，可以看到左颈总动脉开口。相反，无名动脉起始部和升主动脉远端由于食管和主动脉之间有充满气体的气管而很少可见，造成了 TEE 的“盲区”。

推荐阅读

Aviv JE, Di Tullio MR, Homma S, et al. Hypopharyngeal perforation near-miss during transesophageal echocardiography. *Laryngoscope*. 2004;114:821-826.

Michelena HI, Abel MD, Suri RM, et al. Intraoperative echocardiography in valvular heart disease: An evidence-based appraisal. *Mayo Clin Proc*. 2010; 85:646-655.

Piercy M, McNichol L, Dinh DT, et al. Major complications related to the use of transesophageal echocardiography in cardiac surgery. *J Cardiothor Vasc Anesth*. 2009;23:62-65.

Seward JB, Khandheria BK, Edwards WD, et al. Biplanar transesophageal echocardiography: Anatomic correlations, image orientation, and clinical applications. *Mayo Clin Proc*. 1990;65:1193-1213.

Seward JB, Khandheria BK, Freeman WK, et al. Multiplane transesophageal echocardiography: Image orientation, examination technique, anatomic correlations, and clinical applications. *Mayo Clin Proc*. 1993;68:523-551.

Seward JB, Khandheria BK, Oh JK, et al. Transesophageal echocardiography: Technique, anatomic correlations, implementation, and clinical applications. *Mayo Clin Proc*. 1988;63:649-680.

Shanewise JS, Cheung AT, Aronson S, et al. ASE/SCA guidelines for performing a comprehensive intraoperative multiplane transesophageal echocardiography examination: Recommendations of the American Society of Echocardiography council for intraoperative echocardiography and the Society of Cardiovascular Anesthesiologists task force for certification in perioperative transesophageal echocardiography. *Anesth Analg*. 1999;89:870-884.

第 54 章　经食管超声心动图——术中应用

Alina M. Grigore，MD，MHS，FASE

汤峙瑜　译　高　岚　校

经食管超声心动图（transesophageal echocardiography，TEE）是心脏疾病或非心脏疾病患者围术期管理的一项非常重要的手段。随着双平面、多平面和三维成像技术的发展，以及 M 型超声、彩色血流、频谱多普勒和组织多普勒的应用，TEE 已经从单纯的诊断工具扩展成为一种监测设备和辅助诊疗方法。

围术期适应证和禁忌证

美国麻醉医师协会（the American Society of Anesthesiologists，ASA）发布了围术期应用 TEE 的循证实践指南（框 54-1）。Ⅰ类适应证是指病情危重、危及生命的情况，应用 TEE 可以改善患者临

框 54-1 围术期应用经食管超声心动图的适应证

Ⅰ类

术前

怀疑胸主动脉瘤、夹层或破裂，患者病情不稳定，需要快速评估
主动脉夹层修补术时评估可能受累的主动脉瓣功能
心包开窗术
心脏动脉瘤的修复
心脏肿瘤切除术

术中

发生急性、持续性、危及生命的血流动力学不稳定，而心室功能及其影响因素不明确且治疗无效
瓣膜修补术
大部分需要在体外循环下进行的先天性心脏病手术
肥厚型梗阻性心肌病的手术
心内膜炎患者术前检查不充分或者怀疑感染已经扩散至瓣膜周围组织

重症监护病房

患者病情不稳定，有无法解释的血流动力学紊乱，怀疑瓣膜疾病或者血栓栓塞问题 *

Ⅱ类

围术期

有心肌缺血或心肌梗死风险的患者
可能发生血流动力学不稳定的患者
评估瓣膜置换术后瓣膜功能

术前

对怀疑有急性胸主动脉夹层、动脉瘤或破裂的患者进行评估

术中

发现异物
在心脏切开手术、心脏移植手术和立位神经外科手术时发现气栓
心脏内栓子取出术
肺栓塞栓子取出术
可疑心脏外伤
没有主动脉栓塞的患者行胸主动脉夹层手术
行心包切除术、心包积液引流或心包手术时
心脏或肺移植时评估吻合口情况

监测

辅助装置的位置及功能

Ⅲ类

术中

评估心脏灌注情况、冠状动脉解剖或血管桥通畅情况
除了肥厚型梗阻性心肌病以外其他心肌病手术的术中评估
非心脏手术的病情简单的心内膜炎患者
整形手术时监测栓子栓塞
胸主动脉损伤修补手术术中评估
病情简单的心包炎
对胸膜疾病患者进行评估
监测心脏停搏液的应用情况

监测

主动脉内球囊反搏、植入式心脏自动除颤器或肺动脉导管的定位

* 当其他检查或监测方法不能明确诊断，或患者病情不稳定不能接受其他检查

床预后，Ⅱ类和Ⅲ类适应证则由较弱的临床证据和专家意见支持。TEE 是一种安全的诊疗方法，应用 TEE 的相关致死率仅为 0.01% ～ 0.03%，主要并发症（例如食管损伤、声带麻痹、心律失常、血流动力学不稳定、惊厥和心搏骤停）的发生率低于 3%。

尽管如此，应用 TEE 发生并发症的危险因素与患者病情、诊疗方法和临床条件有关，决定了 TEE 是否能够进行。患者的合并症情况以及解剖异常（如食管静脉曲张）决定了围术期并发症的发生率（表 54-1）。某些特定手术方式也会增加并发症的发生率。不同医院，术中 TEE 设备及操作人员的资质，决定了临床条件。对每名特定患者认真评估这三个方面及三者之间的关系，是准确判断应用 TEE 风险-获益的基础。例如，尽管我们都知道食管静脉曲张患者使用 TEE 有增加出血的风险，但如果食管静脉曲张 1 级或 2 级的患者处于血流动力学不稳定状态，或者将要接受有可能引起血流动力学不稳定的手术时，应用 TEE 的获益就大于出血的风险。此外，使用儿童 TEE 探头，尽量应用食管中段和食管上段显像以避免在胃食管连接处操作，都能最大限度地减少这类特殊人群的出血风险。根据 ASA 最新修订的指南，使用 TEE 的绝对禁忌证包括食管狭窄、气管食管瘘、近期接受过食管手术和食管外伤（框 54-2）。以下几种情况的风险目前还没有统一结论：Barrett 食管、食管裂孔疝、巨大胸降主动脉瘤、单侧声带麻痹、食管静脉曲张、放疗后、减肥手术后、Zenker 憩室、结肠代食管术后以及吞咽困

表 54-1 术中经食管超声心动图的并发症发生率

并发症	发生率（%）
嘴唇损伤	13
声音嘶哑	12
食管穿孔	0.01
牙齿损伤	0.03 ～ 0.1
气管导管移位	0.03 ～ 0.3
吞咽痛	1.8
上消化道并发症	0.03

框 54-2 术中经食管超声心动图的禁忌证

食管病变：狭窄、憩室、静脉曲张、食管炎、食管贲门黏膜撕裂
胃部病变：近期有上消化道出血、胃溃疡、有症状的食管裂孔疝
胸主动脉瘤

难。抗凝药本身不会增加放置及使用 TEE 时出血的风险。

心脏手术中依据 TEE 的检查结果而改变手术方式的发生率为 3.4% ～ 27%。ASA 围术期 TEE 专家组建议，所有心脏外科及胸外科手术均应使用 TEE。

围术期的临床应用

左心室及右心室功能评估

通常用面积变化分数和舒张末面积（舒张末面积减去收缩末面积，再除以舒张末面积乘以 100；正常值在 50% ～ 75%）来测量左心室和右心室功能。面积变化分数是前负荷依赖的，有可能不能准确地评估心室真实功能。每搏输出量——由通过瓣膜时血流的时间速度积分乘以该瓣膜的横截面积计算（例如主动脉瓣）——可以用来计算心排血量（即每搏输出量乘以心率）。右心室扩大——外形从新月形变为圆形，右心室壁运动功能减退或丧失运动功能——可以用来诊断右心室功能障碍。

很多患者存在舒张功能减退，并且随着年龄的增长发生率逐渐增高。传统的多普勒技术结合组织多普勒技术可以通过舒张功能受损或顺应性降低来判断舒张功能障碍。

检测心肌缺血

超声心动图可以发现新发的节段室壁运动异常，这是心肌缺血最早的检查表现，敏感性很高。但不幸的是，节段室壁运动异常不能连续评估并且受检查者的人为影响，但是一旦发现就有助于心肌缺血的早期干预治疗。

前负荷评估

TEE 可以提供准确的左心室舒张末期压力，从而用于指导液体治疗。通过组织多普勒技术测量充盈早期二尖瓣跨瓣流速与二尖瓣环流速下降的比值，可以获得左心室舒张末期压力。二尖瓣环的组织多普勒显像技术较少依赖于心脏负荷，并且可以更加准确地估测左心室舒张末期压力及肺毛细血管楔压。

心脏手术

TEE 可以用于心脏瓣膜疾病（关闭不全或狭窄）的评估，并且可以提供瓣膜赘生物和肿瘤的影像学诊断依据，另外，在瓣膜修补或置换手术中，TEE 可以为心脏外科医生提供准确的信息，从而及时纠正问题。当二尖瓣修补术中出现血流动力学不稳定时，TEE 可以检测出二尖瓣收缩期前移、持续性左心室流出道梗阻和残余二尖瓣反流。TEE 可以评估常规措施（例如容量管理，体循环血管阻力增加）的有效性，避免心室过度收缩，判断是否需要再次进行手术治疗。

术中 TEE 发现先天性心脏病的敏感性高达 83% ～ 90%，其中有 30% 的病例是经胸超声心动图不能发现的病变。肥厚型梗阻性心肌病手术治疗中，有多达 20% 的病例由于 TEE 发现持续性压力梯度而需要再次进行手术矫正。

术中 TEE 还可以用于发现室壁瘤、心脏内肿瘤、缩窄性心包炎，评价心包切除术的手术效果，以及发现心房或心室分流。

术中 TEE 发现的心脏内栓子的发生率为 2% ～ 10%。肾细胞癌经常向肾静脉延伸，并向头侧生长进入下腔静脉，最后入右心房。通过 TEE 检测肿瘤细胞向上生长到下腔静脉的位置，可以对肿瘤切除术进行术中指导。TEE 的敏感性很高，可以检测出直径 1 mm 的空气栓塞。

术中 TEE 还可以用于对主动脉球囊反搏的功能进行定位和监测，评估心室辅助装置的位置、血流以及流入和流出道的压力梯度，对冠状窦导管进行定位，监测心脏停搏液的分布情况。最近，随着无创手术治疗向心导管技术的发展，TEE 有助于应用导管进行房间隔缺损封堵，血管内行主动脉瓣置换，以及植入式心脏自动除颤器的定位。

胸主动脉手术

紧急情况下使用 TEE 对主动脉夹层诊断有很高的敏感性（88% ～ 100%）和特异性（77% ～ 100%），其敏感性高于经胸超声心动图。当怀疑有主动脉创伤时，TEE 的敏感性和特异性更高，分别为 100% 和 94% ～ 100%。TEE 还可发现并量化胸腔积液，胸腔积液可能是由动脉瘤破裂引起。TEE 还能发现并量化心包内液体，从而诊断心包积液和心包压塞。通过对节段室壁运动异常进行检测，特别是右冠状动脉支配的区域，还有助于排除急性冠状动脉夹层（与其他冠状动脉相比，夹层更易累及右冠状动脉）。术中 TEE 还有助于识别夹层的起始和终点位置，辨别真腔和假腔，评估主动脉瓣功能，并判断是否需要进行主动脉瓣置换术。当建立体外循环后，TEE 可以确认真腔内有充足的血流，而假腔内的流量降低。术中 TEE 还可以评估当前血流动力学状态，发现主动脉阻断时新发的节段性室壁运动异常，评估主动脉开放时的左心室负荷情况，以及评价主动脉修补的效果。

当 TEE 用于择期主动脉手术中时，操作者在放置 TEE 探头前必须认真判断动脉瘤的大小以及它与食管的位置关系。在操作 TEE 探头时，有可能会造成巨大的主动脉瘤破裂。在这种特殊情况下，就需要在打开胸腔并且建立体外循环后再放置 TEE 探头。

主动脉腔内修补术近期越来越普及。TEE 可以识别主动脉病变，确定其位置，并确保移植物成功安置在合适位置。此外，TEE 和增强对比超声技术能够更加敏感地识别血管瘘并除外血管栓塞。

主动脉动脉粥样硬化

9% 的老年人在行术中 TEE 检查时会发现动脉粥样硬化，从而使其中 8% ～ 17% 的病例发生治疗的改变。这些结果的临床影响目前尚不清楚。TEE 对主动脉的检查不像主动脉周围扫描那样精确。专家强烈建议，怀疑有动脉粥样硬化的患者，应当使用 TEE 联合主动脉周围扫描技术对斑块或溃疡进行诊断和定位。

移植手术

在心脏移植手术中，TEE 是筛选潜在供体的一项非常敏感的手段，还可以评估移植后心脏的心室及瓣膜功能，评估吻合口的完整性，并估测肺毛细血管楔压。在肺移植手术中，TEE 可以用于评估右心室功能、容量状态、手术吻合口以及肺静脉的开放情况。术中 TEE 还可用于识别肺动脉栓塞、卵圆孔未闭、心房或心室间隔缺损。

神经外科手术

TEE 可用于神经外科手术，特别是坐位的开颅手术。TEE 对静脉内空气栓子的敏感性很高，对卵圆孔未闭的患者，TEE 可以发现反常空气栓子。同时 TEE 可以对气栓吸引管进行定位。

急诊及重症监护病房的使用

对于胸部钝性伤或穿透伤造成血流动力学不稳定的患者，TEE 是一项非常有效的快速评估和诊断工具。对于血流动力学不稳定的患者，心肌挫伤或破裂、心房破裂、大动脉破裂、心包积液或心包压塞、纵隔血肿、气管或支气管断裂、胸腔积液以及气胸，这些情况都需考虑并逐一排除。对颅脑创伤的患者，TEE 使用受限，因为颈椎损伤及颌面部损伤时探头置入困难。

在重症监护病房，TEE 可用于评估心肌的总体功能及节段性室壁运动异常，测定前负荷和后负荷，发现瓣膜赘生物，评估瓣膜功能并识别收缩期前移，休克的鉴别诊断（感染性休克或心源性休克），急性肺损伤的诊断（排除心功能不全引起的肺水肿）。TEE 还可用于纠正主动脉球囊反搏及经皮心室辅助装置的位置。

推荐阅读

Desjardins G, Cahalan M. The impact of routine trans-esophageal echocardiography in cardiac surgery. *Best Pract Res Clin Anesthesiol*. 2009;23:263-271.

Kallmeyer IJ, Collard CD, Fox JA, et al. The safety of intraoperative transesophageal echocardiography: A case series of 7200 cardiac surgical patients. *Anesth Analg*. 2001;92:1126-1130.

Otto CM. *Textbook of Clinical Echocardiography*. 4th ed. Philadelphia: Elsevier Saunders; 2009.

Otto CM, Schwaegler RG. *Echocardiography Review Guide*. Philadelphia: Saunders Elsevier; 2008.

Perrino AC, Reeves ST. *Transesophageal Echocardiography*. 2nd ed. Philadelphia: Lippincott, Williams & Wilkins; 2003.

Practice guidelines for perioperative transesophageal echocardiography. An updated report by the American Society of Anesthesiologists and the Society of Cardiovascular Anesthesiologists Task Force on Transesophageal Echocardiography. *Anesthesiology*. 2010;112:1-11.

Spier BJ, Larue SJ, Teelin TC, et al. Review of complications in a series of patients with known gastro-esophageal varices undergoing transesophageal echocardiography. *J Am Soc Echocardiogr*. 2009;22:396-400.

Suriani RJ, Cutrone A. Intraoperative transesophageal echocardiography during liver transplantation. *J Cardiothorac Vasc Anesth*. 1996;10:699-707.

Swaminathan M, Lineberger CK, McCann RL, Mathew JP. The importance of intraoperative transesophageal echocardiography in endovascular repair of thoracic aortic aneurysms. *Anesth Analg*. 2003:97:1566-1572.

第 55 章　脑循环

Douglas A. Dubbink，MD
王莉芳　译　尹毅青　校

脑的血液供应来自颈内动脉（占脑血流总量的 80%）和椎基底系统（占脑血流总量的 20%），这些动脉在下丘脑下方汇合成血管环，称为 Willis 环（图 55-1）。Willis 环由前交通动脉和成对的大脑前动脉、颈内动脉、后交通动脉及大脑后动脉组成。

前循环

颈内动脉经颞骨的颈动脉管入颅，向前方走行，进入枕骨大孔后方，最终穿过海绵窦的硬脑膜。颈内动脉虹吸段是指该动脉在海绵窦内的 S 形部分。颈内动脉的第一分支是眼动脉，其后依次分出后交通动脉和脉络膜前动脉。最终延续为大脑前动脉和大脑中动脉。

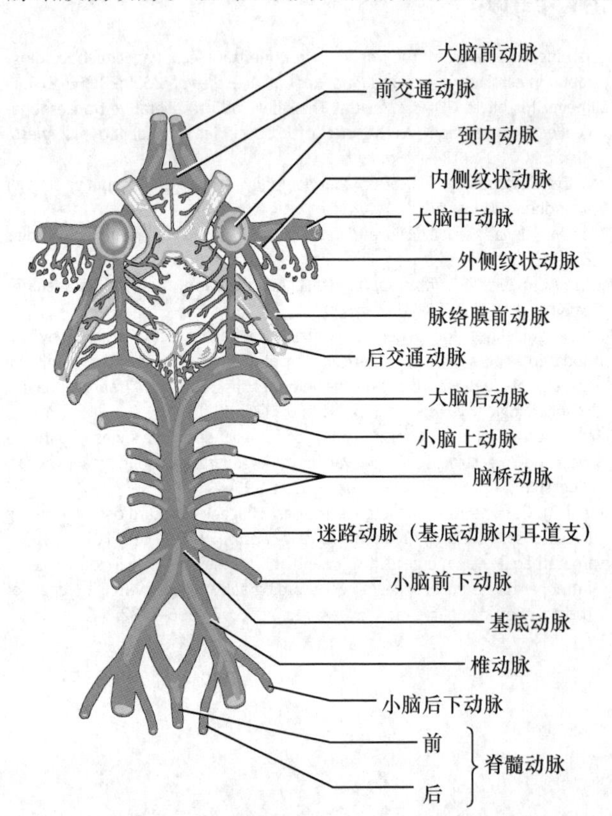

图 55-1　图示脑干的动脉血供以及 Willis 环的组成（Reprinted，with permission，from Pansky B. Review of Gross Anatomy. 5th ed. New York：Macmillan；1984.）

后循环

椎动脉先沿 C_6 至 C_1 的横突上升走行，再经枕骨大孔入颅。其分支包括脊髓前动脉（单支）、脊髓后动脉（成对）及小脑下后动脉。椎基底系统为大脑后部、中脑、脑桥、延髓和小脑供血。

头部的静脉引流

板障静脉是由内皮细胞衬覆于颅骨上形成的静脉引流通道（图 55-2）。两侧颅骨包含 4 条主要的板障静脉，根据其引流的解剖部位命名，分别为额板障静脉、颞前板障静脉、颞后板障静脉及枕板障静脉。导静脉连接静脉窦和板障静脉，并通过该静脉与颅骨表面的静脉相连。

硬脑膜静脉窦位于骨膜层和脑膜层之间，接受脑、脑膜、颅骨和头皮的血液回流。

临床要点

脑表面的动脉吻合支很多，而脑实质内相对较

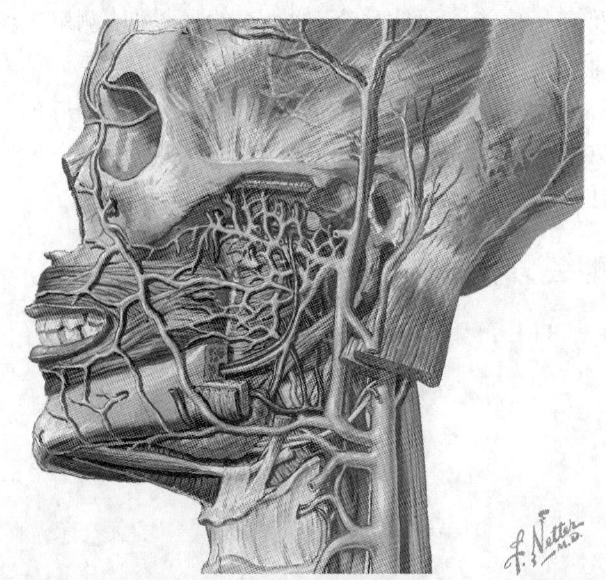

图 55-2　头部静脉引流（Netter illustration from www.netterimages.com. © Elsevier Inc. All rights reserved.）

表 55-1　动脉瘤常见部位	
动脉瘤位置	发生率（%）
前交通动脉	25
大脑中动脉	25
后交通动脉和脉络膜前动脉之间的颈内动脉部分	22
基底动脉分叉部	7
颈内动脉分叉部	4

少。故而，与脑表面同样程度血管病损相比，脑实质内动脉阻塞或破裂会造成更大的损伤。

超过 95% 的动脉瘤位于 Willis 环的 5 个交汇点附近（见图 55-1 和表 55-1）。硬脑膜静脉窦、板障静脉、导静脉和脑膜静脉无静脉瓣，故来自头皮的感染可播散至颅内。

推荐阅读

Lassen NA. Control of cerebral circulation in health and disease. *Circ Res.* 1974;34:749-760.

McDonald DA, Potter JM. The distribution of blood in the brain. *J Physiol.* 1951; 114:356-371.

Vavilala MS, Lee LA, Lam AM. Cerebral blood flow and vascular physiology. *Anesthesiol Clin North Am.* 2002;20:247-264.

第 56 章　颅后窝的解剖

Daniel J. Janik, MD

王莉芳　译　尹毅青　校

颅后窝的结构包含脑干（中脑、脑桥和延髓）、小脑和脑神经。该部位常见的神经外科手术包括神经胶质瘤、脑膜瘤、听神经瘤和动静脉畸形切除术，微血管减压术，动脉瘤修补术，以及耳科手术。

颅后窝的分界

颅后窝的分界：①前界由鞍背、斜坡、蝶骨后缘和枕骨基底部构成；②后界由横窦沟和枕内隆起以下的枕鳞的下部构成；③外侧界由颞骨岩部和乳突，以及枕骨的外侧部构成；④后上界由顶骨乳突角构成。颅后窝包含了小脑幕以下的所有结构（图 56-1）。枕

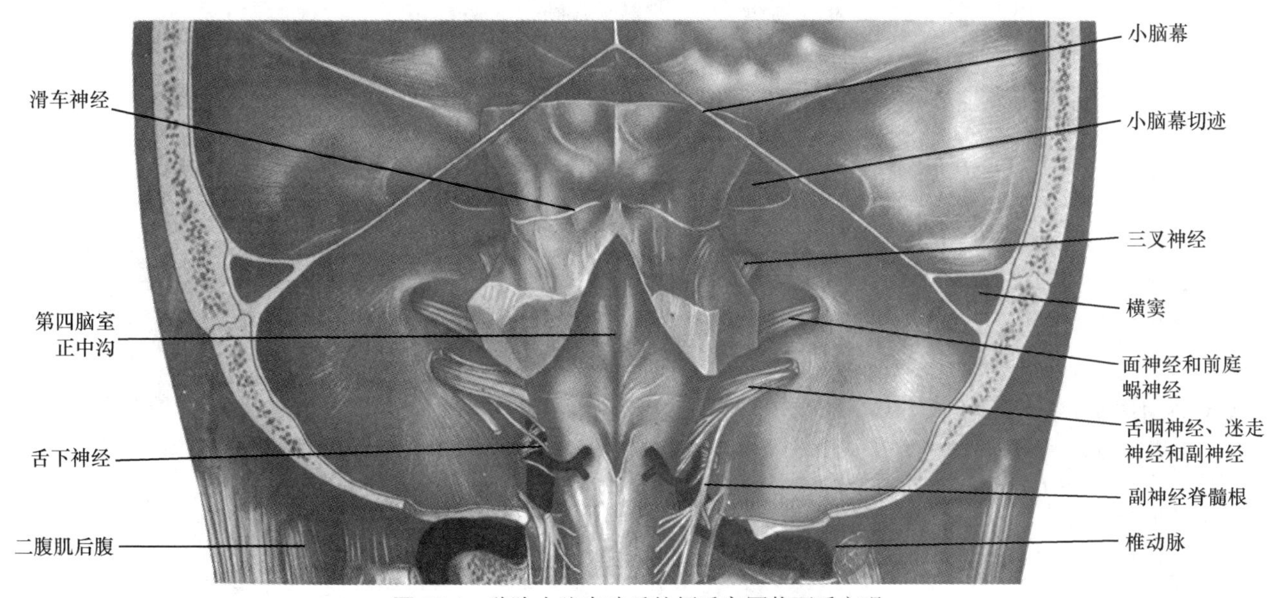

图 56-1　移除小脑半球后的颅后窝冠状面后方观

骨大孔位于颅后窝的底部。

结构

颅后窝的结构除了前文所述的小脑、中脑、脑桥和延髓之外，还包括第四脑室（图 56-2）。第四脑室底面前方与多个脑神经的神经核团以及心血管和呼吸中枢毗邻。

另外，颅后窝内结构还包含或穿行第Ⅳ对至第Ⅻ对脑神经（图 56-3）。

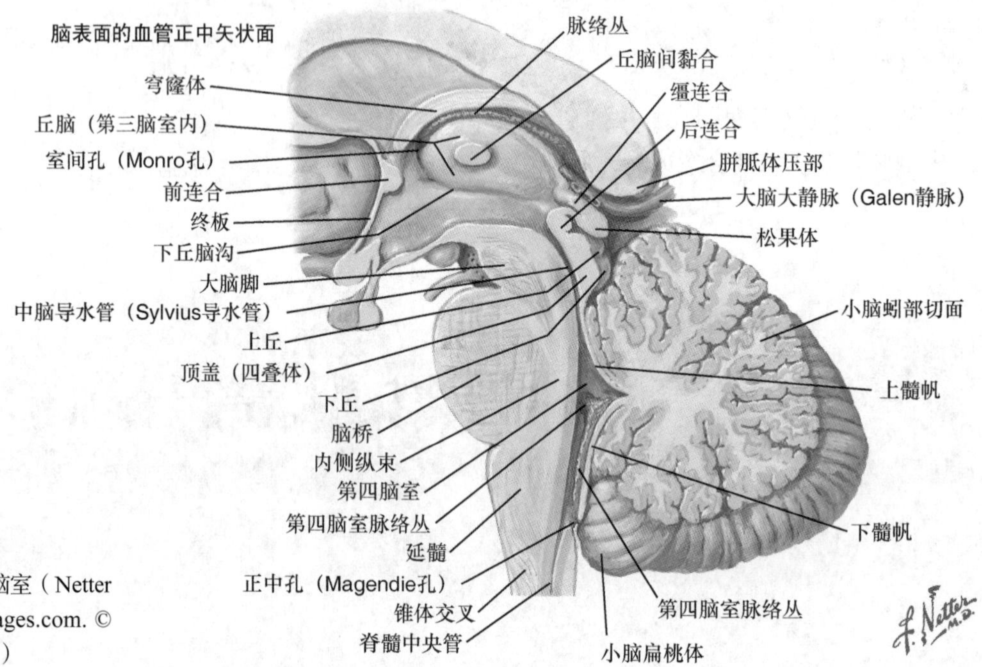

图 56-2　脑干矢状面，示第四脑室（Netter illustration from www.netterimages.com. © Elsevier Inc. All rights reserved.）

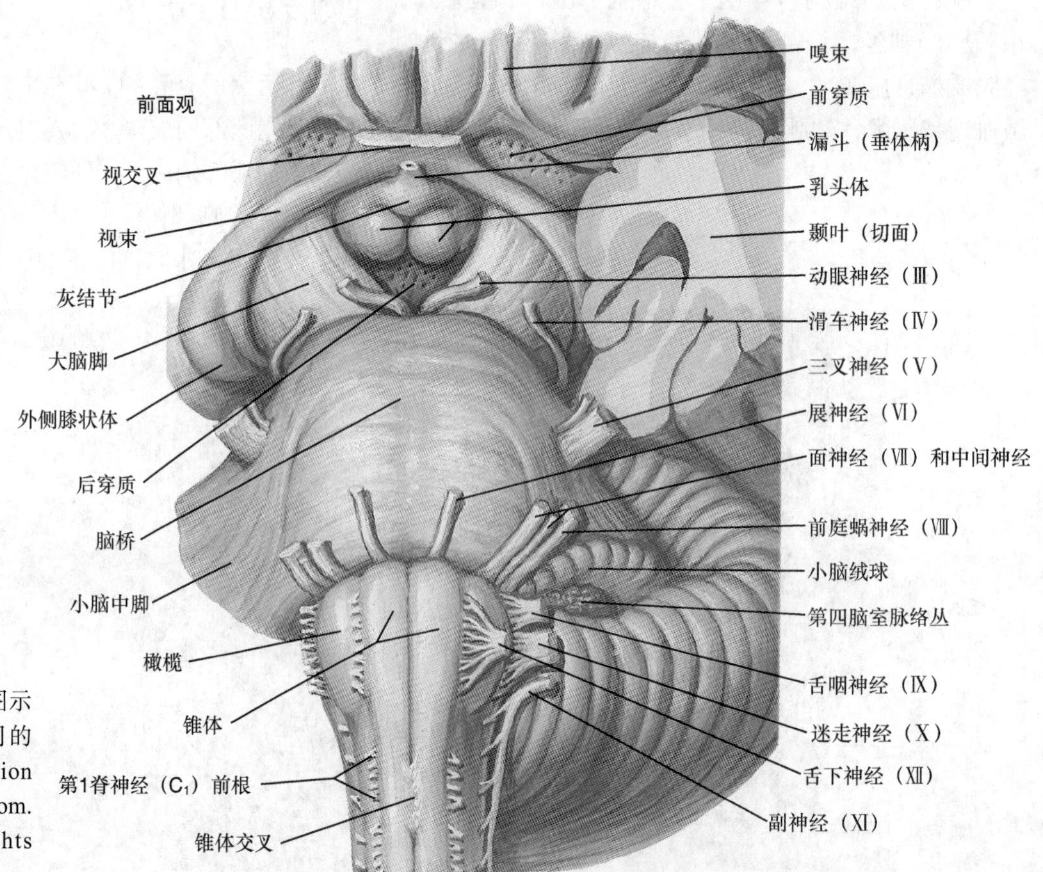

图 56-3　脑干前面观，图示颅后窝内以及穿行其间的脑神经（Netter illustration from www.netterimages.com. © Elsevier Inc. All rights reserved.）

静脉

颅后窝的静脉接收小脑及脑干的静脉回流，可成为出血、血肿或静脉空气栓塞的主要部位。如图56-4 所示，颅后窝主要静脉结构包括 Galen 大脑大静脉、岩静脉、岩上窦、直窦、左横窦和右横窦、外侧窦及枕窦。

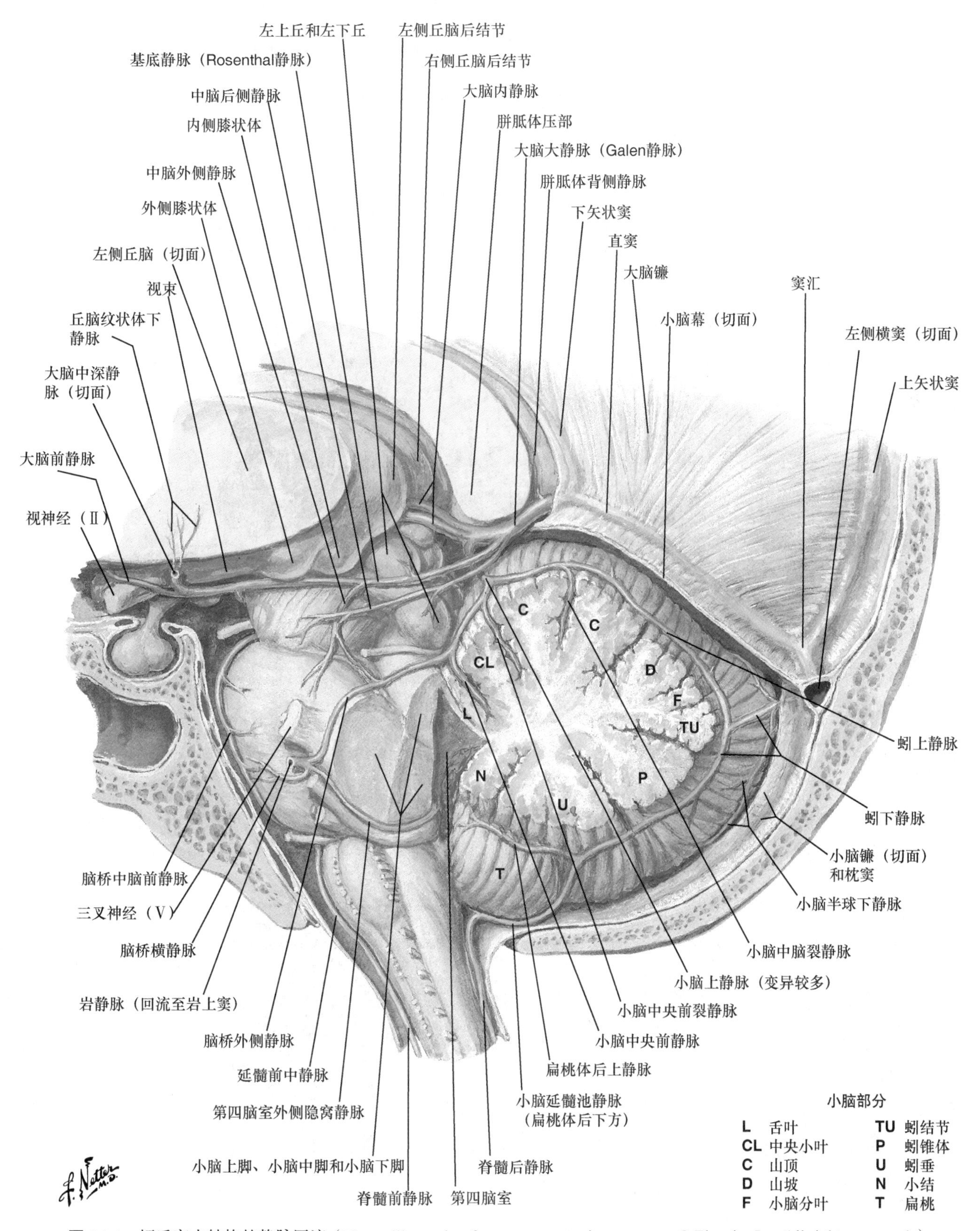

图 56-4　颅后窝内结构的静脉回流（Netter illustration from www.netterimages.com. © Elsevier Inc. All rights reserved.）

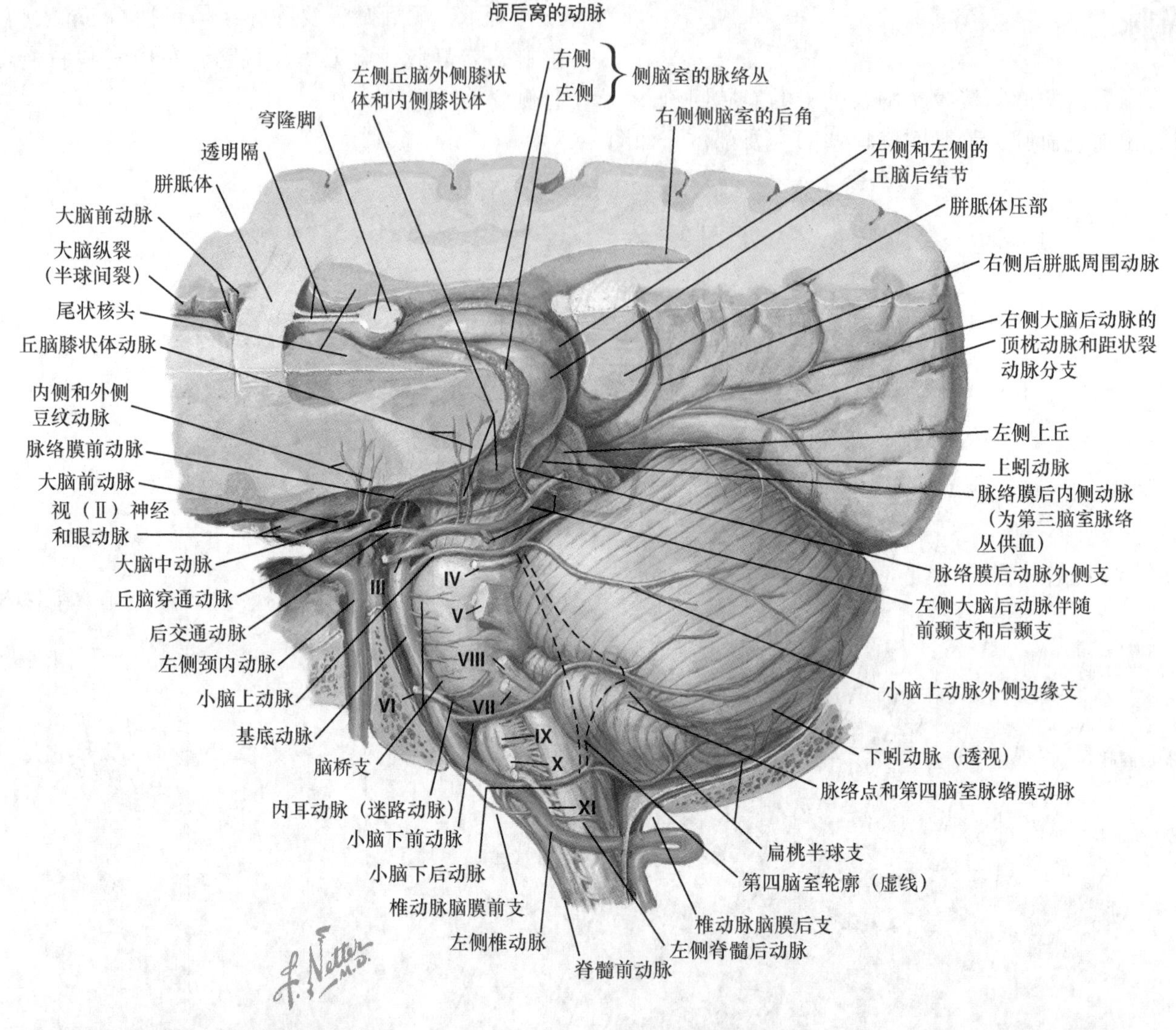

图 56-5 颅后窝内结构的动脉血供（Netter illustration from www.netterimages.com. © Elsevier Inc. All rights reserved.）

动脉

颅后窝的动脉系统来源于椎基底系统（图 56-5），为脑桥、延髓和小脑供血。主要的动脉结构包括左右椎动脉、基底动脉（由椎动脉汇合形成）、小脑后下动脉、小脑前下动脉、小脑上动脉、迷路动脉（基底动脉内耳道支）及大脑后动脉。

推荐阅读

Artru AA, Cucchiara RF, Messick JM. Cardiorespiratory and cranial nerve sequelae of surgical procedures involving the posterior fossa. *Anesthesiology*. 1980; 52:83-86.

Netter F. *Atlas of Human Anatomy*. 3rd ed. Teterboro, NJ: Icon Learning Systems; 2003.

Snell RS. *Clinical Anatomy by Regions*. 8th ed. Philadelphia: Wolters Kluwer/ Lippincott, Williams & Wilkins; 2008:676-677.

Standring S. *Gray's Anatomy. The Anatomical Basis of Clinical Practice*. 40th ed. Philadelphia: Churchill Livingstone; 2008.

Winn HR. *Youman's Neurological Surgery*. 5th ed. Vol. 1. Philadelphia: WB Saunders; 1996:29-40.

第 57 章　脊髓解剖及血供

Adrian Gelb，MB ChB
王莉芳　译　尹毅青　校

解剖

脊柱由脊髓和 33 块椎骨组成，其中 24 块椎骨形成关节（颈椎 7 块、胸椎 12 块、腰椎 5 块），9 块椎骨融合（5 块融合为骶椎、4 块融合为尾椎），同时形成 4 个弯曲。脊柱的颈椎和腰椎部分呈前凸，而胸椎和骶椎部分呈后凹（图 57-1）。脊柱通过多条韧带维持其稳定性和灵活性（图 57-2）。

韧带

棘上韧带为纵行纤维，与骶骨至 C_7 的棘突相连。棘上韧带与棘间韧带每一节段相连续，并延伸至项韧带。棘间韧带是连结相邻棘突的一层薄膜，向后延伸至棘上韧带，向前延伸至黄韧带。黄韧带属抗张力作用最强的韧带，位于椎板间及椎板前缘，由颅骨下缘延续至骶骨。而前纵韧带和后纵韧带连接椎体，在维持脊柱稳定性中起主要作用。

硬膜外隙

硬膜外隙包绕脊膜，内含脂肪、蜂窝组织、神经根以及动静脉丛组成的复杂血管网。硬膜外隙起自枕骨大孔，延伸至骶管裂孔，后方最宽。硬膜外隙最宽的部位为 L_2 节段，为 5 ～ 6 mm。硬膜外隙前方为后纵韧带，两侧为椎间孔，后方为黄韧带。

脊膜

脊膜由 3 层围绕脊髓的膜性结构组成：①硬膜，是纤维弹性组织构成的坚韧的外层膜，起自枕骨大孔前方，终于 S_2 下缘，有终丝（即软膜的末端）由此处穿出。②蛛网膜，是邻近硬膜的中层膜结构，蛛网膜纤细、无血管。③软膜，是一层血管丰富的膜性结构，与脊髓紧密相连。蛛网膜和软膜之间的腔隙称为蛛网膜下隙。这一结构内包含脊神经和脑脊液，还有穿插其中的精密结构，称作蛛网膜小梁。软膜向侧方延续为齿状韧带，附着于硬膜，起到支撑脊髓的作用。

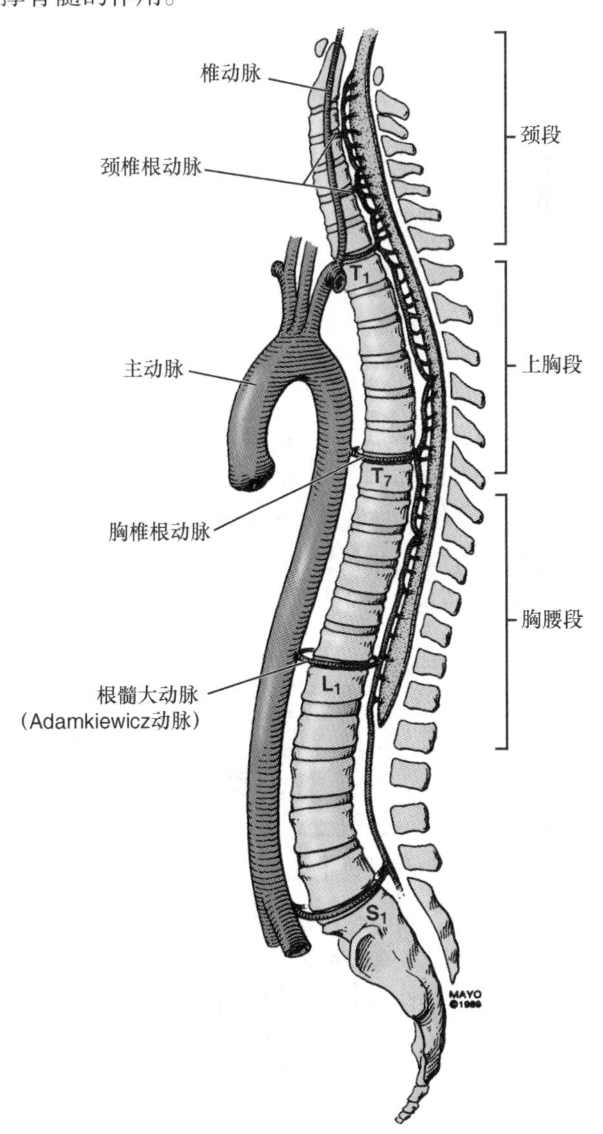

图 57-1　脊柱侧面观，图示脊柱的生理曲线以及身体的重心。脊髓的血供来自根动脉，其位置各节段不同，图示 T_1、T_7、L_1 及 S_1 节段的根动脉（Modified from Mahla ME，Horlocker TT. Vertebral column and spinal cord surgery. In：Cucchiara RF，Black S，Michenfelder JD，eds. Clinical Neuroanesthesia. 2nd ed. New York：Churchill Livingstone；1998：403-448.）

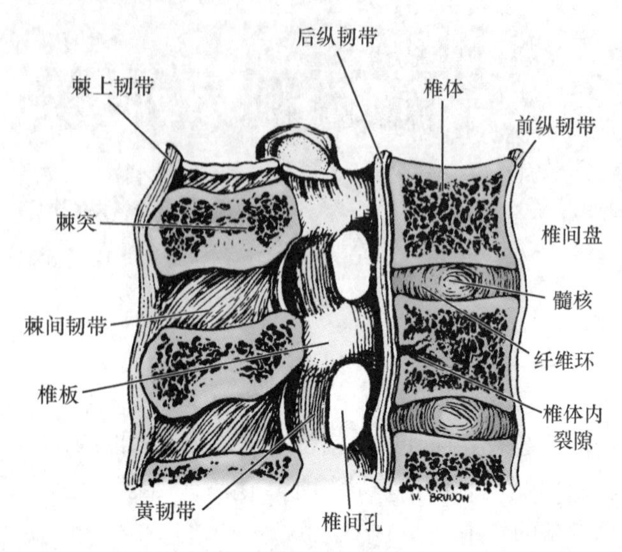

图 57-2 椎体的正中切面，图示椎间盘和脊柱的韧带（Modified from Woodburne RT. Essentials of Human Anatomy. 8th ed. Oxford，UK：Oxford University Press；1988.）

脊髓起自枕骨大孔，终于脊髓圆锥。出生时，脊髓延伸至 L_3 水平，而其下界在 1 岁时逐渐移行至成人水平的 L_1 下缘。

血供

脊髓的血供来自一条脊髓前动脉和两条脊髓后动脉。三条脊髓动脉的全长过程中，汇入肋间动脉分支出的根动脉。脊髓前动脉位于脊髓前正中裂内，起自枕骨大孔，由椎动脉的两条根动脉支汇合形成（图 57-3A）。尽管多数人认为脊髓前动脉是一个连续的结构，实则不然。随着脊髓前动脉延续至脊髓圆锥，有 8 ～ 12 支髓动脉呈分支状汇入脊髓前动脉（图 57-3B）；同时有 8 ～ 12 支根动脉（见图 57-1）亦汇入脊髓前动脉系统。在颈段，上述动脉来源于椎动脉和颈升动脉的分支；在上胸段，上述动脉来源于颈升动脉和颈深动脉的分支。髓动脉对中胸段和下胸段脊髓的血供较少；而尾端的髓动脉最粗大，称为根髓大动脉（Adamkiewicz 动脉）。根髓大动脉在不同个体中起自脊髓的不同位置，人群中 15% 起自 T_5 ～ T_8 节段，60% 起自 T_9 ～ T_{12} 节段，25% 起自 L_1 ～ L_5 节段。

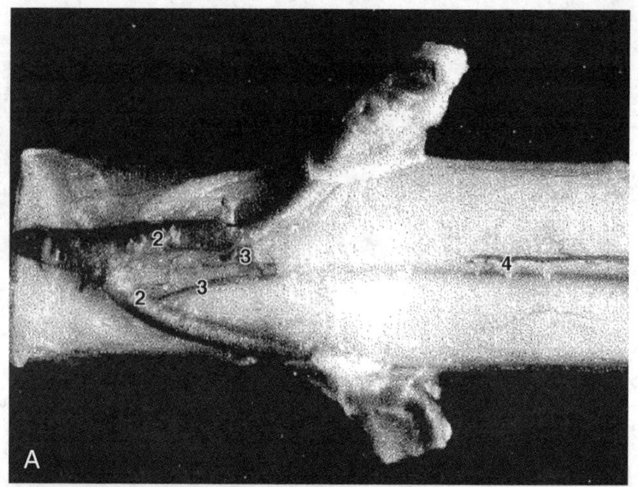

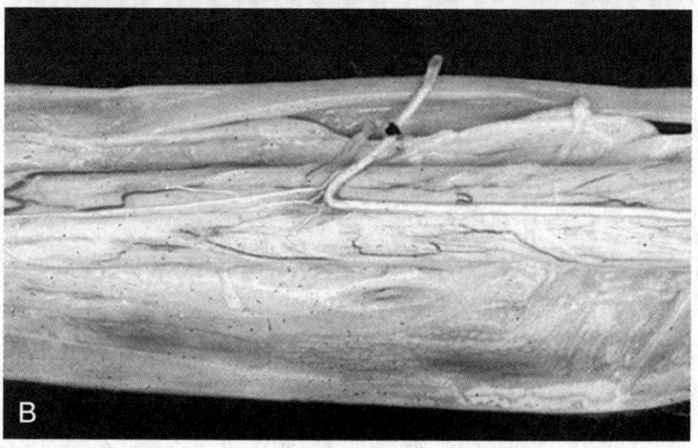

图 57-3 **A.** 椎动脉（2）分支（3）构成的脊髓前动脉（4）。**B.** 髓动脉呈分支状汇入脊髓前动脉

脊髓后动脉起自椎动脉或小脑后下动脉，分为两个分支下行，分别位于脊神经背根的前后。脊髓后动脉每一节段均分别有椎动脉、颈动脉和肋间后动脉所分支的根动脉汇入，故与脊髓前动脉系统相比，脊髓后动脉系统的血管具有更好的连续性。

脊髓外周由来自腹侧和背侧穿透并吻合的血管网供血，具有良好的侧支循环。然而，脊髓内部无血管吻合，由小动脉末端供血。

推荐阅读

Mahla ME, Horlocker TT. Vertebral column and spinal cord surgery. In: Cucchiara RF, Black S, Michenfelder JD, eds. *Clinical Neuroanesthesia*. 2nd ed. New York: Churchill Livingstone; 1998:403-408.

Zhang T, Harstad L, Parisi JE, Murray MJ. The size of the anterior spinal artery in relation to the arteria medullaris magna anterior in humans. *Clin Anat*. 1995;8:347-351.

第 58 章　臂丛解剖

David L. Brown，MD
汤峙瑜　译　张熙哲　校

上肢手术经常需要进行区域麻醉，因此，麻醉医生应当熟悉臂丛的解剖。臂丛解剖的难点是传统的示意图看上去经常过于复杂和令人心生畏惧（图 58-1 和 58-2）。

简化的臂丛解剖

臂丛由 5 ～ 8 颈神经腹侧支及大部分胸 1 神经腹侧支构成。此外，颈 4 和胸 2 神经也可参与臂丛构成。这些腹侧支从前、中斜角肌之间穿出，最后在上肢形成四个终末分支（肌皮神经、正中神经、尺神经和桡神经），其间的解剖是很令人头痛的问题。神经根如何分化为外周神经不是麻醉医师必须掌握的临床知识，但熟悉一些大体的概念有助于临床医生更容易地理解臂丛解剖，这是本章的目的所在。

神经根从斜角肌之间穿出后重组为神经干——上干、中干和下干。神经干向第一肋方向延续。在第一肋外侧缘，神经干分为腹侧和背侧两股。这也是透彻理解臂丛解剖的难点所在。这一解剖分支很重要，因为支配上肢腹侧部分的神经与支配背侧部分的神经是不同的。股进入腋窝后形成束。所有神经干的后股形成后束，上干和中干的前股形成外侧束，下干的前股形成内侧束。这些神经束是根据它们与腋动脉第二段的位置关系命名的。

在胸小肌（止于喙突）外侧缘，三束重组为上肢的外周神经。简而言之，外侧束和内侧束的分支都是支配上肢“腹侧”的神经（见图 58-2）。相反，后束的分支都是支配上肢“背侧”的神经。因此，桡神经支配肩以下的所有背侧肌肉。肌皮神经支配上臂肌肉和前臂的皮肤感觉。与之不同，正中神经和尺神经的走行通过上臂，运动神经支配前臂和手的腹侧肌肉。这两支神经可进一步分工，正中神经主要支配前臂，而尺神经主要支配手。

非神经性臂丛解剖

虽然前文已经概述了麻醉医师感兴趣的一些臂丛神经解剖，但还有某些解剖细节也需要强调。颈神经根离开横突形成臂丛的过程中，在紧邻椎动脉的后方离开横突沟。右侧和左侧的椎动脉分别从头臂动脉和锁骨下动脉发出，向头侧走行，在 C_6 及以上水平进入横突上的骨性管道中。在进行肌间沟臂

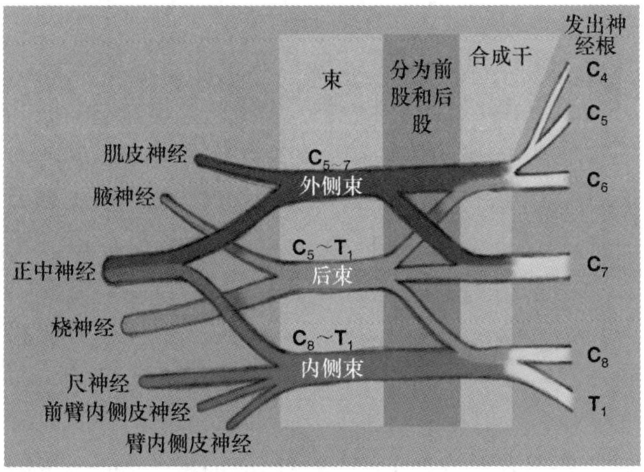

图 58-1　臂丛示意图。应用术语（从内向外依次为根-干-股-束-外周神经）简化臂丛解剖

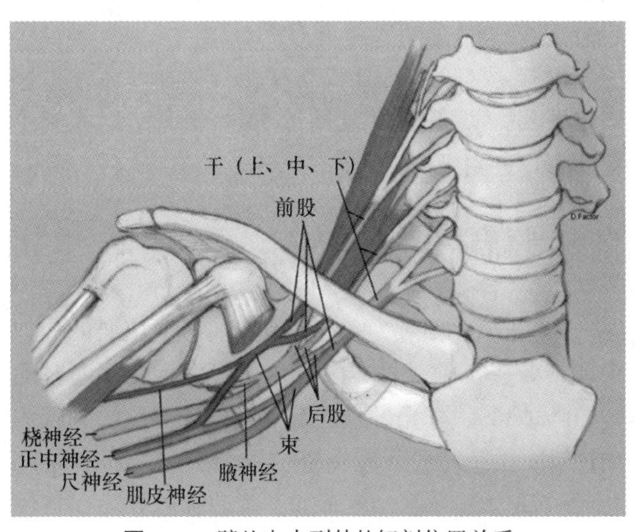

图 58-2　臂丛由内到外的解剖位置关系

丛阻滞时，必须时刻注意针尖与椎动脉的位置关系。臂丛的神经根离开颈椎时，椎动脉位于其前方。

另一个要注意的结构是膈神经。它由颈 3、4、5 神经的分支组成，在前斜角肌腹侧面穿过颈部进入胸腔。在进行肌间沟臂丛阻滞时，几乎总会阻滞到膈神经，锁骨上臂丛阻滞时的发生率则较低。避免阻滞膈神经仅对小部分患者有重要意义，虽然对肺功能明显降低的患者（即日常活动因肺功能损害而受限者）施行阻滞时应紧记膈神经的位置。

推荐阅读

Brown DL. Upper extremity block anatomy: In: Brown DL. *Atlas of Regional Anesthesia*. 3rd ed. Philadelphia: Elsevier Saunders; 2006:25-36.

Kessler J, Schafhalter-Zoppoth I, Gray AT. An ultrasound study of the phrenic nerve in the posterior cervical triangle: Implications for the interscalene brachial plexus block. *Reg Anesth Pain Med*. 2008;33:545-550.

Neal JM. The upper extremity: Somatic blockade. In: Cousins MJ, Carr DB, Horlocker TT, Bridenbaugh PO, eds. *Cousins and Bridenbaugh's Neural Blockade in Clinical Anesthesia and Pain Medicine*. 4th ed. Philadelphia: Lippincott, Williams & Wilkins; 2009:316-342.

第 59 章　中心静脉置管

Michael J. Murray，MD，PhD

汤峙瑜　译　张熙哲　校

中心静脉导管经常用于测量中心静脉压，输注液体、血制品、肠外营养和血管活性药，提供置入肺动脉导管和经静脉心脏起搏电极的通路。麻醉医师最常选择颈内静脉（internal jugular vein，IJV）、锁骨下静脉或股静脉用于置管，股静脉因为置管可增加感染风险而通常不被选用。本章讨论的是 IJV 置管。

因为 IJV 方便穿刺，所以 IJV 置管比其他部位更容易（因此并发症的发生率较低），使得 IJV 成为大多数麻醉医师首选的中心静脉入路。尽管两侧 IJV 均可应用，但右侧入路更有利，因为进入右侧 IJV 的角度接近 180°（因此成功率略高，并发症发生率则略低），而左侧的角度接近 90°。此外，对右利手者而言，右侧操作更容易。

颈内静脉置管的方法

IJV 置管的重要定位标志是由胸锁乳突肌的胸骨头和锁骨头及锁骨构成的三角。将患者头部向对侧转 20° ～ 30°，三角的顶点就是胸锁乳突肌的胸骨头和锁骨头的连接点（转头超过 30° 可压迫 IJV，使之向后侧和内侧移位，从而位于颈动脉后方）。IVJ 位于胸锁乳突肌外侧头的内侧，深度为 1 ～ 3 cm。

IJV 置管的传统方法是将患者置于 Trendelenburg 体位，分别沿胸锁乳突肌外侧头的内缘和内侧头的外缘画线，应用碘伏（聚维酮碘）消毒皮肤并铺巾。在两条线的交点处以少量局部麻醉药浸润，使用与 3 ～ 5 ml 注射器连接的针头进行试探穿刺。穿刺时注射器保持负压，与皮肤呈 45° 进针，进针方向指向同侧乳头。如果进针 3 ～ 5 cm 仍未见静脉回血，退针并向内侧或外侧移动 1 ～ 2 mm 后再次试穿。应避免穿刺点向头侧或尾侧移动过多，因为在颈部高处颈动脉位于 IJV 前方，在颈部低处则有肺尖。应用这种技术时，许多医生在进行静脉穿刺前触摸颈动脉，以确定动脉与 IJV 的位置关系。

Seldinger 法是在 60 年前提出的，目前中心静脉置管最常采用的技术是其改良方法。传统 Seldinger 法应用 18 G 薄壁穿刺针刺入 IJV，置入导丝后退出穿刺针，沿导丝放入扩张器，退出扩张器后沿导丝置入导管（或鞘管），退出导丝后缝合固定导管或鞘管，加盖敷料。改良方法的其他步骤与传统方法相同，区别在于初始时不使用裸针进行 IJV 穿刺，而选择外有套管的更细的穿刺针，当回吸到静脉血时将套管置入 IJV，退出穿刺针。改良 Seldinger 法的优点在于，很多人认为在应用压力或波形分析以确定是否位于静脉内方面，套管比 18 G 薄壁穿刺针更容易。当确定是静脉压力后，余下步骤为通过套管置入导丝，退出套管，沿导丝置入扩张器，后续操作同上。

中心静脉导管的置入和留置有很多并发症，最特别的是血液感染、颈动脉穿刺和置管、气胸。

降低中心静脉置管相关的并发症和死亡率

为了降低中心静脉置管相关的并发症（和死亡率），近期制定了几项临床实践指南。为了降低中心静脉导管相关的血液感染的发生率，美国疾病控制和预防中心（Centers for Disease Control and Prevention，CDC）于 2011 年发布了预防血管内导管相关感染指南。这些指南推荐中心静脉置管时操作者需外科刷手，操作过程中最大程度地应用无菌隔离技术（帽子、口罩、无菌手套、隔离衣、无菌铺巾——足够大以完全遮盖患者），用 2% 氯己定加异丙醇消毒皮肤，待消毒液干后再进行穿刺。

2012 年，美国麻醉医师协会（American Society of Anesthesiologists，ASA）中心静脉通路工作组也发布了一系列降低中心静脉置管并发症、提高成功率的建议。虽然关于中心静脉置管最佳部位的文献结果互相矛盾，但工作组推荐 IJV 作为置管的最佳部位，并赞成在临床条件允许和方便的情况下，中心静脉穿刺时应将患者置于 Trendelenburg 体位。工作组对于采用 Seldinger 技术（导丝通过薄壁穿刺针置入）还是改良 Seldinger 技术（应用带套管的穿刺针，导丝通过套管置入）没有推荐，而是建议依据临床条件及麻醉医师的技术来选择操作方法。

这些指南中的最大变化是推荐在皮肤穿刺前使用静态超声定位 IJV，应用实时超声引导穿刺针、导丝和导管置入 IJV。在置入大管径导管之前，也可用下列方法确定穿刺针在静脉内：测压法、压力波形分析、静脉血气、透视、连续心电图、经食管超声心动图或胸片。

许多麻醉医师和麻醉科将 CDC 和 ASA 的建议整合进中心静脉置管规程中。在应用 CDC 的指南以降低感染风险方面基本没有争议，但对于某些情况下应用超声定位 IJV 和置入中心静脉导管存在一些顾虑，包括在可能无法立即获得超声设备的紧急情况下，或者危急情况时有经验的医生认为花费时间在应用超声上不合理。英国的研究显示，自从 2004 年超声用于中心静脉穿刺置管变得普遍后，在紧急情况下应用传统解剖定位方法的成功率降低了。特别是那些在 2004 年后接受培训的医生更是如此，他们没有前辈所拥有的解剖定位经验。

这是一个很讽刺的问题，因为在过去的几年里，卫生保健系统一直在效仿航空公司，强调在模拟器上训练、人力资源管理以及情况识别来改善患者预后。也许，医生可以从联邦航空局于 2010 年发布的一项对超过 700 例事故进行分析后的报告中有所收获。该报告认为，过度依赖技术而对基本技能缺乏足够的重视是所回顾的意外事故中的危险因素。与之类似，医生必须应用其判断力来鉴别哪些患者能安全地应用解剖定位方法进行 IJV 置管，这样才能保持胜任紧急情况所需的技术和经验。

推荐阅读

O'Grady NP, Alexander M, Burns LA, et al. *Guidelines for the prevention of intravascular catheter-related infections, 2011*. Atlanta, GA: Centers for Disease Control and Prevention. http://www.cdc.gov/hicpac/pdf/guidelines/bsi-guidelines-2011.pdf. Accessed January 12, 2013.

Rupp SM, Apfelbaum JL, Blitt C, et al. Practice guidelines for central venous access: A report by the American Society of Anesthesiologists Task Force on Central Venous Access. *Anesthesiology*. 2012;116:539-573.

第六部分 药理学

第 60 章 麻醉的分子学和细胞学机制

Carlos B. Mantilla，MD，PhD，Gilbert Y. Wong，MD
汤峙瑜 译 张熙哲 校

尽管麻醉学已经取得了相当大的进展，但对全身麻醉基本机制的理解仍不完善。全身麻醉状态包括镇静、遗忘、镇痛以及对疼痛刺激无运动反应。不同麻醉药发挥这些作用的效能不同，但所有药物均造成意识消失。

强效麻醉药包括小分子物质（如氧化亚氮）、醇类、卤代醚及络合物（如巴比妥类、依托咪酯、烷基酚和丙泊酚）。这些药物化学结构的多样性提示存在多种作用机制。麻醉药有某些共同特性，包括疏水性（即低水溶性，以油水分配系数表示）以及缺少能逆转麻醉作用的特效拮抗剂。因此，麻醉药直到最近还被普遍认为是非特异性作用于中枢神经系统（central nervous system，CNS）的脂膜上。但是，近期研究显示，大多数麻醉药对膜蛋白有特异性作用，取决于疏水性、静电作用和分子大小，这些都促成了其复杂的作用机制。

人们提出一个假说：所有麻醉药有共同的作用机制。由于脂溶性和麻醉效能有很强的相关性，人们认为麻醉药非选择性地作用在神经元细胞膜上（梅-欧规则，图 60-1）。根据这一理论，疏水性麻醉药聚集在脂膜上，后者含有电传导所需的蛋白质。麻醉药一旦到达脂膜，就会改变神经元脂双层的排序和流动性，与膜蛋白相互作用，或者改变蛋白质-脂质界面。在细胞水平，这些作用中的任意一种均可改变神经元的功能。尽管这一假说非常有吸引力，但我们目前对意识、感知、记忆和睡眠的分子学和

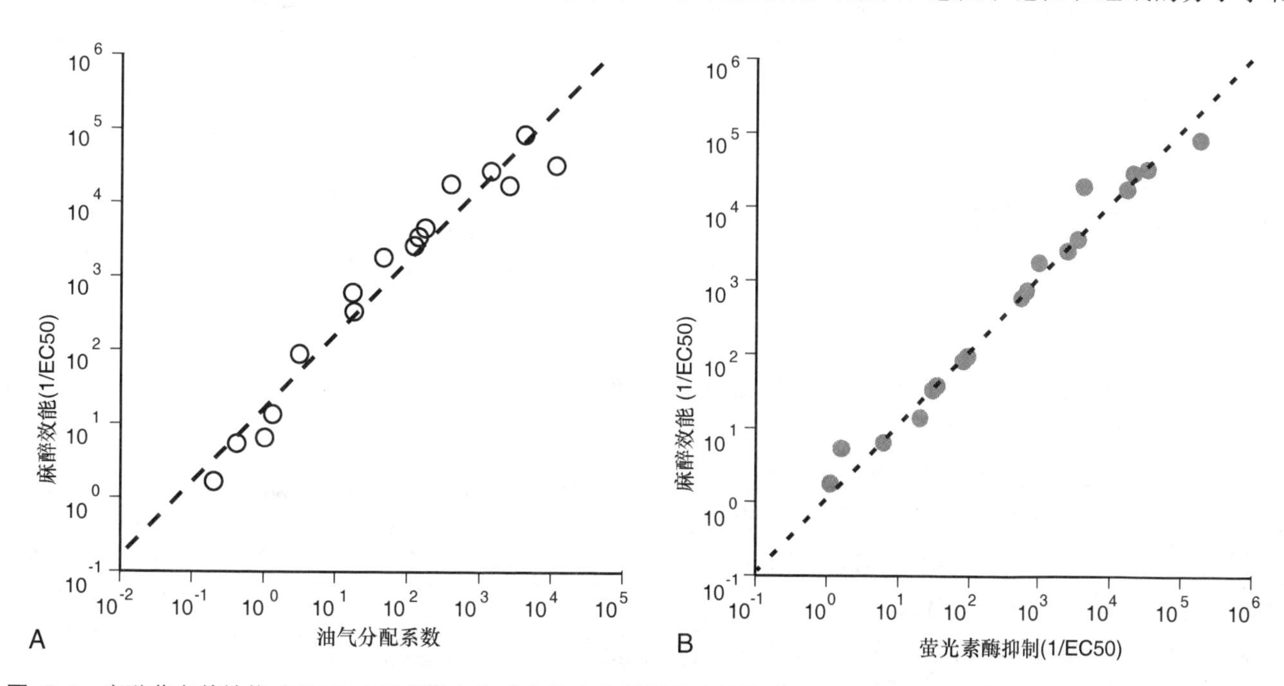

图 60-1 麻醉药在其效能（即 MAC 的倒数）和疏水性上有很强的选择性（**A**）。这个关系图支持麻醉作用机制的脂溶性假说（梅-欧规则）。此外，不同麻醉药的效能与其对萤火虫萤光素酶的抑制作用有很强的相关性（**B**），支持麻醉作用机制的蛋白质假说（Adapted from Campagna JA，Miller KW，Forman SA. Mechanisms of actions of inhaled anesthetics. N Engl J Med. 2003；348：2110-2124 and Franks NP. Molecular targets underlying general anaesthesia. Br J Pharmacol. 2006；147（Suppl 1）：S72-81.）

细胞学基础的理解提示有不同的麻醉作用，因此不支持这一假说。

基于脂质的假说

根据梅–欧规则（图 60-1A），脂溶性假说认为，当有足够数量的分子破坏神经元脂膜，就可以产生麻醉效果。然而，一些研究结果与脂溶性假说相矛盾。首先，一些化学结构与麻醉药相似的疏水性分子，其麻醉效能远低于预计，或者没有麻醉作用。其次，增加对细胞膜的压力并不改变麻醉药的脂溶性，增加压力反而会拮抗麻醉状态（这种现象称为压力逆转效应）。第三，正构醇的麻醉效能和疏水性随碳链延长而增强，但当碳分子超过 12 或 13 个后就会完全丧失麻醉作用（断点效应）。

修正版的脂溶性假说试图用脂质干扰效应解释这些现象。临界容积假说认为，麻醉药引起脂膜扩张进而破坏膜蛋白功能时即产生麻醉。临床浓度水平的麻醉药可以使细胞膜扩张约 0.4%，其效果类似于温度增加 1℃，后者没有麻醉作用。此外，尽管这一假说可以解释压力逆转效应，但不能解释麻醉药的断点效应。脂质流动性假说产生于麻醉药对细胞膜的无序化作用，后者可干扰膜蛋白的功能。麻醉效能与对胆固醇膜的无序化作用有关。断点效应类似于醇类改变了的细胞膜无序化能力，压力增加逆转麻醉药引起的细胞膜流动性变化。尽管如此，脂膜的变化可改变蛋白质功能这一假说缺乏实验证据支持。

基于蛋白质的假说

近期有证据支持麻醉药是通过作用在蛋白质上产生作用的。首先，全身麻醉效果与抑制某些特定蛋白质有关（图 60-1B）。麻醉药与蛋白质上的疏水袋相结合，这既解释了麻醉效能与疏水性的关系，也解释了麻醉药的断点效应。其次，多种麻醉药——包括巴比妥类、氯胺酮和异氟烷——都显示出与蛋白质结合时具有立体选择性（例如 S 型异构体比 R 型异构体的麻醉效能更强）。最后，吸入麻醉药陡峭的剂量反应曲线反映其受体占有能力［即 1 MAC（最低肺泡有效浓度）对 50% 的受试者有效，而 1.3 MAC 对 95% 的受试者有效］。

大部分证据显示，麻醉药作用在特定的离子通道上（图 60-2）。例如，多种麻醉药（如巴比妥类和吸入性麻醉药）可以增强 γ-氨基丁酸（γ-aminobutyric acid，GABA）的活性。丙泊酚和依托咪酯也可以增强 $GABA_A$ 受体活性。现在体外实验和动物实验已经证实 $GABA_A$ 受体的改变可以调节麻醉效果。部分麻醉药延长 GABA 受体上的抑制性氯离子电流，使 GABA 剂量反应曲线左移，增强受体对 GABA 的敏感性。所有吸入麻醉药都可以增强甘氨酸受体活性。甘氨酸是仅次于 GABA 的第二重要的抑制性神经递质。此外，双孔 K^+ 通道能够调节神经元兴奋性基线，其可被吸入性麻醉药激活。

氧化亚氮、氙、氯胺酮与兴奋性受体 N- 甲基 -D- 天冬氨酸（*N*-methyl-d-aspartate，NMDA）相拮抗，从而产生作用。尽管全身麻醉药在 Ca^{2+}、Na^+ 和 K^+ 通道的浓度很高，但神经元电压门控通道对麻醉药的敏感性很低。然而，麻醉药直接作用在 Ca^{2+} 通道、K^+ 通道是在心脏产生麻醉效果的基础，包括负性肌力作用、负性频率作用和致心律失常作用。缺血预处理与麻醉药作用在对腺苷三磷酸（adenosine triphosphate，ATP）敏感的 K^+ 通道有关。

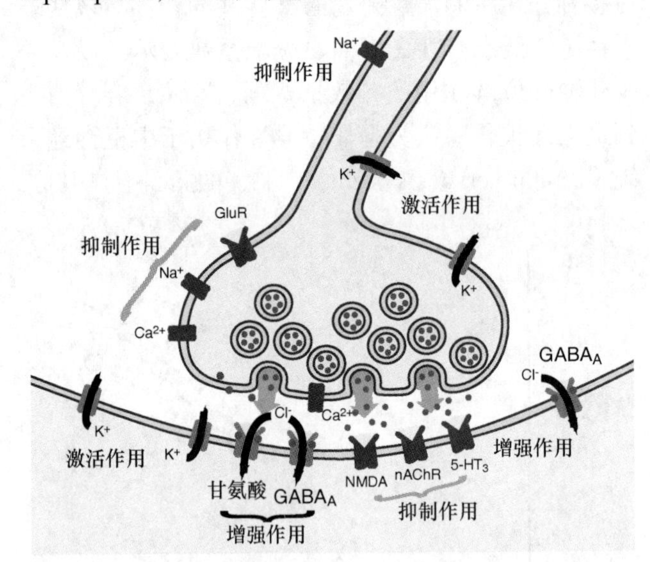

图 60-2 麻醉作用的潜在位点包括突触前部位和突触后部位（大圆形所示）。在突触前部位抑制 Ca^{2+} 进入产生动作电位的突触末端，并直接抑制神经递质囊泡释放，使突触间隙可利用的神经递质减少，减少冲动传递。在突触后部位通过调节离子通道产生作用，包括配体门控性离子通道受体。通过增强 GABA 和甘氨酸受体，增强抑制性神经传递。激活突触前或突触后双孔 K^+ 通道产生细胞超极化并降低细胞兴奋性。通过抑制谷氨酸［通过离子型谷氨酸受体（glutamate receptors，GluR），包括 NMDA 受体］、血清素（通过 5-HT 受体）或乙酰胆碱［通过神经元烟碱受体（neuronal nicotinic receptors，nAChR）］来抑制兴奋性神经传递。麻醉药对离子通道的作用是通过与跨膜蛋白上疏水袋的特殊相互作用产生的，导致蛋白质功能改变，而非直接作用在脂膜或脂质–蛋白质界面

细胞学效应

可兴奋细胞膜上离子通道的调控决定了麻醉药的效能，例如神经元。离子通道上的麻醉效能很可能是由于直接作用在跨膜蛋白疏水袋上而非作用在脂膜或脂质-蛋白质界面。

突触传递对麻醉药作用非常敏感。吸入性麻醉药增强作用在 GABA 或甘氨酸受体的抑制性神经传递，抑制作用在 NMDA 受体的兴奋性神经传递。突触传递受到突触前部位和突触后部位的影响（见图 60-2）。在突触前部位，麻醉药在很小程度上减少神经递质的释放，可能是通过减少 Ca^{2+} 进入细胞。在突触后部位，麻醉药增强抑制性电流和（或）阻断兴奋性神经传递。麻醉药也可以作用在接头外 GABA 受体和 K^+ 通道，从而调节神经元功能，导致细胞超极化，进而降低神经元兴奋性。然而，临床剂量的麻醉药不能改变突触传递过程。

中枢神经系统效应

麻醉药对不同的 CNS 结构产生抑制或兴奋作用，与其在分子和细胞水平的作用相一致。作用的不同取决于 CNS 中的抑制性或兴奋性神经核的突触传递是被阻断了还是被增强了。事实上，越来越多的应用临床浓度水平麻醉药的研究证据表明，麻醉药作用于少数 CNS 目标存在选择性机制。一般来说，麻醉药抑制脑干网状结构系统，导致意识丧失。麻醉药使手术刺激和疼痛的运动反应消失则由对脊髓的抑制作用介导。低浓度水平的麻醉药还有脊髓上的兴奋作用，产生欣快感、兴奋和反射亢进。对不同 CNS 结构的抑制性与兴奋性作用的相互影响，决定了麻醉过程中的行为和生理学改变。总之，尽管麻醉药在分子和细胞水平可能作用于不同的离子通道，但可对神经传导通路产生相似结果，例如阻断丘脑皮层传递通路，从而阻断感觉刺激向皮层传递。

推荐阅读

Campagna JA, Miller KW, Forman SA. Mechanisms of actions of inhaled anesthetics. *N Engl J Med*. 2003;348:2110-2124.

Franks NP. General anaesthesia: From molecular targets to neuronal pathways of sleep and arousal. *Nat Rev Neurosci*. 2008;9:370-386.

Franks NP. Molecular targets underlying general anaesthesia. *Br J Pharmacol*. 2006;147(Suppl 1):S72-81.

Mihic SJ, Ye Q, Wick MJ, et al. Sites of alcohol and volatile anaesthetic action on $GABA_A$ and glycine receptors. *Nature*. 1997;389:385-388.

第 61 章　影响麻醉气体摄入的因素

David P. Shapiro，MD

兰　琼　译　倪　诚　校

摄取

吸入麻醉药的溶解度、患者的心排血量及吸入麻醉药在肺泡和肺静脉之间的分压差是影响摄取和分布的三个主要因素。它们的关系用公式表示：

$$摄取 = \lambda \times Q \times \frac{P_A - P_{\bar{V}}}{P_B}$$

其中 λ 是溶解度，Q 是心排血量，$P_A - P_{\bar{V}}$ 是肺泡-静脉分压差，P_B 是大气压。

溶解度

麻醉药的溶解度用血气分配系数来表示。它反映了吸入麻醉药对血液的相对亲和力。例如，异氟烷的血气分配系数为 1.4，说明达到平衡时血液中异氟烷的浓度将是肺泡浓度的 1.4 倍。根据定义，达到平衡时虽然药物（吸入麻醉药）在血液和气相中的分压相同，但血液中含有更多的异氟烷。常用吸入麻醉药的血气分配系数见表 61-1。

表 61-1　常用吸入麻醉药 37℃时的血气分配系数

麻醉药	血气分配系数
地氟烷	0.45
氧化亚氮	0.47
七氟烷	0.65
异氟烷	1.4
恩氟烷	1.8
氟烷	2.5
乙醚	12.0
甲氧基氟烷	15.0

Modified from Eger EI II. Effect of inspired anesthetic concentration on the rate of rise of alveolar concentration. Anesthesiology. 1963；24：153-157.

血气分配系数越高，达到平衡时溶解在血液中的麻醉药量越多，麻醉起效延迟，因为诱导麻醉的不是血液中药物的总量，而是吸入麻醉药在血液中的分压，以及进一步的脑中药物分压。高血气分配系数的吸入麻醉药在分压升高到足以引起麻醉前，需要相当长的时间来"填充罐"（"fill the tank"）。由于气体迅速扩散到血液中，高血气分配系数的吸入麻醉药具有相对较低的肺泡 / 吸入气麻醉药浓度（F_A/F_I）（图 61-1），这也延缓麻醉起效。通过提供 2 ～ 4 倍最低肺泡有效浓度（minimum alveolar concentration，MAC）的吸入麻醉药（即超压）可以增加高溶解度吸入麻醉药的摄取。

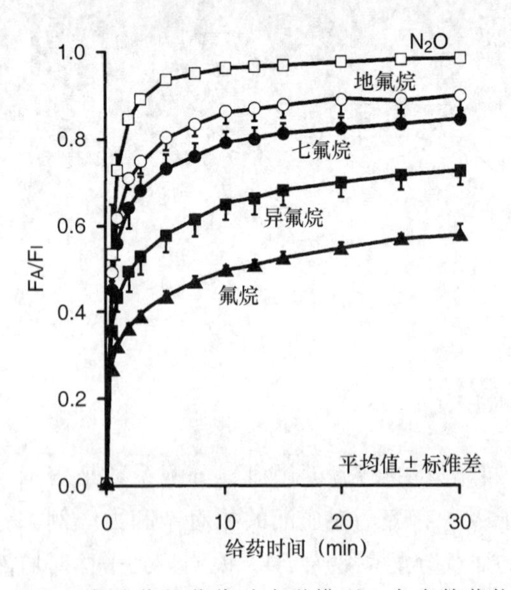

图 61-1　吸入麻醉药的药代动力学模型，大多数药物 F_A/F_I 随时间的上升速度与麻醉药的相对溶解度呈负相关。F_A/F_I 为呼吸末麻醉药浓度（F_A）与吸入麻醉药浓度（F_I）比值（平均值 ± 标准差）（From Yasuda N，Lockhart SH，Eger EI，et al. Comparison of kinetics of sevoflurane and isoflurane in humans. Anesth Analg. 1991；72：316-324.）

心排血量

心排血量增加时肺血流量增加，因此从气相中摄取的麻醉药量增加，导致肺泡麻醉药浓度与增加速度降低。改变心排血量对高溶解度麻醉药影响比较显著。组织摄取引起肺泡气-静脉麻醉药梯度。当这个梯度接近 0 并且组织完全饱和而停止摄取血液中的麻醉药时，F_A/F_I 更快地接近于 1。

心排血量减少时肺血流量减少，血液摄取的麻醉药减少，肺泡麻醉药浓度增加变快。同样，高溶解度的麻醉药受到的影响较大。低溶解度的麻醉药 F_A/F_I 在任何心排血量时升高都非常迅速，因此低溶解度的麻醉药几乎不受心排血量降低的影响。对于高溶解度药物，在麻醉导致循环抑制，药物摄取量降低从而麻醉药肺泡浓度增加，进一步抑制心排血量的过程中，存在潜在危险的正反馈。

血液中的麻醉药最早分配到血管丰富的组织（表 61-2）。血液回到肺部后不久，根据其血气分配系数，其具有与所经肺组织相应的分压。当麻醉药摄取梯度接近 0 时，药物摄取量很少，肺泡浓度升高（$P_I \sim P_A \sim P_{血液}$）。由于儿童较成人血管丰富，组织灌注更高，所以 F_A/F_I 在儿童中升高得更快，在这些患者中麻醉起效更快。

功能残气量增加导致吸入麻醉药的摄取变慢，因为吸入麻醉药需要填充的肺容积变大。增加的肺容积稀释了吸入麻醉药的浓度，因此减慢诱导速度。相反，合并功能残气量减少疾病的患者，吸入麻醉药的摄取变快。

通气 / 血流不匹配可以升高肺泡气内麻醉药分压并降低动脉血中麻醉药分压。由于与通气不良区域的血液混合，低溶解性麻醉药在动脉血内分压显著

表 61-2　组织群的特性

特性	组织群			
	血管丰富的组织	肌肉	脂肪	血管稀疏的组织
占体重的百分比（%）	10	50	20	20
灌注占心排血量的百分比（%）	75	19	6	0

From Eger EI II. Effect of inspired anesthetic concentration on the rate of rise of alveolar concentration. Anesthesiology. 1963；24：153-157.

降低。高溶解性麻醉药由于流经高通气肺泡（相对于灌注量而言）血液中所含麻醉药量增加，可以补偿流经低通气肺泡血液少摄取的麻醉药量，故通气不匹配对其在动脉血中分压的影响较小。

在正常组织灌注的情况下，左向右的心脏分流不影响麻醉药摄取。右向左分流时一部分血液不能通过肺部，从而不能摄取麻醉药。这种分流导致动脉血中麻醉药浓度上升缓慢、麻醉诱导速度减慢，麻醉药溶解性越低，受影响越大。

通气

麻醉药的动脉血中分压（arterial partial pressure，PA）影响其在大脑中的分压。麻醉气体吸入浓度和肺泡通气是影响肺泡中麻醉药浓度上升速度的两个因素，增加吸入麻醉药吸入浓度或增加肺泡通气可促进肺泡中麻醉气体的增加速度。呼气末麻醉药浓度增加速度也受浓度效应和第二气体效应影响。

浓度效应描述了如何增加一种吸入麻醉药浓度导致另一种吸入麻醉药的肺泡浓度上升更迅速。该现象包括两部分：第一个被称为“浓度效应”，第二是有效增加肺泡通气量。

吸入麻醉药被血液摄取后，肺总容积减少（即被血液摄取的气体量），因此肺内剩余麻醉药物被浓缩（即浓缩效应）。该效应受肺内气体初始浓度的影响，肺内气体初始浓度越高，该效应越显著。例如，当肺内充满 1 个单位体积（1%）N_2O 时，一半被摄取后剩余 0.5 个单位体积（0.5%）N_2O，总气体体积为 99.5 个单位体积，则剩余浓度为 0.5%（0.5/99.5）。如果同样的肺内充满了 80% 的 N_2O，一半被摄取后，则剩余的 N_2O 浓度为 67%（40/60），而不是 40%。

有效增加肺泡通气量发生在 N_2O 被血液摄取后，肺内体积减少，通过气管吸入额外气体以取代被摄取的 N_2O。这将降低吸入麻醉药浓度与肺泡麻醉药浓度的差异。如在上文第二个示例中，由于吸入气体中含有 80% 的 N_2O，N_2O 的肺泡浓度从 67% 将进一步升高至 72%。

第二气体效应

第二气体效应现象是由于大量的第一气体（通常是 N_2O）从肺泡中被吸收，通过浓度效应提高同时给予的第二气体肺泡浓度增加速度。同时，影响浓度效应的因素也是第二气体效应的决定因素。肺泡通气量的有效增加应增加所有同时吸入气体的肺泡浓度，不论其吸入浓度如何。此外，第一气体的吸收降低了总气体体积，从而增加了第二气体的浓度（图 61-2）。

第二气体的摄取比例决定了通气量增加与浓度效应的相对重要性。当第二气体被血液摄取的比例较大（即第二气体为高溶解度）时，通气量增加对提高第二气体浓度起较大的作用。当被血液摄取较少（即低溶解度）时，浓度效应则起较大的作用。

浓度效应和第二气体效应都会增快吸入麻醉诱导速度（即增加 FA/FI 增加率）。麻醉药的大量摄取（通常是 N_2O）浓缩了剩余气体，包括 N_2O（浓度效应）与第二种气体（第二气体效应）。麻醉药的大量摄取也增加了有效的肺泡通气。浓缩作用叠加肺泡通气的增加将同时增加 N_2O 和第二气体的浓度。

过度通气时输送到肺部的麻醉药量增加，FA/FI 上升速度加快。麻醉药的溶解度越大，这种变化引起 FA/FI 变化的程度越大，因为大部分高溶解度麻醉药在肺部被血液摄取。通气不足时，由于向肺部输送的麻醉气体量减少，其肺泡浓度的增加速度减慢。

尽管认可浓度效应和第二气体效应概念在教学中的价值，但 Korman 和 Mapleson 认为这些解释过于简单，因为它忽略了摄取气体的替代体积效应。2007 年，Carette 及其同事的研究表明，第二气体效应可能会持续很长时间，超过了大量 N_2O 的吸收阶

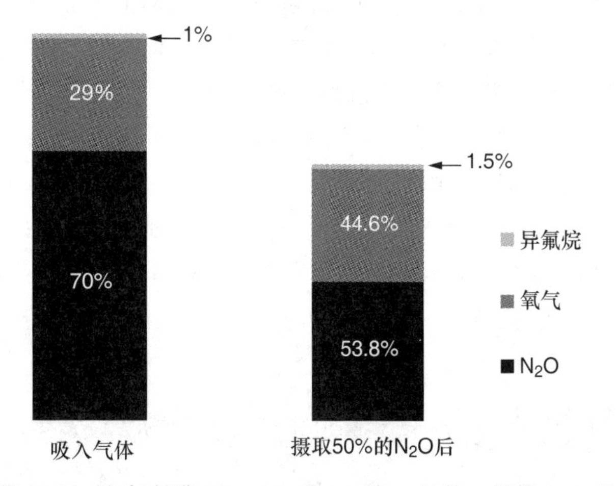

图 61-2　肺内充满 80% N_2O 和 1% 第二气体。摄取 50% 的 N_2O 后，第二气体的浓度增加至 1.5%。通过补充额外的 80% 至 1% 的混合气体来恢复肺内气体体积，第二气体浓度变为 1.4%（Reprinted，with permission，from Eger EI II. Effect of inspired anesthetic concentration on the rate of rise of alveolar concentration. Anesthesiology. 1963；24：153-157.）

段。还应指出的是，1999 年，Sun 和联合公司的一项研究报道，N_2O 在定容呼吸机控制通气模式下不影响第二种气体（恩氟烷）的肺泡或血液浓度，故作者得出第二气体效应不是有效的概念这一结论。而同年 Taheri 和 Eger 关于 N_2O 和地氟烷的研究有效地证明了浓度效应和第二气体效应的预测效果。

推荐阅读

Carette R, Hendrickx JFA, Lemmens HJ, DeWolf AM. Large volume N_2O uptake alone does not explain the second gas effect of N_2O on sevoflurane during constant inspired ventilation. *Acta Anaesthesiol Belg*. 2007;58:146.

Eger EI II. *Anesthetic Uptake and Action*. Baltimore: Williams & Wilkins; 1974.

Eger EI II. Effect of inspired anesthetic concentration on the rate of rise of alveolar concentration. *Anesthesiology*. 1963;24:153-157.

Eger EI II. Uptake and distribution. In: Miller RD, ed. *Anesthesia*. 5th ed. Philadelphia: Churchill Livingstone; 2000:74-95.

Korman B, Mapleson WW. Concentration and second gas effects: Can the accepted explanation be improved? *Br J Anaesth*. 1997;78:618-625.

Mapleson WW, Korman B. Concentration and second-gas effects in the water analogue. *Br J Anaesth*. 1998;81:837-843.

Stoelting RK, Eger EI II. An additional explanation for the second gas effect: A concentrating effect. *Anesthesiology*. 1969;30:273-277.

Sun X, Su F, Shi YQ, Lee C. The "second gas effect" is not a valid concept. *Anesth Analg*. 1999;88:188-192.

Taheri S, Eger EI II. A demonstration of the concentration and second gas effect in humans anesthetized with nitrous oxide and desflurane. *Anesth Analg*. 1999;89:774-780.

Yasuda N, Lockhart SH, Eger EI, et al. Comparison of kinetics of sevoflurane and isoflurane in humans. *Anesth Analg*. 1991;72:316-324.

第 62 章　最低肺泡有效浓度

Anna E. Bartunek，MD

兰　琼　译　倪　诚　校

大多数药物的给药剂量是基于患者的体重。然而，对于吸入麻醉药，药物剂量和患者体重与药物作用强度无关。因此，用于量化麻醉所需的吸入麻醉药剂量的方法已经被制定出来。最低肺泡有效浓度（minimum alveolar concentration，MAC）是指在 1 个大气压下使 50% 的患者对切皮刺激无体动反应的肺泡内吸入麻醉药的稳态浓度。

已确定不同年龄组、不同条件下所有吸入麻醉药的 MAC 值（表 62-1），以比较不同吸入麻醉药的麻醉强度。MAC 值与麻醉药的强度和脂溶性（Meyer-Overton 理论）呈负相关。MAC 与半数有效量 ED_{50} 相似。

与最低肺泡有效浓度相关的重要概念

肺泡浓度

吸入麻醉药的 MAC 值用其在稳定状态下肺泡浓度的百分比表示，应近似于在麻醉期间连续测量的呼气末浓度。吸入麻醉药的肺泡分压是其在肺泡中的分压。肺泡混合气体所有组分的分压总和等于总环境压力，即 1 个大气压或海平面上的 760 mmHg。

稳定状态

在平衡状态下，呼气末浓度接近肺泡浓度，而

表 62-1　760 mmHg 环境压力下吸入麻醉药的 MAC 和 MAC_{awake}

	异氟烷	地氟烷	七氟烷	N_2O	氙气
同时吸入 O_2 时的 MAC（vol%）	1.3	6.0	2.1	105	71
同时吸入 70%N_2O 和 30%O_2 时的 MAC（vol%）	0.6	2.5	0.7	—	—
MAC_{awake}（vol%）	0.4	2.4	0.6	71	33
同时吸入 O_2 时的 MAC（mmHg）	9.7	45.6	15.6	798	540

肺泡浓度又近似于中枢神经系统麻醉作用部位的麻醉药浓度。呼气末、肺泡、血液和脑部麻醉药分压相等时达到平衡状态。基于现代吸入麻醉药的高脑血流量和低血液溶解度的特点，在呼气末浓度保持恒定 10 ～ 15 min 后达到平衡状态。例如，如果在海平面和呼气末 N_2O 平衡浓度为 60%，则其在肺泡、血液和脑中的分压等于 0.6 个大气压或 456 mmHg。

环境压力

MAC 值通常是指 1 个大气压时的肺泡麻醉药浓度百分比。在海平面处测定，或者在更高的海拔处测量后校正至海平面水平。人们必须记住，麻醉药的强度和摄取与其分压直接相关（见表 62-1）。与海平面相比，海拔越高，相同浓度的吸入麻醉药肺泡分压越低，导致麻醉效应降低。新式的可变旁路蒸发器补偿了这种效应，因为尽管刻度盘以“百分比”标记，但分压是实际确定的。在压力为海平面一半的高度处，设置为 1% 的可变旁路蒸发器将提供 2%，使得所输送的麻醉剂的实际分压是相同的。

表 62-2　药理和生理因素对最低肺泡有效浓度（MAC）的影响

MAC 下降	MAC 上升
药物	
阿片样物质	抑制儿茶酚胺再摄取（苯丙胺、麻黄碱）
苯二氮䓬类	
巴比妥类	
丙泊酚	
氯胺酮	
α_2 激动剂	
静注局部麻醉药	
酒精	
急性酒精摄入	慢性酒精滥用
生理因素	
1 岁以上患者年龄增加	小于 6 个月婴儿的月龄增加
妊娠	
病理因素	
低温	高温
严重低血压	甲状腺功能亢进
严重低氧血症	中枢神经系统细胞外 Na^+ 的增加
严重贫血	
急性代谢性酸中毒	
脓毒症	
遗传因素	
没有建立*†	与红发相关的基因型

* 性别不会改变 MAC，除日本老年女性的 MAC 可能会较男性略低。
† 尚无数据比较不同种族的 MAC

例如，在海平面处，气压为 760 mmHg，药物分压为 7.6 mmHg；在大气压为 380 mmHg 的高度，设置为 1% 的可变旁路蒸发器实际将提供 2% 的药物（380 mmHg 的 2% ＝ 7.6 mmHg 蒸气分压）。

刺激

切皮是用于确定人体中 MAC 的标准刺激。随着刺激强度降低，相应的 MAC 值也会降低，刺激强度：气管插管＞切皮＞强直刺激＞喉镜检查＞斜方肌挤压试验＞声音指令。

反应

麻醉效能的经典测试中，阳性反应是头部或四肢肌群的运动。其他反应包括按指令睁眼或对伤害刺激的交感肾上腺素反应（血压和心率增加）（见本章下文）。

最低肺泡有效浓度的测定

人体中测定 MAC 值可以通过给予吸入麻醉药（载体气体为 O_2），达到目标呼吸末浓度并稳定 15 min，开始切皮并观察患者是否存在体动，须在一组患者中用此法进行测试，以确定允许和阻止患者运动的麻醉药浓度范围。4 名或更多患者中，在麻醉药的平均肺泡浓度之下，应用该组患者对手术刺激产生阳性反应的百分比作图，并通过这些对应点绘制最佳拟合线，从而获得半数受试者切皮时发生体动的浓度，即 MAC。另一种方法是通过非线性回归分析法分析呼吸末吸入麻醉药浓度与无反应概率间的关系，进而生成典型的剂量-反应曲线，通过对应于 50% 无反应概率的浓度估计 MAC 值。

剂量-反应关系

剂量-反应曲线可推断出 95% 的患者对有害刺激没有体动反应时的麻醉药浓度。虽然 ED_{95} 似乎更具有临床价值，但很少用来描述麻醉效能。吸入麻醉药的剂量-反应曲线陡峭，1 MAC 阻止 50% 的患者骨骼肌运动，1.3 MAC 阻止 99% 的患者体动（ED_{99}）。不同吸入麻醉药的剂量-反应曲线是平行的，意味着它们具有共同的机制或作用部位。MAC 值是可相加的支持这一观察结果。若同时给予 0.7 MAC 的 N_2O 与 0.7 MAC 异氟烷，则产生 1.4 MAC 麻醉效果。

影响最低肺泡有效浓度的因素

许多生理和药理学因素、疾病状态和环境可能会改变麻醉敏感度，因此可以提高或降低 MAC（表 62-2）。并非所有的潜在机制都已明确，如妊娠期间 MAC 减少、红发者的 MAC 增加。然而，麻醉剂量似乎与脑代谢率相关，降低脑代谢率的因素（体温、年龄、严重缺氧、低血压、各种药物）可降低 MAC。

MAC 与年龄相关（图 62-1）。3 ～ 6 个月的婴儿 MAC 值最高。对于 1 岁以上的患者，每增长 10 岁，MAC 下降 6% ～ 7%。MAC 随着温度的降低而线性降低，体温下降 1℃可减少 4% ～ 5% 的麻醉药量。麻醉持续时间、大于 50 mmHg 的动脉血压、性别和体重等因素不影响 MAC。

阻断各种伤害刺激反应的麻醉药剂量

经典的 MAC 值可以衡量抑制切皮期间体动的麻醉药剂量，针对不同类型临床刺激的吸入麻醉药最佳浓度已经确定，如喉镜检查、气管插管、喉罩置入、喉罩去除和拔管。不同的 MAC 常用经典 MAC 值的倍数或分数表示，MAC_{awake} 是半数患者按指令睁眼时的吸入麻醉药的浓度，是吸入麻醉药催眠效能的指标。对 MAC_{awake} 的认识有助于防止术中知晓。异氟烷、地氟烷和七氟烷的 MAC_{awake} 约为 MAC 的 1/3，N_2O 和氙更高（见表 62-1）。不同麻醉剂中 MAC 与 MAC_{awake} 的比例差异可反映不同的作用机制。随着年龄的增加，MAC_{awake} 与 MAC 值共同减少。抑制中枢神经系统活性的药物（如芬太尼和可乐定）可以减少 MAC_{awake}。

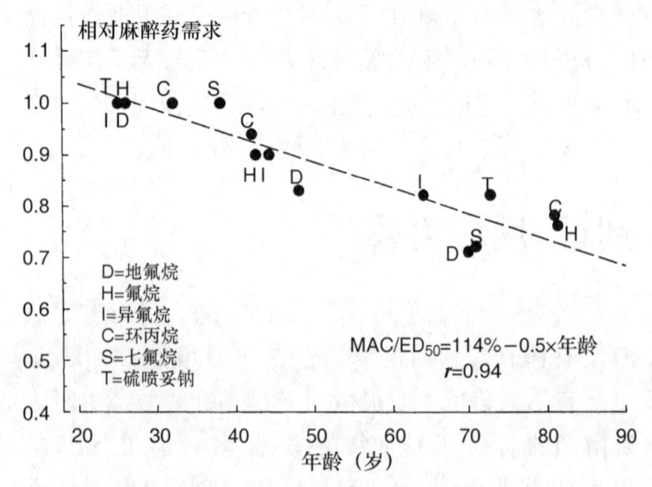

图 62-1 随着年龄的增长，麻醉药需求量减少。吸入麻醉药与静脉药物分别用最低肺泡有效浓度（MAC）和半数有效量（the relative median effective dose，ED_{50}）表示（From Muravchick S. Anesthesia for the elderly. In：Miller RD，ed. Anesthesia. 5th ed. Philadelphia：Churchill Livingstone；2000：2140-2156.）

阻止 50% 的患者切皮时的交感肾上腺反应或心血管反应所必需的 MAC 值被称为 MAC_{BAR}。

然而，不同的伤害性刺激导致不同程度的血液动力学反应，插管比切皮刺激更大。手术中交感神经刺激和血液动力学反应（心率和血压升高）的预防在冠心病患者中尤其重要。MAC_{BAR} 通常比 MAC 值大得多。这为临床医生制造了一个难题：在强手术刺激期间施用 MAC_{BAR} 以产生可接受的血液动力学反应，但在刺激小时将导致难以接受的低血压。阿片类药物（即使是小剂量）和 N_2O 显著降低了 MAC_{BAR}。该作用是 N_2O 和阿片类药物经常与卤化麻醉剂共同施用作为“平衡”麻醉药的原因。

50% 的个体允许喉镜检查（LS）、插管（IT）和喉罩插入（LMI）的麻醉药浓度定义为 MAC_{LS}、MAC_{IT} 和 MAC_{LMI}。MAC_{IT} 值约为 1.3 MAC。目前对七氟烷的 MAC_{IT} 和 MAC_{LMI} 已进行了广泛研究，因为吸入七氟烷经常用于小儿麻醉诱导。

临床相关性

根据定义，单独使用 1 MAC 吸入麻醉药不足以提供足够的麻醉深度，因为一半的患者将在切皮时体动。然而，MAC 成为比较不同吸入麻醉药效能的主要指标。因此，吸入麻醉药的使用剂量通常以 MAC 的倍数或分数来表示。几种气体分析仪将吸入药物的呼气末浓度转换为 MAC 值，显示器可根据年龄和体温进行调整，或者假定为默认状态（小于 40 岁和正常体温）。

由于存在大量影响 MAC 的已知 / 未知因素（见表 62-2），个体间麻醉药需要量差别很大。因此，要点在于，MAC 是所选群体的平均值，而不是每个个体的绝对值。

推荐阅读

Eger EI II. Age, minimum alveolar anesthetic concentration, and minimum alveolar anesthetic concentration-awake. *Anesth Analg*. 2001;93:947-953.

Eisenkraft JB. Anesthesia delivery system. In: Longnecker DE, Brown DL, Newman MF, eds. *Anesthesiology*. New York: McGraw-Hill; 2008:767-820.

Forman SA, Mashour GA. Pharmacology of inhalational anesthetics. In: Longnecker DE, Brown DL, Newman MF, eds. *Anesthesiology*. New York: McGraw-Hill; 2008:739-766.

Quasha AL, Eger EI, Tinker JH. Determination and applications of MAC. *Anesthesiology*. 1980;53:315-334.

Zbinden AM, Petersen-Felix S, Thomson DA, et al. Anesthetic depth defined using multiple noxious stimuli during isoflurane/oxygen anesthesia. II. Hemodynamic responses. *Anesthesiology*. 1994;80:261-267.

第 63 章　心内分流对吸入诱导的影响

David J. Cook，MD，Eduardo S. Rodrigues，MD
李　岩　译　倪　诚　校

心内分流可改变吸入麻醉药的诱导速率。这种改变取决于分流的方向和大小，以及所使用的麻醉药的溶解度。

麻醉诱导是三个因素相互平衡所体现出来的功能状态：麻醉药进入肺并与肺泡内气体达平衡的速率（取决于潮气量、呼吸频率、麻醉药吸入比例及功能残气量），麻醉药由肺内转运到动脉血内的速率，以及麻醉药的血脑转移速率：

$$P_A \longleftrightarrow P_a \longleftrightarrow P_b$$

其中 P_A 为吸入麻醉药肺泡分压，P_a 为吸入麻醉药动脉分压，P_b 为吸入麻醉药脑分压。$P\bar{v}$ 为吸入麻醉药的混合静脉分压。

心脏分流主要改变肺动脉血对麻醉药的摄取速率。从肺泡内摄取麻醉药的主要决定因素包括麻醉药的血气分配系数、心输出量及麻醉药的肺泡与混合静脉分压差（$P_A - P\bar{v}$）。

血气分配系数是麻醉药在血液与肺泡气体之间达到平衡时的分配比率（相对溶解度）。对于溶解度高的麻醉药，在其被吸收入血达到麻醉所需要的饱和浓度之前，通常会在血液中经过若干次传递。与不能溶解的药物相比，溶解度高的药物通常需要更长的诱导时间（见下文的讨论）。假设通气情况与吸入麻醉药比例不发生改变并维持正常的组织灌注，诱导速率主要取决于麻醉药的溶解度与有效肺泡血流。

右向左分流

伴随着右向左分流，心输出量的一部分并没有进入到肺内，由此导致在单位时间内，较少的麻醉药从肺泡转移到体循环血液中，这就造成了麻醉诱导时间延长。不溶性药物的诱导速率与分流的程度成正比（即分流越大，诱导越慢）。而对于可溶性药物，分流的影响则不是那么明显。以乙醚为例，其血气分配系数为 12，1 L 血液所吸收的药物量是 1 L 空气所吸收药物量的 12 倍，若通气量为 5 L/min，应用 10% 乙醚，则每分钟内将会有 500 ml 乙醚进入到肺泡内。平衡状态下，整体血容量至少要吸收 6 L 乙醚才能达到平衡状态。在这种情况下，由于只有 0.5 L 乙醚进入到了肺泡内，通气将会减慢诱导速率。6 L 乙醚进入到肺泡内大约耗时 12 min，如果存在 50% 右向左分流的情况下，肺血流量仅为 2.5 L（正常 5 L/min 的一半），肺血流量仅能摄取 0.5 L 的乙醚。

然而，对于难溶性麻醉药（例如 N_2O，血气分配系数为 0.47），假设使用 50%N_2O 以 5 L/min 通气，则每分钟被输送至肺泡的 N_2O 为 2.5 L。在达到平衡前，总体血流量将摄取 1.25 L 的 N_2O。如果患者合并有 50% 分流，2.5 L 流经肺部的血流量可以摄取 1.25 L 的 N_2O，然后这部分 N_2O 与绕过肺的 2.5 L 血流相混合，N_2O 浓度变为 0.625 L。麻醉诱导的时间将至少延迟 2 倍。

这些例子表明，对于乙醚等溶解度较高的麻醉药，其摄取主要受限于通气量。对于 N_2O 等溶解度较低的麻醉药，其摄取主要受限于血流量。因此，分流对于溶解度较低的麻醉药的影响更加显著（图 63-1 和 63-2）。

左向右分流

假设全身系统血流正常，左向右分流并不会导致诱导速率显著改变。如果由于分流导致组织灌注减少，则单位时间内运输至大脑的麻醉药减少，诱导初始阶段变缓。通常，心输出量增加代偿分流，血管的局部调控维持脑灌注并减轻分流的影响（图 63-3）。

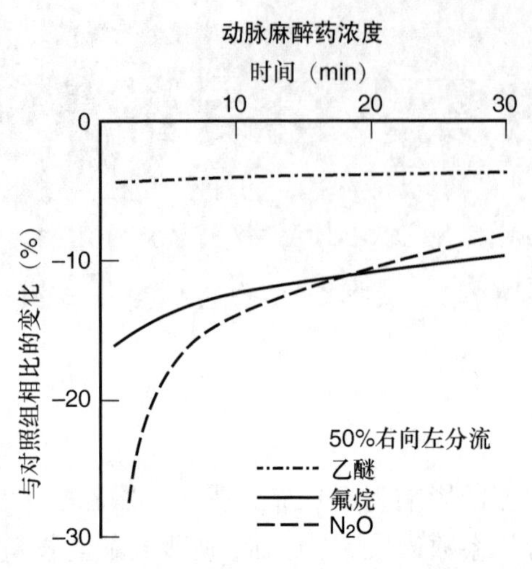

图 63-1 与对照组相比，50% 右向左分流情况下，三种不同溶解度的吸入麻醉药（乙醚、氟烷、N_2O）动脉-吸入浓度比率（F_A/F_I）的降低（From Tanner G. Effect of left-to-right，mixed left-to-right，and right-to-left shunts on inhalation induction in children：A computer model. Anesth Analg. 1985；64：101-107.）

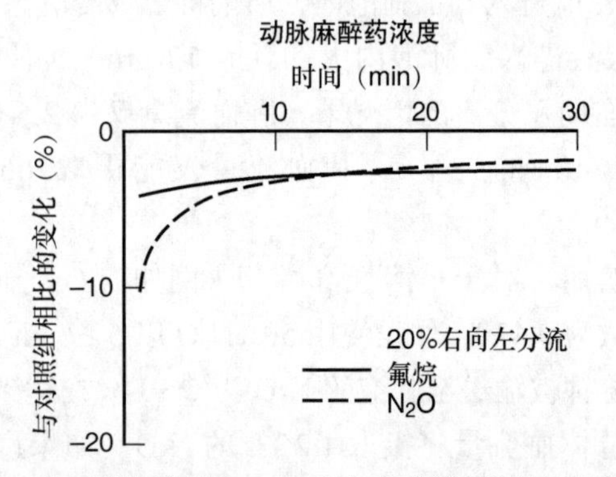

图 63-2 与对照组相比，20% 右向左分流情况下，两种不同溶解度麻醉药（氟烷和 N_2O）F_A/F_I 的降低（From Tanner G. Effect of left-to-right，mixed left-to-right，and right-toleft shunts on inhalation induction in children：A computer model. Anesth Analg. 1985；64：101-107.）

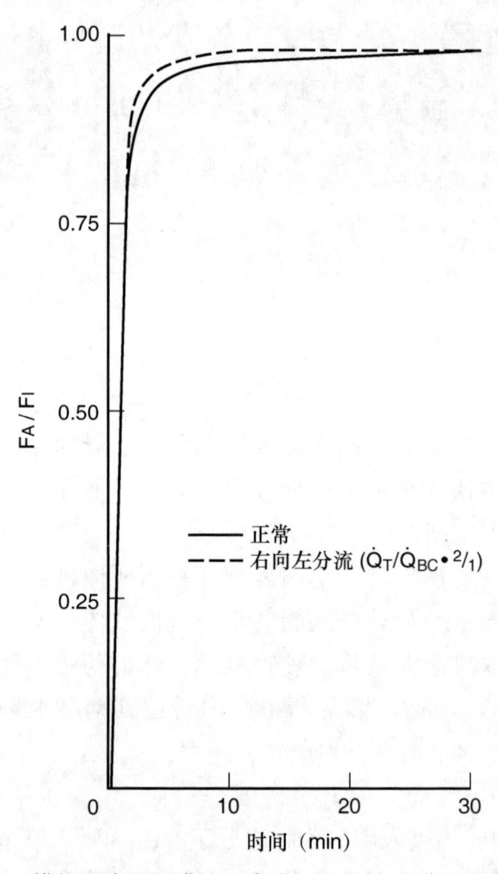

图 63-3 模拟正常组织灌注和存在 50% 左向右分流两种情况下，N_2O 的 F_A/F_I 情况。模拟正常情况时，$\dot{Q}_{BC}=3.0$ L/min，$\dot{Q}_T=3.16$ L/min，$\dot{Q}_{LR}=0.16$ L/min，$\dot{Q}_S=0.16$ L/min。模拟存在 50% 从左向右分流时，$\dot{Q}_{BC}=3.0$ L/min，$\dot{Q}_T=6.0$ L/min，$\dot{Q}_{LR}=3.0$ L/min，$\dot{Q}_S=0.3$ L/min。$\dot{Q}_{BC}$，血流灌注房室模型；$\dot{Q}_T$，总心输出量；$\dot{Q}_{LR}$，左向右分流；$\dot{Q}_S$，右向左分流（From Tanner G. Effect of left-to-right，mixed left-to-right，and right-to-left shunts on inhalation induction in children：A computer model. Anesth Analg. 1985；64：101-107.）

混合型分流（右向左和左向右）

在左向右分流合并右向左分流的情况下，由于有效肺血流量增加，可以削减左向右分流导致的麻醉诱导变缓。

推荐阅读

Eger EI II. *Anesthetic Uptake and Action*. Baltimore: Williams & Wilkins; 1974.

Tanner G. Effect of left-to-right, mixed left-to-right, and right-to-left shunts on inhalation induction in children: A computer model. *Anesth Analg*. 1985; 64:101-107.

第 64 章　吸入麻醉药

Bradley Anderson，MD，Michael J. Murray，MD，PhD
李　岩　译　倪　诚　校

吸入麻醉药是现代麻醉发展的基石，在现代医学发展史上为手术的发展铺平了道路。现今在美国主要使用的四种吸入麻醉药是：N_2O、异氟烷、七氟烷、地氟烷。它们都有各自不同的药代动力学和药效动力学特点，因此可在不同的情况下使用。

N_2O 在室温下为无色气体，最初用于 19 世纪的牙科，被称为笑气。现在已经不常用，其应用通常是与其他麻醉药复合而不是单独使用。

地氟烷、七氟烷和异氟烷是全氟化吸入麻醉药。与之前所应用的乙醚等吸入麻醉药相比，它们的可燃性以及大分子稳定性降低。地氟烷和七氟烷的诱导和起效时间分别位居第一和第二位（由于它们的血液溶解度低），逐渐取代了之前所应用的吸入麻醉药。

药代动力学

药物的药代动力学是指药物在体内的吸收、分布、排泄和代谢机制。对于吸入麻醉药，其吸收主要是通过肺泡在肺内完成。当这些药物被吸入时，其暴露于丰富的肺血管（即肺毛细血管床），并被吸收和分布。中枢神经系统内的吸入麻醉药分压（P_{CNS}）与药物动脉血氧分压（Pa）成正比，而 Pa 又与平衡状态下药物的肺泡分压（P_A）成正比。因此，在平衡状态下，P_{CNS} 与 P_A 成正比。

摄取

麻醉药从肺部摄取到血液中主要依赖于三个因素（不包括浓度和第二气体效应）（框 64-1）。第一个因素是肺泡-混合静脉分压差 $P_{(A-\bar{V})}$；其次是麻醉药在血液中的溶解度，指的是血气分配系数（λ）；最后是心输出量（CO）。根据这些影响因素，应用一个简单的方程就可以帮助我们来判断任何一种给定的麻醉药物的摄取情况。从这个方程中可以很清楚地看到，任一因素的增加都可以导致对麻醉药的摄取增加：

$$摄取 = P_{(A-\bar{V})} \times \lambda \times CO$$

框 64-1　影响麻醉药摄取进入血液系统的因素

- 肺泡-静脉分压差
- 麻醉药在血液中的溶解度
- 心输出量

排泄

吸入麻醉药的排泄依赖于肺泡通气情况以及尿和胃肠道的代谢副产物。在这一过程中，随着通气量的增加，麻醉药从体内排出的量也随之增加。吸入麻醉药的代谢机制复杂多变，因此，其对于 P_A 的下降速率也会有不同的影响。对于代谢率高的麻醉药，尽管肺泡通气量并没有对吸入麻醉药的代谢起到明显的作用，但仍然是其代谢的主要方式。

分布

体内的组织的相对血流量在分布上差别很大。灌注量较大的组织主要包括大脑、心脏、肝和肾，这些器官被归为血管丰富组。虽然血管丰富组仅占总体重的 10%，但这些器官获得心输出量的绝大部分血液。肌肉和脂肪组织则根据它们各自的血流量分布相应排在第二和第三位。这些组织尽管在体重的总组成中占了绝大部分，但只获得了心输出量的一小部分。

最低肺泡有效浓度

最低肺泡有效浓度（minimum alveolar concentration，MAC）指的是 50% 的患者对手术刺激无体动时的吸入麻醉药浓度，表示为麻醉药的分压与大气压相比所显示的百分比。更简单地说，如果异氟烷的 MAC 在海平面水平是 1.14，那么在稳定状态下的异氟烷的分压则是 0.0114×760 mmHg，为 8.66 mmHg。N_2O 的 MAC 是 104，则局部压力是 790.4 mmHg，其只能在高压条件下获得。通过使用这一定义，可以使用 MAC 的倍数（例如，0.5、1、1.2）来比较给定浓度吸入麻醉药的麻醉效果。由于吸入麻醉药的局部压力取决于药物、海拔高度和其他多种因素，它们的差别很大，比较其 MAC 则更为容易。

正如 MAC 可以用来判断是否对手术刺激有无反应，MAC 也可以判断麻醉深度。例如，可以防止语言反应及自主反射的 MAC。MAC 的标准差约为 10%，因此，1.2 MAC 是抑制 97% 的患者对手术刺激产生体动反应的浓度。

当氟化烃类药物与 N_2O 结合使用时，它们的 MAC 则会叠加。例如，如果一名患者吸入 0.75 MAC 的 N_2O，则仅需 0.25 MAC 的第二种吸入麻醉药（如异氟烷）就能实现其 1 MAC 所能达到的效果。

血气分配系数

λ 指的是吸入麻醉药在血中与气体中相比较的相对溶解度（表 64-1）。简单地说，它表示的是吸入麻醉药在血液中和气体中达到平衡状态时，血液和气体中的浓度之比。可溶性麻醉药或那些具有高 λ 值的麻醉药在血液中的浓度要高于在气体中的浓度。因此，对于可溶性麻醉药，在血液相与气体相达平衡时，大量分子被吸收到血液中，导致 P_A 上升较慢。

λ 指出了麻醉药在血液与气体中的相对溶解度，组织-血液系数则用来表明麻醉药在体内组织与血液中的相对溶解度。具有高组织-血液系数的组织（如脂肪）需要吸收更多的麻醉药才能达到与血液中麻醉药的相对平衡。

表 64-1 吸入麻醉药的药理特性

特性	吸入麻醉药			
	N_2O	地氟烷	七氟烷	异氟烷
分子量	44.02	168.04	200.05	184.5
MAC	104	6.0	2.05	1.14
分配系数				
血-气	0.47	0.42	0.63	1.4
脑-血	1.1	1.3	1.7	1.6
肌肉-血	1.2	2.0	3.1	2.9
脂肪-血	2.3	27	48	45

MAC，最低肺泡有效浓度

浓度效应和第二气体效应

当吸入麻醉药联合使用时，会出现两种现象——浓度效应和第二气体效应。当 N_2O 与其他吸入麻醉药联合使用时，吸入的 N_2O 浓度越高，N_2O 和其他气体的肺泡浓度越接近其各自的吸入浓度（P_I 浓度效应）（图 64-1）。例如，与吸入 60% N_2O 的患者相比，吸入 80%N_2O 患者的 P_a/P_I 升高更快。当 N_2O 从肺泡进入肺毛细血管后，解剖无效腔（例如支气管）中的气体将进入肺泡中，这会导致吸入麻醉药的肺泡浓度上升更快（第二气体效应）。

分流

右向左分流可以减少诱导期麻醉药 P_A 的升高速

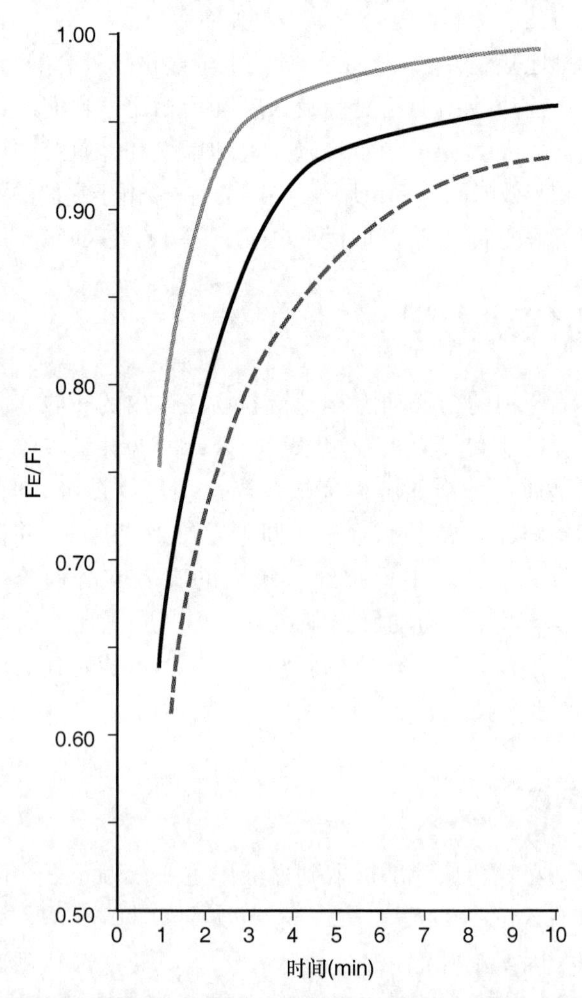

图 64-1 浓度效应。随着吸入 N_2O 浓度增加，呼气末浓度（F_E）与吸入浓度（F_I）比值的上升速率增加。虚线、黑实线和灰线分别对应 10%、50% 和 85% 的浓度（From Eger EI. Effect of inspired anesthetic concentration on the rate of rise of alveolar concentration. Anesthesiology. 1963；24：153-157.）

率。这种延迟主要是因为部分静脉血没有经过肺循环接触到吸入麻醉药就直接返回左心。因此，心脏的右向左分流会降低吸入麻醉药的诱导效率。

心脏左向右分流将混合了吸入麻醉药的肺血再次返回到肺循环。结果，较少量的吸入麻醉药从肺泡扩散到毛细血管血液。从临床角度看，如果只存在左向右分流，诱导效率将不受影响。然而，当同时存在右向左和左向右心脏分流时，根据分流的解剖位置和大小，左向右分流也可能会影响麻醉诱导时间。右向左分流对麻醉诱导时间的影响可被左向右分流抵消，因为来自右侧的吸入麻醉药不饱和的血液进入左侧后有机会再返回右侧，从而再次进入肺循环，摄取吸入麻醉药。

肺泡-混合静脉分压差

P_A 与混合静脉血返回肺部的气体分压（$P\bar{v}$）之间的关系称为肺泡-混合静脉分压差，即 $P(A-\bar{v})$。在诱导期间，$P(A-\bar{v})$ 是最高的，血液中尚未出现麻醉药，这时吸入麻醉药会使 P_A 增加，从而导致较大的 $P(A-\bar{v})$。随着时间的延长，肺泡中的吸入麻醉药分布于肺泡毛细血管，直到最终回流到肺部的血液也携带一些麻醉药，导致较小的 $P(A-\bar{v})$。随着麻醉药进一步分布于人体其他不同组织，$P\bar{v}$ 会进一步增高，由于 $P(A-\bar{v})$ 的下降，肺泡-毛细血管表面的麻醉药剂量逐步下降。麻醉药摄取的减少使得随着时间的推移，麻醉药的追加量可以逐渐减少。

心输出量对药物摄取和释放的影响

心输出量在吸入麻醉药的摄取和诱导时间中起主要作用：吸入麻醉药的摄取与心输出量成正比。随着心输出量的增加，单位时间内被输送到肺毛细血管床中的血液增加，随着血液中的麻醉药浓度增高，药物浓度增加的速率会减慢，肺泡内的压力（P_a）也会减小。同样道理，患者的心输出量增加时，即使有更多的麻醉药被吸收，这些药物也会溶解在更大容积的血液里，导致 P_a 减小（进而 P_{CNS} 减小）。在低心输出量的患者中，情况则相反，血液经过肺循环的时间更长，使得麻醉药与较小容积的血液平衡，肺泡中的麻醉药更快达到平衡状态。因为药物的 P_A 更快达到平衡，血液的 P_a 也可以快速达到平衡，当这部分血液被输送到组织时，会使 P_{CNS} 的升高更快。

推荐阅读

Eger EI, Saidman LJ. Illustrations of inhalation anesthetic uptake, including intertissue diffusion to and from fat. *Anesth Analg*. 2005;100:1020-1033.

Eger EI, Stoelting RK. An additional explanation for the second gas effect: A concentrating effect. *Anesthesiology*. 1969;30:273-277.

Giorgio T. Inhalation anesthetics: A review. *Minerva Anesth*. 2010;75:215-228.

第 65 章　氧化亚氮

Renee E. Caswell，MD

王丽薇　译　倪　诚　校

氧化亚氮（N_2O）是一种无色、无活性、无味的气体，不可燃，但同氧气一样助燃。它相对不可溶，血气分配系数为 0.47，在临床应用的吸入麻醉药中最低，最低肺泡有效浓度为 104%。N_2O 最常用的浓度为 50% ～ 70%，常作为其他更强效的吸入麻醉药或静脉麻醉药的辅助用药。N_2O 没有肌肉松弛作用，但有镇痛作用，已用于临床麻醉实践 150 多年。尽管有如此长时间的使用记录，但由于可影响维生素 B_{12} 的活性进而影响细胞功能，扩张或者增加气体腔隙压力，影响胚胎发育，导致术后恶心呕吐，N_2O 的应用仍存在争议。

全身作用

呼吸系统

N_2O 可降低自主呼吸患者的潮气量而增加其呼吸频率，并且降低呼吸系统对 CO_2 和低氧的反应。

中枢神经系统

虽然 N_2O 不是一种强效的麻醉剂，但是具有很好的镇痛作用。浓度 35% 能发挥其最大的镇痛作用；当增加 N_2O 的浓度到 75%，50% 的患者会失去意识。浓度高于 60% 可以增加脑血流并增加颅内压。

心血管系统

与其他的吸入麻醉药相比，N_2O 的心血管作用较弱。轻微的心肌抑制作用通常由于交感兴奋作用的抵消而不被察觉。复合使用阿片类药物可以阻断 N_2O 的拟交感作用，因此当 N_2O 复合使用阿片类药物时，可以观察到其轻微的循环抑制。尽管有理论支持，但对于肺动脉高压患者，大多数心血管麻醉医师避免使用 N_2O，主要考虑其拟交感作用可能会增加肺血管的阻力。

代谢

N_2O 主要通过肺以原形排出，只有一少部分通过皮肤扩散或者肠道代谢。

术后恶心和呕吐

N_2O 可能会增加术后恶心呕吐的发生率。在 ENIGMA 试验（评估 N_2O 在麻醉混合气体中作用的一项随机对照试验）中，术后 24 h 内严重恶心呕吐的发生率从 N_2O 组的 23% 降低为不使用 N_2O 组的 10%。结果与其他研究一致。

毒性

N_2O 可通过氧化维生素 B_{12} 的钴元素激活甲硫氨酸合成酶。甲硫氨酸合成酶是一种普遍存在的细胞质酶，在 DNA、RNA、髓鞘、儿茶酚胺等的合成中起重要作用。甲硫氨酸合成酶活性降低可以造成基因及蛋白的畸变。通过肝组织活检发现，使用 70% N_2O 45 ～ 90 min 可使甲硫氨酸合成酶活性降低 50%。

血液和免疫毒性

甲硫氨酸合成酶活性抑制可能造成巨幼细胞贫血。重症患者使用 2 ～ 6 h 的 N_2O 可以引发骨髓巨幼红细胞性改变。由于 20% 的老年患者钴元素缺乏，所以老年患者更容易出现这种并发症。N_2O 也可通过降低中性粒细胞趋化性以及黏膜纤毛的运输而造成免疫系统的损害。多中心的 ENIGMA 试验证实，与 70% N_2O 相比，高浓度 O_2（80%）术后有益。差异包括伤口感染率、发热、肺炎以及肺不张。但这种差异的造成是由于吸入高浓度的 O_2、未使用 N_2O 还是两者均存在，目前尚不清楚。

职业暴露

回顾性的流行病学研究发现，在手术室工作的女性有较高的自然流产率。大多数职业暴露研究早于净化和手术室通风的现代应用。N_2O 的职业暴露极限是 25 ～ 50 ppm，职业暴露极限时间的加权平均值是 8 h。对于 N_2O 暴露的胎儿毒性或者基因毒性作用，尚无明确的因果关系证据。

神经毒性

神经性损伤可见于钴铵素缺乏的患者，但这种损伤可在几周后消失。另外，未知的维生素 B_{12} 缺乏的患者在接受 N_2O 麻醉后 2 ～ 6 周被诊断为脊髓神经病。N_2O 滥用者可表现为精神状态改变、感觉异常、共济失调以及大腿无力和强直。尚无实验数据证明术后认知功能障碍与 N_2O 使用有关，尽管麻醉暴露是一个可能的危险因素。

心肌影响

N_2O 的使用可增加围术期心肌损伤风险。这些风险被认为与同型半胱氨酸（高半胱氨酸）水平增加有关。尚需要进一步研究来阐明 N_2O 对围术期心脏事件的影响。

N_2O 与封闭空间

N_2O 可以在密闭的空间弥散，造成一些严重的临床后果。虽然与其他麻醉药相比相对不溶，N_2O 的可溶性仍是 N_2 的 30 倍。N_2O 的血-气分配系数是 0.47，N_2 是 0.015。N_2O 弥散很快，而 N_2 弥散较慢。因此，在一定的分压下，更多的 N_2O 可以被移至一个密闭的气体空间。气体空间将会扩张，在可扩张空间增加体积，不可扩张空间增加压力，或者两种效果混合出现。

在顺应好的空间增加体积

可导致的最大体积改变与呼气末 N_2O 的浓度相关（图 65-1）：

改变体积（%）＝肺泡 N_2O 浓度 /1 －肺泡 N_2O 浓度

肺泡 N_2O 浓度 50%：$\frac{0.5}{1-0.5}$＝体积增加 100%

肺泡 N_2O 浓度 80%：$\frac{0.8}{1-0.8}$＝体积增加 400%

固定的空间增加压力

压力的最大改变与肺泡内 N_2O 的局部压力相关：

肺泡 N_2O 浓度 50%：压力增加 0.5 atm

肺泡 N_2O 浓度 75%：压力增加 0.75 atm

这些原则适用于任何麻醉性气体，但由于 N_2O 溶解度低、应用浓度高，所以临床关系更密切（比如，异氟烷由于使用浓度为 1% ～ 2%，对密闭的空间没有明显作用）。

实例

肠道气体和肠梗阻

肠道内通常含有少量气体，所以体积的增加不会造成不良后果。比如，吞咽或细菌作用导致的 100 ml 肠道气体可增加 2 ～ 3 倍而并不引起临床问题。另

肺泡N_2O浓度=50%

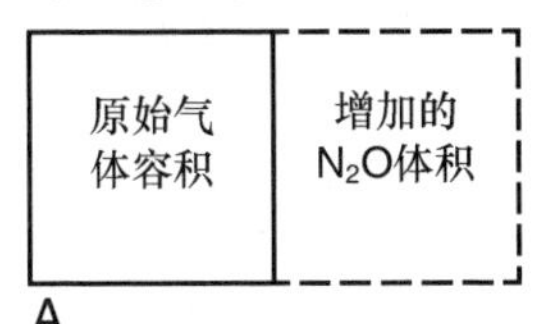

肺泡N_2O浓度=80%

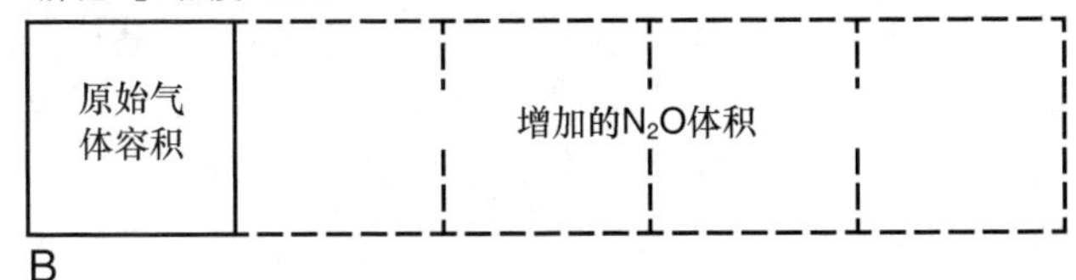

图 65-1　当肺泡 N_2O 浓度是 50%（**A**）或 80%（**B**）时，在密闭空间的容量变化（From Eger EI II，Saidman LJ. Hazards of nitrous oxide anesthesia in bowel obstruction and pneumothorax. Anesthesiology. 1965；26：61-66.）

一方面，胃肠道可以容纳多达 5 ～ 10 L 的空气，1 ～ 2 L 并不罕见。2 倍或 3 倍的体积可造成术野的拥挤，限制隔膜的运动，导致呼吸减弱，腹部闭合困难，增加腔镜检查（CO_2 气腹）的腹内压。即便有梗阻，体积的变化也很缓慢。手术时间短于 1 h 的手术不会引起体积明显的改变。

气胸和肺大泡

由于肺部血流丰富，N_2O 可使气胸患者的病情迅速进展，75% 的 N_2O 可使气胸体积在 10 min 内增加 2 倍，30 min 内增加 3 倍。

静脉空气栓子

N_2O 可明显降低空气栓子的致命容积，因此，如果术中在使用 N_2O，并怀疑存在静脉空气栓子，应该立即停止 N_2O 的使用。

球囊导管

已有报道，使用 N_2O 麻醉的患者，在置入漂浮导管时可以从球囊中回抽出比之前注入时更多的气体。根据 N_2O 的浓度不同，导管球囊的体积改变在 5 ～ 10 min 达到最大。如果堵塞的球囊扩张，增加的体积可能造成问题，故建议使用 N_2O 期间，每几分钟就释放球囊，然后再充气，并且在获得楔压后松开球囊。

气管导管气囊

N_2O 同样可以弥散进入气管导管的气囊内，导致体积和压力的增加。N_2O 弥散造成的气管导管气囊扩张可能造成气道的梗阻以及声门或者声门下的损伤。体积的增加取决于 N_2O 的浓度和患者使用 N_2O 的时间。3 h 的纯 N_2O（100%）可以使气囊的体积增加 300%。

中耳

N_2O 进入中耳腔可增加中耳压力。通常，增加的中耳压力可以通过咽鼓管到达鼻腔。急性炎症造成的咽鼓管狭窄、瘢痕组织以及咽鼓管附近的手术可以妨碍这种通气。压力的增加可以改变中耳手术的结果，并导致鼓室成形术中鼓膜的移位。

眼内压

不同浓度的六氟化硫和全氟丙烷有时被注射进

玻璃体腔，用于视网膜疾病的外科治疗，包括视网膜脱离和黄斑裂孔。N_2O 的可溶性是六氟化硫的 117 倍。使用 N_2O 后压力可增加 14 ～ 30 mmHg。增加的压力可以减少视网膜的血流，造成视网膜的缺血或梗死。眼球腔内 N_2O 的重吸收可能导致治疗性气体填充不足，因此可能影响手术的成功。

硬脑膜闭合

虽然考虑到 N_2O 的闭合空间作用，但在穿颅术关闭硬脑膜前不必停用 N_2O 来避免增加颅内气体和颅内压。

推荐阅读

Fernández-Guisasola J, Gómez-Arnau JI, Cabrera Y, del Valle SG. Association between nitrous oxide and the incidence of postoperative nausea and vomiting in adults: A systematic review and meta-analysis. *Anaesthesia*. 2010;65:379-387.

Irwin MG, Trinh T, Yao CL. Occupational exposure to anaesthetic gases: A role for TIVA. *Expert Opin Drug Saf*. 2009;8:473-483.

Myles PS, Leslie K, Chan MT, et al. Avoidance of nitrous oxide for patients undergoing major surgery: A randomized controlled trial. *Anesthesiology*. 2007;107:221-231.

Sanders R, Weimann J, Maze M. Biologic effects of nitrous oxide: A mechanistic and toxicologic review. *Anesthesiology*. 2008;109:707-722.

第 66 章　吸入药物的心血管作用

Timothy S. J. Shine，MD，Neil G. Feinglass，MD，FCCP，FASE

王丽薇　译　倪　诚　校

没有任何一种麻醉药物是完美的，吸入麻醉药物提供近乎完全的麻醉需求（即镇痛、记忆消除、催眠及肌肉松弛）。所有的吸入麻醉药物通过一种或多种机制对心血管系统产生剂量依赖性的抑制作用（图 66-1），整体效果为平均动脉压的降低。

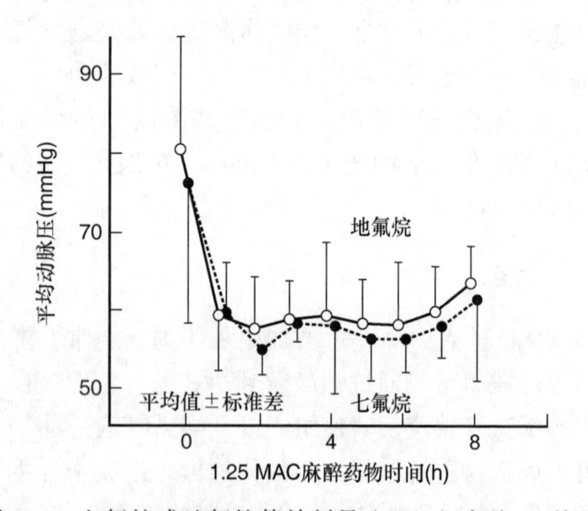

图 66-1　七氟烷或地氟烷等效剂量（MAC）麻醉 1 h 均可造成平均动脉压明显降低，两种药物间无显著差异（Eger EI，et al. Recovery and kinetic characteristics of desfl urane and sevofl urane in volunteers after 8-h exposure，including kinetics of degradation products. Anesth. 1997；87：517-526.）

全身血管阻力

使用氟烷后血压下降是心肌收缩力降低、心率减慢以及全身血管阻力（systemic vascular resistance，SVR）降低所致。异氟烷、七氟烷以及地氟烷主要是通过降低全身血管阻力降低血压。异氟烷和地氟烷是强效的血管舒张剂（图 66-2），而等效剂量的氟烷则引起较轻微的全身血管阻力降低。1.9 倍最低肺泡有效浓度的异氟烷可以降低 50% 的全身血管阻力。

心率

异氟烷、七氟烷和地氟烷可以增快心率（图 66-3）。氟烷对心率没有影响或引起心率的降低，原因是它影响了压力感受器的功能。异氟烷对压力反射抑制轻微，同时可以降低全身血管阻力，所以即使异氟烷可以抑制交感神经系统的兴奋性，机体也会反射性增快心率。氟烷对副交感神经系统的影响相比于交感神经系统轻微。与老年患者相比，异氟烷对小于 40 岁慢性心脏疾病患者的影响较轻。

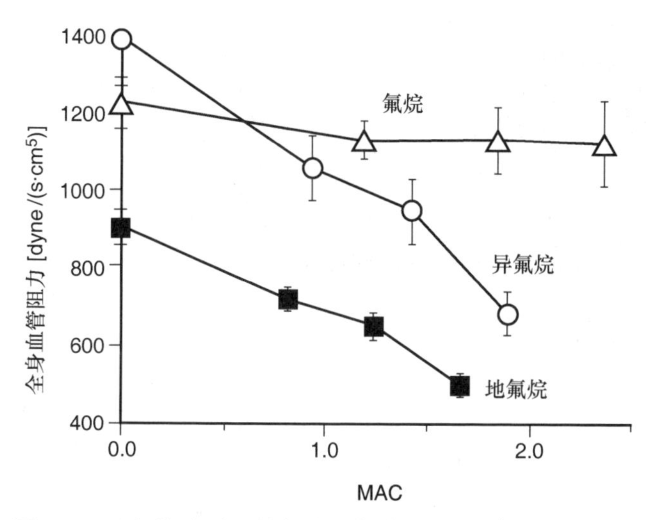

图 66-2　地氟烷（■）、异氟烷（○）和氟烷（△）对年轻男性全身血管阻力影响的比较。MAC，最低肺泡有效浓度（From Weiskopf RB，Cahalan MK，Eger EI II，et al. Cardiovascular actions of desfl urane in normocarbic volunteers. Anesth Analg. 1991；73：143-156.）

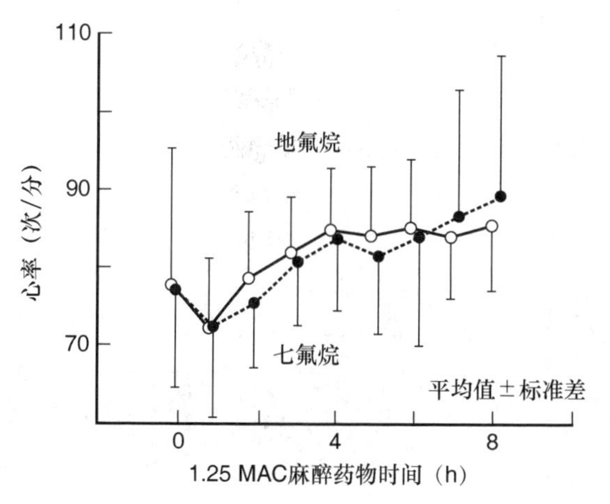

图 66-3　七氟烷或地氟烷等效剂量（MAC）麻醉 1 h 均可明显增加心率，两者之间无显著差异（Eger EI，et al. Recovery and kinetic characteristics of desfl urane and sevofl urane in volunteers after 8-h exposure，including kinetics of degradation products. Anesth. 1997；87：517-526.）

心肌收缩力

如前所述，氟烷通过在几个亚细胞靶点改变细胞内钙离子（Ca^{2+}）浓度直接抑制心肌收缩力和每搏输出量，现在美国常用的吸入麻醉药物对心肌收缩力影响很少或者几乎没有（异氟烷＝地氟烷＝七氟烷）（表 66-1）。异氟烷可以减少每搏输出量，但是如果代偿性出现心率增快，心输出量保持不变。不幸的是，许多患者同时使用可以降低心脏变时性的阿片类药物，并且如之前提到的，老年患者即便未使用阿片类药物，通常也不会出现心率的代偿性增快。因为心输出量在使用异氟烷、地氟烷和七氟烷后受影响，心肌和脑的灌注在使用这些麻醉药物时也相应受影响。

表 66-1　吸入麻醉药物的心血管效应

麻醉药物	收缩性	外周血管阻力	收缩压
氟烷	↓	—	↓
恩氟烷	↓	↓	↓↓
异氟烷、地氟烷、七氟烷	—	↓	↓

对肾上腺素的敏感性

所有的吸入麻醉药物都会增加心肌对肾上腺素的敏感性，与异氟烷和地氟烷相比，氟烷的影响最大。儿童与成年人相比，这种效果较少体现。阻止去甲肾上腺素再摄取的药物，比如可卡因和氯胺酮也可以增强吸入药物致心律失常的作用。出现三个或更多室性期前收缩所需肾上腺素剂量的一半被认为是安全的（比如，氟烷麻醉时 1 μg/kg 的肾上腺素和异氟烷麻醉时 3 μg/kg 的肾上腺素不会引发心律失常）（图 66-4）。

冠状动脉舒张

氟烷和异氟烷有一定的冠状动脉舒张作用。在离体血管中，氟烷的冠状动脉舒张作用强于异氟烷。在肌细胞内，冠状动脉舒张的机制是通过影响不同

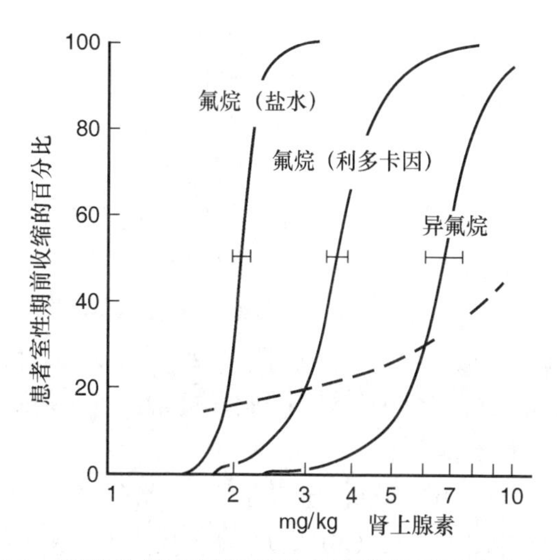

图 66-4　皮下给予不同剂量肾上腺素导致至少出现三次室性期前收缩的患者百分比（From Johnston RR，Eger EI II，Wilson C. A comparative interaction of epinephrine with enflurane，isoflurane，and halothane in man. Anesth Analg. 1976；55：709-712.）

部位细胞内钙离子通道的调节。曾经，对于异氟烷是否“窃取”心肌缺血区的血流存在争议，但是研究证明，异氟烷并未发生冠状动脉的窃血。一些研究表明，当舒张期动脉压保持恒定时，异氟烷和氟烷不改变侧支循环或缺血区心肌血流量。

麻醉药物对舒张功能不全的影响

使用吸入麻醉药物后机体的心肌舒张功能受损。主要的作用源于剂量依赖性的等容性舒张（心肌供血流入心肌的最长时间）。吸入麻醉药物可以降低充盈早期测量到的速度和程度（通过多普勒的E波），不伴有心肌强直或伸缩性的明显改变。然而，吸入麻醉药物在临床上似乎可以改善心力衰竭患者心脏充盈的整体情况，这种作用可能与其降低前、后负荷有关，实质上使左心室功能处于压力-容量（Starling）曲线上更有利的位置。

右心室功能

新月形的右心室与左心室的工作方式不同。研究认为，吸入性麻醉药物对右心室有两种不同的作用：①对心脏自主神经系统活动产生不利影响；②可能损害右心室收缩的协调性。

推荐阅读

Bollen BA, Tinker JH, Hermsmeyer K. Halothane relaxes previously constricted isolated porcine coronary artery segments more than isoflurane. *Anesthesiology*. 1987;66:748-752.

Eger EI II. Isoflurane (Forane). *A Compendium and Reference*. 2nd ed. Madison, WI: Anaquest; 1988.

Johnston RR, Eger EI II, Wilson C. A comparative interaction of epinephrine with enflurane, isoflurane, and halothane in man. *Anesth Analg*. 1976;55:709-712.

Pagel PS, Grossman W, Haering JM, Warltier DC. Left ventricular diastolic function in the normal and diseased heart: Perspectives for the anesthesiologist. *Anesthesiology*. 1993;79:836-854.

Sill JC, Bove AA, Nugent M, et al. Effects of isoflurane on coronary arteries and coronary arterioles in the intact dog. *Anesthesiology*. 1987;66:273.

Weiskopf RB, Cahalan MK, Eger EI II, et al. Cardiovascular actions of desflurane in normocarbic volunteers. *Anesth Analg*. 1991;73:143-156.

第67章　吸入麻醉药对中枢神经系统的影响

Michael J. Murray，MD，PhD

耿春静　译　倪　诚　校

吸入麻醉药通过抑制脑功能发挥麻醉作用，其机制是剂量依赖性、可逆性地改变脑代谢率（CMR）、脑血流（CBF）、脑电图（EEG）和诱发电位。CMR和CBF的这种改变或多或少都会存在，对于合并神经系统疾病和行神经外科手术的患者，这些改变可能会导致不良后果。

血流-代谢偶联的定义是O_2和葡萄糖的输送与代谢需求相匹配，CBF的增加或减少与CMR的改变一致。关于吸入麻醉药有一个错误的概念，就是认为它们在增加CBF的同时会降低CMR，从而导致血流-代谢“失偶联”。实际上，尽管吸入麻醉药浓度升高会导致在一个特定水平上有较高的CBF，但这两者的偶联关系在这些变量中仍然存在（图67-1）。

CMR和CBF之间的关系只有血压在正常范围内时能够保持。如果血压下降，CBF的增加就会减弱或消失，因为吸入麻醉药可以通过剂量依赖的方式抑制自身调节（图67-2）。然而，吸入麻醉药并不抑制CO_2反应性，如果说对其有影响，也是加强这一反应。因此，在正常的大脑中，CO_2的浓度下降会使吸入麻醉药对脑血管的扩张作用下降、消失，甚至引起脑血管收缩；然而这一反应并不适用于颅内解剖畸形或者生理异常的患者。

由于吸入麻醉药能增加CBF（和脑血容量），在颅内压增高的患者中应谨慎使用吸入麻醉药。但许多研究已经证实，除外高危患者，低碳酸血症可以

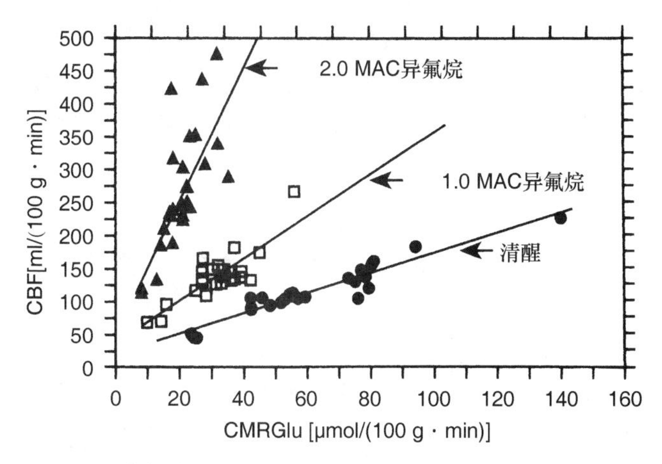

图 67-1　葡萄糖的区域脑代谢率（CMRGlu）与大鼠区域脑血流（CBF）的回归图。随着异氟烷浓度的增加，回归线的斜率增加（即给定 CMRGlu 值的 CBF 更高）。这表明异氟烷是大鼠脑中的血管扩张剂，但即使在 2.0 MAC 时血流和代谢也相匹配（From Todd MM，Warner DS，Maktabi MA. Neuroanesthesia：A critical review. In：Longnecker DE，Tinker JH，Morgan GE Jr，eds. Principles and Practice of Anesthesiology. 2nd ed. Vol. 2. St. Louis：Mosby；1998：1607-1658. Data from Maekawa T，Tommasino C，Shapiro HM，et al. Local cerebral blood flow and glucose utilization during isofl urane anesthesia in the rat. Anesthesiology. 1986；65：144-151.）

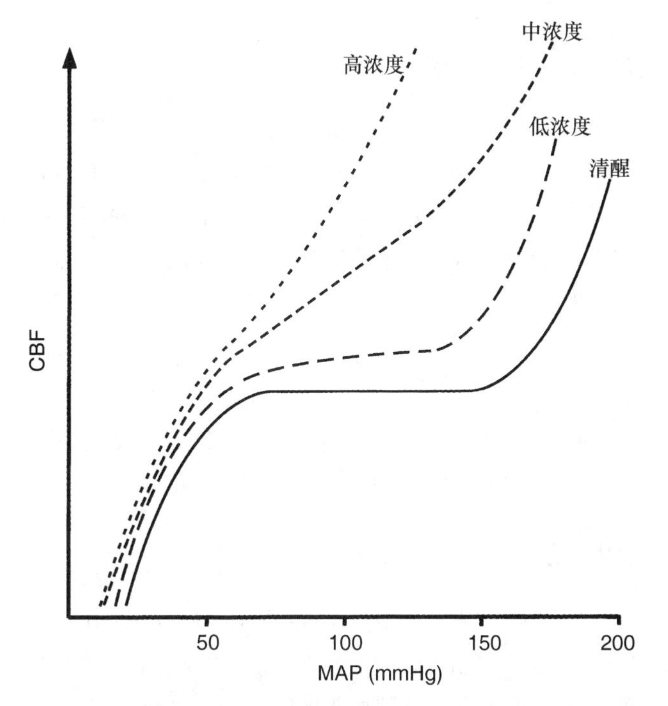

图 67-2　逐渐增加某吸入麻醉药剂量对脑血流（CBF）自身调节的影响的示意图。上限和下限都向左移动。MAP，平均动脉压（From Drummond JC，Patel PM. Cerebral physiology and the effects of anesthetic techniques. In：Miller RD，ed. Anesthesia. 5th ed. New York：Churchill Livingstone；2000：695-734.）

减弱或抑制颅内压的增加。

麻醉引起的 EEG 改变遵循一定的模式。当使用吸入麻醉药麻醉诱导时，EEG 的波形频率和振幅增加，整个大脑皮质的测量结果更加一致，EEG 的波形是同步的。肺泡浓度为 1.0 MAC 时，EEG 逐渐减慢；随着吸入麻醉药的浓度增加，逐渐出现爆发抑制、等电点模式或者癫痫发作。

Michenfelder 将关键区域 CBF 定义为“大多数受试者在颈动脉闭塞后 3 min 内发生缺血后同侧 EEG 变化时的血流量”。表 67-1 列出了几种不同吸入麻醉剂的关键区域 CBF 速率。

吸入麻醉药也会影响诱发电位，但浓度低于 1.0 MAC 时影响较小。当浓度大于 1.0 MAC 时，所有麻醉药均可能会增加潜伏期，并降低诱发电位的振幅。对于吸入麻醉药的作用，皮质起源的诱发电位特别敏感，脑干听觉诱发电位最不敏感。体感诱发电位对吸入麻醉药的作用非常敏感，在吸入麻醉药浓度小于 1.0 MAC 时即可监测出来。

氧化亚氮

脑代谢率和脑血流

虽然 N_2O 被认为具有生理和药理惰性，但它是一种脑血管扩张剂，可以显著增加颅内顺应性增加的患者的颅内压。N_2O 对颅内压的影响可以被阿片类物质、巴比妥类和低碳酸血症阻断或降低。大多数数据表明 N_2O 会增加 CMR。

脑电图

在 N_2O 浓度达到 50% 时，患者意识消失，并伴有 EEG 的 α 波被快波取代。当 N_2O 浓度达到 75% 时，EEG 开始出现慢波（4 ～ 8 Hz），但背景的一些快波依然可以见到。如果 N_2O 的浓度继续增加（如在高压环境中），则快波消失，EEG 显示为渐进减缓的慢波。

诱发电位

当 N_2O 浓度低于 1atm 时，对诱发电位影响最小。其最主要的作用是降低诱发反应的幅度，对延迟作用几乎没有影响。

表 67-1　接受吸入麻醉药与 N_2O 复合用药患者的关键区域脑血流

药物	脑血流速率
异氟烷	10 ml/（100 g · min）
地氟烷	≤ 10 ml/（100 g · min）
七氟烷	11.5 ml/（100 g · min）

颅腔积气

颅腔积气可见于患者坐位实施后颅凹或颈椎操作时。当硬脑膜开放时，重力会导致脑脊液不断流出，脑脊液随后由空气代替（称为倒瓶现象），导致空气在脑室中逐渐积累，超过皮质表面。N_2O 作为麻醉药使用时，其将与体内任何气腔平衡。N_2O 的血液溶解度是氮气的 30 倍，因此体内的气腔气体会短暂增加，一旦硬膜关闭，容积或压力就会增加。因此，使用 N_2O 可能引起张力性气脑，从而产生重大的脑损害，如癫痫发作、意识改变或特定的神经功能障碍。

一旦怀疑出现张力性气脑，应立即停止使用 N_2O。幕上开颅术患者 3 周内进行第二次麻醉的患者，使用 N_2O 会有并发症发生风险，因为此类患者仍然存在颅腔积气。

异氟烷

脑代谢率和脑血流

在吸入麻醉药中，异氟烷的脑血管扩张作用最弱，对 CO_2 反应性和自身调节也无影响。和所有吸入麻醉药一样，异氟烷降低 CMR，在 2.0 MAC 时，CMR 降低 50%，EEG 表现为等电位。将异氟烷浓度加倍至 4.0 MAC 时，CMR 并不会进一步减少。目前没有关于使用更高浓度异氟烷的毒性证据。

颅内压

低碳酸血症可以阻断异氟烷的升高颅内压作用，尽管如此，在给予异氟烷时也不必预先实施低碳酸血症。异氟烷不影响脑脊液的产生，并且能降低对脑脊液重吸收的抵抗作用。

脑电图

参见前面关于 CMR 和 CBF 的讨论。

诱发电位

异氟烷浓度低于 1.0 MAC 时，可以检测到诱发电位。

地氟烷

脑代谢率和脑血流

地氟烷对脑代谢和血管的作用与异氟烷相似。地氟烷扩张脑血管，引起与剂量有关的脑血管阻力和 CMR 下降。与异氟烷相似，地氟烷可用于控制性降压，但与异氟烷不同，其可能会出现反射性心动过速。

颅内压

和所有的吸入麻醉药一样，地氟烷会使特定人群颅内压增高，但是由于 CO_2 反应性不变，颅内压增高可被低碳酸血症减弱或阻断。一项人体研究显示，即使存在低碳酸血症，给予 1 MAC 地氟烷，腰椎脑脊液压仍持续升高。在狗的研究中发现，地氟烷可以增加脑脊液的生成，对脑脊液的重吸收没有任何影响。

脑电图

地氟烷对于 EEG 活动产生剂量相关性抑制，在猪的研究中发现，当高于 1.24 MAC 时，即可出现显著的爆发抑制。虽然在狗的实验中已经观察到地氟烷对 EEG 的耐受性，但在人类中尚未见到。

七氟烷

脑代谢率和脑血流

七氟烷对脑代谢和 CBF 的作用与异氟烷相似。多数动物模型的研究表明，七氟烷对全脑 CBF 的影响很小，并且与 CO_2 水平无关。在低于 1 MAC 时，CO_2 的变化对脑血管疾病患者脑自身调节和脑血管反应影响很小。

颅内压

在狗的研究中发现，使用 1.5 MAC 七氟烷前存在低碳酸血症，可以阻断颅内压的增高。

脑电图

使用 1.2% 的七氟烷，EEG 开始减慢，至 2.0 MAC 时出现爆发抑制，因此，术中需要监测 EEG 的患者建议使用其他麻醉药维持麻醉。

推荐阅读

Grady RE, Weglinski MR, Sharbrough FW, Perkins WJ. Correlation of regional cerebral blood flow with electroencephalographic changes during sevoflurane-nitrous oxide anesthesia for carotid endarterectomy. *Anesthesiology*. 1998;88:892-897.

Michenfelder JD. *Anesthesia and the Brain*. New York: Churchill Livingstone; 1988.

Reasoner DK, Todd MM, Scamman FL, Warner DS. The incidence of pneumocephalus after supratentorial craniotomy: Observations on the disappearance of intracranial air. *Anesthesiology*. 1994;80:1008-1012.

第 68 章　吸入麻醉药对肾的影响

Richard L. Applegate II，MD
耿春静　译　倪　诚　校

吸入麻醉药可以通过生理作用、毒性作用或降解产物影响肾功能，吸入麻醉药的生理作用通常是短暂的，目前临床使用的吸入麻醉药的肾毒性都比较小。

生理作用

尽管吸入麻醉药的使用会影响心血管功能，可减少心输出量并降低动脉压，但几乎不会影响肾血流的自身调节。如果心输出量、动脉压长时间下降，可能会影响肾功能。然而，围术期肾功能损伤主要是源于血容量减少和贫血，从而导致肾低灌注和细胞缺氧。手术应激可能会增加肾缺血，因为肾的 β_2 肾上腺素受体较少。因此，儿茶酚胺刺激会导致肾血管的收缩。另外，麻醉期间的正压通气和腹腔镜的气腹均会导致肾的灌注压、肌酐清除率及钠代谢出现可逆性下降。

毒性作用

代谢产物

不同卤族麻醉药代谢降解的程度不同。不同药物的代谢通路各不相同，会产生许多中间代谢产物，并释放氟化物（F^-）。吸入麻醉气体也可经化学降解，通过 CO_2 吸收器产生许多新的合成物，包括氟化甲基 -2、2- 二氟 -1-（三氟甲基）乙烯基醚（FDVE），这些被称为复合物 A，是七氟烷的代谢产物。地氟烷的降解可以产生 CO，目前临床使用的其他吸入麻醉药也会少量产生该物质。这些代谢产物都可能引起术后肾功能障碍。

目前临床使用的甲氧氟烷，其代谢产物为 F^-，当 F^- 的浓度高于 50 μmol/L 时，即被认为是麻醉相关肾功能障碍的危险因素，对肾的安全性影响为人们日益重视。长时间使用恩氟烷（美国已经不再使用）会使 F^- 的生成增加，F^- 浓度升高会引起短暂性的肾功能障碍，但使用的其他吸入麻醉药（异氟烷、七氟烷）产生的 F^- 的浓度不会造成人体肾功能损伤。长时间（> 10 h）使用吸入麻醉药，新鲜气流量为 1 L/min 或小于 1 L/min 时，尽管引起肾功能损伤的敏感物质会短暂升高，但不会引起肾功能障碍。

已发表的证据表明，甲氧氟烷的肾损伤是由 O- 去甲基化产生的具有肾毒性的 F^- 和 DCAA，尤其是 F^- 引起。使用甲氧氟烷后的肾内代谢也可能导致肾功能障碍。目前可用的吸入麻醉药（异氟烷、七氟烷、地氟烷）不在肾细胞中代谢，也不会代谢生成 DCAA，所以使用这几种药物不会在临床导致肾功能障碍。

降解产物

七氟烷通过 CO_2 吸收器，进而降解，生成复合物 A（FDVE）等产物。这种降解在新鲜气体流速较低的情况下更容易发生。复合物 A 在大鼠中是有肾毒性的。吸收剂不同，产生的复合物 A 的剂量也不同，与含有大量碱性物质（KOH、NaOH）的吸收剂钠石灰比较，新型吸收剂生成的复合物 A 极少。目前美国食品药品管理局（FDA）的药物标签建议，在新鲜气流量为 1 ～ 2 L/min 时，限制七氟烷吸入浓度达到 2 倍最低肺泡有效浓度的时间，并且不主张新鲜气流量低于 1 L/min，从而尽量减少复合物 A 的暴露。已发表的一些文献表明，与其他吸入麻醉药相比，长时间使用七氟烷并不会造成肾损伤及其他肾损伤的敏感标志物产生变化。

推荐阅读

Keijzer C, Perez RSGM, De Lange JJ. Compound A and carbon monoxide production from sevoflurane and seven different types of carbon dioxide absorbent in a patient model. *Acta Anaesthesiol Scand*. 2007;51:31-37.

Kharasch ED. Adverse drug reactions with halogenated anesthetics. *Nature*. 2008;84:158-162.

Kharasch ED, Schroeder JL, Liggitt HD, et al. New insights into the mechanism of methoxyflurane nephrotoxicity and implications for anesthetic development. Part 1: Identification of the nephrotoxic metabolic pathway. *Anesthesiology*. 2006;105:726-736.

Kharasch ED, Schroeder JL, Liggitt HD, et al. New insights into the mechanism of methoxyflurane nephrotoxicity and implications for anesthetic development. Part 2: Identification of the nephrotoxic metabolites. *Anesthesiology*. 2006;105:737-745.

Sear JW. Kidney dysfunction in the postoperative period. *Br J Anaesth*. 2005;95:20-32.

Wagener G, Brentjens TE. Renal disease: The anesthesiologist's perspective. *Anesthesiol Clin*. 2006;24:523-547.

第 69 章　吸入麻醉药对肝的影响

Wolf H. Stapelfeldt，MD
李　刚　译　曾　鸿　校

吸入麻醉药能直接和间接影响肝功能。对肝实质的直接影响包括麻醉药与肝酶的相互作用以及产生具有毒性或过敏性的代谢产物。间接影响包括降低肝的血流量，从而改变肝的药物清除率和向肝细胞传输氧气的能力。为便于理解吸入麻醉药对肝的间接影响，需要回顾肝血液供应的解剖学和生理学。

肝的血液供应

正常肝的血容量占人体总血容量的 10% ～ 15%，正常情况下接受总心输出量（每克肝血流量为 1 ml/min）的约 25%。仅 1/3 的血液供应来自肝动脉及其分支，剩下的 2/3 来自门静脉及其分支。而这两个血液供应系统中，每一个系统约提供肝氧耗量的 50%。这种双重血液供应通过多种机制进行高度调节。

压力－血流自身调节是肝动脉的一种肌源性反应，在肝灌注压力变化的情况下主动调节血管平滑肌张力，使血管壁被动拉伸以维持血流量。这种机制主要在餐后状态下发挥效应，在禁食状态下则没有这种效应。

代谢控制调节包括：低碳酸血症或碱血症引起肝动脉血管收缩（这就是肝灌注不佳时要避免过度通气的原因），高碳酸血症、酸血症或低氧血症引起血管扩张。交感神经血管紧张素张力反射增强引起的间接效应可以抵消上述直接效应。因此，正常碳酸水平和生理状态的 pH 值是维持肝动脉血流量的最佳选择。

肝动脉的缓冲效应是指门静脉血流量被动变化的同时肝动脉血流也出现相应的主动变化，其目的是维持肝总血流量。这种生理机制被认为是通过调节腺苷变化来介导的，氟烷选择性抑制此机制（而异氟烷、七氟烷或地氟烷不抑制此机制，见下文的讨论），内脏低灌注或内毒素血症时此机制消失。

副交感神经自主活性是通过迷走神经介导的，而交感神经自主调控是通过内脏缩血管神经（$T_{3\sim11}$）发挥作用；对自主神经系统的影响由肝动脉和肝静脉 α_1 肾上腺素受体、α_2 肾上腺素受体及 β_2 肾上腺素受体，以及门静脉 α_1 肾上腺素受体和 α_2 肾上腺素受体介导。对于 β_2 肾上腺素受体活性过强造成肠系膜血流增加而导致的门静脉高压，临床上使用 β 肾上腺素能拮抗剂进行治疗。

体液控制包括胰高血糖素引起动脉血管扩张，血管紧张素Ⅱ引起肝动脉和门静脉收缩，生长抑素引起肠系膜血流减少。血管加压素同时引起内脏动脉血管收缩和门静脉扩张，使其成为治疗门静脉高压的有效佐剂。

吸入麻醉药引起的肝血流变化

吸入麻醉药使门静脉血流呈浓度依赖性降低，反映其对动脉血压的影响，导致肠系膜血流量降低。在通过完整的肝动脉缓冲效应来维持心输出量和增加肝动脉血流量的情况下，异氟烷、七氟烷和地氟烷可以维持总肝血流量，但先前常用的麻醉药（恩氟烷或氟烷）使肝动脉血管收缩和肝动脉缓冲效应消失（图 69-1A）。麻醉药引起的肝动脉氧供的净变化（图 69-1B）反映了各种麻醉药引起的总肝血流量的变化。

吸入麻醉药的肝代谢

尽管在临床麻醉过程中，绝大部分经血液和组织吸收的吸入麻醉药通过肺以原型排出体外，但部分经肝实质吸收的吸入麻醉药由血细胞色素 P-450 酶家族进行代谢。由肝代谢消除的比例取决于与肝酶结合的药物浓度和通过肝的血流平衡的结果，反映了药物的血液溶解度（异氟烷 0.2%、地氟烷 0.01%）。七氟烷是例外，尽管血液溶解度相对较低，

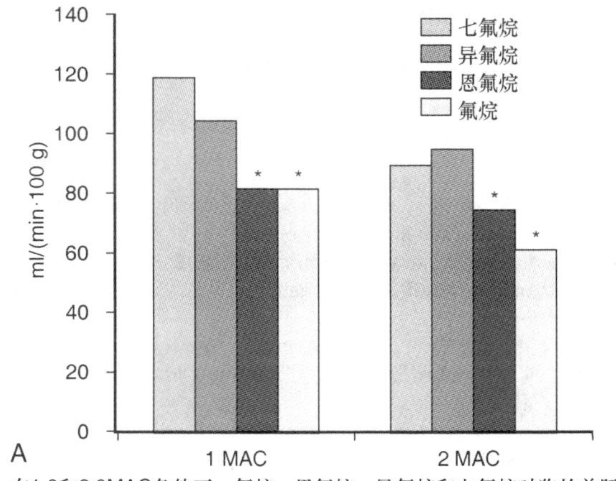

在1.0和2.0MAC条件下，氟烷、恩氟烷、异氟烷和七氟烷对狗的总肝血流量的影响。总肝血流量随着每种吸入麻醉药浓度的增加而降低。七氟烷和异氟烷对总肝血流量的效应相似，而氟烷导致总肝血流量大幅下降，特别是在2.0MAC条件下。

*与七氟烷和异氟烷比较，差异有统计学意义($P<0.05$)

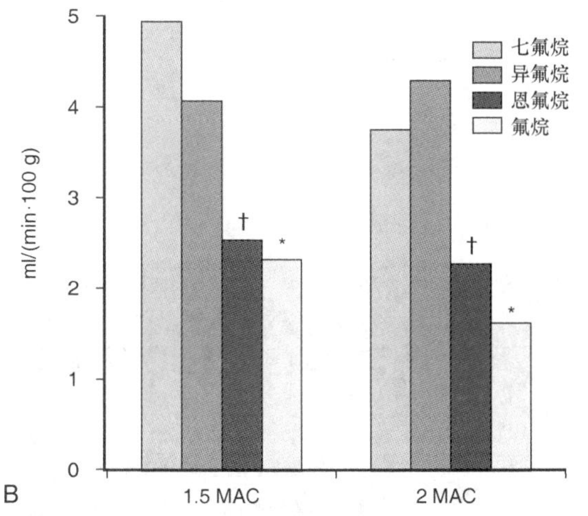

在1.5和2.5MAC条件下，氟烷、恩氟烷、异氟烷和七氟烷对狗的肝动脉氧供的影响。氟烷引起肝动脉氧供的降幅最大，在相同MAC水平下，七氟烷和异氟烷对肝动脉氧供的影响差异无统计学意义。

*与七氟烷和异氟烷比较，差异有统计学意义($P<0.05$)。

†与七氟烷比较，差异有统计学意义($P<0.05$)

图 69-1　吸入麻醉药对肝动脉血流和氧供的影响

但有 3% ～ 5% 的七氟烷经过肝代谢。所有卤化剂主要由 CPY2E1 选择性催化而氧化代谢，期间释放氟离子。然而，只有恩氟烷和七氟烷会引起血浆氟化物浓度显著增高（> 50 μM），具有临床意义。这种氟化物增高通常在长时间麻醉（在最低肺泡有效浓度下几个小时）后或在已有的 CPY2E1 酶诱导下（异烟肼治疗、慢性酒精摄入或肥胖）发生。这种血浆氟化物浓度的增加可能暂时损害肾小管浓缩功能（暂时性肾源性尿崩症），而不会引起其他持续性肾损伤。只有在极少数情况下，新式卤化麻醉药才会引起类似于氟烷的肝毒性。这种毒性是由较少的可溶性药物较小的代谢分数引起的。与其他药物不同的是，氟烷经历氧化代谢（由 CPY2E1 催化，一小部分由 CPY2A6 催化）和还原代谢（在缺氧环境中，由 CPY2A6、CPY3A4 和广泛存在的细胞色素 P-450 酶催化）（图 69-2）。与新式麻醉药相反，通过还原代谢，氟烷产生氟化物阴离子，氧化代谢仅释放溴化物阴离子（这可能有助于氟烷麻醉后的长时间镇静）。氟烷的还原代谢可以产生高反应性自由基，引起缺氧条件下观察到的肝毒性。这种肝毒性不能与氟烷性肝炎混淆，在氟烷麻醉的成人中发生率约为 1/10 000，儿童中是 1/200 000。基于既往接触史和嗜酸性粒细胞增多等因素，以及三氟乙酸酰化半抗原的抗体的发现，现认为这种毒性反应是对氧化（三氟乙酸）代谢物的过敏反应。

吸入麻醉药的肝外降解

除了肝中的酶代谢外，在二氧化碳吸收剂（钠石灰和以前的钡石灰）的存在下，吸入麻醉药也会自发降解，产生潜在的毒性降解产物，以及在产热的化学反应中释放热量引起燃烧的风险。个别药物存在上述问题。

七氟烷是唯一产生复合物 A 的吸入麻醉药，复合物 A 是一种具有肾毒性的乙烯基醚，其造成肾损

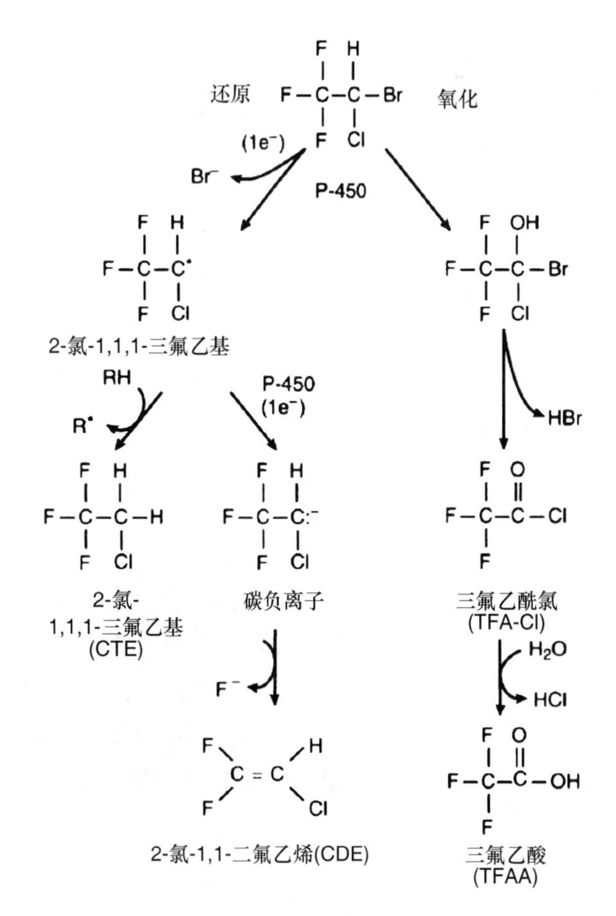

图 69-2　氟烷氧化还原代谢的主要副产物

伤的阈值是暴露浓度为 150ppm，时间为数小时，这是长时间吸入七氟烷麻醉的潜在风险，可引起糖尿和酶尿而对血液尿素氮或肌酐水平无任何明显影响。为了限制患者暴露于复合物 A 的浓度，推荐在七氟烷麻醉期间使用不小于 2 L/min 的新鲜气流。

所有的吸入卤化麻醉药，特别是地氟烷、恩氟烷和异氟烷（按倾向性顺序），与强碱的化学作用可产生一氧化碳。除了选择麻醉药（七氟烷或氟烷的风险可以忽略不计），其他决定因素包括麻醉药浓度、二氧化碳吸收剂类型（钡石灰因增加风险已被淘汰）、温度，最重要的是二氧化碳吸收剂的干燥度（含水量）。通过保持新鲜气体较低速流动（以防止吸收剂干燥）或必要时通过更换或再水化干燥的吸收剂来降低大量一氧化碳的产生风险。

一种新型的氢氧化钙吸收剂（如 Amsorb 或 DrägerSorb Free）可以完全消除这些风险。其不含强碱，与吸入麻醉药不易发生上述化学反应。

推荐阅读

Bedirli N, Ofluoglu E, Kerem M, et al. Hepatic energy metabolism and the differential protective effects of sevoflurane and isoflurane anesthesia in a rat hepatic ischemia-reperfusion injury model. *Anesth Analg*. 2008;106(3):830-837.

Dykes MH. Postoperative hepatic dysfunction in perspective. 1970. *Int Anesthesiol Clin*. 1998;36(4):155-162.

Eger EI II, Gong D, Koblin DD, et al. Dose-related biochemical markers of renal injury after sevoflurane versus desflurane anesthesia in volunteers. *Anesth Analg*. 1997;85(5):1154-1163.

Fee JP, Thompson GH. Comparative tolerability profiles of the inhaled anaesthetics. *Drug Saf*. 1997;16:157-170.

Gatecel C. Losser MR. Payen D. The postoperative effects of halothane versus isoflurane on hepatic artery and portal vein blood flow in humans. *Anesth Analg*. 2003;96(3):740-745.

Kang JG, Ko JS, Kim GS, et al. The relationship between inhalational anesthetic requirements and the severity of liver disease in liver transplant recipients according to three phases of liver transplantation. *Transplantat Procs*. 2010;42(3):854-857.

Picker O, Beck C, Pannen B. Liver protection in the perioperative setting. *Best Pract Res Clin Anaesthesiol*. 2008;22(1):209-224.

第 70 章　pK_a、pH 和蛋白质结合的效应

Mary B. Weber，MD

高　玲　译　杨旭东　校

pK_a 和 pH

大部分药物为弱酸性或碱性，因此在生理 pH 环境下既可以离子型存在又可以非离子型存在。离子化的程度取决于溶液的 pH 值和药物的解离常数（dissociation constant，pK_a）。解离常数的定义为复合物以 50% 的离子型和 50% 非离子型存在时的 pH 值。当药物的解离常数接近周围环境的 pH 值时，pH 值的微小变化即会引起离子化程度的巨大变化。碱性药物在低 pH 环境下更容易离子化，而酸性药物在较高的 pH 环境下更容易离子化。Henderson-Hasselbalch 公式可计算药物在不同 pH 条件下非离子型与离子型的比值。

$$pK_a - pH = \log \frac{\text{质子化形式}}{\text{非质子化形式}}$$

对于弱酸性药物，则是非离子型或非解离型的酸与离子型或解离型复合物的比值。

药物分子的非离子型更具脂溶性，较易通过细胞膜的脂质层。因此，非离子型的药物更容易被胃肠道吸收并且易被肾小管重新吸收。

离子屏障

当跨膜存在 pH 梯度时，药物在膜两边的浓度完全不同（图 70-1）。非离子型部分能自由通过细胞膜并达到平衡，而离子型部分无法轻易穿过细胞膜，被限制在 pH 值更易离子化的一侧。弱酸性药物更易聚集在膜的碱性侧，而弱碱性药物更易聚集在膜的酸性侧。该机制就是离子屏障。例如，局部麻醉药（一种弱碱性药物）以非离子型穿过胎盘，在相对酸性的胎儿体内转变为离子型。离子型的药物无法离开胎盘；非离子化的药物持续进入胎儿循环，发生

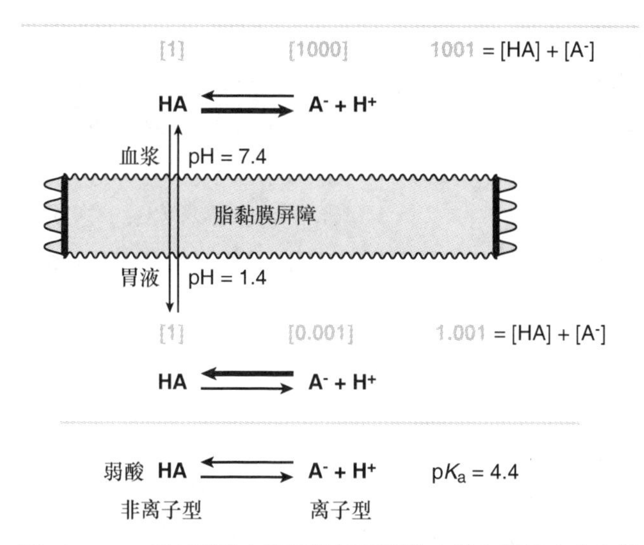

图 70-1　pH 值对弱酸在脂质屏障两侧的血浆和胃液中分布的影响（From Brunton LL，Lazo JS，Parker KL，eds. Goodman and Gilman's The Pharmacological Basis of Therapeutics. 11th ed. New York，McGraw-Hill，© 2006. All rights reserved. Available at：http://www.accessmedicine.com.）

离子化并维持胎盘内外的浓度梯度。

蛋白结合力

药物在血液中以两种形式存在，不是在血液中解离，就是与蛋白质结合。与药物结合的两种主要的血浆蛋白为白蛋白和 α_1 酸化糖蛋白（AAG），白蛋白是酸性药物的主要载体，而 AAG 则是碱性药物的主要载体。

蛋白结合力影响药物的分布和作用，因为通常只有未结合的部分能穿过细胞膜到达作用部位。蛋白结合力强会限制药物转运入组织，从而使分布容积减少。蛋白结合力同样影响药物的清除，因为只有未结合的药物才可以通过肝肾代谢和清除。药物被结合的程度取决于蛋白质的浓度、药物的浓度，以及蛋白质分子与药物结合位点的数量和亲和力。

这些蛋白结合反应发生的时间很短，半衰期只有几秒，因为结合物以弱离子键形式存在。随着未结合的药物被代谢、浓度下降，结合的药物不断从结合位点解离以恢复平衡。

上文提到，白蛋白是机体里与酸性药物（例如硫喷妥钠、咪达唑仑）结合的主要蛋白质，而 AAG 主要与碱性药物结合，包括许多阿片类药物、普萘洛尔、维拉帕米、奎尼丁和局部麻醉药。某些药物（例如芬太尼、舒芬太尼）与两种蛋白质都能结合。脂溶性高的药物蛋白结合力也高。酸碱平衡同样影响蛋白结合力。

蛋白结合的变化对那些高蛋白结合力的药物影响很大。例如，蛋白结合力从 98% 降至 94% 会使未结合的药物增加 3 倍，而蛋白结合从 68% 降至 64% 则引起较小比例的未结合药物增加。

影响药物结合力的因素

年龄和性别

随着年龄增加，血浆中白蛋白浓度下降，AAG 浓度升高，但这些微小的变化在临床上并不重要。不存在与性别相关的差异。

肾病

肾病往往伴随白蛋白减少，除此之外，肾病会改变白蛋白分子，减少与有机酸的结合。另一方面，AAG 与碱性药物的结合力受肾病类型的影响。

母亲和新生儿因素

怀孕女性的白蛋白水平降低，而 AAG 水平不变。婴儿的两种蛋白质水平均较低。

肝病

肝病患者血浆中白蛋白的水平经常降低，白蛋白分子的质变降低了其对药物的亲和力。因此，本应与白蛋白结合的药物的游离部分增加。与 AAG 结合的碱性药物则不受影响。

其他因素

AAG 是急性反应期的产物，因此，当患者处于手术应激、肿瘤、心肌梗死、瘤病、炎性疾病时，血浆中 AAG 的浓度增加，导致与 AAG 结合药物的游离部分减少。相反，肿瘤患者，特别是危重患者及手术或创伤患者血浆中白蛋白水平降低。

推荐阅读

Buxton ILO. Pharmacokinetics and pharmacodynamics. In: Brunton L, Lazo J, Parker K, eds. *Goodman and Gilman's The Pharmacological Basis of Therapeutics*. 11th ed. New York: McGraw-Hill; 2006:1-40.

Fuguet E, Ràfols C, Bosch E, Rosés M. A fast method for pKa determination by capillary electrophoresis. *Chem Biodivers*. 2009;6:1822-1827.

第 71 章 硫喷妥钠

C. Thomas Wass，MD
高 玲 译 杨旭东 校

硫喷妥钠在美国市场上已无货，因为生产此药的国家拒绝将其出口到可以合法注射的国家。但是从事麻醉工作的人员应该熟悉此药的用法，因为：①从历史背景来说，几十年来硫喷妥钠是麻醉诱导最常使用的药物；②硫喷妥钠是世界卫生组织重要药品目录上的核心药物。硫喷妥钠在除美国外的国家仍广泛使用，在美国以外从事麻醉工作的人员应该熟悉此药的药动学和药效学。

巴比妥酸（2,4,6- 嘧啶三酮）（图 71-1）于 1864 年第一次由 Adolph von Bayer（即后来的 Bayer 公司的创始人）合成。虽然它的分子结构衍生于巴比妥酸盐，但缺乏麻醉特性。而第 2、5 碳原子结构的改变形成了巴比妥酸药物的镇静催眠特性。例如，在第 5 碳原子位加苯链形成了苯巴比妥，此药在 20 世纪初首次用于镇静，目前仍是治疗癫痫发作最广泛的药物。在美国，由于没有硫喷妥钠，重症监护医生对颅内压增高且对其他治疗没反应的患者使用苯巴比妥来诱导巴比妥昏迷。在第 2 碳原子位用硫原子替换氧原子，在第 5 碳原子位增加一个大的脂质碳群，可以使巴比妥酸转化为硫喷妥钠。1934 年，美国麦迪逊威斯康星大学的 Ralph Waters 和明尼苏达州罗切斯特梅奥医学中心的 John Lundy 第一次将硫喷妥钠用于临床。

商店有售的硫喷妥钠［5- 乙烷基 -5（1- 甲基−丁基）-2- 硫代巴比妥酸］是立体异构体（S 异构体的效能是 R 异构体的 2 倍）的外消旋混合物，有水溶性和高度碱性（pK_a 7.6，pH 10.5）。降低药物的 pH 值（例如，与阿片类药物、儿茶酚胺或神经肌肉阻滞剂混合）会引起药物沉淀。不推荐使用林格乳酸盐溶液溶药。溶于无菌水的硫喷妥钠可以冷藏保存 1 周。两种异构体都能与 γ 氨基丁酸的受体结合，增强和模拟 γ 氨基丁酸的生物学活性。

药动学

静脉注射药物在体内组织的分布由组织内血流、血液和组织中药物的浓度梯度、脂溶性、蛋白结合的程度、离子化的程度共同决定。硫喷妥钠脂溶性高，易通过血脑屏障。硫喷妥钠其他药动学特性列举在表 71-1。蛋白结合力降低（例如尿毒症或肝硬化患者）会导致更多的未结合药物与大脑中的 γ 氨基丁酸受体结合。

大脑是高灌注（血管丰富）并相对低容积的器官，因此，大脑中硫喷妥钠的浓度与中央血管池的浓度快速平衡（图 71-2），在 20 ～ 40 s 内抑制脑电活动（诱导麻醉）。

硫喷妥钠在中枢神经系统内达到最大浓度后，顺浓度梯度进入中央血管池，再分布进入庞大的骨骼肌肉组织。因此，在 5 ～ 8 min 内，患者脑电活动降到基线水平，从麻醉中苏醒。也就是说，药物的再分布是使用硫喷妥钠的诱导剂量后快速苏醒的主要原理。但当药物剂量过大或持续泵注，骨骼肌逐

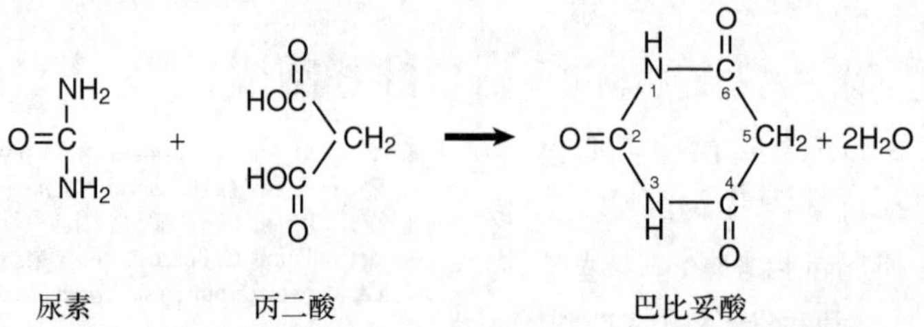

尿素　丙二酸　巴比妥酸

图 71-1 巴比妥类药物有催眠活性，衍生于巴比妥酸（2,4,6- 嘧啶三酮），后者为一种无催眠活性的嘧啶核，由丙二酸和尿素缩合而成

表 71-1　常见静脉麻醉药的诱导剂量、半衰期和代谢/消除途径

药物	诱导剂量	消除半衰期（h）	代谢/消除
依托咪酯	0.1 ～ 0.3 mg/kg	2.9 ～ 5.3	肝肾
芬太尼	10 ～ 20 μg/mg	0.25	肝肾
氯胺酮	1 ～ 2 mg/kg	2.5 ～ 2.8	肝肾
咪达唑仑	1 ～ 2 mg/kg	1.7 ～ 2.6	肝肾
吗啡	1 mg/kg	2 ～ 4	肝肾
丙泊酚	1 ～ 3 mg/kg	4 ～ 7	肝肾
硫喷妥钠	3 ～ 5 mg/kg	7 ～ 17	肝肾

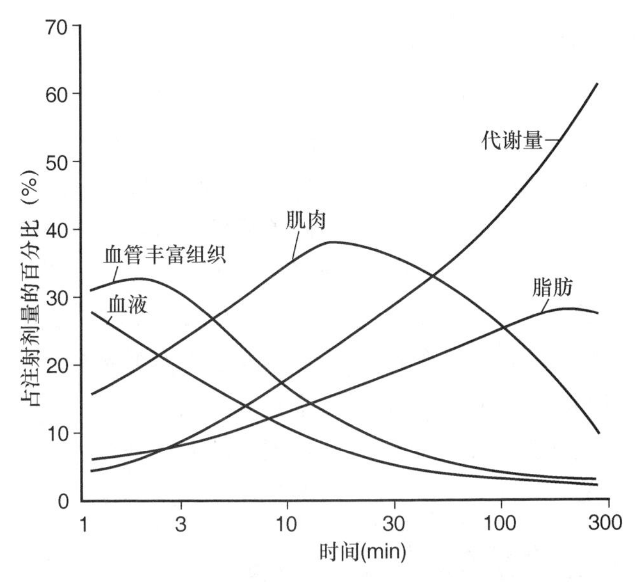

图 71-2　静脉注射硫喷妥钠后药物的分布、再分布和代谢（Modified from Stoelting RK，Hillier SC. Barbiturates. In：Stoelting RK，ed. Handbook of Pharmacology and Physiology in Anesthetic Practice. 4th ed. Philadelphia：Lippincott Williams & Wilkins；2005：119-131.）

渐饱和，最后其药物浓度与中央血管池平衡，从而防止药物被组织进一步吸收。同时，血中硫喷妥钠浓度降低更缓慢，取决于灌注好的器官（例如脂肪）的再摄取和肝代谢。

硫喷妥钠的代谢主要发生在肝的内质网，而一小部分药物可能在肝外（例如肾）进行生物转化。第 5 位碳原子的氧化代谢，第 2 位碳原子的脱硫作用及巴比妥酸链的水解开放，这些生物反应产生了无活性的水溶性代谢产物。有趣的是，肝清除具有肝摄取率低的特点，因此硫喷妥钠的代谢更依赖于肝酶（例如 P-450 氧化酶）活性而不是肝血流量。

最后，硫喷妥钠的代谢产物通过肾排泄从体内清除（99% 无活性，1% 仍保留活性）。蛋白结合程度主要影响肾小球清除率和肾小管重吸收。举例而言，硫喷妥钠从血浆蛋白（主要是白蛋白）中被阿司匹林、保泰松或尿毒症毒素竞争置换，因增加了未结合的药物部分和肾小管的重吸收而导致药效增强。

副作用和不良反应

静脉注射硫喷妥钠会引发短暂低血压，主要原因为降低交感神经活性，引起外周血管扩张。心排量受轻微影响。骨髓和脑桥的呼吸中枢活性降低，引起剂量依赖的呼吸抑制。巴比妥钠能刺激 δ 氨基酮戊酸合成酶，这可导致急性间歇性卟啉病患者出现危象。

误把硫喷妥钠注射入动脉会引起血管强烈收缩，疼痛沿动脉分布。组织损伤会引起以下后果：①反应性血管收缩；②闭塞性硫喷妥钠结晶形成；③炎性介导的动脉炎。治疗包括立即稀释（用 0.9% 盐水）和在导管内注射血管舒张剂（例如，利多卡因、罂粟碱或酚苄明）。交感神经阻断术（例如，臂丛或星状神经节阻滞）能减轻血管收缩。

推荐阅读

Stoelting RK, Hillier SC. Barbiturates. In: Stoelting RK, ed. *Handbook of Pharmacology and Physiology in Anesthetic Practice*. 4th ed. Philadelphia: Lippincott Williams & Wilkins; 2005:119-131.

第 72 章　丙泊酚

Michael J. Murray，MD，PhD
高　玲　译　杨旭东　校

丙泊酚（2,6- 二异丙基苯酚）为静脉使用的麻醉药，属于位阻酚类家族（图 72-1）。丙泊酚不能溶于水，因此其配方为 1% 脂质乳剂，与用于肠外营养的配方相似——其包含 10% 的大豆油、2.25% 甘油和提炼的 1.2% 卵磷脂。此乳化剂尚未报道能引起组胺释放。虽然对鸡蛋过敏的患者使用丙泊酚未发生过敏反应，但此类患者不建议使用丙泊酚。

因为硫喷妥钠在美国已无货，丙泊酚成为最常用的麻醉诱导静脉用药。其优点是快速起效和失效，快速再分布（因此即使是持续输注，基本上也无药物蓄积），以及术后恶心呕吐的发生率很低。当静脉输注丙泊酚维持麻醉时，其止吐作用和高质量苏醒非常显著。10 ～ 20 mg 的丙泊酚止吐作用很强，在麻醉后恢复室偶尔用它来处理术后恶心呕吐。

与其他静脉麻醉药相比，丙泊酚能明显引起注射部位的疼痛和低血压。注射部位疼痛的发生率高达 10% ～ 50%，但血栓性静脉炎的发生率低。注射部位的疼痛可以通过使用局部麻醉药和在大静脉中缓慢注射并加快液体的输入来减轻。

丙泊酚输注综合征出现在儿科患者以及在重症监护病房需要长期（数小时或数天）高剂量［＞ 150 ～ 200 μg/（kg · min）］输注丙泊酚的年轻的神经外科手术患者。这样的患者可发展为严重的代谢性酸中毒、渐进性心动过缓、对治疗不敏感的心跳骤停和死亡。虽然提出了许多假说，但病因不明。

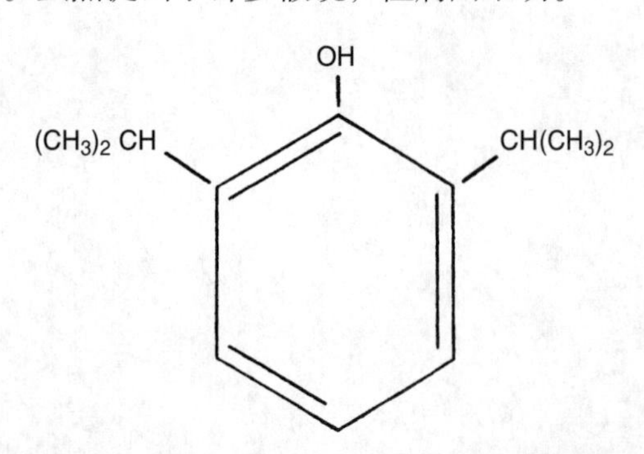

图 72-1　丙泊酚的化学结构（2,6- 二异丙基苯酚）

对主要器官系统的效果

中枢神经系统

丙泊酚确切的作用原理仍未完全阐明。其麻醉特性可能与刺激 γ 氨基丁酸（GABA）受体有关。2 mg/kg 剂量静脉注射丙泊酚可以使意识在 1 min 之内消失，这一起效时间与硫喷妥钠、依托咪酯和美索比妥类似。丙泊酚诱导平稳，兴奋作用弱于美索比妥，但往往比硫喷妥钠更强。单次诱导剂量的丙泊酚产生的麻醉作用持续约 4 min，与硫喷妥钠持续时间类似。丙泊酚能诱发全身麻醉的脑电变化。这种脑功能的下降伴随着脑代谢、脑血流和颅内压的下降。

心血管系统

丙泊酚引起剂量依赖的血压降低，主要是降低体循环血管阻力。在高剂量时抑制心肌收缩力，引起心输出量降低。

呼吸系统

丙泊酚产生剂量依赖的中枢呼吸抑制，甚至引起窒息。与其他麻醉药一样，呼吸中枢对 CO_2 的反应性降低。

其他器官系统

丙泊酚基本不影响肝功能、肾功能、凝血和类固醇生成。注射丙泊酚能增加神经肌肉阻滞的深度而不增加持续时间。

药效学和药动学

因为药物的再分布，丙泊酚的浓度在静脉单次给药后迅速降低（$t_{1/2\alpha}$ ＝ 2 ～ 8 min）。药物的消除半衰期（$t_{1/2\beta}\approx 1$ h）明显短于硫喷妥钠（$t_{1/2\beta}\approx 11$ h）。两室模型和三室模型均有人提出。药物分布容积大，但随着患者年龄的增大，分布容积明显变小。因此，老年人药物剂量应减少。

丙泊酚主要在尿中以葡糖苷酸和硫酸结合物排泄。长时间输注会造成绿色尿液（无临床意义），这是因为里面含有酚或对苯二酚代谢产物。由于丙泊酚的清除超过了肝的血流，肝外代谢机制被启动。

对于接受大手术的患者，丙泊酚的血药浓度应维持在 2.5 ～ 6 μg/ml；对于小手术，1.5 ～ 4.5 μg/ml 浓度即可。对于预给药（66%N_2O）的患者，血药浓度 2.5 μg/ml 即可抑制 50% 的患者切皮时的体动。

剂量

麻醉诱导剂量为 1.5 ～ 2.5 mg/kg，但对于高龄、低血容量及心储备能力低的患者，诱导剂量应减少。麻醉医生也可以每隔 10 s 给予 20 ～ 40 mg 丙泊酚，直至患者意识消失。麻醉维持可以多次间断推注 0.5 mg/kg 丙泊酚，滴定到临床效果，或 100 ～ 200 μg/（kg · min）静脉泵入。对于清醒镇静，推荐起始剂量为 50 μg/（kg · min）。

推荐阅读

Schuttler J, Ihmsen H. Population pharmacokinetics of propofol: A multicenter study. *Anesthesiology*. 2000;92:727-738.

第 73 章 依托咪酯

Heidi A. Hadley，MD

高 玲 译 杨旭东 校

依托咪酯［R-（＋）- 苯乙基 -1 氢–异吡唑 -5 羧化硫酸盐］（图 73-1）为一种静脉麻醉药，1964 年最先发现，10 年后应用于临床。其优点包括快速起效、快速失效、心血管作用弱和脑保护。在酸性 pH 溶液中为水溶性，在生理 pH 溶液中为脂溶性，美国市场上的制剂为 0.2% 溶液，含有 35% 的丙二醇。该制剂 pH 值为 6.9，p*K* 值为 4.2，因此为弱碱性。其左旋体具有催眠镇静的麻醉作用，但完全没有镇痛作用。通过与 $GABA_A$（γ 氨基丁酸 A 型）的受体（主要与 β_2 和 β_3 亚基）结合（表 73-1），依托咪酯引起神经细胞超极化，随后通过抑制神经信号传导来抑制网状活性系统。除此之外，依托咪酯能增强 GABA 受体与 GABA 分子的结合力。

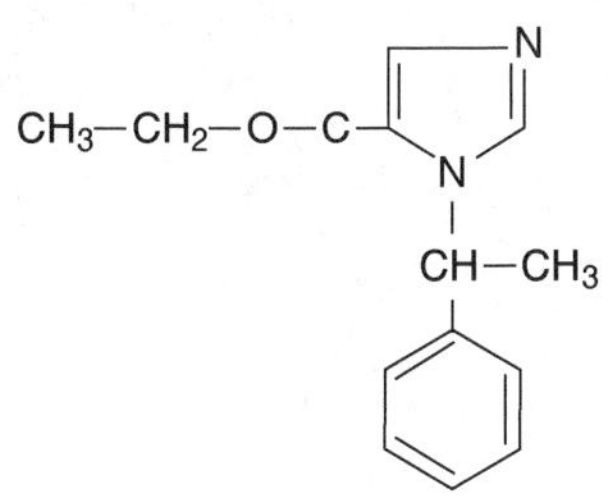

图 73-1 依托咪酯的化学结构

药动学

分布

单次静脉注药，99% 的依托咪酯在血浆中以非离子型存在，其中的 75% 与蛋白质结合，主要是白蛋白。高脂溶性使其起效迅速（静脉注射 1 min 内）并有较大的分布容积（2.5 ～ 4.5 L/kg）。快速失效是由于药物的再分配，血浆初始浓度的下降。肾和肝

表 73-1 丙泊酚和依托咪酯结合部位 $GABA_A$ 亚基

结合部位亚基	药物
α	丙泊酚
β_1	丙泊酚
β_2	丙泊酚，依托咪酯
β_3	丙泊酚，依托咪酯
γ_2	丙泊酚

$GABA_A$，γ 氨基丁酸 A 型

疾病患者血浆中蛋白质水平降低，会延长药效持续时间，依托咪酯的半衰期会加倍。

代谢

依托咪酯通过酯水解代谢（血浆和肝），把乙烷基侧链转化为羧基酸酯，使之具备水溶性并失活。依托咪酯代谢的速度是硫喷妥钠的5倍。

消除

主要失活代谢产物经肾排出，消除半衰期为2.9～5.3 h，清除速度为18～35 ml/（kg · min）。

药效学

剂量

依托咪酯的诱导剂量为0.3 mg/kg（范围：0.2～0.6 mg/kg），静脉单次给予依托咪酯后，患者在2 min内意识丧失。剂量和作用时间之间存在线性关系。如果患者预先使用过阿片类或苯二氮䓬类，应降低药物剂量。老年人由于分布容积小和清除率低，依托咪酯的用量应该减少（≤0.2 mg/kg）。麻醉维持使用依托咪酯可以先以100 μg/（kg · min）泵入，10 min后把剂量减至10～20 μg/（kg · min），目标血浆浓度维持在300～500 ng/dl。

对主要器官系统的效果

中枢神经系统

依托咪酯通过降低脑代谢率提供脑保护作用，并且可成比例地降低脑血流，进而维持合适的氧供需平衡。因为平均动脉压不受影响，所以能维持稳定的脑灌注压。颅内压在刚开始使用依托咪酯时下降，但稍后会回到基线，除非使用大剂量泵注。

使用依托咪酯后脑电图的变化与使用巴比妥钠类似，不同的是，依托咪酯不能诱发β波，而巴比妥钠药物可以诱发β波。其在脑电图上可诱发癫痫样活动或大发作，因此，对有癫痫发作病史的患者应避免使用依托咪酯。在外科介入治疗癫痫时，可使用依托咪酯诱发癫痫样发作，通过监护脑电图帮助定位。相反，一次诱导剂量的依托咪酯可用来治疗癫痫持续状态，但并不是一线用药。

心血管系统

依托咪酯与其他的诱导药相比最大的优点是心血管抑制作用轻微，因此经常用于血流动力学不稳定、射血分数降低、冠状动脉疾病或瓣膜疾病患者，因为这些患者往往需要稳定的心输出量和平均动脉压（表73-2）。虽然使用依托咪酯外周血管阻力降低，但对血压影响轻微；依托咪酯不影响心输出量和心肌收缩力。冠状动脉血流会降低，心肌氧需也会降低，以维持氧供需平衡。

呼吸系统

依托咪酯只引起轻微的呼吸抑制。它会使潮气量降低，通常能观察到呼吸频率代偿性增加，这样的变化仅仅持续3～5 min。只有当依托咪酯大剂量使用和与阿片类药物合用时，才会观察到窒息。

表73-2 主要静脉诱导药物的利弊

药物	心脏抑制	颅内压降低	呼吸抑制	持续注射	镇痛	血栓性静脉炎	抑制肾上腺皮质	卟啉症	支气管舒张	肌痉挛
丙泊酚	是	是	是	是	否	是	否	否	否	否*
硫喷妥钠	是	是	是	否†	否	否	否	是	否	否
咪达唑仑	是	否	否	是	否	是	否	否	否	否
依托咪酯	否‡	是	否§	否	否	是	是	是	否	是
氯胺酮	否‡	否¶	否	是	是	否	否	否	是	否*

* 罕见肌阵挛的报道。
† 只用于维持巴比妥昏迷。
‡ 只有在高剂量才引起心脏抑制。
§ 与阿片类药物协同。
¶ 增加颅内压

药物的不良反应

内分泌效应

抑制肾上腺皮质功能是使用依托咪酯最大的不良反应，也是限制其持续使用的最主要原因。依托咪酯抑制 11 β - 羟化酶（把 11- 脱氧皮质醇转化为皮质醇），产生可逆的剂量依赖性皮质醇和醛固酮合成抑制（图 73-2）。静脉注射 4 h 后达到最大的抑制，在 24 h 内抑制作用逐渐消除。最初在重症监护病房观察到肾上腺素的抑制，然而在使用单次诱导剂量时也能观察到对 11 β - 羟化酶的抑制。对于休克患者，依托咪酯是满意的插管药物，因为休克患者往往有威胁生命的心血管失代偿反应，而他们又不能耐受任何皮质醇生成的抑制。

根据患者的基础情况来平衡风险和益处，重点关注足够血压的维持。是否补充外源性皮质类固醇尚有争论，但不推荐长期输注或多次给予依托咪酯，因为这已被证明会增加死亡率。正在研发的两种新型依托咪酯衍生物（甲酯基依托咪酯和碳化依托咪酯）保留心血管益处而避免了肾上腺皮质的抑制。

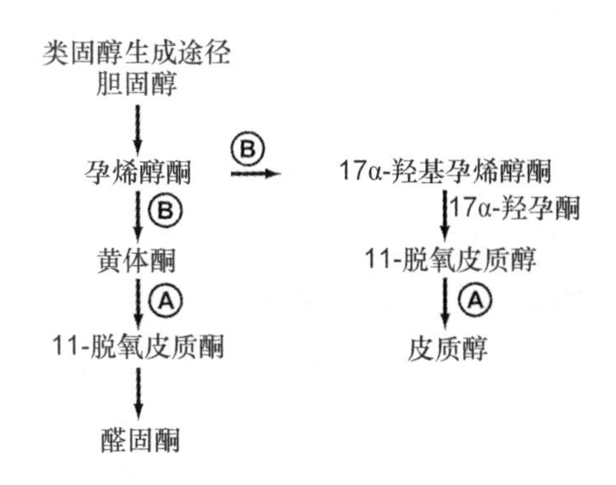

图 73-2　依托咪酯抑制肾上腺皮质醇和醛固酮产生的主要步骤

其他效应

依托咪酯在中枢神经系统的作用造成丘脑和皮质之间抑制和兴奋信号的失衡。这种刺激会引起 30% ～ 60% 的患者发生肌阵挛。同时使用阿片类药物或咪达唑仑会降低肌阵挛的危险。

依托咪酯静脉注射时能引发疼痛，为避免注射痛，可以在注射前静脉使用利多卡因或阿片类药物，或使用中心静脉注射。欧洲市场上有脂乳剂作为丙二醇制剂的替代物，据报道能减少注射部位的疼痛。使用依托咪酯 24 ～ 48 h 后，25% 以上的患者会出现血栓性静脉炎。

依托咪酯对中枢神经系统的影响与增加术后恶心呕吐的发生有关，但有研究比较了有术后恶心呕吐病史的患者分别使用依托咪酯脂剂和丙泊酚，发现两种药物并没有区别。

依托咪酯不能用于有卟啉症病史的患者，与硫喷妥钠类似，其会诱发卟啉症发作。依托咪酯诱发过敏很罕见（1/450 000 ～ 1/50 000），一般都为类过敏反应。除此之外，依托咪酯能引发术后呃逆和焦虑不安。

推荐阅读

Evers AS, Maze M. Intravenous anesthetics. In: Evers AS, Maze M, eds. *Anesthetic Pharmacology—Physiologic Principles and Clinical Practice*. Philadelphia: Churchill Livingstone; 2003:395-416.

Jackson WL. Should we use etomidate as an induction agent for endotracheal intubation in patients with septic shock? A critical appraisal. *Chest*. 2005; 127;1031-1038.

Malerba G, Romano-Girard F, Cravoisy A, et al. Risk factors of relative adrenocortical deficiency in intensive care patients needing mechanical ventilation. *Intensive Care Med*. 2005;31:388-392.

Sneyd JR, Rigsby-Jones AE. New drugs and technologies, intravenous anesthesia is on the move (again). *Br J Anesth*. 2010;105:246-254.

Stoelting RK. Non-barbituate induction drugs. In: Stoelting RK, ed. *Pharmacology and Physiology in Anesthetic Practice*. 3rd ed. Philadelphia: Lippincott-Raven; 1999:145-148.

第 74 章　氯胺酮

Gilbert A. Blaise，MD
高　玲　译　杨旭东　校

氯胺酮分子［2-（*O*- 氯苯基）-2- 甲氨基−环己酮］在化学上与苯环利定有关，包括一个手性中心（环己酮链上第 2 位碳原子）和两个光学异构体。与 R 同分异构体相比，S 同分异构体具有 4 倍效能，苏醒更快，且致幻作用发生率低。然而，在北美，氯胺酮主要以外消旋混合物销售（图 74-1）。其也含有苄索氯铵作为复合防腐剂。

在 20 世纪 60 年代，其他麻醉药有显著毒性且不易使用，氯胺酮被设计为理想的麻醉药引入使用。在 20 世纪 70 年代中期的越南战争时期，氯胺酮被广泛使用，被认为是独特的战地麻醉药。

静脉或肌内注射能引起广泛的镇痛、意识消失、记忆缺失和制动。氯胺酮引起的麻醉被称为分离麻醉，因为患者表现为从环境中分离出来而不是简单的对环境无反应。氯胺酮麻醉下，丘脑与脑边缘系统不协调。与其他麻醉药相比，氯胺酮的治疗指数很高。氯胺酮也是一种滥用的毒品（多以“维生素 K”和“专用 K 粉”的名称）。

作用机制

氯胺酮不是高选择性药物，有多个作用部位，包括中枢和外周神经系统。氯胺酮的特性主要通过非竞争性拮抗 N- 甲基 -D- 天冬氨酸（NMDA）受体来介导，但也有局部麻醉药的特性。NMDA 受体包含五个亚基环绕的离子通道，此离子通道介导 Ca^{2+}、Na^{+}、K^{+}的渗透（图 74-2）。Mg^{2+}与氯胺酮结合的部位也被发现在此通道中。

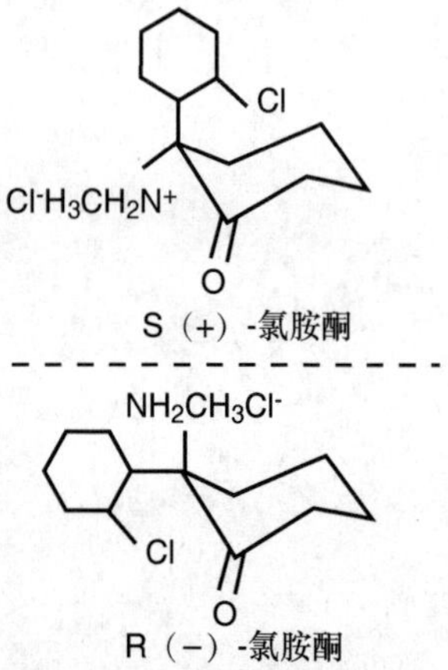

S（+）-氯胺酮

R（−）-氯胺酮

图 74-1　盐酸氯胺酮（$C_{13}H_{16}ClNO \cdot HCl$）的分子结构

谷氨酸盐是机体最主要的兴奋性氨基酸，NMDA 受体的活化是谷氨酸盐作用于中枢神经系统、外周神经系统及很多其他器官和组织（例如，肺、炎性细胞）最主要的机制。NMDA 受体被证实与麻醉机制、疼痛传导、吗啡耐受、记忆和认知功能、长期增强、长期抑制、神经毒性、慢性神经疾病（例如，阿尔茨海默病和主要抑郁）及炎症反应有关。

在临床浓度，氯胺酮能与苯环利定受体结合。据报道，氯胺酮能与阿片类 μ、δ、κ 受体结合。氯胺酮抑制单胺肾上腺素、多巴胺和 5 羟色胺的再摄取。它能兴奋嘌呤类神经递质并与腺苷受体相互作用。

氯胺酮产生的麻醉可以被胆碱酯酶抑制剂逆转。胆碱酯酶抑制剂是一种拮抗剂，能提高乙酰胆碱的

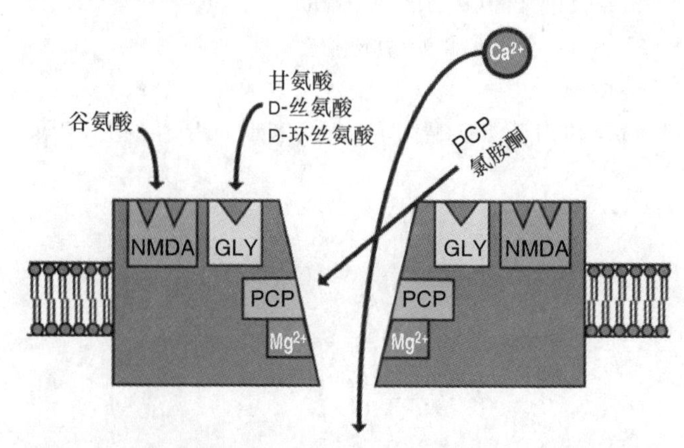

图 74-2　氯胺酮的特性主要通过非竞争性拮抗 N- 甲基 -D- 天冬氨酸（NMDA）受体来介导，但药物也具有局部麻醉药的特性。NMDA 受体包含五个亚基环绕的离子通道，此离子通道介导 Ca^{2+}、Na^{+}、K^{+}的渗透。GLY，甘氨酸；PCP，苯环利定

浓度。有证据表明，氯胺酮能与毒蕈碱和烟碱受体相互作用，这基于氯胺酮能产生抗胆碱能症状（麻醉后谵妄、支气管扩张和拟交感作用）的事实。氯胺酮与电压敏感 Ca^{2+}通道的相互作用已被广泛研究，氯胺酮的局部麻醉效果可能与其和 Na^{+}通道的相互作用有关。

全身效应

心血管系统

心血管系统对氯胺酮的反应是拟交感神经系统兴奋，引起血压增高，心输出量和心肌氧耗增加。心率的变化依赖压力反射的活性。氯胺酮对心血管的最初作用是由于胺类再摄取的抑制。

呼吸系统

单独使用氯胺酮不会引起呼吸抑制，因此氯胺酮麻醉下容易维持气道通畅；然而，如果氯胺酮与能引起呼吸抑制的药物合用，例如苯二氮䓬类药物或阿片类药物，呼吸往往被抑制，发生上呼吸道梗阻。因为抗胆碱能和交感活性作用，氯胺酮能引起支气管扩张，因此能用于哮喘患者的镇静。

中枢神经系统

氯胺酮为一种脑血管扩张剂，能增加脑血流和颅内占位病变患者的颅内压。如果机控呼吸，颅内压的增高很微小。

据报道，5% ～ 30% 使用氯胺酮麻醉的患者会出现术后躁动；年龄大于 16 岁的患者如果使用剂量超过 2 mk/kg、快速注射药物或患者之前就存在人格问题，那么术后躁动的发生率会增高。苏醒期反应常常发生在麻醉复苏的早期，可能持续几小时，而有些患者会持续 24 h 以上。这些反应的特点是幻视、幻听、有本体感受和精神错乱，通常伴随兴奋、害怕或精神欢快（精神分裂症样反应）。

临床使用

氯胺酮是唯一有效的 NMDA 阻断剂，并且可以多种途径使用，静脉、肌内、皮下、鼻内、舌下、口服、直肠、皮肤（在伤口上敷、涂药膏）、鞘内注射、硬膜外。氯胺酮在围术期疼痛管理、慢性疼痛管理、炎性反应的介导、抑郁的控制方面已被广泛研究。因为 NMDA 拮抗剂与阿片类药物有加强或协同作用，可减少阿片类药物诱发的痛觉过敏，降低持续注射吗啡引发的耐受或逆转阿片类药物介导的耐受，故氯胺酮可用于改善围术期的镇痛。如果氯胺酮被加入多模式镇痛中，因其超前镇痛作用，可减少继发的痛觉过敏和腹部手术后广泛的慢性疼痛。氯胺酮与阿片类药物合用能改善术后镇痛并减少副作用。

氯胺酮可用作静脉镇痛剂或局部涂抹的药膏，成功治疗严重复杂的局部疼痛综合征。纤维组织肌痛和慢性疲劳综合征可能与病理性 NMDA 受体活化有关，如果是这样，氯胺酮可能对处理这些问题有作用。阻断 NMDA 受体是对一般治疗无效的严重抑郁的有效治疗方法。

氯胺酮是一种炎性反应调控剂，在很多脑缺血再灌注损伤的动物模型已证实有神经保护作用。

许多动物研究表明，氯胺酮在发育的大脑中能引起细胞凋亡并产生长期的认知损害。苯环利定复合物可在啮齿类动物模型上模拟可逆的精神分裂症。在易感患者中，谵妄能引起长期认知受损。然而，低剂量的氯胺酮能抑制术后谵妄。

因为术后苏醒期反应，氯胺酮已较少作为麻醉剂使用。减少氯胺酮的使用有利于新的麻醉药产生和更好的监测，并能提高麻醉医生的知识和技术。作为一种麻醉剂，氯胺酮仍然是非常有效的药物，适合短小的、非常疼痛的手术室外操作（例如，简陋的环境、急症室、门诊），这些地方监测和后备支持都很有限。氯胺酮同样适合血流动力学不稳定患者的麻醉诱导。

关于氯胺酮，许多问题仍然未知。由于药效的多样性，需要平衡其益处和潜在的副作用。

推荐阅读

Hudetz JA, Patterson KM, Iqbal Z, et al. Ketamine attenuates delirium after cardiac surgery with cardiopulmonary bypass. *J Cardiothorac Vasc Anesth*. 2009;23:651-657.

Lois F, De Kock M. Something new about ketamine for pediatric anesthesia? *Curr Opin Anaesthesiol*. 2008;21:340-344.

Wu GJ, Chen TL, Ueng YF, Chen RM. Ketamine inhibits tumor necrosis factor-α and interleukin-6 gene expressions in lipopolysaccharide-stimulated macrophages through suppression of toll-like receptor 4-mediated c-Jun N-terminal kinase phosphorylation and activator protein-1 activation. *Toxicol Appl Pharmacol*. 2008;228:105-113.

第 75 章 阿片类药物的药理作用

Halena M. Gazelka，MD，Richard H. Rho，MD
张 振 译 黄 鹂 校

Goodman 和 Gilman 称："阿片类药物（opioid）一词泛指与罂粟提取物——阿片有关的所有化合物。阿片制剂（opiates）是从阿片中提取的药物，包括天然产物吗啡、可待因和蒂巴因，以及多种人工合成的衍生物。内源性阿片肽——内啡肽是天然的阿片受体配体。阿片制剂通过模仿这些肽类发挥作用。麻醉（narcotic）一词源于希腊语 stupor，表示昏迷的意思；最初是指催眠的任何药物，但现在与阿片类药物有关。"

基于药效活性，阿片制剂可分为三大类——纯阿片受体激动剂、纯拮抗剂（如纳洛酮）和混合激动/拮抗剂（如布托啡诺、纳布啡）。所有阿片制剂都具有共同的结构特征，这些化合物的分子形状发生微小的变化就可以从激动剂转换为拮抗剂。

阿片制剂的疗效取决于它所结合的特定的阿片受体类型（μ_1、μ_2、κ、δ 和 σ）。阿片类药物的作用机制主要是通过激动 μ 受体。这些阿片受体亚型的特点是由其亲和力、解剖位置和功能反应的差异所决定的，如表 75-1 所示。

阿片类药物的镇痛作用可能来自于激动不同神经系统位点的受体，包括周围神经系统的感觉神经元、脊髓背角（胶质第 4 和第 5 层）的脊髓（抑制伤害性信息传递的脊髓）、脑干延髓（增强调节上升疼痛信号的下行抑制通路作用）和大脑皮层（能够降低对疼痛的情绪反应和认知）。阿片受体激动后，可抑制突触前释放和对兴奋性神经递质（谷氨酸、乙酰胆碱和 P 物质）的反应。

表 75-1 阿片受体亚型、临床效应和激动剂举例

受体	临床效应	激动剂举例
μ_1	脊髓镇痛、心动过缓、镇静、皮肤瘙痒、恶心和呕吐	吗啡、哌替啶
μ_2	呼吸抑制、兴奋、身体依赖性、皮肤瘙痒、便秘	吗啡、哌替啶
κ	脊髓镇痛、呼吸抑制、镇静、瞳孔缩小	芬太尼、吗啡、纳布啡
δ	脊髓镇痛、呼吸抑制	羟考酮、β-内啡肽、亮氨酸脑啡肽

阿片类药物可以通过多种途径给药——口服、静脉、肌肉、皮、皮下、黏膜、硬膜外和鞘内注射，这使其在大多数临床情况下都可以方便使用。所有的阿片类药物的分布半衰期都很短，5 ～ 20 min。高度脂溶性阿片类药物，如芬太尼、舒芬太尼，具有快速起效和活性持续时间短的特点。

肝负责大多数阿片类药物的生物转化；许多阿片类药物的代谢产物与其前体化合物都具有相等的活性，包括吗啡和哌替啶，二者的代谢产物分别为吗啡葡糖苷酸和去甲哌替啶。这些代谢产物必须由肾消除，肾衰竭患者必须调整药物剂量。芬太尼、舒芬太尼和阿芬太尼的代谢产物没有活性。

临床效应

对中枢神经系统的影响

高剂量的阿片类药物可能会导致深度镇静或催眠，但阿片类药物不会导致健忘症。复合麻醉时，阿片类药物可以降低吸入麻醉药的最低肺泡有效浓度。

哌替啶的代谢产物去甲哌替啶对神经兴奋性的影响可引起癫痫发作。去甲哌替啶诱导的癫痫发作更容易在长期接受哌替啶治疗、短期内使用大剂量哌替啶或肾功能损害致代谢产物清除能力下降的患者中出现。

在肺泡通气不变的情况下，阿片类药物可降低脑代谢对 O_2 的需求、脑血流量及颅内压。阿片类药物通过刺激动眼神经副核，引起瞳孔缩小。对于非机械通气的患者，阿片类药物引起的呼吸抑制可产生低氧血症，进而导致瞳孔扩大和颅内压升高（由

于高碳酸血症）。

阿片类药物刺激位于脑干最后区的化学感受器触发区域，可引起恶心和呕吐。

对呼吸系统的影响

阿片类药物通过减少呼吸速率（而不是潮气量）而降低每分通气量。这些药物对延髓呼吸中枢有直接的影响，产生剂量依赖性的呼吸（对 CO_2 的通气反应）抑制。当使用阿片类药（图 75-1）时 CO_2 反应曲线斜率会显著下降，并会显著右移。使用阿片类药物后，呼吸暂停阈值是升高的。呼吸暂停阈值的定义为无呼吸动作时的最高 $PaCO_2$。阿片类药物还可使低氧血症引起的通气量增加这一反应过程变得迟钝。并且，吗啡和哌替啶可引起组胺释放诱发的支气管痉挛。

对肌肉骨骼系统的影响

阿片类药物可导致全身肌肉僵直，其为一种与强效阿片类药物（如芬太尼、舒芬太尼和卡芬太尼）相关的临床表现。胸壁顺应性缺失和咽喉肌肉收缩可非常严重，即使有正压通气辅助也会出现呼吸困难。阿片类药物引起肌肉僵直的机制被认为是脊髓水平的 μ 受体通过增加多巴胺的合成及抑制 γ- 氨基丁酸的活性介导的。这种肌肉僵直可以通过降低

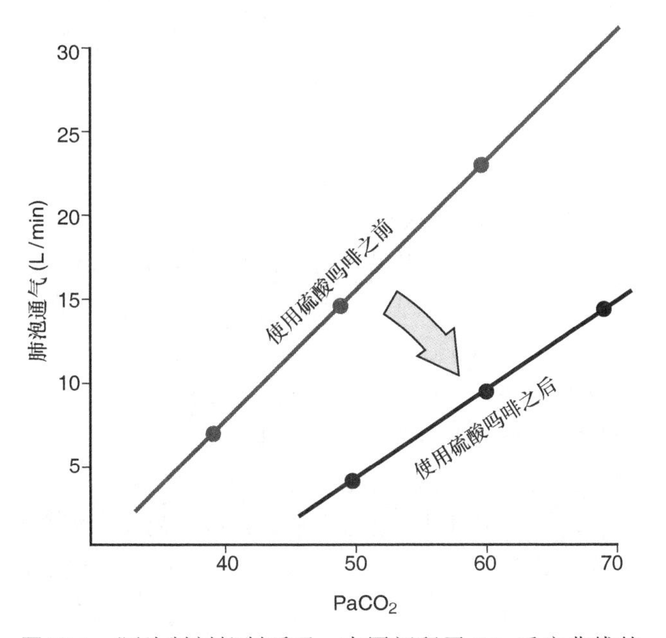

图 75-1　阿片制剂抑制呼吸。本图阐释了 CO_2 反应曲线的下移和右移（Modified from Nonvolatile anesthetic agents. In：Morgan GE，Mikhail MS，Murray MJ：Clinical Anesthesiology. 4th ed. New York：Lange Medical Books/McGraw-Hill Medical Publishing Division；2005：195. Available at：http://www.accessmedicine.com.）

阿片类药物的使用频率或同时给予神经肌肉阻断剂及控制通气来预防。

术后寒战可通过哌替啶抑制，可能是通过 κ 受体机制起作用。成人仅需缓慢静脉推注 12.5 ～ 25 mg 哌替啶就可以产生这种效果。

对心血管系统的影响

临床剂量的阿片类药物不引起明显的心肌抑制，但阿片类药物可导致剂量依赖性的心动过缓，进而引起心排血量减少。而哌替啶却可能会导致心动过速，因为它的结构与阿托品类似。哌替啶还可引起心肌收缩力下降，因为它具有负性肌力作用。大多数阿片类药物是通过髓质的血管舒缩中枢的抗交感作用和通过迷走神经通路增加副交感神经张力而发挥其心血管作用。哌替啶和美沙酮都可导致 QT 间期延长。

对胃肠道的影响

阿片类药物通过刺激经迷走神经和外周神经增加小肠和大肠平滑肌的非蠕动性张力；然而，这种无效的非推进性的运动可导致肠道运输时间显著增加，并可导致肠梗阻。

对激素水平的影响

阿片类药物可能通过作用于下丘脑减轻疼痛和手术的应激反应；并可以抑制促性腺激素释放激素和促肾上腺皮质激素释放因子，进而减少内源性皮质醇的释放。

组胺释放

虽然阿片类药物引起的真正过敏反应是罕见的，但阿片类药物可能引起非 IgE 介导的肥大细胞释放组胺，这可引起全身血管阻力降低，最终导致血压下降和心动过速。这种反应在使用吗啡和哌替啶时表现最明显。

值得注意的是，由于许多相关的不良反应（此前很多已被指出），哌替啶已经很少用作止痛药，但仍广泛用于抑制术后寒战。

阿片类药物诱导的痛觉过敏

越来越多的证据表明，旨在治疗疼痛的阿片类药物，实际上可能会使患者对疼痛更加敏感，并可能使

先前存在的疼痛状态变得更糟糕。阿片类药物起初明确的镇痛作用可能会转变成为痛觉过敏状态（对伤害性刺激的敏感性增加）。阿片类药物诱导的痛觉过敏最初是在长期使用这些药物的患者身上发现的，但是目前已经发现，仅在做手术这么短的时间内，使用阿片类药物的患者也会出现痛觉过敏。一个例子就是瑞芬太尼，外科手术时用于输注的一种超短效阿片类药物。我们已经注意到，痛觉过敏会在输注阿片受体激动剂 60 ～ 90 min 后出现。痛觉过敏机制被认为是脊髓水平伤害性信号增加导致的。合用氯胺酮可以消除瑞芬太尼的痛觉过敏，这意味着可能存在一个潜在的 NMDA 受体（N- 甲基 -D- 天冬氨酸）机制。

依赖性和耐受性

依赖性和耐受性是长期使用阿片类药物的两个重要问题。依赖是指一旦撤药就会出现戒断症状，可以是生理的也可以是心理的。心理依赖是上瘾的同义词，是指对药物的渴望。耐受性是指随着时间的推移，需要增加阿片类药物的剂量，以维持所需的镇痛效果，这反映了阿片类药物镇痛通路的脱敏和阿片类药物受体的上调。

推荐阅读

Angst MS, Clark JD. Opioid-induced hyperalgesia: A qualitative systematic review. *Anesthesiology*. 2006;104:570-587.

Brunton L, Blumenthal D, Buxton I, Parker K. *Goodman and Gilman's Manual of Pharmacology and Therapeutics*. New York: McGraw-Hill; 2008:349.

Joly V, Richebe P, Guignard B, et al. Remifentanil-induced postoperative hyperalgesia and its prevention with small-dose ketamine. *Anesthesiology*. 2005; 103:147-155.

Kalso E. Opioids in chronic non-cancer pain: Systematic review of efficacy and safety. *Pain*. 2004;112:372-380.

Trescot AM, Helm S, Hansen H, et al. Opioids in the management of chronic non-cancer pain: An update of American Society of the Interventional Pain Physicians' (ASIPP) guidelines. *Pain Physician*. 2008;11(2 Suppl):S5-62.

第 76 章　阿片类药物对心血管系统的影响

Kent H. Rehfeldt，MD，FASE

张　振　译　黄　鹂　校

麻醉医师在术前、术中及术后会经常使用阿片类药物，通常是为了镇痛或维持麻醉稳定。主要以阿片类药物为基础的镇痛方式常用于血流动力学不稳定的患者，因为与其他麻醉药物相比，阿片类药物通常较少引起不必要的血流动力学改变。尽管如此，阿片类药物也可以改变血流动力学，特别是在大剂量使用时。其可能会引起心率、心内传导、血压及心肌收缩力的变化。这些变化有益或有害取决于临床状况。

心率

使用阿片类药物（哌替啶除外）通常会导致心率减慢。哌替啶具有增加心率作用，是因为其与阿托品有类似的结构或是因为其代谢产物去甲哌替啶的作用。使用除哌替啶以外的阿片类药物后，出现的典型的心率减慢被认为与交感神经张力降低有关，而这一作用对一些患者来说可能是有益的，如那些存在冠状动脉缺血风险的患者。在心脏手术时，与舒芬太尼和芬太尼相比，阿芬太尼阻止手术刺激所引起的心率加快和血压升高的作用更不稳定。此外，阿片类药物可以直接刺激位于延髓迷走神经核的 μ 受体，这一作用可以通过双侧迷走神经离断术消除。一些研究者也注意到了，甚至在没有增强副交感神经张力的情况下，瑞芬太尼也具有降心率作用，这预示着瑞芬太尼直接作用于心脏传导组织。已有报道，在使用阿片类药物（如瑞芬太尼）后，可出现严重的心动过缓，甚至心脏停搏。幸运的是，这些严重的反应是罕见的，更可能发生于瑞芬太尼单次快速推注时，或者发生于同时使用 β- 肾上腺素受体或钙通道阻断剂的患者。同样，严重的心动过缓更可能发生于迷走神经手术时使用阿片类药物。例如在一些眼科手术时，芬太尼、舒芬太尼和阿芬太尼会显著强化眼心反射，从而导致术中出现心动过缓。使用泮库溴铵或阿托品等药物预处理，可以减少阿片类药物引起心率减慢的发生率。

血压

除了可引起心动过缓外，阿片类药物也可以降低血压。大多数血压降低的原因可能是交感神经张力下降，也能是由于静脉容量血管和动脉阻力血管张力降低。降压作用在交感神经张力增高的患者中表现得最为突出，如充血性心力衰竭或低血容量患者。容量正常的仰卧位患者血压发生变化的情况不常见。然而，体位性低血压可见于自主神经系统损害的患者（如有自主神经病变的糖尿病患者）。除了降低交感神经张力，阿片类药物也可直接作用于血管平滑肌，这一作用是在做舒芬太尼和瑞芬太尼的实验时观察到的。对血管平滑肌的这些直接作用似乎具有独立的神经性或全身性机制，舒芬太尼和瑞芬太尼用于临床时也可能会导致低血压的发生。有趣的是，使用格隆溴铵进行预处理，可能可以减轻瑞芬太尼带来的血压下降。

除了降低交感神经张力和对血管平滑肌的直接作用，吗啡和哌替啶也可以激活肥大细胞，触发组胺和类胰蛋白酶的释放，进而导致血管舒张和低血压。而芬太尼、舒芬太尼、阿芬太尼和瑞芬太尼并不能促进组胺释放。

一些患者术中使用阿片类药物时偶尔也会出现高血压。这一现象最经常见于左心室功能良好的患者，出现高血压反应可能是由于阿片类药物剂量使用不足或其他类型麻醉药物使用不足。

心肌收缩力

在使用常规剂量的阿片类药物时，其正性肌力作用在大多数情况下可能没有重要临床意义。然而，一些研究者已经注意到，随着药物（如芬太尼和舒芬太尼）的使用，心肌收缩力的剂量依赖性增加可能与直接的心肌肾上腺素能刺激有关。阿芬太尼可能是通过增加心肌对钙离子的敏感性而增加收缩力。然而，哌替啶可能具有负性肌力作用。据报道，吗啡对心肌收缩力的影响是不稳定的。

阿片类药物与心肌缺血

阿片类药物常用于既往或目前具有缺血性心脏病的患者。事实上，在急性心肌缺血患者的治疗中，吗啡是包括在高级心脏治疗流程中的。在这些心肌缺血患者中，吗啡的益处体现在降低交感神经张力、降低心率和舒张血管，从而在不改变冠状动脉对血管活性药物反应性的情况下降低心脏前负荷。总体而言，一个更有利的心肌氧供需比可以得以保持。同样，与吸入麻醉剂相比，以阿片类药物为基础的麻醉剂可以提供更有利的心肌氧供需比。阿片类药物的使用与冠状动脉窃血无关。尽管临床意义尚未很好地确立，但阿片类药物的使用可能会存在缺血预处理效益，类似于吸入麻醉剂使用当中所见的效应。

对电生理的影响

麻醉医师需要经常为正在接受基于导管的电生理学研究和操作的患者提供诊疗。因此，掌握常用镇静和麻醉药物对电生理参数的影响是非常必要的。如上所述，阿片类药物通常通过直接刺激迷走神经核减少交感神经兴奋和增加副交感神经张力。电生理进程中，使用芬太尼后迷走神经张力显著增加，窦房结复极时间延长，而这是窦房结自律性的一项测量方法。瑞芬太尼也可以延长窦房结恢复时间，增加窦房结传导时间，并延长心室有效不应期。理想的情况是，阿片类药物的使用和对电生理参数可能的影响应在手术开始前与心脏介入医生商讨。

阿片类药物和长 QT 综合征

回顾发现，围术期用药可以影响 QT 间期，并可促进先天性长 QT 综合征患者出现尖端扭转型室性心动过速。一些文章报道了使用舒芬太尼和大剂量美沙酮与 QT 间期延长或尖端扭转性的关联性。而另一方面，瑞芬太尼似乎对 QT 间期没有影响，至少在大量动物模型中是这样。尽管存在相互矛盾的证据，芬太尼和吗啡仍可能是先天性长 QT 综合征患者的首选阿片类药物。

推荐阅读

Arnold RW, Jensen PA, Kovtoun TA, et al. The profound augmentation of the oculocardiac reflex by fast acting opioids. *Binocul Vis Strabismus Q*. 2004;19: 215-222.

Blunk JA, Schmelz M, Zeck S, et al. Opioid-inducted mast cell activation and vascular responses is not mediated by μ-opioid receptors: An in-vivo microdialysis study in human skin. *Anesth Analg*. 2004;8:364-370.

Ebert TJ, Ficke DJ, Arain SR, et al. Vasodilation from sufentanil in humans. *Anesth Analg*. 2005;101:1677-1680.

Fujii K, Iranami H, Nakamura Y, et al. Fentanyl added to propofol anesthesia elongates sinus node recovery time in pediatric patients with paroxysmal supraventricular tachycardia. *Anesth Analg*. 2009;109:456-460.

Graham MD, Hopkins PM, Harrison SM. The effects of alfentanil on cytosolic Ca^{2+} and contraction in rat ventricular myocytes. *Anesth Analg*. 2004;98:1013-1016.

Kies SM, Pabelick CM, Hurley HA, et al. Anesthesia for patients with congenital long QT syndrome. *Anesthesiology*. 2005;102:204-210.

Noseir RK, Ficke DJ, Kundu A, et al. Sympathetic and vascular consequences from remifentanil in humans. *Anesth Analg*. 2003;96:1645-1650.

Robbins GR, Wynands JE, Whalley DG, et al. Pharmacokinetics of alfentanil and clinical responses during cardiac surgery. *Can J Anaesth*. 1990;37:52-57.

Zaballos M, Jimeno C, Almendral J, et al. Cardiac electrophysiological effects of remifentanil: Study in a closed-chest porcine model. *Br J Anaesth*. 2009;103: 191-198.

第 77 章　阿片类药物副作用——肌肉僵直和胆绞痛

Richard L. Applegate II，MD

张　振　译　黄　鹂　校

阿片类药物的神经肌肉效应

阿片药使用后可发生肌肉僵直。僵直可以出现在躯干或四肢的肌肉中，也可累及上呼吸道的肌肉。骨骼肌僵直可表现为运动障碍、声嘶或呼吸困难。

麻醉诱导时，阿片类药物若引起肌肉僵直，则可妨碍面罩通气。通气困难可引起高碳酸血症和（或）低氧血症。肌肉僵直严重时，如果尝试过高的压力通气，可能会使气体进入胃内。

已给予静脉注射阿片类药物的 ICU 气管插管患者可能会出现肌肉僵直，进而影响正压通气。有关新生儿的若干报道表明，阿片类药物引起的肌肉僵直可能会妨碍气道管理。内镜检查表明，通气困难的主要原因是声门水平的阻塞。

机制

阿片类药物引起成人肌肉僵直的机制尚不完全清楚。大鼠模型的研究结果表明，中央 μ_1 受体的激活可以触发此作用，而 δ 和 κ 受体——μ_1 受体丰富的部位——可能会拮抗此作用。可能参与肌肉僵直的中枢神经系统位点包括基底神经节、蓝斑和导水管周围灰质。

危险因素

导致肌肉僵直的危险因素已经提出，包括极端的年龄（新生儿和高龄老人）和合并神经系统疾病（如帕金森病和危重病）。

发生率

麻醉诱导时，受试者使用阿片类药物后出现面罩通气困难的发生率有很大不同，从 0 到 100%。早期研究报道的发生率高达 80% 以上，而近期许多报道的发生率为 20% ～ 40%。这似乎反映了使用药物的剂量、频率和使用非去极化肌松剂或苯二氮䓬类预处理之间的差异，以及不同阿片类药物之间的差异。有趣的是，使用阿片类药物后肌肉僵直的发生率随时间递减。最近一项对照研究报道，1229 例瑞芬太尼受试者中只有 4 例出现了肌肉僵直，而 1209 例芬太尼受试者中无人出现肌肉僵直。这比此前报道的发生率要低得多，可能反映了实践的改进和麻醉诱导时快速使用阿片类药物的风险教育所起到的作用。

可引起肌肉僵直的阿片类药物

随着芬太尼、舒芬太尼、阿芬太尼、瑞芬太尼和吗啡使用后可出现肌肉僵直的报道，似乎任何 μ 受体激动剂阿片类药物都可以导致这种情况。阿片类药物药效越强，等效剂量药物发生肌肉僵直的可能性越大。然而，尽管人们普遍认为如此，一项荟萃分析却显示，这些药物肌肉僵直的发生率没有显著差异。已有报道称，芬太尼剂量低至 1 μg/kg 也可引起通气困难，但更高剂量药物快速输注时发生率似乎更高。强效阿片类药物（如瑞芬太尼）单次快推可能会增加这种并发症的风险，并且术后肌肉僵直可能更显著。

治疗

阿片类药物引起的肌肉强直的治疗药物包括非去极化肌松剂、麻醉诱导剂（丙泊酚和硫喷妥钠）和苯二氮䓬类（咪达唑仑和地西泮）。预防措施包括使用非去极化肌松剂或苯二氮䓬类预处理和缓慢输注强效阿片类药物。

阿片类药物的胆道效应

通常胆管终端在十二指肠壁的 Oddi 括约肌。有很多因素可引起该括约肌收缩，包括胆囊收缩素、阿片类药物、迷走神经传递以及餐后局部胃肠道受刺激释放的一系列内源性递质。重要的是，μ 受体激动剂的使用可以导致 Oddi 括约肌收缩增加，随之引起胆总管压力增加和胆囊或胆管排空延迟。如果这种情况在胆道造影过程中发生，那么就会得出胆道结石或狭窄的错误诊断。反过来，这一假设可能会导致对胆总管不必要的手术探查。然而，术中阿片类药物引起 Oddi 括约肌收缩和胆管压力升高的临床意义尚不明确。

引起胆道痉挛的阿片类药物

所有的阿片类药物都有导致 Oddi 括约肌运动张力增加的潜力，结果是引起胆总管压力升高。已有一些研究对不同药物引起这种效应的相对潜力做了对比，结果不尽相同。传统认为，与哌替啶相比，吗啡具有更大潜力刺激这种收缩。瑞芬太尼似乎可以引起胆囊排空延迟，而在输注停止后这一效应持续时间短。激动 / 拮抗剂对胆囊排空和胆管压力的影响较小，而纳洛酮可以逆转 μ 受体激动剂对胆道的影响。

治疗

多种药物可以用来逆转阿片类药物引起的胆道痉挛。虽然纳洛酮可以完全逆转胆道受到的影响，但其带来的突然的镇痛拮抗可能是不可取的。据报道，抗胆碱能药物、钙通道阻滞剂、硝酸甘油、硝酸异山梨酯和胰高血糖素对缓解由吗啡引起的胆道痉挛而导致的胆管压力升高有效。

推荐阅读

Bennett JA, Abrams JT, Van Riper DF, Horrow JC. Difficult or impossible ventilation after sufentanil-induced anesthesia is caused primarily by vocal cord closure. *Anesthesiology*. 1997;87:1070-1074.

Bosch A, Pena LR. The sphincter of Oddi. *Dig Dis Sci*. 2007;52:1211-1218.

Gallantine EL, Meert TF. Antinociceptive and adverse effects of mu and kappa opioid receptor agonists: A comparison of morphine and U50488-H. *Basic Clin Pharmacol Toxicol*. 2008;103:419-427.

Komatsu R, Turan AM, Orhan-Sungur M, et al. Remifentanil for general anaesthesia: A systematic review. *Anaesthesia*. 2007;62:1266-1280.

Marsh DF, Hodkinson B. Remifentanil in paediatric anaesthetic practice. *Anaesthesia*. 2009;64:301-308.

Nakada J, Nishira M, Hosoda R, et al. Priming with rocuronium or vecuronium prevents remfentanil-mediated muscle rigidity and difficult ventilation. *J Anesth*. 2009;23:323-328.

Wu S, Zhang Z, Jin J, et al. Effects of narcotic analgesic drugs on human Oddi's sphincter motility. *World J Gastroenterol*. 2004;10:2901-2904.

第 78 章　非去极化神经肌肉阻滞剂

Mark T. Keegan，MB，MRCPI，MSc
吴琼芳　译　曾　媛　校

非去极化神经肌肉阻滞剂（肌松剂）（neuromuscular blocking agents，NMBAs）进入临床标志着麻醉和外科手术的重大进步。在过去的 20 年，非去极化肌松剂发生了重大进展，出现了一些新药，这些新药没有过去药物的很多副作用。其中一些新药直接威胁着琥珀胆碱作为速效和短效肌松剂的地位。

作用机制

非去极化肌松剂通过与乙酰胆碱（ACh）竞争性结合烟碱样受体 α 亚基而引起受体阻滞，从而导致骨骼肌松弛。非去极化肌松剂也能直接阻断离子通道，阻止 Na^+通过离子孔隙内流。一些非去极化肌松剂阻断突触前膜烟碱样 ACh 受体上的 Na^+通道，干扰 ACh 从合成位点移动。Ca^{2+}依赖的 ACh 释放不受影响。

神经肌肉非去极化阻滞的特点

非去极化肌松剂引起肌肉松弛的临床特点是：四个成串刺激的 T4∶T1 ＜ 1（T4∶T1 ＜ 0.7 代表肌松能满足手术），强直刺激后衰减，强直刺激后易化，无肌束震颤，能被其他非去极化肌松剂增强，以及能被胆碱酯酶抑制剂拮抗。非去极化肌松剂最先阻滞喉内收肌、膈肌、咬肌，其次才是拇收肌。其 ED_{95} 是指在 N_2O- 巴比妥类药物-阿片类药物麻醉的情况下，能使周围神经刺激仪所诱发的单个刺激的反应抑制 95% 的剂量。给予 1 ～ 3 倍 ED_{95} 的药物能完成气管插管。阻滞作用起效的速度与非去极化肌松剂的效能成反比。

敏感性的改变

使用吸入麻醉药、局部麻醉药、利尿药、抗心律失常药、氨基糖苷类抗生素、镁、锂时会增强非去极化肌松剂的作用。低体温、酸中毒、低血钾也会增加非去极化肌松剂的效能。重症肌无力患者对非去极化肌松剂非常敏感。相反，烧伤患者因为烟碱样受体增多（上调）而抵抗非去极化肌松剂的作用。在给予全量插管剂量的非去极化肌松剂前 2 ～ 4 min 给予 10% 的插管剂量称为预给药。预给药能使肌松剂起效时间加快至大约 60 s。

化学结构和药代动力学

目前使用的非去极化肌松剂是苄基异喹啉类和氨基甾类化合物，两者都有一个或多个带正电荷的季铵基（表 78-1 和 78-2）（ACh 有一个季铵基）。非去极化肌松剂含有一个季铵基意味着其在生理 pH 状态下是高度电离的水溶性化合物。非去极化肌松剂脂溶性很小，故不易通过脂膜屏障，如血脑屏障。单次给药后，其分布容积和细胞外液的容积一致。其分布容积、血浆清除率和消除受患者年龄、肝肾功能状态的影响。尽管许多非去极化肌松剂依赖于肝和（或）肾清除，但有些是以非寻常的方式消除（见以下讨论部分）。

表 78-1　非去极化肌松剂（根据作用时间分类）

结构型	短效药物	中效药物	长效药物
苄基异喹啉类	米库氯铵 *	阿曲库铵 顺阿曲库铵	氯化筒箭毒碱 * 氯二甲箭毒 * 多撒库铵 *
氨基甾类	瑞库溴铵 *	维库溴铵 罗库溴铵	泮库溴铵
非对称混合-络合阳离子氯代延胡索酸盐	更他氯铵 *		

* 美国无此药

表 78-2　常用肌松剂的特点

药物	插管剂量（mg/kg）	输注速度［μg/（kg·min）］	起效时间（s）*	作用时间	迷走抑制	组胺释放	消除	备注
琥珀胆碱	1.5	NA	30 ～ 90	超短效	可变	轻度	丁酰胆碱酯酶	去极化肌松剂
米库氯铵	0.15	3 ～ 12	90 ～ 150	短效	无	有	丁酰胆碱酯酶	美国已下市
瑞库溴铵	1.5	NA	45 ～ 90	短效	有	有	肾、酯水解	已下市
罗库溴铵	0.9 ～ 1.2	9 ～ 12	60 ～ 90	中效	有	无	肝、肾	
顺阿曲库铵	0.15 ～ 0.2	1 ～ 3	90 ～ 120	中效	无	无	Hofmann 消除	
阿曲库铵	0.5	3 ～ 12	90 ～ 150	中效	无	有	Hofmann 消除、酯水解	
维库溴铵	0.08 ～ 0.12	1 ～ 2	90 ～ 150	中效	无	无	肝、肾	
泮库溴铵	0.08 ～ 0.12	NA	慢	长效	有	无	肾、肝	
更他氯铵	0.4 ～ 0.6	NA	90 ～ 120	超短效	无	有	半胱氨酸加合、酯水解	仍在临床研究中

* 到可插管的时间。
NA，无数据

与肌松无关的副作用

非去极化肌松剂与肌松无关的副作用包括组胺释放、心血管和自主神经反应。这些副作用会在第 79 章详细阐述。

常用的非去极化肌松剂

维库溴铵

维库溴铵是单季铵基氨基甾类肌松剂。其 ED_{95} 是 0.05 mg/kg，起效时间 3 ～ 5 min，维持时间 20 ～ 35 min。该药为粉剂，在溶解状态下不稳定。维库溴铵经肝代谢，经肾清除。胆汁分泌在其清除过程中也起一定作用。重复给药后，维库溴铵会产生比泮库溴铵弱、比阿曲库铵强的累积效应。维库溴铵有轻微的心血管反应。

阿曲库铵

阿曲库铵是中效肌松剂，有 10 个立体异构体。其 ED_{95} 是 0.2 mg/kg，起效时间 3 ～ 5 min，维持时间 20 ～ 35 min。阿曲库铵的代谢和消除不依赖肝肾。在机体正常 pH 和体温下会进行自发性非酶的体内降解（Hofmann 消除）。该药也通过与丁酰胆碱酯酶无关的非特异性血浆酯酶水解。给药后，1/3 的阿曲库铵通过 Hofmann 消除降解，另外 2/3 通过酯水解降解。两种通路都产生 N- 甲基四氢罂粟碱，其无肌松剂活性，但大剂量会兴奋动物的中枢神经系统。临床上数次给予人体阿曲库铵后，N- 甲基四氢罂粟碱并未出现明显的效应。重复追加阿曲库铵不会产生明显的药物累积效应，因其在血浆中会被快速清除。同样，其神经肌肉功能恢复的时间是一致的。阿曲库铵会造成剂量依赖的组胺释放，剂量大于 0.5 mg/kg 时更明显。哮喘患者应避免使用阿曲库铵。

顺阿曲库铵

阿曲库铵的 10 个立体异构体之一是顺势旋光异构体型，大约占阿曲库铵化合物的 15%。顺阿曲库铵是阿曲库铵的顺势旋光异构体，作为肌松剂，其作用强度是阿曲库铵的 4 倍。顺阿曲库铵无组胺释放，因此对心血管系统影响轻微。其代谢途径为 Hofmann 降解，但其消除不受非特异性酯酶的影响。

泮库溴铵

泮库溴铵是最常使用的双季铵基氨基甾类长效肌松剂。其 ED_{95} 是 0.07 mg/kg，起效时间 3 ～ 5 min，维持时间 60 ～ 90 min。该药小部分经肝代谢，但主要以原形经肾排泄。肾衰竭患者的作用时间会延长。泮库溴铵有抗迷走神经作用，引起心率、血压和心输出量的轻度升高。因此，对于接受心脏手术的患者，尤其是使用大剂量阿片类药物时，泮库溴铵是个不错的选择。

寻找琥珀胆碱的替代药物

去极化肌松剂琥珀胆碱应用广泛，但由于其副作用显著，需要寻找同样起效快、时效短的其他肌松剂。

罗库溴铵

罗库溴铵是单季铵基氨基甾类肌松剂，其结构与维库溴铵相似。罗库溴铵对喉肌的作用相对琥珀胆碱较弱，但 3 倍 ED_{95} 的罗库溴铵起效时间与琥珀胆碱相同，一般快速气管插管所需的剂量（0.9 ～ 1.2 mg/kg）可以使神经肌肉阻滞持续一个多小时。舒更葡糖是经修饰的 γ-环糊精，其并非肌松剂，而是第一个选择性肌松剂拮抗剂。舒更葡糖能够逆转罗库溴铵引起的任何深度的神经肌肉阻滞，在较小的程度上能逆转维库溴铵。该药尚未通过美国食品药品管理局（FDA）批准常规使用，但其能将罗库溴铵从中效肌松剂变为短效肌松剂。

瑞库溴铵和米库氯铵

瑞库溴铵是单季铵基合成甾类肌松剂，起效迅速，可以作为琥珀胆碱的替代药。然而，该药因可能引起致命的支气管痉挛而被撤出临床应用。米库氯铵起效也迅速，其以琥珀胆碱代谢速度的 80% 被血浆胆碱酯酶水解。米库氯铵也存在组胺释放诱发支气管痉挛的问题，在美国已退市，但其他地方还在使用。

更他氯铵

更他氯铵是目前正在研究中的肌松剂，它是一类新型非去极化肌松剂——非对称混合-络合阳离子氯代延胡索酸盐的代表。更他氯铵由半胱氨酸加合和酯水解两种非酶化学反应降解。其药代动力学情况与琥珀胆碱相似。更他氯铵已完成了Ⅰ期和Ⅱ期临床试验，但目前尚未得到美国 FDA 的批准。

推荐阅读

Abrishami A, Ho J, Wong J, et al. Sugammadex, a selective reversal medication for preventing postoperative residual neuromuscular blockade. *Cochrane Database Syst Rev*. 2009:CD007362.

Claudius C, Garvey LH, Viby-Mogensen J. The undesirable effects of neuromuscular blocking drugs. *Anaesthesia*. 2009;64(Suppl 1):10-21.

Martyn JA, Fagerlund MJ, Eriksson LI. Basic principles of neuromuscular transmission. *Anaesthesia*. 2009;64(Suppl 1):1-9.

Naguib M, Brull SJ. Update on neuromuscular pharmacology. *Curr Opin Anaesthesiol*. 2009;22:483-490.

Perry JJ, Lee JS, Sillberg VA, Wells GA. Rocuronium versus succinylcholine for rapid sequence induction intubation. *Cochrane Database Syst Rev*. 2008:CD002788.

Stoelting RK, Hillier SC. *Pharmacology and Physiology in Anesthetic Practice*. 4th ed. Philadelphia: Lippincott, Williams & Wilkins; 2006:208-250.

第 79 章　非去极化神经肌肉阻滞剂与肌松无关的副作用

Mark T. Keegan，MD
吴琼芳　译　曾　媛　校

非去极化神经肌肉阻滞剂（肌松剂）除了作用于神经肌肉接头，还会产生许多非肌松作用。这些“副作用”中，有许多可能是不需要的或有潜在的危害。非去极化肌松剂通常与药物相关的围术期不良事件有关。但是肌松剂的一些非肌松效应也可能被作为对患者和临床医生的有益之处而加以应用。

干扰自主神经功能

非去极化肌松剂会作用于交感和副交感神经系统的烟碱样和毒蕈碱样受体。分隔两个正电荷氨基的碳链长度影响非去极化肌松剂对自主神经节上烟碱样受体的特异性（与神经肌肉接头的烟碱样受体相比）。所谓的“自主神经安全界限”反映了非去极化肌松剂引起神经肌肉阻滞的剂量与引起循环效应的剂量的差别。例如，使用传统药物氯化筒箭毒碱阻断自主神经节引起低血压的剂量稍高于神经肌肉接头阻断所需的剂量。而顺阿曲库铵、维库溴铵、罗库溴铵用于神经肌肉阻滞的 ED_{95} 剂量明显低于引起自主神经反应的剂量，因而这些药被认为自主神经安全界限较大。

非去极化肌松剂作用于心脏的副交感毒蕈碱样受体可能具有重大的临床意义。例如，泮库溴铵通过毒蕈碱样受体介导作用于心脏结细胞产生迷走神经阻滞作用。这种作用在应用使神经肌肉阻滞的临床剂量的药物时就会出现，导致患者心率增快。

交感神经系统包含至少三种毒蕈碱样受体。阻滞多巴胺能中间神经元上的这些受体会降低神经节通路的调节（脱抑制），阻滞肾上腺素能神经元会导致儿茶酚胺释放的负反馈系统的消除。阻滞交感肾上腺素能神经元上的毒蕈碱样受体会导致去甲肾上腺素再摄取受到抑制，这是放大效应的机制，有时可在浅麻醉下使用泮库溴铵时见到。因此，泮库溴铵可造成心动过速，易引起心律失常，原因在于迷走神经阻滞后出现交感兴奋、间接的拟交感作用以及房室结阻滞（大于窦房结阻滞）。

组胺释放

苄基异喹啉类化合物会引起肥大细胞非免疫性组胺释放或其他介质的释放。组胺释放与给药剂量和速度相关。组胺的生理效应包括正向心率改变（H_2 受体）、正向心肌收缩力改变（H_2 受体）、正向心传导改变（H_1 受体）、冠状动脉的效应（H_1 受体，血管收缩；H_2 受体，血管舒张）和外周血管舒张。面部、颈部和躯干会出现红斑。支气管痉挛很少见，但会很严重，是许多非去极化肌松剂使用受到限制的原因。快速给予剂量大于 0.4 mg/kg 的阿曲库铵和剂量大于 0.15 mg/kg 的美维库铵与组胺释放相关的低血压有关。但一般组胺释放对健康患者影响甚微。如果出现临床表现，其持续时间通常很短（1 ～ 5 min）且快速耐受，因而在此之后再给予非去极化肌松剂几乎不产生影响。给予 0.1 ～ 0.2 mg/kg 的维库溴铵可能产生罕见的严重支气管痉挛，可能由于其竞争性抑制了组胺 -N- 甲基转移酶，抑制了组胺降解。表 79-1 显示了非去极化肌松剂的自主神经安全界限。表 79-2 显示了非去极化肌松剂的自主神经临床反应及其对组胺的影响。

对呼吸系统的影响

除了此处所述的组胺对呼吸系统的影响外，非去极化肌松剂会直接影响肺的自主神经受体。如图 79-1 所示，气道中至少有三种毒蕈碱样受体。非去

表 79-1 非去极化肌松剂自主神经安全界限 *

药物	迷走神经[†]	交感神经节[†]	组胺释放[‡]
苄基异喹啉类化合物			
美维库铵	＞ 50	＞ 100	3.0
阿曲库铵	16	40	2.5
顺阿曲库铵	＞ 50	＞ 50	无
氯化筒箭毒碱[§]	0.6	2	0.6
氨基甾类化合物			
维库溴铵	20	＞ 250	无
罗库溴铵	3 ～ 5	＞ 10	无
泮库溴铵	3	＞ 250	无

* 产生自主神经副作用（ED_{50}）所需的神经肌肉阻滞的 ED_{95} 的倍数。
[†] 针对猫。
[‡] 针对人类。
[§] 不再上市。
ED，有效剂量。
Reproduced，with permission，from Naguib M，Lien CA. Pharmacology of muscle relaxants and their antagonists. In：Miller RD，Eriksson LI，Fleisher LA，et al，eds. Miller's Anesthesia. 7th ed. Philadelphia，Churchill Livingstone，2009，Table 29.10.

表 79-2 非去极化肌松剂自主神经临床反应

药物	自主神经节	心脏毒蕈碱样受体	组胺释放
苄基异喹啉类化合物			
美维库铵	无	无	轻度
阿曲库铵	无	无	轻度
顺阿曲库铵	无	无	无
氯化筒箭毒碱 *	阻滞	无	中度
氨基甾类化合物			
维库溴铵	无	无	无
罗库溴铵	无	轻微阻滞	无
泮库溴铵	无	中度阻滞	无

* 不再上市。
Reproduced，with permission，from Naguib M，Lien CA. Pharmacology of muscle relaxants and their antagonists. In：Miller RD，Eriksson LI，Fleisher LA，et al，eds. Miller's Anesthesia. 7th ed. Philadelphia：Churchill Livingstone；2009：Table 29.11.

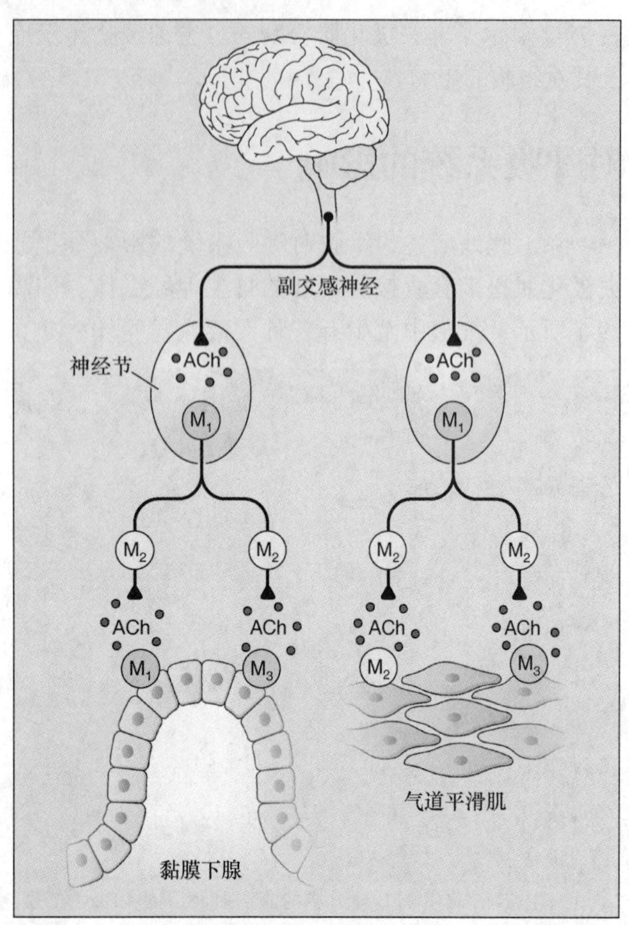

图 79-1 M_3 毒蕈碱样受体位于气道平滑肌的突触后膜上。乙酰胆碱（ACh）刺激 M_3 受体造成肌肉收缩。M_2 毒蕈碱样受体位于神经节后副交感神经末端的突触前膜上，其产生负反馈作用以限制 ACh 的释放（From Naguib M，Lien CA. Pharmacology of muscle relaxants and their antagonists. In：Miller RD，Eriksson LI，Fleisher LA，et al，eds. Miller's Anesthesia. 7th ed. Philadelphia；Churchill Livingstone；2009：Fig. 29.21.）

极化肌松剂对 M_2 和 M_3 受体有不同的拮抗作用。阻断气道平滑肌的 M_2 受体使乙酰胆碱释放增加，乙酰胆碱作用于 M_3 受体引起支气管收缩。阻断 M_3 受体通过抑制迷走神经介导的支气管收缩而引起支气管舒张。非去极化肌松剂瑞库溴铵阻断 M_2 受体强于 M_3 受体，因此会大大增加气道痉挛的发生率，这是瑞库溴铵下市的原因。

过敏反应

全身麻醉期间出现过敏反应很少见，但肌松剂常常会引起该反应。2003 年法国大规模麻醉相关过敏反应的研究表明肌松剂是最常见的诱因。非去极化肌松剂中的季铵离子会与食物、化妆品、工业材料和消毒剂产生交叉反应。如果患者对某种非去极化肌松剂过敏，那么其对其他肌松剂产生交叉反应的风险很高。这些反应是由 IgE 介导的。

非去极化神经肌肉阻滞剂的其他与肌松无关的副作用

致畸性和致癌性

肌松剂是高度解离的，但仍有少部分肌松剂与其代谢产物能通过胎盘。尽管如此，临床剂量的肌松剂对人类的致畸性（如果存在的话）尚未被证实。关于肌松剂的致癌效应无相关文献资料报道。

重症疾病多发性肌肉神经病

重症患者中期和长期输注非去极化肌松剂，尤其是甾类肌松剂，会导致肌无力，影响很大，需要长时间恢复。多器官功能衰竭的患者即使未使用肌松剂也会出现该种肌无力，但持续输注非去极化肌松剂时更容易出现。

毒性代谢产物

N- 甲基四氢罂粟碱是阿曲库铵的代谢产物，高浓度会刺激中枢神经系统，可能引起癫痫。但一般临床使用剂量的阿曲库铵和顺阿曲库铵不会产生这些问题。

药物相互作用

泮库溴铵抑制丁酰胆碱酯酶，极大延长了美维库铵的作用时间。

推荐阅读

Kampe S, Krombach JW, Diefenbach C. Muscle relaxants. *Best Pract Res Clin Anaesthesiol*. 2003;17:137-146.

Mertes PM, Laxenaire MC, Alla F. Anaphylactic and anaphylactoid reactions occurring during anesthesia in 1999-2000. *Anesthesiology*. 2003;99:536-545.

Stoelting RK, Hillier SC. Neuromuscular blocking drugs. In: Stoelting RK, Hillier SC, eds. *Pharmacology and Physiology in Anesthetic Practice*. 4th ed. Philadelphia: Lippincott, Williams & Wilkins; 2006:208-250.

第 80 章　琥珀胆碱的副作用

Aaron J. Mancuso，MD
吴琼芳　译　曾　媛　校

去极化神经肌肉阻滞剂（肌松剂）琥珀胆碱通过作用于神经肌肉接头的突触后膜产生快速骨骼肌松弛作用。该药虽使用广泛，但有一些使用限制。与琥珀胆碱应用相关的副作用包括高钾血症、恶性高热、过敏反应、心律失常、长时间呼吸抑制、Ⅱ相阻滞、术后肌痛以及眼内压、胃内压和颅内压增高。

高钾血症

去极化肌松剂会使烟碱样受体通道持续开放。正常情况下，突触后膜去极化导致细胞内钾离子外流，足以使血清钾离子浓度平均升高 0.5 ～ 1.0 mEq/L（图 80-1）。然而，当琥珀胆碱去极化作用的肌肉是受创伤的（如挤压伤、热烧伤）或失神经的（如上运动神经元损害），大量的钾离子会从细胞中流出，使全身血钾升高、心搏骤停。这种高钾血症的易感性被认为是由突触上和突触外胆碱能受体增多造成的。受体的上调提供了更多的突触后琥珀胆碱的作用位点，引起钾离子释放增多。

上运动神经元损伤患者，如卒中、脑和脊髓肿瘤、其他颅内或脊髓器质性病变、闭合性颅脑损伤或脑炎患者，出现琥珀胆碱所致高钾血症的风险增高。其他使患者容易发生琥珀胆碱所致高钾血症的疾病还包括未愈合的三度烧伤，严重腹腔感染、低血容量所致的严重代谢性酸中毒、挤压伤、肌肉长时间非去极化阻滞或瘫痪。由于烧伤或其他创伤后使用琥珀胆碱导致高钾血症的准确时间点并不明确，建议在该类患者伤后第一个 24 h 内不要给予琥珀胆碱。预先给予低剂量非去极化肌松剂似乎并不影响琥珀胆碱诱发钾离子释放的多少。

横纹肌溶解

给予进行性假肥大性肌营养不良（杜氏肌营养不良）患者琥珀胆碱后可能出现横纹肌溶解、高钾血症或心搏骤停。这种情况会导致许多未诊断杜氏肌营养不良的儿童死亡。5 岁以下的男孩应谨慎使用琥珀胆碱，除非有明确的适应证，如小儿急诊插管和喉痉挛。此外，病例报告提示咬肌强直也与之后横纹肌溶解的出现有关。

恶性高热

琥珀胆碱是已知的会诱发恶性高热（malignant hyperthermia，MH）的药物，故 MH 易感患者以及有 MH 家族史的患者的麻醉管理应避免使用该药。与 MH 发生有关的疾病和酶缺陷包括 Noonan 综合征、成骨不全症、关节挛缩症、King Denborough 综合征、肉碱棕榈酰转移酶缺乏症、肌磷酸化酶缺乏症（McArdle 疾病）。一般而言，当为有罕见酶病的患者实施麻醉时，即使酶缺陷与 MH 不存在已知的联系，也最好首先与知名专家讨论该疾病、回顾文献，或者获取网上关于使用琥珀胆碱时发生 MH 的可能性的信息。检测 MH 易感性的金标准包括开放肌活检行咖啡因-氟烷骨骼肌收缩试验（北美洲使用）或体外骨骼肌收缩实验（欧洲使用）。关于 MH 易感性的新型基因检测确实存在，而且已经发现了许多相关的基因突变。骨骼肌的阿诺定（ryanodine）受体基因（*RYR1*）被认为是 MH 易感性的主要基因（更多关于 MH 的信息参见第 245 章）。

过敏反应

大量病例报告描述了琥珀胆碱所致的严重甚至致命的过敏反应。据报道，即使及时发现并处理过敏反应，其病死率也达 3.5% ～ 4.7%。一些研究证实了皮试、白细胞组胺释放试验以及 IgE 抗体检测帮助诊断琥珀胆碱过敏反应的可靠性，即使这些检测是在首次出现过敏反应的数年后实施的。

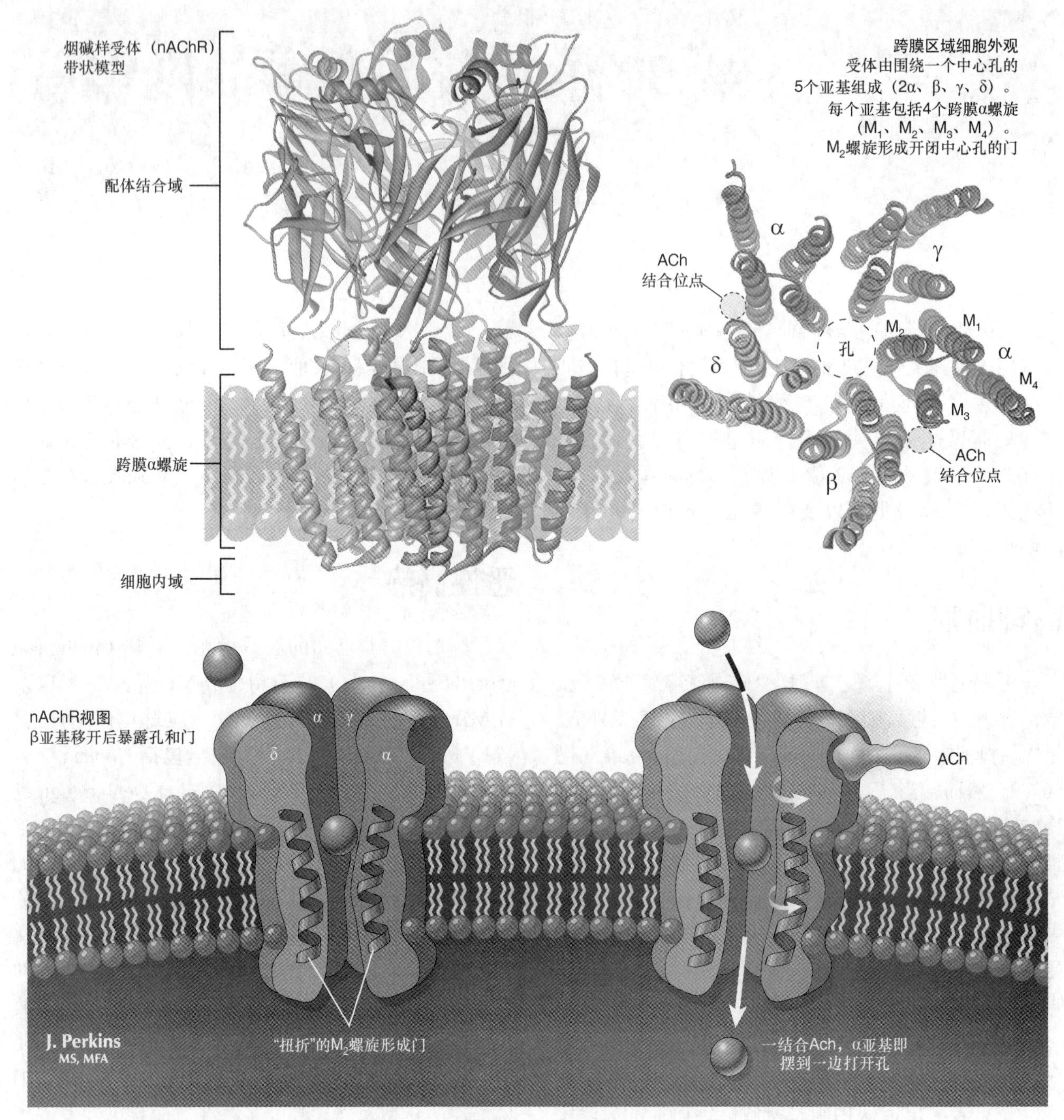

图 80-1 烟碱样受体（Netter illustration from www.netterimages.com. © Elsevier Inc. All rights reserved.）

心律失常

琥珀胆碱会造成各种心律失常。其不仅会刺激窦房结的毒蕈碱样受体，还会刺激交感和副交感神经结的毒蕈碱样和烟碱样受体。因此，小儿（交感紧张型）接受琥珀胆碱后容易发生心动过缓，而成人（相对为迷走紧张型）可能引起心率增快。

此外，已经证实间隔 2 ～ 10 min 持续追加琥珀胆碱会导致窦性心动过缓、交接区心律，甚至窦性停搏。给予第二剂琥珀胆碱出现的这种情况提示其代谢产物琥珀酰单胆碱和胆碱有加强心律减慢的作用。在给予第一剂琥珀胆碱前约 3 min 给予非去极化肌松剂能大大降低心动过缓的发生率。

与琥珀胆碱有关的呼吸抑制

有些患者在接受常规剂量的琥珀胆碱后会因非典型血浆胆碱酯酶的出现而发生神经肌肉阻滞时间延长。虽然有 30 多种不同的血浆胆碱酯酶，但并非都与琥珀胆碱给予后呼吸抑制时间延长有关。这种非典型胆碱酯酶的纯合子（每 3200 名患者中大约有 1 名）会使琥珀胆碱诱发的神经肌肉阻滞时间显著延长，而杂合子（每 480 名患者中大约有 1 名）只会轻微延长。辛可卡因（一种酰胺类局部麻醉药）使正常血浆胆碱酯酶活性抑制 80%，而使纯合子非典型酶的活性抑制 20%。因此，辛可卡因 80 这一数字（即抑制的百分数）证实了正常血浆胆碱酯酶的存在。然而，辛可卡因数并不仅仅反映目前假性胆碱酯酶的数量，还有酶的质量及其水解琥珀胆碱的能力。

Ⅱ相阻滞

长时间输注大量琥珀胆碱可能导致Ⅱ相阻滞（“琥珀胆碱神经肌肉阻滞脱敏”）。临床上Ⅱ相阻滞类似于非去极化肌松剂所致的神经肌肉阻滞，会产生预期之外的麻醉苏醒期肌无力。在细胞水平，肌细胞膜逐渐复极化，但神经肌肉传递仍是被阻断的。Ⅱ相阻滞对逆转的反应是无法预料的。

术后肌痛

给予琥珀胆碱后会出现颈、背和腹部骨骼肌疼痛。这些肌痛可能继发于肌束震颤引起的肌梭拉伸，或者可能由于突触前运动神经重复放电。还会出现肌红蛋白尿。一篇关注术后肌痛和使用琥珀胆碱引起肌束震颤的荟萃分析显示，事实上，高剂量的琥珀胆碱与低剂量相比能降低术后肌痛的风险。小剂量的非去极化肌松剂作用于突触前以抑制重复放电，能缓解肌束震颤。然而，关于预防肌束震颤是否一定与琥珀胆碱所致肌肉疼痛减少相关，还一直存在争议。

眼内压增加

给予琥珀胆碱后会造成眼内压轻度短暂升高，持续 5 ～ 10 min。可能的机制为脉络膜血管扩张或继发于中心静脉压升高的回流减少。虽然已治愈的青光眼患者风险小，但对于近期接受眼内切除术或有穿透性眼外伤的患者，给予琥珀胆碱可能导致玻璃体膨出或视觉损害。有许多病例报告已发表，并且有研究已实施以证实预处理药物能消除这种副作用，该预处理为同时使用非去极化肌松剂、阿片类药物、普萘洛尔、利多卡因和其他药物。

胃内压增加

琥珀胆碱会使胃内压平均增加 40 cm H_2O，大概是由于腹部肌肉收缩。研究表明，预先使用非去极化肌松剂能减少这种胃内压的升高。给予琥珀胆碱后也会增加下段食管括约肌压力，使胃食管屏障压力得以维持。诱导时给予琥珀胆碱是否会增加食管反流和肺内误吸的易感性（继发于胃内压增加），仍存在争议。

颅内压增加

有几项研究提示琥珀胆碱可能增加颅内压，而其他的研究未能证实这一现象。这种不确定性引出了许多临床推荐和激烈的讨论。对这一现象的机制尚无充分的解释，但可能的机制包括肌束震颤所致胸内压增加引起大脑静脉回流减少、颈部肌肉收缩引起腔静脉受压、琥珀胆碱所致肌梭传入活动增加造成脑血流、脑血容量和颅内压增加。但不应该仅仅因为担心颅内压增加，就将琥珀胆碱禁用于紧急气道管理。

致谢

本文作者感谢 Tomas J. Christopherson 博士对旧版中这一章节的付出。

推荐阅读

Benca J, Hogan K. Malignant hyperthermia, coexisting disorders, and enzymopathies: Risks and management options. *Anesth Analg*. 2009;109:1049-1053.
Didier A, Benzanti M, Senft M, et al. Allergy to suxamethonium: Persisting abnormalities in skin tests, specific IgE antibodies, and leukocyte histamine release. *Clin Allergy*. 1987;17:385-392.
El-Orbany M, Connolly LA. Rapid sequence induction and intubation: Current controversy. *Anesth Analg*. 2010;110:1318-1325.
Li Wan Po A, Girard T. Succinylcholine: Still beautiful and mysterious after all these years. *J Clin Pharm Ther*. 2005;30:497-501.
Martyn J, Durieux ME. Succinylcholine: New insights into mechanisms of action of an old drug. *Anesthesiology*. 2006;104:633-634.
Martyn JA, Richtsfeld M. Succinylcholine-induced hyperkalemia in acquired pathologic states: Etiologic factors and molecular mechanisms. *Anesthesiology*. 2006;104:158-169.
Perry JJ, Lee JS, Sillberg VA, Wells GA. Rocuronium versus succinylcholine for rapid sequence induction intubation. *Cochrane Database Syst Rev*. 2008(2):CD002788.
Robinson R, Carpenter D, Shaw MA, et al. Mutations in RYR1 in malignant hyperthermia and central core disease. *Hum Mutat*. 2006;27:977-989.
Schreiber JU, Lysakowski C, Fuchs-Buder T, Tramèr MR. Prevention of succinylcholine-induced fasciculation and myalgia: A meta-analysis of randomized trials. *Anesthesiology*. 2005;103:877-884.

第 81 章　琥珀胆碱效应的延长

Mark T. Keegan，MB，MRCPI，MSc
吴琼芳　译　曾　媛　校

药理学

在运动神经的末梢，神经动作电位一般会使钙通道开放，使储存囊泡中的乙酰胆碱（ACh）释放出来。Ach 扩散到突触间隙并作用于终板上的受体蛋白，触发肌肉收缩。ACh 分子从终板上释放后快速被依靠胶原附着在终板上的细胞外的乙酰胆碱酯酶分子代谢（少于 1 ms）。

琥珀胆碱是由两个 ACh 通过甲基基团连接而成（图 81-1）。琥珀胆碱与烟碱样受体结合，类似乙酰胆碱的作用，因此产生突触后膜的去极化。与 ACh 相比，琥珀胆碱的水解较少，从而导致持续去极化。然而，与其他肌松剂相比，由于被丁酰胆碱酯酶（BChE，也称假性胆碱酯酶）水解，琥珀胆碱的持续时间短暂（3 ～ 5 min）。琥珀胆碱快速降解为琥珀酰单胆碱和胆碱，使得只有一小部分药物（5% ～ 10%）到达神经肌肉接头。最初的代谢产物琥珀酰单胆碱的效能是琥珀胆碱的 1/90 ～ 1/20。琥珀酰单胆碱之后水解为琥珀酸盐和胆碱。神经肌肉接头处几乎没有 BChE，所以琥珀胆碱通过从终板扩散到细胞外液而终止作用。因此，BChE 通过控制琥珀胆碱到达神经肌肉接头前和离开后的降解速率而影响药物起效和持续时间。

BChE 是血清水解酶，能够水解酯类，包括

$$CH_3-\overset{+}{N}(CH_3)_2-CH_2-CH_2-O-\overset{O}{\overset{\|}{C}}-CH_3$$

乙酰胆碱

$$CH_3-\overset{+}{N}(CH_3)_2-CH_2-CH_2-O-\overset{O}{\overset{\|}{C}}-CH_2-CH_2-\overset{O}{\overset{\|}{C}}-O-CH_2-CH_2-\overset{+}{N}(CH_3)_2-CH_3$$

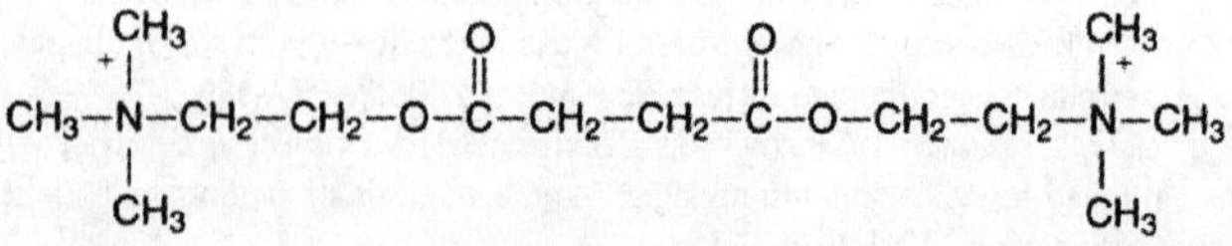

琥珀胆碱

图 81-1　乙酰胆碱和琥珀胆碱的化学结构

ACh、琥珀胆碱、米库氯铵、咪噻芬和酯类局部麻醉药。BChE 存在于血浆、肝、胰腺、心脏和大脑。其与乙酰胆碱酯酶不同，后者存在于神经末梢和红细胞中。BChE 是 α_2 受体蛋白，重 320 KD，以聚合物形式存在，通常为四聚体。这四个亚单位完全相同，每个都含有一个有活性的催化位点。该酶由位于染色体 3q36 的外显子编码，由肝合成。其血浆半衰期为 8 ～ 16 h。BChE 的血浆浓度大约是 5 mg/L。BChE 的生理作用并不明确，但可能与脂类代谢、体内胆碱平衡或神经慢传导有关。体内 BChE 的水平低下甚至缺乏并不影响正常的健康和发育。

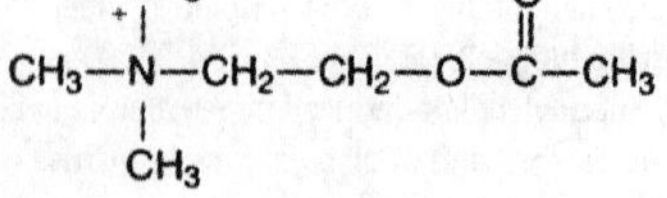

与琥珀胆碱有关的呼吸抑制

BChE 异常及其药理学的临床意义来源于对某些给予琥珀胆碱后出现呼吸抑制时间延长的患者观察的结果。存在于受影响患者血浆中的酶不同于正常的 BChE。编码 BChE 的基因的突变导致许多生化表型的出现。大多数不同的等位基因是单核苷酸多态性的结果，已由 DNA 技术解释。临床上，严重的 BChE 异常并不常见，琥珀胆碱所致呼吸抑制时间延长的发生率为 1/2500。Viby-Mogensen 研究了琥珀胆碱给药后发生呼吸抑制时间延长的患者，发现其中 66% 有遗传性 BChE 异常。由异常 BChE 表型所致的琥珀胆碱相关呼吸抑制通常持续时间比手术时间短。

一般在麻醉恢复室或者重症监护室中，琥珀胆碱造成的骨骼肌长时间麻痹需要机械通气支持，同时持续给予麻醉或镇静，直到神经肌肉功能恢复。有人建议输注新鲜冰冻血浆来替换 BChE，但输血的风险远远高于几个小时机械通气的风险。新斯的明会抑制 BChE 降解琥珀胆碱，故这种情况下不适合应用。

丁酰胆碱酯酶活性的测定

丁酰胆碱酯酶的活性指的是单位时间内水解琥珀胆碱分子的数量（国际单位）。与正常 BChE 活性相比，基因变异所产生的 BChE 蛋白可能在酶数量上（数量差异）或酶性能上（质量差异）有所区别。酶数量和质量的改变会造成 BChE 活性的改变。琥珀胆碱的存在会干扰 BChE 的定量和定性试验。因此，更倾向于将活性测定延迟到使用琥珀胆碱所致神经肌肉阻滞延长阶段的第二天，以保证结果的准确性。图 81-2 阐述了琥珀胆碱作用持续时间与 BChE 活性的关系。BChE 活性的正常范围很大，只有在 BChE 活性极度抑制时，琥珀胆碱所致神经肌肉阻滞延长才具有显著的临床意义。

定量分析

定量分析的两种主要方法是使用苯甲酰胆碱和硫代胆碱酯作为比色分析的底物。将患者血浆定量的 BChE 活性与总体对照血浆的 BChE 活性相比，可确定其活性。

定性分析

BChE 活性的定性检测包括在许多抑制剂（包括辛可卡因、氟化物和其他抑制剂）存在的情况下评估酶的功能。定性检测需考虑鉴别许多 BChE 的变异型。

最初是 Kalow 描述了非典型变异型，他发现，患者的 BChE 不仅不能代谢琥珀胆碱，而且只能被局部麻醉药辛可卡因部分抑制。对于正常人，苯甲酰胆碱的水解可被辛可卡因抑制 70% ～ 80%，而对于该类患者，水解只能被抑制 20% ～ 30%（表 81-1）。辛可卡因数的定义为在辛可卡因浓度为 40 mmol/L 时，BChE 被抑制的百分数：

$$辛可卡因数=\frac{总活性-抑制剂存在时的活性}{总活性}\times 100$$

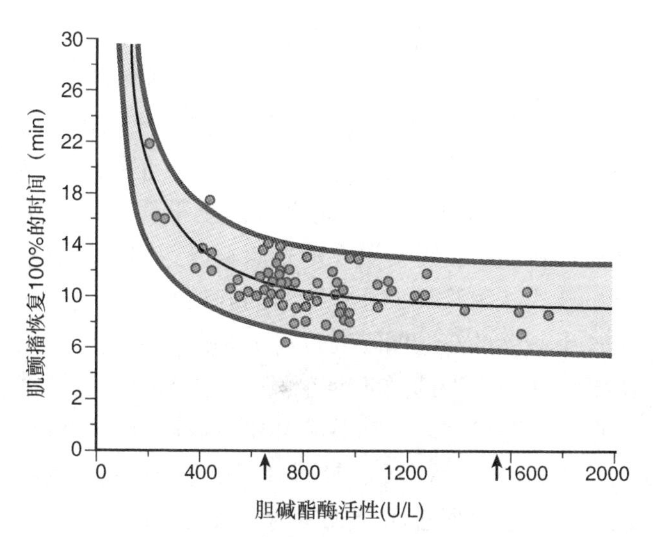

图 81-2　琥珀胆碱神经肌肉阻滞时长和丁酰胆碱酯酶活性的关系。两箭头中间为活性的正常范围（Modified from Viby-Mogensen J. Correlation of succinylcholine duration of action with plasma cholinesterase activity in subjects with the genotypically normal enzyme. Anesthesiology. 1980；53：517-520.）

总活性

辛可卡因数与琥珀胆碱作用持续时间呈负相关（例如，辛可卡因数小意味着 BChE 活性降低，琥珀胆碱作用时间延长）。

已发现氟化物（F）抵抗的变异型，其酶会抵抗氟化钠的抑制。含有数个极其罕见的静默型（S）变异基因之一的人几乎不产生 BChE。含 K（Kalow）变异型遗传基因者会产生低水平的正常 BChE，相似的 J 和 H 变异型也已被发现。已发现高活性（C5）变异型家族，其胆碱酯酶活性是正常的 3 倍。表 81-2 呈现了人类 BChE 变异型。

丁酰胆碱酯酶异常的其他原因

许多生理情况和药物会导致 BChE 异常（框 81-1）。

丁酰胆碱酯酶活性的生理变异

从出生到 6 个月，BChE 活性是非妊娠成人的 50%。6 岁时达到成人的 70%，青春期时达正常成人水平。从妊娠 10 周到产后 6 周，BChE 活性会降低 25% ～ 30%。这种活性的降低并没有临床意义。

获得性丁酰胆碱酯酶缺陷

许多疾病状态和给予各种药物时会出现 BChE

表 81-1　辛可卡因数和琥珀胆碱 / 米库氯铵神经阻滞持续时间

丁酰胆碱酯酶类型	发病率	辛可卡因数	对琥珀胆碱或米库氯铵的反应
典型纯合子	正常	70 ～ 80	正常
非典型杂合子	1/480	50 ～ 60	延长 50% ～ 100%
非典型纯合子	1/3200	23 ～ 30	延长到 4 ～ 8 h

Adapted, with permission, from Naguib M, Lien CA. Pharmacology of muscle relaxants and their antagonists. In: Miller RD, Eriksson LI, Fleisher LA, et al, eds. Miller's Anesthesia. 7th ed. Philadelphia: Churchill Livingstone; 2009: Table 29.1.

表 81-2 人类丁酰胆碱酯酶变异型

常见名称	表型描述	氨基酸改变	DNA 改变
一般型	正常	无	无
非典型	辛可卡因抵抗	70 Asp → Gly	nt 209（GAT → GGT）
静默型 -1	静默，无活性	117 Gly →移码	nt 351（GGT → GGAG）
静默型 -2	静默，无活性	6 lle →移码	nt 16（ATT → TT）
静默型 -3	静默，无活性	500 Thr →停止	nt 1500（TAT → TAA）
氟化物 -1	氟化物抵抗	243 Thr → Met	nt 728（ACG → ATG）
氟化物 -2	氟化物抵抗	390 Gly → Val	nt 1169（GGT → GTT）
K 变异型	K 多态性	539Ala → Thr	nt 1615（GCA → ACA）
H 变异型	H 多态性	142 Val → Met	nt 424（GTG → ATG）
J 变异型	J 多态性	497 Glu → Val 539Ala → Thr	nt 1490（GAA → GTA） nt 1615（GCA → ACA）

nt，核苷酸。

Reprinted，with permission，from Bartels CF，Jensen FS，Lockridge O，et al. DNA mutation associated with the human butyrylcholinesterase K-variant and its linkage to the atypical variant mutation and other polymorphic sites. Am J Hum Genet. 1992；50：1086-1103.

框 81-1 丁酰胆碱酯酶活性改变的原因

遗传性	
导致活性降低或增加的基因变异	
生理性	
妊娠晚期活性降低	
新生儿活性降低	
获得性降低	
肝病	尿毒症
癌症	营养不良
消耗性疾病	甲状腺功能减退
胶原病	
获得性增加	
肥胖	肾病
酗酒	银屑病
甲状腺功能亢进	电休克疗法
药物相关	
新斯的明	泮库溴铵
吡斯的明	口服避孕药
氯丙嗪	有机磷酯类
碘依可酯	己芴铵
环磷酰胺	班布特罗
单胺氧化酶抑制剂	艾司洛尔
其他引起活性降低的因素	
血浆置换	放疗
体外循环	烧伤
破伤风	

Adapted，with permission，from Whittaker M. Plasma cholinesterase variants and the anaesthetist. Anaesthesia. 1980；35：174-197.

活性降低。肝炎、肝硬化、营养不良、癌症、甲状腺功能减退与血浆 BChE 活性降低有关。BChE 活性的改变可能是肝合成功能的有用的标志。某些药物，包括乙酰胆碱酯酶抑制剂、泮库溴铵、普鲁卡因、己芴铵和有机磷农药会抑制 BChE，而其他药物，包括化疗药，会造成 BChE 合成减少。BChE 检测可作为农药职业暴露的标志。BChE 活性降到对照组水平的 25%（如严重肝疾病中所见），会使琥珀胆碱的作用时间从 3.0±0.15 min 延长到 8.6±0.7 min，这在临床上通常无法察觉。其他疾病，如甲状腺功能亢进、肾病综合征，与 BChE 活性升高有关，但可能没有临床意义。

Ⅰ相阻滞和Ⅱ相阻滞

神经肌肉Ⅱ相阻滞会造成琥珀胆碱作用时间的延长，多次追加或输注该药有风险。当琥珀胆碱使用的剂量（通常＞6 mg/kg）或持续时间（持续输注＞30 min）过度时会出现Ⅱ相阻滞。从Ⅰ相阻滞转化为Ⅱ相阻滞的确切机制尚不清楚，但可认为当突触后膜复极化且尚不能对 Ach 正常反应时会出现这种转化。当需要更多琥珀胆碱以达到相同效果时出现快速耐受性，Ⅱ相阻滞的开始与此一致。四个成串刺激的衰减明显时停用琥珀胆碱可避免Ⅱ相阻滞。Ⅱ相阻滞的逆转存在争议，肌颤搐自主恢复之前不应尝试逆转。当观察到肌颤搐反应自主恢复 20 ～ 30 min 并达到平台期时，则推荐使用新斯的明或依酚氯铵以促进四个成串刺激恢复到正常。琥珀胆碱输注期间产生的Ⅰ相、转化和Ⅱ相神经肌肉阻滞见表 81-3。

表 81-3　琥珀胆碱输注期间Ⅰ相、转化和Ⅱ相神经肌肉阻滞的临床特点

特点	Ⅰ相	转化	Ⅱ相
强直刺激	无衰减	轻微衰减	衰减
强直后易化	无	轻微	中度
TOF 刺激衰减	无	中度	明显
TOF 比值	＞ 7.0	0.4 ～ 0.7	＜ 0.4
依酚氯铵	增强阻滞作用	几乎无影响	拮抗作用
恢复	快速	快速到缓慢	明显延长
所需剂量（mg/kg）*	2 ～ 3	4 ～ 5	＞ 6
快速耐受性	无	有	有

* 指 N_2O 联合静脉麻醉中琥珀胆碱静脉输注累积剂量。在合用有效的吸入麻醉药时，Ⅱ相阻滞所需剂量较低。

Modified，with permission，from Lee C，Katz RL. Neuromuscular pharmacology. A clinical update and commentary. Br J Anaesth 1980；52：173-188.

推荐阅读

El-Orbany MI, Joseph NJ, Salem MR, Klowden AJ. The neuromuscular effects and tracheal intubation conditions after small doses of succinylcholine. *Anesth Analg*. 2004;98:1680-1685.

Goodall R. Cholinesterase: Phenotyping and genotyping. *Ann Clin Biochem*. 2004; 41:98-110.

Stoelting RK, Hillier SC. Neuromuscular blocking drugs. In: Stoelting RK, Hillier SC, eds. *Pharmacology and Physiology in Anesthetic Practice*. 4th ed. Philadelphia: Lippincott, Williams & Wilkins; 2006:208-250.

Ramsey FM, Lebowitz PW, Saverese JJ, Ali HH. Clinical characteristics of long-term succinylcholine neuromuscular blockade during balanced anesthesia. *Anesth Analg*. 1980;59:110-116.

Viby-Mogensen J. Correlation of succinylcholine duration of action with plasma cholinesterase activity in subjects with the genotypically normal enzyme. *Anesthesiology*. 1980;53:517-520.

第 82 章　抗胆碱酯酶和神经肌肉阻滞剂的逆转

Claudia C. Crawford，MD
谢　玥　译　黄　鹂　校

分类

乙酰胆碱酯酶（AChE）抑制剂（新斯的明、溴吡斯的明、毒扁豆碱和依酚氯铵）是可逆的酶抑制剂，通常用于加速逆转神经肌肉接头中烟碱受体的非极化阻滞。AChE 是将乙酰胆碱（ACh）代谢成胆碱和乙酸的酶，是已知的最高效的酶之一，单个分子每分钟可以水解约 300 000 分子的 ACh。当乙酰胆碱酯酶被抑制时，神经肌肉接头中的 ACh 浓度增加，与神经肌肉阻滞剂（NMBA）竞争 ACh 受体位点，使得 NMBA 解离（图 82-1）。

结构

AChE 分子的活性中心含有一个带负电荷的亚基和一个酯化亚基，带负电荷的亚基通过库仑力和疏水力吸引胆碱四连体，酯化亚基则是发生亲核攻击的部位。

与毒扁豆碱不同，新斯的明、溴吡斯的明和依酚氯铵为季铵离子，不能通过血脑屏障。新斯的明和溴吡斯的明通过与 AChE 的酯化亚基形成氨甲酰酯复合物而与 AChE 分子结合。依酚氯铵既不具有氨基甲酸酯也不具有酯基，它是通过与 AChE 的阴离子位点之间的静电力而与 AChE 分子结合，并且通过酯基处的氢键进一步增强结合。这种阻滞的持续时间很短，其指的是药物在人体内的持续时间，而不是分子作用的持续时间，这对于理解依酚氯铵作用的持续时间很重要。只要药物存在于体内，当一个依酚氯铵分子离开 AChE，就会立即被另一个依

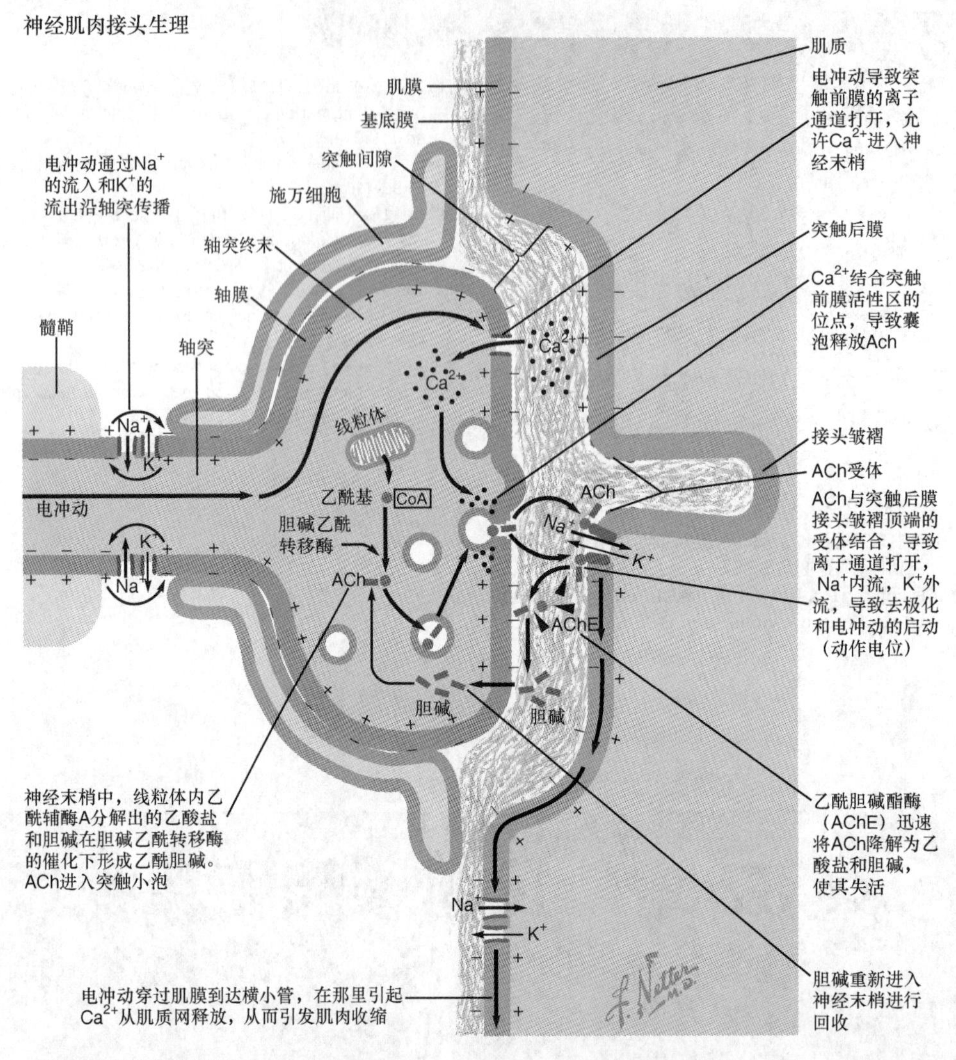

图 82-1 神经肌肉接头生理（Netter illustration from www.netterimages.com. © Elsevier Inc. All rights reserved.）

酚氯铵分子替代。

药代动力学和药效学

依酚氯铵、新斯的明和溴吡斯的明在药代动力学方面并没有差异。这意味着它们效力的差异最有可能是由药效学的差异导致的。

因为这三种药物都是季铵离子，脂溶性很差，不能有效穿透胃肠道或血脑屏障这样的脂质细胞膜屏障。相比之下，具有 AChE 活性的脂溶性药物［例如毒扁豆碱（叔铵）、有机磷酸酯和化学神经剂］容易从胃肠道和其他黏膜吸收，并且无一例外地具有中枢神经系统活性。新斯的明、溴吡斯的明和依酚氯铵具有非常大的分布容积，因为它们在肝和肾等器官中存在广泛的组织蓄积。

已有报道依酚氯铵能迅速起效，可能提示它是通过突触前（即 ACh 释放）而不是突触后（即 AChE 抑制）作用。新斯的明能够比依酚氯铵更迅速且有效地逆转深度神经肌肉阻滞，特别是当被逆转的 NMBA 是泮库溴铵或维库溴铵时。如果施用更大剂量（1.0 mg/kg）的依酚氯铵，则这些差异降低。

肾排泄在新斯的明消除中约占 50%，在溴吡斯的明和依酚氯铵消除中占 75%。这三种药物的消除半衰期相似。其在肾衰竭患者体内的消除半衰期的延长与 NMBA 的清除率的降低类似；因此，肾病患者中很少出现“二次阻滞”的问题。

药理作用

虽然可利用的 ACh 的增加而产生的烟碱效应对于逆转神经肌肉阻滞是必要的，但 ACh 对胃肠道、肺和心血管系统的毒蕈碱作用可能会导致一些问题。对心脏的主要作用是通过减缓房室结的心脏冲动传导速度导致心动过缓。外周血管阻力的降低可能导致低血压。AChE 药物可以增加胃液的分泌和整个胃肠道的运动，这可能是由 Auerbach 丛神经节细胞和平滑肌细胞上积聚的 Ach 所引起。支气管、泪液、唾液、胃和汗腺分泌也增加。这些毒蕈碱作用可以通过施用阿托品或格隆溴铵这类抗胆碱能药物而阻断。

临床应用

常规使用 AChE 拮抗剂存在一定的争议。拮抗药物和与它们同时使用的抗胆碱能药物都有副作用。NMBA 对运动阻滞的程度并不总能准确评估。即使当周围神经刺激器上的四连刺激显示正常时，仍有高达 70% 的功能性受体可被非去极化 NMBA 占据。然而，基于后面这项观察，当使用 NMBA 时，对其进行逆转已经成为临床常规，除非能证明 T4：T1 自发回升至至少 0.9。

使用乙酰胆碱酯酶拮抗剂的建议

在需要神经肌肉阻滞的手术中，麻醉医师通常将神经肌肉阻滞程度维持在 70% ～ 90% 的颤搐被抑制。手术很少需要深度阻滞，并且阻滞程度过深会使得拮抗剂无效。在手术结束时，应仅在发现控制颤搐恢复 10% 或使用四连刺激仪进行肌肉刺激产生可察觉的 T1 后使用 AChE 拮抗剂。

新斯的明是最常用的 AChE 拮抗药物。如果仅存在 T1，则应使用新斯的明的最大剂量，70 μg/kg，直至推荐的最大剂量 5 mg；如果存在 T2，应使用 50 μg/kg，如果存在 T3，则使用 30 μg/kg（依酚氯铵通常的推荐剂量为 30 ～ 70 mg/70 kg，溴吡斯的明为 10 ～ 20 mg/ 70 kg）。

除了使用外周神经刺激器，还应进行临床评估来确定拮抗的充分性。最大吸气压力和持续抬头至少 5 s 是推荐的临床评估方法。最大吸气压力至少为－ 25 cmH_2O 来实现充分的通气。最大吸气压力－ 45 cmH_2O 大致与正常的 CO_2 反应曲线和持续的头部抬升相关。

可以延迟或抑制阻滞拮抗作用的因素包括低体温、呼吸性酸中毒、某些抗生素（例如氨基糖苷类）、低钾血症和低钙血症。拮抗神经肌肉阻滞所需的时间至少取决于四个因素：①阻滞程度；② NMBA 的药代动力学和药效学；③所用的特异性拮抗剂；④拮抗剂的剂量。

麻醉医师使用的另一种 AChE 是毒扁豆碱。其为叔铵而不是季铵，可以透过血脑屏障，因此可用于治疗中枢性抗胆碱能综合征。此外，它还可用于治疗由全麻药物、苯二氮䓬类、吩噻嗪类和阿片类物质引起的镇静和嗜睡。如果静脉内给药过快，可能引起癫痫发作，因此应谨慎使用。

任何没有提到一类新型选择性 NMBA 拮抗剂的教材都是不完整的，它能够快速逆转或深或浅的由氨基甾类产生的神经肌肉阻滞。这类药物不是增加可用于结合受体位点的游离 ACh 的量，而是与 NMBA 本身形成紧密的键，在结合位点和外周组织中中和它，这可消除 AChE 抗胆碱能逆转药物的副作用，并且使得二次阻滞的风险最小化。此类药物中舒更葡糖已经在美国以外的国家使用。因为担心过敏和过敏反应，截至 2013 年底，美国食品药品管理局（FDA）尚未批准其在美国使用。

推荐阅读

Naguib M, Brull SJ. Update on neuromuscular pharmacology. *Curr Opin Anesthesiol*. 2009;22:1-8.

Stoelting RK. Anticholinesterase drugs and cholinergic agonists. In: Stoelting RK, Hillier SC, eds. *Pharmacology and Physiology in Anesthetic Practice*. 4th ed. Philadelphia: Lippincott, Williams & Wilkins; 2006:251-265.

第 83 章　抗胆碱酯酶和抗胆碱能中毒

Michael J. Murray，MD，PhD
谢　玥　译　黄　鹂　校

麻醉实施者可以协助治疗抗胆碱酯酶中毒的患者，因为他们了解胆碱能药理学和生理学，并且拥有气道管理和呼吸机方面的专业知识。

胆碱能生理学

神经递质乙酰胆碱（ACh）存在于副交感神经节前纤维和节后纤维、交感神经节前纤维及神经肌肉接头（烟碱位点）中。在上述突触间隙中发现的乙酰胆碱酯酶（AChE）可以迅速（1 < ms）水解 ACh，从而终止其作用。

丁酰胆碱酯酶也称为血浆胆碱酯酶或假胆碱酯酶，它由肝合成，释放到循环中（$t_{1/2}$ 约为 23 h），并且可以水解与 ACh 类似的生物化学物质，特别是琥珀胆碱、米库氯铵和酯类局部麻醉药。

抗胆碱酯酶中毒

抗胆碱酯酶药物可以抑制 AChE，从而增加胆碱能部位的 ACh 浓度。过量的 ACh 导致毒蕈碱受体和烟碱受体的激活延长。麻醉实施者在手术结束时使用氨基甲酸酯（例如新斯的明），即抗胆碱酯酶药物，以逆转神经肌肉阻滞剂的作用。新斯的明的毒蕈碱样副作用可以通过与其同时输注的抗胆碱能药物（如阿托品或格隆溴铵）来减轻。

农药（除了西维因，其为一种氨基甲酸酯）和化学神经剂是有机磷酸酯化合物，是 AChE 的不可逆抑制剂，一旦释放，ACh 则停留在其作用位点上，导致毒蕈碱和烟碱受体持续激活。毒蕈碱样症状和体征包括流涎（salivation）、流泪（lacrimation）、排尿（urination）、发汗（diaphoresis）、胃肠道不适（gastrointestinal upset）和呕吐（emesis）[可以记为 SLUDGE，或 DUMBELS——腹泻（diarrhea）、排尿、瞳孔缩小（miosis）、支气管收缩（bronchorrhea/bronchoconstriction）、呕吐（emesis）、流泪、流涎]。心动过缓（或心动过速）、低血压、意识模糊、休克是严重中毒的迹象。烟碱样效应发生在神经肌肉接头处。骨骼肌最初是成束收缩，随后由于肌细胞膜不能复极而变得无力甚至瘫痪（框 83-1）。严重的中毒反应称为胆碱能危象，可能在数分钟至数小时内导致通气障碍和死亡。

有机磷酸酯类

临床中最常见的抗胆碱酯酶中毒的情况是农业工作者杀虫剂中毒。商用的杀虫剂中，有机磷酸酯化合物通常是气雾剂或粉剂，而化学战（例如塔崩和沙林这样的神经毒剂）时，它们则以液体形式进行散布，尽管此时会有一些药剂蒸发。它们通过皮肤和黏膜快速吸收，如为吸入，则通过肺泡膜快速吸收。有机磷酸酯也用于医疗目的，例如，二乙氧膦酰硫胆碱用于治疗青光眼。

治疗

治疗有机磷酸酯中毒时，首要措施是终止暴露（例如，转移患者并脱去受污染的衣物）。如果患者与有机磷酸酯接触，而不是吸入含有抗胆碱酯酶的

框 83-1　抗胆碱酯酶中毒时不同类型的胆碱能受体激活的症状和体征

毒蕈碱样

针尖样瞳孔 / 视物模糊
高分泌——流涕，唾液分泌，支气管收缩
心动过缓
恶心，呕吐，腹泻 / 失禁

烟碱样

肌肉抽搐，随后是肌肉无力 / 瘫痪
心动过速 / 高血压
中枢神经系统的影响
易激 / 共济失调 / 癫痫发作

蒸气，则应采用“湿”去污染，用大量的水和 0.5% 次氯酸盐（家用漂白剂中的活性剂）清洗。根据暴露的症状和体征，中毒的严重程度可分为轻度、中度和重度（表 83-1）。

药物逆转中至重度中毒患者的毒蕈碱样症状的方法包括 2 ～ 4 mg 阿托品静脉内施用，这是一种竞争性毒蕈碱拮抗剂（可按需重复）。不存在烟碱样拮抗剂，因此，治疗中毒的烟碱样表现必须要重新激活 AChE。氯解磷定（2-PAM CL）是美国唯一可商购的可以通过除去有机磷酰基部分而再活化 AChE 的肟类，但是该药必须在暴露后尽快施用，因为随着时间的推移，有机磷酸酯和 AChE 之间的连接“老化”，永久抑制 AChE。在 5 min 内静脉内施用 50 mg/kg（1 ～ 5 g）的 2-PAM CL 后几分钟内，即可逆转烟碱样肌无力。

可预见的“神经气体”暴露通常可使用溴吡斯的明预防。在动物实验中已经证明了溴吡斯的明可以占据一定比例的 AChE 上的受体，阻止它们与有机磷酸酯结合。然而，人体的数据仅限于海湾战争期间的经验。许多海湾战争退伍军人表示曾经历溴吡斯的明诱发的副作用（例如胃肠道不适），不过，这些症状一般是轻微的，很少影响到战斗和日常生活。

抗胆碱能中毒

胆碱能抑制最常见于摄入含有高浓度阿托品或相关化合物的植物（框 83-2）或食物。中枢抗胆碱能作用是双相的，开始是中枢神经系统的易激，随后是抑制。症状包括语言零碎、幻视、不正常行为、共济失调和发热。外周抗胆碱能作用包括唾液、汗液（进一步可导致发热）和泪液分泌减少。其他外周性症状包括失焦、视物模糊、瞳孔放大、心动过速，以及胃肠运动减少和膀胱紧张性降低。有一个口诀总结了抗胆碱能中毒的许多中枢和外周作用（框 83-3）。

表 83-1　不同严重程度抗胆碱酯酶中毒的症状和体征

轻度	中度	重度
头痛 瞳孔缩小 流涕 流涎	同轻度 *以及* 严重流涕 呼吸困难 肌颤	同中度 *以及* 严重呼吸困难 尿失禁 乏力、瘫痪 抽搐

框 83-2　可能导致抗胆碱能中毒的植物

阿托胺颠茄（一种致命的茄属植物）
曼陀罗
天仙子（莨菪）
毒参茄（风茄）

框 83-3　抗胆碱能中毒症状体征的记忆口诀

“Hot as a hare”——“野兔热”	发热
“Blind as a bat”——“蝙蝠瞎”	失焦、视物模糊
“Red as a beet”——“甜菜红”	面色潮红
“Dry as a bone”——“骨头干”	无汗、无泪、无涎
“Mad as a hatter”——“帽匠疯”	中枢神经系统兴奋、幻想、共济失调

临床分析

抗胆碱能中毒的常见原因是食用了框 83-2 中列出的植物的种子或花，或喝了这些植物中的一种或多种制成的茶。历史上有一种哮喘的治疗方法是吸入曼陀罗燃烧的烟雾。这种民间药方中的活性成分就是异丙托铵，是一种众所周知的抗毒蕈碱支气管扩张剂。

治疗

抗胆碱能中毒的治疗首先是催吐或活性炭（药用炭）胃灌洗。一线药物治疗选择毒扁豆碱，因为它能够逆转中枢（其具有易于穿过血脑屏障的叔铵基团）和外周的抗胆碱能效应。施用毒扁豆碱可能导致低血压、心脏停搏和支气管痉挛。

推荐阅读

Centers for Disease Control and Prevention (CDC). Acute illnesses associated with insecticides used to control bed bugs—seven states, 2003-2010. *MMWR Morb Mortal Wkly Rep*. 2011;60:1269-1274.

Chen Y. Organophosphate-induced brain damage: Mechanisms, neuropsychiatric and neurological consequences, and potential therapeutic strategies. *Neurotoxicology*. 2012;33:391-400.

Collombet JM. Nerve agent intoxication: Recent neuropathophysiological findings and subsequent impact on medical management prospects. *Toxicol Appl Pharmacol*. 2011(15);255:229-241.

Mercey G, Verdelet T, Renou J, et al. Reactivators of acetylcholinesterase inhibited by organophosphorus nerve agents. *Acc Chem Res*. 2012;45:756-766.

Sanaei-Zadeh H. Atropine dosage in patients with severe organophosphate pesticide poisoning. *Am J Emerg Med*. 2012;30:628.

Sawyer TW, Mikler J, Tenn C, et al. Non-cholinergic intervention of sarin nerve agent poisoning. *Toxicology*. 2012;294:85-93.

Weissman BA, Raveh L. Multifunctional drugs as novel antidotes for organophosphates poisoning. *Toxicology*. 2011;290:149-155.

第 84 章　阿托品、东莨菪碱和格隆溴铵的药理学

Niki M. Dietz，MD
谢　玥　译　黄　鹂　校

阿托品

阿托品是一种天然存在的能够抑制毒蕈碱受体活化的叔铵，它主要存在于由副交感神经节后纤维支配的自主效应细胞，同时也存在于神经节和一些其他细胞中。常规剂量下，阿托品的主要作用是竞争性拮抗毒蕈碱受体处的胆碱能激活，对烟碱受体几乎没有或完全没有作用。

阿托品可以从茄科（Solanaceae）开花植物中分离出［例如，阿托胺颠茄（*Atropa belladonna*，以 Atropos 命名，其为希腊神话中切断生命线的人物）、风茄（*Mandragora officinarum*）或曼陀罗（*Daturastra monium*）］。威尼斯妇女把阿托胺颠茄汁滴入眼睛，产生散瞳作用，她们认为这样可以使她们更加美丽［因此，颠茄（belladonna）的名字是从意大利语翻译过来的，意为美丽的女人］。在今天，阿托品被用于治疗农药中毒，然而从公元 200 年以来，茄科植物就被用作毒剂，同其他物质（如葡萄酒、井水）混合。

药代动力学

吸收

阿托品可以很好地被胃肠道（即小肠上段）吸收。其肌内注射也可很好地吸收，吸入后也可以很好地从支气管吸收。

分布

阿托品在人体中快速分布，其中 50% 与血浆蛋白结合。阿托品可以穿过血脑屏障和胎盘。

消除

阿托品的血浆半衰期为 2～3 h。其在肝中代谢，30%～50% 的药物经尿原型排出。

药理学特性

胃肠道

阿托品可以减少唾液和胃液的分泌。可使上至食管下至结肠的整个胃肠道运动性降低，延长了食物通过时间。阿托品通过抗毒蕈碱作用引起食管下括约肌松弛。

心血管系统

阿托品对心脏的作用是剂量依赖性的。静脉内给药 0.4～0.6 mg 会引起短暂的心率下降，下降约 8 次 / 分，这曾经被认为是由中央迷走神经兴奋导致的，但现在发现是未知机制介导的。较大剂量的阿托品通过拮抗迷走神经对窦房结上 M_2 受体的作用而引起心率逐渐加快，通过相同的机制，阿托品可用于反转继发于心外原因的窦性心动过缓，但对窦房结自身疾病引起的窦性心动过缓几乎没有或完全没有影响。大剂量阿托品（＞ 3 mg）可引起皮肤血管扩张。

呼吸系统

阿托品可减少鼻、口、咽和支气管的分泌物。与许多其他抗胆碱能药物（例如异丙托铵）一样，它可以舒张支气管和细支气管平滑肌，导致气道阻力减小。

中枢神经系统

阿托品是少数可以穿过血脑屏障的抗胆碱能药物之一，可以刺激脑髓质和更高级的大脑中枢。较大剂量阿托品与躁动、易怒、定向障碍和谵妄有关。

更大的剂量甚至会产生幻觉和昏迷。这些症状和体征的总和称为中枢性抗胆碱能综合征，可以用毒扁豆碱治疗。

泌尿生殖系统

阿托品可以降低输尿管和膀胱收缩的强度和程度，这也是颠茄和阿片类栓剂可以用来治疗导尿患者膀胱痉挛的原因之一。这种解痉作用在神经源性膀胱中更加明显。随着不自主的收缩减少，膀胱容量增加，尿失禁得以缓解。肾盂、肾盏和输尿管扩张。

眼科作用

阿托品阻断虹膜括约肌和晶状体的睫状体调节肌对胆碱能刺激的反应，导致散瞳（瞳孔扩大）和睫状肌麻痹（晶状体调节麻痹）。通常它对眼内压的影响很小，只有闭角型青光眼患者眼内压可能增加。

东莨菪碱

东莨菪碱为另一种颠茄类生物碱，有时也被称为 hyoscine，其具有比阿托品更强的抗唾液分泌作用和更强的中枢神经系统作用（表 84-1）。这是一种强大的遗忘剂，通常也会产生镇静作用。东莨菪碱导致的不安和谵妄并不罕见，会使患者难以管理。老年患者使用东莨菪碱有在无人护理时发生跌倒的危险。东莨菪碱加快心率的作用比阿托品弱，当以低剂量使用时，这两种药物都可能反而会产生心动过缓，其机制可能是弱的周围胆碱能激动剂效应。

东莨菪碱透皮贴剂已成为治疗晕动病的一种流行方法。晕动病的已知机制是中枢神经系统中胆碱能和肾上腺素能系统之间平衡失调。因为当前庭受到刺激时，神经冲动通过前庭核传导，呕吐中枢被前庭核和网状神经元中的胆碱能受体激活，所以抑制胆碱能系统的药物已经被证明在预防晕动病中是有效的，并且亦可用于预防或治疗术后恶心和呕吐。

格隆溴铵

格隆溴铵是具有季铵的抗毒蕈碱类合成药物，其抗胆碱能特性类似于阿托品（见表 84-1），而不同于阿托品的是，格隆溴铵在生理 pH 下完全电离。

药代动力学

吸收

经静脉注射，格隆溴铵的起效时间通常为 1 min 内；肌肉内给药为 15 ～ 30 min，达峰时间 30 ～ 45 min。与阿托品和东莨菪碱相比，格隆溴铵是更有效的止涎药（作用持续长达 7 h），并且其他作用持续时间也更长（迷走神经阻滞作用持续 2 ～ 3 h）。

分布

格隆溴铵在人体内的代谢还没有研究。

消除

静脉给药后，格隆溴铵的平均半衰期为 45 ～ 60 min，肌内注射后为 30 ～ 75 min。

药理作用

消化系统

格隆溴铵完全抑制胃肠蠕动，但不改变胃 pH 或胃分泌物的体积。

心血管系统

格隆溴铵对心率几乎没有影响。

表 84-1　阿托品、东莨菪碱、格隆溴铵的作用持续时间和效应

药物	持续时间		效应			
	静脉给药	肌内注射	中枢神经系统	胃肠道	止涎	心率
阿托品	5 ～ 30 min	2 ～ 4 h	刺激	－－	＋	＋＋＋ *
东莨菪碱	0.5 ～ 1 h	4 ～ 6 h	镇静 †	－	＋＋＋	0/ ＋ *
格隆溴铵	2 ～ 4 h	6 ～ 8 h	无	－－－	＋＋＋＋	＋

* 可能暂时性减慢心率。

† 中枢神经系统效应可能会在刺激症状出现前表现为镇静。

Adapted, with permission, from Lawson NW, Meyer J. Autonomic nervous system physiology and pharmacology. In: Barash PG, Cullen BF, Stoelting RF, eds. Clinical Anesthesia. 3rd ed. Philadelphia; Lippincott Williams & Wilkins: 1997: 243-327.

中枢神经系统

格隆溴铵的结构使其不能穿过脂质屏障。因此，不同于阿托品和东莨菪碱，格隆溴铵不穿过血脑屏障，所以对中枢神经系统的作用有限。

推荐阅读

Renner UD, Oertel R, Kirch W. Pharmacokinetics and pharmacodynamics in clinical use of scopolamine. *Ther Drug Monit*. 2005;27:655-665.
Simpson KH, Smith RJ, Davies LF. Comparison of the effects of atropine and glycopyrrolate on cognitive function following general anaesthesia. *Br J Anaesth*. 1987;59:966-969.
Stoelting RK, Hiller SC. *Pharmacology and Physiology in Anesthetic Practice*. 4th ed. Philadelphia: Lippincott, Williams & Wilkins; 2005.
Takizawa E, Takizawa D, Al-Jahdari WS, et al. Influence of atropine on the dose requirements of propofol in humans. *Drug Metab Pharmacokinet*. 2006;21:384-388.

第 85 章　苯二氮䓬类药

Eric G. Cornidez，MD
花义滨　译　黄　鹂　校

苯二氮䓬促进主要抑制性神经递质 γ- 氨基丁酸（GABA）与 GABA-A 受体的结合。苯二氮䓬类药物能增强 GABA 对神经元兴奋性的抑制作用，是神经元膜对氯离子通透性增加的结果，导致超极化和不可兴奋的状态。苯二氮䓬类药物的大多数效应（镇静、抗焦虑、肌肉松弛、顺行性遗忘和抗惊厥活性）是其对中枢神经系统的影响结果。苯二氮䓬类药物用于治疗失眠、酒精戒断和癫痫发作，从麻醉提供者的角度来说最重要的是，经常用于围术期提供镇静和遗忘。主要副作用可包括轻度头痛、运动不协调、混乱及运动和精神功能损害。最近发现苯二氮䓬类药物与重症监护病房中谵妄的发生有关（表 85-1）。

咪达唑仑

咪达唑仑是具有镇静、抗焦虑、遗忘和抗惊厥特性的短效水溶性苯二氮䓬类药物。它可以口服、静脉推注、肌内注射或鼻腔内给药。由于起效迅速可靠、半衰期短，并且可以口服给药，咪达唑仑经常用于小儿和成人围术期，以提供术前抗焦虑、手术期间清醒镇静，以及诱导或作为全身麻醉的补充。

药理学

咪达唑仑在注射后几乎不引起局部刺激，并且通常可以与其他术前药混合。其起效是同类药物中最快的（静脉推注，1 ～ 5 min；肌内注射，15 min；

表 85-1　常用苯二氮䓬类药物

药物	给药途径	用途	注释	半衰期（h）
咪达唑仑	口服，静脉，肌内注射	麻醉前用药	起效快	2.5
替马西泮	口服	治疗失眠	短效	8.8
阿普唑仑	口服	治疗焦虑	戒断症状严重	11.2 ～ 16.3
劳拉西泮	口服，静脉，肌内注射	抗焦虑，麻醉前用药，治疗酒精戒断	单独通过共轭代谢	14
氯硝西泮	口服	癫痫发作，辅助治疗躁狂和某些运动障碍	易耐受	20 ～ 50
地西泮	口服，静脉，肌内注射，直肠给药	抗焦虑、癫痫持续状态，骨骼肌松弛；麻醉前处理	减少细胞色素 P-450 依赖性药物的代谢	30 ～ 60

口服，15 min）。与地西泮类似，它与血浆蛋白高度结合（蛋白结合率为 95%）。从脑到其他组织的快速再分布和肝的快速代谢使其作用短暂。

代谢

咪达唑仑在肝中被羟基化并结合成两种活性衍生物，经肾排出。因此，肾衰竭患者药物作用的时间会延长。咪达唑仑的消除半衰期为 1 ～ 4 h，并随着肝硬化、充血性心力衰竭、肥胖和高龄而延长。类似地，其代谢物的半衰期在肾衰竭患者中也会延长。

对器官系统的影响

心血管系统

静脉内应用 0.2 mg/kg 的咪达唑仑产生与诱导剂量的硫喷妥钠（3 ～ 4 mg/kg）相似的心率增加和血压降低现象。在儿童患者或血液动力学不稳定的患者中，低血压的发生更常见。由于阿片类药物和苯二氮䓬类药物之间的协同作用，当患者已经接受阿片类药物时，低血压会表现得更加明显。

呼吸系统

给予 0.015 mg/kg 的咪达唑仑可抑制通气，特别是在慢性阻塞性肺疾病患者中。可能发生暂时性呼吸暂停，特别是当给予大剂量的咪达唑仑，又同时给予了阿片类药物时。

中枢神经系统

应用咪达唑仑可导致剂量相关的脑血流和脑氧耗的减少。与大多数苯二氮䓬类药一样，咪达唑仑可能会对躯体和精神产生影响。应告知患者在接受咪达唑仑后 24 h 内不要参加需要精神警觉和快速身体反应时间的活动（例如驾车）。

胎盘

咪达唑仑可穿过胎盘并进入胎儿循环。它对胎儿的作用是未知的，但研究已经证明妊娠早期孕妇使用咪达唑仑存在致畸风险。

地西泮

地西泮是用于治疗急性酒精戒断和癫痫发作的非水溶性性苯二氮䓬类药物，提供术前抗焦虑、静脉镇静和骨骼肌松弛及全身麻醉的维持。地西泮对于 2 岁以下儿童安全性和有效性没有进行研究。

药理学

由于其在水中的不溶性，地西泮溶于丙二醇和苯甲酸钠。当使用静脉或肌内注射时，溶液可能引起疼痛。由于其高脂溶性，地西泮被迅速吸收到脑中，然后广泛地再分布到其他组织。其口服形式吸收率为 85% ～ 100%，使其比肌内注射给药更可靠。地西泮与蛋白质高度结合，因此，与低白蛋白血症相关的疾病可增加其效应。

代谢

地西泮通过肝微粒体酶代谢，产生两种主要代谢物——去甲地西泮和奥沙西泮。去甲地西泮的效力略低于地西泮，代谢更缓慢，有助于持续作用。健康人中消除半衰期为 21 ～ 37 h，随着年龄增加逐渐增加，并且在肝硬化的情况下显著增加。去甲地西泮的清除半衰期为 48 ～ 96 h。

对器官系统的影响

心血管系统

以 0.3 ～ 0.5 mg/kg 的静脉剂量给予的地西泮可导致血压、外周血管阻力和心输出量的轻微降低。偶尔，即使给予小剂量的地西泮也会出现低血压。

呼吸系统

地西泮导致对 CO_2 的通气反应的斜率减小，但是 CO_2 反应曲线不像阿片类药物使用后那样向右移动。有时，小剂量的地西泮可能导致呼吸暂停。

骨骼肌

地西泮通过其对全身脊髓神经元的作用降低骨骼肌张力。

抗惊厥

地西泮（0.1 mg/kg）可消除癫痫持续状态和酒精戒断的癫痫发作活动，尽管效应是短暂的。它还增加局部麻醉药诱导的癫痫活动的阈值。

胎盘

地西泮容易穿过胎盘。妊娠期使用地西泮与先天性畸形的风险增加有关。

劳拉西泮

劳拉西泮是相对长效的苯二氮䓬类药物，比地西泮或咪达唑仑有更强的遗忘效能。劳拉西泮的心血管、呼吸和神经肌肉阻滞作用类似于地西泮和咪达唑仑。其消除半衰期为 10 ～ 20 h。劳拉西泮在临床上用于术前镇静和顺行性遗忘，但由于其起效缓慢，很少用于诱导麻醉或静脉镇静。

药理学

起效速度取决于给药途径：静脉推注，5 min；肌内注射，20 ～ 30 min；口服，30 ～ 60 min。

代谢

劳拉西泮通过肝微粒体酶代谢为非活性化合物，然后经尿液排泄。消除半衰期范围从较大儿童或成年人的 10.5 h，到老年人的约 16 h，再到新生儿的 40 h。因为其代谢物无活性，对于需要抗焦虑超过 24 h 的重症监护病房中的患者，劳拉西泮比咪达唑仑优先推荐使用。

其他苯二氮䓬类药物

最常用来治疗失眠或焦虑的是苯二氮䓬类药物奥沙西泮、氯硝西泮、氟西泮、替马西泮、三唑仑和夸西泮。虽然这些药物通常不用于围术期，但是患者可能存在术前服用这些药物的情况，因此，临床医生在制定麻醉计划时需要考虑这些药物的作用。

苯二氮䓬类药物拮抗药物

氟吗西尼

氟吗西尼是苯二氮䓬类药物的中枢神经系统效应的特异性拮抗剂，因为它结合 GABA-A 受体上的特异位点，竞争性地抑制神经递质 GABA 与该受体的结合。氟吗西尼几乎完全被肝代谢消除为无活性产物，其临床效果通常持续 30 ～ 60 min。因此，如果镇静再次出现，氟吗西尼可以 30 min 后重新给药。少量递增给药优于单次推注：在 1 ～ 3 min 内给予 1 mg 氟吗西尼应当消除大多数治疗剂量的苯二氮䓬效应。疑似苯二氮䓬过量的患者应该在 2 ～ 10 min 内施用 1 ～ 5 mg 氟吗西尼的累积剂量。如果镇静的患者对 5 mg 氟吗西尼没有反应，应该寻找苯二氮䓬类以外的镇静原因。一些临床医生成功使用氟吗西尼来逆转肝性脑病的一些后遗症。

药物的耐受、依赖和戒断效应

对苯二氮䓬类药物的抗焦虑作用的耐受性是有争议的。尽管大多数长期使用苯二氮䓬类药物的患者报告在几天内经历困倦减少，但其对某些心理运动行为（例如视觉跟踪）损伤的耐受性不能令人信服。另一方面，苯二氮䓬类药物的抗惊厥、肌肉阻滞和共济失调作用的耐受性已经得到证实。在长期服用高剂量后，突然停止苯二氮䓬类药物可能导致戒断症状（在重症监护病房接受苯二氮䓬类药物治疗 7 天或更长时间的患者中有 1/3 报告出现戒断迹象），如烦躁不安、易怒、出汗、震颤、噩梦，以及暂时加剧失眠或焦虑。

推荐阅读

Aston A. Guidelines for the rational use of benzodiazepines: When and what to use. *Drugs*. 1995;48:25-40.

Charney DS, Mihic SJ, Harris RA. Hypnotics and sedatives. In: Brunton L, Chabner B, Knollman B, eds. *Goodman & Gilman's The Pharmacological Basis of Therapeutics*. 12th ed. New York: McGraw-Hill Education, Inc. 2011:457-480.

Riva J, Lejbusiewicz G, Papa M, et al. Oral premedication with midazolam in paediatric anaesthesia. Effects on sedation and gastric contents. *Paediatr Anaesth*. 1997;7:191.

第 86 章　右美托咪定

Gavin D. Divertie，MD
花义滨　译　黄　鹂　校

右美托咪定是一种静脉内应用的具有镇静、镇痛、交感神经阻断和抗焦虑特性的 α_2 受体激动剂，在保持呼吸和气道反射方面相对独特。右美托咪定已经获美国食品药品管理局（FDA）批准用于两种情况：①用于重症监护病房中插管和机械通气的成人的短期（24 h）输注；②在非插管成年人术前或术中或其他需要镇静的情况下使用。许多超适应证应用也有报道（框 86-1）。

作为水溶性咪唑化合物，右美托咪定是美托咪定的右旋异构体（图 86-1）。这种高度选择性的 α_2 激动剂对 α_2 受体的亲和力比可乐定高 8 倍，α_2：α_1 活性为 1620：1。突触前 α_2 肾上腺素受体活化（主要在脊髓中）抑制去甲肾上腺素的释放，终止疼痛信号的传播。中枢神经系统（主要是蓝斑核）中的突触后 α_2 肾上腺素受体活化抑制交感活性并调节（图 86-2）。结合起来，这些作用产生镇痛、镇静和抗焦虑效应，并且与可乐定类似，可降低血压和心率。

药代动力学

用法与用量

右美托咪定包装在含有 200 μg/2 ml（100 mg/ml）药物的玻璃瓶中。在应用前，稀释在 50 ml 0.9% 氯化钠溶液中，最终浓度为 4 μg/ml。对于重症监护病房中患者的镇静，在至少 10 min 内推注 0.5 ～ 1.0 μg/kg，然后维持输注 0.2 ～ 0.7 μg/（kg · h）达 24 h。省略负荷剂量可以最小化与右美托咪定的使用相关的血液动力学变化，已经成为治疗危重患者的常见用法。已有使用 0.2 ～ 1.4 μg/（kg · h）的输注速率达 5 天的报道，且未产生耐受、反跳性高血压、心动过速或其他不良后果。

对于手术镇静，在至少 10 min 内施用 0.5 ～ 1.0 μg/kg 静脉推注，然后以 0.6 μg/（kg · h）开始维持输注，并在 0.2 和 1.0 μg/（kg · h）之间滴定。有报道用于手术室麻醉可高达 10 μg/（kg · h）。

右美托咪定与血液、血清或白蛋白共同给药的相容性尚未确定，与两性霉素 B 或地西泮的共同给药已显示是不相容的。阿替美唑完全拮抗右美托咪定的作用，但不能用于人类。

框 86-1　右美托咪定超适应证应用

1. 作为辅助用药
   用于局部、区域和全身麻醉
   分娩镇痛和剖宫产
2. 用于困难气道患者的清醒插管
3. 与丙泊酚合用，为行微创手术的婴儿提供麻醉
4. 能够缓解儿童的术前焦虑和急性谵妄 *
5. 可以减少可卡因中毒对心血管的影响
6. 治疗药物和酒精的戒断症状

* 鼻内给药（2 μg/kg）

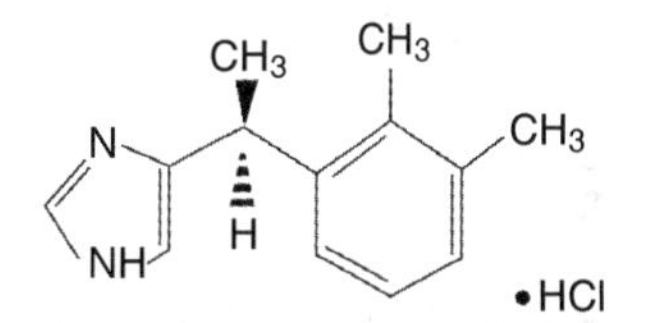

图 86-1　右美托咪定的化学结构

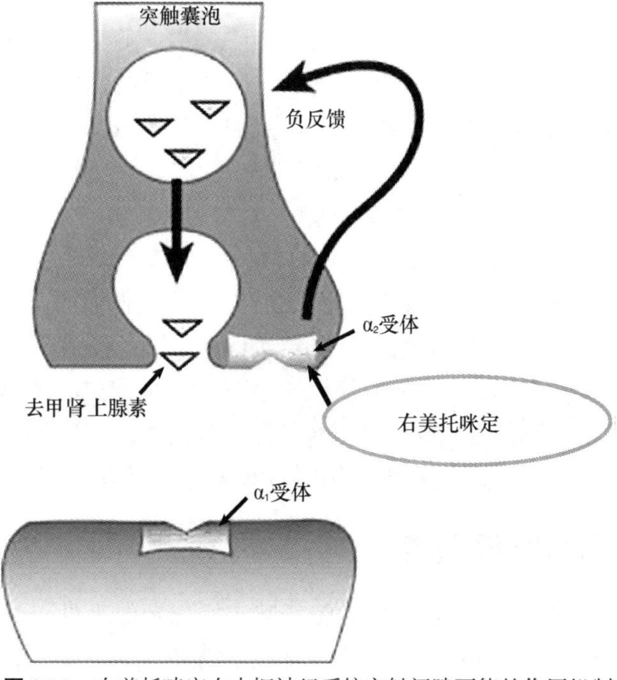

图 86-2　右美托咪定在中枢神经系统突触间隙可能的作用机制

起效时间

右美托咪定在静脉内给药的 5 min 内产生镇静作用，并在 15 min 内达到其最大效应。右美托咪定的血管收缩作用甚至发生得更早，在 1 min 开始瞬时升高血压，3 min 内达到峰值。

持续时间

右美托咪定迅速再分布，分布半衰期（$t_{1/2\alpha}$）为 6 min，稳态分布体积为 118 L。作用时间为 4 h，消除半衰期（$t_{1/2\beta}$）约为 2 h。

代谢

右美托咪定通过直接葡糖苷酸化和细胞色素 P-450 代谢在肝中几乎完全生物转化，其中几乎没有药物以原型排泄。因此，肝衰竭患者的应用剂量应减少。在肾衰竭患者中，活性右美托咪定分子的药代动力学不改变，然而，因为 95% 的右美托咪定代谢物在尿中排泄，所以可能发生代谢物的积累。这些代谢物的内在活性是未知的。

对各系统的影响

心血管系统

右美托咪定不具有任何直接的心脏效应。1 μg/kg 负荷剂量的右美托咪定的双相心血管反应已有描述。最初发生血压的瞬时增加，同时压力感受器介导的心率反射降低。这是由于外周性 α_2 肾上腺素受体介导的血管收缩，其可通过 10 min 或更长时间内负荷剂量输注来减弱。初始反应持续 5 ～ 10 min，然后是血压降低和心率稳定。最终，血压和心率都低于基线值 10% ～ 20%。这些作用由中枢交感神经输出受到抑制和突触前 α_2 肾上腺素受体的活化引起，导致去甲肾上腺素和肾上腺素的释放减少。可发生低血压、心动过缓和不同程度的心脏传导阻滞。因此，在血容量不足、低血压、心动过缓、每搏输出量固定或高度心脏传导阻滞的患者中应避免使用右美托咪定。用补液、阿托品、起搏器或暂时中止使用此药通常是有效的。

中枢神经系统

接受治疗剂量的右美托咪定的患者似乎处于睡眠状态，但容易被唤醒并且保留精神运动功能。有趣的是，右美托咪定比 GABA 受体激动剂（例如苯二氮䓬类）产生更少的遗忘症。几种其他中枢神经系统效应也有报道。右美托咪定降低颅内压、脑血流和脑代谢氧耗，保持脑血流 / 脑代谢氧耗匹配。右美托咪定也降低癫痫发作阈值，但不降低临床显著程度。使用右美托咪定可减弱脑血管对异氟烷、七氟烷和二氧化碳的反应性，但不减弱对缺氧的反应性，并且在缺血条件下可能有神经保护性。

呼吸系统

在右美托咪定输注期间，气道反射被保留。呼吸驱动的抑制是最小的而且没有临床意义。然而，右美托咪定与其他镇静剂、麻醉剂、催眠药或阿片类药物共同给药可能具有协同作用。

其他影响

外周 α_2 肾上腺素受体的激活导致唾液分泌减少，肾素释放被抑制，肾小球滤过率增加，轻度利尿作用，眼内压降低，胰岛素释放减少，导致危重病患者发生高血糖的概率增加。中枢 α_2 肾上腺素受体的激活抑制热调节反应并降低寒战阈值。在全身麻醉期间辅助使用右美托咪定可将术后寒战率降低 70%。与其他 α_2 肾上腺素受体激动剂的作用类似，右美托咪定延长神经阻断时间，包括臂丛神经阻滞。这种延长背后的机制尚未完全阐明。右美托咪定对神经肌肉阻滞剂的作用持续时间、肾上腺类固醇生成（与使用依托咪酯所观察到的类固醇生成抑制相比）和中性粒细胞功能（与 GABA 激动剂的嗜中性粒细胞抑制效应相比）没有影响。右美托咪定可以通过胎盘屏障，但新生儿中的药物浓度低，缺乏临床效应。

不良反应

总体来说，在接受右美托咪定输注用于镇静的重症监护病房患者中，发生的最常见的不良反应包括低血压、高血压、恶心、心动过缓、发热、呕吐、缺氧、心动过速和贫血。

推荐阅读

Candiotti KA, Bergese SD, Bokesch PM, et al. Monitored anesthesia care with dexmedetomidine: A prospective, randomized, double-blind, multicenter trial. *Anesth Analg*. 2010;110:47-56.

Coursin DB, Coursin DB, Maccioli GA. Dexmedetomidine. *Curr Opin Crit Care*. 2001;7:221-226.

Riker RR, Shehabi Y, Bokesch PM, et al. Dexmedetomidine vs midazolam for sedation of critically ill patients: A randomized trial. *JAMA*. 2009;301:489-499.

第 87 章　正性肌力药

Steven T. Morozowich，DO，FASE
花义滨　译　黄　鹂　校

收缩性［inotropy（contractility）］是指心肌收缩的力和收缩速度，术语正性肌力药（inotrope）通常是指产生正性肌力（增加收缩性）的药物。正性肌力药与血管加压药（见第 88 章）是不同的，血管加压药主要产生血管收缩，随后全身血管阻力（systemic vascular resistance，SVR）和平均动脉压（mean arterial pressure，MAP）升高。然而，一些正性肌力药也具有血管加压药性质，并且主要效应通常是剂量依赖性的。正性肌力药和血管加压药被统称为血管活性剂。血管活性剂自 20 世纪 40 年代以来一直在使用，但很少有临床对照试验比较这些药物或记录使用这些药物的患者病情改善情况，因此，它们的使用主要由专家意见指导。在以低心输出量（cardiac output，CO；例如心源性而不是分布性休克）为特征的循环性休克的情况下，应用正性肌力药增加收缩性的主要临床作用是增加每搏输出量（stroke volume，SV），从而增加 CO，增加重要器官血流量和氧供（$\dot{D}O_2$），直到具有决定意义的治疗开始。麻醉医生使用这些药物作为支持治疗，并假设这些药物的暂时性使用可以促使临床康复。

生理学

循环性休克的定义为组织 $\dot{D}O_2$ 不足。低 CO 是循环性休克的最常见原因。CO 是 SV 和心率（heart rate，HR）的乘积，并且与动脉氧含量（CaO_2）一起是 MAP 和 $\dot{D}O_2$ 的主要决定因素：

$$CO = SV \times HR$$

$$MAP = CO \times SVR$$

$$\dot{D}O_2 = CaO_2 \times CO\ (dl/min)$$

因此，如果 HR、SVR 和 CaO_2 保持不变，优化 SV 会改善 CO、MAP 和 $\dot{D}O_2$。必须记住，SV 和总体心肌性能除了取决于收缩性外，还需要考虑五大因素：① HR 和心律（房室同步）；②心肌血流；③前负荷；④后负荷；⑤舒张功能。

临床意义

在所有类型的循环性休克中，维持 $\dot{D}O_2$ 的复苏的共同目标是：①初级复苏，其包括以至少 65 mmHg 的 MAP 快速重建正常器官灌注压；②次级复苏，包括快速重建足够的 $\dot{D}O_2$。

在初级复苏中必须达到大于 65 mmHg 的 MAP 以维持脑和冠状动脉灌注。因为 CO 是 MAP 和 $\dot{D}O_2$ 的决定因素，所以进一步复苏集中于增加 CO。次级复苏确保足够的容量状态（纠正血容量不足，如果血红蛋白水平为 8 ～ 9 g/dl，最好输血），如果 CO 仍然不足，则在监测复苏终点的同时施用血管活性剂。

所有的正性肌力药都是通过增加心肌的收缩性增加 CO，但是心肌性能的其他决定因素是可变的。例如，一些正性肌力药直接增加心率，另一些间接降低心率（反射），而其他则对心率无影响。一些正性肌力药增加动脉张力（全身血管阻力）和静脉张力（静脉收缩），而其他的通过舒张血管减少血管张力，还有一些提高舒张功能。因此，任何药物都可能具有多种效应，其中许多是剂量依赖性的。麻醉实施者必须对个体患者心源性休克的病因和病理生理学因素以及血管活性药的药代动力学和药效学具有透彻的理解。在未来，人们还必须考虑个体的药物遗传学构成，但是在当前实践中缺乏该信息，在选择药物时，临床医生必须清楚地知道治疗目标，然后仔细监测个体患者对给定药物的反应。这种反应的评估可能与选择特异性药物一样重要。

在心源性休克中，衰竭的心室对后负荷非常敏感，因此，只要没有发生全身性低血压，就应该将可以使体循环血管舒张的药（血管扩张药）视为一线药物。虽然 CO 的超生理学目标没有显示出预后的改善并且可能造成伤害，但如果最大剂量的一线药物不足以满足先前定义的目标，则应该考虑替代药物或将二线药物加入一线药物中，后一种情况下，应考虑使用具有不同作用机制的药物，以最大化实现目标。当评估任何给定药物的效果时，麻醉实施者必须同时监测这些药物的副作用，将药物滴定至最小有效剂量。

分类

正性肌力药根据不同的临床作用分为：①舒张剂，产生增加心肌收缩性和血管舒张的药剂；②收缩剂，产生增加心肌收缩性和血管收缩的药剂。这些药物的进一步分类如图 87-1 所示。常用的药物刺激心肌中的肾上腺素受体（表 87-1），以产生其效应。正性肌力药的标准剂量、它们的受体结合（或作用机制）和不良反应列于表 87-2 中。

表 87-1　肾上腺素受体及对应的心血管效应

受体种类	分布	心血管作用
β_1	心肌	增加心肌收缩性、变时（增加心率）、变传导（加快传导）
β_2	系统小动脉、肺动静脉	血管舒张
α_1	系统小动脉（受体密度 *）： 皮肤（高） 骨骼肌（高） 腹腔脏器 / 内脏（中） 肾（中） 心肌、脑（极小） 肺动静脉	血管收缩

* 具有中度和高度 α_1 受体密度的血管床的血管收缩允许血液再循环至具有极小受体密度（脑和心肌）的重要器官，这是心肺复苏术中使用肾上腺素血管加压素（例如肾上腺素）的基础

具体药物

舒张剂

异丙肾上腺素

异丙肾上腺素具有有效的 β_1 受体和 β_2 受体活性，几乎没有 α 受体活性，具有增加心肌收缩性作用、变时作用，以及全身和肺血管舒张作用。尽管异丙肾上腺素有增加心肌收缩性作用，但它可以造成静脉血管扩张，静脉回流减少（前负荷），导致 CO 的增加很小，同时伴有 MAP 的下降。因此，异丙肾上腺素的使用限于心动过缓或心脏阻塞引起的低血压和休克的情况。因为移植的心脏是去神经支配的，异丙肾上腺素通常在心脏移植后使用，以维持较高的 HR 和 CO。

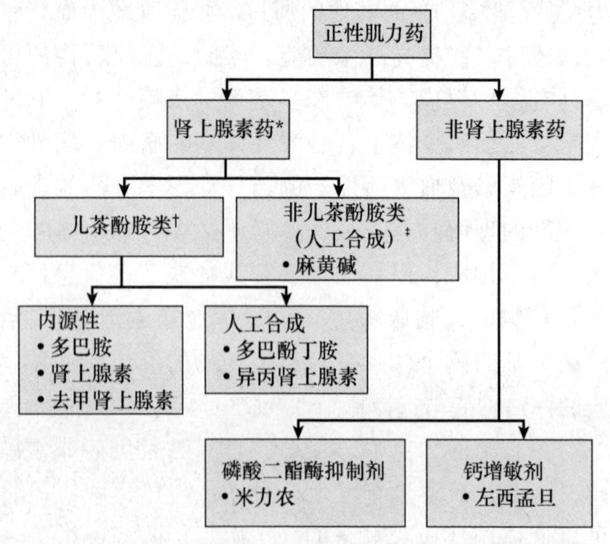

图 87-1　正性肌力药分类。* 肾上腺素能药物模拟交感神经系统刺激，也称为拟交感神经药。† 儿茶酚胺结构上含有儿茶酚基团，并且通过儿茶酚 -O- 甲基转移酶（COMT）和单胺氧化酶快速代谢，作用时间短（1 ～ 2 min），是滴定的理想药剂。‡ 非儿茶酚胺具有更长的作用时间（5 ～ 15 min），因为它们不被 COMT 代谢

米力农

米力农通过抑制磷酸二酯酶，增加心肌细胞和血管平滑肌细胞中的环腺苷酸（cAMP）的细胞内浓度，导致肺循环和体循环中心肌收缩性增加和平滑肌松弛。因此，米力农可在肺动脉高压的情况下改善右心室功能，比肾上腺素能扩张剂更好。此外，米力农是唯一可以增加心肌舒张性的药物。因为米力农是一种非肾上腺素能药物，降低的心肌 β 肾上腺素能活性（无论是继发于使用 β 肾上腺素受体阻断剂还是慢性心力衰竭）不会降低其效应，并且不会产生与 β 受体刺激相关的不良事件。米力农的血管舒张特性限制了其在低血压患者中的使用，其 30 ～ 60 min 的半衰期显著长于肾上腺素能扩张剂。

左西孟旦

左西孟旦是非肾上腺素钙增敏剂，其通过心肌收缩蛋白的钙敏化而增加心肌收缩性，不增加细胞内钙，并通过激活腺苷三磷酸敏感的钾通道在体循环和肺循环内产生血管舒张。左西孟旦与米力农产生类似的临床效应，但也因低血压和作用时间长（由于其活性代谢产物，达 80 h）而受到限制。左西

表 87-2　正性肌力药的标准剂量、受体结合（或作用机制）和不良反应

药物	静脉输注剂量 *	受体活性或作用机制				不良反应
		α_1	β_1	β_2	多巴胺	
异丙肾上腺素	＞ 0.15 μg/（kg · min）	0	++	++	0	心律失常、心肌缺血、低血压
米力农	负荷量 20 ～ 50 μg/kg，维持量 0.25 ～ 0.75 μg/（kg · min）	磷酸二酯酶抑制剂				低血压
左西孟旦	负荷量 12 ～ 24 μg/kg，维持量 0.05 ～ 0.2 μg/（kg · min）	钙增敏剂				低血压
多巴酚丁胺	2 ～ 20 μg/（kg · min）	−	++	+	0	心律失常、心动过速、心肌缺血、低血压
多巴胺	1 ～ 5 μg/（kg · min）	−	−	−	++	心律失常、心肌缺血、高血压、组织缺血
	5 ～ 10 μg/（kg · min）	+	++	+	++	
	10 ～ 20 μg/（kg · min）	++	++	+	++	
肾上腺素	0.01 ～ 0.03 μg/（kg · min）	−	++	+	0	心律失常、心肌缺血、高血压、高血糖、高代谢 / 乳酸性酸中毒
	0.03 ～ 0.1 μg/（kg · min）	+	++	+	0	
	＞ 0.1 μg/（kg · min）	++	++	+	0	
去甲肾上腺素	开始 0.01 μg/（kg · min），最大剂量 30 μg/min	++	++	−	0	心律失常、高血压、组织缺血

* 剂量是指南，实际给药剂量应由患者反应决定。++，强效；+，中度；−，极小；0，无

孟旦目前不被批准在美国使用。

多巴酚丁胺

多巴酚丁胺主要刺激 β_1 受体和 β_2 受体，产生正性变时、变力，以及全身和肺血管舒张，并且最终增加 HR 和 CO，并减少 SVR，伴或不伴 MAP 轻度下降。多巴酚丁胺经常用于治疗心脏手术后的低 CO，并且被认为是没有器官灌注不足证据的早期心源性休克的一线用药，如果存在器官低灌注，应使用内源性收缩药（例如多巴胺）来恢复器官灌注压。

收缩剂

肾上腺素

肾上腺素低剂量时可增加 CO，因为 β_1 变力和变时效应占主导地位，而微弱的 α_1 血管收缩作用被 β_2 血管舒张作用抵消，使得 CO 增加，SVR 降低，对 MAP 的影响则不确定。在较高剂量，α_1 血管收缩效应占优势，使 SVR、MAP 和 CO 均增加。因此，在急性心力衰竭（例如，心脏手术后的低 CO 综合征）中，肾上腺素可以保持冠状动脉灌注压和 CO。肾上腺素推荐用于心肺复苏，以恢复冠状动脉灌注压，并作为脓毒性或难治性循环性休克的二线药物。由于在维持 MAP 中的有效性，其为过敏性反应的首选药物，部分原因是与其他血管活性剂相比，其能更好地调动内脏血容量储备（约 800 ml），有助于恢复静脉回流和 CO。因此，在严重休克患者中，其内脏血管收缩的程度比同等剂量的去甲肾上腺素或多巴胺更大，从而限制了其自由使用。

去甲肾上腺素

去甲肾上腺素具有较强的 α_1 活性、中度的 β_1 活性和极小的 β_2 活性，导致强烈的血管收缩以及 SVR 和 MAP 的增加，但是 HR 和 CO 的增加不明显。如果左心室储备很少，则对 SVR 的增加不能很好地耐受。因此，在左心衰竭的应用中必须小心。反射性心动过缓通常是对 MAP 增加的反应，使得其中度的 β_1 变时效应减轻，HR 保持相对不变。基于最近的建议，去甲肾上腺素最常用于治疗脓毒性休克，并且是高动力性（正常或增加的 CO）脓毒性休克的首选药物，因为与通过增加 CO 而增加 MAP 的其他药物（例如多巴酚丁胺）相比，去甲肾上腺素能够增加 SVR 和 MAP，从而矫正器官灌注压的生理学不足。去甲肾上腺素已被推荐用于有严重低血压（收缩压小于 70 mmHg）的心源性休克，以改善冠状动脉和器官灌注压。

多巴胺

多巴胺是去甲肾上腺素的直接代谢前体，其特征是效应呈剂量依赖性，表现为直接受体激动和其转化为去甲肾上腺素引起的间接效应。小于 5 μg/（kg · min）的剂量激动多巴胺受体并且具有微弱的心血管效应。在 5 ～ 10 μg/（kg · min）的剂量，多巴胺开始结合至 $β_1$ 受体，促进去甲肾上腺素释放，并抑制突触前交感神经末梢中的去甲肾上腺素再摄取，增加心肌收缩性和增加心率，并通过激动 $α_1$ 肾上腺素受体使外周阻力轻度增加。在 10 ～ 20 μg/（kg · min）的剂量，$α_1$ 受体介导的血管收缩占优势。由于其间接效应，多巴胺的使用频率低于其他正性肌力药，因为已经发现接受相同剂量的患者血浆浓度差异显著，并且研究已经证实使用多巴胺死亡率更高。但多巴胺被推荐作为早期心源性休克患者（收缩压在 70 ～ 100 mmHg，且存在终末器官损害的体征或症状）的一线用药，而不是多巴酚丁胺，因为 $α_1$ 活性的多巴胺可以纠正器官灌注压的降低，而 $β_2$ 介导的多巴酚丁胺的血管舒张将进一步损害器官灌注压。

麻黄碱

麻黄碱主要作用于 α 受体和 β 受体，但不如肾上腺素有效。麻黄碱还从交感神经元释放内源性去甲肾上腺素，并抑制去甲肾上腺素再摄取，从而产生额外的间接 α 受体和 β 受体效应。麻黄碱的组合效应导致 HR、CO 和 MAP 的增加。麻黄碱是非儿茶酚胺类药物，由于作用时间较长，间接效应依赖于内源性去甲肾上腺素，以及潜在的去甲肾上腺素耗竭，其不适合用于输注，除了用于短暂麻醉相关的低血压，其余情况很少使用。

推荐阅读

Dellinger RP, Levy MM, Rhodes A, et al. Surviving Sepsis Campaign: International guidelines for management of severe sepsis and septic shock, 2012. *Intensive Care Med*. 2013;39:165-228.

Overgaard CB, Dzavik V. Inotropes and vasopressors: Review of physiology and clinical use in cardiovascular disease. *Circulation*. 2008;118:1047-1056.

Pinsky MR. Goals of resuscitation from circulatory shock. *Contrib Nephrol*. 2004;144:94-104.

Pinsky MR. Hemodynamic evaluation and monitoring in the ICU. *Chest*. 2007;132:2020-2029.

Pinsky MR, Vincent JL. Let us use the pulmonary artery catheter correctly and only when we need it. *Crit Care Med*. 2005;33:1119-1122.

Rivers E, Nguyen B, Havstad S, et al. Early goal-directed therapy in the treatment of severe sepsis and septic shock. *N Engl J Med*. 2001;345:1368-1377.

第 88 章　血管加压药

Steven T. Morozowich，DO，FASE

花义滨　译　黄　鹂　校

血管加压药（vasopressor）是可以使血管收缩，从而增加全身血管阻力（systemic vascular resistance，SVR）和平均动脉压（mean arterial pressure，MAP）的药物。血管加压药与正性肌力药（见第 87 章）不同，正性肌力药主要是增加心脏收缩性。但一些血管加压药也具有正性肌力性质，主要效应常常呈剂量依赖性。血管加压药和正性肌力药统称为血管活性剂，自 20 世纪 40 年代以来一直在使用，但很少有对照试验评估它们在改善患者结局方面的效果，如何使用这些药物大部分是根据专家意见。血管加压药可以用于心肺复苏，治疗循环性休克，以及任何以增加 MAP 来恢复器官灌注压为目标的临床情况。在心肺复苏中，使用血管加压药来收缩外周血管，其优先增加冠状动脉灌注压以恢复心肌血流和氧供（$\dot{D}O_2$），并恢复自主循环。在以难治性低血压为特征的循环性休克中，血管加压药用于支持治疗，直到针对病因的治疗开始为止，通常认为暂时性的支持治疗和维持正常器官灌注压可以促使临床恢复。在某些临床情况（例如脑动脉瘤破裂后的血管痉挛或体外循环期间）下，可以持续泵入血管加压药，以增加 MAP 到预定水平。

生理学

循环性休克定义为存在严重低血压，导致 $\dot{D}O_2$ 不足以满足组织需求。根据潜在的原因，交感神经系统通过不同途径代偿，以维持正常器官灌注压（表 88-1）。在分布性（即脓毒性）休克中，潜在的病理生理学阻止了在大多数类型循环性休克中观察到的 SVR 的代偿性增加，从而导致难治性低血压，尽管此时心输出量（cardiac output，CO）正常或升高。虽然 $\dot{D}O_2$ 是正常的，但低于自动调节范围的 MAP（例如，MAP < 65 mmHg）会导致器官的血流量受损。原因是绝对器官灌注压（或驱动压）太低，且器官血管阻力的正常自主调节减弱，使得器官不能维持正常血流。这种关系可以用欧姆定律在血流中的应用来表示：

$$\text{器官血流量}=\frac{\text{器官灌注压}}{\text{器官血管阻力}}$$

器官灌注压是器官动脉和静脉的压力差。因为正常的器官静脉压通常是可以忽略的，所以器官灌注压通常等于器官动脉压，即 MAP，从而显示了器官血流与 MAP 之间的直接关系：

$$\text{器官血流量}=\frac{\text{MAP}}{\text{器官血管阻力}}$$

临床意义

在所有类型的循环性休克中，旨在保护器官 $\dot{D}O_2$ 的复苏目标是：①初级复苏，其包括快速重建正常器官灌注压，MAP 至少为 65 mmHg；②高级复苏，包括迅速重建足够的 $\dot{D}O_2$。

必须维持大于 65 mmHg 的 MAP 才能维持脑和冠状动脉灌注。因为 CO 是平均动脉压和 $\dot{D}O_2$ 两者的决定因素，进一步的复苏以增加 CO 为重点。然而，MAP 由 CO 和 SVR 两者共同决定，因此，在高级复苏中使用血管加压药暂时性增加 SVR 以使 MAP 大于 65 mmHg 是可以接受的。高级复苏应确保足够的血红蛋白水平和血管内容量，然后使用其他血管活性药物以实现复苏终点。选择血管活性药物是基于纠正潜在的生理缺陷，只要目标实现，最终选择哪种药物可能并不那么重要。在这方面，血管加压药治疗的经典的例子是用于分布性休克，血管加压药纠正 SVR 潜在下降，从而恢复器官灌注压。最近一直强调器官灌注压的重要性，当用药指征不是很明确时（以低 CO 和对常规治疗无效的持续性低血压为特点的循环性休克），推荐血管加压药作为二线用药。从历史上看，在这种情况下，使用血管加压药应警惕，避免血管过度收缩相关的并发症（SVR 增加和器官血管阻力超过正常生理值）使 CO、$\dot{D}O_2$、器官血流量减少，从而可能使结果恶化。然而，血管过度收缩主要发生在容量复苏不足的情况下，合并或不合并预先存在的低 CO。考虑到这一点，患者接受血管加压药需要仔细监测并不断重新评估，使药物滴定至最低有效剂量。

分类

血管加压药通过其临床效果分为纯血管收缩药和正性肌力收缩药（具有正性肌力性质的血管收缩药）。这些药物的进一步分类如图 88-1 所示，其标准剂量、受体结合和不良反应列于表 88-2。虽然一些肾上腺素能药物激活许多受体，产生各种心血管效应，但它们的血管收缩作用是通过 α_1 受体介导的，导致动脉和静脉血管平滑肌收缩以及 SVR、肺血管阻力和静脉回流增加。目前使用的唯一的非肾

表 88-1　循环性休克的类型和相关的临床表现

休克类型	MAP	CO	$\dot{D}O_2$	CVP	MPAP	PAOP	SVR	常见临床案例	治疗 *
低血容量性	↓→	↓	↓	↓	↓	↓	↑	出血，毛细血管渗出	液体复苏
阻塞性	↓	↓	↓	↑	↑	↑→	↑→	肺栓塞，张力性气胸	正性肌力药[†]
心源性	↓→	↓	↓	↑	↑	↑	↑	心肌梗死，心律失常	正性肌力药[†]
分布性	↓	↑	↑	↓	↓	↓	↓	SIRS[‡]，过敏反应	血管加压药[†]

* 治疗循环性休克的根本原因是主要目标，使用血管加压药、正性肌力药或两者共同使用作为临时措施维持器官灌注压（MAP > 65 mmHg）和 CO，同时基本过程得到纠正。

† 在使用血管收缩药之前，需要足够的血管内容量，特别是分布性休克。

‡ 包括败血症和创伤。

CO，心输出量 CVP，中心静脉压；$\dot{D}O_2$，氧供；MAP，平均动脉压；MPAP，平均肺动脉压；PAOP，肺动脉楔压；SIRS，全身炎症反应综合征；SVR，全身血管阻力；↑，增加↓，减少；→，没有变化

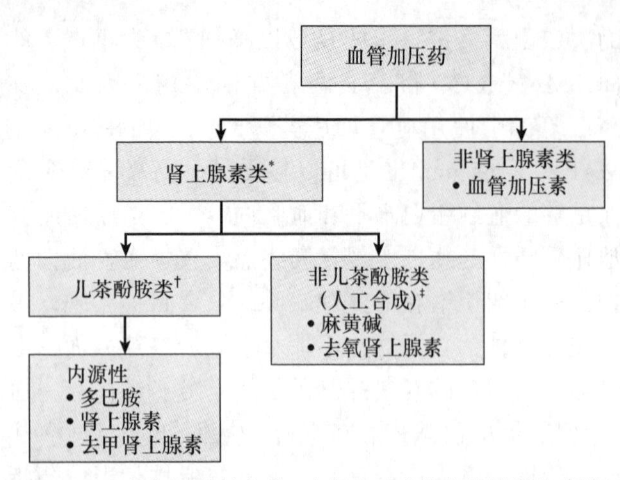

图 88-1 血管加压药的分类。* 肾上腺素能药物模拟交感神经系统刺激，也称为拟交感神经药。† 儿茶酚胺结构上含有儿茶酚基团，并且由儿茶酚 -O- 甲基转移酶（COMT）和单胺氧化酶快速代谢，所以其作用时间短（1 ～ 2 min），是滴定的理想药剂。‡ 非儿茶酚胺具有较长的作用时间（5 ～ 15 min），因为它们不被 COMT 代谢

上腺素能药物是血管加压素，其通过激活 V_1 受体发挥其血管加压效应，导致血管平滑肌收缩。

具体药物

纯血管收缩药

血管加压素

血管加压素（抗利尿激素）水平随着早期休克而增加，以维持器官灌注，但随着休克进展，水平迅速下降。与肾上腺素能药物不同，血管加压素不刺激肾上腺素受体，使用血管加压素不产生与肾上腺素能药物有关的不良作用，其血管加压效应在低氧血症和酸血症期间相对稳定，使其在难治性循环性休克、心肺复苏，尤其是心脏停搏中很有用。血管加压素主要用于分布性休克，通常是二线药物，但是最近其增加 MAP 并且不会对 CO 产生不利影响的能力在难治性心源性休克中得到显示，强调了维持器官（心肌）灌注压的生理重要性。其 30 ～ 60 min 的作用时间比肾上腺素能药物长得多，使得滴定很困难。

去氧肾上腺素

去氧肾上腺素仅刺激 α 受体，导致动脉和静脉血管收缩，临床上增加 SVR、MAP、静脉回流和压力感受器介导的反射性心动过缓。SVR（后负荷）的增加和心律失常可能会降低 CO，所以总体来说，去氧肾上腺素只能暂时使用，在预先存在心功能障碍（低 CO）的患者中谨慎使用。在围术期，去氧肾上腺素用于矫正低血压，改善静脉回流，并降低各种心脏疾病（例如主动脉瓣狭窄和肥厚型心肌病）患者的心率。与使用去氧肾上腺素有关的反射性心动过缓可能有助于治疗快速性心律失常引起的低血压，或者在应用其他血管活性剂治疗循环性休克时发生的快速性心律失常。

正性肌力收缩药

去甲肾上腺素

去甲肾上腺素具有较强的 $α_1$ 活性、中度的 $β_1$ 活性和极小的 $β_2$ 活性。因此，与肾上腺素相比，去

表 88-2 血管加压药的标准剂量、受体结合（或作用机制）和不良反应

药物	静脉输注剂量 *	受体活性或作用机制				不良反应
		$α_1$	$β_1$	$β_2$	多巴胺	
血管加压素	0.01 ～ 0.04 U/min	V_1 受体激动剂				高血压，血管过度收缩
去氧肾上腺素	0.15 ～ 0.75 μg/（kg · min）	++	0	0	0	心动过缓，高血压，血管过度收缩
去甲肾上腺素	开始 0.01 μg/（kg · min），滴定至有效（最大 30 μg/min）	++	++	−	0	心律失常，高血压，组织缺血
肾上腺素	0.01 ～ 0.03 μg/（kg · min） 0.03 ～ 0.1 μg/（kg · min） ＞ 0.1 μg/（kg · min）	− + ++	++ ++ ++	+ + +	0 0 0	心律失常，心肌缺血，高血压，高血糖，高代谢 / 乳酸性酸中毒
多巴胺	1 ～ 5 μg/（kg · min） 5 ～ 10 μg/（kg · min） 10 ～ 20 μg/（kg · min）	− + ++	− ++ ++	− + +	++ ++ ++	心律失常，心肌缺血，高血压，组织缺血

* 剂量是指南，实际使用剂量应由患者反应决定。++，强效；+，中度；2，极小；0，无

甲肾上腺素产生强大的血管收缩，使 MAP 和 SVR 增加，但是 HR 和 CO 的增加不太明显。因此，在心功能不全的情况下必须谨慎使用。心动过缓通常是对 MAP 增加的反应，从而使中度的 β_1 变时作用减轻，并且使心率保持相对不变。根据最近的建议，去甲肾上腺素最常用于治疗脓毒性休克，并且可能是高动力（正常 CO）脓毒性休克的首选药物，因为与其他药物（例如多巴胺）通过增加 CO 而增加 MAP 不同，其能够增加 SVR 和 MAP，从而纠正器官灌注压。此外，其推荐用于有严重低血压（收缩压＜ 70 mmHg）的心源性休克，以改善冠状动脉和器官灌注压。

肾上腺素

肾上腺素低剂量时增加 CO，因为由 β_1 受体变力和变时效应此时为主导，而由 α_1 介导的微弱的血管收缩作用被 β_2 介导的血管扩张所抵消，使得 CO 增加，SVR 降低，而对 MAP 的作用则不定。在较高剂量下，由 α_1 介导的血管收缩作用此时占主导，使 SVR、MAP 和 CO 增加，因此，在急性心力衰竭（例如心脏手术后的低 CO 综合征）中，肾上腺素可以维持冠状动脉灌注压和 CO。肾上腺素在心肺复苏中可以作为脓毒性或难治性循环性休克的二线药物，并且可以在过敏中使用（部分原因是与其他血管活性药物相比，肾上腺素能更好地调动内脏血容量储备），有助于恢复静脉回流和 CO。相应地，在严重休克患者中，使用肾上腺素相关的内脏血管收缩程度似乎大于使用等剂量的去甲肾上腺素或多巴胺，从而限制了其自由使用。

多巴胺

多巴胺是去甲肾上腺素的直接前体，其特征为剂量依赖性的直接受体激动和由去甲肾上腺素转化和释放引起的间接效应。小于 5 μg/（kg · min）的剂量激动多巴胺受体并具有微弱的心血管效应。5 ～ 10 μg/（kg · min）的中等剂量时，多巴胺与 β_1 肾上腺素受体弱结合，促进去甲肾上腺素释放，并抑制突触前交感神经末梢中的去甲肾上腺素再摄取，使收缩性和变时性增加，并通过激动 α_1 肾上腺素受体使 SVR 轻度增加。10 ～ 20 μg/（kg · min）的较高剂量时，α_1 受体介导的血管收缩占主导地位。由于其间接效应，多巴胺的使用频率低于其他药物，因为已经发现使用相同剂量多巴胺的患者血浆浓度差异显著，争议性研究显示使用多巴胺死亡率更高。尽管如此，多巴胺最近被推荐作为脓毒性休克的一线治疗，特别是在低动力（低 CO）脓毒性休克的患者中，因为它增加 CO 和 MAP，同时对 SVR 增加极少。

麻黄碱

像肾上腺素一样，麻黄碱主要作用于 α 受体和 β 受体，但效力较低。麻黄碱也会从交感神经元内释放内源性去甲肾上腺素，并抑制去甲肾上腺素再摄取，从而增加间接的 α 受体和 β 受体效应。麻黄碱的联合效应导致心率增加，CO 和 MAP 增加。麻黄碱是非儿茶酚胺类药物，由于作用时间长、间接效应依赖于内源性去甲肾上腺素，以及潜在的去甲肾上腺素耗竭，其很少用于输注，除了用于麻醉过程中出现的一过性血压下降，其余情况很少使用。

推荐阅读

Dellinger RP, Levy MM, Rhodes A, et al. Surviving Sepsis Campaign: International guidelines for management of severe sepsis and septic shock, 2012. *Intensive Care Med*. 2013;39:165-228.

Overgaard CB, Dzavik V. Inotropes and vasopressors: Review of physiology and clinical use in cardiovascular disease. *Circulation*. 2008;118:1047-1056.

Pinsky MR. Goals of resuscitation from circulatory shock. *Contrib Nephrol*. 2004;144:94-104.

Pinsky MR. Hemodynamic evaluation and monitoring in the ICU. *Chest*. 2007;132:2020-2029.

Pinsky MR, Vincent JL. Let us use the pulmonary artery catheter correctly and only when we need it. *Crit Care Med*. 2005;33:1119-1122.

Rivers E, Nguyen B, Havstad S, et al. Early goal-directed therapy in the treatment of severe sepsis and septic shock. *N Engl J Med*. 2001;345:1368-1377.

第 89 章　硝普钠

Scott A. Gammel，MD
李　雪　译　曾　媛　校

硝普钠（sodium nitroprusside，SNP）是最有效的动脉血管扩张剂之一，由 1 个亚铁离子、5 个氰基和 1 个亚硝基组成（图 89-1）。后者的分子结构具有血管扩张作用，而氰基则与其大部分毒性相关。

作用机制

当静脉输注时，SNP 与红细胞内的氧合血红蛋白发生反应，释放出 NO 和氰基，生成高铁血红蛋白。NO 很快从红细胞内弥散出来进入血浆，并穿过血管平滑肌细胞（vascular smooth muscle cell，VSMC）的细胞膜。在 VSMC 内，NO 与亚铁血红素在可溶性的鸟苷酸环化酶的作用下，使三磷酸鸟苷酸转化为第二信使环鸟苷酸（cyclic guanosine monophosphate，cGMP）的过程呈 100 倍以上的增加（图 89-2）。cGMP 通过许多机制导致血管平滑肌松弛：①抑制 Ca^{2+}进入 VSMC；②激活 K^{+}通道（VSMC 细胞膜的超极化）；③刺激 cGMP 依赖的蛋白激酶，继而激活轻链肌球蛋白磷酸酶，该酶使得轻链肌球蛋白去磷酸化，导致 VSMC 松弛。

药代动力学

SNP 经口服一点都不能被吸收，故必须静脉使用。静脉输注时，SNP 很快以血管外间隙容量进行分布。如前所述，SNP 通过与红细胞反应而被清除，循环半衰期（$t_{1/2}$）约为 2 min。产生的 NO 的 $t_{1/2}$ 约为数秒，释放的氰基则与氢离子形成氢氰酸（HCN）（$CN^{-} + H^{+} \longleftrightarrow HCN$），99% 的 HCN 将与红细胞内的高铁血红蛋白［即血红蛋白内是高铁（Fe^{3+}）而不是亚铁（Fe^{2+}）］相结合。但一般情况下红细胞内仅含不足 1% 的高铁血红蛋白，故在 SNP 代谢过程中仅能与很少量的氰化物相结合，未结合的 HCN 将在肝中被硫氰酸生成酶解毒，这一过程借助硫供体，最终生成硫氰酸盐。硫氰酸盐的容量分布约为 0.25 L/kg，血浆 $t_{1/2}$ 约为 3 天，主要经肾排出（图 89-3）。硫氰酸盐的毒性不代表治疗问题，其形成为 0 级药代动力学过程，限速因子为硫供体，主要为硫代硫酸盐（硫代硫酸盐与半胱氨酸的硫醇基发生反应生成二硫化物，二硫化物继而与氰化物形成硫氰酸盐），虽然硫代硫酸盐仅有少量，但只要 SNP 的输注速度不超过 2 μg/（kg · min），足够将 SNP 解毒（表 89-1）；但如果 HCN 的浓度超过了硫代硫酸盐的浓度，多余的 HCN 仍会存在于血浆中并且又回到细胞内，有毒

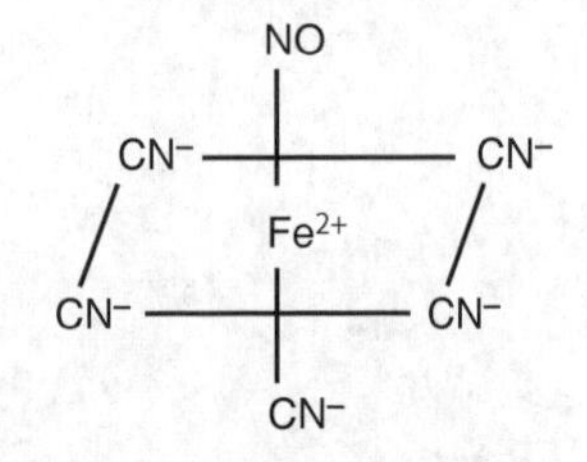

图 89-1　硝普钠的化学结构

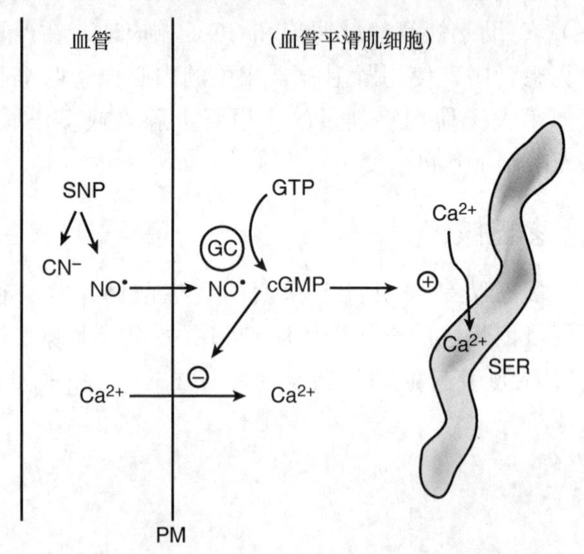

图 89-2　硝普钠的作用机制。血管平滑肌细胞内游离钙的浓度下降导致松弛。Ca^{2+}，钙离子；cGMP，环鸟苷酸；CN^{-}，氰离子；GC，鸟苷酸环化酶；GTP，鸟苷三磷酸；$NO^{\bullet}$，一氧化氮自由基；PM，质膜；SER，滑面内质网；SNP，硝普钠（Adapted from Friederich JA，Butterworth JF IV. Sodium nitroprusside. Twenty years and counting. Anesth Analg. 1995；81：152-162.）

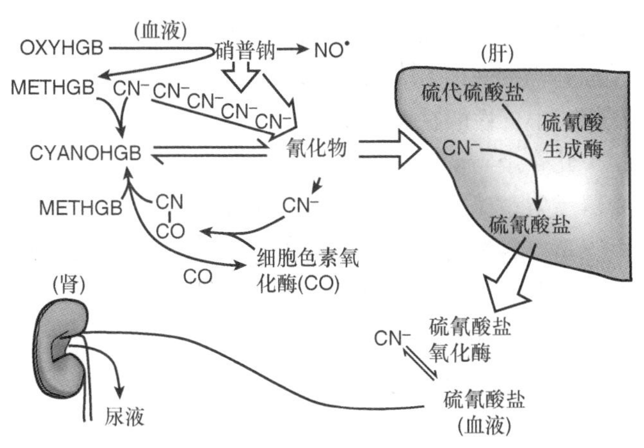

图 89-3　硝普钠的主要代谢途径。CN^-，氰离子；CYANOHGB，氰化高铁血红蛋白；METHGB，高铁血红蛋白；NO•，一氧化氮自由基；OXYHGB，氧合血红蛋白（Adapted from Friederich JA，Butterworth JF IV. Sodium nitroprusside. Twenty years and counting. Anesth Analg. 1995；81：152-162.）

表 89-1　硝普钠代谢副产物导致的毒性反应的体征、症状及处理

副产物	体征和症状	处理
氰化物 *	耐药性，代谢性酸中毒 SvO_2 增加，神志改变 惊厥，昏迷	停止输注，吸入纯氧 用 $NaHCO_3$ 纠正代谢性酸中毒 在 15 min 内输入 150 mg/kg 的硫代硫酸钠 5 mg/kg 的硝酸钠慢推 5 mg/kg 的 3% 亚硝酸钠慢推 羟钴胺 α 25 mg/h 输注，直至 100 mg 的最大量
硫氰酸盐 †	疲劳，恶心，呕吐，耳鸣，瞳孔缩小，反射亢进，谵妄，精神错乱，惊厥，昏迷，甲状腺功能减退	血液透析能帮助硫氰酸盐的清除
高铁血红蛋白 ‡	有氧供受损的证据，尽管心输出量及动脉血氧分压均充足	亚甲蓝输注，5 min 内慢推 1 ~ 2 mg/kg，最大量可至 7 ~ 8 mg/kg

* 会导致皮肤及黏膜的颜色改变。
† 罕见，比氰化物的毒性低 100 倍。
‡ 罕见，使脉氧饱和度的读数在 86% ~ 88%

的氰化物将会干扰线粒体内的电子传递过程，很快就会出现氧化不足导致的代谢性酸中毒。

SNP 代谢的基本特点如下：① 1 分子的 SNP 与高铁血红蛋白结合生成 1 分子的氰化高铁血红蛋白、4 分子的 CN^- 和 1 分子的 NO；②氰化物与二硫化物在硫氰酸生成酶的作用下生成硫氰酸盐；③硫氰酸盐经尿液排出；④未被代谢的 CN^- 将与细胞色素类结合而抑制细胞呼吸。

药效学

对心血管的作用

通过舒张动脉血管的平滑肌，SNP 降低外周血管阻力和血压；通过舒张静脉血管的平滑肌，SNP 降低右心房压。由于对动脉血管的作用占优势，降低的血压会导致交感传出神经兴奋，引起反射性的心动过速，同时也会增加心肌收缩力。心率增加、心肌收缩力增加和外周血管阻力下降（后负荷降低）会使得心输出量增加。心肌氧耗量的增加以及降低的舒张压导致心肌缺血及心肌梗死，故在冠心病患者中使用 SNP 应谨慎（框 89-1）。

对肺的作用

使用 SNP 会削弱低氧性肺血管收缩。与分流比例已经增加的慢性阻塞性肺疾病患者相比，肺功能正常的患者使用 SNP 后会出现更大程度的分流增加。

对中枢神经系统的作用

SNP 对中枢及自主神经系统无直接作用。但是 SNP 能够扩张血管容量，即使是在麻醉的状态下，当自主调节被阻断时（如使用吸入麻醉药时）仍能扩张阻力血管，故而脑血流及脑血管容量增加，继而出现颅内压增加，尤其当已存在颅内顺应性下降时更容易出现。颅内压在中等程度（< 30%）的平

框 89-1　硝普钠的使用剂量

准备 *

50 mg 稀释至 5% 的 250 ml D_5W 中（200 μg/ml）

静脉输注

初始量：0.3 ~ 0.5 μg/（kg · min），直至 10 μg/（kg · min）†
负荷量：1 ~ 2 μg/kg

以 75 kg 的成人举例

如果以 0.5 μg/（kg · min）的目标速度输注
则输注速度应为 37.5 μg/min 或 11.25 ml/h
如果以 2 μg/（kg · min）的目标速度输注
则输注速度应为 150 μg/min 或 45 ml/h

* 应避光保存，以减少氢氰酸的降解。
† 最大速度输注时间不得超过 10 min。
D_5W，5% 的葡萄糖溶液

均动脉压下降时增加最明显，这将会显著影响颅内灌注压。脑脊液中的氰离子能够穿过血脑屏障，导致氰化物脑病、脑水肿，甚至脑损伤，尤其在脑自主调节能力受损、脑血流减少、侧支循环不良的人群中更容易出现。

对凝血系统的作用

心力衰竭患者输注 SNP 1 ～ 6 h 后，发现 SNP 能降低血小板的数量及凝集功能，而血小板的数目及功能将在 24 h 之内回复至输入 SNP 前的状态。用 SNP 控制性降压可降低肾上腺素介导的或自发的血小板聚集。在全身麻醉中，全身性应用 SNP 会显著降低皮瓣的血流，但是局部应用 SNP 会增加皮瓣内的血流。

毒性

SNP 中氰离子的毒性如前所述。低温会减慢在肝内进行的氰离子至硫氰酸盐的转化过程，此代谢过程亦需要足够的维生素 B_{12}（在 Leber 视神经萎缩及烟草中毒性弱视患者中是缺乏的）参与。

儿童及青年人更容易中毒，因为他们的压力感受器反射敏感，需要更大量的 SNP 完成降压。β 肾上腺素受体阻滞剂、血管转化酶抑制剂及吸入性麻醉药会阻断压力感受器反射，因此能减少 SNP 的用量。当出现耐药、代谢性酸中毒及混合静脉血氧饱和度增加时应当停止 SNP 的使用。

推荐阅读

Aronson S, Dyke CM, Stierer KA, et al. The ECLIPSE trials: Comparative studies of clevidipine to nitroglycerin, sodium nitroprusside, and nicardipine for acute hypertension treatment in cardiac surgery patients. *Anesth Analg*. 2008;107: 1110-1121.

Haas CE, LeBlanc JM. Acute postoperative hypertension: A review of therapeutic options. *Am J Health Syst Pharm*. 2004;61:1661-1675.

Sass N, Itamoto CH, Silva MP, et al. Does sodium nitroprusside kill babies? A systematic review. *Sao Paulo Med J*. 2007;125:108-111.

Thomas JE, Rosenwasser RH, Armonda RA, et al. Safety of intrathecal sodium nitroprusside for the treatment and prevention of refractory cerebral vasospasm and ischemia in humans. *Stroke*. 1999;30:1409-1416.

第 90 章　硝酸甘油

Suneerat Kongsayreepong，MD

李　雪　译　曾　媛　校

血管扩张机制

硝酸甘油在血管平滑肌壁内代谢成为 NO，并刺激环鸟苷酸（cGMP）的产生，cGMP 的增加使得细胞内游离 Ca^{2+}减少，轻链肌球蛋白去磷酸化，导致血管平滑肌舒张及血管扩张。因为巯基是产生 NO 所必需的，故当长时间使用硝酸甘油时，产生过多的巯基，就会出现血管耐药性。硝酸甘油对静脉血管的扩张作用比对动脉的更强，因为其被静脉摄取得更多。

代谢

硝酸甘油在肝内被肝谷胱甘肽硝酸还原酶所代谢。无活性的代谢产物经肾排出。硝酸甘油的血浆半衰期为 1.9 ～ 2.6 min，硝酸甘油亦被血管内皮细胞摄取及代谢。

对心血管的作用

如前所述，硝酸甘油更多地被静脉血管内皮所摄取，故而硝酸甘油主要作用于容量储备的静脉血管，导致外周及脾血池储备增加，降低前负荷、室壁张力及心脏大小。随着硝酸甘油浓度的增加，亦有扩张动脉血管的作用，其中率先影响大的动脉血管，其次是小的阻力血管。

硝酸甘油对心脏的影响取决于患者本身的心功

能状态，对于正常或低心室充盈压的患者，心输出量会由于前负荷不足而减少；而对于充血性心力衰竭患者，心输出量会增加，其原因为前负荷的降低、室壁张力的下降以及硝酸甘油浓度较大时动脉血管扩张导致的后负荷下降。同理，高剂量使用硝酸甘油时，会使二尖瓣反流的患者心输出量增加。对于冠心病患者，硝酸甘油会降低室壁张力，降低心肌耗氧量，继而增加心肌收缩力及心输出量。

使用硝酸甘油后心肌血流的变化同时受血流动力学改变的间接影响及冠状动脉扩张的直接影响。冠状动脉灌注增加更多得益于左心室舒张末压的下降而非舒张期血流的增加。左心室舒张末压降低亦可减轻对心内膜下冠状动脉的外源性组织压迫。对于正常的或病变血管，硝酸甘油都是一种潜在的心外膜冠状动脉扩张剂。治疗剂量的硝酸甘油扩张大的冠状动脉，但并不能扩张小的冠状动脉，故提高了缺血区域的内膜下血流及侧支血流灌注。与能引起强烈冠状动脉小血管扩张的药物相比，硝酸甘油导致的冠状动脉窃血现象较少。高剂量的硝酸甘油［9 ～ 32 μg/（kg · min）］能直接导致小的冠状动脉扩张，并超出冠状动脉的自我调节能力。硝酸甘油对冠状动脉扩张的部分作用可能与其刺激前列环素的产生和释放有关。

硝酸甘油引起肺动静脉血管扩张，导致右心房压、肺动脉压和肺动脉楔压降低。硝酸甘油能降低多种疾病相关的及冠心病导致的肺动脉高压。硝酸甘油亦舒张肾动脉、脑内动脉及皮肤血管，但如果血压维持欠佳，则肾及脑血流将下降。

治疗作用

硝酸甘油抗心绞痛作用的机制是多方面的，其能够降低前负荷和收缩期室壁张力，导致心肌氧耗下降，同时舒张冠状动脉，使得氧供增加。冠状动脉部分阻塞的患者使用硝酸甘油是得益于心肌氧耗的下降，而对于冠状动脉全部阻塞者，则是得益于冠状动脉血流的重新分布。硝酸甘油亦能舒张痉挛的冠状动脉。由于硝酸甘油会致低血压及心动过速，一度认为在急性心肌梗死时应禁用硝酸甘油。但目前研究证实，使用硝酸甘油能够使供应缺血区域的侧支血流增加并能减少梗死面积。硝酸甘油用于急性心肌梗死合并充血性心力衰竭的患者时可发挥其最大益处。只要能够避免低血压，无充血性心力衰竭的急性心肌梗死患者仍能获益。在缺血事件发生的 10 h 之内使用硝酸甘油是有用的，初始输注速度为 0.5 μg/（kg · min）。

围术期应用硝酸甘油的指征包括心肌梗死、充血性心力衰竭、体循环和肺循环高压、冠状动脉痉挛。应持续经口或经皮应用硝酸甘油至术前，经皮途径因吸收不可靠，在术中未必有效。经鼻腔滴入硝酸甘油常用于治疗气管插管的压力反应及腹主动脉瘤手术行主动脉阻断时的高血压反应。在成年及儿童心脏手术时，吸入硝酸甘油（2.5 μg/kg）在治疗目标性肺血管高压时选择性作用于肺血管，可显著降低肺动脉收缩压、舒张压及肺动脉平均压（与降低肺血管阻力有关），同时对体循环血流动力学无明显影响。

术中静脉使用硝酸甘油的指征包括冠心病患者血压超过术前基础水平的 20%，左心室舒张末压 ≥ 18 ～ 20 mmHg，ST 段抬高 ≥ 1 mm，以及急性左心或右心衰竭。术中剂量 < 1.0 μg/（kg · min）无效。

对于主动脉瘤的开放手术，静脉使用硝酸甘油有助于保持主动脉阻断前的灌注压及外周血流。静脉使用硝酸甘油亦能帮助在置入主动脉内覆膜支架时控制血压。单独或与抑制反射性心动过速的药物一起使用，可用于术中控制性降压，以减少手术出血。

推荐静脉单独推注 100 μg 负荷剂量的硝酸甘油用于给予腰-硬联合麻醉后急性子宫高张力情况下胎心过缓的安胎治疗。在胎儿手术中，静脉使用硝酸甘油在不影响胎盘血流的情况下，能够使子宫松弛。

不少文献评价了在冠心病患者行各种手术时，预防性应用硝酸甘油的效果。尽管有一些研究认为硝酸甘油降低了室壁运动异常（经 TEE 探测）的发生率，但另外一些研究证实其并不能降低心肌缺血（经 ECG 诊断）的发生率。

推荐使用聚乙烯材质的泵管及注射器用于硝酸甘油的泵注，因为吡咯烷酮材质可以吸收硝酸甘油。

不良反应

硝酸甘油有以下不良反应：巯基减少导致的耐药，神经体液激活导致的容量扩张，硝酸盐受体下调，或以上几种情况同时出现。药物耐受可发生于保持血药浓度恒定的硝酸盐各种形式的药物中。假如长期使用后出现药物耐受，可用更大剂量的硝酸甘油来达到生理药效。间断输注，每日或每夜保证一个无硝酸盐输注间期能够确保患者对硝酸甘油的反应。也可发生交叉耐药，对于之前接受过硝酸异山梨酯的患者，硝酸甘油的作用可能下降。

长时间使用硝酸甘油停药后会导致撤药反跳现象，导致冠状动脉痉挛、心肌缺血或心肌梗死。硝酸甘油被肝硝酸酯还原酶代谢，产生亚硝酸盐，其能够氧化亚铁血红蛋白成为高铁血红蛋白。为预防高铁血红蛋白血症，硝酸甘油的剂量不应超过 5 mg/（kg · d）。

据报道，低剂量［1.19 μg/（kg · min）］输注硝酸甘油能干扰血小板凝集，降低血小板黏附于受损内膜的能力，中断输注后 15 min，血小板的功能恢复至基线。

禁忌证

在 24 ～ 48 h 之内使用过西地那非、伐地那非、他达拉非的患者禁用硝酸甘油。因为这类药物抑制磷酸二酯酶（降低 cGMP），硝酸甘油介导的血管扩张作用被显著放大和延长，造成显著的低血压、心肌梗死和死亡。相对禁忌证包括颅内压增高、低血容量、主动脉瓣狭窄所致的心绞痛、特发性肥厚性主动脉瓣下狭窄、快速性心律失常。

推荐阅读

Bernard EO, Schmid ER, Lachat ML, Germann RC. Nitroglycerin to control blood pressure during endovascular stent-grafting of descending thoracic aortic aneurysms. *J Vasc Surg*. 2000;31:790-793.

Calvey TN, Williams NE, eds. *Principle and Practice of Pharmacology for Anaesthetists*. 5th ed. Malden, MA: Wiley-Blackwell; 2008:287-306.

Degoute CS. Controlled hypotension: A guide to drug choice. *Drugs*. 2007;67:1053-1076.

Van de Velde M, Vercauteren M, Vandermeersch E. Fetal heart rate abnormalities after regional analgesia for labor pain: The effect of intrathecal opioids. *Reg Anesth Pain Med*. 2001;26:257-262

Goyal P, Kiran U, Chauhan S, et al. Efficacy of nitroglycerin inhalation in reducing pulmonary arterial hypertension in children with congenital heart disease. *Br J Anaesth*. 2006;97:208-214.

Michel T. Treatment of myocardial ischemia. In: Brunton LL, ed. *Goodman & Gilman's The Pharmacological Basis of Therapeutics*. 11th ed. New York: McGraw-Hill; 2006:823-844.

Opie LH, Gersh BJ, eds. *Drugs for the Heart*. 6th ed. Philadelphia: WB Saunders; 2005:33-49.

Royster RL, Butterworth J, Groban L, et al. Cardiovascular pharmacology. In: Kaplan JA, Reich DL, Lake CL, Konstadt SN, eds. *Kaplan's Cardiac Anesthesia*. 5th ed. Philadelphia: WB Saunders; 2006:213-280.

Singh R, Choudhury M, Saxena A, et al. Inhaled nitroglycerin versus inhaled milrinone in children with congenital heart disease suffering from pulmonary artery hypertension. *J Cardiothorac Vasc Anesth*. 2010;24:797-891.

Yoshikawa F, Kohase H, Umino M, Fukayama H. Blood loss and endocrine responses in hypotensive anaesthesia with sodium nitroprusside and nitroglycerin for mandibular osteotomy. *Int J Oral Maxillofac Surg*. 2009;38:1159-1164.

Yurtseven N, Karaca P, Kaplan M, et al. Effect of nitroglycerin inhalation on patients with pulmonary hypertension undergoing mitral valve replacement surgery. *Anesthesiology*. 2003;99:855-858.

第 91 章　β 肾上腺素受体阻滞剂

Ian MacVeigh，MD

李　雪　译　曾　媛　校

β 肾上腺素受体阻滞剂是一组广泛用于治疗心脏病及高血压的异质性药物。理解这类药物生理作用的关键是掌握 β 肾上腺素受体的分子作用机制。

β 肾上腺素受体分为主要分布于心脏的 β_1 肾上腺素受体和分布于血管及支气管平滑肌的 β_2 肾上腺素受体。

β_1 肾上腺素受体通过 G 蛋白与腺苷酸环化酶偶联，共同位于心肌细胞膜上。当被激活时，腺苷酸环化酶将腺苷三磷酸（adenosine triphosphate，ATP）转化为环腺苷酸（cyclic adenosine monophosphate，cAMP），cAMP 是细胞内的第二信使，激活蛋白激酶 A，使得钙通道膜磷酸化，导致肌质网 Ca^{2+} 增加。激活 β_1 肾上腺素受体会导致正性变力、变时、变传导及松弛效应（后者是通过细胞内钙离子进入肌质网的再摄取实现的）。因为第二信使 cAMP 被磷酸二酯酶代谢，磷酸二酯酶抑制剂能增强 β_1 肾上腺素受体激动后的效果，表现为拟交感作用。由于 G 蛋白被抑制（如毒蕈碱受体被激动时），与之偶联的腺苷酸环化酶受干扰，导致前述效果削弱，该作用与 β 肾上腺素受体本身被抑制相似（图 91-1）。

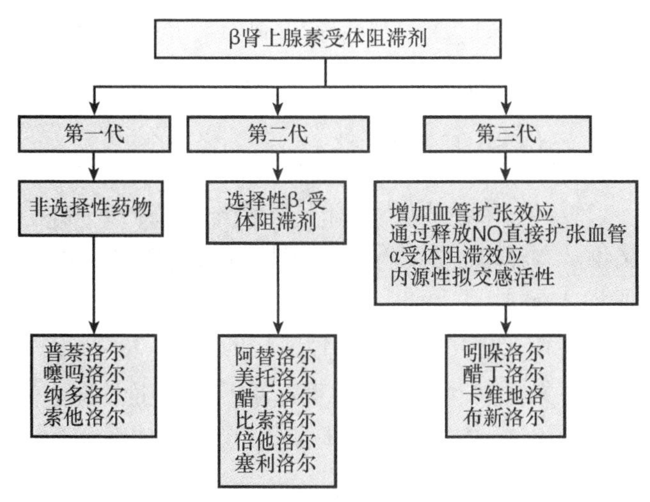

图 91-1　各种 β 肾上腺素受体阻滞剂的 β_1 受体选择性、脂溶性及内在拟交感活性不同。NO，一氧化氮

β 肾上腺素受体阻滞剂的适应证

β 肾上腺素受体阻滞剂具有负性变力及变时作用，可降低心肌氧需求及提高心肌灌注，故而能在很多情形下用于治疗。β 肾上腺素受体阻滞剂降低运动导致的心肌收缩力及血压的增加，故能用于治疗变异型心绞痛之外的所有心绞痛。当恰当使用 β 肾上腺素受体阻滞剂时，患者静息状态的理想心率应为 50 ～ 60 次 / 分，且运动时心率不超过 100 次 / 分。

出于同样的原因，β 肾上腺素受体阻滞剂用于心肌缺血或急性冠状动脉综合征的患者对于减少缺血事件的次数十分有效。由于其负性变时变力作用，心肌收缩力、心率、后负荷及心肌室壁张力均降低，故能优化心肌氧供需平衡。目前对急性冠状动脉综合征患者的建议是尽早使用 β 肾上腺素受体阻滞剂、他汀类、抗血小板药物及血管紧张素转化酶抑制剂。该四联药物与诊断急性冠状动脉综合征后 6 个月的死亡率下降 90% 有关。对于急性心肌梗死患者，如出现持续胸痛、心动过速、高血压及室性心律失常，应使用 β 肾上腺素受体阻滞剂。心肌梗死后尽早开始 β 肾上腺素受体阻滞剂治疗并长期服用能降低 25% 的远期死亡率。

β 肾上腺素受体阻滞剂通过降低心输出量及外周血管阻力而降低血压，尤其适用于合并充血性心力衰竭、冠心病、心肌梗死后的高血压患者。对于充血性心力衰竭患者，即使无高血压，仍能从使用 β 肾上腺素受体阻滞剂中获益。研究表明，卡维地洛及美托洛尔的使用能够提高心脏射血分数，逆转异常基因表达，降低死亡率。

由于 β 肾上腺素受体阻滞剂的负性变传导作用，能抑制窦房结、房室结传导及其他抗心律失常特性（表 91-1），β 肾上腺素受体阻滞剂被推荐用于治疗各种类型的急性 / 慢性心动过速。β 肾上腺素受体阻滞剂可用于治疗室上性心动过速或用于控制心房颤动患者的心室率，以及治疗室性心律失常（尤其是美托洛尔及索他洛尔，其亦是Ⅲ类抗心律失常药）。β 肾上腺素受体阻滞剂可治疗急性心肌梗死等事件时出现的过度儿茶酚胺激活。

β 肾上腺素受体阻滞剂推荐用于治疗肥厚型梗阻性心肌病，以减轻收缩期二尖瓣前瓣叶的前向运动。在二尖瓣狭窄的患者，使用 β 肾上腺素受体阻滞剂能降低静息及运动时的心率，延长心脏舒张期充盈时间，故而能提高心输出量。β 肾上腺素受体

表 91-1　常用 β 肾上腺素受体阻滞剂的特性

药物	生物利用度（%）	蛋白结合率（%）	消除半衰期（h）	主要清除途径	其他特性
阿替洛尔	50	15	6 ～ 9	肾	β_1 受体选择性
卡维地洛	30	95	7 ～ 10	肝	抗氧化
拉贝洛尔	30	50	3 ～ 6	肝	受体比例 α：γ ＝ 1：4
美托洛尔	50	10	3 ～ 6	肝	β_1 受体选择性
艾司洛尔 *	100	55	0.15	血浆酯酶	β_1 受体选择性
索他洛尔	100	0	10 ～ 15	肾	Ⅲ类抗心律失常药
比索洛尔	80	30	9 ～ 12	肾	β_1 受体选择性
纳多洛尔	30	30	14 ～ 24	肾	水溶性
普萘洛尔	35	90	3 ～ 5	肝	—

* 只有静脉剂型

阻滞剂被推荐用于治疗二尖瓣脱垂相关的心律失常，亦可用于主动脉夹层动脉瘤患者，以降低脉压及血流对动脉壁的剪切力。

β 肾上腺素受体阻滞剂可降低法洛四联症相关的发绀发作频率及严重程度。对于先天性长 QT 间期综合征患者，β 肾上腺素受体阻滞剂可逆转左右星状神经节的不平衡状态。

对于甲状腺毒症患者，β 肾上腺素受体阻滞剂可控制与其相关的心动过速、心悸和焦虑。甲状腺危象时，如左心室功能正常，强烈推荐 β 肾上腺素受体阻滞剂用于治疗其高血压及心动过速。

手术患者服用 β 肾上腺素受体阻滞剂的原因有多种，如治疗焦虑、基础震颤、神经源性晕厥、开角型青光眼，以及预防偏头痛。

对于麻醉医生，β 肾上腺素受体阻滞剂应被推荐用于有冠状动脉事件高风险的患者行非心脏手术和血管手术时，但如果患者术前并未使用过 β 肾上腺素受体阻滞剂，这一推荐并非没有风险。POISE 研究证实，长时间使用美托洛尔降低了心脏事件，但是增加了卒中风险，且术后 30 天死亡率更高。然而，术前正在接受 β 肾上腺素受体阻滞剂治疗但不是每天都服用的患者，术前应服用 β 肾上腺素受体阻滞剂。

β 肾上腺素受体阻滞剂的药理学

有多种 β 肾上腺素受体阻滞剂，它们的主要区别是 $β_1$ 受体心脏选择性、脂溶性不同以及是否存在内在拟交感活性（见表 91-1）。

内在拟交感活性

具有内在拟交感活性的 β 肾上腺素受体阻滞剂可导致轻微的外周血管扩张而不降低心输出量；无内在拟交感活性的 β 肾上腺素受体阻滞剂降低心输出量，抑制肾素释放及中枢交感传出系统，使血压降低。

脂溶性

高脂溶性 β 肾上腺素受体阻滞剂，如普萘洛尔、卡维地洛、喷布洛尔，经肝代谢，作用时间较短，并可进入脑内；美托洛尔、吲哚洛尔、噻吗洛尔是中等脂溶性 β 肾上腺素受体阻滞剂；阿替洛尔、艾司洛尔、索他洛尔、纳多洛尔、倍他洛尔脂溶性最低，因此渗透进入中枢系统最少，并且这类药物经肾排出，故作用时间最长。

$β_1$ 受体心脏选择性

教科书中往往说 β 肾上腺素受体阻滞剂中有些药物具有纯 $β_1$ 受体心脏选择性，但是实际上没有一种药是 100% 作用于 $β_1$ 心脏受体的。美国胸科医师学会推荐在合并气道反应性疾病的患者，β 肾上腺素受体阻滞剂并非一线药物，如果需要在这类患者中应用 β 肾上腺素受体阻滞剂，必须权衡其诱发哮喘的风险及该类药的获益。

副作用

由于 β 肾上腺素受体阻滞剂的作用机制，使用这类药物会出现一些症状和体征，与其说是副作用，不如说是其作用机制所致。这些表现包括：心动过缓；低血压；中枢神经系统作用，包括镇静、疲劳（外周和中枢效应的结合）、睡眠障碍、抑郁和幻觉；在男性患者，增加阳痿的概率；如上文中提到的，即使使用最具有心脏选择性的 β 肾上腺素受体阻滞剂，也可能在有哮喘史的患者诱发支气管痉挛；使用 β 肾上腺素受体阻滞剂可能掩盖糖尿病患者的低血糖症状，增加三酰甘油（甘油三酯）的水平并降低高密度脂蛋白的水平。

突然停用 β 肾上腺素受体阻滞剂与反跳性高血压及心动过速有关，可导致心肌缺血或心肌梗死。还有一些药物存在特殊的副作用，拉贝洛尔能够增加肝药酶的浓度，增加抗核及抗线粒体抗体浓度，头皮瘙痒，且因为其会干扰甲氧基肾上腺素及儿茶酚胺的释放，可能导致嗜铬细胞瘤检测阳性。β 肾上腺素受体阻滞剂的禁忌证见框 91-1。

麻醉医生在服用地高辛、钙通道阻滞剂或丙吡胺的患者中使用 β 肾上腺素受体阻滞剂应谨慎。经肝代谢的 β 肾上腺素受体阻滞剂（普萘洛尔、美托洛尔、卡维地洛、拉贝洛尔）的血药浓度会因能够降低肝血流的西咪替丁而增加。意外或蓄意服用 β 肾上腺素受体阻滞剂过量者，副作用可被胰高血糖素减轻，100 mg/kg 的剂量，在 1 min 内经静脉给入，继而以 1 ～ 5 mg/h 维持；也可使用异丙肾上腺素，最大可至 0.1 g/（kg · min），或者多巴酚丁胺 15 μg/（kg · min）。

框 91-1　β 肾上腺素受体阻滞剂的禁忌证

绝对禁忌证

严重心动过缓
窦房结功能不全或高度房室传导阻滞
显著的收缩性心力衰竭
严重哮喘或支气管痉挛发作期
严重外周血管疾病存在静息性缺血症状
严重抑郁

相对禁忌证

收缩压≤ 100 mmHg
雷诺现象
胰岛素依赖的糖尿病
轻度哮喘或严重慢性阻塞性肺疾病
高脂血症
妊娠，其可能降低胎盘血流
肝疾病 *

* 避免使用经肝高清除率的药物（如普萘洛尔、卡维地洛、噻吗洛尔、美托洛尔）

推荐阅读

Fleisher LA, Beckman JA, Brown KA, et al. ACC/AHA 2006 guideline update on perioperative cardiovascular evaluation for noncardiac surgery: Focused update on perioperative beta-blocker therapy—A report of the American College of Cardiology/American Heart Association Task Force on Practice Guidelines (Writing Committee to Update the 2002 Guidelines on Perioperative Cardiovascular Evaluation for Noncardiac Surgery). *Anesth Analg*. 2007;104:15-26.

Lindenauer PK, Pekow P, Wang K, et al. Perioperative beta-blocker therapy and mortality after major noncardiac surgery. *N Engl J Med*. 2005;353:349-361.

London MJ. Con: Beta-blockers are indicated for all adults at increased risk undergoing noncardiac surgery. *Anesth Analg*. 2007;104:11-14.

POISE Study Group. Effects of extended-release metoprolol succinate in patients undergoing non-cardiac surgery (POISE trial): A randomised controlled trial. *Lancet*. 2008;371:1839-1847.

Urban MK, Markowitz SM, Gordon MA, et al. Postoperative prophylactic administration of β-adrenergic blockers in patients at risk for myocardial ischemia. *Anesth Analg*. 2000;90:1257-1261.

Wiesbauer F, Schlager O, Domanovits H, et al. Perioperative β-blockers for preventing surgery-related mortality and morbidity: A systematic review and meta-analysis. *Anesth Analg*. 2007;104:27-41.

第 92 章　钙通道阻滞剂

Ian MacVeigh，MD
李　雪　译　曾　媛　校

钙通道阻滞剂（calcium channel blocker，CCB），即钙闸门阻滞剂或钙通道拮抗剂，是一类通过 L 型电压门控钙通道（voltage-gated calcium channels，VGCCs）选择性抑制细胞外钙离子内流的药物。VGCCs 在肌细胞、神经元等兴奋细胞的信号转导方面起重要作用。对于将腺苷三磷酸作为能量底物的细胞来说，细胞内钙离子浓度必须很低，否则钙离子就会参与磷酸化。当细胞膜表面的动作电位使 VGCCs 打开时，进入细胞质的钙内流量相对于细胞内微量的钙离子是大量的，使细胞膜去极化的电信号就被转化为离子编码的信号。由于钙离子是二价正电荷，作为第二信使，其产生许多胞质蛋白质的构象改变，比如肌动蛋白。电压依赖机制作用下 VGCCs 迅速关闭，细胞内钙离子迅速消散，浓度降低，使精确的细胞内信号得以形成。VGCCs 需要低电压（T 型）或高电压才能开放。高电压型钙通道通常被认为是 N 型（存在于神经元上）或 L 型（如此命名是因为研究者在器官水平研究 VGCCs 时用钡离子代替钙离子，发现钡离子的电导更大）。

作用机制

目前可用的 CCB 类药物可有效抑制 L 型 VGCCs 的开放，当钙离子内流被抑制后，外周动脉血管平滑肌收缩下降，动脉扩张，出现外周血管阻力及血压下降。CCB 类药物对静脉血管无作用，但对于扩张大的非容量顺应性动脉十分有效，这类血管正是引起老年人收缩期高血压的主要原因。

使用 CCB 会造成心肌收缩力下降，因为对于每一个心肌细胞而言，可利用的钙离子量减少了。外周血管阻力下降（后负荷下降）和心肌收缩力下降共同使得心肌氧供需关系得到优化，降低了心绞痛的发生率和严重程度。

此外，CCB 类药物通过抑制窦房结和房室结慢反应细胞动作电位的 0 相以及浦肯野快反应细胞动作电位的 2 相 VGCCs，导致负性变时作用（减慢心率）和负性变传导作用（减慢传导）。以上作用是 CCB 类药物经常用于治疗心房颤动和心房扑动的原因之一，对于这类疾病，控制心室率是首要目标。

药物分类

CCB 主要分为两大类——二氢吡啶类（dihydropyridine，DHP）和非二氢吡啶类 nondihydropyridine，N-DHP）。DHP 有着相似的化学结构及药理作用，与 N-DHP 服用方式不同。由于两类药物分别与 L 型 VGCCs 的不同位点结合，联合使用两类药物是合理的。

与 N-DHP 相比，DHP 血管选择性强，几乎无负性变时作用。β 受体阻滞剂有时会用于纠正使用 DHP 后的反射性心动过速。DHP 一般不用于治疗心绞痛，但氨氯地平、尼卡地平、尼群地平除外，上述药物被证实可用于治疗稳定型心绞痛和冠状动脉痉挛所致的心绞痛。

如前所述，N-DHP 有负性变时及负性变传导作用，故 N-DHP 有增加心脏传导阻滞的风险，使用时应谨慎，尤其对于合并心肌病的患者。N-DHP 具有苯烷胺或苯并硫氮类化学结构，维拉帕米是最著名的苯烷胺类药物，对心脏的选择性高，正如前面提及的原因，其可降低心肌氧耗，逆转冠状动脉痉挛，故可用于治疗心绞痛。地尔硫䓬是最著名的苯并硫氮类药物，对心脏的作用在一定程度上与维拉帕米类似，但不如维拉帕米显著。地尔硫䓬对外周血管的作用类似 DHP，但在降低外周血管阻力的同时不像 DHP 那样会引起反射性心动过速。

一般适应证

尼莫地平是 CCB 中唯一一种获批用于预防或治疗蛛网膜下腔出血相关的血管痉挛的药物。CCB 均可以单独或与其他药物联合用于治疗高血压。CCB 临床上还用于治疗某些雷诺综合征、偏头痛或丛集性头痛、高纬度肺水肿，以及与非甾体抗炎药、环孢素或其他药物相关的高血压（超适应证用药）。有些 CCB 类药物被用于治疗心绞痛，另外一些药物用于治疗房性心律失常（详见后文讨论）。

二氢吡啶类

除了舌下含服的硝苯地平，二氢吡啶类 CCB 均有着较长的作用时间。硝苯地平、尼卡地平及非洛地平有负性变力作用，而氨氯地平和拉西地平则几乎没有心脏抑制作用。

硝苯地平

冠心病患者舌下含服硝苯地平与心肌缺血及死亡相关。因为舌下含服硝苯地平可导致快速外周血管扩张，使血压及心肌氧供下降，同时会出现反射性心动过速，导致心肌氧耗增加，美国食品药品管理局（FDA）要求该药品标签对舌下含服硝苯地平治疗高血压做出警告。硝苯地平的其他剂型可用于治疗高血压、劳力型心绞痛、冠状动脉痉挛所致的心绞痛。这些剂型有大约 60% 的生物利用度，95% 与蛋白质结合，被肝的 CYP-450 酶代谢，有较高的首过效应，半衰期为 2 ～ 5 h。代谢产物经肾及粪便排出。由于硝苯地平潜在的血管扩张作用较强，故禁用于主动脉瓣狭窄、肥厚型梗阻性心肌病及严重左心衰竭的患者。强烈的血管扩张作用导致了其最主要的副作用——头痛及踝关节水肿。

尼卡地平

尼卡地平通常静脉使用，用于治疗手术室及重症监护病房内患者的高血压。首次推注负荷量为 0.625 ～ 2.5 mg，继而以 0.5 ～ 5 mg/h 维持输注。尼卡地平的优势在于其对心率及前负荷无影响，且停药后不会出现反跳性高血压。

氨氯地平

氨氯地平起效慢，需要 1 ～ 2 h 起效，并且作用时间较长，消除半衰期为 35 ～ 48 h。临床上主要用于治疗高血压及劳力性心绞痛。

尼莫地平

尼莫地平是唯一一种用于预防和治疗蛛网膜下腔出血或脑动脉瘤夹闭后脑血管痉挛的 CCB。通常每隔 4 h 可以口服给予 30 ～ 40 mg。

非二氢吡啶类

维拉帕米

维拉帕米是一种苯烷胺类药物，用于治疗原发性高血压、劳力性心绞痛，冠状动脉痉挛导致的心绞痛，房性心律失常，通常口服 180 ～ 480 mg/d 或静脉推注 2.5 ～ 10 mg。口服维拉帕米的生物利用度仅为 10% ～ 20%，蛋白结合率约为 90%。与其他 CCB 一样，维拉帕米有着较高的首过效应，经肝的 P-450 CYP3A4 酶代谢，其代谢产物为去甲维拉帕米，药物消除半衰期为 3 ～ 7 h。代谢产物 75% 经肾排出，25% 经胃肠道排出。由于其作用机制，病态窦房结综合征、既往存在房室结疾病、严重左心室心肌抑制及地高辛中毒的患者禁用维拉帕米。WPW（Wolff-Parkinson-White）综合征合并心房颤动的患者使用维拉帕米后几分钟之内就会出现经旁路的前向传导，表现为多形性室性心动过速，并很快恶化为心室颤动。接受 β 受体阻滞剂的患者不应同时使用维拉帕米，因为这类患者有出现严重心动过缓的风险。维拉帕米的副作用包括头痛、面部潮红、眩晕、便秘。维拉帕米与其他药物，如地高辛、阿托伐他汀、辛伐他汀、洛伐他汀、酮康唑、环孢素、卡马西平、茶碱有相互作用，增加地高辛的血药浓度。

维拉帕米毒性可以静脉输注钙剂纠正，可以用氯化钙或葡萄糖酸钙。胰高血糖素、左西孟旦、异丙肾上腺素和阿托品同样可成功用于纠正维拉帕米的毒性。对于存在急性心脏传导阻滞的患者，若对药物治疗无反应，可考虑使用临时起搏。因为 CCB 可以阻断胰岛素的作用，可能需要补充胰岛素。

地尔硫䓬

地尔硫䓬是苯并硫氮类药物，常用方法为静脉推注 0.25 mg/kg，继而以 5 ～ 15 mg/min 持续泵注。地尔硫䓬可以治疗急性室上性心动过速，或在心房颤动或心房扑动时用来降低心室反应、降低心室率。地尔硫䓬的蛋白结合率为 85%，经肝代谢为具有活性的代谢产物去乙酰地尔硫䓬，35% 经尿液排出，剩余部分经胃肠道排泄。地尔硫䓬副作用发生率低，但用于 β 受体阻滞剂的患者时要注意监护，对于心肌病及房室结疾病患者应慎用。

毒性

大部分 CCB 类药物毒性轻微，停药后可缓解。如前所述，出现严重毒性时可用静脉钙剂、正性肌力药、异丙肾上腺素、胰高血糖素或其他药物治疗。当维拉帕米与 β 受体阻滞剂合用时会出现类似中毒的反应，CCB 类药物的副作用具有药物特异性。CCB 类药物是强效血管扩张药，因而可能出现头痛、轻微头痛或眩晕、面部潮红、外周水肿等情况，其发生概率为 10% ～ 20% 不等。维拉帕米严重的副作用之一是便秘，据报道，在服用该药的人群中发生率为 25%。而相对于其他药物，维拉帕米出现外周水肿的概率较低。如前所述，使用短效硝苯地平有增加心肌梗死及死亡的风险，所以不应在冠心病患者中使用这种药。1995 年的一篇文献报道长效 CCB 与心肌梗死风险增加有关，但是近期研究并未证实这一结论。其他一些关于使用 CCB 类药物与胃肠道出血及老年人恶性肿瘤相关的研究是有缺陷的。对于大多数有高血压、心绞痛、雷诺综合征、哮喘合并高血压及其他药物控制欠佳的高血压人群，CCB 类药物都是适用的。

对于使用 CCB 类药物的患者的麻醉考虑

吸入性麻醉药降低细胞内钙离子的可用性，继而增加 CCB 类药物的负性变力、变时及变传导作用。抑制心肌细胞钙内流使得所有神经肌肉阻滞剂的作用增强。有文献报道术前使用维拉帕米的患者，术中怀疑恶性高热给予丹曲林后出现心血管虚脱。CCB 类药物可削弱低氧性肺血管收缩反应，同时由于其扩张血管的特性，会增加颅内压。

推荐阅读

Abernethy DR, Schwartz JB. Calcium antagonist drugs. *N Engl J Med*. 1999;341: 1447-1455.

Duminda N, Wijeysundera W, Beattie S. Calcium channel blockers for reducing cardiac morbidity after noncardiac surgery: A meta-analysis. *Anesth Analg*. 2003;97:634-641.

Elliott WJ, Venkata C, Ram S. Calcium channel blockers. *J Clin Hypertens*. 2011; 13:687-689.

Tsien RW, Barrett CF. A brief history of calcium channel discovery. In: *Madame Curie Bioscience Database*. Austin: Landes Bioscience; 2000. *British Journal of Pharmacology*. 2006;147(1):S56-S62.

Varpula T, Rapola J, Sallisalmi M, Kurola J. Treatment of serious calcium channel blocker overdose with levosimendan, a calcium sensitizer. *Anesth Analg*. 2009; 108:790-792.

第 93 章　肾素–血管紧张素–醛固酮抑制

Ian MacVeigh，MD
谢　玥　译　黄　鹂　校

肾素–血管紧张素–醛固酮系统（renin-angiotensin-aldosterone system，RAAS）对人体内平衡非常重要，因为它参与调节血容量和全身血管阻力（SVR），通过其对前负荷（血容量）和后负荷（SVR）的影响而影响心脏功能。当 RAAS 被激活时，肾水钠潴留，增加前负荷，小动脉收缩，增加 SVR；如果后负荷增加而心输出量（CO）不变，则血压（BP）将增加（BP = CO×SVR）。在心力衰竭的早期，这些补偿机制是有益的（见第 142 章），但随着时间的推移，发生左心室重构，因此，RAAS 的过度激活弊大于利。人们已经开发了若干类药物来调控 RAAS，包括血管紧张素转化酶（angiotensin-converting enzyme，ACE）抑制剂、血管紧张素受体阻断剂（ARB）、醛固酮抑制剂（例如螺内酯）和直接肾素抑制剂（例如阿利吉仑）。

生理学

肾素是一种蛋白酶，由肾小球入球小动脉附近的近球细胞受到低血压和 β_1 肾上腺素受体活化的刺激而释放。位于近球细胞旁的远端小管的致密斑也释放肾素（例如，对肾小管中钠水平降低的反应）。

肾素释放到血液中，水解血管紧张素原（一种肝源性 α_2 球蛋白），使其成为十肽的血管紧张素 Ⅰ。许多器官，特别是肺血管内皮，含有一种酶——ACE，它可从血管紧张素 Ⅰ 切下两个氨基酸，形成八肽的血管紧张素 Ⅱ。血管紧张素 Ⅱ 可以结合两种具有不同内部信号传导途径的受体亚型：目前观察到的血管紧张素 Ⅱ 在成人中的主要作用都由血管紧张素 1（AT_1）受体负责，血管紧张素 2（AT_2）受体被认为主要负责在胎儿中观察到的抗生长效应。血管紧张素 Ⅱ 与阻力血管外周小动脉平滑肌细胞上的 AT_1 受体结合，刺激血管平滑肌收缩，导致血管收缩，从而增加 SVR 和动脉血压。血管紧张素 Ⅱ 还刺激肾上腺皮质释放醛固酮，这可促进肾远端小管对钠和游离水的保留和对钾的排泄。在高血压性心脏病患者中，醛固酮的释放可能加速心肌肥大、纤维化和舒张功能障碍。血管紧张素 Ⅱ 还具有内分泌效应（例如刺激垂体后叶释放加压素，加压素是一种有效的血管收缩剂和抗利尿激素）。此外，血管紧张素 Ⅱ 还可加强中枢和外周交感神经的肾上腺素能活性；在外周，可以增加交感神经节后神经细胞释放去甲肾上腺素，并且抑制去甲肾上腺素的再摄取，从而产生额外的收缩外周血管的作用。除了以上提到的这些作用，血管紧张素 Ⅱ 还可刺激心肌肥大和血管增生（图 93-1）。

自从 1982 年第一种 ACE 抑制剂卡托普利上市以来，人们已经开发并销售了多种影响 RAAS 的药物，其用量也多种多样。通常，患者服用一种或多种 ACE 抑制剂，通过调节 RAAS 来治疗高血压和心力衰竭，并且可以降低糖尿病性肾病在糖尿病患者中的发病率。同时，因为已有 ACE 抑制剂用于预防偏头痛、治疗高尿酸血症、降低高血压患者发展为阿尔茨海默病的可能性的报道，服用 RAAS 调节剂的患者进行麻醉可能遇到许多相互关联的问题。麻醉实施者应该理解这些药物的药代动力学和药效学，因为尽管只有一种注射用 ACE 抑制剂可用（即依那普利），如果服用 RAAS 调节剂的患者出现围术期并发症，临床医生仍可能需要经胃肠道以外的方式施用具有类似效果的替代药物。

血管紧张素转化酶抑制剂

ACE 抑制剂被认为是通过抑制血管紧张素 Ⅱ 的产生而发挥作用的外周血管扩张剂。在具有正常左心室功能的患者中，ACE 抑制剂降低 SVR，对心率、心输出量和肺动脉楔压的影响很小。在左心室功能下降的患者中，ACE 抑制剂减少前负荷、后负荷和收缩期室壁张力。

这些药物最初被用作治疗高血压的二线药物，

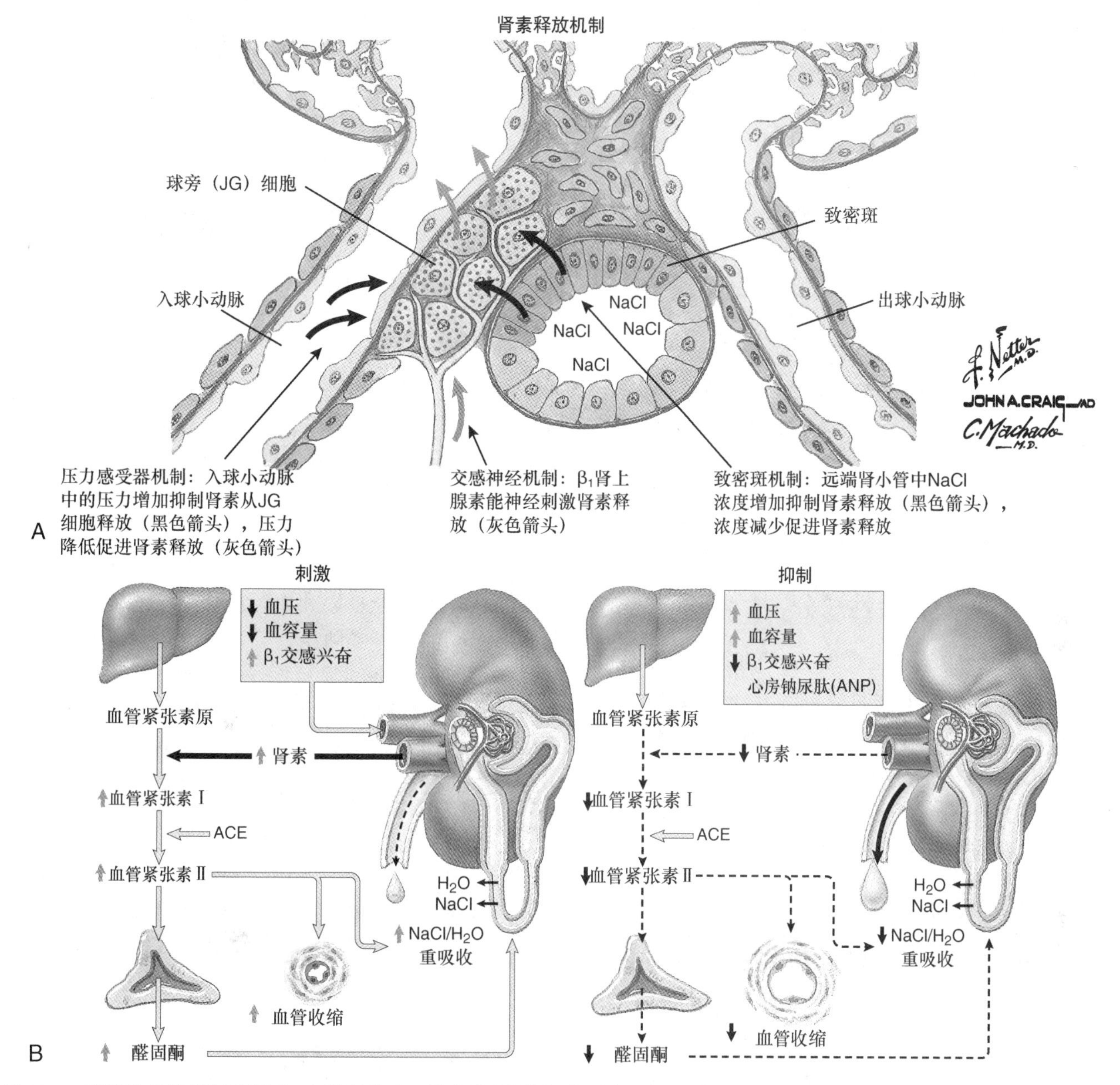

图 93-1　肾素的分泌机制和肾素-血管紧张素-醛固酮系统的调节因素。促进钠和水重吸收为最终目的的级联反应见图 **A**。受到远端小管中的钠浓度和血流量降低的刺激，肾小球球旁细胞分泌肾素（**B**）（Netter illustration from www.netterimages.com. © Elsevier Inc. All rights reserved.）

但如果患者同时患有心力衰竭、心肌梗死，或者具有发展为冠心病的高危因素，或患有糖尿病、肾疾病或脑卒中，此类药物则被用作一线治疗。心脏事件预防性评估（Heart Outcomes Prevention Evaluation，HOPE）研究是一项不限于高血压患者的研究，它证明了 ACE 抑制剂雷米普利降低了既往发生过心脏事件或患有糖尿病的患者的心血管事件（例如，死亡、心肌梗死、脑卒中）风险。在培哚普利减少稳定性冠心病患者心脏事件欧洲试验（EUROPA）研究中，给予有稳定性冠心病但无心力衰竭证据的患者另一种 ACE 抑制剂培哚普利，发现可减少后续心血管事件的发生。随着时间的推移，ACE 抑制剂的适应证已经增加，其目前被推荐用于治疗任何阶段的心力衰竭，用于急性心肌梗死的早期阶段和心肌梗死后左心室功能障碍（以减少不利的心肌重构）。除了在心肌和血管疾病患者中的作用之外，ACE 抑制剂还可降低糖尿病患者和尿蛋白患者的肾病风险。

血管紧张素转化酶抑制剂的分类

ACE 抑制剂根据其效力、生物利用度、半衰期和消除途径不同分为几类（表 93-1）。

表 93-1　血管紧张素转化酶抑制剂的药代动力学

药物	常用剂量（mg）	作用时间（h）	吸收（%）	前体药物	峰值浓度（活性成分）(h)	消除途径	血浆半衰期（h）	肾疾病患者减量
卡托普利	12.5 ～ 50 bid/tid	6 ～ 12	60 ～ 75	否	1	肾	2	是
贝那普利	10 ～ 20 qd	24	37	是	1 ～ 2	肾 / 肝	10 ～ 11	是
依那普利	5 ～ 10 qd/bid	12 ～ 24	55 ～ 75	是	3 ～ 4	肾	11	是
赖诺普利	20 ～ 40 qd	24	25	是	6 ～ 8	肾	12	是
莫昔普利	7.5 ～ 15 qd/bid	24	＞ 20	是	1 ～ 2	肾	2 ～ 9	是
喹那普利	20 ～ 40 qd	24	60	是	2	肾	25	是
雷米普利	2.5 ～ 20 qd/bid	24	50 ～ 60	是	2 ～ 4	肾 / 肝	13 ～ 7*	是
群多普利	2 ～ 4 qd	24	70	是	4 ～ 10	肾 / 肝	16 ～ 24	是
福辛普利	20 ～ 40 qd/bid	24	36	是	3	肾 / 肝	12	否

bid，2 次 / 天；tid，3 次 / 天；qd，1 次 / 天

* 原著如此，应为 13 ～ 17

第一类：直接活性成分

卡托普利是最早出现的 ACE 抑制剂，是目前上市的此类药物中半衰期最短的，并且是唯一含有巯基化学结构的药剂（该结构赋予其一些其他性质，使其成为唯一一种也可作为自由基清除剂的 ACE 抑制剂）。巯基的存在还可导致一些副作用：皮疹、味觉丧失、中性粒细胞减少和蛋白尿。

第二类药物

这类药物（包括大多数 ACE 抑制剂：依那普利、雷米普利、培哚普利、贝那普利、西拉普利、地拉普利、福辛普利、喹那普利、群多普利）都是通过肝代谢转化为活性成分的前体药物。

第三类药物

赖诺普利是该类的唯一一种药物，它不是前体药物，具有水溶性，并且不经历肝代谢，而是经肾原型排出。

副作用

此类药物有许多副作用，一些与缓激肽水平上升相关，因为 ACE 抑制剂也增加缓激肽的生成，还有其他一些副作用是由于血管紧张素Ⅱ水平的降低。最常见的副作用是无诱因的咳嗽，发生率为 5% ～ 10%。而更值得关注的是血管性水肿和中性粒细胞减少，其中血管性水肿的发生率为 0.3% ～ 0.6%，中性粒细胞减少则主要见于大剂量卡托普利应用于肾衰竭和血管胶质疾病患者，以上两种副作用都可能威胁生命。通过它们的作用机制可以预测，ACE 抑制剂与直立性低血压（尤其是在有低钠血症的患者中）、高钾血症（常见于与保钾利尿剂同时使用或肾衰竭患者）和可逆性肾衰竭（发生于肾血流量降低时：低血压、低血容量、严重充血性心力衰竭、严重低钠血症和单侧肾动脉狭窄）有关。使用 ACE 抑制剂的禁忌证为双侧肾动脉狭窄、高钾血症和血肌酐大于 2.5 mg/dl。在妊娠患者中也为禁忌，因为它在妊娠早期和中期是可致畸的，并且在妊娠晚期使用可能发生胎儿 ACE 抑制剂肾病。

血管紧张素受体阻断剂

ARB 也可称为血管紧张素Ⅱ受体拮抗剂、AT_1 受体拮抗剂或沙坦，它可以直接阻断 AT_1 受体，并且理论上可以阻断由非 ACE 途径形成的血管紧张素Ⅱ。ARB 对缓激肽代谢没有影响，因此，与 ACE 抑制剂相比，使用 ARB 可以显著降低咳嗽和血管性水肿的发生率。ARB 最初用于治疗不耐受 ACE 抑制剂的患者的高血压，现在也用于治疗心力衰竭（坎地沙坦有数据支持）和偏头痛（坎地沙坦）患者，以及合并Ⅱ型糖尿病的高血压（厄贝沙坦和氯沙坦）患者，在这些患者中，ARB 可以延迟糖尿病性肾病的进展（表 93-2）。ARB 和 ACE 抑制剂的血液动力学效应相同，但副作用较少，它将越来越多地用于治疗与 ACE 抑制剂相同的适应证。ARB 最常见的副作用是头晕。

表 93-2　血管紧张素受体阻断剂的药代动力学

药物	常用剂量（mg）	半衰期（h）	生物利用度（%）	活性代谢物	消除途径
氯沙坦	25 ～ 50 PO bid	2	33	是	肾 / 肝
坎地沙坦	8 ～ 16 PO bid	4	42	是	肾 / 肝
厄贝沙坦	75 ～ 300 qd	11 ～ 15	70	否	肾 / 肝
缬沙坦	40 ～ 80 PO bid	6	25	否	肾 / 肝
替米沙坦	40 ～ 80 PO qd	24	43	否	肝≫肾
依普罗沙坦	400 ～ 800 qd	5 ～ 7	15	否	肝＞肾
奥美沙坦	20 ～ 40 qd	13	26	是	肾 / 肝

PO，口服；bid，2 次 / 天；qd，1 次 / 天

醛固酮拮抗剂

之前已停止使用的螺内酯目前正越来越多地被重新开始使用，因此，麻醉实施者可能会遇到正在服用这种药物的患者。螺内酯可干扰肾远曲小管中的醛固酮依赖性钠钾交换位点，它作为利尿剂用于高血压患者的治疗，因为其可增加钠和水的排出量，同时又可保钾。

直接肾素抑制剂

2007 年，一种口服的直接肾素抑制剂阿利吉仑获欧洲和美国的监管机构批准用于治疗高血压。它通过结合肾素的 S3bp 位点，阻断血管紧张素原转化为血管紧张素 Ⅰ，从而也降低血管紧张素 Ⅱ 和血管紧张素的血浆浓度。阿利吉仑只能口服给药，因此不适合作为麻醉医师的围术期用药。然而可能会遇到服用这种药物的患者需要进行麻醉，此时临床医生应该意识到，阿利吉仑会增加有糖尿病和肾合并症的患者的非致死性脑卒中、肾并发症、高钾血症和低血压的发生风险。

关于肾素-血管紧张素-醛固酮系统抑制剂的麻醉注意事项

非甾体抗炎药（NSAID）可能减弱 ACE 抑制剂的降压作用，这种作用在低肾素水平的患者中更常见。因此，ACE 抑制剂或 ARB 与 NSAID 合用的患者的疗效可能与未服用 NSAID 的患者不同。然而，无论患者是否合用了 NSAID，使用 ACE 抑制剂或 ARB 的患者在麻醉诱导和维持期间更容易发生低血压，因为由于 ACEI 和 ARB 的作用机制，服用此类药物的患者的血管内容量更少。尽管如此，低血压在钠耗竭、区域麻醉（特别是椎管内阻滞）、使用螺内酯外的其他利尿剂、液体转移量大的大型手术、体外循环的患者中也更常见。这种低血压发作使用间接作用的拟交感神经药物可能难以纠正，可能需要积极补液、去甲肾上腺素、血管加压素或特利加压素治疗。在患者手术当日早晨是否服用 ACE 抑制剂或 ARB 仍有争议，应该个体化处理。大多数中心选择在麻醉前 24 h 继续服用这些药物。然而，如果患者在手术当天服用其通常剂量的 ACE 抑制剂或 ARB，则更有可能在麻醉诱导后出现低血压。因此，一些机构建议在麻醉诱导之前静脉给予 250 ml 至 1 L 的晶体溶液，以降低低血压的发生率和严重程度。

推荐阅读

Allikmets K. Aliskiren – an orally active renin inhibitor. Review of pharmacology, pharmacodynamics, kinetics, and clinical potential in the treatment of hypertension. *Vasc Health Risk Manag*. 2007;3(6):809-815.

Bertrand M, Godet G, Meersschaert K, et al. Should the angiotensin II antagonists be discontinued before surgery? *Anesth Analg*. 2001;92:26-30.

Bullo M, Tschumi S, Bucher BS, et al. Pregnancy outcome following exposure to angiotensin-converting enzyme inhibitors or angiotensin receptor antagonists: A systematic review. *Hypertension*. 2012;60:444-450.

Francis GS. ACE inhibition in cardiovascular disease. *N Engl J Med*. 2000;342:201-202.

Solomon SD, Skali H, Anavekar NS, et al. Changes in ventricular size and function in patients treated with valsartan, captopril, or both after myocardial infarction. *Circulation*. 2005;111:3411-3419.

van Vark LC, Bertrand M, Akkerhuis KM, et al. Angiotensin-converting enzyme inhibitors reduce mortality in hypertension: A meta-analysis of randomized clinical trials of renin-angiotensin-aldosterone system inhibitors involving 158, 998 patients. *Eur Heart J*. 2012;33:2088-2097.

White HD. Should all patients with coronary disease receive angiotensin converting enzyme inhibitors? *Lancet*. 2003;362:755-757.

第 94 章 支气管扩张剂

Suneerat Kongsayreepong，MD
李蔚鸥 译 李纯青 校

用于治疗支气管痉挛的支气管扩张剂主要有三大类：β 肾上腺素受体激动剂、甲基黄嘌呤类及抗胆碱能药物。β 肾上腺素受体激动剂又进一步分为三类：儿茶酚胺类、间苯二酚类及水杨苷类。

β 肾上腺素受体激动剂

选择性 β_2 肾上腺素受体激动剂可以舒张支气管和子宫平滑肌，而对心脏的 β_1 受体无激动作用。这些药物能够激活腺苷酸环化酶，后者使腺苷三磷酸（ATP）转化为环腺苷酸（cAMP），从而舒张平滑肌，扩张支气管。用于扩张支气管的非选择性 β 受体激动剂包括肾上腺素、异丙肾上腺素和异他林。选择性 β_2 受体激动剂包括沙丁胺醇、特布他林、奥西那林及其他（表 94-1）。非选择性 β 受体激动剂的副作用包括心率增快、心肌收缩力增强、心肌耗氧量增加。选择性 β_2 受体激动剂也可能影响心脏，尤其是通过皮下或者静脉给药时。低血钾和高血糖也是可能出现的副作用。长期使用 β 受体激动剂可能产生快速耐受。

定量吸入器（metered-dose inhaler，MDI）或者含有药物的湿化喷雾器是常用的治疗性气雾剂给药途径。只有直径在 1 ～ 5 μm 的颗粒才能有效沉积于下呼吸道，这是 MDI 给药有 13% 的药物可以进入下呼吸道，而雾化器给药只有 1% ～ 5% 的主要原因之一。MDI 的抛射剂中含有能破坏地球臭氧层的氟氯烷烃（chlorofluorocarbons，CFCs）液化气，部分患者对其敏感，容易诱发支气管痉挛。考虑到这些因素，一些 MDI 使用氢氟烷烃（hydrofluoroalkanes，HFAs）作为抛射剂。沙丁胺醇、异丙托溴铵的 HFA 剂型与 CFC 剂型治疗效果相当，而丙酸倍氯米松的 HFA 剂型所推射出的有效剂量是其 CFC 剂型的 5 倍之多。

呼吸触发型雾化器是一种新型的射流式雾化装置。它拥有较小的无效腔容积，并且只在吸气阶段进行雾化。这种雾化器可以完全消除呼气阶段的药物浪费，使其有效药物剂量达到连续雾化的 3 倍多。

某些严重的支气管痉挛（如持续性哮喘）必须持续使用支气管扩张剂。这种情况下应该持续吸入低剂量的支气管扩张剂（如沙丁胺醇 10 ～ 15 mg/h）。

表 94-1 支气管扩张剂

药物	商品名	给药途径	作用机制
β 肾上腺素受体阻滞剂			
0.05% 异丙肾上腺素	喘息定	雾化	典型的 β 受体激动剂，显著的 β_1 不良反应
0.5% 沙丁胺醇	万托林，舒喘灵	口服，DPI，MDI/ 雾化	β_2 受体激动剂，促进 cAMP 生成
1% 盐酸异他林	Bronkosol	MDI/ 雾化	β_2 受体激动剂，促进 cAMP 生成
5% 硫酸奥西那林	Alupent，Metaprel	MDI/ 雾化 / 口服	β_2 受体激动剂，促进 cAMP 生成
0.1% 特布他林		口服 /SQ/ 雾化 /IV	β_2 受体激动剂
甲基黄嘌呤类			
氨茶碱	Somophyllin	口服 /IV	抑制磷酸二酯酶，从而抑制 cAMP 降解
茶碱	Respbid，Slobid，Theo-24 Theolair	口服 /IV	腺苷拮抗作用
抗胆碱能药物			
2% 或 5% 硫酸阿托品	Abboject	SQ，IM，IV，雾化	胆碱能阻滞剂，减少 cGMP 生成
0.02% 异丙托溴铵	爱全乐	MDI，雾化	胆碱能阻滞剂，减少 cGMP 生成

cAMP，环腺苷酸；cGMP，环鸟苷酸；IM，肌内注射；IV，静脉注射；MDI，定量吸入器；SQ，皮下注射（Adapted，with permission，from Peruzzi WT，Shapiro BA. Respiratory care. In：Murray MJ，Cousin DB，Pearl RG，Prough DS，eds. Critical Care Medicine：Perioperative Management. 2nd ed. Philadelphia：Lippincott-Raven；2002：428-446.）

同时，需要持续监测患者以防药物不良反应（如心动过速、心律失常、低钾血症），以及症状加重。

干粉吸入器（dry-powder inhalers，DPIs）是将粉末状的药物输送到肺部的装置。使用 DPI 时，患者必须自主产生足够的吸气流速（≥ 50 L/min）。然而，急性呼吸窘迫的患者，尤其是严重哮喘发作时，很难产生这一水平的吸气流速。

儿茶酚胺类

儿茶酚胺是强有效的支气管扩张剂，其起效迅速，快速达到峰值效应，并且作用时间短（0.5 ～ 3 h）。当需要快速起效时，这类药物可以发挥作用。

肾上腺素同时具有 α 肾上腺素能和 β 肾上腺素能激动作用。0.3 ～ 0.5 mg 皮下给药通常用于治疗急性支气管痉挛。肾上腺素起效迅速，5 ～ 25 min 即可达到峰值效应，肺功能改善长达 4 h。其副作用包括心率、心输出量及收缩压增加，舒张压及循环阻力降低。

在拟交感神经药物中，异丙肾上腺素是效能最强的 β 肾上腺素受体激动剂。经静脉或者吸入途径给药都有效。但它基本上已被选择性 β_2 受体激动剂所替代。

间苯二酚类

间苯二酚是一类起效快、作用时间长的 β 受体激动剂。这类药物可被消化道很好地吸收，因此可以口服给药。

奥西那林是一种选择性 β_2 受体激动剂，属于间苯二酚类，它可制成气雾剂溶液、片剂、糖浆或用于 MDI 中。奥西那林给药后 5 ～ 15 min 起效，30 ～ 60 min 达到峰值效应，作用持续时间 3 ～ 4 h。作为间苯二酚类，奥西那林的苯环的 3、5 号位被羟基取代（对比儿茶酚胺 3、4 号位被羟基取代）。因此，它对儿茶酚 -O- 甲基转移酶（catechol-*O*-methyltransferase，COMT）的降解作用具有抵抗性，比大多数儿茶酚胺类的作用时间更长。奥西那林与异丙肾上腺素结构相似，因此也具有许多心脏副作用。

特布他林是一种选择性 β_2 受体激动剂，起效时间 5 ～ 15 min，药效达峰时间 30 ～ 60 min，作用持续时间 4 ～ 6 h。对于不能耐受肾上腺素的心脏作用的患者来说，0.25 mg 特布他林皮下给药是治疗急性重症支气管痉挛的可选方案之一。然而，当皮下给药时，特布他林会有部分 β_1 肾上腺素能作用，用于氟烷麻醉的患者时可能会导致室性心律失常。

水杨苷类

水杨苷类是最新研制的 β 肾上腺素受体激动剂，具有高度 β_2 受体选择性。这类药物起效迅速，作用时间为 4 ～ 6 h。

沙丁胺醇是一种选择性 β_2 受体激动剂，副作用极少。当剂量小于 400 μg 时，几乎不产生心脏作用。沙丁胺醇给药后约 15 min 起效，30 ～ 60 min 达到峰值效应，作用持续时间 4 ～ 6 h。沙丁胺醇可以制成糖浆、口服片剂、缓释片剂、雾化用溶液、MDI 和 DPI。

沙美特罗是一种高脂溶性的选择性 β_2 肾上腺素受体激动剂，在达到受体部位前会扩散通过磷脂膜。它起效非常缓慢，因此不能用作抢救用药。沙美特罗的作用时间很长。

福莫特罗是一种起效迅速（2 ～ 3 min）、作用时间长（12 h）的选择性 β_2 肾上腺素受体激动剂。但是这种药物具有潜在的毒性，不能被用作抢救用药。

甲基黄嘌呤类

茶碱是一种在茶叶中含量很高的低溶解度甲基黄嘌呤。甲基黄嘌呤类可以抑制磷酸二酯酶分解 cAMP。氨茶碱是一种水溶性茶碱盐，可以口服（3 ～ 6 mg/kg）或者静脉注射［负荷量 5 mg/kg，维持量 0.5 ～ 1.0 mg/（kg · h）］。茶碱的有效血药浓度在 5 ～ 15 μg/ml，然而低至 5 μg/ml 的浓度也被证明有临床效果。

在体外实验中，氨茶碱通过抑制磷酸二酯酶而抑制 cAMP 的分解。在体内，氨茶碱的作用机制尚不明确，可能的机制包括作用于中性粒细胞的抗炎作用、交感兴奋作用、腺苷拮抗作用。氨茶碱治疗窗窄，且在使用过程中具有潜在的致心律失常作用，这使得其在围术期的使用备受争议。茶碱主要在肝进行代谢，10% 以原型从尿中排出。吸烟者代谢速度较非吸烟者快。心力衰竭、肝疾病、严重的呼吸道梗阻都会减慢茶碱的代谢速度，并增加茶碱中毒的风险。西咪替丁和 β 肾上腺素受体拮抗剂也会减慢其代谢速度。

对于反应性呼吸道疾病患者，茶碱呈剂量依赖性地改善肺功能、解除梗阻。这类药物可以降低肺部血管的阻力、增加心输出量。因为黄嘌呤并非受体依赖性的，所以在使用 β 受体阻滞剂时，茶碱类也可以表现出心脏激动作用。已有证据表明，茶碱类和咖啡因类可减少早产儿呼吸暂停的发作次数和持续时间。

茶碱的副作用常在血药浓度超过 20 μg/ml 时出现。最常见的副作用是恶心、呕吐。当血药浓度超过 40 μg/ml，达到中毒剂量时可能导致癫痫发作。血药浓度较高时也可能导致心动过速或者其他心律失常。茶碱能促进神经肌肉接头的信息传递，因此，使用茶碱的患者可能需要超出常规剂量的非去极化肌松剂。

抗胆碱能药物

胆碱能机制在反射性支气管收缩中发挥主要作用，因而抗胆碱能药物可以用来减轻这些反应。人们发现在某些慢性支气管炎或肺气肿患者，抗胆碱能药物比 β 肾上腺素受体激动剂在某种程度上更有效。在治疗哮喘时，抗胆碱能药物的效果通常不如 β 肾上腺素受体激动剂，但在哮喘的急性发作中，这两种药物的联合使用可以产生更好的治疗效果。作为一种能够舒张支气管平滑肌的副交感神经阻滞药，硫酸阿托品也可以雾化给药。但即便是低剂量，阿托品也会减弱黏膜纤毛清除功能，并导致其他中枢神经系统和心血管系统副作用，因此，阿托品不常规作为支气管扩张剂来使用。

异丙托溴铵是一种季铵，可以通过雾化或者 MDI 给药，极少被全身吸收。其支气管扩张作用在数分钟内起效，1 ～ 2 h 达到峰值效应。异丙托溴铵对肺部的黏膜纤毛清除功能几乎无影响，对心率、血压、消化道也几乎无影响。异丙托溴铵也可以与沙丁胺醇联合使用。

抗炎药物

抗炎药物（如色甘酸钠）能稳定肥大细胞膜，从而干预炎症反应过程，因此常用于支气管痉挛性疾病的治疗。糖皮质激素可以同时阻断初始免疫反应和后续的炎症反应，它对支气管平滑肌没有直接的舒张作用，但可以加强 β_2 肾上腺素受体激动剂的作用。虽然糖皮质激素的细胞水平的生化效应是立即产生的，但其整体的临床作用则需要较长时间才能出现。一般来说，增强 β 肾上腺素受体激动剂作用的效应在 2 h 内出现，增加 β 肾上腺素受体激动剂数目的效应在 4 h 内出现。若患者使用 β_2 肾上腺素受体激动剂超过 1 ～ 2 h 后仍反应较差，可以考虑氢化可的松、甲泼尼龙等类固醇激素的全身用药。倍氯米松、氟尼缩松、曲安西龙等吸入性糖皮质激素可制成 MDI、DPI、雾化用溶液，从而使全身性副作用降至最低。通常来说，用药后 1 ～ 2 周症状缓解，4 ～ 8 周达到峰值效应。

辅助用药

尽管 $MgSO_4$ 舒张气道平滑肌的具体机制并不完全明确，但目前认为它是通过阻断电压门控钙通道、抑制 Ca^{2+}内流而发挥作用。静脉注射 $MgSO_4$（2 g）是治疗成人和儿童哮喘急性发作和支气管痉挛的一种安全有效的辅助手段。目前雾化 $MgSO_4$ 已经得到应用，但是这种治疗方法仍有争议，需要进一步研究来证实。

亚麻醉剂量的吸入性麻醉药物（如异氟烷）可用于缓解拔管后和麻醉状态中出现的支气管痉挛。重症监护病房内麻醉状态下的患者偶尔会长时间（即 2 ～ 3 天）使用这类药物。

推荐阅读

Blitz M, Blitz S, Hughes R, et al. Aerosolized magnesium sulfate for acute asthma: A systematic review. *Chest*. 2005;128:337-344.

Chung KF, Caramori G, Adcock IM. Inhaled corticosteroids as combination therapy with β-adrenergic agonists in airways disease: Present and future. *Eur J Clin Pharmacol*. 2009;65:853-871.

Colbert BJ, Kennedy BJ. *Integrated Cardiopulmonary Pharmacology*. 2nd ed. Upper Saddle River, NJ: Prentice Hall; 2008.

Fink J. Aerosol drug therapy. In: Wilkin RL, Stroller JK, Kacmarek RM, eds. *Egan's Fundamentals of Respiratory Care*. 9th ed. St Louis: Mosby; 2009:801-842.

Mohammed S, Goodacre S. Intravenous and nebulized magnesium sulphate for acute asthma: Systematic review and meta-analysis. *Emerg Med J*. 2007; 24:823-830.

Woods BD, Sladen RN. Perioperative considerations for the patient with asthma and bronchospasm. *Br J Anaesth*. 2009;103(Suppl 1):i57-65.

第 95 章　碳酸氢钠

Anna E. Bartunek，MD，Wolfgang Schramm，MD
李蔚鸥　译　李纯青　校

碳酸氢钠（$NaHCO_3$）是一种无机盐，可以解离成 Na^+ 和 HCO_3^- 来中和酸和强碱。当 $NaHCO_3$ 和酸反应时，产生酸性钠盐、H_2O 和 CO_2。几个世纪以来，$NaHCO_3$ 被广泛用于食品、动物饲料和工业加工中。在脊椎动物体内，HCO_3^- 是细胞外液和组织液中最主要的缓冲剂。因为具有中和酸的能力，$NaHCO_3$ 常作为抗酸药物口服使用，或经静脉给药用于治疗代谢性酸中毒。因为影响血液 pH 值，$NaHCO_3$ 可治疗各种药物过量（氯丙嗪、苯巴比妥、可卡因、Ⅰa 和Ⅰc 类抗心律失常药），纠正摄取甲醇而引起的代谢性酸中毒（同时促进甲酸盐的肾排出）和乙二醇中毒，并能碱化尿液（如用于横纹肌溶解患者）。虽然麻醉医师经常使用 $NaHCO_3$ 来治疗代谢性酸中毒，但是该治疗的指征并没有被普遍认可。

酸碱平衡

细胞中的酶和蛋白质的功能依赖于 pH 值，因此，在正常生理代谢产生 CO_2、H^+、OH^- 产物的情况下，存在大量的相关机制以维持氢离子浓度（[H^+]）在一个非常窄的范围内，即使是存在病理生理改变时。细胞内和细胞外的化学缓冲、带电荷离子的跨细胞膜扩散或转运、肾对酸碱及肺对 CO_2 的调节作用等一系列机制共同保持体内酸碱平衡。在细胞外液中最重要的缓冲剂是 $NaHCO_3$，也被称为碳酸 / 碳酸氢盐缓冲对。

碳酸 / 碳酸氢盐缓冲系统

CO_2 很难溶解在血液中，因此机体逐渐形成许多机制来协助 CO_2 从周围组织运输到肺部（见第 22 章）。这些机制中最有效的就是促使 CO_2 和 H_2O 结合生成 H_2CO_3，再解离为 H^+ 和 HCO_3^-。

这个反应是可逆的，并遵守质量守恒定律：

$$H_2O + CO_2 \leftrightarrow H_2CO_3 \leftrightarrow H^+ + HCO_3^-$$

在周围组织中 CO_2 持续产生，因此上述反应由左向右进行，而在肺部，反应的方向则相反。代谢产生的 H^+ 必须被缓冲以维持机体的生理 pH。

碳酸 / 碳酸氢盐缓冲对

缓冲对一般由弱酸与其共轭碱相平衡，从而使加入酸碱时引起的溶液 pH 变化最小化；在上述反应中，碳酸氢盐就是碳酸的共轭碱。Henderson-Hasselbalch 方程描述了碳酸和碳酸氢盐的变化对 pH 的影响。血液中 H_2CO_3 的浓度非常低，以致它可被 $\alpha \times P_{CO_2}$ 所取替，其中 α 表示 CO_2 在血浆中的溶解系数：

$$pH = pK + \log \frac{HCO_3^-}{\alpha \times P_{CO_2}}$$

体温 37℃时，在人体血浆中 pK 为 6.1，α = 0.03 mmol/（L · mmHg），pH 为 7.4。因此得出：

$$7.4 = 6.1 + \log \frac{HCO_3^-}{0.03 \times P_{CO_2}}$$

当任何化学物质的 pH 与 pK 相等时，这种化学物质所缓冲的氢离子数量最高。然而，人体血浆中碳酸（CO_2）/ 碳酸氢盐缓冲对的 pK 为 6.1，并不在最佳的缓冲范围内。在这种状态下，缓冲对的缓冲能力依赖于 HCO_3^-/P_{CO_2}，人体可以通过神经调节肺通气以控制 P_{CO_2}，从而保持 HCO_3^-/P_{CO_2} 在一个较窄的范围内。为了保持 pH 恒定在 7.4，碳酸氢盐与 CO_2 分压的比值必须维持在 20∶1，因为 log20 为 1.3（1.30103）。实际情况就是如此，因为已知正常 HCO_3^- 浓度为 24 mEq/dl，正常 Pa_{CO_2} 为 40 mmHg，代入上述公式得出：

$$\begin{aligned} pH &= 6.1 + \log[24/(0.03 \times 40)] \\ &= 6.1 + \log[24/1.2] \\ &= 6.1 + \log 20 \\ &= 6.1 + 1.3 \\ &= 7.4 \end{aligned}$$

代谢性酸中毒

各种导致代谢性酸中毒的原因（框 95-1）可能同时出现在重症患者身上。血液酸化会损害心肌收缩功能、收缩肺动脉、降低肾上腺素受体对儿茶酚胺类的反应。因此，许多临床医生常应用碳酸氢盐使 HCO_3^-/P_{CO_2} 维持在 20。治疗原发病是彻底恢复并维持 pH 在 7.4 的关键。

公式

8.4%$NaHCO_3$ 溶液可用于注射。它属于高张钠溶液，其中 Na^+为 1 mEq/ml，HCO_3^-为 1 mEq/ml。

碳酸氢钠的治疗用途

$NaHCO_3$ 静脉给药可用于许多病理状态的治疗，包括但不限于乳酸性酸中毒、心肺复苏中的代谢性酸中毒、婴幼儿和儿童循环衰竭、新生儿窒息循环衰竭引起的酸中毒、主动脉手术中的血流动力学不稳定、肝移植中的再灌注综合征、恶性高热相关的酸中毒、糖尿病酮症酸中毒、用作体外循环时的缓冲剂，以及其他。

框 95-1　代谢性酸中毒的病因

组织氧供不足→乳酸性酸中毒
- 低血容量
  - 出血
  - 低血红蛋白
  - 脱水状态
  - 容量补充不足
  - 败血症
- 心输出量不足
  - 既往心脏疾病恶化
  - 心脏术中或术后心力衰竭
- 呼吸衰竭致低氧血症
- 主动脉阻断
- 恶性高热
- 肝移植过程（心输出量降低，乳酸代谢受阻）

肾功能不全
- 轻至中度肾功能不全，如肾小管酸中毒［H^+分泌和（或）HCO_3^-重吸收功能受损］
- 严重的肾功能不全：内源性酸性物质积累，如硫酸盐、甲酸盐、磷酸盐

大量输入晶体液→“稀释性酸中毒”

高氯血症
- 过多输注含氯溶液
  - 0.9% 盐水
  - 盐水配置的羟乙基淀粉
- 肾衰竭
- 过度通气

应用乙酰唑胺→碳酸氢盐的排泄增加

酮症酸中毒

腹泻

各种化学物质中毒
- 甲醇
- 水杨酸盐

乳酸性酸中毒

乳酸性酸中毒由氧供不足时糖的无氧酵解引起（见框 95-1），是麻醉医师最常见到的代谢性酸中毒的原因。如果 pH 低于 7.2 ～ 7.25，或者即使用了所有恢复氧供的手段，pH 仍在下降（如维持血液容量及成分正常，维持足够的通气，或药物或机械支持心脏功能），许多临床医生会选择使用 $NaHCO_3$。

当使用 $NaHCO_3$ 时，以下几点需要格外注意：①治疗原发病比纠正 pH 值更重要；②只有严重的酸中毒才需要纠正（如碱剩余低于－ 14）；③ pH 应纠正至 7.25 ～ 7.3，而不是正常值（避免矫正过度）；④保持足够的通气以排出产生的 CO_2 是治疗的关键；⑤ $NaHCO_3$ 必须缓慢给药或小剂量多次给药；⑥反复测量血气以指导 $NaHCO_3$ 的治疗。

剂量推荐

治疗代谢性酸中毒时，$NaHCO_3$ 用量的计算公式与血气结果中的碱剩余（BE）及患者体重（BW）相关：

$$NaHCO_3\,(mEq) = 0.3 \times BW\,(kg) \times BE\,(mEq/L)$$

首次剂量应当只给予计算出的剂量的一半，重复测量血气以指导另一半药物的用法。或者首次剂量给予 $NaHCO_3$ 1 mEq/kg，如果复查血气结果符合预期，再给予 0.5 mEq/kg。需注意，对于严重循环衰竭患者的来说，动脉血气不一定能准确反映组织和静脉的酸中毒程度。

心肺复苏中的代谢性酸中毒

以往 $NaHCO_3$ 被用于逆转心肺复苏中的代谢性酸中毒。没有证据表明使用 $NaHCO_3$ 可以改善患者的预后，因此，在最新的高级心脏生命支持指南里，不推荐心肺复苏过程中或自主循环恢复后常规使用 $NaHCO_3$。指南中指出，若患者合并高血钾、预先存在代谢性酸中毒状态或使用三环类抗抑郁药过量（见后文讨论），心肺复苏过程中可以考虑使用 $NaHCO_3$。

婴幼儿和儿童循环衰竭

和成人一样，适当的复苏后，随着组织氧供的恢复，代谢性酸中毒也会得到改善。长时间休克或心搏骤停者可以考虑使用 $NaHCO_3$，但必须确保足够的通气。

窒息及循环衰竭引起的新生儿酸中毒

虽然没有证据显示可以改善预后，但是许多年来 $NaHCO_3$ 一直常规用于逆转新生儿窒息引起的酸中毒。$NaHCO_3$ 会增加新生儿颅内出血的风险，这可能与其提高血浆渗透压、降低神经及神经胶质细胞的 pH 有关。

如果气管插管并保持充分的通气后，代谢性酸中毒（pH < 7.10）仍无法纠正，可以考虑使用 $NaHCO_3$。8.4%$NaHCO_3$ 高渗溶液需和灭菌注射用水 1∶1 稀释。只有在维持足够通气的情况下才能给药，首次可给予 $NaHCO_3$ 2 mEq/kg，注意给药速度不能超过 1 mEq/min。

主动脉手术中的血流动力学波动

主动脉夹层开放性修补术或主动脉瘤切除术中，需阻断主动脉。主动脉阻断水平以下的部位缺血可能导致乳酸性酸中毒或诱发毒性细胞因子释放。松开阻断后，阻断部位尾侧组织和器官再灌注，之前产生的有害物质通过血流进入中心循环，导致中度至重度的低血压，甚至可能出现循环衰竭。由于并没有时间去监测动脉血 pH，一些临床医生会选择预防性使用 $NaHCO_3$ 50 ～ 100 mEq 试图来减弱松开阻断时引起的循环波动。

肝移植中的再灌注综合征

肝移植中的无肝阶段易发生代谢性酸中毒，因为该阶段时心输出量减少、乳酸清除不足。移植肝再灌注时，常给予 $NaHCO_3$ 来纠正代谢性酸中毒和高血钾，从而减轻再灌注综合征的严重程度。

恶性高热相关的酸中毒

恶性高热的表现包括代谢性酸中毒和高血钾，这二者均可使用 $NaHCO_3$ 治疗。

体外循环时的缓冲剂

体外循环的预充液中含有 $NaHCO_3$。体外循环时若碱缺失低于－ 5，处理原发病的同时应使用 $NaHCO_3$ 纠正酸中毒。

糖尿病酮症酸中毒

一般在充分补液、补充电解质、使用胰岛素后，酸中毒可以明显得到改善。若标准化治疗后动脉血 pH 仍低于 7.1，可以考虑使用 $NaHCO_3$。应谨记注意事项与纠正乳酸性酸中毒时相同。

碳酸氢钠的其他用途

高血钾

碱性状态促进 K^+ 从血浆进入细胞内，因此，$NaHCO_3$ 是治疗急性高血钾的首选药物。

碱化尿液

静脉使用 $NaHCO_3$ 可以提高尿液 pH 值，这点可用于许多情形（如增加肾对毒性物质或者过量药物的清除率、防止某些化学物质在肾小管沉积）。

当 $NaHCO_3$ 用于提高尿液的 pH 时，需在反复测定尿液和血浆 pH 值的指导下进行。血浆 K^+ 和 Na^+ 也需要持续监测，必要时进行补充。低血钾是尤其需要关注的，不仅仅因为其对于心脏的作用，同时肾也会因低血钾而代偿性地重吸收 K^+，这一过程伴随着 H^+ 排出，反而降低尿液 pH 值。

给予 $NaHCO_3$ 并充分补液后，尿液中的排泄物浓度可以维持在高出正常值的水平。这项治疗的适应证包括横纹肌溶解、输血反应或增加某种药物的肾排出。

横纹肌溶解

当肌酐高于 20 000 ～ 30 000 U/L 时，推荐使用 $NaHCO_3$ 或乙酰唑胺或二者联用来治疗横纹肌溶解。目标是尿液 pH 值维持在 6.5 以上，这样可降低肌红蛋白沉积于肾小管导致急性肾小管坏死的风险。几乎没有临床数据表明，在均能达到目标值的情况下，使用 $NaHCO_3$ 的预后优于单纯补充液体。

输血反应

使用 $NaHCO_3$ 提高尿液 pH 值至 8，并大量补充晶体液，可以使输血反应后的血红蛋白尿造成的肾损害最小化。

肾药物清除

高 pH 值尿液促进肾排出水杨酸盐、氯丙嗪、苯巴比妥等酸性药物，还能预防甲氨蝶呤在肾小管沉积。

甲醇中毒

甲醇在体内被乙醇脱氢酶转化为甲醛，再被乙醛脱氢酶转化为甲酸。甲酸通过抑制线粒体细胞色素 c 氧化酶而损伤细胞呼吸功能，引起严重的代谢性酸中毒。治疗上通常使用其他化合物（乙醇或甲吡唑）与甲醇竞争性结合乙醇脱氢酶，使得甲醇通过肾排出。是否需要使用 $NaHCO_3$ 纠正代谢性酸中毒视甲醇中毒的程度而定。

造影剂肾病

肾功能不全患者行血管造影必须采取预防措施以降低造影剂肾病发生的风险。注射等张浓度的 $NaHCO_3$，几小时后可以碱化尿液，从而产生保护作用。

钠通道阻滞剂中毒

$NaHCO_3$ 可使血液 pH 值和钠浓度增高，在某种程度上可以逆转钠通道阻滞剂产生的细胞膜抑制作用（表现为心电图上 QRS 时间延长）。因此，$NaHCO_3$ 被推荐用于三环类抗抑郁药、Ⅰa 和Ⅰc 类抗心律失常药、普萘洛尔、右丙氧芬、苯海拉明过量。

局部麻醉药

提高局部麻醉药溶液的 pH 值可以使更高浓度的局部麻醉药保持非解离状态。行区域麻醉时，在局部麻醉药中添加 $NaHCO_3$ 可增加局部麻醉药扩散通过细胞膜的比例，减少神经阻滞的起效时间，并产生更完善的阻滞效果。局部麻醉药中添加 $NaHCO_3$ 还可以减轻注射痛，这可能与其降低溶液的酸性相关。

毒性

使用 $NaHCO_3$ 会产生副作用，包括但不限于细胞功能障碍、中枢神经系统酸中毒及肾上腺功能损伤、代谢性碱中毒、高钠血症和高渗透压，以及乳碱综合征。

细胞功能障碍

在血浆中，碳酸氢盐与氢离子结合生成碳酸，然后迅速分解成 CO_2 和 H_2O。CO_2 可以立即通过细胞膜，相比之下，HCO_3^- 进入细胞内的速度要慢得多。细胞内高浓度的 CO_2 有恶化酸中毒的潜在风险，从而进一步损害细胞功能，特别是大脑和心肌细胞。

中枢神经系统酸中毒及肾上腺功能损伤

心搏骤停时，静脉血中的 CO_2 增加，在正常的心脏功能未恢复的情况下使用 $NaHCO_3$ 会加重中心静脉的酸中毒，从而影响内源性和外源性儿茶酚胺类的作用。

代谢性碱中毒

使用过多的碳酸氢盐过度纠正代谢性酸中毒可导致代谢性碱中毒。代谢性碱中毒使得氧-血红蛋白解离曲线左移，血红蛋白解离氧的能力降低。某些肺部疾病患者并不能很好地耐受每分通气量降低（提高 Pco_2 以降低 pH 至生理范围内）这种生理调节机制。

高钠血症和高渗透压

$NaHCO_3$ 溶液含有大量钠，可能导致血浆高渗透压和高钠血症，为了维持渗透压，血管容量会进一步增加，进而加重充血性心力衰竭。因为可能导致高钠血症，长期使用 $NaHCO_3$ 还会加重高血压。

乳碱综合征

如果患者存在任何原因导致的高血钙，例如转移性骨病、甲状旁腺功能亢进、摄入钙过多［高钙饮食、摄入奶制品过多、补充钙剂、使用含钙的抗酸药物（如碳酸钙）］，当血 pH 值升高到一定程度时，钙和磷酸结合，会发生乳碱综合征，导致转移性钙化、肾结石和肾衰竭。

推荐阅读

American Heart Association. Advanced Life Support. *Circulation*. 2005;112(Suppl I): III-25-III-54. http://circ.ahajournals.org/cgi/content/full/112/22_suppl/III-25. Accessed July 27, 2012.

Aschner JL, Poland RL. Sodium bicarbonate: Basically useless therapy. *Pediatrics*. 2008;122:831-835.

Merten GJ, Burgess WP, Gray LV, et al. Prevention of contrast-induced nephropathy with sodium bicarbonate: A randomized controlled trial. *JAMA*. 2004; 291:2328-2334.

Nicolaou DD, Kelen GD. Acid-base disorders. In: Tintinalli JE, Kelen GD, Stapczynski JS, et al, eds. *Tintinalli's Emergency Medicine*. 7th ed. New York: McGraw-Hill; 2004:128-139.

第 96 章　单胺氧化酶抑制剂

Lisa A. Seip，MD
李蔚鸥　译　李纯青　校

单胺氧化酶抑制剂（monoamine oxidase inhibitors，MAOIs）结合单胺氧化酶（monoamine oxidase，MAO）（通过不可逆共价键）并使其失活。MAO 主要存在于线粒体膜上，与内源性及外源性生物胺在节前神经末梢、肝、小肠黏膜的代谢相关。MAO 存在 2 种形式——MAO-A 和 MAO-B。MAO-A 负责去甲肾上腺素、肾上腺素和 5- 羟色胺的代谢。MAO-B 则降解苯基乙胺。多巴胺和酪胺是 MAO-A、MAO-B 的共同底物。通过阻断这些生物胺的代谢，MAOIs 提高神经元内单胺类神经递质的水平。因为有其他更安全的选择，MAOIs 目前不常用于临床实践中。但对于使用其他治疗方案反应差或难治性的抑郁症、帕金森病、惊恐发作患者，MAOIs 仍可以使用。麻醉医师需要注意有 MAOI 用药史的患者接受麻醉时可能产生的不良反应和潜在生命威胁的风险。

MAOIs 可分为酰肼衍生物类和非酰肼衍生物类，此外也可被分为选择性和非选择性 MAO 抑制剂。在美国，允许使用的 MAOIs 包括苯乙肼、反苯环丙胺、异卡波肼、司来吉兰和雷沙吉兰（表 96-1）。苯乙肼、反苯环丙胺和异卡波肼同时抑制 MAO-A 和 MAO-B 的活性。司来吉兰和雷沙吉兰阻滞 MAO-B，用于帕金森病的治疗。司来吉兰和雷沙吉兰是选择性 MAO-B 抑制剂，但当剂量增大时会失去选择性。最低剂量（6 mg）的司来吉兰透皮贴不需要辅以饮食调整即可有效治疗抑郁症。这种给药模式使司来吉兰不需通过肝的首关代谢，以能够抑制 MAO-A 和 MAO-B 的浓度运送至大脑。

不良反应

直立性低血压

直立性低血压是 MAOIs 最常见的不良反应（框 96-1）。在交感神经末梢内，酪胺 β 羟化生成假性神经递质奥克巴胺，并取代去甲肾上腺素贮存在突触前储存囊泡中。正常情况下，神经冲动会刺激去甲肾上腺素从储存囊泡中释放，使用 MAOIs 后只能释放更少的去甲肾上腺素和一些奥克巴胺，而奥克巴胺几乎没有 α 和 β 受体激动作用。当使用 MAOIs 的患者尝试站立时，这些假性神经递质的存在使其血管收缩能力较正常人弱，从而导致低血压。

肝酶

MAOIs 抑制肝微粒体酶。使用酰肼衍生物类可导致肝细胞损伤乃至暴发性肝衰竭。这种机制具有特异性。

食物及药物相互作用

酪胺反应

使用 MAOIs 时及停止使用后的 2 周内，患者应避免摄入含酪胺的食物（陈乳酪、肝、蚕豆、鳄梨、Chianti 葡萄酒）。正常情况下，食物摄入的酪胺

表 96-1　美国常用的单胺氧化酶抑制剂

药物	酰肼衍生物或非酰肼衍生物	选择性 *	临床应用
苯乙肼	酰肼衍生物	A 和 B	抗抑郁
反苯环丙胺	非酰肼衍生物	A 和 B	抗抑郁
异卡波肼	酰肼衍生物	A 和 B	抗抑郁
司来吉兰–口服	非酰肼衍生物	B	抗帕金森
司来吉兰–贴剂	非酰肼衍生物	A 和 B	抗抑郁
雷沙吉兰	非酰肼衍生物	B	抗帕金森

* 单胺氧化酶分为 A、B 两种形式

框 96-1　单胺氧化酶抑制剂的不良反应

性冷淡	直立性低血压
肝炎	感觉异常
失眠	镇静
阳痿	体重增加

先被肠黏膜和肝中的 MAO 代谢，再进入全身循环。而对于正在使用 MAOI 的患者，如果摄入了富含酪胺的食物，消化道吸收的酪胺不会被小肠和肝代谢。酪胺对神经末梢有间接的拟交感激动作用，大量的酪胺入血导致超量的去甲肾上腺素释放到神经接头，可引起严重的高血压，某些患者还可能出现心肌梗死或者脑血管意外。

间接和直接拟交感激动药物

服用 MAOI 的患者体内儿茶酚胺的储备量提高，这使得患者不仅对酪胺敏感，对其他间接作用的拟交感激动药物敏感度也提高，如麻黄碱、可卡因、麻黄，使用后可能产生严重的高血压反应。由于肾上腺素受体敏感性增加，服用 MAOIs 的患者对直接拟交感激动药物的反应也会增强，但这种效应要弱得多。因此，直接拟交感激动药物应用于有 MAOIs 服用史的患者时，通常采用较低剂量并且滴定至有效。

阿片类药物

MAOIs 和阿片类联用时，可促进兴奋或抑制反应。芬太尼、舒芬太尼、阿芬太尼均有报道可与 MAOIs 相互作用产生这类反应，而发生可能性最大的是哌替啶。哌替啶阻断神经元再摄取 5- 羟色胺。对于使用 MAOI 药物的患者，过度的 5- 羟色胺活性作用可导致激动、肌肉僵直、头痛、发热、抽搐、昏迷。更加复杂的是，MAOIs 能抑制肝微粒体酶活性，肝代谢哌替啶速度减慢，因此，血清哌替啶浓度持续增高，发生低血压、呼吸抑制、昏迷的风险增加。

麻醉管理

MAOIs 和酶形成共价键，因此，MAOIs 的抑制作用持续至其完全从血浆中清除。MAO 活性的恢复程度取决于酶重新合成的速度，恢复至治疗前活性的 50% 需要 8 ～ 12 天。因此，需在手术前至少 2 周停药，以恢复至正常酶活性。

然而，择期手术前 MAOIs 是否应该停药仍有争议。如果暂停治疗，患者的临床状况会恶化，MAOI 应继续使用。如果 MAOI 必须一直使用，又或者是急诊手术，麻醉医师要注意避免不良的药物相互作用。

对这些患者来说，区域麻醉与全身麻醉都是可以选择的麻醉方案。区域麻醉的优势在于可以减少术后阿片类药物的需求量。如果选择实施区域麻醉，局部麻醉药中不应加入麻黄碱。

MAOIs 使用者常出现术中血压波动。由于前文中所描述的原因，直立性低血压很常见。低血压时可以使用直接拟交感激动药物来维持平均动脉压。因患者对药物敏感性增高，应以较小的增量滴定至有效。间接拟交感激动药物可能诱发严重的高血压反应，应避免使用。氯胺酮、泮库溴铵会增加交感活性，故不应使用。

MAOIs 还会降低血浆胆碱酯酶的活性。如果选择琥珀胆碱作为神经肌肉阻滞剂，其作用时间可能延长。需限制阿片类药物的使用，当使用时应密切监测其不良反应。如果需要使用阿片类药物，吗啡是首选，因为对于使用 MAOIs 的患者，吗啡不会诱发 5- 羟色胺综合征。

如果给予了经肝代谢的药物，须警惕，因为 MAOIs 抑制肝细胞微粒体酶。当与 MAOIs 合用时，某些药物，如苯二氮䓬类或苯巴比妥类药物的抑制作用可能还会延长或增强。罕见情况下，使用 MAOIs 的患者会发生肝衰竭。

推荐阅读

Mendelsohn, JM. Monoamine oxidase inhibitors. In: Ford MD, Delaney KA, Ling JL, et al, eds. *Clinical Toxicology*. Philadelphia: WB Saunders; 2001:546-554.

Stoetling RK, Hillier SC. Drugs used for psychopharmacologic therapy. In: Stoetling RK, Hillier SC. *Pharmacology and Physiology in Anesthetic Practice*. 4th ed. Philadelphia: Lippincott, Williams & Wilkins; 2006:406-407.

Tobe EH. Transdermal selegiline: New opportunity for managing depression. In: Brunton LL, Lazo JS, Parker KL, eds. *Goodman and Gilman's The Pharmacologic Basis of Therapeutics*. 11th ed. New York: McGraw-Hill; 2006:242.

第 97 章　非甾体抗炎药

Jack L. Wilson，MD
李蔚鸥　译　李纯青　校

非甾体抗炎药（nonsteroidal antiinflammatory drugs，NSAIDs）是治疗围术期疼痛非常有价值的药物。它们可以单独给药，也可用于多模式镇痛方案中。尽管这类药物有潜在的抗炎和镇痛作用，使用时也有一些风险。

作用机制

NSAIDs 的抗炎作用主要表现为可逆性竞争性抑制前列腺素 G/H 合酶（环加氧酶），从而阻止前列腺素、血栓素等炎性介质的生成。部分 NSAIDs 也能抑制脂加氧酶，阻止白三烯的生成（图 97-1）。

下面介绍两类临床相关的环加氧酶分型。第一种是环加氧酶 -1（cyclooxygenase-1，COX-1），所有组织，包括胃黏膜中都存在此酶。特别在胃黏膜中，花生四烯酸经 COX-1 代谢生成的副产物对胃黏膜有保护作用。抑制此酶几乎无一例外地会出现 NSAIDs 的胃肠道反应。抑制第二种环加氧酶 -2（cyclooxygenase-1，COX-2）主要产生退热和抗炎作用，传统 NSAIDs 类药物（表 97-1）的镇痛作用也与 COX-2 相关。布洛芬、萘普生等传统 NSAIDs 同时阻滞两种 COX 酶。为了减少消化道不良事件的发生，20 世纪 90 年代晚期研制出了 COX-2 选择性抑制剂。

传统观点认为 NSAIDs 在外周可以起到抗炎作用，阻止局部炎性介质的生成。现在认为 NSAIDs 可能也有中枢镇痛作用。随着脊髓 N- 甲基 -D- 天冬氨酸（*N*-methyl-D-aspartate，NMDA）受体激活，花生四烯酸代谢物（均属于类花生酸类化合物，如前列腺素、血栓素、白三烯）开始积累。实验表明，

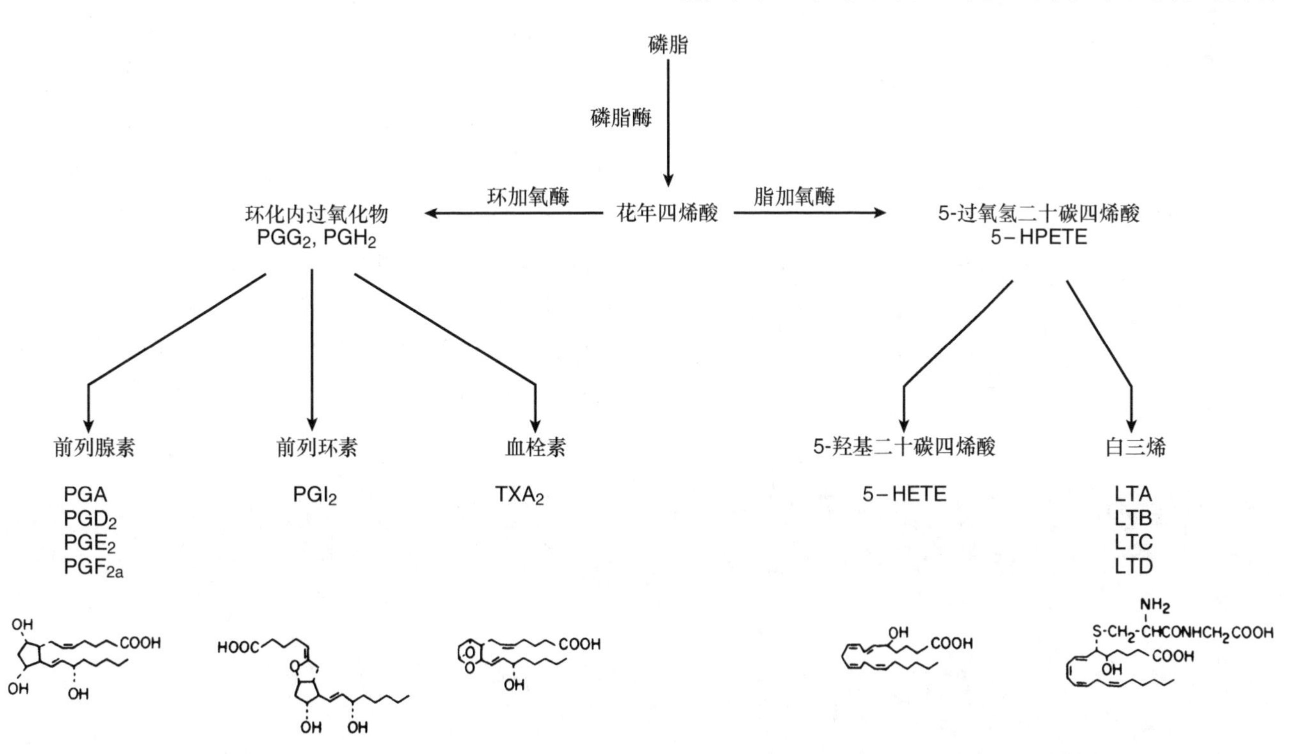

图 97-1　花生四烯酸的代谢。五大类代谢产物为前列腺素（PGs）、前列环素、血栓素、5- 羟基二十碳四烯酸和白三烯（LTs）。（From Katz N，Ferrante FM. Nociception. In：Ferrante FM，VadeBoncouer TR，eds. Postoperative Pain Management. New York：Churchill Livingston；1993：17-67.）

表 97-1　美国可用的非选择性 NSAIDs 处方药

通用名	商品名
双氯芬酸	凯扶兰（Cataflam），扶他林（Voltaren），奥斯克（Arthrotec）（联合米索前列腺醇）
二氟尼柳	Dolobid
依托度酸	Lodine，Lodine XL
非诺洛芬	Nalfon，Nalfon 200
氟比洛芬	Ansaid
布洛芬 *	Motrin，Motrin IB，Motrin Migraine Pain，Advil Migraine Liqui-gels，Ibu-Tab 200，Medipren，Cap-Profen，Tab-Profen，Profen，Ibuprohm，Children's Elixsure，Vicoprofen（联合羟可酮），Combunox（联合羟考酮）
吲哚美辛	消炎痛（Indocin），消炎痛缓释剂（Indocin SR），Indo-Lemmon，Indomethegan
酮洛芬 *	欧露维（Oruvail），Orudis，Actron
酮咯酸	Toradol
甲芬那酸	Ponstel
美洛昔康	莫比可（Mobic）
萘丁美酮	瑞力芬（Relafen）
萘普生 *	Aleve，消痛灵（Naprosyn），Anaprox，Anaprox DS，EC-Naproxyn，Naprelan，Naprapac（含兰索拉唑）
奥沙普秦	Daypro
吡罗昔康	Feldene
双水杨酯	Disalcid
舒林酸	奇诺力（Clinoril）
托美丁	托来汀（Tolectin），Tolectin DS，Tolectin 600

* 这种处方药也有非处方剂型可供获取。
NSAID，非甾体抗炎药

予小鼠腹膜内注射刺激剂后，鞘内注射 NSAIDs，可见疼痛表现减轻。若应用于人体，特别是中枢敏感化的群体中，NSAIDs 鞘内注射可能发挥一定作用。这一构想目前仍处于研究阶段（见第 210 章）。

适应证

NSAIDs 对急性和慢性疼痛均有效果，在医院疼痛门诊和门诊手术中发挥重要作用。后者尤其适合使用 NSAIDs，因为不会出现镇静、皮肤瘙痒、呼吸抑制、恶心、肠蠕动减弱等有害的副作用。长期使用 NSAIDs 的患者需反复随访观察有无药物中毒。

临床上有很多种类的 NSAIDs 可以使用。大部分通过口服给药，但其他途径，如静脉或经皮给药也可选择。鉴于 NSAIDs 的个体药物基因组学存在多样性，当一种 NSAIDs 效果不佳时，换另一种可能效果良好。

毒性

NSAIDs 是使用最广泛的药物之一，数百万人服用非处方类 NSAIDs。然而，NSAIDs 的毒性作用具有潜在致命性。与临床最相关的毒性作用可见于消化系统、肾、造血系统、心血管系统及肝。不同亚型的 NSAIDs 对上述系统的作用总结于表 97-2。

消化系统

使用 NSAIDs 时消化不良十分常见。静止性溃疡、胃肠出血、穿孔也与 NSAIDs 相关。使用 NSAIDs 时需密切监测这些并发症。消化道不良反应的发生率随着患者年龄增加呈线性增长。其他危险因素包括消化道溃疡病史、使用类固醇、酗酒、同时使用抗凝药物或二膦酸盐或其他 NSAIDs。可以经验性使用 H_2 受体拮抗剂或质子泵抑制剂来治疗 NSAIDs 引起的消化不良。对于消化道不良反应高风险患者来说，如果有强烈的使用 NSAIDs 的指征且药效显著，可以同时使用米索前列腺醇或质子泵抑制剂以预防消化道毒性作用。此外，患者也可选择使用 COX-2

表 97-2　NSAIDs 各亚型的毒性作用

NSAIDs 亚型	消化道毒性	血小板功能	肾功能	心脏保护	高血压
阿司匹林	高危患者可能出现	不可逆的血小板抑制（7～10 天）	无影响	低剂量有心脏保护作用	无影响
非选择性	高危患者可能出现	可逆的血小板抑制（数小时）	高危患者致肾衰竭可能	无可靠的效果	可能恶化
COX-2 选择性抑制剂	有限的潜在风险	无影响	高危患者致肾衰竭可能	增加高危患者脑卒中和心肌梗死风险	可能恶化

COX，环加氧酶；NSAID，非甾体抗炎药

选择性拮抗剂。理论上来说，它们不抑制 COX-1 受体，前列腺素介导的消化道黏膜保护作用不受影响，但临床推荐剂量的 COX-2 选择性拮抗剂仍有可能阻断 COX-1，因此也有潜在的消化道毒性作用。

肾系统

对于依赖前列腺素调节肾血流量的患者来说，使用 NSAIDs 后肾调节的功能受限，导致肾血流量减少，肾髓质缺血。这类患者包括心力衰竭、肾功能不全、肝硬化、容量绝对不足者。这些患者较常人更依赖前列腺素对肾血管的舒张作用。NSAIDs 还可能导致过敏性肾炎和肾小管间质肾炎。任何类型的 NSAIDs，包括 COX-2 选择性药物均可诱发血流动力学介导的急性肾衰竭、过敏性肾炎和肾病综合征。

肝系统

虽然血清肝酶升高在使用 NSAIDs 治疗的患者中并不少见，但发生肝衰竭者非常罕见。若转氨酶水平显著升高，或者血清白蛋白水平显著降低，或者凝血时间明显延长，需警惕 NSAIDs 介导的肝毒性作用，并停止用药。系统性红斑狼疮患者发生 NSAIDs 相关肝中毒的风险较常人更高。

造血系统

阿司匹林对血小板造成不可逆的永久损害，作用持续时间与血小板寿命（7 ～ 10 天）相关。其他 NSAIDs 在药效期间（数小时）可逆地抑制血小板功能。血小板功能减弱的机制与 COX-1 介导的血栓素 A_2 合成受抑制相关。血栓素 A_2 是一种促进血小板聚集和黏附的前列腺素。COX-2 选择性抑制剂对血小板功能几乎无影响。研究表明，NSAIDs 不增加硬膜外或脊髓麻醉患者的风险。尽管并没有相关的研究数据，但目前认为，当 NSAIDs 与其他抗血小板药物联用时，出血风险增加。

心血管系统

低剂量的阿司匹林（75 ～ 325 mg/d）抑制血小板聚集，对心脏有一定的保护作用，但其他传统的 NSAIDs 并没有可靠的心脏保护作用。使用选择性 COX-2 抑制剂会增加高危患者脑卒中和心脏病发作的风险，包括类风湿关节炎患者、血栓形成高危人群。这种血栓形成的机制是 PGI_2 合成受抑制，与血栓素 A_2 无关。NSAIDs（包括 COX-2 选择性药物）还会诱发高血压、减弱除钙通道阻滞剂以外的抗高血压药物的药效。

呼吸系统

阿司匹林性哮喘患者发生严重呼吸危害时，NSAIDs 可加重反应性气道疾病，造成潜在的生命威胁。这些患者有典型的反复发作的血管运动性鼻炎病史，检查可见鼻息肉。

妊娠和哺乳

没有证据表明妊娠期间使用 NSAIDs 有致畸作用，但长期使用可能导致羊水过少或胎儿动脉导管收缩。妊娠晚期时使用 NSAIDs 药物必须权衡获益和风险。没有报道说明哺乳期妇女使用 NSAIDs 药物对新生儿有不良影响。

骨质愈合

动物和体外实验均表明，使用传统 NSAIDs 药物会损害骨质和腱-骨交界组织的愈合。关于 COX-2 选择性拮抗剂的研究结果并不一致。需要进一步的研究来解释 NSAIDs 对骨质的复杂作用机制，并指导其在骨折愈合、肌腱附着、骨质融合手术中的临床适应证。

推荐阅读

Barden J, Derry S, McQuay HJ, Moore RA. Single dose oral ketoprofen and dexketoprofen for acute postoperative pain in adults. *Cochrane Database Syst Rev.* 2009;(4):CD007355.

Bulley S, Derry S, Moore RA, McQuay HJ. Single dose oral rofecoxib for acute postoperative pain in adults. *Cochrane Database Syst Rev.* 2009;7;(4):CD004604.

Clarke R, Derry S, Moore RA. Single dose oral etoricoxib for acute postoperative pain in adults. *Cochrane Database Syst Rev.* 2012;4:CD004309.

Derry C, Derry S, Moore RA, McQuay HJ. Single dose oral ibuprofen for acute postoperative pain in adults. *Cochrane Database Syst Rev.* 2009;(3):CD001548.

Derry C, Derry S, Moore RA, McQuay HJ. Single dose oral naproxen and naproxen sodium for acute postoperative pain in adults. *Cochrane Database Syst Rev.* 2009;(1):CD004234.

Derry CJ, Derry S, Moore RA. Single dose oral ibuprofen plus paracetamol (acetaminophen) for acute postoperative pain. *Cochrane Database Syst Rev.* 2013;6:CD010210.

Derry P, Derry S, Moore RA, McQuay HJ. Single dose oral diclofenac for acute postoperative pain in adults. *Cochrane Database Syst Rev.* 2009;(2):CD004768.

Derry S, Best J, Moore RA. Single dose oral dexibuprofen [S(1)-ibuprofen] for acute postoperative pain in adults. *Cochrane Database Syst Rev.* 2013;10:CD007550.

Derry S, Derry CJ, Moore RA. Single dose oral ibuprofen plus oxycodone for acute postoperative pain in adults. *Cochrane Database Syst Rev.* 2013;6:CD010289.

Derry S, Karlin SM, Moore RA. Single dose oral ibuprofen plus codeine for acute postoperative pain in adults. *Cochrane Database Syst Rev.* 2013;3:CD010107.

Derry S, Moore RA. Single dose oral celecoxib for acute postoperative pain in adults. *Cochrane Database Syst Rev.* 2012;3:CD004233.

Derry S, Moore RA. Single dose oral celecoxib for acute postoperative pain in

adults. *Cochrane Database Syst Rev*. 2013;10:CD004233.
Derry S, Moore RA. Single dose oral aspirin for acute postoperative pain in adults. *Cochrane Database Syst Rev*. 2012;4:CD002067.
Derry S, Moore RA, McQuay HJ. Single dose oral codeine, as a single agent, for acute postoperative pain in adults. *Cochrane Database Syst Rev*. 2010;(4):CD008099.
Edwards J, Meseguer F, Faura C, Moore RA, McQuay HJ, Derry S. Single dose dipyrone for acute postoperative pain. *Cochrane Database Syst Rev*. 2010;(9):CD003227.
Hall PE, Derry S, Moore RA, McQuay HJ. Single dose oral lornoxicam for acute postoperative pain in adults. *Cochrane Database Syst Rev*. 2009;(4):CD007441.
Kakkar M, Derry S, Moore RA, McQuay HJ. Single dose oral nefopam for acute postoperative pain in adults. *Cochrane Database Syst Rev*. 2009;(3):CD007442.
Lloyd R, Derry S, Moore RA, McQuay HJ. Intravenous or intramuscular parecoxib for acute postoperative pain in adults. *Cochrane Database Syst Rev*. 2009;(2):CD004771.
Moll R, Derry S, Moore RA, McQuay HJ. Single dose oral mefenamic acid for acute postoperative pain in adults. *Cochrane Database Syst Rev*. 2011;(3):CD007553.
Moore OA, McIntyre M, Moore RA, Derry S, McQuay HJ. Single dose oral tenoxicam for acute postoperative pain in adults. *Cochrane Database Syst Rev*. 2009;(3):CD007591.
Moore RA, Derry S, McQuay HJ. Single dose oral aceclofenac for postoperative pain in adults. *Cochrane Database Syst Rev*. 2009;(3):CD007588.
Moore RA, Derry S, McQuay HJ. Single dose oral acemetacin for acute postoperative pain in adults. *Cochrane Database Syst Rev*. 2009;(3):CD007589.
Moore RA, Derry S, McQuay HJ. Single dose oral dexibuprofen [S(1)-ibuprofen] for acute postoperative pain in adults. *Cochrane Database Syst Rev*. 2009;(3):CD007550.
Moore RA, Derry S, McQuay HJ. Single dose oral fenbufen for acute postoperative pain in adults. *Cochrane Database Syst Rev*. 2009;(4):CD007547.
Moore RA, Derry S, McQuay HJ. Single dose oral meloxicam for acute postoperative pain in adults. *Cochrane Database Syst Rev*. 2009;(4):CD007552.
Moore RA, Derry S, McQuay HJ. Single dose oral sulindac for acute postoperative pain in adults. *Cochrane Database Syst Rev*. 2009;(4):CD007540.
Moore RA, Derry S, McQuay HJ, Wiffen PJ. Single dose oral analgesics for acute postoperative pain in adults. *Cochrane Database Syst Rev*. 2011;(9):CD008659.
Moore RA, Derry S, Moore M, McQuay HJ. Single dose oral nabumetone for acute postoperative pain in adults. *Cochrane Database Syst Rev*. 2009;(4):CD007548.
Moore RA, Derry S, Moore M, McQuay HJ. Single dose oral tiaprofenic acid for acute postoperative pain in adults. *Cochrane Database Syst Rev*. 2009;(4):CD007542.
Roy YM, Derry S, Moore RA. Single dose oral lumiracoxib for postoperative pain in adults. *Cochrane Database Syst Rev*. 2010;(7):CD006865.
Tirunagari SK, Derry S, Moore RA, McQuay HJ. Single dose oral etodolac for acute postoperative pain in adults. *Cochrane Database Syst Rev*. 2009;(3):CD007357.
Toms L, Derry S, Moore RA, McQuay HJ. Single dose oral paracetamol (acetaminophen) with codeine for postoperative pain in adults. *Cochrane Database Syst Rev*. 2009;(1):CD001547.
Toms L, McQuay HJ, Derry S, Moore RA. Single dose oral paracetamol (acetaminophen) for postoperative pain in adults. *Cochrane Database Syst Rev*. 2008;(4):CD004602.
Traa MX, Derry S, Moore RA. Single dose oral fenoprofen for acute postoperative pain in adults. *Cochrane Database Syst Rev*. 2011;(2):CD007556.
Tzortzopoulou A, McNicol ED, Cepeda MS, Francia MB, Farhat T, Schumann R. Single dose intravenous propacetamol or intravenous paracetamol for postoperative pain. *Cochrane Database Syst Rev*. 2011;(10):CD007126.
Wasey JO, Derry S, Moore RA, McQuay HJ. Single dose oral diflunisal for acute postoperative pain in adults. *Cochrane Database Syst Rev*. 2010;(4):CD007440.

第 98 章　止吐药

Robert J. Trainer，DO，MBA
孔　昊　译　孟昭婷　校

恶心和呕吐非常痛苦，治疗花费很大。随着麻醉、手术和癌症化疗领域的发展，恶心呕吐的风险也在增加。许多药物可以预防和治疗多种原因造成的恶心呕吐（图 98-1 和 98-2）。

20 世纪 50 年代，出现了一个恶心反射模型（随后得到证实），包括位于第四脑室最后区的化学感受器触发区（chemoreceptor trigger zone，CTZ）和位于脑干的呕吐中枢。恶心和呕吐是对呕吐中枢的化学性或神经性刺激引起的。化学性刺激由 CTZ 来介导，这是由于它对血液中的毒素或毒物比较敏感（见图 98-1）。神经性刺激多来自于大脑额叶、消化系统和内耳的平衡系统。

CTZ 对一些可以触发血液或脑脊液中多巴胺或 5- 羟色胺释放的刺激物比较敏感，CTZ 也可以被阿片类或一些麻醉药物激活。另外，消化道中释放的 5- 羟色胺也可以刺激 CTZ。前庭系统会根据位置和压力的变化，发送冲动进入呕吐中枢。当有疼痛、紧张和视觉、感觉或认知超载时，来自大脑皮质的传入通路就会刺激呕吐中枢（见图 98-2）。

发生恶心、呕吐的临床情境很常见，包括癌症的化疗、术后、头痛综合征和使用阿片类药物等。这些临床情境有时会同时出现，虽然需要注意特定的原则，但对这种复杂情境下的恶心呕吐的优化治疗，需要更加精细的方式。比如，患者术后恶心呕吐（postoperative nausea and vomiting，PONV）的危险因素包括高龄、绝经前妇女、肥胖、有晕动病史或 PONV 史、焦虑、胃瘫，以及手术种类和时间（如腹腔镜、斜视、中耳手术）。麻醉医生很难掌控

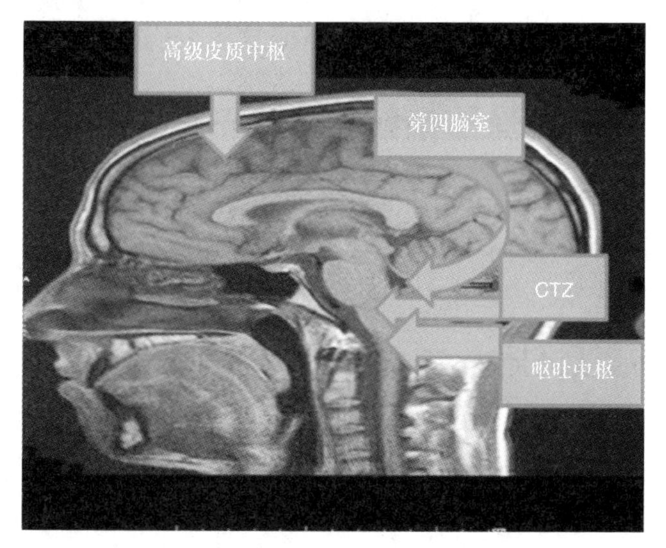

图 98-1　通过化学感受器触发区（CTZ）介导呕吐中枢的化学激活，其对血液中毒素和毒物十分敏感

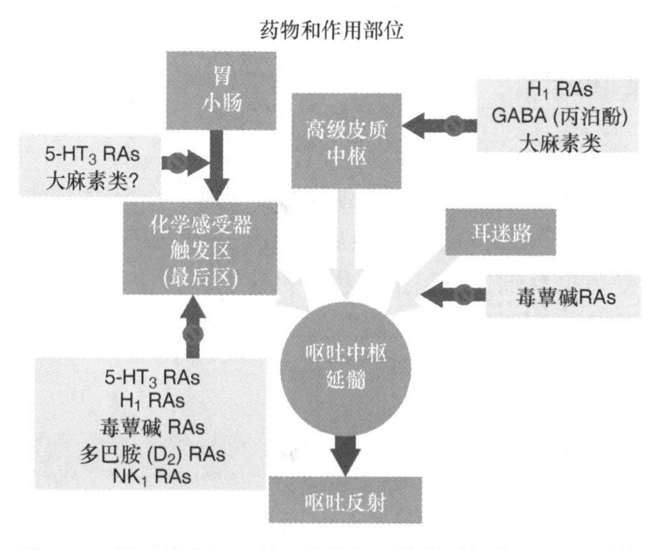

图 98-2　用于治疗恶心呕吐的药物及其作用部位。RA，受体拮抗剂

手术相关的危险因素，但可以掌控其他导致 PONV 的危险因素（例如，麻醉前用药、麻醉药物和麻醉方式、术后镇痛方式）。术前未给予止吐治疗的全身麻醉患者 PONV 的发生率接近 34%。预防性给予昂丹司琼、地塞米松或氟哌利多可使其发生率下降 26%。不仅如此，预防性使用止吐药往往比症状出现后再使用更加有效。在预防 PONV 方面，全静脉麻醉比吸入麻醉更有优势，非阿片类药物，如酮咯酸、对乙酰氨基酚、非甾体抗炎药或环加氧酶（COX）-2 抑制剂，常与吗啡合用，在大手术后进行多模式镇痛。对预计术后需要大剂量阿片类药物进行镇痛的患者进行区域阻滞，可减少恶心呕吐的发生。

如果患者预计使用阿片类药物进行治疗，应该尝试减少 PONV 的危险因素。目前推荐使用促胃肠动力药和大便软化剂来减少阿片相关的便秘和恶心。对于可以进水的患者，车前草和渗透性泻药也被认为是有益的。

今天，预防中、重度致吐性化疗导致的恶心呕吐（chemotherapy-inducednausea and vomiting，CINV）的标准是 5-HT_3 受体拮抗剂、地塞米松，加或不加阿瑞匹坦或福沙匹坦。

最后，一篇纳入 737 项研究、共 103 237 例患者的荟萃分析证明，止吐药的副作用相对较少。该研究中的患者使用了 8 种最常见的止吐药：氟哌利多、甲氧氯普胺、昂丹司琼、托烷司琼、多拉司琼、地塞米松、赛克力嗪和格拉司琼。作者观察到，1% ～ 5% 的患者会出现轻度的副作用，例如镇静或头痛。

抗多巴胺药物

抗多巴胺药物（D_2 受体阻滞剂）包括丁酰苯类（氟哌啶醇、氟哌利多）、吩噻嗪类、多潘立酮和甲氧氯普胺。D_2 受体阻滞剂和 5-HT_3 受体阻滞剂是目前治疗恶心的最常见药物。D_2 受体阻滞剂用于治疗恶心呕吐的历史比较久远。CTZ 中的 D_2 受体是目前用于预防或治疗 PONV 和 CINV 的所有药物的主要靶向目标，多潘立酮（主要用于胃肠炎引起的恶心）是例外，因为其无法穿过血脑屏障。奥氮平是一种抗精神病药，对 D_2、乙酰胆碱和 5-HT_3 受体具有拮抗作用。众所周知的丙泊酚的止吐效果可能是因为 D_2 拮抗作用、5-HT_3 拮抗作用或大麻素激动作用。

最新证据

最近的研究表明，多巴胺受体阻滞剂和苯二氮䓬类在治疗突发性、可预见的恶心呕吐症状和预防迟发性 CINV 方面更加有效。虽然由于黑框警告（见下文讨论），氟哌利多并不常用，但最近的证据表明，低剂量的氟哌利多（0.75 ～ 1.5 mg）是治疗 PONV 的最有效的 D_2 受体阻滞剂。

副作用

帕金森病、不宁腿综合征或使用多巴胺能药物治疗的患者不宜使用抗多巴胺能药物。所有用于治疗 PONV 的抗多巴胺药物都有可能发生锥体外系反应、镇静、腹泻和直立性低血压。在这些药物中，氟哌啶醇最易引起过度镇静，丙氯拉嗪易引起体位性低血压。

由于氟哌利多与 QT 间期延长有关，美国食品药品管理局（FDA）对该药物进行了黑框警告。因此，术中使用氟哌利多的患者应在术后心电监护 4 h。

甲氧氯普胺通过选择性外周胆碱能激动作用，具有增强胃排空的作用，在肠梗阻患者中应避免该药物的使用。甲氧氯普胺还有引起迟发性运动障碍的风险，但这种多见于长期使用该药物的患者。

H_1 受体拮抗剂

H_1 受体拮抗剂包括苯海拉明和异丙嗪。苯海拉明被认为具有抗胆碱能作用，因而具有抗运动障碍、镇静和止吐效果，这可能发生在胃肠道，阻止迷走神经冲动传导到呕吐中心。抗组胺药效果被认为在 CTZ 水平上起作用。

最新证据

苯海拉明经常和其他药物合用，用于预防 PONV。最近的一项研究表明，在使用吗啡的患者自控镇痛中加入止吐药，甲氧氯普胺与苯海拉明合用，与单独使用任一药物相比，PONV 发生率更低。苯海拉明的常见适应证是吗啡诱导的瘙痒症。

副作用

使用 H_1 受体拮抗剂最常见的副作用是镇静。在老年人或使用大剂量时，头晕、头痛、低血压和尿潴留也可发生。自从黑框警告后，苯乙酮使用量已经明显减少，其会引起严重化学刺激和组织损伤，包括灼伤、血栓性静脉炎、组织坏死和坏疽。

毒蕈碱拮抗剂

毒蕈碱拮抗剂（例如东莨菪碱）或抗胆碱能药物作用于呕吐中枢和消化道，减少胃肠道高反应性。该类药物还可以用来治疗晕动症（前庭刺激）。

最新证据

吗啡和合成阿片样物质增加前庭敏感性，东莨菪碱透皮贴可在患者自控镇痛或硬膜外吗啡术后镇痛的治疗中提供止吐效果。

副作用

东莨菪碱的止涎作用是阿托品的 3 倍。透皮贴不太可能引起口干、嗜睡、视物模糊等副作用。

5-HT_3 受体拮抗剂

5-HT_3 受体激动剂（昂丹司琼、多拉司琼和格拉司琼）结合 CTZ 和胃肠道中的 5-HT_3 受体，阻止信号传导。

最新证据

已经显示使用 5-HT_3 受体拮抗剂能显著减少术后 24 h 内呕吐的累积发生率，但不减少恶心的发生率。在用 5-HT_3 受体拮抗剂和安慰剂治疗的患者中，PONV 的累积发生率均增加。

昂丹司琼具有舌下制剂，常用于治疗偏头痛，格拉司琼还有治疗偏头痛的透皮制剂。

副作用

头痛，特别是易感人群（偏头痛患者），发病率高达 10%，这主要是对脑血管的血管作用造成的。便秘是最常见的胃肠道副作用。虽然没有对 5-HT_3 受体拮抗剂进行黑框警告，仍建议谨慎应用于先天性长 QT 综合征的患者。最近的数据提示将昂丹司琼的推荐最大剂量降至 16 mg。

类固醇

地塞米松的抗炎机制并未完全明确，但这种药物在中枢和周围神经系统抑制多种炎症因子，并稳定中枢和外周部位的细胞质膜。

最新证据

虽然通常会加用 5-HT_3 拮抗剂，但事实上单独使用地塞米松即可降低腹腔镜妇科手术后 24 h 内 PONV 的发生率。此外，在成年扁桃体切除术的患者中，地塞米松还可减轻疼痛、PONV、出血和整体术后并发症的发生。

推荐 4 ～ 8 mg 地塞米松联合一种 5-HT_3 受体拮抗剂、D_2 拮抗剂或神经激肽（NK_1）拮抗剂用于预防 PONV 和急性或延迟性 CINV。

副作用

据报道，单次剂量的地塞米松可以发生以下副作用：高血糖（特别是在肥胖患者中，更易出现胰岛素抵抗）、食欲改变、失眠、情绪波动、焦虑、头痛、脸色潮红和水肿。不常见和更严重的反应包括肾上腺皮质功能不全、消化性溃疡和类固醇精神病。

NK_1 拮抗剂

神经肽 P 物质广泛分布于中枢和周围神经系统。与 NK_1 受体结合后，P 物质调节中枢神经系统的很多生物功能，如情绪行为、压力、抑郁、焦虑、呕吐、偏头痛、酒精成瘾和神经变性。5-HT 参与了顺铂化疗后 8 ～ 12 h 内的早期呕吐过程，之后作用于 NK_1 受体的神经肽 P 物质，成为造成呕吐的主要参与者。阿瑞米特是一种 P 物质拮抗剂，通常在麻醉前 3 h 口服单次给药 40 mg。化疗方案各不相同，但由于延迟 CINV 的风险，通常需要 3 天的疗程。阿瑞米特通常与皮质类固醇合用。

最新证据

最近修订的美国临床肿瘤学会指南（American Society of Clinical Oncology Guidelines）和来自多国癌症支持关怀协会（Multinational Association for Supportive Care in Cancer）的人员反映了阿瑞米特在高度致吐化疗方案中预防延迟 CINV 的有效性，推荐它与皮质类固醇合用，反对与 $5\text{-}HT_3$ 受体拮抗剂合用于该类患者。

副作用

在使用阿瑞米特时，疲劳、恶心、打嗝、便秘、腹泻和腹痛都可发生，中性粒细胞减少、过敏反应和 Stevens-Johnson 综合征是更罕见的副作用。

大麻素

大麻素（吸入或口服）的作用机制是对抗多巴胺受体或 $5\text{-}HT_3$ 受体，或激活大麻素受体。

最新证据

1985 年，美国 FDA 批准了两种大麻素衍生物——屈大麻酚和大麻隆——用于治疗其他药物无效的 CINV。目前，为重度和中度致吐性化疗方案制定的预防 CINV 的护理标准是使用 $5\text{-}HT_3$ 受体拮抗剂和地塞米松，加或不加用阿瑞匹坦或福沙匹坦。随着更安全和更有效的药物的批准，大麻素不再推荐作为预防 CINV 的一线药物，但可用于治疗爆发性的恶心和呕吐患者。

如前所述，丙泊酚的止吐效果可能源于 D_2 拮抗作用、$5\text{-}HT_3$ 拮抗作用或大麻素激动作用。

副作用

大麻素常见副作用包括眩晕、嗜睡、兴奋、偏执、异常思维、共济失调、思维混乱和幻觉。虽然认为有减轻疼痛的作用，但大麻素已被证明会引起腹痛和反常性的剧烈呕吐。

使用冷却风扇和颊周医用异丙醇酒精擦拭

使用冷却风扇和颊周异丙醇酒精擦拭可以分别刺激三叉神经 V_2 分支和嗅神经。

最新证据

最近的一篇包含 9 项试验、共 402 名参与者的 Cochrane 荟萃分析显示，使用异丙醇比生理盐水（安慰组）更有效地减少 PONV，但效果比常规的止吐药治疗差。

副作用

使用冷却风扇和颊周医用异丙醇酒精擦拭几乎没有副作用。

耳部和手腕内关穴针刺

关于针灸治疗恶心呕吐的作用机制有许多理论。一个以理论物理科学为基础，试图巩固以前理论的现代理论是生物电磁假说。在这种情况下，生物学和电力学之间的复杂的相互作用——一种躯体自主性反射——可能是针灸能够治疗恶心的原因。

最新证据

一篇包含 40 项研究、共 4858 例患者的 Cochrane 荟萃分析显示，与假针刺相比，内关穴针刺显著降低恶心、呕吐的发生和减少紧急使用止吐剂的概率。内关穴针刺与使用止吐药物相比，恶心、呕吐的发生和紧急使用止吐剂的概率都没有差异。内关穴针刺相关的副作用很少。没有证据表明轮廓增强漏斗图（contour-enhanced funnel plots）存在发表偏倚。

副作用

根据内科医生课程的赫尔姆斯临床方法，对针刺治疗的心理生理反应可以是头晕、焦虑、激动或流泪。放松的感觉有时可能会演变成疲劳或抑郁的感觉，并持续数日。针刺过程中使用的针中含有的镍、锌和铬有可能会引起接触性皮炎。晕厥和针残留机体内罕见，气胸（总体来说针灸治疗最常见的并发症）在内关穴和耳部针刺治疗时不会发生。

总结

恶心和呕吐对于麻醉、手术和癌症化疗的发展来说，是非常令人痛心且花费昂贵的副作用。许多药物现在可用于治疗和预防 PONV 和 CINV，以及其他原因引起的恶心呕吐。目前常用的主要药物包括多巴胺受体拮抗剂、5-HT_3 受体拮抗剂、类固醇和 NK_1 拮抗剂。目前使用高度致吐的细胞毒性药物的患者，止吐效果仍无法超过 70% ～ 80%，这是止吐药最大的挑战。虽然许多研究集中在新药物的开发及给药的最佳临床情境和时机上，但止吐效果不佳的潜在因素可能与基因编码酶和蛋白质的变异性有关，其在代谢、运输和止吐药受体方面起着重要作用。

推荐阅读

Apfel CC, Korttila K, Abdalla M, et al. A factorial trial of six interventions for the prevention of postoperative nausea and vomiting. *N Engl J Med*. 2004;350: 2441-2451.

Basch E, Prestrud AA, Hesketh PJ, et al. Antiemetics: American Society of Clinical Oncology clinical practice guideline update. *J Clin Oncol*. 2011;29: 4189-4188.

Carlisle JB, Stevenson CA. Drugs for preventing postoperative nausea and vomiting. *Cochrane Database Syst Rev*. 2006;(3):CD004125.

Diakos EA, Gallos ID, El-Shunnar S, et al. Dexamethasone reduces pain, vomiting and overall complications following tonsillectomy in adults: A systematic review and meta-analysis of randomised controlled trials. *Clin Otolaryngol*. 2011;36:531-542.

Ettinger DS, Armstrong DK, Barbour S, et al. Antiemesis. *J Natl Compr Cancer Netw*. 2012;10:456-485.

Fowler CJ. Possible involvement of the endocannabinoid system in the actions of three clinically used drugs. *Trends Pharmacol Sci*. 2004;25:59-61.

Gralla RJ, de Wit R, Herrstedt J, et al. Antiemetic efficacy of the neurokinin-1 antagonist, aprepitant, plus a 5HT3 antagonist and a corticosteroid in patients receiving anthracyclines or cyclophosphamide in addition to high-dose cisplatin: Analysis of combined data from two Phase III randomized clinical trials. *Cancer*. 2005;104:864-868.

Habib AS, White WD, Eubanks S, et al. A randomized comparison of a multimodal management strategy versus combination antiemetics for the prevention of postoperative nausea and vomiting. *Anesth Analg*. 2004;99:77-81.

Helms JM. An overview of medical acupuncture. *Altern Ther Health Med*. 1998;4:35-45.

Hines S, Steels E, Chang A, Gibbons K. Aromatherapy for treatment of postoperative nausea and vomiting. *Cochrane Database Syst Rev*. 2012;4:CD007598.

Lee A, Fan LT. Stimulation of the wrist acupuncture point P6 for preventing postoperative nausea and vomiting. *Cochrane Database Syst Rev*. 2009;2: CD003281.

Lu CW, Jean WH, Wu CC, et al. Antiemetic efficacy of metoclopramide and diphenhydramine added to patient-controlled morphine analgesia: A randomised controlled trial. *Eur J Anaesthesiol*. 2010;27:1052-1057.

Merker M, Kranke P, Morin AM, et al. Prophylaxis of nausea and vomiting in the postoperative phase: Relative effectiveness of droperidol and metoclopramide. *Anaesthesist*. 2011;60:432-440 [in German].

Neufeld SM, Newburn-Cook CV. The efficacy of 5-HT3 receptor antagonists for the prevention of postoperative nausea and vomiting after craniotomy: A meta-analysis. *J Neurosurg Anesthesiol*. 2007;19:10-17.

第 99 章　利尿剂

Thomas N. Spackman，MD，MS

李钰婷　译　李　坚　校

利尿剂是指能促进肾分泌盐和水的药物，依据作用部位（图 99-1）或作用机制进行分类。利尿剂为治疗高血压的一线推荐用药，并且用于许多相对容量超负荷的情况，比如心力衰竭、肾疾病和肝硬化。尽管缺乏利尿治疗用于预防急性肾损伤或改善损伤预后及利尿剂减少发病率或死亡率风险的证据，但当它们用于慢性心力衰竭时，确实能缓解容量超负荷综合征的症状。

噻嗪类利尿剂

噻嗪类抑制 Na^+转运至远曲小管和髓袢升支的一部分。水跟随盐不再被重吸收，起到利尿作用。因为远曲小管对总 Na^+的重吸收作用仅占 5% 或更少，其

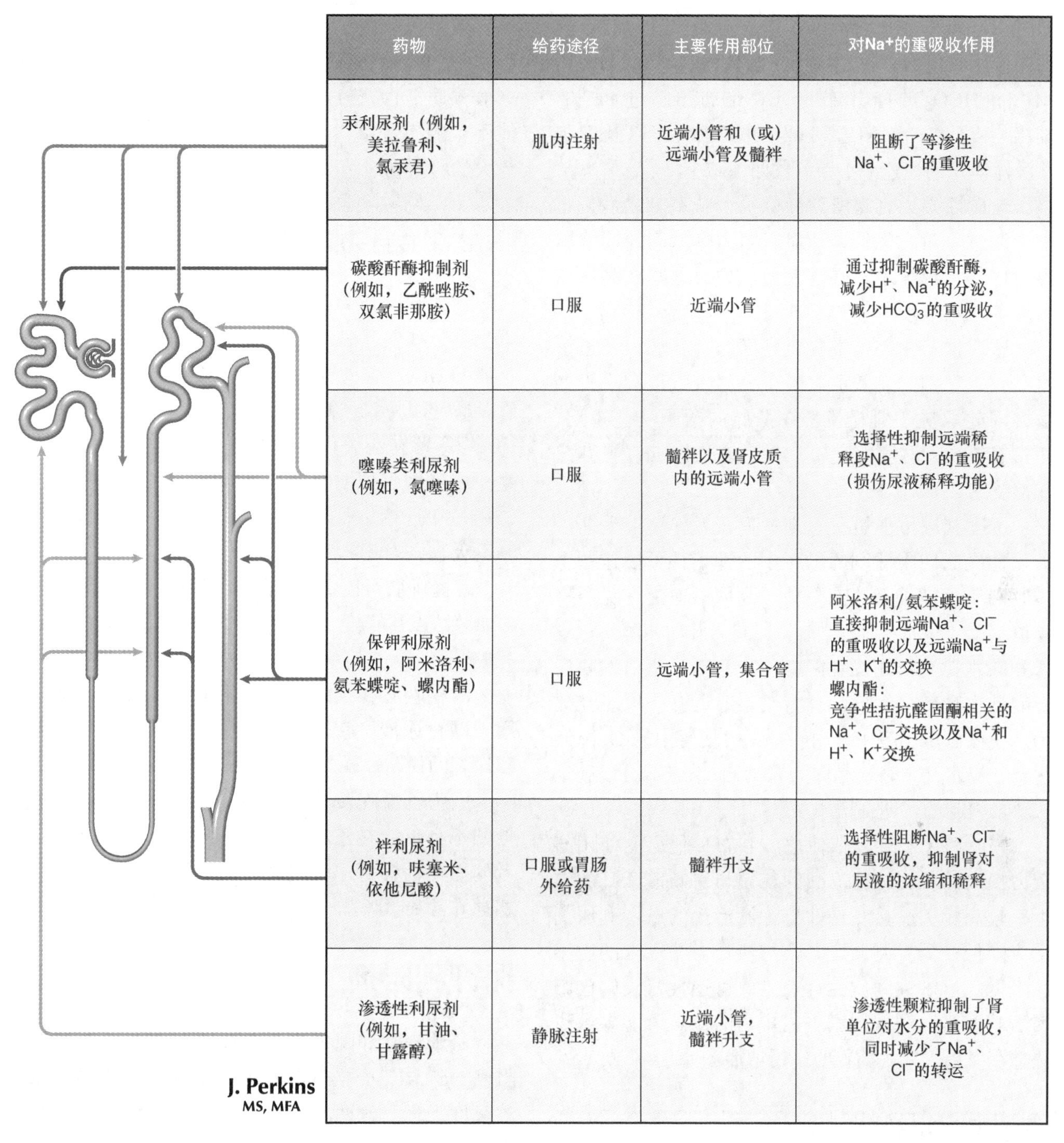

药物	给药途径	主要作用部位	对Na^+的重吸收作用
汞利尿剂（例如，美拉鲁利、氯汞君）	肌内注射	近端小管和（或）远端小管及髓袢	阻断了等渗性Na^+、Cl^-的重吸收
碳酸酐酶抑制剂（例如，乙酰唑胺、双氯非那胺）	口服	近端小管	通过抑制碳酸酐酶，减少H^+、Na^+的分泌，减少HCO_3^-的重吸收
噻嗪类利尿剂（例如，氯噻嗪）	口服	髓袢以及肾皮质内的远端小管	选择性抑制远端稀释段Na^+、Cl^-的重吸收（损伤尿液稀释功能）
保钾利尿剂（例如，阿米洛利、氨苯蝶啶、螺内酯）	口服	远端小管，集合管	阿米洛利/氨苯蝶啶：直接抑制远端Na^+、Cl^-的重吸收以及远端Na^+与H^+、K^+的交换 螺内酯：竞争性拮抗醛固酮相关的Na^+、Cl^-交换以及Na^+和H^+、K^+交换
袢利尿剂（例如，呋塞米、依他尼酸）	口服或胃肠外给药	髓袢升支	选择性阻断Na^+、Cl^-的重吸收，抑制肾对尿液的浓缩和稀释
渗透性利尿剂（例如，甘油、甘露醇）	静脉注射	近端小管，髓袢升支	渗透性颗粒抑制了肾单位对水分的重吸收，同时减少了Na^+、Cl^-的转运

图 99-1　肾小管的利尿作用部位（Netter illustration from www.netterimages.com. ）

利尿作用明显弱于袢利尿剂。因为Na^+-Cl^-转运蛋白位于小管的腔侧，当肾小球滤过率小于 30 mL/min 时，噻嗪类利尿剂无效。

噻嗪类利尿剂从胃肠道快速有效地吸收。在几个小时内达到峰值，其利尿效果长达 12 h。噻嗪类是最常用于治疗高血压的一线药物。早期降低血压是由于减少血容量，控制血压的慢性治疗是通过减少血管阻力，即使液体容量回复到治疗前水平。

噻嗪类利尿剂最常见的不良反应是脱水和低钾血症与代谢性碱中毒。使用噻嗪类利尿剂的不良反应包括肾分泌Ca^{2+}和尿酸减少导致的高钙血症和高尿酸血症。其他不良反应包括高血糖、低钠血症、低镁血症、疲劳、嗜睡、超敏反应、紫癜，以及皮炎与光敏感。

袢利尿剂

呋塞米、布美他尼、托拉塞米和依他尼酸因为抑制髓袢升支电解质的再吸收作用被归为袢利尿剂。它们也对近端小管中的电解质转运发挥直接作用，同时引起肾皮质血管舒张，增加肾血流量。有效的利尿作用致使 Na^+、Cl^-、K^+、H^+、Ca^{2+}、Mg^{2+}、NH_4^+和 HCO_3^-的排出增加，Cl^-的排出超过 Na^+的排出。K^+、H^+、NH_4^+和 Cl^-过多丢失，以及细胞外液体体积的快速减小导致代谢性碱中毒。

充血性心力衰竭患者静脉给予呋塞米之后，肾小球滤过率暂时降低，肺血管阻力降低，外周静脉容量增加，减少了左心室充盈压力，这些在利尿作用发生之前即急性起效。

这四种药物都与蛋白质高度结合并从胃肠道快速吸收。它们的有效性取决于分泌进入近端小管的量，因此取决于肾血流。在静脉内给予呋塞米后，通常在 5 min 内发生利尿，在 20 ～ 60 min 内达峰，并持续约 2 h。

过度利尿可能诱发急性低血压发作。接受非去极化神经肌肉阻滞剂的患者中的钾消耗可使这些个体倾向于长期神经肌肉阻滞。高尿酸血症常见。胃肠道紊乱（包括出血）、骨髓抑制、肝功能障碍、皮疹和碳水化合物耐受性降低（呋塞米可能干扰胰岛素的低血糖效应）也已有报道。最近有一项研究提示，在低血压患者中使用呋塞米会使肾中的 O_2 降低达到临界水平，可能是因为肾的 O_2 供应不足以满足呋塞米引起的代谢率增加。

与呋塞米相比，依他尼酸和布美他尼的使用与听力损失相关，依他尼酸的使用与胃肠道紊乱的发生率较高相关。接受慢性抗惊厥治疗的患者利尿剂反应降低，据推测，这些药物使肾对呋塞米的敏感性降低。过敏性间质性肾炎导致可逆性肾衰竭已归因于呋塞米。利尿剂竞争白蛋白的位点可能导致华法林和氯贝丁酯等药物的作用增加。

渗透性利尿剂

甘露醇是渗透性利尿剂的原型，是相对迟缓地将水从组织抽吸到血管内。它以原型从尿中排出，并在通过肾单位管腔时产生较大的流速，导致钠重吸收效率降低，从而显著利尿。渗透性利尿可导致容量减少和电解质失衡，尤其是 Na^+、K^+和 Mg^{2+}。口服吸收不可靠。静脉输注剂量为 0.25 ～ 1.0 g/kg，15 ～ 30 min 输注完毕。

在颅内压升高的患者中，甘露醇可以在 30 min 内降低颅内压，最大效应在 1 ～ 2 h 内，并且作用持续时间约 6 h。尽管可作为自由基清除剂，并已证实可有效降低颅内压，但甘露醇并未显示能改善伴有脑水肿的脑损伤患者的预后。甘露醇也未被证明能有效预防急性肾衰竭。一些研究显示，与中度肾功能不全的患者单用生理盐水组对比，甘露醇显示出更大的肾损伤风险。

碳酸酐酶抑制剂

乙酰唑胺作为碳酸酐酶的有效抑制剂作用于近端小管，减少近端和远端小管 H^+的供应。超过 90% 过滤的 HCO_3^-通过与 H^+的交换被重新吸收入近端小管。通常因为 Na^+被重吸收以换取 H^+，更多 Na^+和 HCO_3^-保留在小管内。利尿作用是由 Na^+排出而产生，尿液因保留 HCO_3^-而呈碱性。乙酰唑胺的主要作用是在近端小管，总 Na^+只有一小部分在此处过滤重吸收，因此其为一种弱利尿剂。

乙酰唑胺可以口服或静脉内给药。在口服后几小时血浆浓度达峰值。没有明显代谢，消除常在 24 h 内完成。

乙酰唑胺在某些药物过量（例如水杨酸盐）中用于碱化尿液。它也用于治疗青光眼、急性高原病和显著的代谢性碱中毒。

因为乙酰唑胺是较弱的利尿剂，其他利尿剂常见的不良反应在乙酰唑胺中不常见。用于青光眼患者的慢性治疗可出现代谢性酸中毒。大剂量可导致感觉异常和嗜睡。

保钾利尿剂

氨苯蝶啶和阿米洛利在远端小管末端和集合管阻断 Na^+-K^+交换和 Na^+-H^+交换，从而避免 K^+的过度损失。这两种相对较弱的利尿剂与在肾单位近端起作用的噻嗪类或袢利尿剂一起使用更有效。

醛固酮拮抗剂

螺内酯和依普利酮作用于肾单位远端，抑制 Na^+和 K^+排泄。二者可引起临床上显著的高钾血症。依普利酮对醛固酮受体具有更高的特异性，同时男子乳房发育和阳痿以及妇女月经不调发生率较低。两者都是弱利尿剂，更多因其醛固酮的拮抗作用而低剂量用于心力衰竭患者。螺内酯则常用于继发于肝衰竭的水肿患者。

推荐阅读

Reilly RF, Jackson EK. Regulation of renal function and vascular volume. in: Brunton LL, Chabner B, Knollman B, eds. ed. *Goodman and Gilman's The Pharmacological Basis of Therapeutiucs*. 12th ed. New York: McGraw Hill; 2011: 671-720.

Stoelting RK, Hilier SC. *Pharmacology and Physiology in Anesthetic Practice*. 4th ed. Philadelphia: Lippincott, Williams & Wilkins; 2006.

Textor SC, Glockner JF, Lerman LO, et al. The use of magnetic resonance to evaluate tissue oxygenation in renal artery stenosis. *J Am Soc Nephrol*. 2008;19:80-88.

Venkataraman R, Kellum J. Prevention of acute renal failure. *Chest*. 2007;131: 300-308.

Wilcox CX. Diuretics. In: *Brenner and Rector's The Kidney*. 7th ed. Philadelphia: WB Saunders; 2004.

Wang DJ, Gottlieb SS. Diuretics: Still the mainstay of treatment. *Crit Care Med*. 2008;36:S89-94.

第七部分 胶体和血制品

第100章 白蛋白、羟乙基淀粉和戊淀粉

Edwin H. Rho, MD
王 锟 译 曾 媛 校

胶体的争议

几十年来，医学界对于围术期输注胶体的作用一直存在争议。然而，值得注意的是，对于正在失血或需要胶体扩容的患者（尤其是创伤的患者），血制品的使用是一线治疗方案。早期的胶体使用倡导者认为维持正常的胶体渗透压很重要，可以防止血管内液体进入组织内，从而导致肺水肿、脑水肿、皮下水肿或腹水。在羟乙基淀粉和戊淀粉发明之前，白蛋白是最为广泛使用的胶体，并且现在仍然很常用。

白蛋白

白蛋白有5%和25%两种浓度，后者对于无法耐受大量液体负荷的患者最为有效。白蛋白是一种热稳定的紧密缠绕的蛋白质分子，来源于人体全血。将其加热至60℃持续10 h以灭除传染性微生物（包括细菌和病毒）。尚未见有使用白蛋白致克-雅病传播的报道。

羟乙基淀粉和戊淀粉

羟乙基淀粉（hetastarch）和戊淀粉（pentastarch）都由葡萄糖分子链组成，并向其中加入羟乙基醚基团以阻止降解。葡萄糖链是衍生自淀粉支链的高度分支，是二十个葡萄糖单体分支中的一个。羟乙基淀粉中有不同长度的淀粉链，平均分子量为450 kD。数均分子量为69 kD，数均分子量意为单独分子质量的简单平均值，与胶体渗透压更为紧密相关。约80%的羟乙基淀粉聚合物的分子量在30～2400 kD之间。羟乙基淀粉可以与0.9%氯化钠溶液或乳酸溶液配成6%的溶液。羟乙基淀粉和戊淀粉的化学和药代动力学性质见表100-1。

羟乙基淀粉和戊淀粉不会影响血型或交叉配型，在温度波动时稳定，且很少引起过敏反应。两者均可通过增加红细胞沉降率来用作白细胞分离术的辅助物，以提升粒细胞产量。

羟乙基淀粉和戊淀粉的药代动力学和药效动力学

羟乙基淀粉和戊淀粉的胶体性质类似于5%的人白蛋白。分布遍及血管内。静脉输注胶体溶液的

表100-1 羟乙基淀粉*和戊淀粉的化学和药代动力学性质

性质	6%羟乙基淀粉	10%戊淀粉
pH	5.5	5.0
分子量（kDa）	450（10～1000）	264（150～350）
数均分子量（kDa）	69	63
计算的渗透压浓度（mosmol/L）	310	326
摩尔替代比	0.7	0.45
血管内半衰期（h）	25.5	2.5
肾清除	分子量小于50 kDa可被快速清除，2周后血管内可检出小于10%	分子量小于50 kDa可被快速清除，1周后血管内无法检出
凝血的影响	PT、APTT、CT升高，可能影响血小板功能	PT、APTT、CT升高，可能影响血小板功能
其他影响	升高间接胆红素水平，暂时性升高血清淀粉酶浓度	暂时性升高血清淀粉酶浓度

* 2010—2011年，几家医学期刊撤回了描述研究羟乙基淀粉用法的文章，但这里提供的数据是准确的。

PT，凝血酶原时间；APTT，活化部分凝血活酶时间；CT，凝血时间

主要作用是继胶体渗透作用后的血浆容量增加。在低血容量患者中，持续的血浆容量扩张可导致动静脉压力、心指数、左心室做功指数和肺动脉阻力的暂时性增加。6% 羟乙基淀粉的血管内半衰期为 25.5 h，10% 戊淀粉则为 2.5 h，两者均由肾代谢清除。羟乙基排出体外时依然附着于葡萄糖单元上而非被清除。小于 50 000 Da 的羟乙基淀粉和戊淀粉分子会被肾快速清除。然而，相较于约 70% 的戊淀粉初始剂量会在 24 h 内清除，羟乙基淀粉只有 33% 在 24 h 内清除。羟乙基淀粉在给药后 2 周可在血管内检测到高达 10%，戊淀粉在给药 1 周后已无法在血管内检测到。

由于更低的摩尔取代级（即每个葡萄糖单元上的羟乙基数量），相较于羟乙基淀粉，戊淀粉可以更加快速和完全地被循环淀粉酶所降解。羟乙基淀粉的组织内存留时间很长（半衰期为 10 ～ 15 天），因为较大的分子储存于肝和脾内，由其中的淀粉酶缓慢降解。理论上讲，羟乙基淀粉有导致网状内皮功能受损的可能。因此，研发出更小分子量的戊淀粉可以减小这种理论上的风险。

羟乙基淀粉和戊淀粉的不良影响

当大剂量使用羟乙基淀粉和戊淀粉时，由于血液稀释，可导致凝血酶原时间、部分凝血活酶时间和出血时间延长。有证据表明血小板功能也会受两者影响。因此，最大推荐剂量为 15 ～ 20 ml/kg。尽管有案例报道称，神经外科手术患者在大量使用羟乙基淀粉（2 L）后出现凝血障碍，但羟乙基淀粉在未超过最大推荐剂量时，对凝血系统的影响似乎没有临床意义。最近，四淀粉（tetrastarches）被开发出来，可以增加降解并减少在血液和组织内的滞留。四淀粉是有益的，因为对凝血和血小板的影响可能会降低。

羟乙基淀粉和戊淀粉均被报道称可导致少见的过敏反应，如哮喘和荨麻疹。然而两者均未被发现可导致刺激性抗体形成。

使用羟乙基淀粉和戊淀粉后可导致血清淀粉酶和间接胆红素短暂升高，但是未见报道与胰腺炎和胆道损伤相关。

胶体的临床实用性

多位学者研究了围术期液体治疗中胶体的重要性，并试图明确相较于廉价的晶体溶液，胶体溶液的价值。比方说，白蛋白和其他胶体可以使机体在血管内保留更多液体的理论从未站得住脚。胶体从未被证明可以阻止液体的血管外聚集以防止重伤和重症患者的肺水肿、胸腔积液、腹水和软组织水肿。在过去，临床试验未显示使用胶体或晶体溶液的患者预后存在差异。更多近期的研究显示，相较于使用晶体溶液，羟乙基淀粉和戊淀粉可能会增加死亡、急性肾损伤、肾替代治疗或联合治疗的风险。但是，对于需要扩容增加前负荷且无法耐受大量静脉补液的患者，胶体可能还是有用的。

使用胶体溶液的禁忌证

羟乙基淀粉和戊淀粉禁用于以下患者：已知对羟乙基淀粉过敏者，凝血功能障碍者，充血性心力衰竭患者（容量超负荷可引发），肾疾病患者（伴随无尿或少尿症状）。

致谢

主编和编者感谢 Ronald J.Faust，MD 在之前的版本中对本章节所做的工作。

推荐阅读

Barron M, Wilkes M, Nvickis R. A systematic review of the comparative safety of colloids. *Arch Surg*. 2004;139:552-563.

Bellomo R, Morimatsu H, Presneill J, et al. Effects of saline or albumin resuscitation on standard coagulation tests. *Crit Care Resusc*. 2009;11:250-256.

Finfer S, Bellomo R, Boyce N, et al. A comparison of albumin and saline for fluid resuscitation in the intensive care unit. *N Engl J Med*. 2004;350:2247-2256.

Myburgh JA, Finfer S, Bellomo R, et al. Hydroxyethyl starch or saline for fluid resuscitation in intensive care. *N Engl J Med*. 2012;367:1901-1911.

SAFE Study Investigators; Australian and New Zealand Intensive Care Society Clinical Trials Group; Australian Red Cross Blood Service; et al. Saline or albumin for fluid resuscitation in patients with traumatic brain injury. *N Engl J Med*. 2007;357:874-884.

Soni N. British consensus guidelines on intravenous fluid therapy for adult surgical patients (GIFTASUP): Cassandra's view. *Anaesthesia*. 2009;64:235-238.

Westphal M, James M, Kozek-Langenecker S, et al. Hydroxyethyl starches. *Anesthesiology*. 2009;111:187-202.

Zarychanski R, Abou-Setta AM, Turgeon AF, et al. Association of hydroxyethyl starch administration with mortality and acute kidney injury in critically ill patients requiring volume resuscitation: A systematic review and meta-analysis. *JAMA*. 2013:309:678-688.

第 101 章　红细胞分型、筛查和交叉配血

Jerry L. Epps，MD，Robert M. Craft，MD
付　森　译　董长江　校

输注 ABO 血型不相容的红细胞（即含有 A 抗原或 B 抗原的红细胞输注给具有相应抗体的受血者）致死率达 10%，是输血致死的第二大原因。因此，即便不能完全杜绝，所有的血库也须常规分型、筛查和交叉配血（表 101-1）以尽量减少输血反应。

分型

分型试验测定患者的红细胞是否存在 A 抗原、B 抗原和 RhD 抗原。分型试验分为两个步骤。第一步，将市售的抗体（可与 A 抗原、B 抗原或 RhD 抗原反应）与受血者的红细胞混合，检测凝集反应。然后进行反向定型，将市售的红细胞（含有 A 抗原或 B 抗原）与受血者的血清混合，以检测是否存在 A 抗原或 B 抗原的抗体。反向定型是基于每个人都存在 ABO 血型红细胞所没有抗原对应的天然抗体。因此，AB 型表示存在 A 抗原和 B 抗原，而相应的抗体缺失。O 型 Rh^- 表示没有 A 抗原、B 抗原和 RhD 抗原，但是天然的 IgM 抗体（抗 A 抗体、抗 B 抗体）存在的可能性很高。抗 D 抗体仅在接触 RhD 阳性红细胞后形成（妊娠及有既往输血史）。因此，O 型 Rh^- 被称为万能供血者，而 AB 型 Rh^+ 则是万能受血者（表 101-2）。

表 101-1　输血所用全血 / 血液制品的用途和制备

程序	目的	所需时间（min）*	说明
血型	确定 ABO RhD 血型	5	将患者红细胞与市售的抗 A 抗体、抗 B 抗体、抗 D 抗体混合
筛查	检测不完全抗体	45	将患者血清与市售含有已知抗原的 O 型红细胞混合
交叉配血	检测受血者血清和供血者红细胞的相容性	45	试验性输血

* 用于制备 1U 全血 / 血液制品

筛查

筛查试验旨在确定受血者是否存在“意外”的红细胞抗体（即不完全抗体），临床上约有分属不同组别的 20 种重要红细胞抗原，如 Rh（C、E、c、e）、Diego（Di^a、Di^b、Wr^a）、Duffy（Fy^a、Fy^b）、MNS（S、s）、Kell（K、k、Ku）及 Kidd（Jk^a、Jk^b、Jk3）。筛查发现的不完全抗体多为 IgG 同种抗体（既往输血或妊娠所致）或天然存在的冷反应 IgM 抗体（通常无临床意义）。将市售 O 型红细胞（含有导致溶血性输血反应的抗原）与受血者的血清混合做凝集试验。若发生凝集反应，则认为在受血者血浆中存在不完全抗体，需要做进一步的检测以确定（过程可能需几个小时），然后再筛选出抗原阴性的红细胞以备输血。

交叉配血

应用计算机程序或血清学检查进行交叉配血，以保证供血者红细胞和受血者血浆的相容性。如果受血者不存在不完全抗体（即抗体筛查阴性），只要两次确认 ABO-RhD 血型（可以用当前血样的分型结果与之前的输血记录对比，也可以重新采样或同一血样再次进行血型确认），则可以使用计算机程序将受血者与相容的供血者的血样进行计算机 ABO-

表 101-2　美国白人的血型及比例

血型	比例（%）
O Rh^+	37
A Rh^+	36
B Rh^+	9
O Rh^-	7
A Rh^-	6
AB Rh^+	3
B Rh^-	2
AB Rh^-	1

RhD 血型匹配。计算机程序必须设有既定的逻辑程序以确保供血者与受血者红细胞 ABO-RhD 血型匹配，排除不匹配的红细胞。计算机交叉配血的优势有：使配血更快捷，减少血库的工作量，增加管理血液存储的灵活性，以及减少血制品的浪费。

若存在不完全抗体或不具备计算机交叉配血技术时，为确保 ABO 血型的相容性，须使用血清学检查进行交叉配血。血清学交叉配血的实质是受血者的血浆与供血者的红细胞进行输血试验。包括三个阶段：即刻离心相、孵育相和抗球蛋白相。第一阶段（即刻离心相）目的是再次确认 ABO 血型是否相容以及是否存在 MNS 和 Lewis 血型抗原的抗体，此过程需 1 ～ 5 min。在室温下将患者血清与供血者的红细胞混合、离心，然后肉眼评估凝集反应。此期交叉配血并未完成。在孵育相，将盐水或白蛋白加入受血者血浆和供血者红细胞的混合物中，在 37℃孵育 10 min（盐水）或 45 min（白蛋白）。在孵育相，特异性抗原的抗体可以附着于红细胞的特定抗原上，但不引起凝集反应。在交叉配血的第三阶段（抗球蛋白相），加入抗球蛋白可以促使已经附着于供血者红细胞特异性抗原的受血者抗体与抗原发生凝集反应，从而可以确定受血者是否存在针对特异性抗原（如 Duffy、Kell 和 Kidd）的抗体。

不相容风险和急救输血

致死性溶血性输血反应（美国发生率为 5.9/10 000 000 U ～ 8.5/10 000 000 U 红细胞）最常见的原因是核对错误导致的误输。如果患者既往无输血史，即刻离心相明确血型后（两次 ABO 血型相容性检查）发生不相容的输血风险为 1‰。若有输血史，则风险增加到 1%。O 型 Rh^-个体只占总人口的 7%。由于血源稀缺，所谓的“万能供血者”，即 O 型 Rh^-全血，通常留给 O 型 RhD 阴性的育龄妇女，而 Rh^-浓缩红细胞则常规作为急救输血的首选。

由于近 85% 的美国人为 RhD^+型，如果受血者不是育龄妇女，可以选择 O 型 Rh^+浓缩红细胞替代传统的“万能供血者”O 型 Rh^-进行急救输血。由于浓缩红细胞可减少 IgM 抗体（O 型血浆常含有抗 A 抗体和抗 B 抗体）的输注，因而优于全血。

推荐阅读

Carson J. Red blood cell transfusion: a clinical practice guideline from the AABB*. *Ann Int Med*. 2012;157:49-60

Francini M. Errors in transfusion: Causes and measures to avoid them. *Clin Chem Lab Med*. 2010;48:1075-1077.

Gorgas DL. Transfusion therapy: Blood and blood products. In: Roberts JR, ed. *Clinical Procedures in Emergency Medicine*. 4th ed. Philadelphia: WB Saunders; 2004:513-529.

Wong KF. Virtual blood banking. *Am J Clin Pathol*. 2005;124:124-128.

Yazer MH. The blood bank “black box” debunked: Pretransfusion testing explained. *Can Med Assoc J*. 2006;174:29-32.

第 102 章　红细胞和血小板的输注

Brian S. Donahue，MD，PhD

李晓曦　译　刘英华　校

红细胞

采集、储存和管理

全血的采集以 450 ml 为一份，加入 150 ml 含枸橼酸盐、磷酸盐和葡萄糖的抗凝防腐剂。随后应用离心法分离红细胞，并加入由腺嘌呤、葡萄糖、盐水和甘露醇组成的 100 ml 溶液中储存。腺嘌呤和右旋糖分别为腺苷三磷酸形成和糖酵解的底物。加入磷酸盐缓冲剂能够延长红细胞单位的活性至 42 天，美国食品药品管理局（FDA）以输注 24 h 后仍有 70% 的红细胞存在于受者循环中来定义有活性的红细胞单位。

在红细胞的储存过程中，应观察细胞内酸中毒的进展、细胞外高血钾和细胞内 2,3- 二磷酸甘油酸水平的下降。输注红细胞后，很快会出现细胞内钾离子水平的上升，但细胞内 2,3- 二磷酸甘油酸水平仍然低于正常水平并且至少持续 24 h。

罕见的红细胞表型被冷冻并储存于甘油中，从而避免细胞溶解，并更好地保留 2,3- 二磷酸甘油酸水平。解冻时，用盐水洗涤红细胞来去除甘油，还可以减少白细胞计数，并降低发热反应的发生率。缺点是成本高且解冻后有效期短（24 h）。

过去，由于认为红细胞的微聚集体、纤维蛋白和血小板可导致输血相关性急性肺损伤（transfusion-related acute lung injury，TRALI），故应用 40 ～ 60 μm 的输液过滤器输注红细胞来去除这些成分。现在，由于我们对 TRALI 的病因有了更好的认识，以及含有更少微聚集体的少白红细胞的应用，过滤器已不作为常规使用。

自体输血和定向输血

常规心脏手术和整形手术中已证实，在择期手术前和术中输血前对患者进行自体献血可以减少异体输血，但提前献血并不总能消除对异体血的需要。自体献血并不一定比采集和输注异体血更经济，也不能完全排除输血反应的风险。

在护理现场应用自体输血（也称为血液回收）是否能够减少同种异体输血或减少花费存在争议。具有代表性的争议是，尽管异体输血的需求降低了，但对设备和人力的花费远远超过采集和输注同种异体红细胞。

定向献血是患者或患者家属选择认定捐赠者的血液的过程，通常来源于患者的亲属。但由于为响应特定个体的请求而献血的捐赠者已经不再是志愿者，定向献血可能引起感染风险的升高。捐赠个体可能感觉是被强迫捐赠。定向献血不能排除同种免疫或免疫调节的风险，因为该血液是异体的，事实上，来源于亲属捐赠者的血液可增加移植物抗宿主病的风险。

合成血红蛋白

由于在定义有意义的临床终点、安全参数和风险 / 收益时存在困难，血红蛋白类氧载体（hemoglobin-based O_2 carriers，HBOCs）的应用受到限制。所有 HBOCs 都能迅速结合一氧化氮，导致血管阻力增加并干扰一氧化氮的其他功能。应用 HBOCs 后炎性细胞因子水平的升高、血小板反应的升高和器官血流量的下降被认为是导致胰腺炎、食管痉挛、心肌损伤、肺动脉高压和急性肺损伤的原因。游离铁释放的活性氧可能介导肾和中枢神经系统的损伤。一项近期的荟萃分析发现，应用 HBOCs 显著增加死亡率和心肌梗死。

重组血红蛋白制品具有与天然血红蛋白相似的结合氧的特性，但其在溶液中不稳定，清除一氧化氮，并向血液中释放游离铁。

红细胞输注

输注红细胞的唯一目的就是增加血液中的氧含量，从而增加氧输送（$\dot{D}O_2$），后者是血红蛋白浓度、动脉氧饱和度和心输出量（CO，其为每搏输出量和心率的产物）的产物。当 CO 充足时，一个特定的血细胞比容值可以维持充足的 $\dot{D}O_2$，但当 CO 受限或当存在肺内分流导致动脉氧饱和度受损时则可能不足。因此，尽管 7 g/dl 是被广泛认同的血红蛋白低限，但输血的决定应考虑当前的血红蛋白水平、估计出血量、心脏储备、生命体征、继续出血的可能性和组织缺血的风险。手术出血的动态特质要求在手术室采取相对于医院其他地点更积极的血液输注措施。在慢性贫血的患者中，2,3- 二磷酸甘油酸水平的增加使氧运输（见第 21 章）更有效；在急性贫血中，心血管代偿机制（例如，CO、心率、心肌氧耗增加）更加重要。

输注红细胞的指征

氧气与血红蛋白的结合可通过一个称为氧合血红蛋白解离曲线的正弦曲线关系来表现（见第 21 章），其结合可促进血红蛋白在肺中对氧的有效负载（Po_2 高处）以及在组织中对氧的卸载（Po_2 低处）。由于血液中携带的大部分氧与血红蛋白是非共价结合的，$\dot{D}O_2$ 是 CO 和氧含量的产物：

$$\dot{D}O_2 = CO \times CaO_2$$

氧含量计算如下：

$$CaO_2 = (1.356\,[Hb] \times SaO_2) + (0.0031 \times PaO_2)$$

尽管其他方面健全的患者在面临严重贫血的时候可以靠卓越的适应性维持 $\dot{D}O_2$ 和氧耗，但有证据表明，有心血管疾病和脑血管疾病的患者出现血红蛋白水平低于 7 ～ 10 g/dl 的急性贫血时代偿能力受限。心肌缺血常常悄无声息地发生，也不总是与心率和血压相关。尽管药物治疗（β 受体阻滞剂）对大多数此类患者来说很重要，但贫血可增加他们心肌梗死的风险。此外，尽管连续血红蛋白测定在手术中有一定帮助，但并不能反映血管内容量的急剧变化，甚至可能有误导性。过度应用胶体液或晶体液扩容可能导致高容量患者出现低血红蛋白水平。相反，晶体液输注不足或过度利尿可能导致低容量患者出现正常或升高的血红蛋白水平。

一项针对重症监护病房成年患者的研究发现，将患者随机分配到限制性输血策略组（目标血红蛋白 7 g/dl）或放宽策略组（目标血红蛋白 9 g/dl），两组患者的总死亡率无差异，限制组中低 APACHE（急性生理学、年龄和慢性健康状况评分）评分亚组的患者院内死亡率更低。此外，放宽策略组中心肌梗死和肺水肿更常见。冠心病患者中，输血与生存率改善无关，也不使机械通气的患者更容易撤机。早产儿中也得到了相似的结果。

血小板输注

血小板的准备和储存

浓缩血小板是通过离心新鲜取材的供体血，使红细胞从富含血小板的血浆（platelet-rich plasma，PRP）中分离出来而制成。接着将 PRP 转移到卫星袋中，应用更高的转速再次离心，从而将血小板从血浆中分离出来。每个单位的浓缩血小板中含有约 50 ml 的血浆和约 5.5×10^{10} 的血小板。在输注血小板时首选浓缩血小板，因为相比新鲜全血或 PRP，它可以使用更少的容量提供更迅速的治疗效果。成人每输注 1 单位浓缩血小板可使血小板升高 5000 ～ 10 000/μl。应用提取技术可从每名供血者中获得多个单位的血小板。使用连续流式离心机可以将血小板从血浆和红细胞中分离出来。这些成分再被输回给供血者。尽管这项技术成本更高，但优点包括降低感染风险，并可以为有多重抗血小板抗体的患者选择相容的血小板供体。推荐输注血小板时应用标准的 170 μm 过滤器以去除微聚集体。

血小板储存于室温下，通过轻柔晃动可以减少聚集，并使氧气穿过外包装袋，从而增加氧气与浓缩血小板的混合。20 世纪 80 年代中期引进的新型塑料可通过对储存袋内的细胞提供更好的气体交换来延长浓缩血小板的寿命。输注 24 h 内提取的血小板可在血液中保持 5 ～ 7 天的活性。两个时间依赖性的流程限制了血小板的储存期限。第一个是细菌污染风险的升高。第二个是在处理和储存上的功能性工艺，即血小板储存损伤。在这个短暂的储存过程中，血小板逐渐被激活并丧失其聚集的能力和在实验室化验中黏附到细胞外基质的能力。

血小板匹配

由于血小板表达的 A 和 B 抗原不是非常少就是无意义，所以不常规对血小板进行 ABO 相容性匹配。然而，近期有证据表明，和 ABO 匹配的血小板相比，输注 ABO 不相容的血小板功效降低低。尽管血小板不表达 Rh 抗原，仍要输注 Rh 相容性匹配的血小板。也就是说，Rh 阳性血小板只输注给 Rh 阳性受血者，因为浓缩血小板中几乎总是存在少数红细胞，理论上可能导致 Rh 阴性受血者出现同种异体免疫。尽管理论上存在这一顾虑，但近期关于 Rh 不相容血小板输注的研究显示这可能并不是一个有意义的风险。

血小板输注的指征

框 102-1 总结了美国麻醉医师协会围术期输血治疗指南列出的输注浓缩血小板的指征。如果血小板疾病被认为是导致或加剧出血的原因，则血小板功能异常或血小板减少症患者可能从输注血小板中获益。血小板计数小于 10×10^9/L 常出现在接受化疗药物的患者中，输注血小板被用来预防这些患者的自发性颅内和胃肠道出血。

当血小板减少的患者进行重大的外科手术时，将血小板计数提高到 50×10^9 ～ 100×10^9/L 是有利的，预防性输注血小板也是有指征的。对于没有出血或即将接受介入性操作的患者，单纯为了提高血小板计数不是输注血小板的指征。除非面临威胁生命的出血，否则免疫性血小板减少性紫癜患者都

框 102-1　血小板输注的指征

- 如血小板减少是由血小板破坏增加造成的，预防性血小板输注无效
- 当手术患者的血小板计数 ≥ 100×10^9/L 时，很少有输注血小板的指征
- 当血小板计数 ≤ 50×10^9/L 时，通常有输注血小板的指征
- 血小板计数位于中间值（50×10^9/L ～ 100×10^9/L）时，是否需要治疗的决定应基于出血的风险
- 当血小板计数 ≤ 50×10^9/L 时，可以考虑对患者进行阴道分娩或无明显出血的手术操作
- 当患者有已知的血小板功能障碍和微血管出血时，即使有适当的血小板计数，也提示有输注血小板的指征

不应接受血小板输注。这些患者产生的自身抗体可对抗所有人类血小板，因此几乎不能从血小板输注中获益。

心肺转流术后，大多数患者出现血小板减少和血小板功能障碍。尽管在这些患者中血小板计数和出血程度的相关性很低，但运用血小板计数的算法作为输注血小板的指征可减少实际应用的血小板数量。

出现血小板功能障碍的概率比血小板数量减少的概率低。除心肺转流术外，尿毒症、肝疾病、骨髓增生性疾病和蛋白异常血症也可导致获得性血小板功能障碍。影响环加氧酶的药物（阿司匹林、非甾体抗炎药）、茶碱、三环类抗抑郁药、麻醉药物（尤其是氟烷）和一些抗生素可导致有或无临床意义的血小板功能障碍。遗传性血小板功能障碍包括血小板无力症、巨血小板综合征、灰色血小板综合征和致密颗粒缺乏综合征。

血小板输注的风险

血小板同种免疫和血小板无效输注

血小板的表面有许多已知的蛋白质，这些蛋白质几乎都具有生物多态性。血小板还表达 HLA 抗原。因此来自不同捐赠者的血小板是有抗原性的，血清学已明确了 24 种免疫学血小板特异性抗原。血小板抗原敏化常见于曾多次输注血小板的患者。这些抗原或 HLA 抗原敏化的患者会迅速出现输注血小板的破坏，降低输注血小板的疗效。敏化患者中，只有型特异性匹配的血小板才有效。白细胞滤除已被证实可有效减少血小板同种免疫的发生率。

血小板输注的其他风险

血小板输注的其他主要风险与输注红细胞的风险重叠：输血相关发热反应、过敏反应和传染病传播。尽管浓缩血小板是从单一捐赠者提取的，但是通常一次给予多个单位，增加了并发症的风险。输注血小板还含有更多捐赠者的血浆，更可能引起肺损伤。由于常温储存，细菌可在浓缩血小板中繁殖，它们常与败血性输血反应相关（见第 104 章）。

推荐阅读

American Society of Anesthesiologists Task Force on Perioperative Blood Transfusion and Adjuvant Therapies. Practice guidelines for perioperative blood transfusion and adjuvant therapies: An updated report by the American Society of Anesthesiologists Task Force on Perioperative Blood Transfusion and Adjuvant Therapies. *Anesthesiology*. 2006;105:198-208.

Chockalingam P, Sacher RA. Management of patients refractory to platelet transfusion. *J Infus Nurs*. 2007;30:220-225.

Davies L, Brown TJ, Haynes S, et al. Cost-effectiveness of cell salvage and alternative methods of minimizing perioperative allogeneic blood transfusion: A systematic review and economic model. *Health Technol Assess*. 2006;10:1-210.

McMillan D, Dando H, Potger K, et al. Intra-operative autologous blood management. *Transfusion Apheresis Sci*. 2002;27:73-81.

Slichter SJ. Evidence-based platelet transfusion guidelines. *Hematol Am Soc Hematol Educ Program*. 2007:172-178.

Stafford-Smith M, Waters J, et al. The International consortium for evidence based perfusion. 2011 the update to the Society of Thoracic Surgeons and the Society of Cardiovascular Anesthesiologists blood conservation clinical practice guidelines. *Ann Thorac Surg*. 2011;91:944-982.

第 103 章　大量输血

Wolf H. Stapelfeldt，MD

丁　蕾　译　陈冀衡　校

美国麻醉医师协会颁布的指南中指出，维持患者的血红蛋白浓度可能需要超过 10 ～ 12 单位的血量。依据指南，当患者的血红蛋白浓度低于 6 g/dl 时，几乎都主张输注红细胞；当血红蛋白浓度小于 10 g/dl，而患者维持氧输送的代偿能力受到影响（如存在冠状动脉疾病），导致增加心输出量和影响血流再分配以满足代谢需要的能力降低时，也建议输注红细胞。持续的出血可能是由于手术出血、疾病或药物引起的凝血病，或者常常是这些因素联合引起。出血倾向的原因包括遗传性凝血病（血友病 A、B 和 C；血小板疾病，如特发性血小板减少性紫癜、Glanzmann 血小板无力症、von Willebrand 病或 Bernard-Soulier 综合征；或血管疾病，如 Ehlers-Danlos 综合征）、并存疾病（肝病、弥散性血管内凝血或尿毒症）、抗凝药物（华法林、肝素、溶纤维蛋白药或抗血小板药物）的影响、药物引起的血小板减少（肝素引起的血小板减少，5% 的患者发生在治疗 5 天内），或血小板功能障碍。最后，在大量输血的过程中通常会发生凝血功能障碍。虽然有些患者很顺利，在手术间就早早拔管——说明动态平衡得到有效维护（血液动力学稳定，充足的氧合和血红蛋白浓度，正常酸碱状态，电解质平衡，正常凝血状态，尿量正常，核心体温稳定），以及潜在问题得到成功解决（如肝移植），但是需要大量输血的患者由于各种术中及术后并发症，发病率和死亡率的风险往往增加。

框 103-1　弥散性血管内凝血原因

脓毒症（革兰氏阳性或革兰氏阴性菌）
病毒血症
产科疾病
　羊水栓塞
　宫内胎儿死亡
　胎盘早剥
　先兆子痫
广泛的组织损伤
　烧伤
　创伤
肝衰竭
广泛的脑损伤
　颅脑损伤
　脑血管损伤
广泛的血管内皮损伤
　脉管炎
溶血性输血反应
转移性恶性肿瘤
白血病
蛇毒

术中并发症

输血反应的范围小至轻微的过敏或发热反应（约发生于 1% 的血液制品输注），大至致死性急性溶血反应［常由 ABO 血型不匹配的红细胞或新鲜冰冻血浆（fresh frozen plasma，FFP）引起，发生率高达 1/12 000，是术中死亡的主要原因］。而延迟性溶血反应发生率为其 1/10，只有在术后几天到几周才变得明显。大约每 1000 例未进行交叉配血而紧急输注红细胞或 FFP 的患者，每 100 例孕妇或以前接受过输血的患者中，可能有 1 例会发生溶血反应。其他的反应包括过敏（遗传性 IgA 缺乏症患者）或过敏样反应，这是术中死亡的一个较少见的原因（发生率为 1/50 000 ～ 1/25 000）。更常见和主要的术后死亡原因是对输注红细胞、FFP 或血小板反应而产生输血相关性急性肺损伤（transfusion-related acute lung injury，TRALI），可能是由供血者血浆内的抗体引起。根据溶血程度，急性输血反应的治疗包括立即停止输注，必要时用药物支持循环功能，碱化尿液以防止肾小管内高铁血红素和红细胞基质沉积。凝血功能障碍的发生可能是原发性病理生理的一方面，也可能是容量复苏造成的医源性结果。前者包括肝疾病（凝血因子缺乏症、血小板减少症、原发性纤维蛋白溶解），或与弥散性血管内凝血和继发性纤维蛋白溶解相关的临床情况（框 103-1），包括低血压和组织缺氧。稀释性凝血功能障碍可能是由于医源性稀释，使循环中凝血因子低于正常值的 20% ～ 30%（通常大约损失 1.5 个血容量后），或是由于血小板减少（丢失 2 ～ 3 个血容量后）。低体温凝血障碍可以表现为实际温度校准的凝血酶原时间（prothrombin time，PT）、部分凝血活酶时间（partial thromboplastin time，PTT）或血栓弹力图（thromboelastogram，TEG）反应时间延长约 50%，以及低体温性血小板减少。凝血障碍不应采取预防性治疗，而应该在患者临床上有显著凝血功能障碍表现时（没有血凝块形成的严重出血持续渗血），根据其凝血试验结果提示指导治疗。具体治疗方案会在后面讨论。

低血压的发生可能是由于血管内低血容量、低血黏度（低血细胞比容），或由于扩张血管物质［如缓激肽（特别是在使用血管紧张素转换酶抑制剂时）］导致血管紧张性降低，或低钙血症（见下文讨论）。治疗目标包括维持正常的血管内容量、正常的心输出量和足够的全身血管阻力，以维持足够的平均动脉压，保证重要器官灌注。低钙血症可能需要使用 α 肾上腺素受体激动剂、抗利尿激素、氯化钙，或这些药物联合使用。

低体温可能是由于输注了没有加热的液体（室温）或血液制品（4℃）。其他影响条件可能包括肝衰竭或严重内脏灌注不足，使肝代谢活动对正常产热的贡献降低约 20%。预防和纠正重度低体温的方法包括使用液体加温器、对流加热毯，开放体腔（腹部）热灌注，并提高手术室环境温度。

组织缺氧可能由出血性或感染性休克引起，进一步加剧可能是由于输注的红细胞内 2,3- 二磷酸甘油酸（2,3-diphosphoglycerate，DPG）含量低引起血红蛋白氧解离曲线左移，或不正常的核心或区域组织温度，或两者皆有。治疗目标是通过支持循环（血量正常，心输出量正常或增加）维持组织氧合，同时保持足够的血氧含量（血细胞比容和氧饱和度），预防或治疗严重低体温。

代谢性酸血症可能是由于组织缺氧，加上持续外源性输注低于生理 pH 的液体和血液成分（生理盐水 pH 5.5，浓缩红细胞 pH 6.5）而逐渐发展的结果，特别是在肝肾功能异常的情况下（肝疾病、内脏血流灌注不足）。治疗方案和纠正组织缺氧相同。严重的酸血症（pH 7.1）可能需要输注碳酸氢钠，以保持或恢复内源性释放或外源性给予的儿茶酚胺的足够效能。

快速输注浓缩红细胞（$K^+ > 20$ mEq/L）时，如果输注速率超过 90 ～ 120 ml/min，可能发生高钾血症，特别是在恶化的代谢性酸血症和肾功能降低（慢性肾功能不全、急性肾衰竭、肝肾综合征）的情况下。可能表现为心电图上 PR 间期延长、QRS 波群增宽和 T 波高尖。治疗方法包括过度通气，输注氯化钙、碳酸氢钠、β 肾上腺素受体激动剂、葡萄糖、胰岛素，或这些疗法相结合。顽固性高钾血症可能需要静脉血液滤过或术中血液透析。

低钙血症可能是由于患者体内的游离钙与全血、浓缩红细胞或 FFP 中的枸橼酸钠发生反应（如果输血速率超过每 5 min1 单位）。临床症状包括低血压、脉压缩小、左心室舒张末压和中心静脉压升高。心电图可表现为宽大的 QRS 波、QT 间期延长或 T 波低平。低镁血症可导致异位心律，增加发展为室性心动过速或心室颤动的风险，包括尖端扭转型室性心动过速。这两种电解质紊乱可分别通过输注氯化钙及氯化镁纠正其血浆浓度进行治疗。

术后并发症

接受大量输血的患者因输注血液制品而产生各种并发症的风险大大增加。术后死亡的主要原因是血制品（特别是血小板，其在输注前在室温下保存）的细菌感染导致的脓毒症。常规使用白细胞过滤器可以大大降低这种风险，现在已成为推荐标准。微孔过滤器（40 μm）用来防止细胞回收血造成的微聚集体损伤。TRALI 是术后持续非心源性肺水肿的一个原因，死亡率达 5% ～ 8%，是输血相关死亡的主要原因。供体红细胞时间大于 2 周也是术后并发症和死亡风险增加的可能原因。最后，尽管改进检验和选择供体显著降低了风险，病毒感染仍然是输注血液制品后一个小却持续的威胁（乙型肝炎 1/350 000，丙型肝炎 1/2 000 000，人类免疫缺陷病毒 1/2 000 000，人类 T 淋巴细胞白血病病毒 Ⅰ 型 1/2 900 000）。可以通过使用白细胞滤器、单一供体采血或辐照血小板来降低巨细胞病毒（存在于供体白细胞）传播给巨细胞病毒阴性、免疫受损的受体的风险。

治疗凝血障碍

为了尽可能降低输血风险，不推荐预防性输血，而应该在患者出现症状、凝血检验结果明确提示的情况下再输血。常用检验包括 PT、PTT、活化凝血时间、血小板计数、纤维蛋白原、纤维蛋白裂解产物、D 二聚体（弥散性血管内凝血时升高，原发性纤维蛋白溶解时不升高）和 TEG。特殊情况下可以做其他检验，如血小板功能试验（血小板功能障碍）、凝血时间（使用肝素的患者）、蛇毒凝血时间（使用直接凝血酶抑制剂的患者），或特定的凝血因子分析（单个因子缺乏）。

在检验结果明确提示下，PT、TEG 反应时间延长可能需要输注 FFP；血小板计数低、TEG 最大振幅小于 50 则需要输血小板；低纤维蛋白原，低Ⅷ因子、XIII因子或血管性假血友病因子需要输冷沉淀。其他不影响输血风险的辅助治疗包括去氨加压素（治疗血管性血友病 1 和 2A 型，抗血小板药物、酒精或尿毒症导致的血小板功能障碍，以及轻度血友病 A）、重组Ⅶa 因子（治疗Ⅶ因子缺乏，没有弥散性血管内凝血或抗纤维蛋白溶解治疗时可独立于内源性通路促进凝血酶形成）、丝氨酸蛋白酶抑制剂（治疗原发性而不是继发性纤维蛋白溶解，防止体外循环导致的血小板功能障碍）和鱼精蛋白（治疗肝素引起的活化凝血时间、PTT 或肝素酶敏感性 TEG 反应时间延长）。图 103-1 显示了超过 1200 例肝移植患者发生凝血障碍的诊断和治疗流程。

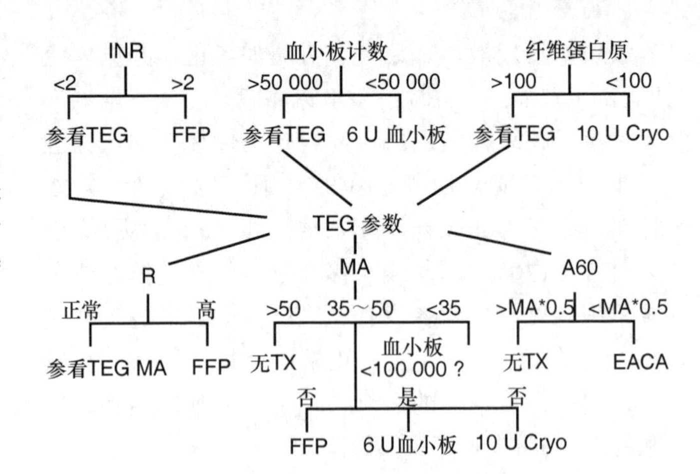

图 103-1 接受原位肝移植的患者围术期凝血功能异常的评估和治疗方法。INR，国际正常化比值；TEG，血栓弹力图；FFP，新鲜冰冻血浆；Cryo，冷沉淀；R，TEG 反应时间；MA，TEG 最大振幅；A60，MA 后 60 min TEG 振幅；TX，治疗；EACA，氨基己酸（Adapted from Stapelfeldt WH. Liver，kidney and pancreas transplantation. In：Murray MJ，Coursin DB，Pearl RG，Prough DS，eds. Critical Care Medicine：Perioperative Management. 2nd ed. Philadelphia，Lippincott，Williams & Wilkins，2002.）

推荐阅读

American Society of Anesthesiologists Task Force on Perioperative Blood Transfusion and Adjuvant Therapies. Practice guidelines for perioperative blood transfusion and adjuvant therapies: an updated report by the American Society of Anesthesiologists Task Force on Perioperative Blood Transfusion and Adjuvant Therapies. *Anesthesiology*. 2006;105:198-208.

Cohen B, Matot I. Aged erythrocytes: a fine wine or sour grapes? *Br J Anaesth*. 2013;111:i62-i70.

Koch CG, Li L, Sessler DI, et al. Duration of red-cell storage and complications after cardiac surgery. *N Engl J Med*. 2008;20:1229-1239.

Pham HP, Shaz BH. Update on massive transfusion. *Br J Anaesth*. 2013;111: i71-i82.

Sihler KC, Napolitano LM. Massive transfusion: new insights. *Chest*. 2009; 136:1654-1667.

Spahn DR, Ganter MT. Towards early individual goal-directed coagulation management in trauma patients. *Br J Anaesth*. 2010;105:103-105.

第 104 章 溶血性输血反应

Kip D. Robinson，MD，Robert M. Craft，MD

陈延云 译 董长江 校

众所周知，同种异体输血存在风险。在过去 10 年里，血液制品的核酸检测显著降低了输血传播感染的风险。因此，输血引起的严重非传染性危害已经成为一个更突出的问题（框 104-1）。在美国纽约州的一项为期 10 年的调查研究中，美国食品药品管理局（FDA）报告显示，溶血性输血反应导致的死亡率是所有传染性疾病的 2 倍以上。溶血性输血反应、输血相关性肺损伤以及输血相关性脓毒血症是导致输血相关死亡的主要原因。美国 FDA 总结了 2005—2007 年由输血导致的相关死亡病例报告，指出 55% 是由输血相关性肺损伤导致的，21% 是由溶血性输血反应导致的，8% 是由输血相关性脓毒血症导致的。输注含有血浆的血液制品（新鲜冰冻血浆最常用）是导致输血相关性肺损伤的最大原因，而输注血小板是导致输血相关性脓毒血症的主要原因（自 2004 年 3 月以来，通过对血小板机采过程中实行细菌检测的方法，输血相关性脓毒血症的致死率减少一半）。溶血性输血反应最常见于输注红细胞的患者中。

病理生理学

溶血性输血反应可分为急性溶血性输血反应和迟发性溶血性输血反应。溶血性输血反应的机制是血液制品与受血者血液不相容引起的一种免疫介导的反应。血液成分误输导致的并发症可以是无害的、症状轻微的，也可以是危及生命的，甚至是致命的（图 104-1）。输血反应的严重程度取决于抗原的输注量及抗原输注导致细胞因子和补体的激活程度。

急性溶血性输血反应的发生主要与错误输血或

框 104-1　输血引起的严重非传染性危害

免疫介导的危害	非免疫介导的危害
溶血性输血反应 *	输血相关性脓毒血症
非溶血性发热性输血反应	非免疫性溶血反应
变应性 / 荨麻疹性 / 过敏性输血反应	错误输血
TRALI	输血导致的循环容量超负荷
TA-GVHD	代谢紊乱
输血相关性微嵌合体	大量输血导致的凝血功能障碍
同种异体免疫反应	红细胞储存期间损伤导致的并发症
	过量输血
	输血不足
	铁离子负荷过量

* 急性或迟发性。

TRALI，输血相关性急性肺损伤；TA-GVHD，输血相关性移植物抗宿主病

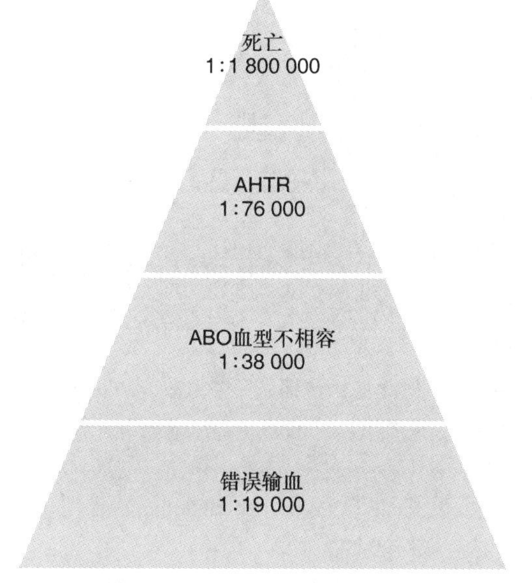

图 104-1　错误输血的风险以及误输 ABO 血型不相容、急性溶血性输血反应（AHTR）和死亡的风险。引自美国纽约州一项 10 年的研究报告（Linden 等，2000），风险发生率与欧洲输血监管数据库一致

输血成分有误有关。这种错误的发生是一种典型的文本书写或输血管理错误，当这种错误发生时，跟踪调查错误发生的原因尤为重要。因为患者与所要输注的血液成分通常是相匹配的，当血液成分与患者匹配错误时，可能使第二名患者存在急性溶血性输血反应的风险。该反应绝大多数是由所要输注的红细胞和患者不相容导致的，但也有血浆不相容导致溶血的病例报告。这些罕见病例通常是由 O 型血小板输注给非 O 型患者所导致。

受血者存在能够识别外来供血者细胞膜抗原的抗体。最常见的是由于 ABO 血型不相容（预先存在的 IgM 抗 A 抗体和抗 B 抗体），但也有与补体结合的同种抗体 IgG，例如抗 P 抗体、抗 Vel 抗体、Lewis 抗体、Kidd 抗体（抗 Jk^a 抗体、抗 Jk^b 抗体）及 Kell 抗体（抗 K1 抗体）。补体激活可迅速破坏输注的红细胞。ABO 血型不相容的典型输血反应是血管内溶血。补体激活的同时也可促进炎性细胞因子、白细胞介素、过敏性毒素、组胺、缓激肽以及血管活性胺的产生和释放。

迟发性溶血性输血反应通常发生在输血后 3 ～ 10 天。该溶血性输血反应是一种缓慢进展的初级免疫反应，但当再次接触既往输血、妊娠或者器官移植时遇到的抗原时如，可引起典型的记忆性免疫应答反应。通常血液中的这些抗体处于检测不到的水平，但当再次接触相同抗原后可迅速增加。相关的抗原有抗原 D（Rh）、Duffy（Fy^a）及 Kidd（Jk^a）。IgG 抗体包被细胞在脾和其他网状内皮系统通过吞噬细胞来清除。这种血管外溶血可导致轻度黄疸（未结合胆红素水平升高）、网状细胞增多症以及球形红细胞增多症。需要频繁输血治疗（例如镰状细胞贫血）的患者发生迟发性溶血性输血反应的风险极高。溶血性输血反应往往会加重镰状细胞危象。额外的措施，包括输血前扩展检测红细胞膜抗原分型，可以有效地降低风险。

体征和症状

急性溶血性输血反应的体征和症状见框 104-2。典型的三联征包括发热、腰痛和棕红色尿液，但很少能够观察到。在临床诊断过程中体征和症状并不具有特异性，并且许多患者被全身麻醉所掩盖，因此很难及时做出明确的诊断。在全身麻醉过程中出现体温升高、低血压、心动过速、血红蛋白尿以及弥漫性出血是急性溶血性出血反应的最佳诊断依据。如果输血开始后出现这些体征和症状，应高度怀疑急性溶血性输血反应。

并发症

在激活补体的过程中产生炎性细胞因子、组胺、

框 104-2　急性溶血性输血反应体征和症状

胸部、背部或腹部疼痛	低血压
寒战或四肢强直	恶心或呕吐
弥漫性出血	输液部位疼痛
呼吸困难	少尿或无尿
发热	濒死感
血红蛋白尿	

缓激肽、血管活性胺以及过敏性毒素，引起发热、呼吸困难、低血压以及弥散性血管内凝血等临床症状，从而可能发生休克、肾衰竭、呼吸衰竭，甚至死亡。肾衰竭是由急性肾小管坏死导致，最初主要是游离的血红蛋白导致肾小管损伤。游离的血红蛋白和抗体包被的红细胞基质均具有使肾血管收缩的特性。肾血管的收缩和全身性低血压导致缺血性肾衰竭。溶解的红细胞可以释放组织因子，从而诱发弥散性血管内凝血。

预防

溶血性输血反应的主要预防措施是避免不必要的异体输血。使用血液回吸收设备以及避免不必要的输血可减低风险。信息系统和各种输血表单能够有效地降低文本书写错误，因此能够有效减少误输以及 ABO 血型不相容的输血。使用机读血液成分检测盒和多次验证患者身份信息，包括系在患者身上的唯一输血号码，可进一步降低文书错误的风险。1976—1985 年，美国 FDA 接到报告，与急性溶血性输血反应相关的死亡病例共有 158 例。由输血引起急性溶血性输血反应致死率估计为 1/250 000 U，目前采取预防措施后，死亡率降低为 1/1 800 000 U。

治疗

对于溶血性输血反应的治疗以支持治疗为主。由于症状和体征没有特异性，对急性溶血性输血反应应保持高度警惕和怀疑。急性溶血性输血反应的治疗方法见框 104-3。输血应立即停止，支持治疗的目标为维持血压、保护肾功能、防止弥散性血管内凝血的发生。当弥散性血管内凝血发生时，可给予适当的成分输血治疗。立即对患者身份信息和血袋标签进行核对，并将剩余血液制品送回血库。将患者血液和尿液样本送实验室检查分析，包括对患者血样进行重复交叉配血检查。患者出现血红蛋白尿、血红蛋白血症以及间接胆红素升高可以作为溶血反应的间接证据，但不具有特异性，这些症状也可见于非免疫性机制（机械性损伤、热变性、渗透性改变以及药物相关）引起的溶血反应。直接抗人球蛋白实验亦被称为直接 Coombs 实验，是判定免疫性溶血反应的确诊试验。

框 104-3　急性溶血性输血反应的治疗

1. 立即停止输血
2. 核查患者血型与血袋标签是否存在匹配错误
3. 将剩余血液制品返还血库
4. 维持血压稳定
   a. 维持血容量
   b. 必要时给予血管活性药物
   c. 给予正性肌力药，可单独或联合使用甘露醇、呋塞米
5. 保护肾功能
   a. 提高排尿量＞ 1 ml/（kg · h）
   b. 维持肾灌注
   c. 维持血容量
   d. 使用利尿剂
   e. 考虑碱化尿液，给予碳酸氢钠
6. 预防弥散性血管内凝血
   a. 维持心输出量
   b. 预防低血压
   c. DIC 时给予适当成分输血治疗
7. 留取患者血液及尿液样本
   a. 重复确定血型和交叉配血
   b. DAT
   c. 测定血浆结合珠蛋白浓度
   d. 测定血浆及尿中游离血红蛋白浓度
   e. 测定胆红素浓度
   f. 检测凝血功能（凝血酶原时间、部分凝血酶原时间、纤维蛋白原和纤维蛋白裂解产物浓度）并动态监测
   g. 简易离心血液样本，可以简单快捷地发现溶血性输血反应
   h. 动态监测肾功能，包括血尿素氮浓度和肌酐浓度

DAT，直接抗人球蛋白试验；DIC，弥散性血管内凝血

推荐阅读

Eder AF, Chambers LA. Noninfectious complications of blood transfusion. *Arch Pathol Lab Med*. 2007;131:708-718.

Hendrickson JE, Hillyer CD. Noninfectious serious hazards of transfusion. *Anesth Analg*. 2009;108:759-769.

Linden JV, Wagner K, Voytovich AE, et al. Transfusion errors in New York state: An analysis of 10 years' experience. *Transfusion*. 2000;40:1207-1213.

Stainsby D, Jones H, Asher D, et al. Serious hazards of transfusion: A decade of hemovigilance in the UK. *Transfusion Med Rev*. 2006;20:273-282.

Stainsby D, Jones H, Wells AW, et al. Adverse outcomes of blood transfusion in children: Analysis of UK reports to the serious hazards of transfusion scheme 1996-2005. *Br J Haematol*. 2008;141:73-79.

Vamvakas EC, Blajchman MA. Transfusion-related mortality: The ongoing risks of allogeneic blood transfusion and the available strategies for their prevention. *Blood*. 2009;113:3406-3417.

Wu YY, Mantha S, Snyder EL. Transfusion reactions. In: Hoffman R, Benz E, Shattli S, et al, eds. *Hematology: Basic Principles and Practice*. 5th ed. Philadelphia: Churchill Livingstone; 2008:2267-2276.

第 105 章　非溶血性输血反应

C. Thomas Wass，MD
杨娇楠　译　何自静　校

发热反应

非溶血性输血反应（nonhemolytic transfusion reactions，NHTRs）经常发生于接受血液制品输注的患者中。发热是非溶血性输血反应中最常见的，中位发生率为 4%。发热定义为在输血的几个小时期间（通常不超过 12 h），体温升高 1℃或更多。发热通常来说与输注细胞组分（例如红细胞、血小板和粒细胞）有关，但也被观察到发生于输注非细胞组分（例如新鲜冰冻血浆或冷沉淀）。尽管病因学尚未完全阐明，但推测是受者对供者的白细胞或血小板的同种异体免疫反应（抗体产生于应答以前的输血史或妊娠史）激发了白细胞源性或血小板源性致热因子（例如 IL-1β、IL-6、IL-8、TNF-α、CD40L）的释放，升高了下丘脑体温调定点。另外，发热也可发生于致热因子或血制品储存期间积聚的其他炎性介质的直接输注。库存血采集和输注的间隔时间越长，发生非溶血性发热性输血反应的概率也就越高。储存前减少白细胞（例如应用白细胞过滤技术）可减轻输血相关发热反应。

如果患者在输血过程中发生了发热反应，必须停止或减慢输注。需排除细菌污染（通过革兰氏染色涂片和培养来诊断）和溶血性输血反应（通过重做交叉配血试验和直接 Coombs 试验发现对输注红细胞的抗体来诊断）。退热药（如对乙酰氨基酚）可用于非溶血性发热性输血反应的预防和治疗，但这些药物不能治疗其他伴随症状（例如寒战、僵直、输注部位的疼痛、头痛、恶心、肌痛、胸部压迫感）。

轻度过敏反应

轻度过敏反应是第二常见的非溶血性输血反应，发生率为 0.5%。体征和症状通常是轻度的，包括荨麻疹和全身皮肤瘙痒，其为 IgE 介导的、肥大细胞（脱颗粒）和嗜碱性粒细胞对外来物质（例如输注的血浆蛋白）的反应引起的组胺释放，该外来物质可见于所有含血浆的血液制品，尤其是血小板和新鲜冰冻血浆。对于没有表现出过敏反应体征的患者，可用苯海拉明对症治疗并继续输注。

过敏反应

过敏反应是非溶血性输血反应中最为严重的表现方式，输血中发生率为 1/50 000 ～ 1/20 000。发生此反应的患者通常是遗传性 IgA 缺乏者（患病率 1/700）。患者在既往的输血或妊娠过程中暴露于“外来的”IgA，从而发生同种免疫（也就是受者产生 IgE 直接对抗供者的 IgA）。IgE 与肥大细胞和嗜碱性粒细胞表面的 Fc 受体结合，引起免疫反应，从而导致脱颗粒和血管活性介质（如组胺、白三烯和前列腺素）的释放。输注任何含血浆的血制品都可能导致过敏反应。体征、症状和治疗都与其他过敏反应相同。

过敏性输血反应的诊断需要 IgA 缺乏的定量确诊和受体血浆中抗 IgA 的存在。还可以检测血清 β 类胰蛋白酶水平和肥大细胞脱颗粒标志物。然而，这些实验室检查往往耗费时间并且不易获得。因此，一旦怀疑发生过敏性输血反应，应立即停止输注。如果必须继续输注，应当使用缺少 IgA 的血制品（例如，IgA 缺乏症患者的血液，或者洗涤红细胞或去甘油冰冻红细胞）。

轻度过敏反应和 IgA 过敏性输血反应通常发生于输血开始后 45 min 内，但也可能延后至 1 ～ 3 h。发病时间越短，反应往往越严重。

输血相关性急性肺损伤

输血后肺水肿常归因于血管内容量超负荷，超过了心肌 Frank-Starling 机制的代偿（即心源性肺水肿）。相反，输血相关性急性肺损伤（transfusion-related acute lung injury，TRALI）是非心源性肺水肿，很难与急性呼吸窘迫综合征或其他急性肺损伤的原因鉴别。输血相关性急性肺损伤通常发生于输注血制品后 1 ～ 6 h 内，特点是急性呼吸窘迫，X 线显示双侧肺水肿，严重低氧血症（氧合指数＜ 300 mmHg）且没有心源性原因的证据，是一种排除性诊断。输血相关性急性肺损伤在输血患者中的发生率估计为 1/5000，这可能仍有未被诊断和漏报的。

输血相关性急性肺损伤的发病机制尚未完全明确，但可能是多因素的。有 65% ～ 90% 的发生输血相关性急性肺损伤的患者，与受者白细胞抗原结合的白细胞（包括Ⅰ类和Ⅱ类 HLA 或特异性中性粒细胞）抗体可在供者血浆中找到。当白细胞抗体不存在于供者血清，二次打击学说可能是输血相关性急性肺损伤发生机制的另一种解释。最初的损伤（例如感染、手术或创伤）引起中性粒细胞黏附在肺血管内皮。随后的“激活刺激”（例如输注含有生物活性介质的血浆）引起中性粒细胞释放氧化酶、氧自由基类和蛋白酶，导致内皮细胞损伤和血管内液外渗到肺实质。

输注任何含血浆的血液制品均可引起输血相关性急性肺损伤。有关的献血者绝大多数都是多次经产的女性，她们与来自父亲的 HLA 抗原发生同种免疫（据报道，多达 25% 女性妊娠超过 3 次）。因此，一些医学中心限制使用多次经产妇女捐献的新鲜冰冻血浆。治疗取决于输血相关性急性肺损伤的严重程度，采用支持治疗，患者可能需要气管插管、氧疗和机械通气。

在美国，输血相关性急性肺损伤是输血相关性死亡的主要原因，死亡率接近 10%。但是，大多数输血相关性急性肺损伤患者于 48 ～ 96 h 内在临床、生理和影像学上得到改善。

免疫调节

输注血制品可以显著提高（呈剂量依赖性）肾移植后移植肾的存活率，但与未接受输血或输注少白红细胞的患者相比，增加了许多癌症（例如乳腺癌、结直肠癌、胃癌、头颈部癌症、肝细胞癌、肺癌、前列腺癌、肾癌、软组织肉瘤）切除后的肿瘤复发率和死亡率。不论何种情况，患者转归的改变归因于输血介导的免疫调节作用，其被称为“免疫耐受”。这种效应可能是由于体液免疫（即 B 细胞功能及抗体生成）的上调，或细胞免疫（即 T 细胞功能）的下调，或两者都产生作用。

尽管给移植受者输血可以提高移植肾的存活，但由于免疫抑制药物的有效性和安全性（如环孢素）以及对输血相关感染的担忧，仍然不推荐常规在围术期输血。

推荐阅读

Blumberg N, Heal JM. Immunomodulation by transfusion. In: Speiss BD, ed. *Perioperative Transfusion Medicine*. 2nd ed. Philadelphia: Lippincott, Williams & Wilkins, 2006:151-167.

Pomper GJ. Febrile, allergic, and nonimmune transfusion reactions. In: Simon TL, ed. *Rossi's Principles of Transfusion Medicine*. Oxford, UK: Wiley-Blackwell, 2009:826-846.

Shulman IA, Shander A. Serious acute transfusion reactions. In: Speiss BD, ed. *Perioperative Transfusion Medicine*. Philadelphia: Lippincott, Williams & Wilkins, 2006:169-175.

Vamvakas EC, Blajchman MA. Transfusion-related mortality: The ongoing risks of allogeneic blood transfusion and the available strategies for their prevention. *Blood*. 2009;113:3406-3417.

第八部分 术前和术后问题

第106章 心脏病患者行非心脏手术的围术期评估

Harish Ramakrishna, MD, FASE
刘 丹 译 何自静 校

心血管疾病在世界范围内是导致死亡的主要原因之一，在美国是导致死亡的首要原因。非心脏手术后的心脏并发症是围术期发病和死亡风险的主要原因。其发生率在未经选择人群中为1.5%，在有心血管疾病风险或有心血管疾病的人群中为4%，对于有多种风险因素的患者则高达11%。麻醉学专家的关键作用相当于围术期的内科医生，面对需要行非心脏手术的心脏病患者，能够有效识别出哪些患者的病情可以改善，以及哪些患者围术期有发生心脏事件的风险。随后的风险分层则是心血管疾病患者围术期安全管理的基础。需要强调的一些关键问题则基于美国心脏病学会（American College of Cardiology，ACC）和美国心脏协会（American Heart Association，AHA）非心脏手术围术期心血管评估指南。修订后的指南还包含了有冠状动脉支架患者的管理办法和围术期应用β肾上腺素受体阻滞剂的相关建议。

明确合并的状况

临床医生需要识别出所有活动性心脏病（表106-1）或与不良预后相关的临床危险因素。活动性心脏病包括不稳定冠状动脉综合征、失代偿的收缩性或舒张性心力衰竭、严重心律失常以及严重的心脏瓣膜疾病。临床危险因素是与不良预后相关的独立危险因素，包括缺血性心脏病病史（有提示意义的既往史、症状或心电图异常Q波），早期的或代偿性心力衰竭病史（有提示意义的既往史、症状或检查发现），脑卒中或短暂性脑缺血发作、胰岛素依赖性糖尿病和肾功能不全（血清肌酐浓度＞2 mg/dl）病史。

表106-1 术前需要评估和治疗的活动性心脏病*

疾病	示例
不稳定冠状动脉综合征	不稳定心绞痛或严重心绞痛[†]（CCS Ⅲ或Ⅳ级）[‡] 新近发生的心肌梗死[§]
失代偿性心力衰竭（NYHA心功能分级Ⅳ级，恶化的或新出现的心力衰竭）	
严重的心律失常	高度房室传导阻滞（莫氏Ⅱ型房室传导阻滞，Ⅲ度房室传导阻滞） 有症状的室性心律失常 室上性心律失常，包括心房颤动，伴未控制的心室率（静息状态下心室率＞100次/分） 有症状的心动过缓 新近发生的室性心动过速
严重的瓣膜病	重度主动脉瓣狭窄（平均压力梯度＞40 mmHg，主动脉瓣口面积＜1.0 cm^2，或有症状） 有症状的二尖瓣狭窄（进行性加重的劳力性呼吸困难，劳力性晕厥，或心力衰竭）

* 非心脏手术前。
† According to Campeau L. Letter: Grading of angina pectoris. Circulation. 1976; 54: 522-523.
‡ 包括静坐状态患者的"稳定型"心绞痛。
§ 美国心脏病学会（ACC）国家图书馆数据库将"新近发生"的心肌梗死定义为手术前＞7天但≤30天内发生的心肌梗死。
CCS，加拿大心血管学会；NYHA，纽约心脏协会。
Reprinted, with permission, from Fleisher L, Beckman J, Brown K, et al. ACC/AHA 2007 guidelines on perioperative cardiovascular evaluation and care for noncardiac surgery: A report of the American College of Cardiology/American Heart Association Task Force on Practice Guidelines. J Am Coll Cardiol. 2007; 50: e159-241.

评估外科手术风险

外科手术风险的评估至关重要。外科手术分为低风险、中等风险和高风险的血管手术（表 106-2）。不同应激水平（心率、血压、血管内容量、失血量和疼痛的改变）的手术，发病和死亡风险不同。眼科和体表手术风险最低，很少导致术后并发症和死亡。中等风险手术（包括血管腔内腹主动脉瘤修补术和颈动脉内膜剥脱术）的术后发病和死亡风险因手术部位和范围而异。大血管手术的风险最高，需要进一步的检查。ACC/AHA 修订版指南中指出，血管手术是目前唯一的高风险手术类型，围术期心脏并发症风险通常高达 5% 以上。

评估功能状态

评估心血管疾病和肺疾病患者的功能状态至关重要，因为 O_2 摄入是心血管储备和运动耐量的最佳衡量方法。功能状态通过代谢当量（metabolic equivalents，METS）（表 106-3）来衡量。1 MET 代表静息状态下的 O_2 消耗［3 ～ 5 ml/（kg · min）］。对患者而言，4 METs 的功能能力是进行较大外科手术的最低要求。因此如果患者在日常活动中无法耐受 4 METs 的要求，就存在较高的围术期心血管和肺部并发症的风险。并存多种使活动受限的合并症的患者，需要正规检查来客观判断心肺储备。

表 106-2　心脏病患者的外科手术风险 * 分层

风险水平	手术类型
高风险（血管手术）[†]	主动脉和其他血管手术 外周血管手术
中等风险 [‡]	腹腔和胸腔手术 颈动脉内膜剥脱术 头颈部手术 整形手术 前列腺手术
低风险 [§]	内镜手术 体表手术 白内障手术 乳腺手术 门诊手术

* 包括心源性死亡和非致死性心肌梗死的发生率。
[†] 据报道，心脏风险通常＞ 5%。
[‡] 据报道，心脏风险通常为 1% ～ 5%。
[§] 据报道，心脏风险通常＜ 1%。这类手术通常不需要进一步的术前心脏检查

应用美国心脏病学会 / 美国心脏协会修订版指南

临床医生询问病史和检查的时候可以应用 ACC/AHA 路径的新 5 步法来进行风险分层，并决定进一步的心脏检查的必要性（图 106-1）。

第 1 步：非心脏手术是否紧急？如果是，将患者送往手术室，不要延迟，术中和术后加强心脏监护。

第 2 步：患者是否存在活动性心脏病？如果是，需要心脏科会诊和进一步的诊断检查。

第 3 步：手术是否为低风险手术？考虑到即使是高危患者，进行低风险手术的围术期心脏并发症风险也不到 1%，指南认为患者无须进一步检查，可以进行手术。

第 4 步：如果患者运动耐量良好（活动量＞ 4 METs 时没有出现心肺症状），可以进行手术。

第 5 步：需行中等风险或高风险手术的患者活动耐量较差或者不明确，则需要进一步的评估。关键在于临床危险因素的多少（源自修订的心脏风险指数）：无临床危险因素的患者可以进行手术。有 1 个或 2 个危险因素的患者需在控制心率的前提下进行手术；只有在改变治疗策略时考虑行无创检查。

表 106-3　不同活动的能量要求

能量消耗	你能……
1 MET ↓	照顾你自己吗？ 吃饭、穿衣服、或上厕所吗？ 在屋内绕房间行走吗？ 以 2 ～ 3 英里（3.2 ～ 4.8 km）的时速在平地行走一或两个街区吗？
4 METs ↓	在屋内做一些轻体力劳动，比如打扫房间或者刷碗吗？ 爬一段楼梯或者登上一座小山吗？ 以时速 4 英里（6.4 km）的速度在平地行走吗？ 跑一小段路程吗？ 在屋内做一些重体力劳动，比如擦地板或者举起或搬动比较沉重的家具吗？
＞ 10 METs	参与中等程度的文体活动，比如高尔夫、保龄球、跳舞、网球双打或投掷橄榄球或棒球吗？

MET，代谢当量。

Reprinted，with permission，from Fleisher L，Beckman J，Brown K，et al. ACC/AHA 2007 guidelines on perioperative cardiovascular evaluation and care for noncardiac surgery：A report of the American College of Cardiology/American Heart Association Task Force on Practice Guidelines. J Am Coll Cardiol. 2007；50：e159-241.

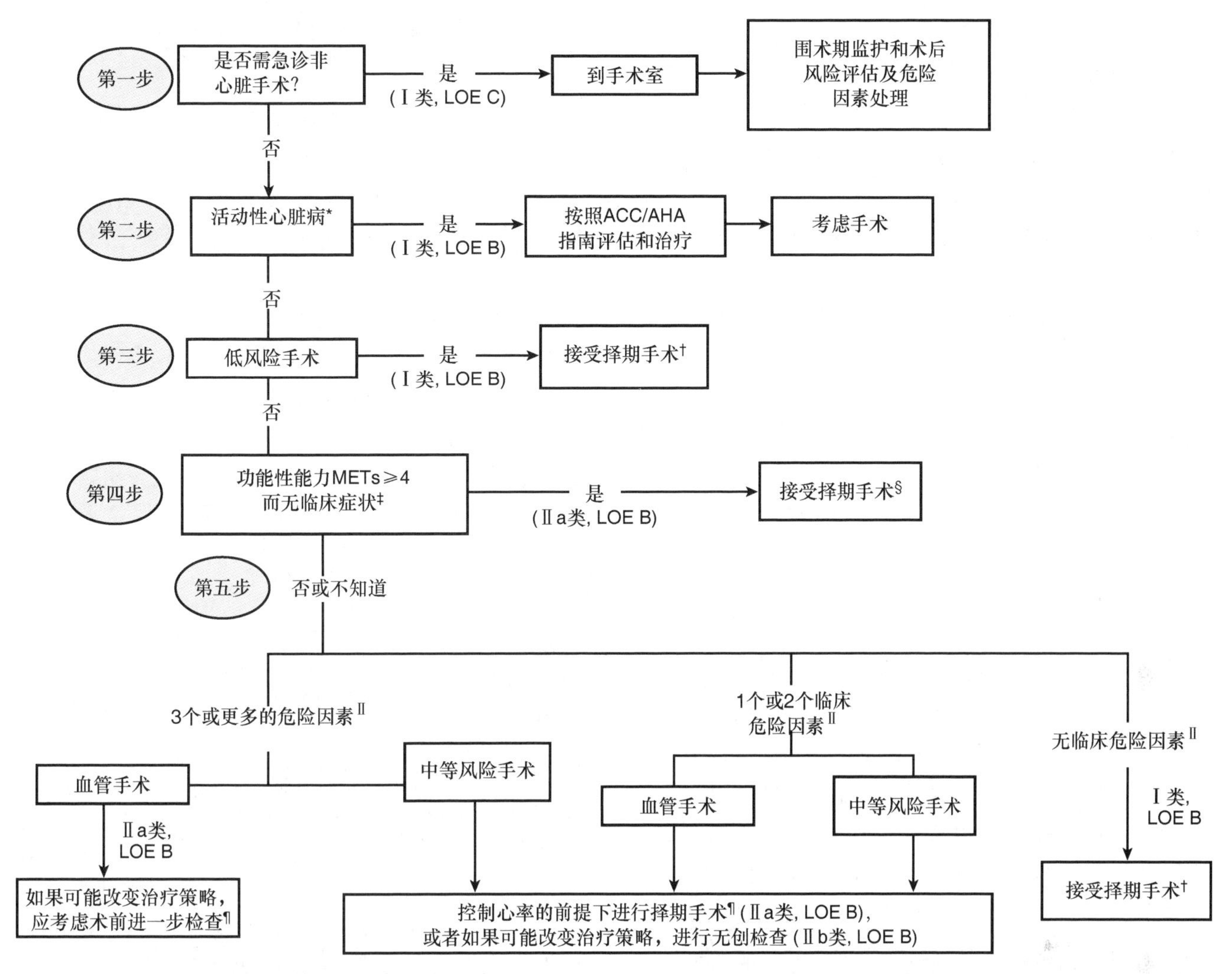

图 106-1　ACC/AHA 修订版指南。年龄大于 50 岁的预行非心脏手术的患者的评估流程。* 活动性心脏病包括不稳定冠状动脉综合征，如 7 天内发生的心肌梗死或不稳定心绞痛、失代偿性心力衰竭、严重心律失常或严重的瓣膜病。† 考虑无创性负荷试验。‡ 代谢当量（METs）应大于 4。§ 有风险因素的特殊患者在手术前若改变麻醉治疗策略，应考虑行非侵入性检查。‖ 临床风险因素包括缺血性心脏病、代偿性或早期心力衰竭、糖尿病、肾功能不全和脑血管病。¶ 考虑围术期应用 β 肾上腺素受体阻滞剂，因为有证据表明该类药物可降低这类患者的发病率或死亡率。LOE，证据水平（From Fleisher L，Beckman J，Brown K，et al. ACC/AHA 2007 guidelines on perioperative cardiovascular evaluation and care for noncardiac surgery：a report of the American College of Cardiology/American Heart Association Task Force on Practice Guidelines. J Am Coll Cardiol. 2007；116：418-500.）

有 3 个或更多的临床危险因素的患者需要保证更仔细的检查。这些患者如果计划行血管手术，则需考虑无创检查（如果该项检查可能改变治疗策略）。另一方面，即使是有 3 个或 3 个以上危险因素的患者计划行中等风险手术，也应在围术期心率控制下进行手术。对于这类人群，只有可能改变治疗策略时，无创检查才会被再次考虑。

围术期 β 肾上腺素受体阻滞剂的应用

围术期是否可以使用 β 肾上腺素受体阻滞剂目前仍存在争议，主要是因为外科方面的研究结果有限且相互矛盾，尤其是在理想目标人群的确定、β 肾上腺素受体阻滞剂的类型、给药途径和围术期药物滴定的持续时间这几方面。尽管如此，最新指南指出，β 肾上腺素受体阻滞剂适用于因心绞痛、高血压、有症状的心律失常或充血性心力衰竭，或行血管手术但由于缺血（术前检查已证实）而面临高心脏风险并且已经接受 β 肾上腺素受体阻滞剂治疗的患者。

冠状动脉疾病患者行血管或中等风险至高风险的手术时，可以推荐应用 β 肾上腺素受体阻滞剂。行血管手术的患者或行中等到高风险手术伴中等到高心脏风险的患者，也可以考虑应用这类药物。而对于行中等风险手术或行血管手术的无临床风险因素或仅有一个临床风险因素的患者，尚不能确定此类药物的有效性。患者有使用 β 肾上腺素受体阻滞剂的绝对或相对禁忌证，如失代偿性心力衰竭、非缺血性心肌病、不伴限制性冠状动脉疾病的严重瓣膜病或严重支气管痉挛时，不应使用此类药物。另一方面，所有患者围术期都应继续使用他汀类药物。

经皮冠状动脉介入治疗后的患者

经皮冠状动脉介入治疗（percutaneous coronary interventions，PCIs）后的患者行非择期手术，无论是否放置了冠状动脉支架，围术期风险都极高。越来越多的这类患者在放置支架 1 年内需行非心脏手术，其支架内血栓形成的风险很高，并与严重的发病率和死亡率相关（药物洗脱支架风险高于金属裸支架）。这些患者围术期呈高凝状态的原因很多，包括外科手术相关的血栓前状态、不完全的支架再内皮化以及过早停止双联抗血小板治疗。依照 ACC/AHA 修订版指南，接受 PCIs 但未放置支架的患者行择期手术应该推迟至少 2 周进行，以保证球囊扩张部位的血管损伤得以修复。放置金属裸支架的患者行择期手术应推迟至少 4 ～ 6 周，同时接受双联抗血小板治疗，以降低支架内血栓的风险。最后，由于药物洗脱支架具有较高的再内皮化延迟的特点，放置这类支架的患者面临特殊的挑战，支架内近期和远期血栓的风险显著增加。这一事件发生的关键因素是过早停止双联抗血小板治疗。因此，指南认为这类患者行择期非心脏手术应推迟至少 12 个月，同时患者要接受双联抗血小板治疗，以减少灾难性的支架内血栓发生风险，因为一旦发生血栓，死亡率高达 20% ～ 45%。这类患者如果在双联抗血小板治疗期间必须接受手术，应慎重考虑在手术期间不要中止双联抗血小板治疗。对于难以接受出血风险的特殊手术（神经外科手术、眼科后房手术、前列腺切除术），术前可能需要中止双抗治疗，并在术后尽早恢复。如果能够接受，围术期可以通过选择单独应用阿司匹林以降低血栓风险。

安装心律控制装置的患者

安装心律控制装置［起搏器、植入式心律转复除颤器（implantable cardioverter-defibrillators，ICDs）］的患者是另一类需要特殊注意的高风险群体。这类患者的装置应该在手术后 3 ～ 6 个月再次进行检测。电磁干扰是围术期出现装置故障的主要原因。不推荐使用磁铁调整装置，急诊手术例外。起搏器应在术前重新调制程序至非同步模式。ICDs 患者应通过重新调制程序关闭抗快速性心律失常的功能，急诊手术时可以使用磁铁。手术后，特别是术中使用过电刀的患者应检测这些装置的功能，ICDs 患者术后应恢复装置的抗快速性心律失常功能。

推荐阅读

Auerbach A, Goldman L. Assessing and reducing the cardiac risk of noncardiac surgery. *Circulation*. 2006;113:1361-1376.

Bonow R, Carabello B, Kanu C, et al. ACC/AHA 2006 guidelines for the management of patients with valvular heart disease: A report of the American College of Cardiology/American Heart Association Task Force on Practice Guidelines. *Circulation*. 2006;114:e84-231.

Devereaux P, Goldman L, Cook D, et al. Perioperative cardiac events in patients undergoing noncardiac surgery: A review of the magnitude of the problem, the pathophysiology of the events and methods to estimate and communicate risk. *Can Med Assoc J*. 2005;173:627-634.

Feringa H, Bax J, Boersma E, et al. High-dose beta-blockers and tight heart rate control reduce myocardial ischemia and troponin T release in vascular surgery patients. *Circulation*. 2006;114(1 Suppl):s344-349.

Fleisher L, Beckman J, Brown K, et al. ACC/AHA 2007 guidelines on perioperative cardiovascular evaluation and care for noncardiac surgery: A report of the American College of Cardiology/American Heart Association Task Force on Practice Guidelines. *J Am Coll Cardiol*. 2007;50:e159-241.

Grines C, Bonow R, Casey D Jr, et al. Prevention of premature discontinuation of dual antiplatelet therapy in patients with coronary artery stents: A science advisory from the American Heart Association, American College of Cardiology, Society for Cardiovascular Angiography and Interventions, American College of Surgeons, and American Dental Association, with representation from the American College of Physicians. *Circulation*. 2007;115:813-818.

Lee TH, Marcantonio ER, Mangione CM, et al. Derivation and prospective validation of a simple index of cardiac risk for major noncardiac surgery. *Circulation*. 1999;100;1043-1049.

POISE Study Group. Effects of extended release metoprolol succinate in patients undergoing noncardiac surgery (POISE Trial). *Lancet*. 2008;371:1839-1847.

Poldermans D, Bax J, Schouten O, et al. Should major vascular surgery be delayed because of preoperative cardiac testing in intermediate-risk patients receiving beta-blocker therapy with tight heart rate control? *J Am Coll Cardiol*. 2006;48:964-969.

Spertus J, Kettelkamp R, Vance C, et al. Prevalence, predictors, and outcomes of premature discontinuation of thienopyridine therapy after drug-eluting stent placement: Results from the PREMIER registry. *Circulation*. 2006;113:2803-2809.

Vincenzi M, Meslitzer T, Heitzinger B, et al. Coronary artery stenting and noncardiac surgery: A prospective outcome study. *Br J Anaesth*. 2006;96:686-693.

Xu-Cai YO, Brotman DJ, Phillips CO, et al. Outcomes of patients with stable heart failure undergoing elective noncardiac surgery. *Mayo Clin Proc*. 2008;83:280-288.

第 107 章　外科患者烟草的使用

Yu Shi, MD, MPH, David O. Warner, MD
李　刚　译　曾　鸿　校

美国约有 20% 的成年人吸烟，每年估计有 1000 万吸烟者接受外科手术。香烟烟雾的慢性和急性暴露会引起生理的巨大改变，从而增加围术期发生心血管、肺和创伤相关并发症的风险（图 107-1）。因此，了解吸烟和戒烟如何影响患者围术期生理具有现实意义。本章将回顾：①为什么吸烟者在围术期应尽可能长时间地戒烟；②为什么手术给永久戒烟提供了好机会；③麻醉医生如何帮助患者戒烟。

戒烟和围术期结局

尽管吸烟的一些影响是不可逆转的（例如慢性阻塞性肺疾病中的气道损伤），但是戒烟可以改善多器官系统的功能，并降低围术期并发症的风险。机体从吸烟的可逆性影响中恢复所需要的时间差异很大。但许多烟草成分的影响是短暂的，例如，尼古丁半衰期短（1 ～ 2 h），因此，戒烟 8 ～ 12 h 后血浆尼古丁水平非常低。

心血管结局

吸烟是心血管疾病的主要危险因素。从长远来看，戒烟会使冠心病患者的全因死亡风险降低约 1/3。吸烟通过增加心率、血压和心肌收缩力来大幅增加心肌氧耗。这些影响可能主要由尼古丁介导，增加交感神经活性并直接收缩部分外周血管。香烟烟雾中的一氧化碳与血红蛋白结合，将氧合血红蛋白解离曲线向左移动，从而干扰氧释放。这些影响都增加心肌缺血的风险。在麻醉期间，通过心电图评估的缺血发生频率与呼出的一氧化碳水平相关。这表明在术前即刻吸烟可增加急性心血管风险，即使是简单的术前戒烟也可以使心脏受益，因为戒烟后（约 12 h 内）一氧化碳值迅速下降。由于尼古丁和一氧化碳的影响消失，随着心肌氧需求减少，氧供应增加，急性缺血的风险也可能迅速下降。戒烟 12 h 后，用于评估整体心血管功能的最大运动能力显著增加。

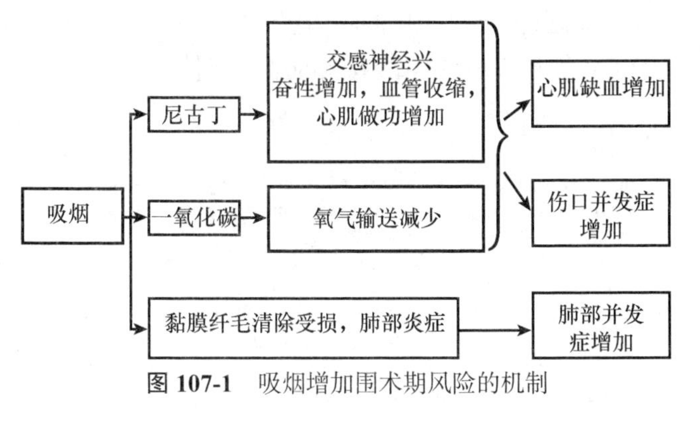

图 107-1　吸烟增加围术期风险的机制

呼吸系统结局

吸烟是肺部疾病的主要原因。例如，大约 15% 的吸烟者会发生慢性阻塞性肺疾病。即使那些没有出现肺部疾病的吸烟者，与年龄相关的肺功能下降也更显著。吸烟会引起肺部炎症状态，引起杯状细胞增生、平滑肌增生、纤维化和结构性上皮异常。吸烟会影响黏液分泌量和组成成分，并降低黏膜纤毛清除率。所有这些异常都使吸烟者患肺部感染和气道反应性疾病的频率更高。吸烟是围术期各种肺部并发症（包括支气管痉挛和肺炎）一致的危险因素。即使暴露于香烟烟雾水平较低也有临床后果，例如，暴露于二手烟的儿童上呼吸道并发症发生率增加。

香烟烟雾除了引发炎性反应外，在麻醉期间与非吸烟者相比，吸烟者肺部抗炎症的防御功能受到了更大的损害。慢性香烟烟雾暴露的肺部恢复是一个复杂的过程。咳嗽和喘息的症状在戒烟后几周内下降。杯状细胞增生、黏液生成和黏膜纤毛清除也得到改善。由于上述改善，戒烟降低了围术期肺并发症的风险，戒烟数月会对患者带来最大的益处。而术前临时戒烟会增加肺并发症的风险这一观点是不正确的，该观点是基于一种说法——戒烟会使咳嗽和黏液分泌量短暂增加，而这一说法同样是错误的。因此，虽然术前戒烟时间越长越好，但即使术前准备时间较短，也应该鼓励患者戒烟。

伤口愈合和骨愈合结局

吸烟者更有可能出现术后伤口相关并发症，如伤口裂开和感染，尤其在需要破坏皮肤的手术（如整形手术）中。一定程度上这可能是吸烟引起的组织氧合降低导致的，而组织氧合状态是伤口愈合的重要决定因素。香烟烟雾也可能直接影响成纤维细胞和免疫细胞的功能，这两种细胞的功能在伤口愈合过程中起重要作用。吸烟引起的微血管疾病可干扰对伤口修复起重要作用的物质的释放，如一氧化氮。因此，一些外科医生，特别是整形外科医生要求患者至少术前暂时戒烟，否则拒绝给患者手术。吸烟对骨代谢有显著影响，是骨质疏松症的主要危险因素。吸烟会增加脊柱融合不愈合的风险，并且吸烟者的骨折修复和韧带愈合能力也可能受损。现在有强有力的证据表明戒烟可以减少伤口相关的并发症，如伤口感染。术前戒烟多长时间才能获益尚不明确。然而，因为组织氧合是影响伤口愈合的主要决定因素，而组织氧合在戒烟后迅速改善，因此即使短暂戒烟也是有益的。术后第 1 周是伤口愈合过程的初始阶段，因此，术后第 1 周戒烟对患者非常重要。

手术是戒烟的最佳时机

如前所述，术前短暂戒烟也可能降低围术期并发症的风险。最近的荟萃分析结果表明，术前戒烟可减少术后并发症（风险比为 0.70，95% 置信区间为 0.56 ～ 0.88）。患者在手术期间应该尝试戒烟的另一个原因是，手术是一个“可受教的时刻”，可激发个体改变吸烟行为，手术经历使自发戒烟的速度加倍。研究表明，围术期尼古丁戒断症状并不总是发生。例如，与非吸烟者相比，吸烟者围术期应激状态并未加重。无论是因为术后给予阿片类药物而缓解了患者的应激反应，还是患者已经脱离通常给人吸烟暗示的正常环境的事实，都应该鼓励患者围术期持续戒烟，而不必担心这会增加手术本身产生的应激。因为吸烟是最常见的可预防的过早死亡原因，因此手术是促进手术患者长期健康的绝佳机会。

帮助患者戒烟

治疗烟草依赖涉及行为咨询（以解决吸烟的习惯）和药物治疗（以解决尼古丁成瘾）（图 107-2）。医师提出戒烟的建议提高了戒烟的成功率，而医师提供的更深入的咨询进一步提高了戒烟率。麻醉医

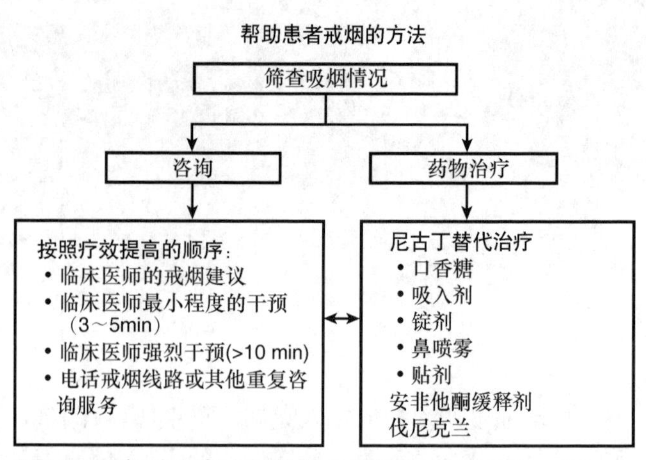

图 107-2 帮助患者戒烟的方法总结（Modified from Warner DO. Helping surgical patients quit smoking：Why，when，and how. Anesth Analg. 2005；101：481-487.）

师提供强化的行为干预措施可能不实用，因为绝大多数麻醉医师没有接受过培训，而且繁忙的临床工作时间有限，但是麻醉医师可以给患者提供其他医疗信息，例如戒烟电话（1-800-7848-669），并且可以免费或收取低廉的费用为尝试戒烟的吸烟者提供帮助和随访。药物治疗有助于吸烟者治疗尼古丁戒断症状，包括对香烟的渴望。口香糖、吸入剂、贴剂和锭剂形式的尼古丁替代疗法（nicotine replacement therapy，NRT）有效促进戒断，并且大多无需处方。NRT 在健康吸烟者中不会产生心血管不良反应，并且对于有心血管疾病的患者来说也是安全的。没有证据表明治疗剂量的 NRT 会影响伤口愈合，因此，目前的证据支持 NRT 对外科手术患者的安全性。已有报道联合药物疗法（安非他酮缓释剂或酒石酸伐尼克兰）和心理疗法（例如，个体、团体或电话治疗）进行戒烟获得了巨大成功。

总结

吸烟会增加围术期并发症的风险。患者围术期应尽可能长时间地戒烟，术前短暂戒烟也可能有益处。麻醉医师应该坚持向患者询问烟草使用情况，建议患者戒烟，并将戒烟咨询电话（1-800-7848-669）告知患者，为尝试戒烟的患者提供支持。

推荐阅读

American Society of Anesthesiologists. *ASA stop smoking initiative for providers*. http://www.asahq.org/For-Members/Clinical-Information/ASA-Stop-Smoking-Initiative.aspx. Accessed November 8, 2010.

Shi Y, Warner DO. Surgery as a teachable moment for smoking cessation. *Anesthesiology*. 2010;112:102-107.

Thomsen T, Villebro N, Moller AM. Interventions for preoperative smoking cessation. *Cochrane Database Syst Rev*. 2010;7:CD002294.

Warner DO. Perioperative abstinence from cigarettes: Physiologic and clinical consequences. *Anesthesiology*. 2006;104:356-367.

第 108 章　阻塞性睡眠呼吸暂停

Melinda A. King，MD
夏　纯　译　曾　鸿　校

阻塞性睡眠呼吸暂停（obstructive sleep apnea，OSA）是以反复发作的部分或完全上呼吸道阻塞，导致频繁的夜间觉醒为特征的睡眠呼吸紊乱。患者也可能出现高碳酸血症和动脉血氧饱和度下降。

流行病学

OSA 的患病率，成年男性为 3% ～ 7%，成年女性为 2% ～ 5%。部分人群患病率较高，包括老年人和超重患者（图 108-1）。大多数 OSA 患者未确诊，随着人口老龄化和肥胖患者增多，预计其发病率会大量增加。

病理生理学

上呼吸道从硬腭到喉部为多用途复合结构。其塌陷和改变形状的能力对于呼吸、吞咽和说话的功能是必不可少的。OSA 患者的气道狭窄，更容易发生塌陷（图 108-2）。这些患者更依赖于清醒时气道扩张肌肉的增加，以维持气道通畅。健康患者和 OSA 患者入睡时肌肉张力的降低会导致呼吸不稳定。在清醒时高度依赖于增加的肌肉张力的患者更容易在从清醒到睡眠的过渡期间出现气道阻塞。睡眠唤醒有助于患者恢复正常的呼吸模式，但最终结果是导致睡眠质量差。

阻塞性睡眠呼吸暂停、肥胖、心血管风险和代谢综合征

OSA 患者在手术室的存在的问题往往并不单一。这些患者存在多种合并情况，使得对他们的管理更加复杂。肥胖患者往往伴随着 OSA，首先对麻醉提出了挑战。在咽部组织的脂肪沉积加剧了底部的狭窄和咽部气道塌陷。肥胖患者也积累更多的内脏脂肪，这影响了 OSA 的严重程度。症状严重程度与体重减轻和增加有关。在美国威斯康星的一项睡眠队列研究中，作者发现，OSA 患者体重每增加 10%，每小时发生呼吸暂停和睡眠低通气次数增加 32%（即睡眠呼吸暂停低通气指数，或 AHI；表 108-1）。体重降低 10%，AHI 改善 26%。体重减轻使症状的严重程度呈剂量依赖性降低。

OSA 和肥胖也严重影响心血管疾病的发病率。肥胖会增加高血压、心力衰竭、卒中和冠心病的风险（图 108-3）。无论患者的年龄、性别，或是否合并其他情况，如吸烟、饮酒、糖尿病和肥胖，OSA 均为心血管疾病风险增加的独立危险因素。睡眠心脏健康研究数据显示，OSA 患者的心房颤动、冠心病和心动过速的发生率均增加。OSA 患者的心血管风险增加的机制还没有完全明确，但可能与持续的交感神经激活、氧化应激，以及反复发作高碳酸血症和低氧血症所导致的血管炎症反应相关。这些患者的炎症介质增多，如 C 反应蛋白和白细胞介素 6，而一氧化氮水平降低。OSA 的治疗采用持续气道正压通气（continuous positive airway pressure，CPAP）可以改善高血压，降低炎症介质水平，改善部分患者的血脂异常，促进动脉粥样硬化斑块消退。

OSA 患者的另一常见合并症是代谢综合征。这种疾病的特点是多种代谢问题合并出现。通常情况下，患者有中枢性肥胖、高血压、糖尿病和血脂异常。虽然代谢综合征和 OSA 之间的直接联系尚未确定，但 OSA 患者有 60% 合并有代谢综合征（未患 OSA 的人为 40%）。除了处理 OSA 和心血管疾病的继发问题外，麻醉医师还必须认识到代谢综合征所造成的终末器官损伤。

OSA 患者的麻醉管理

OSA 患者对麻醉存在一定挑战。首先是确诊。80% ～ 90% 的 OSA 患者未诊断出该综合征。任何合并肥胖、高血压、或代谢综合征中任一特征的患

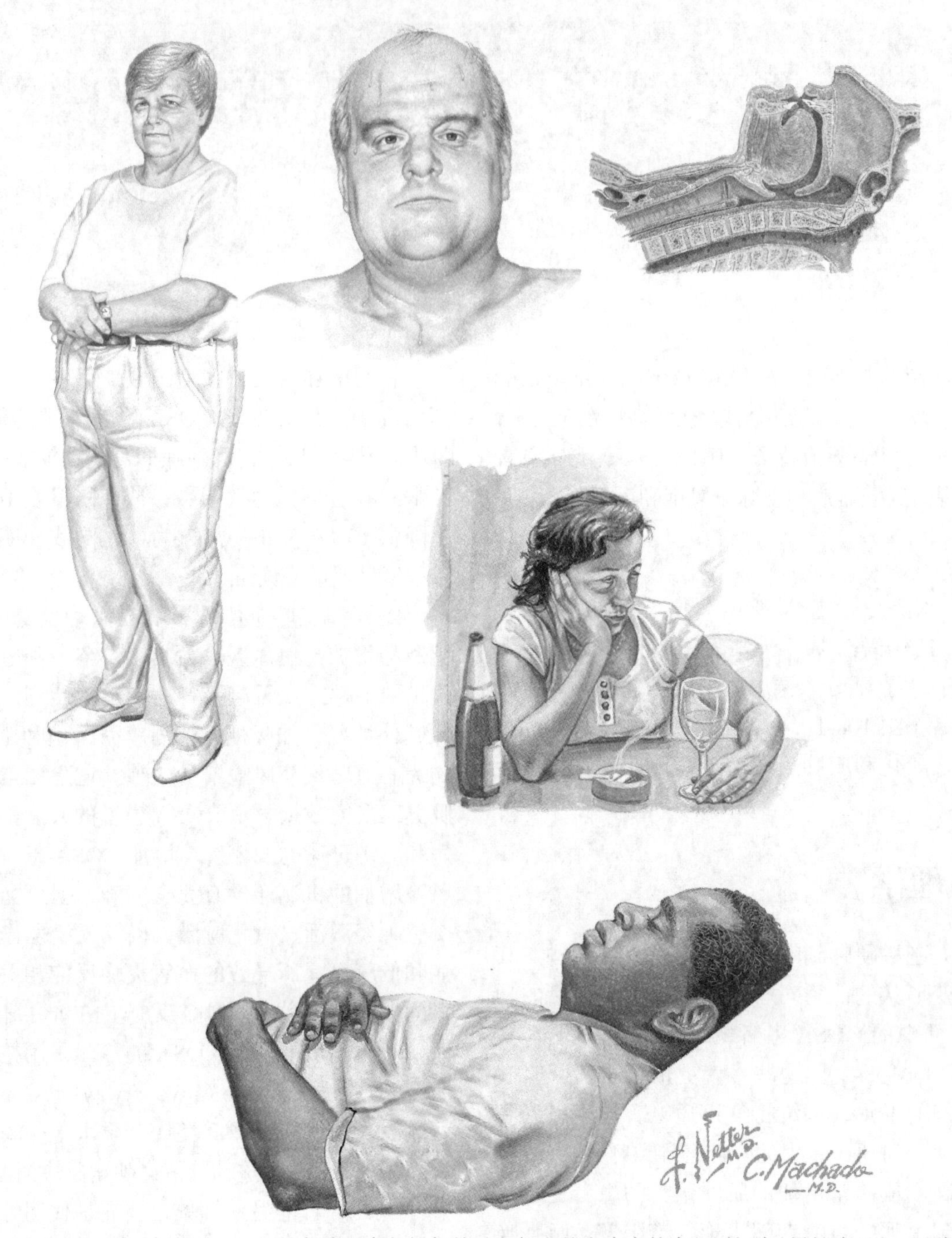

图 108-1 阻塞性睡眠呼吸暂停（OSA）的危险因素包括年龄（老年人的发病率较高）、性别（男性多见）、肥胖（体重指数增高 OSA 的风险增加）、上呼吸道异常、吸烟，饮酒，和某些药物的使用（Netter illustration from www.netterimages.com. © Elsevier Inc. All rights reserved.）

者均应视为存在 OSA 风险，因此，麻醉医师应进行详细的病史询问，包括询问共同睡眠者以及使用 STOP 法［即打鼾（Snoring）、疲劳（Tiredness）、可发现的呼吸暂停（Observed apnea）、高血压（high blood Pressure）］识别 OSA 患者。通常情况下，患者完全不了解此疾病并需要接受相关医学教育。一个简单的识别问卷评分系统可以帮助识别高危患者，评估围术期的风险，并指导临床决策（框 108-1 和表 108-2）。

OSA 患者应在术前确诊并开始 CPAP 治疗，改善与 OSA 相关的症状。患者应控制高血压和维持血糖平稳，治疗血脂异常和胃食管反流。不幸的是，往往在手术当日才发现这些症状。这些患者的管理包括两个方面：改善与 OSA 相关的症状和制订最小创伤的麻醉计划。麻醉的目标应该是为外科医生提供一个安静的工作区域，同时尽量减少患者的风险并提高舒适性。

最安全的麻醉方式是局部麻醉，同时使用最小

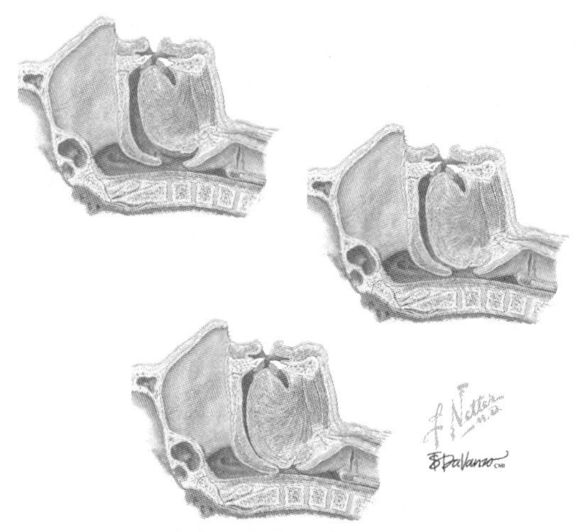

图 108-2 睡眠呼吸暂停的解剖示意图（Netter illustration from www.netterimages.com. © Elsevier Inc. All rights reserved.）

表 108-1 阻塞性睡眠呼吸暂停严重程度

严重程度分级	AHI*
无	0 ～ 5
轻度	6 ～ 20
中度	21 ～ 40
重度	＞ 40

* 睡眠呼吸暂停低通气指数（AHI）是每小时睡眠呼吸暂停和低通气的次数

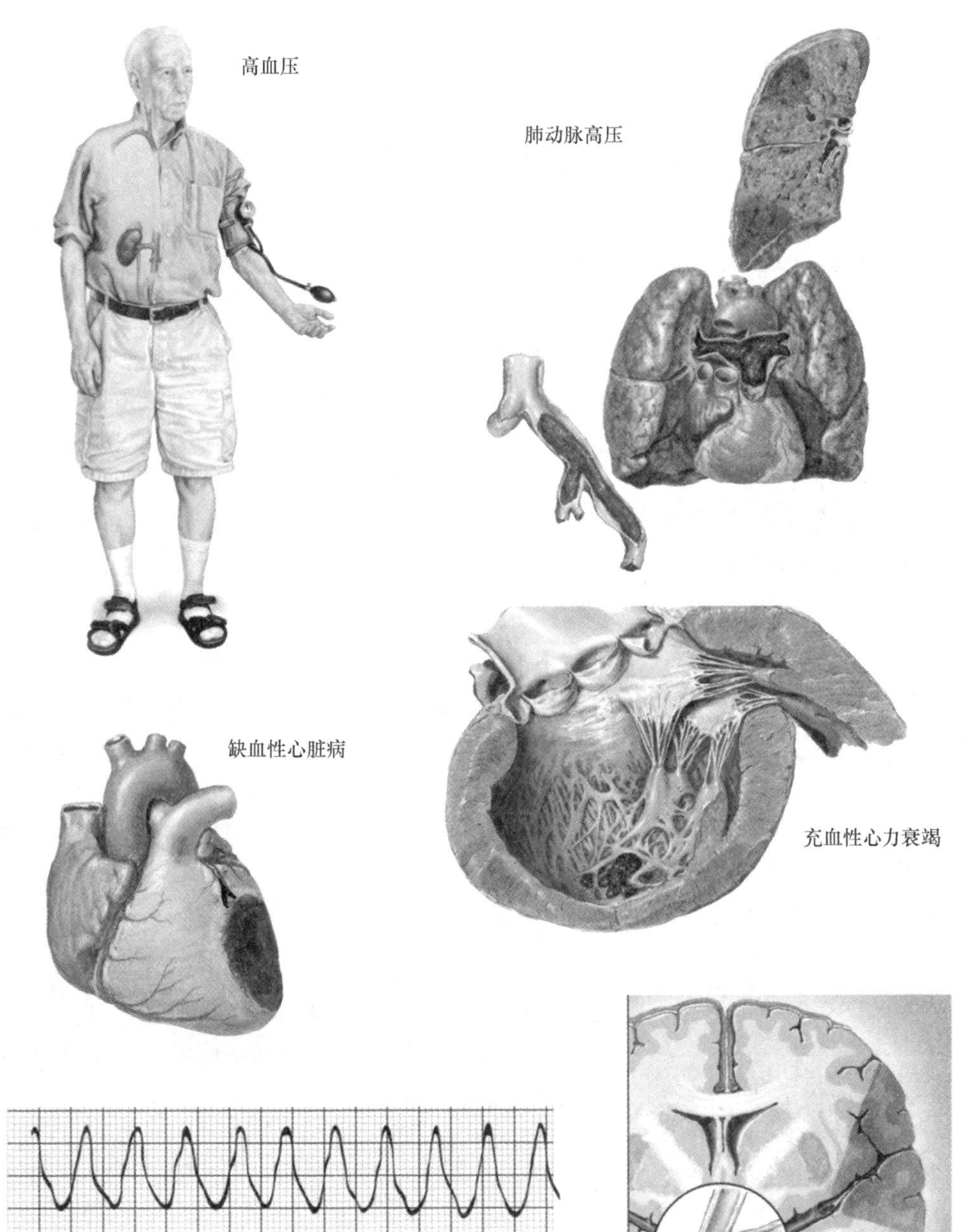

图 108-3 与阻塞性睡眠呼吸暂停相关的疾病包括全身性高血压、肺动脉高压、缺血性心脏病、充血性心力衰竭、心律失常和卒中（Netter illustration from www.netterimages.com. © Elsevier Inc. All rights reserved.）

框 108-1　阻塞性睡眠呼吸暂停的判定

OSA 临床症状和体征
易感体质特征
　BMI ＞ 35 kg/m^2
　颈围女性＞ 16 英寸（约 40.6 cm），男性＞ 17 英寸（约 43.2 cm）
　影响气道的颅面畸形
　鼻塞（解剖性）
睡眠时气道梗阻病史（若患者和他人共同生活需两个因素，单独生活需一个因素）
　严重打鼾
　可发现的呼吸暂停
　觉醒并有窒息感
　从睡眠中频繁觉醒
嗜睡
　经常嗜睡或睡眠充足时仍感觉疲劳
　吵闹环境下也能轻易睡着（如看电视时）
　睡眠研究的结果

BMI，体重指数；OSA，阻塞性睡眠呼吸暂停

表 108-2　阻塞性睡眠呼吸暂停评分系统 *

评分因素	分数
严重程度 †	
无	0
轻度	1
中度	2
重度	3
手术创伤	
局部麻醉和神经阻滞的浅表手术	0
中度镇静或全身麻醉的浅表手术	1
外周神经及椎管内麻醉和轻到中度镇静	2
全身麻醉下行大手术	3
全身麻醉下行气道手术	3
阿片类药物使用	
术后无需使用阿片类药物	0
口服低剂量阿片类药物	1
口服、肠外或椎管内给予大剂量阿片类药物	3

* 评分≥ 5 的患者围术期出现阻塞性睡眠呼吸暂停相关并发症风险显著增加。
† 如果患者已经安装并使用持续气道正压通气，则减去 1 分

剂量镇静剂或不使用镇静剂。鉴于疾病的性质，以及这类患者整体健康状况不佳的情况，往往需要采用更多有创操作。如果不能进行局部麻醉，麻醉医师可以考虑进行区域阻滞麻醉。外周神经阻滞和椎管内麻醉是很好的选择，可以减少镇静剂的使用。患者的体质可能给外周神经阻滞造成困难。但随着超声技术的广泛应用，可明显降低操作困难，同时提高阻滞效果。椎管内阿片类药物应避免应用于 OSA 患者，因为这些患者对这些药物的呼吸抑制作用特别敏感。

选择全身麻醉时，应考虑许多问题。OSA 患者潜在病理生理机制使他们高度存在困难气道的风险。55 岁以上的患者、体重指数超过 35 kg/m^2 或打鼾的患者存在面罩通气困难的风险。Mallampati 分级为 3 或 4 级、颈围大于 17 英寸（约 43.2 cm）、不能做出反齿动作或有颌下组织积聚明显的患者，存在困难插管的风险（图 108-4）。这些患者由于氧耗增加、功能残气量降低，以及气道塌陷和咽部气道梗阻的风险增加，容易发生饱和度急剧降低。

气道管理的第一步是患者体位的正确摆放。患者应在头下置一薄枕或稍稍垫起头部呈嗅花位。在诱导前应扣紧面罩吸纯氧 3 ～ 4 min。最佳选择是快速序贯诱导同时行环状软骨加压。患者在快速序贯诱导过程中通气时，可能需要使用口咽通气道、鼻咽通气道或者双人面罩通气。除了合适的体位、良好的给氧去氮和助手辅助，麻醉医师应该准备随手可用的困难气道设备。至少应该有一个合适的喉罩、不同型号的喉镜叶片和短镜柄。更高级的设备，如视频喉镜或纤维支气管镜，应该也能够快速取用。麻醉医师必须能够熟练使用气道管理设备和技术。有时，清醒状态下纤维气管镜引导插管可作为首选。

麻醉计划还必须考虑与 OSA 相关的并发症和可能导致死亡的风险。患者采用表 108-2 中的标准进行评估，评分≥ 5 的患者可能存在术后发生气道梗阻窒息或死亡的风险。如果不能实施局部麻醉或少量镇静下的区域阻滞麻醉，术后并发症的风险会更高。术前使用 CPAP 治疗的患者，需要在麻醉后恢复室继续使用。部分患者在住院期间需要持续 CPAP 治疗。可以与呼吸科协商进行相关治疗。OSA 患者，特别是那些高风险的患者，需要晚间持续监测脉搏血氧饱和度和二氧化碳。应当减少阿片类药物的剂量，应用非阿片类药物镇痛技术，包括外周神经置管连续给药，经硬膜外给予局部麻醉药、非甾体抗炎药和对乙酰氨基酚。

总结

OSA 是一种常见疾病，患病率呈逐年上升的趋势。OSA 患者对麻醉医师的技术提出了严峻的挑战，

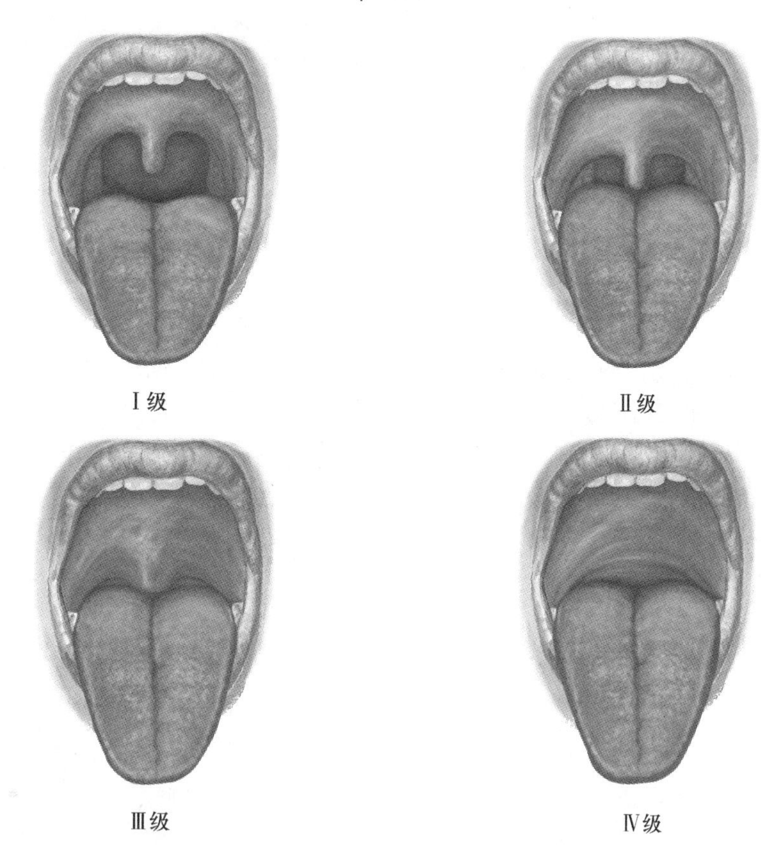

图 108-4　口腔评估是体格检查的重要组成部分。Mallampati 分级为 3 或 4 级的患者通常是阻塞性睡眠呼吸暂停患者（Netter illustration from www.netterimages.com. © Elsevier Inc. All rights reserved.）

通过精细的管理可以让患者平稳度过手术期。麻醉相关的死亡可能发生在术后，往往是因为没有认识到该疾病并及时处理。即使实施“门诊手术”，多数患者也需要整夜连续监测血氧饱和度和二氧化碳。

推荐阅读

Chung F, Subramanyam R, Liao P, et al. High STOP-Bang score indicates a high probability of obstructive sleep apnoea. *Br J Anaesth*. 2012;108:768-775.

Dhanda Patil R, Patil YJ. Perioperative management of obstructive sleep apnea: A survey of Veterans Affairs health care providers. *Otolaryngol Head Neck Surg*. 2012;146:156-161.

Gregoretti C, Corso RM, Insalaco G, et al. Anesthesiologists and obstructive sleep apnea: Simple things may still work. *Chest*. 2011;140:1097-1098.

Isono S. Obstructive sleep apnea of obese adults: Pathophysiology and perioperative management. *Anesthesiology*. 2009;110:908-921.

Kaw R, Gali B, Collop NA. Perioperative care of patients with obstructive sleep apnea. *Curr Treat Options Neurol*. 2011;13:496-507.

Porhomayon J, El-Solh A, Chhangani S, Nader ND. The management of surgical patients with obstructive sleep apnea. *Lung*. 2011;189:359-367.

Practice guidelines for the perioperative management of patients with obstructive sleep apnea: an updated report by the American Society of Anesthesiologists task force on perioperative management of patients with obstructive sleep apnea. *Anesthesiology*. 2013 Dec 16. [Epub ahead of print].

Punjabi, NM. The epidemiology of adult obstructive sleep apnea. *Proc Am Thor Soc*. 2008;5:136-143.

Vasu TS, Grewal R, Doghramji K. Obstructive sleep apnea syndrome and perioperative complications: A systematic review of the literature. *J Clin Sleep Med*. 2012;8:199-207.

第 109 章 术后恶心呕吐

John M. VanErdewyk，MD
夏 纯 译 曾 鸿 校

术后恶心呕吐（postoperative nausea and vomiting，PONV）是麻醉后最为常见的副作用，全部手术患者 PONV 的发生率是 20% ～ 30%，某些具有 PONV 高危因素的患者发生率高达 80%。尽管 PONV 可自行缓解，但 PONV 可降低患者满意度，并与某些并发症有关（框 109-1）。同时，PONV 增加医疗费用，延长麻醉后恢复室滞留时间以及住院时间，导致计划外的住院。

生理

大脑的呕吐中枢位于网状结构，呕吐中枢接受化学触发带、胃肠道、第 8 对脑神经的前庭部位以及咽部的传入刺激。已经证实或者可能与 PONV 有关的重要的神经递质受体包括 5- 羟色胺受体、多巴胺受体、组胺受体、神经激肽 -1 受体、阿片受体、乙酰胆碱受体及毒蕈碱受体（详见第 98 章）。

危险因素

由于研究设计的局限性以及影响 PONV 的因素较多（包括患者相关因素、手术相关因素及麻醉相关因素），证实 PONV 的独立危险因素存在难度。已证实一些危险因素可能与 PONV 有关（框 109-2）。尚需进一步研究证实其他可能与 PONV 相关的危险因素。不太可能增加 PONV 发生率的因素包括肥胖、术中吸入较高浓度的氧气（50% ～ 80% 氧分压与 30% 氧分压相比）、月经周期的早期（图 109-1）。

现有一些风险评分系统，其结合各种已证实的危险因素，便于简单预测出现 PONV 的可能性（见框 109-2）。区别高、低风险患者后，高风险患者可接受更有效且成本效益更高的预防治疗策略，而低风险患者（例如，普外科手术患者）可避免额外花费以及治疗相关的副作用。

框 109-1 与术后恶心呕吐相关的并发症	
气道损伤	中心静脉压升高
吸入性肺炎	颅内压升高
脱水	缝合处或者补片断裂
电解质紊乱	静脉压升高和出血
食管破裂	伤口裂开

治疗

治疗 PONV 的首要步骤是预防。除了一些确定的危险因素（例如，性别、手术类型）之外，尚存在某些不确定因素，可能与麻醉医师有关。PONV 发生率较低的因素包括：①使用局部麻醉而非全身麻醉；②采用丙泊酚进行麻醉诱导和麻醉维持；③避免使用氧化亚氮；④使用非阿片类药物（例如，非甾体抗炎药、环加氧酶 -2 抑制剂）；⑤恰当的液体治疗。

预防 PONV 的下一步是识别高危患者并给予有效的预防方案。其次，需鉴别并纠正导致低血压或

框 109-2 成人术后恶心呕吐的危险因素	
患者相关因素	
女性	
非吸烟者	
PONV 史或晕动史	
麻醉相关因素	
使用吸入麻醉药	
使用氧化亚氮	
术中和术后使用阿片类药物	
手术相关因素	
手术持续时间	颌面外科手术
手术类型	神经外科手术
腹部手术	眼科手术
乳腺手术	整形手术
妇科手术	斜视手术
腹腔镜手术	泌尿外科手术
开腹手术	

PONV，术后恶心呕吐

成年患者PONV的预防和治疗

第1步：识别PONV危险因素

患者因素
- 绝经前女性
- 晕动史
- PONV史

手术因素
- 腹腔镜手术
- 开腹手术
- 整形手术
- 斜视手术
- 颅骨切开术（后颅窝）
- 耳科手术

第2步：评估危险、预防性镇吐

危险因素数量	2	2～4	>4
风险级别	低至中度风险	中度至高风险	高风险
手术前	氟哌利多或地塞米松或东莨菪碱	氟哌利多或地塞米松或东莨菪碱	联合多种止吐药（>1种）
手术中			全凭静脉麻醉
手术后	5-HT_3受体拮抗剂	大剂量5-HT_3受体拮抗剂	

注意：PONV低风险患者、局部麻醉或者监测下麻醉管理的患者无需预防性治疗。地塞米松在某些患者中可能引起葡萄糖不耐受

第3步：治疗PONV

治疗PONV应考虑之前镇吐药物的给药剂量和给药时间。若之前未使用镇吐药，则5-HT_3受体拮抗剂可作为一线治疗。下列药物也可用于治疗PONV

药物	静脉给予剂量	给药频率
异丙嗪	12.5mg或25mg	根据需要每4～6h给予
丙氯拉嗪*	5mg或10mg	根据需要给予
丙泊酚	10～20mg	根据需要给予

*如果可供使用

图 109-1 预防和治疗术后恶心呕吐的流程图

者脑缺氧的潜在病因。对于发生 PONV 的患者，治疗方案包括非药物治疗（例如，针灸、按摩和经皮电刺激）和药物治疗。药物治疗包括单独使用一种止吐药或者联合使用多种止吐药（详见第 98 章）。

结论

需要进一步研究才能最终解决 PONV 的问题。通过术前识别高风险患者并给予恰当治疗，可显著降低 PONV 发生率。

推荐阅读

Gan TJ. Risk factors for postoperative nausea and vomiting. *Anesth Analg*. 2006;102:1884-1898.

Gan TJ, Meyer TA, Apfel CC, et al. Society for Ambulatory Anesthesia Guidelines for the Management of Postoperative Nausea and Vomiting. *Anesth Analg*. 2007;105:1615-1628.

第 110 章　药物滥用者的麻醉

Daniel J. Janik，MD
郭　芳　译　曾　鸿　校

违禁药品滥用是美国的一个主要问题。患者常常同时使用一种以上的违禁药品（多药滥用）。患者会因为急性中毒（例如发生交通事故）或者长期滥用（原因是主要脏器功能的恶化）到医院就诊。长期药品滥用会造成躯体依赖（即停用药品时会产生戒断症状）和药品耐受性（即需要逐步增加药量来达到所期望的效果）。药物的滥用潜力和产生欣快感的潜力紧密相关。一般认为围术期并不是尝试戒断药品的一个合适时期。相反，医师应当在术前开具合适的药品以替换患者的维持用药，推迟停用药品，直至手术应激消退。

表 110-1 描述了与麻醉医师相关的常用违禁药品资料（包括患者在长期按处方用药后成瘾的药品）。当需要治疗的患者为药品急性中毒者、长期滥用者、戒断中患者或“已经恢复”的患者时，医师应关注以下几点：

- 药品耐受性的发生非常普遍，尤其是当所用药品和患者滥用的药品在化学上为同类药品时。
- 急性中毒的患者、长期滥用（但并未中毒）的患者、已经戒断的患者，三者存在着不同的问题，对麻醉的影响也明显不同。
- 停用中枢神经系统镇静药可能是危险的，因此，围术期应加强监护，以减轻停药带来的潜在风险。

对急性中毒患者而言，麻醉药品的选择取决于患者的生理和心理 / 情绪的状态。

推荐阅读

Caldwell TB. Anesthesia for patients with environmental and behavioral disorders. In: Katz J, Benumof JL, Kadis LB, eds. *Anesthesia and Uncommon Diseases*. 3rd ed. Philadelphia: WB Saunders; 1990:792-822.

Hall AP, Henry JA. Acute toxic effects of "Ecstasy" (MDMA) and related compounds: Overview of pathophysiology and clinical management. *Br J Anaesth*. 2006;96:678-685.

Hines RL, Marschall KE. Psychiatric disease/substance abuse/drug overdose. In: Hines RL, Marschall KE, eds. *Stoelting's Anesthesia and Co-Existing Disease*. 5th ed. Philadelphia: Churchill Livingstone; 2008:533-555.

O'Brien CP. Drug addiction and drug abuse. In: Brunton LL, Lazo JS, Parker KL, eds. *Goodman & Gillman's Pharmacological Basis of Therapeutics*. 11th ed. New York: McGraw-Hill; 2006:607-627.

Wilson Wl, Goskowitz R. Uncommon poisoning, envenomization, and intoxication. In: Benumof JL, ed. *Anesthesia and Uncommon Diseases*. 4th ed. Philadelphia: WB Saunders; 1998:561-633.

表 110-1　常见的违禁药品——生理效应和麻醉注意事项

药物	分类	给药途径	作用机制	心理效应	生理效应	麻醉效应	麻醉并发症	依赖	戒断综合征	麻醉选择	建议
海洛因 吗啡 哌替啶	阿片类	PO IV IM SQ	激活 CNS 阿片类受体 通过兴奋 μ_2 受体来调节兴奋、产生躯体依赖	昏睡 / 昏迷 兴奋 幻觉	呼吸抑制 感染性心内膜炎 肺梗死 肾上腺抑制 肾小球肾炎 破伤风 脊髓炎	镇痛 兴奋	昏睡 / 昏迷 呼吸抑制 反射性抑郁 癫痫发作或震颤 猝死	心理依赖 躯体依赖	大汗 瞳孔散大 震颤 流泪 癫痫发作	GTA 区域阻滞麻醉 局部麻醉	避免使用阿片类药物拮抗剂 术前避免使用阿片类药物 避免使用氟烷 围术期继续使用阿片类药物 低血压倾向
司可巴比妥 戊巴比妥 苯巴比妥	镇静剂	PO IV IM PR	增强GABA神经递质对CNS/RAS的抑制 诱导肝微粒体酶	昏睡 昏迷	静脉炎/静脉硬化 口齿不清 共济失调 咽反射消失 呼吸抑制 心肌抑制	镇静	氟化物代谢加快 延长兴奋期 中枢性血管舒缩或心肌抑制导致的低血压 影响药物的代谢（华法林、苯妥英、洋地黄）	心理依赖 躯体依赖	焦虑 低血压 心动过速 抽筋 / 恶心 反射亢进 震颤 发热 癫痫发作	GTA 区域阻滞麻醉 局部麻醉	留意低血容量 术前使用巴比妥类药物预防戒断综合征 慢性成瘾者需要更大剂量的镇静药和安眠药 急性中毒者需减少镇静药、安眠药和成瘾药物的用量
可卡因	兴奋剂	经鼻吸入 IV	兴奋 CNS 中多巴胺能神经元 抑制突触前膜再摄取去甲肾上腺素	欣快 兴奋 幻觉 攻击性 幻触	高热 心动过速 高血压 心律不齐 脑出血 蛛网膜下腔出血 脑梗死 癫痫发作	局部麻醉	交感神经兴奋 心肌需氧量增加 冠状动脉痉挛 / 血栓 心肌抑制 精神疾病 可能增加 MAC	轻微的躯体依赖	渴求 偶发癫痫	GTA（通常的选择）	控制焦虑 / 精神疾病 避免使用泮库溴铵 控制对心血管系统的影响 使用巴比妥类或苯二氮䓬类药物控制癫痫发作
LSD 裸头草碱 麦司卡林	致幻剂	PO IV 吸入	与 CNS 的多巴胺、5-羟色胺（5-HT_{2A}）受体结合	CNS 兴奋 妄想 感觉扭曲 人格解体 幻觉 欣快	轻度心动过速 轻度高血压 发热 流涎 / 流泪 瞳孔散大 罕见支气管收缩 偶发癫痫	镇痛 抗胆碱能作用	可能持续 6 ~ 12h 应激可能引发幻觉重现 谨慎使用琥珀胆碱 避免使用酯类局部麻醉药 LSD 延长阿片类药物的镇痛作用和对呼吸功能的影响	心理依赖	无	GTA 区域阻滞麻醉 局部麻醉	控制焦虑 不需要使用阿片类药物 避免阿托品 / 东莨菪碱

表 110-1　常见的违禁药品——生理效应和麻醉注意事项（续表）

药物	分类	给药途径	作用机制	心理效应	生理效应	麻醉效应	麻醉并发症	依赖	戒断综合征	麻醉选择	建议
右苯丙胺 甲基苯丙胺	兴奋剂	IV PO	刺激中枢和外周神经系统的 α 和 β 肾上腺素受体 释放储存的儿茶酚胺 抑制儿茶酚胺的再摄取	兴奋 幻觉 “全身电流般传导的快感” 增强表现力和力量 提高对性的兴趣	心动过速 高血压 心悸 酮症 反射增强 癫痫发作 心律不齐 心绞痛 / 心肌病	增强阿片类药物的镇痛作用 急性中毒患者 MAC 增加 慢性成瘾者 MAC 降低	中毒性谵妄 慢性消耗去甲肾上腺素和多巴胺 代谢积累的伪递质	躯体依赖 心理依赖	冷漠 抑郁	GTA	使用直接作用的血管加压药处理低血压 处理毒性作用 低血容量可能
苯环己哌啶	兴奋剂	IV 吸入 经鼻	NMDA 受体拮抗剂 抑制去甲肾上腺素和 5- 羟色胺的再摄取	兴奋 失忆症 感觉异常 扭曲的身体形象 精神疾病 / 躁动性谵妄 僵直状态 四肢麻木	心动过速 高血压 脑出血 横纹肌溶解症 肾衰竭 癫痫发作 震颤 / 故作姿态	可抑制假性胆碱酯酶 强直性晕厥 与氯胺酮具有交叉耐受性	不影响咽反射、喉反射，但有发生喉痉挛的可能	心理依赖	无	GTA	控制癫痫发作 强直性昏厥状态的患者可不必麻醉，但需控制气道 暴力倾向 避免使用氯胺酮
甲氧麻黄酮 3,4- 亚甲基二氧吡咯戊酮（MDPV）（别名“浴盐”“象牙波”极乐”）	兴奋剂（哌甲酯效能的 4 倍）	IV 吸入 PR	去甲肾上腺素-多巴胺的再摄取抑制剂	兴奋 性欲的激起 焦虑 精神疾病 持续的惊恐发作 幻觉	心动过速 高血压 发汗 血管收缩 牙关紧闭 磨牙症	类似于苯丙胺，但资料有限	类似于苯丙胺，但资料有限	心理依赖	资料有限	GTA（因为患者具有焦虑倾向）	必要时控制心血管效应 使用苯二氮䓬类药物控制精神疾病和躁动 资料有限
胶水 / 涂料（溶剂 / 推进剂，包括氟利昂、甲苯、苯、二甲苯、四氯化碳和其他碳氟化合物） 打火机油	镇静剂	吸入	多种机制，包括对抗 NMDA 和兴奋 GABA	激动 兴奋 眩晕 幻觉	昏睡 / 昏迷 癫痫发作 肝坏死 肾衰竭 /RTA 造血变化 横纹肌溶解症 肺水肿 脑病	无	高氯血症 低钾血症 低磷血症 心律失常 周围神经病变 增强心肌对儿茶酚胺的敏感性	心理依赖	无	区域阻滞麻醉（如果患者配合） GTA（异氟烷、地氟烷吸入麻醉，平衡麻醉）	避免使用具有肝肾毒性的麻醉药 减少镇静药、催眠药、阿片类药物和 NMBAs 的使用剂量 避免使用氟烷、可卡因、氯胺酮，避免高碳酸血症，尤其是使用肾上腺素期间 监测 ECG

表 110-1　常见的违禁药品——生理效应和麻醉注意事项（续表）

药物	分类	给药途径	作用机制	心理效应	生理效应	麻醉效应	麻醉并发症	依赖	戒断综合征	麻醉选择	建议
大麻	欣快剂	PO 吸入	活性成分THC与位于CNS和免疫系统的大麻素受体（分别为CB_1、CB_2）结合	安宁 视知觉改变 联想松弛 记忆损害 幻觉 人格解体	心动过速 高血压 口干症 呼吸急促（轻微） 体温过高（轻微） 支气管炎	温和的抗胆碱酯酶作用 降低 MAC 延长中效巴比妥类药的睡眠时间 镇痛	THC 可能增强麻醉性呼吸抑制 心动过速可能在术后持续存在 中间体巴比妥酸可增强幻觉	心理依赖	无	GTA（吸入麻醉或平衡麻醉）	避免使用阿托品 使用苯二氮䓬类药物治疗幻觉 使用吸入麻醉药和支气管扩张剂治疗支气管痉挛
香料，K2 1-戊基-3-(1-萘甲酰基）吲哚	欣快剂	PO 吸入	合成大麻素对CB_1受体的激动能力是 THC 的 10 倍	精神病 焦虑 焦躁不安 幻觉 强直性昏厥 动力不足	心动过速 高血压 呕吐 震颤 苍白 低钾血症 镇痛 低体温	镇痛	和大麻类似，另外还会发生低钾血症	心理依赖	无记录	GTA	使用苯二氮䓬类药物治疗幻觉和躁动 控制心血管反应 警惕低钾血症
地西泮 劳拉西泮 咪达唑仑 氯氮卓 氯拉卓酸 奥沙西泮	镇静剂	PO IV	可加强脑、小脑皮质和边缘系统的 GABA 抑制性神经递质释放	镇静 失忆症 抗焦虑 合用其他药物时会产生“快感”	通气功能抑制 降低外周血管阻力 骨骼肌松弛 抑制吞咽反射	镇静 记忆缺失	中度通气抑制 增强阿片类药物的作用 添加了挥发性药物	心理依赖 躯体依赖	癫痫发作 震颤 抽搐 / 恶心 焦虑 失眠症（由于半衰期长，症状一般较巴比妥类药物出现晚）	GTA 区域阻滞麻醉 局部麻醉	急性中毒患者可不用术前镇静药或减少镇静药和安眠药剂量 慢性成瘾者需使用更大剂量的镇静药和安眠药
3,4-亚甲二氧基-N-甲基苯丙胺（MDMA）（别名“狂喜”）	Empathogen，苯丙胺的替代品	PO	刺激 CNS 中 5-羟色胺、多巴胺和去甲肾上腺素的释放 抑制神经递质再摄取	能量 共情 欣快 情绪高涨 性欲亢进（“催情药”） 恐慌症 混乱	心动过速 高血压 瞳孔散大 出汗 高热 低钠血症 横纹肌溶解症 心律失常和猝死 促进 ADH 分泌	欣快感 轻度镇痛，作用持续 4～6 h	劳累型高热伴横纹肌溶解和多器官功能衰竭 5-羟色胺综合征 脑水肿（低钠血症） 肝衰竭 交感神经系统亢进 牙关紧闭 脑卒中 脱水（可能）	心理依赖	焦虑 烦躁 / 愤怒 焦躁不安 头晕 头痛 失眠症 惊恐发作 残留共情	GTA 区域阻滞麻醉 局部麻醉 （取决于患者的心理生理状态）	控制焦虑 纠正低钠血症（如果存在） 控制高血压（使用同时阻滞 α 和 β 受体的阻滞剂，例如拉贝洛尔） 纠正代谢性酸中毒 降温治疗高热，如果温度＞39℃则使用丹曲林 补充液体，使体温调节正常 如果出现可疑横纹肌溶解症，则利尿

ADH，抗利尿激素；CNS，中枢神经系统；ECG，心电图；GABA，氨基丁酸；GTA，气管插管全身麻醉；HT，羟色胺；IM，肌内注射；IV，静脉注射；LSD，麦角酸；MAC，最低肺泡有效浓度；NMBAs，神经肌肉阻滞剂；NMDA，N-甲基-D-天冬氨酸；PO，口服给药；PR，经直肠给药；RAS，网状激活系统；RTA，肾小管酸中毒；SQ，皮下给药；THC，四氢大麻醇

第 111 章　急性和慢性酒精中毒及麻醉

Frank D. Crowl，MD
郭　芳　译　曾　鸿　校

酒精（乙醇，ETOH）是一种具有成瘾性的中枢神经系统抑制剂。急、慢性酒精暴露会影响多器官功能。酒精相关的死亡原因包括外伤、心律失常、心肌病、肝硬化、胃炎、食管静脉曲张引起的出血、肝炎、营养不良、胰腺炎及精神失常。

酒精滥用（alcohol use disorders，AUDs）对全世界卫生保健的各个方面都有重大影响。来自国家防止酒精滥用和酒精中毒研究所的最新数据显示，2001 年美国 4.65% 的成年人约 1000 万人在滥用酒精，另外有约 800 万人（即 3.8%）有酒精依赖。2008 年德国的一项研究显示，麻醉医师在术前识别出 AUDs 患者方面做得不好，尤其在女性和年轻患者人群中（与老年男性患者人群相比）。传统观点认为男性人群中 AUDs 比女性人群更为常见，然而这种性别差异正在缩小，尤其是年轻女性人群。

代谢

ETOH 在胃肠道迅速被吸收，高度扩散、快速分布于含水腔隙。和男性相比，女性身体含水量更少，因此身高体重相同的女性和男性在摄入等量的 ETOH 后，前者血液中酒精浓度更高。摄入的酒精 90% 通过乙醇脱氢酶途径在肝内代谢。余下的 10% 直接通过肺弥散清除或通过汗和尿液排出体外。12 盎司（约 340 g）的啤酒、1.5 盎司（约 43 g）的烈酒和 5 盎司（约 142 g）的葡萄酒中含有大致等量的酒精。酒精在体内的代谢速度约为每小时代谢 15%。

ETOH 代谢途径如下：

$$(C_2H_2O)\text{乙醇}\xrightarrow[NAD \rightarrow NDH]{\text{乙醇脱氢酶}}$$

$$(C_2H_4O)\text{乙醛}\xrightarrow[NAD \rightarrow NADH]{\text{乙醛脱氢酶}} CO_2 + H_2O + \text{乙酸盐}$$

急性中枢神经系统效应

在低到中等的血液酒精浓度下，ETOH 与 γ- 氨基丁酸 A 型（$GABA_A$）受体结合，产生精神放松、焦虑减轻、镇静、共济失调、食欲增加和抑郁减轻（偶尔表现为暴力行为）的作用。随着血液酒精浓度的升高，ETOH 开始拮抗 N- 甲基-天冬氨酸（NMDA）受体，导致学习能力和记忆力下降。此外，ETOH 也影响阿片类受体、多巴胺受体和大麻素受体。随着血液酒精浓度的增加，对中枢神经系统的影响逐渐增大（表 111-1）。80 mg/dl 是酒精中毒通常的法定限度。

慢性酒精中毒

酒精性肝病的进展具有阶段性。肝转氨酶（例如天冬氨酸转氨酶、丙氨酸转氨酶）升高、红细胞平均体积增大是肝实质受损害的最初表现。脂肪肝（表现为肝大）是停止摄入酒精后最早缓解的问题。继续摄取酒精，酒精性肝病（脂肪性肝病）——

表 111-1　与血液酒精浓度相关的中枢神经系统效应

BAC（mg/dl）	效应
50	心理活动减少 高级皮层中枢抑制 去抑制 判断力受损 情绪易激惹
150	共济失调 情绪失调 口齿不清
＞350	昏迷 嗜睡 昏睡
＞400	死亡 * 可能

* 死亡原因可能是心脏或呼吸衰竭或误吸窒息。
BAC，血液酒精浓度

脂肪肝、弥漫性炎症、肝坏死——接连而来。多达 35% 的 AUDs 患者会发展为脂肪性肝病，这种疾病使得每年非手术死亡率增加 25% ～ 60%。10% 的 AUDs 患者发展为酒精性肝硬化。肝硬化和门静脉高压是酒精性肝病的终末症状（5 年死亡率是 40%）。肝组织活检是确诊早期肝纤维化的最佳方法。鉴别早期纤维化的血液检测使早期干预、阻止病情向肝硬化进展成为可能。检测碳美沙西汀水平的临床呼吸试验能够反映肝的储备功能，也许在将来，它能够帮助诊断早期肝硬化患者。酒精性肝硬化可能和营养、心血管、肺、胃肠道、中枢神经系统、血液系统、肾及免疫系统的异常有关（表 111-2）。

表 111-2　酒精性肝硬化引起的器官系统异常

系统或功能	异常表现
心血管系统	高动力状态 *
中枢神经系统	扑翼样震颤 脑病
胃肠道	胆石症 肝病性口臭 胃食管静脉曲张 胃食管括约肌松弛 胰腺炎 消化性溃疡病 门静脉高压 脾大
血液	贫血 凝血病 †
免疫	免疫功能抑制
营养	白蛋白浓度下降 巨幼细胞贫血 ‡ 维生素 K 吸收减少 低血糖 §
肺	低氧 ‖ 肺内动静脉分流 右向左分流 # 肺炎 **
肾 ††	醛固酮分泌增加 血管紧张素合成增加 肾小球滤过率降低 肾血流量降低 肾素合成增加

* 特点是心输出量增加、动静脉（AV）分流、血容量增加、继发于贫血的血液黏度降低、心肌病和充血性心力衰竭。

† 继发于凝血因子合成减少（除外Ⅷ因子），导致凝血酶原时间和活化部分凝血活酶时间增加；乙醇抑制血小板功能和存活（脾隔离症）、增强纤维蛋白溶解。

‡ 需补充维生素 B_{12} 和叶酸。

§ 原因是糖异生减少、糖原储存减少。

‖ 继发于肺外原因引起的限制性肺疾病——腹水引起膈肌上移所致。

\# 继发于门静脉高压。

** 继发于肺吞噬活性降低或胃内容物误吸。

†† 突然少尿合并肝硬化（肝肾综合征）的死亡率为 60%

酒精滥用患者的麻醉管理

在全身麻醉诱导期，酒精性肝硬化患者可能会表现出无法预测的反应。例如，已报导酒精和巴比妥类药物具有交叉耐药性，因此需增加巴比妥类药物的用量。但是，如果患者的营养状态较差，血清白蛋白浓度降低，则游离药的浓度会增加，药物对心肌的抑制作用增强。长期酗酒的患者有胃内容物误吸的风险，原因包括胃酸分泌增加、胃动力下降、腹水引起胃食管连接部角度的变化以及胃内压升高。

在急性饮酒的患者中，麻醉药的最低肺泡有效浓度（MAC）下降。而在慢性酒精中毒患者中，MAC 增加。酒精性心肌病患者对麻醉药物的心肌抑制作用会更加敏感。由于慢性酒精中毒患者的肝生物转化受损，阿片类药物和苯二氮䓬类药物的半衰期会延长。

慢性酒精中毒患者对神经肌肉阻滞剂（NMBAs）有耐药性。例如，泮库溴铵以 1∶1.5 的比率结合白蛋白和 γ 球蛋白，由于肝硬化患者的 γ 球蛋白的合成明显增加，导致游离状态的药物浓度下降，使得 NMBAs 的诱导剂量增加。分布容积的增加导致长效非去极化肌松药的消除半衰期延长。肝病不影响维库溴铵（剂量＜ 0.1 mg/kg）、阿曲库铵、顺阿曲库铵的消除半衰期。理论上阿曲库铵和顺阿曲库铵更适合应用在这类人群中，因为两者通过非代谢途径消除（Hofmann 消除）。应使用经皮神经刺激监测 NMBAs 的滴定效果。

肝硬化患者的血浆胆碱酯酶合成下降，理论上琥珀胆碱作用时间延长，但实际临床上表现不明显。区域阻滞麻醉可用于慢性酒精中毒患者。区域阻滞麻醉的相对禁忌证包括凝血功能障碍、外周神经病变和低血容量。监测项目包括定期监测神经肌肉阻滞程度，记录尿量、定期监测血糖和电解质情况。术后并发症包括伤口愈合不良、出血、感染和肝功能失代偿。

震颤性谵妄

AUDs 患者饮酒后症状可持续 6 ～ 8 h。典型的震颤性谵妄发作时间在停止饮酒的 24 ～ 72 h，死亡率高达 10%。震颤性谵妄的体征和症状包括震颤、定向障碍、自主神经高反应（大量出汗、高热、心动过速、高血压）、低血压和癫痫大发作。实验室检查包括低镁血症、低钾血症和呼吸性碱中毒。治疗方法包括使用苯二氮䓬类药物、使用 β 肾上腺素受体阻滞剂（普萘洛尔或艾司洛尔）、控制气道、补充硫胺素（维生素 B_1）（治疗韦尼克脑病）、纠正电解质紊乱（特别是镁离子和钾离子）。

戒酒

拟行手术的患者可能在服用辅助戒酒的药品。

双硫仑

双硫仑（Antabuse）可阻止乙醛脱氢酶分解乙醛，随着酒精摄入，乙醛水平迅速增高，导致恶心、呕吐、流泪、诱发支气管收缩和心律失常。双硫仑的半衰期是 1 ～ 2 周。双硫仑抑制将多巴胺转化成去甲肾上腺素的必需酶（多巴胺 β-羟化酶），导致围术期低血压的发生（降低心血管系统对间接作用的拟交感胺类的反应），增强苯二氮䓬类的作用，引起嗜睡。如果可能的话，需在术前 10 天停用双硫仑。

阿坎酸

阿坎酸（Campral）是一种氨基酸衍生物，能提高戒酒治疗效果。阿坎酸通过减少酗酒者神经的过度兴奋降低对酒精的渴求。阿坎酸的作用机制可能是阻滞谷氨酸 NMDA 受体、激动 $GABA_A$ 受体。此药对麻醉的影响未知。

纳曲酮

纳曲酮是 μ- 阿片受体拮抗剂，已被证实能降低饮酒欲望。在一些情况下使用纳曲酮能降低已戒酒患者的复饮发生率。择期手术患者需术前 3 天停用纳曲酮。

推荐阅读

Grameniz A, Caputo F, Bisselli M, et al. Alcoholic liver disease—Pathophysiological aspects and risk factors. *Aliment Pharmacol Ther*. 2006;24:1151-1161.

Kip MJ, Neumann T, Jugel, et al. New stategies to detect alcohol use disorders in the preoperative assessment clinic of a German university hospital. *Anesthesiology*. 2008;209:171-179.

May JA, White HC, Leonard-White A, et al. The patient recovering from alcohol or drug addiction: Special issues for the anesthesiologist. *Anesth Analg*. 2001;92:1601-1608.

Spies CD, Rommelspacher H. Alcohol withdrawal in the surgical patient: Prevention and treatment. *Anesth Analg*. 1999;88:946-954.

第 112 章　乳胶过敏

Beth A. Elliott，MD

孙　杰　译　曾　鸿　校

医疗仪器设备和耗材曾普遍含有天然乳胶，遵循 1987 年美国疾控中心的推荐，乳胶手套的用量大幅增长（从每年 8 亿增长至 200 亿）。随后，在 20 世纪 90 年代，天然乳胶成为导致患者和医务工作人员过敏的主要原因。尚不清楚过敏反应的突增是由于天然乳胶手套的使用增加还是由于手套中残余乳胶抗原含量的异常增高所引起。制造商、医院和诊所已经在尽力采取措施使用非过敏性材料替换乳胶。然而，由于天然乳胶手套超凡的触觉特性和可延展性，以及对经血液传播的病原体有可靠的保护作用，还有很多的医疗机构仍然在使用。

乳胶是什么？

乳胶是从橡胶树分泌的乳状的树汁中提取出来的，橡胶树主要产于马来西亚、印度尼西亚和泰国。约 90% 的乳胶用于制备轮胎制造所需要的“干”橡胶，剩下的 10% 乳胶被做成“可塑性”产品，如手套、安全套和气球。在生产过程中，很多化学制剂加入橡胶中（如稳定剂、抗氧化剂、催化剂），以赋予橡胶所需的特性。一旦成形后，橡胶产品就被硫化（加入硫磺在 130℃的环境下烤制 5 ～ 30 min）。制造橡胶手套的过程中，要经过一系列的滤洗以除去剩余的水溶性蛋白和多余的添加剂。

最后的乳胶产品中含有 3% 的蛋白抗原。可塑形橡胶产品的抗原成分含量要远远高于硬橡胶，但是，在同一个制造商所生产的乳胶手套中其抗原含量约可相差 1000 倍，而不同制造商之间可相差 3000 倍。这些乳胶蛋白（过敏原）是水溶性的，在与湿润表面（黏膜、腹部表面和普通的湿润皮肤）的接触中可被洗脱。乳胶过敏原可吸附在手套内部的粉末上。当手套被戴上或脱下的时候，其内的抗原碎粉末分散在空气中，从而被周围的人吸入。

乳胶过敏的临床表现

症状主要集中在手部，刺激性的皮肤接触导致皮肤干燥鳞片状改变。这些症状大多由与工作相关的乳胶制品接触引起（80%）。这些症状由直接接触乳胶和生产过程中残余的化学制剂刺激引起，频繁的洗手和刺激性的外科用肥皂可加剧症状。这些反应并不是由免疫系统介导的，通过简单的屏障性措施或使用非乳胶产品即可防止。

抗原接触性皮炎是经常接触乳胶制品人员的另一个常见反应。在接触 6 ～ 72 h 后，通常会出现红色的水泡皮疹。这是由Ⅳ型细胞介导的对低分子的催化剂和抗氧化剂的一种超敏反应。在Ⅳ型反应中抗体并不参与。诊断基于病史和皮肤病损的形态及分布。斑片试验可以证实诊断。使用手套衬里或者非乳胶替代产品可预防过敏反应的发生。

1927 年德国文献首次报道Ⅰ型 IgE 介导的速发型乳胶超敏反应。第 2 例直到 1979 年才被报道。在 20 世纪 90 年代，天然乳胶制品导致的Ⅰ型过敏反应大量出现，有大量过敏和死亡病例报道。

接触性荨麻疹是 IgE 介导的乳胶过敏的最常见症状。在接触后 10 ～ 15 min 后可出现接触部位瘙痒、红疹及风团。

过敏性鼻炎和哮喘发生于空气暴露之后。一项针对乳胶敏感人群的研究发现，51% 有鼻炎症状，31% 有呼吸困难症状。另一项研究发现 73% 患有鼻炎，27% 患有哮喘。大部分乳胶敏感人群患有过敏性皮炎，并有季节性的过敏性哮喘病史，这可能使诊断延迟。

过敏原和附着于肥大细胞和嗜碱性粒细胞上的 IgE 抗体接触后，可诱发致命的过敏反应。在第一次暴露后，体内便产生抗体。在其后的暴露中，过敏原交叉连接两个 IgE 分子，导致肥大细胞脱颗粒，释放介质（如组胺、白细胞三烯和前列腺素），从而导致过敏反应。过敏的主要表现是毛细血管扩张、血管通透性增加、低血压、水肿、凝血功能障碍、支气管痉挛和低氧血症。乳胶引起的过敏反应可延长至接触后 60 min，时间的延长被认为是因为过敏反应需要足够的抗原从外科手套中洗脱并被人体吸收。如早期发现并及时治疗过敏反应，预后良好。如果持续存在低血压和支气管痉挛，则需要持续的治疗。由于 20% 的患者每隔 1 ～ 8 h 会出现病情反复，需要严密监护 24 ～ 48 h。

乳胶过敏的危险因素

任何频繁接触天然乳胶的人都有发生乳胶过敏的风险。在 20 世纪 90 年代中期，医务工作者的发病率高达 12%，而普通人群的发病率为 3% ～ 9.5%。采取避免使用天然乳胶的策略以及减少天然乳胶的暴露，医务人员的乳胶过敏发生率降至 4%，普通人群发病率降至 1%。

最初乳胶过敏与脊柱裂相关（脊柱裂患者过敏率高达 28% ～ 67%），最近发现，有先天性异常（特别是中枢神经系统和泌尿系统畸形）需要多次外科治疗的患者、需留置导管或个人护理需要使用乳胶手套的患者也是乳胶过敏的高发人群。乳胶过敏和多种水果坚果过敏相关，主要包括香蕉、乳木果、猕猴桃、栗子、木瓜、土豆和西红柿。

乳胶过敏的治疗

接触性皮炎患者应避免不必要的乳胶暴露。乙烯材料和氯丁橡胶手套有无菌状态和非无菌状态的包装。还可以选择使用隔离乳和棉质手套衬里以限制进一步的暴露。应该注意，手部慢性开放性伤口是潜在的过敏暴露部位，可导致Ⅰ型（速发型）超敏反应。多达 79% 的Ⅰ型超敏反应患者曾有Ⅳ型皮肤损伤。

IgE 介导的过敏反应范围广泛，从过敏性鼻炎到严重的威胁生命的过敏反应均可出现。当过敏发生时，首选治疗是消除与过敏原的进一步接触。过敏反应的主要治疗包括气道支持和管理、容量复苏及儿茶酚胺治疗（肾上腺素）。

如出现严重的会厌水肿、支气管痉挛和肺水肿、通气血流比不匹配，应进行气管插管和机械通气治疗。由于过敏导致的急性毛细血管渗漏，高达20%～40%的血管内容量丢失。同时合并周围血管扩张，可能导致严重的低血压。而暴发性非心源性肺水肿、肺动脉高压和右心衰竭也是临床中常见的临床表现。

过敏反应药物治疗的主要目的是抑制介质的进一步释放，竞争性拮抗与介质相作用的受体，逆转被介质激活的终末器官效应并抑制其他炎性细胞的再聚集和移行。

抗组胺和类固醇治疗可能对急性病程的效果不佳，但可以帮助减轻迟发相反应和继发性炎症反应。

乳胶过敏的预防

与静脉用造影剂引发的类过敏反应不同，提前给予抗组胺剂、类固醇剂和儿茶酚胺并不能阻止乳胶敏感患者出现IgE介导的过敏反应。

术前应常规仔细询问对乳胶敏感的高危患者的病史。有脊柱裂和先天性泌尿生殖系统异常的患者出现乳胶过敏的风险较高，出生后应该完全避免乳胶暴露。

完全没有乳胶的环境非常理想化，只有少数医院有这个条件。近期的努力在于创建一个“乳胶安全”的环境。含有天然乳胶的医疗设备和供应品在包装上应加有强制性标签以警告使用者。

如果可能，应第一个进行乳胶敏感患者的手术，并在前一天晚上移除所有含乳胶的材料。空气中含乳胶过敏原的颗粒可在空中停留5个小时。所有的医疗机构都应该具备非乳胶材料的替代品。无论采取什么样的措施来阻止乳胶敏感患者的乳胶暴露，手术人员均应准备好治疗过敏反应。

那些还使用乳胶手套的医院应尽力消除高致敏原产品的库存，以降低雇员出现过敏的风险。淘汰有粉乳胶手套可大幅度降低乳胶的致敏作用和过敏反应的发生。

推荐阅读

Slater JE. Latex allergy. *J Allergy Clin Immunol*. 1994;94:139-149.

Yunginger JW. Natural rubber latex allergy. In: Middleton E, ed. *Allergy: Principles & Practice*. 5th ed. St. Louis: Mosby; 1998.

Hepner DL, Castells MC. Latex allergy: An update. *Anesth Analg*. 2003;96:1219-1229.

Bousquet J, Flahault A, Vandenplas O, et al. Natural rubber latex allergy among health care workers: A systemic review of the evidence. *J Allergy Clin Immunol*. 2006;118:447-454.

Mertes PM, Tajima K, Regnier-Kimmoun MA, et al. Perioperative anaphylaxis. *Med Clin North Am*. 2010;94:761-789.

Vandenplas O, Larbanois A, Vanassche F, et al. Latex-induced occupational asthma: Time trend in incidence and relationship with hospital glove policies. *Allergy*. 2009;64:415-420.

第113章　麻醉后苏醒延迟的评估和处理

Mary M. Rajala，MS，MD

孙　杰　译　曾　鸿　校

麻醉的苏醒是一个连续的过程：尽管患者并不能回忆这个过程，患者首先对伤害性刺激有反应，紧接着对口头命令有反应，随后逐渐恢复运动控制能力，最后15～45 min后，患者可理性交流。苏醒是由脑干网状系统接收外周传入刺激，使大脑皮质广泛激活（觉醒）而产生的。进入麻醉恢复室后15 min内，90%的患者恢复意识。造成全麻后苏醒延迟（进入麻醉恢复室后超过45～60 min未苏醒）的病因很多，可大致分为药物性、代谢性和神经源性（框113-1）。

麻醉医师应该系统地评估麻醉后苏醒延迟的患者（框113-2），同时要关注患者术前的合并症和治

框 113-1　导致苏醒延迟的因素

药物因素

药物残留，过量
- 患者而不是麻醉医师管理围术期药物
- 苯二氮䓬类
- 阿片类
- 麻醉药物——诱导、吸入或静脉药物
- 神经肌肉接头阻滞剂
- 代谢变缓、排泄降低或药物的蛋白结合率降低

药代动力学因素
- 年龄
- 营养不良
- 药物间的相互作用
- 潜在的肾、肝、中枢神经系统或肺部疾病
- 生物利用度的差异性
- 低体温
- 心输出量减少——灌注降低，容量不足

代谢因素

甲状腺功能不全
肾上腺功能不全
低氧血症
低血糖
非酮症高渗高糖性昏迷
低血钠，SIADH，TURP 综合征
脓毒症

神经病学因素

低灌注
- 低心输出量，脑血管梗阻性疾病
- 栓塞
  - 血栓
  - 反常性栓塞，空气栓塞

术中吸引，切除
- 血栓——心房颤动

高血压
- 过度灌注
- 脑出血

颅内压升高
- 硬膜下或硬膜外血肿
- 脑水肿
- 病理性分流
- 颅内积气

精神心理性无意识
头部损伤

SIADH，抗利尿激素分泌失调综合征；TURP，经尿道前列腺切除术

疗用药。评估内容包括手术类型、麻醉药物种类和剂量、外科团队用药、麻醉持续时间和并发症。重要的是，苏醒延迟的患者往往缺乏气道保护的能力，可出现气道梗阻和呼吸衰竭的情况。大多数造成苏醒延迟的病因都是重叠的并可同时存在。

框 113-2　苏醒延迟的处理

Ⅰ. 气道，呼吸，循环

a. 开放并保护气道，如果需要，应再次插管
b. 保证通气以维持正常动脉 CO_2 分压
c. 评估心率、血压、灌注和尿量

Ⅱ. 药物

a. 回顾患者围术期内所有用药
b. 持续神经肌肉接头阻滞
　i. 用周围神经刺激器评估四个连续电刺激
　ii. 对接受琥珀胆碱的患者评估Ⅱ相阻滞
c. 阿片类药物
　i. 检查是否有针尖大小瞳孔和呼吸频率是否变慢
　ii. 给予纳洛酮 40 μg，滴定至起效
　iii. 给予纳洛酮 17 min 后，重新检查患者基本情况
d. 苯二氮䓬类药物
　i. 提供支持性管理
　ii. 考虑给予苯二氮䓬类受体拮抗剂氟马西尼，从 0.1 mg 到 0.2 mg 逐渐给予（最大剂量 1 mg）；潜在副作用是出现心律失常、高血压和痉挛
e. 必要时提供加温

Ⅲ. 电解质

a. 检查血糖浓度
b. 检查血浆钠离子浓度
c. 检查镁离子、钙离子和磷酸盐浓度

Ⅳ. 未能找出苏醒延迟的原因

a. 考虑可能的神经性病变
b. 进行神经学影像学检查

导致苏醒延迟的药物因素

麻醉药物

全麻后苏醒延迟的发生与给药时间、半衰期、所用药物总量和患者的生物利用度相关。围术期使用的药物的残留作用被认为是造成苏醒延迟的最常见原因。多种药物的累积作用或协作作用可导致相对的药物过量。一些非麻醉性药物可增强麻醉药物的效用，例如在治疗心律失常时使用的利多卡因输注。给予东莨菪碱或阿托品的患者可发生中枢抗胆碱能综合征。当长时间使用高浓度的吸入麻醉剂或通气不足时，可导致苏醒延迟。

阿片类药物减弱了机体对高碳酸血症的反应，导致通气不足和继发的吸入麻醉剂清除减慢。当给予苯二氮䓬类药物、氟哌利多、东莨菪碱和氯胺酮作为术前药或是麻醉药物的一部分时，有可能使其他全身麻醉药物效用增强，苏醒延迟。苏醒延迟也可由输注药物时机不恰当（例如，在患者苏醒前给

药）或给药途径不恰当（例如口服、经肛门栓剂或肌内注射都会吸收时间延长）引起。大剂量的巴比妥类或苯二氮䓬类药物有可能导致药物大量分布于无脂肪组织中，随后经肝代谢，因此药物作用时间延长。单胺氧化酶抑制剂增强阿片类、巴比妥类和苯二氮䓬类药物的药效。

神经肌肉阻滞

无论是神经肌肉阻滞剂拮抗不全或是假性胆碱酯酶缺乏，都可造成肌力下降，导致通气不足、高碳酸血症和吸入麻醉剂的洗脱不全。酸中毒、高镁血症或特定的药物（克林霉素、庆大霉素、新霉素、呋塞米）都可增强神经肌肉阻滞剂的药效并干扰拮抗剂的作用。患者可能已经恢复意识，但由于肌无力，不能对伤害性刺激做出动作反应，表现为仍在麻醉状态。

药代动力学和药效学因素

低心输出量可导致肺、肾和肝的低灌注，从而造成麻醉药物的代谢和分泌减慢。由于低蛋白血症或与其他药物竞争蛋白结合位点，麻醉药物的蛋白结合率降低（如静脉输注造影剂、醋酸钠、磺胺地索辛），从而使血浆内游离药物浓度升高。

麻醉药物的肝代谢在以下情况是降低的：营养不良的患者，年龄处于两极的患者（酶发育不成熟或活性降低），低体温（体温低于 33℃～34℃），或同时给予需经肝微粒体解毒的药物（如乙醇和巴比妥）。给予肝功能障碍的患者氯胺酮可引起麻醉苏醒延迟。对于有肝疾病和肝昏迷病史的患者，给予小剂量阿片类药物也可导致中枢神经系统的抑制，给予此类患者西咪替丁也易造成意识状态的改变。虽然在动物实验中已经证实，在肝切除和肝损伤的情况下，对巴比妥的敏感性增加，但同等条件下未在人群中证实。

肾衰竭和氮质血症易造成酸碱失衡、蛋白结合力下降（更可能由低蛋白血症而不是酸中毒引起）、药物排泄或代谢延迟或降低、电解质改变，所有这些因素都可导致苏醒延迟。有假说认为血脑屏障通透性的改变可增加肾衰竭或氮质血症患者对镇静药的敏感性。

低体温不仅使药物在肝中的代谢变慢，还抑制中枢神经系统的活动度（冷昏迷），导致气体麻醉剂的溶解度升高，从而导致其从血中弥散到肺泡的速度降低。呼吸中枢的衰竭和对麻醉药物敏感性升高是排他性诊断。任何麻醉剂都可导致呼吸中枢的抑制。对麻醉药物的敏感性的生物学差异遵循钟形高斯分布，高龄患者的敏感性与年轻患者相比，曲线的分布并不相同。年龄处于两极和低体温或甲状腺功能减退的患者麻醉药物的需求减少。

苏醒延迟的代谢紊乱因素

酸碱失衡

脑脊液 pH 水平低于 7.25 时会出现意识状态的改变。在急性高碳酸血症时，由于氢离子较碳酸氢根离子更快通过血脑屏障，中枢神经系统的活性是被抑制的。低氧血症和高碳酸血症可使残余麻醉药物的效果增强并加重之前的并发疾病（如肝性脑病）。代谢性脑病本身会使患者对中枢神经系统抑制剂更加敏感。

内分泌紊乱

特殊的内分泌疾病（如甲状腺功能减退、肾上腺功能不全）与麻醉苏醒延迟有关。手术和麻醉的应激通常使血糖升高。败血症、SIRS（全身炎症反应综合征）、尿毒症、胰腺炎、肺炎、烧伤和输注高张液体或甘露醇可导致非酮症高渗高糖性昏迷，从而导致苏醒延迟。围术期使用降糖药、处理分泌胰岛素的肿瘤或腹膜后肿瘤，以及严重肝疾病导致糖异生降低的患者可发生低血糖。低血糖与神经系统的并发症有关，包括易激惹、抽搐和昏迷。

电解质紊乱

电解质紊乱——大量吸收低张液体导致的低钠低渗状态（如经尿道前列腺切除术时）或抗利尿激素分泌失调综合征——可导致苏醒延迟。评估苏醒延迟的患者时，应注意电解质的紊乱，包括高钙血症、低钙血症、高镁血症和低镁血症。

苏醒延迟的神经性原因

麻醉后的苏醒延迟可能是由大脑低灌注或高灌注、缺氧、颅内压增高、颅内出血或创伤性脑损伤导致的整个或局部的脑缺血所引起。某些特殊的神经外科操作和心输出量降低、血流阻断或系统性血管阻力降低（系统性休克）导致的脑低灌注也有可能造成麻醉后苏醒延迟。头颈部位置不当使动脉受压也是造成大脑低灌注的原因。

围术期低血压可导致大脑缺血和卒中，有脑血管疾病的患者更易发生。接受心脏手术、血管手术和创伤性颈部手术或者合并心房颤动、高凝状态的患者可出现血栓栓塞事件。如果手术部位高于心脏水平，有发生空气栓塞的风险；如果患者有卵圆孔未闭，即使小剂量的空气都会导致反常栓塞。Ⅱ期高血压或出血性脑血管意外都意味着大脑的高灌注，也可导致苏醒延迟。高灌注、颅内或硬膜下出血或血肿可导致颅内压升高。脑水肿、颅内积气或异常的分流也是颅内压升高的原因。局部缺血导致的苏醒延迟可体现为偏瘫或其他局部体征，也被称为差异性苏醒。理论上，再灌注的区域或已损伤的脑组织对麻醉药物的敏感性增加。

精神心理性无意识是排他性诊断，是一种精神分裂症，表现为持久性记忆缺失和难以解释的苏醒延迟。

推荐阅读

Karzai W, Schmidt J, Jung A, et al. Delayed emergence and acute renal failure after pneumonectomy: Tumor emboli complicating postoperative course. *J Cardiothorac Vasc*. 2009;23:219-222.

Licker M, Diaper J, Robert J, Ellenberger C. Effects of methylene blue on propofol requirement during anaesthesia induction and surgery. *Anaesthesia*. 2008; 63(4):352-357.

Sinclair R, Faleiro RJ. Delayed recovery of consciousness after anaesthesia. *Contin Educ Anaesth Crit Care Pain*. 2006;3:114-118.

Weingarten TN, Dingli M, Hall BA, Sprung J. Repeated episodes of difficulty with arousal following general anesthesia in a patient with ulnar neuropathy. *J Anesth*. 2009;1:119-122.

第 114 章 发生于麻醉恢复室的谵妄

Carla L. Dormer，MD

王彦霞 译 曾 鸿 校

术后谵妄是一种急性发作的脑功能改变或者紊乱的状态，常因临床表现形式多样而被忽略。尽管术后谵妄常表现为易激惹、焦虑及多动症，甚至为弗兰克精神病，但更常见的表现是活动减少，包括情感缺失、萎靡和嗜睡。

术后谵妄较常出现在年龄的两个极端以及接受特定手术的人群中。儿童谵妄的发生率大约为 30%，常发生在进入麻醉恢复室后的第一个 10 min 内，表现为兴奋或者易激惹（例如，无原因的哭闹或者定向能力下降），约 1 h 内缓解。如果进入麻醉恢复室时患儿处于睡眠状态，后期仍会出现易激惹状态。

诱因及围术期存在的危险因素

术后谵妄的危险因素见框 114-1。无危险因素的患者术后谵妄的发生率为 9%；具备 1 个或 2 个危险因素的患者，术后谵妄的发生率增加到 23%；合并 3 个或 4 个危险因素的患者，其发生率达到 83%。对于为什么某些个体易于出现术后谵妄，已提出许多假说。对高龄患者而言，发病因素包括脑容积减少（脑萎缩）、神经元减少、神经递质（乙酰胆碱、5-羟色胺、多巴胺）生成减少以及受体密度降低。因此，老年人表现为“认知功能储备下降”，即便是对脑功能最小程度的干扰，也会引起术后谵妄。尤其是严重的疾病状态、认知功能的损害（无论是否合并痴呆）、脱水以及药物滥用，都是术后谵妄的诱因。术前存在的决策能力下降以及抑郁也是发生术后谵妄的独立预测因素。

围术期术后谵妄的危险因素还包括一些高风险手术操作（心脏手术、胸主动脉手术、非心脏开胸手术、骨科手术）、胸科手术、腹部手术，以及手术时间延长。这些高危的手术操作常与栓塞现象（例如气体、血栓以及黏合剂栓塞）、大量液体转移以及大量快速输血有关。炎症也是发生术后谵妄的危险因素，因手术应激而释放的细胞因子导致神经元的凋亡。基于这些信息，似乎可以认为局部麻醉出现术后谵妄的概率要小于全身麻醉，因其需要的镇静药物和阿片类药物较少，然而这样的结论并没有得到证实。

乙酰胆碱对于维持患者觉醒、保持注意力以及记忆力具有重要作用，而多巴胺起截然相反的作用。因此，术前使用降低乙酰胆碱或者增加多巴胺水平的药物可引起术后谵妄（图 114-1）。中枢抗胆碱能综合征由中枢神经系统的毒蕈碱样乙酰胆碱受体受抑制引起，主要表现为心率减慢、心肌收缩力降低、支气管收缩、唾液分泌减少、肠道和膀胱收缩、括约肌松弛及谵妄。镇静药物（例如苯二氮䓬类药物）和阿片类药物（尤其是哌替啶，其结构与抗胆碱能药物阿托品类似）是主要的抗胆碱能药物。糖皮质激素、H_2 受体拮抗剂和抗惊厥类药物也包括在内。肝肾功能障碍降低这些药物的清除率，进一步加剧术后谵妄。

儿童术后谵妄在年龄较小（2 ～ 4 岁）的患儿中发生率最高，当从麻醉中苏醒后因年龄太小而无法进行语言沟通，难以区分是疼痛还是谵妄。对术前焦虑进行治疗有益于减少术后谵妄的发生。与其他吸入麻醉药物相比，使用七氟烷和地氟烷的儿童术后发生谵妄的概率更高。与七氟烷诱导并维持麻醉相比，使用七氟烷诱导、地氟烷维持麻醉能够减轻术后谵妄的严重程度。

诊断

筛查工具经过改进和调整，可以用来对麻醉恢复室内的患者是否发生术后谵妄进行评估（表 114-1）。护理谵妄筛查量表是目前对术后谵妄最为敏感的检测手段，更大程度上是排除性诊断。与谵妄相关的代谢紊乱包括低钠血症、低血糖或高血糖、低钾血症或高血钾症、高钙血症、高镁血症、高乳酸血症、低体温、甲状腺功能减退和肾上腺皮质功能不全。动脉低氧血症和肺泡通气不足是引起术后谵妄的呼吸相关性因素。对于术后出现谵妄迹象的患者，术后恶心呕吐和感染（例如泌尿道感染、肺炎及败血症）也应该考虑在内。

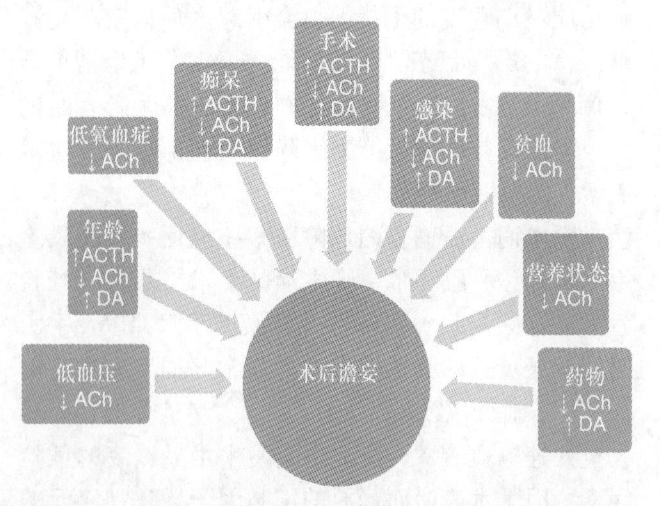

图 114-1 乙酰胆碱（Ach）水平降低、多巴胺（DA）水平升高及皮质醇（ACTH）水平升高引起的术后谵妄

预防

由于术后谵妄的治疗都是对症治疗，治疗谵妄最佳的方法就是预防。Cochrane 数据库评估了 6 项有关干预和预防术后谵妄的随机临床试验，认为支持使用药物来预防谵妄发生的证据不足。然而，通过缜密的术前评估（包括对抑郁和认知灵活性以及执行功能的评估）以筛选出具有高危因素的患者（见框 114-1），有利于麻醉和镇痛方案的制订。

治疗

治疗的目的是保证患者的安全，尤其对于存在暴力或者是严重焦虑不安的患者，可以采取适当束缚的措施。最初可以采用语言干预帮助患者恢复定向力，可以说出患者的姓名和当前的位置、外科医生的名字和现在的时间。生理性因素导致的谵妄也应该引起注意，包括膨胀的膀胱、恶心、不适的体位或患者身处陌生的环境。此后，治疗更应该积极主动，首先静脉给予氟马西尼以拮抗麻醉类药物导致的谵妄（每次 0.2 mg），纳洛酮（每次 0.04 mg），

表 114-1 麻醉恢复室中术后谵妄评分工具

特点	CAM	DDS	Nu-DESC
问题的个数	4	5	5
回答	是 / 否	0 ～ 2 级	对 4 个答案的加权评分
评估范围	急性发作或者反复过程 思维不集中 思绪紊乱，无组织性 意识水平的改变	定向性丧失 不合时宜的行为 无法沟通交流 出现错觉和幻觉 精神运动型阻滞	定向力 幻觉 情绪激动 焦虑 阵发性出汗

CAM，意识错乱评估方法；DDS，谵妄检测评分；Nu-DESC，护理谵妄筛查量表

框 114-1　与麻醉恢复室谵妄相关的诱因和围术期因素

诱因	围术期因素
血糖控制不佳	气道梗阻
年龄＞ 65 岁	膀胱膨胀
ASA ≥ 3	手术时间＞ 1 h
BUN/Cr ＞ 18	术前禁水时间 *
认知功能障碍或痴呆 †	电解质紊乱
抑郁	急诊与择期手术
酒精滥用	高风险手术
使用违禁药物或使用≥ 3 种处方药	低氧血症和高碳酸血症
	骨科手术
运动减少	疼痛
颅内损伤	延长机械通气时间
男性	感官超负荷
神经系统疾病 ‡	使用特殊的麻醉和镇痛药物 §
感觉功能缺失，尤其是视觉	
脓毒症	
使用 β 肾上腺素受体拮抗剂	
代谢紊乱	

ASA，美国麻醉医师协会；BUN/Cr，血尿素氮 / 肌酐。

* 术前禁水时间≥ 6 h，与禁水 2～6 h 相比，明显增加术后谵妄的发生。

† 尤其指执行能力的损害。

‡ 阿尔茨海默病和帕金森病。

§ 围术期使用可使术后谵妄发生风险增加的药物包括抗惊厥药物、阿托品、苯二氮䓬类、糖皮质激素、氟哌利多、芬太尼（大剂量）、H_2 受体拮抗剂、氯胺酮、哌替啶、甲氧氯普胺和东莨菪碱

毒扁豆碱（1 ～ 2 mg）。对于毒扁豆碱的使用还存在一定的争议，但是目前显示它可以治疗中枢性抗胆碱能综合征。氟哌啶醇（每 5 min2.5 ～ 5 mg）已经有报道提示可以降低谵妄的严重程度，但是并不能降低其发生率。

可使用多种药物来预防和治疗儿童苏醒期谵妄。最常用的药物包括可乐定、丙泊酚、阿片类药物以及右美托咪定。在麻醉诱导后给予 2 μg/kg 的可乐定可以明显降低苏醒期谵妄的严重程度，但是也由于嗜睡原因而延长在麻醉恢复室的停留时间。术毕前 5 min 给予右美托咪定 0.5 μg/kg，在麻醉结束前给予氯胺酮 0.25 mg/kg 或者纳布啡 0.1 m/kg，都可以减少苏醒期谵妄的发生率。

结局和预后

苏醒期谵妄如果导致了术后谵妄，常常需要消耗高昂的人力资源并延长住院时间，同时增加一些并发症的发病率（自行拔出气管导管，拔出导管、输液通路、引流管）和患者的死亡率。谵妄的患者存在暴力倾向，可能对他人造成伤害。如果在麻醉恢复室中谵妄继续进展为持续的谵妄，患者出院后进入加强护理体系的可能性会增加。

推荐阅读

Ansaloni L, Catena F, Chattat R, et al. Risk factors and incidence of postoperative delirium in elderly patients after elective and emergency surgery. *Br J Surg*. 2010;97:273-280.

Bagri AS, Rico A, Ruiz JG. Evaluation and management of the elderly patient at risk for postoperative delirium. *Thorac Surg Clin*. 2009;19:363-376.

Lepousé C, Lautner CA, Liu L, et al. Emergence delirium in adults in the post-anaesthesia care unit. *Br J Anaesth*. 2006;96:747-753.

Noimark D. Predicting the onset of delirium in the post-operative patient. *Age Ageing*. 2009;38:368-373.

Radtke FM, Franck M, Macguill M, et al. Duration of fluid fasting and choice of analgesic are modifiable factors for early postoperative delirium. *Eur J Anaesthesiol*. 2010;27:411-416.

Radtke FM, Franck M, Schneider M, et al. Comparison of three scores to screen for delirium in the recovery room. *Br J Anaesth*. 2008;101:338-343.

Warshaw G, Mechlin M. Prevention and management of postoperative delirium. *Int Anesthesiol Clin*. 2009;47:137-149.

第九部分 专业麻醉
A. 区域麻醉

第115章 局部麻醉药：作用机制

Steven R. Clendenen，MD
侯渊涛 译 高岚 校

局部麻醉药（局麻药）的作用机制是阻止触发动作电位的化学、机械或电刺激产生的神经冲动的传递。

神经细胞解剖

神经细胞通过轴突（细胞体的延伸）和树突相互联系。细胞膜是疏水的脂质双层膜，包含由脂蛋白组成的离子通道。与中枢神经系统的神经细胞不同，许多外周神经包裹在施万细胞产生的髓磷脂中。郎飞结（nodes of Ranvier）距离髓鞘约 1 mm，具有高浓度的 Na^+通道，促进相邻的郎飞结之间的跳跃性传输并增加沿着轴突的电传导速度。

神经细胞膜和去极化

细胞膜是富含 Na^+的细胞外液和富含 K^+的细胞内液之间的屏障，产生 −60 ～ −90 mV 的静息膜电位（图 115-1）。Na^+通过自主打开和关闭的 Na^+通道不断移动，通过主动转运 Na^+到细胞外以维持静息膜电位。适当的充分刺激打开大量 Na^+通道时，周围的细胞膜去极化（变为较小负值），导致额外的通道开放。开放通道的级联反应使更多的 Na^+进入细胞，K^+通过 K^+通道扩散到细胞外，最后整个细胞膜去极化，产生沿着轴突传递的全或无的电信号（动作电位）。一旦动作电位终止，能量依赖性机制重建 Na^+和 K^+浓度，恢复静息膜电位。

局麻药结构

局麻药分子含有芳香族亲脂末端，其通过中间链与亲水性叔铵（弱碱）连接。中间链是酰胺链或酯链，这是两种不同类型局麻药（酰胺类和酯类）的分类基础，它们作用机制相似，但是代谢途径不同。因为非电离形式的分子可以穿过细胞膜，所以更亲脂的化合物阻断起效更快。另外，局麻药呈弱碱性，所以 pK_a 接近生理 pH 值的化合物阻滞起效更快，因为更多的分子保持在非电离状态。注射部位局麻药的清除和局麻药与 α_1 酸性糖蛋白的结合也影响作用的持续时间，因为可以跨细胞膜扩散的游离药物浓度决定了阻滞作用（图 115-2 和表 115-1）。

局麻药的作用

细胞内 pH 通常小于 7，因此，一旦局麻药分子穿过细胞膜，许多分子将解离成离子化形式。这些离子对 Na^+通道的 α 亚基具有亲和力。离子化的局麻药分子从细胞内进入 Na^+通道，与 α 亚基结合并最终使 Na^+通道失活。如果 Na^+不能穿过细胞膜，则细胞不能去极化，也不会产生动作电位。有髓鞘的神经需要阻断三个连续郎飞结以确保冲动终止。

推荐阅读

Scholz A. Mechanism of (local) anaesthetics on voltage-gated sodium and other ion channels. *Br J Anaesth*. 2002;89:52-61.

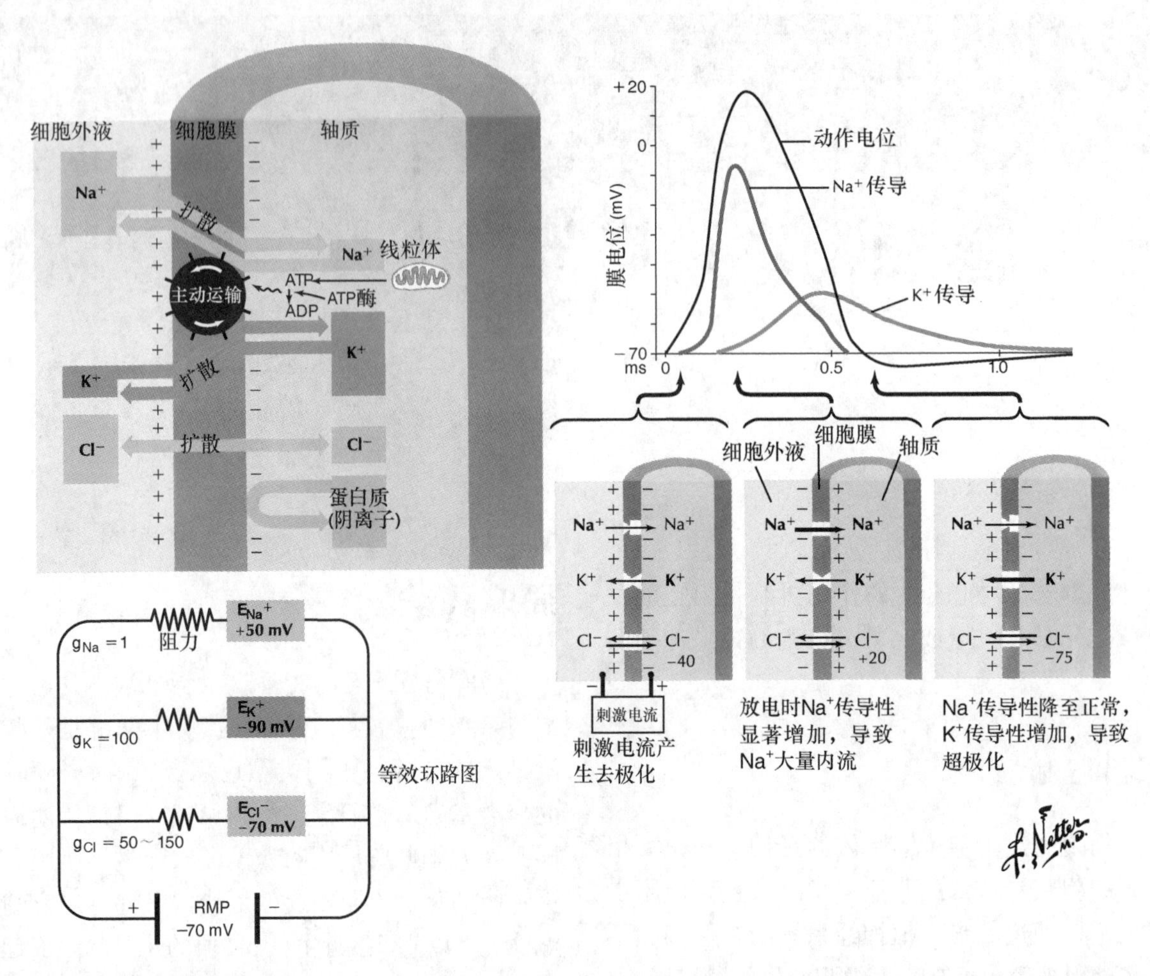

图 115-1 静息膜电位和动作电位（Netter illustration from www.netterimages.com. © Elsevier Inc. All rights reserved.）

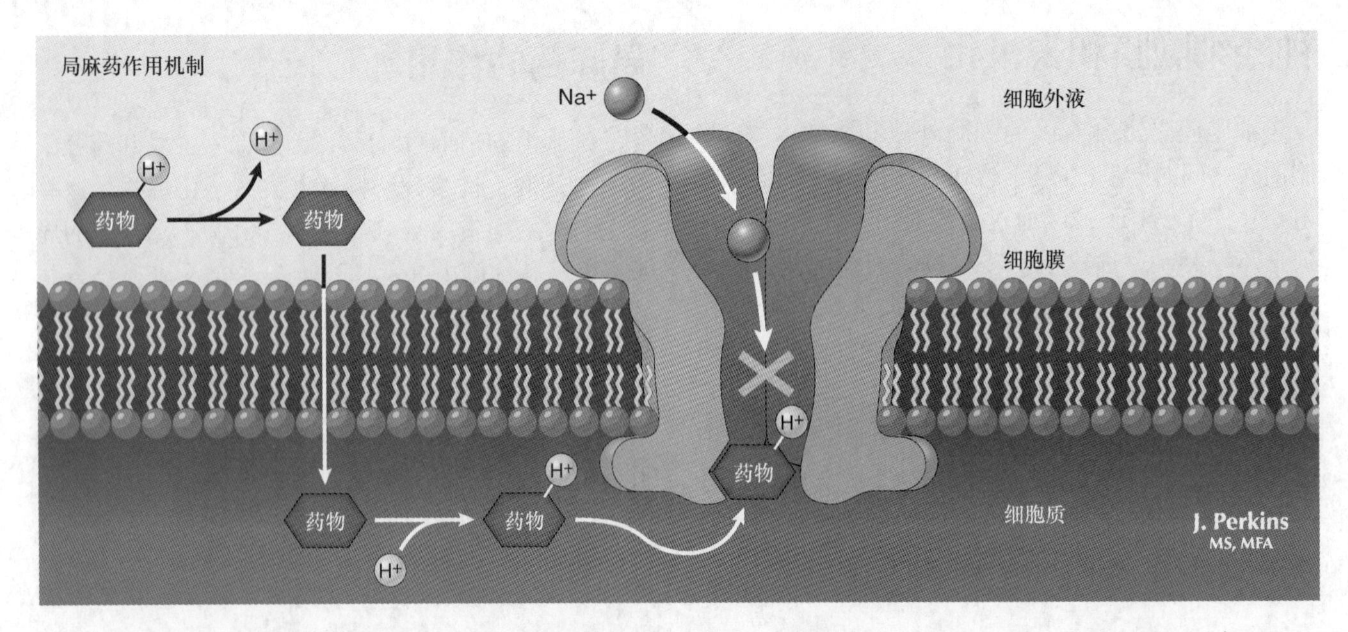

图 115-2 局麻药的作用机制（Netter illustration from www.netterimages.com. © Elsevier Inc. All rights reserved.）

表 115-1　常用局麻药的化学和物理性质

性质	利多卡因	甲哌卡因	布比卡因	罗哌卡因	左布比卡因
分子量	234	246	288	274	288
pK_a	7.7	7.6	8.1	8.1	8.1
脂溶性 *	4	1	30	2.8	30
分配系数	2.9	0.8	28	9	28
蛋白结合（%）	65	75	95	94	95
等效性（%）	2	1.5	0.5	0.75	0.5

* 与甲哌卡因相比，每种局麻药的脂溶性（例如，利多卡因的脂溶性是甲哌卡因的 4 倍）

第 116 章　局部麻醉药：药理学

Terese T. Horlocker，MD
侯渊涛　译　高　岚　校

局部麻醉药（局麻药）由三个主要化学部分组成（图 116-1）：亲脂性芳香环、亲水性叔铵以及酯链或酰胺链。胺基或环状化学结构的变化导致脂 / 水溶性、效力和蛋白结合的显著变化。局麻药根据亲脂性和亲水性组分的不同分为两类：氨基酯类和氨基酰胺类。虽然它们的作用机制相同，但是代谢方式不同（酯类在血液中通过假性胆碱酯酶代谢，酰胺类通过正常的肝途径代谢），并且致敏性不同（酯类大于酰胺类）。

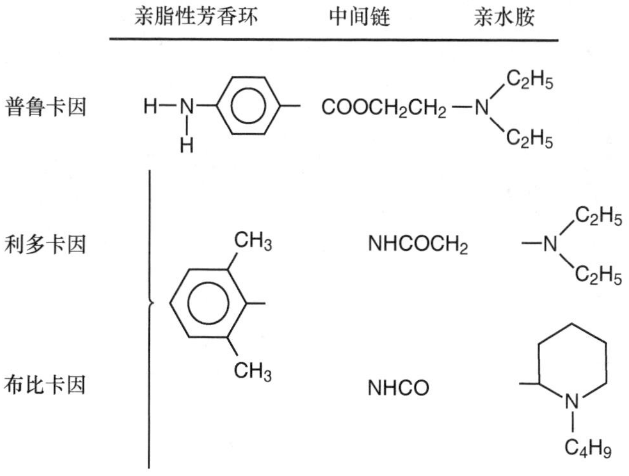

亲脂性芳香环　中间链　亲水胺

普鲁卡因　$H-NH-C_6H_4-COOCH_2CH_2-N(C_2H_5)_2$

利多卡因　CH_3　$NHCOCH_2$　$-N(C_2H_5)_2$

布比卡因　CH_3　NHCO　N-C_4H_9

图 116-1　普鲁卡因、利多卡因和布比卡因的化学结构

最常用的局麻药及其理化特性见表 116-1。

理化特性

局麻药呈弱碱性，pK_a 值大于 7.4。因为游离碱难溶于水，所以局麻药以盐酸盐形式配置。所得溶液是酸性的，pH 值为 4 ～ 7。

在溶液中，局麻药的离子化和非离子化形式处于平衡状态（图 116-2）。非离子化（脂溶性）碱基穿过轴突膜，一旦进入细胞内，在一个偏酸性的环境中，就变为离子化形式。电离的（水溶性）阳离子负责神经阻断。

药物的效能与脂溶性有关，药物脂溶性越高，越容易进入轴突。起效速度与 pK_a 相关，因为 pK_a 影响药物电离的速度［注意，普鲁卡因和氯普鲁卡因起效速度快（p$K_a \approx 9$），因为溶解浓度高，使扩散梯度更大］。作用时间与蛋白结合相关，其影响血药浓度，进而决定药物在注射位点吸收入血的速度。

生理特性

局麻药在注射部位应用后被吸收。只有极少的

表 116-1 局麻药的理化 / 生物学特性

药物	理化特性			生物学特性				推荐最大单次剂量（mg）
	pK_a*（25℃）	蛋白结合（%）	pH，普通溶液[†]	等效[‡]麻醉剂浓度	大致麻醉作用时间（min）	代谢部位	起效[‡]	
普鲁卡因	9.05	6	5 ～ 6.5	2	50	血浆，肝	快	500
氯普鲁卡因	8.97	?	2.7 ～ 4	2	45	血浆，肝	快	800（与肾上腺素合用时为 1000）
丁卡因	8.46	75.6	4.5 ～ 6.5	0.25	175	血浆，肝	快（脊椎麻醉）	20
利多卡因	7.91	64	6.5	1	100	肝	中等	300（与肾上腺素合用时为 500）
甲哌卡因	7.76	77	4.5	1	100	肝	中等	400（与肾上腺素合用时为 500）
丙胺卡因	7.9	55				肝，肝外组织	中等	400（与肾上腺素合用时为 600）
依替卡因	7.7	94	4.5	0.25	200	肝	快	与肾上腺素合用时为 400
布比卡因（和左布比卡因）	8.16	96	4.5 ～ 6	0.25	175	肝	慢	175（与肾上腺素合用时为 225）
罗哌卡因	8.2	95	4.5 ～ 6	0.5	175	肝	慢	225（与肾上腺素合用时为 300）

* 50% 离子化时的 pH。
[†] 含肾上腺素溶液的 pH 比普通溶液的 pH 低 1 ～ 1.5 单位。
[‡] 用于臂丛神经阻滞时。
Adapted from Mather LE，Tucker GT. Properties，absorption，and disposition of local anesthetic agents. In：Cousins MJ，Carr DB，Horlocker TT，Bridenbaugh PO，eds. Neural Blockade in Clinical Anesthesia and Management of Pain. 4th ed. Philadelphia，Lippincott Williams & Williams，2009：48-95；and Rosenberg PH，Veering BT，Urmey WF. Recommended doses of local anesthetics：A multifactorial concept. Reg Anesth Pain Med. 2004；29：264-275.

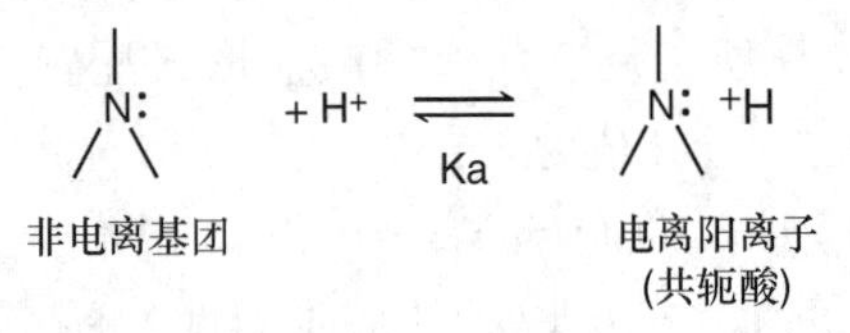

图 116-2 局麻药亚结构（From O'Brien JE，Abbey V，Hinsvark O，et al. Metabolism and measurement of chloroprocaine，an ester-type anesthetic. J Pharm Sci. 1979；68：75-78.）

酯类会在注射部位代谢，一旦吸收入血，则在血中代谢，而酰胺类在肝代谢。两类局麻药仅有少量在尿中以原型排泄。

酯类

酯类局麻药由假性胆碱酯酶（血浆胆碱酯酶）代谢，部分由红细胞酯酶代谢。水解发生在酯键处并产生乙醇和对氨基苯甲酸（PABA）衍生物。因为酯类局麻药通过假性胆碱酯酶代谢，所以在肝病患者、新生儿或非典型胆碱酯酶携带者，其毒性和阻滞时间可能延长（表 116-2）。氯普鲁卡因的水解速度比普鲁卡因快 4 倍，普鲁卡因水解比丁卡因快 4 倍。

表 116-2 氯普鲁卡因的半衰期

研究人群 / 样本	患者数 / 样本量	半衰期（s）*
母亲	7	20.9±5.8
脐带	7	42.6±11.2
男性对照组	6	20.6±4.1
女性对照组	5	25.2±3.7
纯合-非典型胆碱酯酶携带者	10	106.0±45.0

* 平均值 ± 标准差。
Results are from O'Brien JE，Abbey V，Hinsvark O，et al. Metabolism and measurement of chloroprocaine，an ester-type anesthetic. J Pharm Sci. 1979；68：75-78.

酰胺类

酰胺类局麻药经肝代谢（丙胺卡因也通过肝外组织代谢）。已经发现了三种主要的生物转化途径：芳香族羟基化、N- 脱烷基化和酰胺水解。这些药物的清除顺序如下：

左布比卡因＜布比卡因＜罗哌卡因＜甲哌卡因＜利多卡因＜依替卡因＜丙胺卡因。

肝病影响酰胺类局麻药的代谢，但对酯类化合物的影响很小。对于严重的肝硬化患者，利多卡因的半衰期和分布容积增加，由于分流和酶活性降低而使清除率降低。肝酶诱导剂，如巴比妥类，增加酰胺类局麻药的全身清除。

因为这些药物具有与血液浓度有关的神经和心脏毒性，只要没有使用肾上腺素的禁忌证，在大剂量应用局麻药时应当加入肾上腺素 2.5 ～ 5 μg/ml。肾上腺素引起的血管收缩减少注射部位的血流灌注，从而减缓药物的全身吸收并降低毒性，延长作用时间。通常情况下，与年轻、体健和非妊娠期成人的剂量相比，某些情况（例如，妊娠终末期，老年人实施硬膜外麻醉、脊椎麻醉或镇痛）或疾病（尿毒症）可增加局麻药的初始摄取速率，应该适当减少局麻药的用量。另一方面，肾、肝和心脏疾病患者的局麻药清除率降低，在重复或连续使用时应该减少剂量（表 116-3）。减少的幅度应该与预计对药效动力学或药代动力学的影响有关。

局麻药的临床应用

酯类

苯佐卡因

苯佐卡因几乎不溶于水。其使用局限于局部应用，如在气管内给药。高铁血红蛋白血症是一种与苯佐卡因的应用相关的不良反应。

表 116-3　利多卡因在健康人和不同疾病患者中的降解

临床状态	半衰期（h）	Vss（L/kg）	清除率［ml/(min · kg)］
正常	1.8	1.32	10.0
心力衰竭	1.9	0.88*	6.3*
肝硬化	4.9*	2.31*	6.0*
肾疾病	1.3	1.2	13.7

* 数值与健康志愿者相比具有显著性差异。

Vss，稳定状态的分布容积。

From Thompson P，Melmon KL，Richardson JA，Rowland M. Lidocaine pharmacokinetics in advanced heart failure，liver disease and renal failure in humans. Ann Intern Med. 1973；78：499-508.

普鲁卡因

普鲁卡因主要用于皮肤浸润和脊髓阻滞，因为其效能低、起效慢，以及在脊髓和周围神经阻滞的作用时间短。

氯普鲁卡因

氯普鲁卡因的快速起效和低毒性使其成为孕妇生产的理想药物。它主要用于局部浸润、腋窝和硬膜外阻滞。鞘内注射可能是禁忌证，因为其具有潜在的神经毒性。

丁卡因

丁卡因最常见的应用是脊髓麻醉，因为其快速起效、阻滞程度深而且作用时间长（加肾上腺素后作用时间达 4 ～ 6 h）。丁卡因可以局部使用，由于摄取迅速，也有毒性反应的报道。

酰胺类

丙胺卡因

丙胺卡因在北美最常见的应用是局部使用［作为 EMLA 霜剂组分（利多卡因和丙胺卡因的低共熔混合物）］。丙胺卡因由于其肝外代谢而成为毒性最小的酰胺类局麻药，但会引起高铁血红蛋白血症。

利多卡因

利多卡因由于其效能、起效迅速、中等作用时间和多功能性，成为最常用的局麻药。其能用于浸润麻醉以及外周和中枢神经阻滞，浓度范围为 0.5% ～ 2.0%。

甲哌卡因

与利多卡因的用途类似，但作用时间稍长于利多卡因。

依替卡因

虽然依替卡因作用时间与布比卡因类似，但是由于其脂溶性更高，麻醉起效时间大大缩短。运动阻滞的程度也比布比卡因更完善，适用于需要良好肌松的长时间手术。但是，运动阻滞时间可能长于感觉阻滞。

布比卡因

其优点是在外周神经和硬膜外阻滞中的作用时间长，低浓度布比卡因可产生差异性感觉/运动阻滞。布比卡因是较长手术最常用的脊髓麻醉药。

纯同分异构体药物

因为意外血管内注射布比卡因可导致心肺衰竭，科学家希望发现具有较少心脏毒性的替代性酰胺类药物（但要具有相似的神经阻滞作用）。重要的是，虽然局麻药通常为两种同分异构体的外消旋混合物（对映体），但动物研究已经证明（S）-异构体比（R）-异构体心脏毒性更小。因此，最近开发的长效酰胺类（罗哌卡因和左布比卡因）已经作为纯异构体溶液销售。

左布比卡因　为布比卡因的（S）-异构体，与布比卡因相比心脏毒性更小。

罗哌卡因　仅为（S）-外消旋物，具有较小的心脏毒性，但与布比卡因相比，效能也更低。

推荐阅读

Butterworth JF. Clinical pharmacology of local anesthetics. In: Cousins MJ, Carr DB, Horlocker TT, Bridenbaugh PO, eds. *Neural Blockade in Clinical Anesthesia and Management of Pain*. 4th ed. Philadelphia: Lippincott, Williams & Williams; 2009:48-95.

Drasner K, Bromage PR. Choice of local anesthetics in obstetrics. In: Hughes SC, Levinson G, Rosen MA, eds. *Shnider and Levinson's Anesthesia for Obstetrics*. 4th ed. Philadelphia: Lippincott, Williams & Wilkins; 2002:73-94.

Mather LE, Tucker GT. Properties, absorption, and disposition of local anesthetic agents. In: Cousins MJ, Carr DB, Horlocker TT, Bridenbaugh PO, eds. *Neural Blockade in Clinical Anesthesia and Management of Pain*. 4th ed. Philadelphia: Lippincott, Williams & Williams; 2009:48-95.

O'Brien JE, Abbey V, Hinsvark O, et al. Metabolism and measurement of chloroprocaine, an ester-type anesthetic. *J Pharm Sci*. 1979;68:75-78.

第 117 章　局部麻醉药的毒性

MAJ Ali Akber Turabi，MD

侯渊涛　译　高　岚　校

意外的血管内注射或血管周围区域摄取增加引起的局部麻醉药（局麻药）血液浓度的增加会影响依赖钠通道发挥正常功能的器官。中枢神经系统（CNS）异常是局麻药毒性反应的首发表现，而心脏异常是由更高浓度的局麻药引起。

通过注射适当容量和浓度的局麻药，了解药物的药理性质，以及提高对早期反应的警惕性，可以预防局麻药毒性反应。

影响局麻药血液浓度的因素

注射部位和注射途径（表 117-1）、具体药物、所用药物的剂量、与局麻药同时使用的血管收缩剂，以及药物代谢的途径都会决定局麻药的血液浓度，而且不仅影响局麻药血药浓度上升的速度，也影响作用时间和可能发生的毒性反应。

注射部位

局麻药的吸收取决于注射部位的血液供应。血管丰富区快速吸收入血的风险大。

局麻药的选择

注射组织结合度高（依替卡因和布比卡因）或分布容积大（丙胺卡因）的局麻药可导致血药浓度低，但是使用这些药物也可见毒性反应。

局麻药的剂量

局麻药的浓度越高，越可能发生毒性反应（表 117-2）。

同时应用血管收缩剂

添加肾上腺素或去氧肾上腺素对局麻药的影响

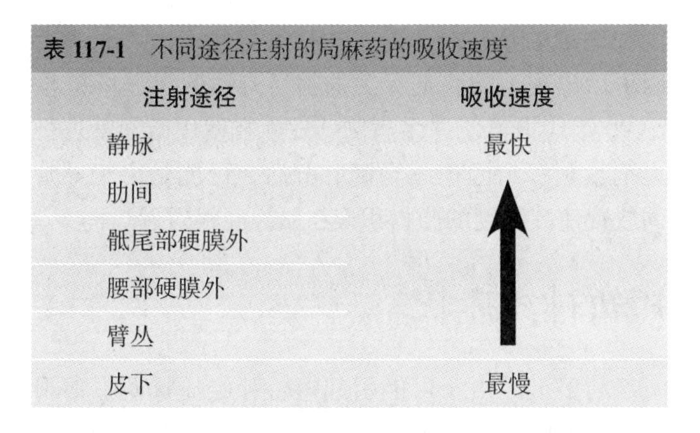

表 117-1　不同途径注射的局麻药的吸收速度

注射途径	吸收速度
静脉	最快
肋间	
骶尾部硬膜外	
腰部硬膜外	
臂丛	
皮下	最慢

表 117-2　常用局麻药的最大剂量和作用时间

药物	最大剂量（mg/kg）	作用时间（h）
酯类		
氯普鲁卡因	12	0.5 ～ 1
普鲁卡因	12	0.5 ～ 1
可卡因	3	0.5 ～ 1
丁卡因	3	1.5 ～ 6
酰胺类		
利多卡因	4.5*	0.75 ～ 1.5
甲哌卡因	4.5*	1 ～ 2
丙胺卡因	8	0.5 ～ 1
布比卡因	3	1.5 ～ 8
罗哌卡因	3	1.5 ～ 8

* 如与肾上腺素合用，最大量是 7 mg/kg

取决于注射部位的局部血液供应和特定局麻药的血管收缩或扩张性质。一般来说，加入血管收缩剂可以降低局麻药血药浓度峰值水平，并增加到达峰值水平的时间。

代谢

吸收和运送到代谢部位（酰胺类：肝；酯类：血浆）是局麻药代谢所必需的。

全身毒性

多数局麻药的毒性反应涉及 CNS。更严重的反应也会涉及心血管系统，且更难治疗。

中枢神经系统毒性

CNS 毒性与局麻药的效能成正比。效能越高、作用时间越长的局麻药，毒性越大。局麻药引起的早期 CNS 毒性反应的症状和体征有耳鸣、视物模糊、头晕、舌感觉异常和口周麻木。兴奋性表现（神经紧张、烦躁不安、骚动和肌肉抽搐）是选择性阻断抑制通路引起的，通常先于 CNS 抑制、强直性癫痫发作和心肺衰竭发生。高碳酸血症（继发于 CNS 抑制和通气驱动的降低）降低癫痫阈值，因为高碳酸血症增加脑血流量，而伴随的呼吸性酸中毒降低蛋白结合率，从而产生更多的游离药物。

心血管系统毒性

所有局麻药都会引起剂量依赖性心肌收缩抑制，还有血管扩张的表现（可卡因例外，是血管收缩剂）。与 CNS 毒性相似，心肌抑制的程度与局麻药的效能成正比。布比卡因的心脏毒性风险高。与利多卡因相比，布比卡因的心脏毒性更强，因为它与静息或失活的钠通道结合更紧密，而且布比卡因在舒张期从钠通道解离比利多卡因更慢。

局麻药的过敏反应

真正对酰胺类局麻药的过敏极为罕见。酯类局麻药代谢产生对氨基苯甲酸（PABA），其是已知的变应原。对 PABA 过敏的患者应该被认为对酯类局麻药过敏。羟苯甲酯是酯类和酰胺类局麻药溶液中的防腐剂，也被代谢为 PABA，可能引起过敏反应。

神经毒性

氯普鲁卡因的使用在一些患者中引起感觉和运动缺失延长。研究表明，虽然氯普鲁卡因本身不具有神经毒性，但是当大量的氯普鲁卡因存在于亚硫酸氢钠和低 pH 的环境中时，可能引起神经毒性。利多卡因和其他局麻药大剂量使用时，也能引起神经毒性。

高铁血红蛋白血症

丙胺卡因在肝中代谢为邻甲苯胺，其将血红蛋白氧化成高铁血红蛋白。一般来说，临床上出现显著的高铁血红蛋白血症需要约 600 mg 的丙胺卡因。高铁血红蛋白血症使脉搏血氧饱和度不准确，无论真正的氧合情况如何，即使高铁血红蛋白占血红蛋白总量>35%，氧饱和度也不会下降到 84% ～ 86% 以下。高铁血红蛋白血症可通过静脉内注射亚甲蓝 1 mg/kg 治疗。

毒性反应的诊断、预防和治疗

通过规范操作神经阻滞可以预防大多数局麻药毒性反应，包括细心选择局麻药的剂量和浓度。使用试验量和注射时间断回抽可降低全身毒性的风险。应密切监测患者血管内注射的征兆（如肾上腺素存在时血压和心率增加）或 CNS 毒性征兆。使用苯二氮䓬类药物可以增加癫痫阈值。

局麻药毒性反应的治疗与其他医疗紧急情况的管理类似，重点是确保气道通畅、呼吸和循环稳定。一旦建立气道，应吸 100%O_2。必须避免缺氧和高碳酸血症。如果发生抽搐，应用少量苯二氮䓬类或丙泊酚会迅速终止发作，而不会导致心血管危害。如果需要气管插管，可以使用琥珀胆碱。虽然给予神经肌肉阻滞剂抑制患者的强直痉挛运动，但是在脑电描记图上仍然存在癫痫发作。

另外，应给予 20% 脂肪乳［1.5 ～ 4 ml/kg 推注，然后以 0.25 ～ 0.5 ml/（kg · min）持续输注 10 ～ 60 min］，因为脂肪乳可以快速缓解局麻药毒性反应。虽然丙泊酚配制在脂肪乳剂中，但该配方仅含 10% 脂质。因此，丙泊酚不应该用作这种情况下的脂肪乳替代物，其脂质含量太低，不能提供益处，而与丙泊酚相关的心血管抑制可能使复苏患者更加困难。在一些情况下，患者需要建立体外循环，直至心脏毒性消退。

虽然大多数患者仅需要持续的心肺复苏，但是可能需要重复的心脏复律，而且经常需要高剂量的肾上腺素维持循环。室性心律失常应该用溴苄铵而不是利多卡因治疗。

马尾综合征

伴有运动麻痹和感觉变化（包括疼痛）的长期神经损伤是用局麻药进行脊髓麻醉时发生的罕见并发症。尽管与局麻药一起给予的防腐剂或其他污染物被认为是这种并发症的原因，但是已有注射高浓度和剂量的某些局麻药（包括氯普鲁卡因和利多卡因）后出现与防腐剂无关的神经毒性的报道。20 世纪 90 年代报道了许多病例，发生在使用微导管进行大剂量利多卡因连续脊髓麻醉后，可能是由于导管的放置使高浓度的药物积聚在骶神经根附近。

短暂神经症状

利多卡因由于可能引起短暂神经症状而不常用于脊髓麻醉。沿双腿向下放射的严重疼痛是最常见的症状。相关因素包括手术体位（尤其是截石术）、过早下床走动和肥胖。因为门诊患者区域麻醉的替代方案很少，这成为脊髓麻醉用于短小手术时的一个特殊问题。利多卡因的替代药物包括普鲁卡因、甲哌卡因（也会引起短暂神经症状）、极低剂量利多卡因（25 mg）复合芬太尼（25 μg）和极低剂量布比卡因（4 ～ 7 mg）复合芬太尼（10 ～ 25 μg）。

特殊人群

吸脂

当进行脂肪抽吸时，会应用大量稀释局麻药，因此，所用局麻药的总剂量可能相当高。美国皮肤病学会发表了关于吸脂的指南，推荐利多卡因的最大安全剂量为 55 mg/kg。因为利多卡因的吸收在脂肪组织中可能延迟，所以毒性反应多发生于术后 6 ～ 12 h，而不是操作即刻发生。

推荐阅读

French J, Sharp LM. Local anaesthetics. *Ann R Coll Surg Engl*. 2012;94:76-80.

Neal JM, Mulroy MF, Weinberg GL, American Society of Regional Anesthesia and Pain Medicine. American Society of Regional Anesthesia and Pain Medicine checklist for managing local anesthetic systemic toxicity: 2012 version. *Reg Anesth Pain Med*. 2012;37:16-18.

Parry A. Management and treatment of local anaesthetic toxicity. *J Perioper Pract*. 2011;21:404-409.

Sites BD, Taenzer AH, Herrick MD, et al. Incidence of local anesthetic systemic toxicity and postoperative neurologic symptoms associated with 12,668 ultrasound-guided nerve blocks: An analysis from a prospective clinical registry. *Reg Anesth Pain Med*. 2012;37(5):478-482.

第 118 章　局部麻醉药溶液内的防腐剂

Beth L. Ladlie，MD，MPH
侯渊涛　译　高　岚　校

虽然对局部麻醉药（局麻药）的过敏非常少见，但确实存在，而且对氨基酯类局麻药的过敏反应比氨基酰胺类局麻药更常见。不管试剂属于哪种亚类，局部麻醉制剂通常都含有旨在延长其保质期的添加剂。使用局麻药后的一些不良反应可能由这些添加剂引起（表 118-1）。

亚硫酸盐

亚硫酸盐是抗氧化剂，用于稳定常添加于局麻药溶液中的血管收缩剂（例如肾上腺素）。常见的亚硫酸盐包括亚硫酸氢盐和偏亚硫酸氢盐。亚硫酸盐可以导致类过敏反应，包括血管性水肿、荨麻疹、癫痫发作、支气管痉挛，甚至死亡。亚硫酸盐作为食品和饮料中的防腐剂存在，因此在接受含有亚硫酸盐的局麻药之前，患者可能已经多次暴露于亚硫酸盐。

亚硫酸氢钠是氯普鲁卡因中的防腐剂，参与蛛网膜炎的发生。已经报道了多例使用含有亚硫酸氢钠的局麻药之后出现双侧下肢麻痹和括约肌控制丧失的健康患者（即美国麻醉医师协会分类 I 类），有些患者仅能部分恢复。其中许多患者是意外穿破硬膜，并注入大量低 pH 值的含有硫酸氢钠的氯普鲁卡因。由于动物实验表明氯普鲁卡因具有神经毒性，所以也许亚硫酸氢盐不是罪魁祸首。但是这一问题尚未研究清楚，一些人猜测可能有协同效应。

表 118-1　局麻药中防腐剂的功能和可能的毒性

防腐剂分类	功能	可能毒性
亚硫酸盐	抗氧化剂	类过敏反应 蛛网膜炎
EDTA	螯合剂	硬膜外注射部位腰痛
羟苯甲酯	抗菌剂	类过敏反应

EDTA、乙二胺四乙酸二钠

乙二胺四乙酸二钠

乙二胺四乙酸二钠（EDTA）是添加到局麻药中的防腐剂，以延长保存期限并且使制造商能够使用高压灭菌器来灭菌装有麻醉剂的玻璃小瓶。EDTA 起螯合剂作用，最早加入局麻药中以代替氯普鲁卡因中的偏亚硫酸氢盐。用 EDTA 配制的氯普鲁卡因硬膜外大容量（＞ 40 ml）注射已经被认为是注射部位严重疼痛的原因。当患者酸中毒时，EDTA 相关的腰椎旁肌痉挛和疼痛的严重性可能增加。目前没有 EDTA 引起神经毒性的证据。

对羟基苯甲酸酯

对羟基苯甲酸酯最常见的是羟苯甲酯，通常是多用途的局麻药小瓶中的抑菌剂。它对革兰氏阳性菌和真菌具有抗菌活性。其化学结构类似于对氨基苯甲酸（PABA），是已知的潜在变应原，结构上类似于酯类局麻药。敏感患者可能会出现过敏性体征和症状。在临床相关剂量下使用羟苯甲酯没有神经毒性。

用无防腐剂的溶液替代含防腐剂的溶液

亚硫酸盐和对羟基苯甲酸酯与神经毒性有关，由于所有防腐剂都具有潜在的神经毒性，麻醉医师通常在硬膜外或鞘内只应用不含防腐剂的溶液。然而，美国食品药品管理局（FDA）发布的橙皮书认为，含防腐剂和无防腐剂的药物在治疗上是等效的，而且制造商可以在不通知医生的情况下用一种类型替代另一种类型。至少有一例在患者接受含有亚硫酸氢钠的氯普鲁卡因制剂后出现马尾综合征的报道。

尽管这里讨论了毒性，但是局麻药仍被广泛应用和良好耐受。大多数防腐剂应用于人类应该是安全的，但是当使用大剂量局麻药（如周围神经阻滞）时，麻醉医师应该考虑防腐剂的潜在毒性。

推荐阅读

Drolet P, Veillette Y. Back pain following epidural anesthesia with 2-chloroprocaine (EDTA-free) or lidocaine. *Reg Anesth*. 1997;22:303-307.

Eisenach JC, Hood DD, Curry R. Phase I human safety assessment of intrathecal neostigmine containing methyl- and propylparabens. *Anesth Analg*. 1997;85:842-846.

Phillips JF, Yates AB, Deshazo RD. Approach to patients with suspected hypersensitivity to local anesthetics. *Am J Med Sci*. 2007;334:190-196.

Taniguchi M, Bollen AW, Drasner K. Sodium bisulfite: Scapegoat for chloroprocaine neurotoxicity? *Anesthesiology*. 2004;100:85-91.

Wang BC, Hillman, DE, Spielholz NI, Turndorf H. Chronic neurological deficits and Nesacaine-CE—An effect of the anesthetic, 2-chloroprocaine, or the antioxidant, sodium bisulfite? *Anesth Analg*. 1984;63:445-447.

Winnie AP, Nader AM. Santayana's prophecy fulfilled. *Reg Anesth Pain Med*. 2001;26:558-564.

第 119 章　可卡因药理学

Christopher B. Robards，MD

黄　鹤　译　姜陆洋　校

可卡因生物碱（也成为古柯碱）是在植物古柯叶子中发现的。古柯碱已经在南美洲古代社会、神学、医学、宗教活动中使用千余年。西班牙征服者在发现新大陆时了解到印加文明对古柯植物叶片的巨大重视。虽然它作为局部麻醉药的证据不足，但是有些人认为，在秘鲁和玻利维亚古代的颅骨手术中让患者咀嚼古柯叶并吞下唾液可以作为止痛剂使用。几个世纪后，德国化学家 Friedrich Gaedcke 分离出可卡因生物碱。Albert Niemann 改进了生物碱的分离纯化过程，1860 年发表文章 *On a New Organic Base in the Coca Leaves*。然而，直到 1884 年，Carl Koller 成功将可卡因作为局部麻醉药应用在眼科手术中时，才意识到可卡因的麻醉效应和临床应用之间的联系。在德国北部基尔市，August Bier 使用一根细的空心针将 5% 的可卡因注入正在截肢的患者的腰椎蛛网膜下腔中，本质上上开启了区域阻滞麻醉的研究和使用。然而很快就发现了应用可卡因的风险。至 19 世纪末，数以百计的关于可卡因中毒和死亡的报道逐渐被发表出来。

药理学

可卡因与其他酯类局部麻醉药相似，含有通过酯键连接的芳香族残基和叔铵（图 119-1）。商业上，将古柯碱水解为芽子碱，然后进行苯甲酰化、甲基化，成为碱性可卡因。可卡因的盐酸盐是 PK_a 为 8.6 的水溶性的粉末状白色结晶物质。1% ～ 10% 溶液均可使用，4% 的溶液最常局部应用。最大推荐剂量为 1 ～ 3 mg/kg。可卡因半衰期为 0.5 ～ 1.5 h，易于通过黏膜吸收进入全身循环。因为可卡因代谢依赖于肝和血浆胆碱酯酶，肝功能受损或者非典型胆碱酯酶（包括纯合子、杂合子和获得性）患者的半衰期可能会延长。

作用

局部麻醉作用

与其他局部麻醉药类似，可卡因的作用是通过可逆性阻断钠离子通过神经元细胞膜介导完成。

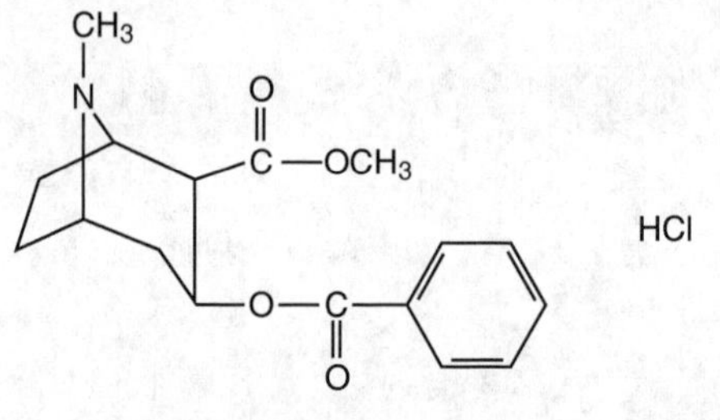

CH3 N O C—OCH3 HCl O—C O

盐酸可卡因

图 119-1　盐酸可卡因

拟交感作用

系统来说，可卡因可作为去甲肾上腺素再摄取抑制剂，引起交感神经系统兴奋，表现为瞳孔放大、高血糖和高热。可卡因可影响患者的行为和儿茶酚胺的代谢，而其他去甲肾上腺素再摄取抑制剂无这种效应，这也说明可卡因有其他的作用机制。

中枢神经系统作用

可卡因的最初作用为兴奋性，可引起欣快感和兴奋感，因此，可卡因是一种有效的行为强化剂。它对癫痫发作阈值有双相作用，低剂量下产生抗惊厥作用，高剂量下诱发惊厥。

心血管作用

低剂量可卡因主要表现为迷走兴奋效应，特征为心动过缓。中剂量可导致血压升高、心动过速、心律失常，甚至心肌缺血。可卡因可能会加重冠状动脉疾病，诱发冠状动脉痉挛，减少冠状动脉血流量。如果吸入肺部，可能导致肺泡出血和肺水肿。滥用可卡因与主动脉瘤破裂、感染性心内膜炎、血栓形成、心肌炎、扩张型心肌病、脑动脉瘤破裂和蛛网膜下腔出血有一定关系。

麻醉使用及注意事项

在临床实践中，可卡因主要用于鼻腔手术的局部麻醉，可收缩鼻腔血管和鼻咽部黏膜。含 2 ml 10% 溶液的棉棒可用于局部浸润筛前神经和蝶腭神经的分支（图 119-2）。5% 的喷雾或 10% 的乳膏也可以达到同样的效果。由于潜在的毒性副作用，目前推荐使用其他替代药物，1% 利多卡因和 0.5% 去氧肾上腺素混合与 5% 可卡因有同样的扩张鼻道效果。由于可卡因在眼部应用时血管收缩会引起角膜损伤，可卡因在眼部手术的应用受到限制。可卡因可通过减少乙酰胆碱释放或降低接头后膜的敏感性来增强神经肌肉阻滞效果。高血压患者或使用三环类抗抑郁药或单胺氧化酶抑制剂的患者禁止使用可卡因。

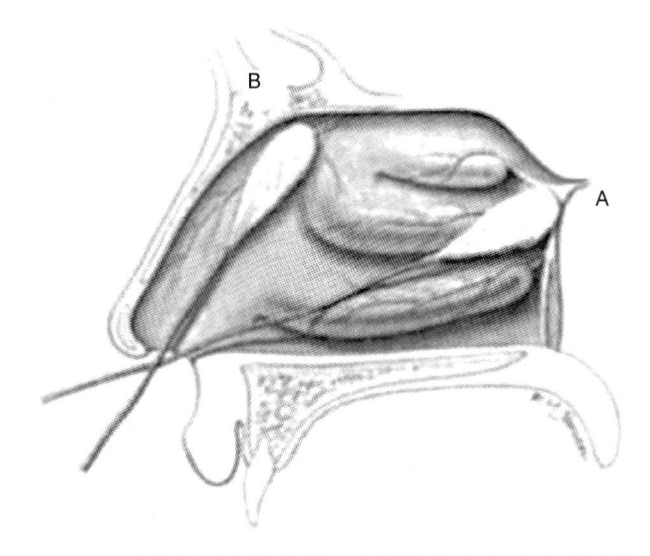

图 119-2　浸润可卡因的棉棒在蝶腭神经节（**A**）和筛前神经（**B**）的麻醉应用（From DeWeese DD，Saunders WH，Schuller DE，Schleuning AJ II，eds. Otolaryngology—Head and Neck Surgery. 7th ed. St. Louis，Mosby，1988.）

产妇的可卡因滥用可导致多种产科并发症，包括早产、胎盘早剥和胎死宫内。可卡因可导致血小板减少症，并且局部麻醉可能会增加出血风险，椎管内阻滞则风险更大。酯类局部麻醉药可与可卡因竞争血浆胆碱酯酶，从而延长两者的效果。

毒性副作用的治疗

可卡因的全身毒性反应主要通过保护气道、维持足够的通气、控制心律和血流动力学稳定、抑制癫痫发作及维持正常体温来治疗。普萘洛尔可治疗可卡因的 β 肾上腺素能效应，但不受抑制的 α 肾上腺素能兴奋会加重高血压并收缩冠状动脉。拉贝洛尔可能是阻断 α 受体和 β 受体来治疗相关副作用的更好的选择。可卡因导致的癫痫发作首选苯二氮䓬类药物治疗。氯丙嗪可有助于治疗高热，但会降低癫痫发作阈值。

推荐阅读

Cheng D. Perioperative care of the cocaine-abusing patient. *Can J Anaesth*. 1994;41:883-887.

DeWeese DD, Saunders WH, Schuller DE, Schleuning AJ II, eds. *Otolaryngology—Head and Neck Surgery*. 7th ed. St. Louis: Mosby; 1988.

Deschner B, Robards C, Somasundaram L, Harrop-Griffiths W. The history of local anesthesia. In: Hadzic A, ed. *Textbook of Regional Anesthesia and Acute Pain Management*. New York: McGraw-Hill; 2007.

Lange RA, Cigarroa RG, Yancy CW Jr, et al. Cocaine-induced coronary-artery vasoconstriction. *N Engl J Med*. 1989;321:1557-1562.

第 120 章　多模式镇痛

Roy A. Greengrass，MD
黄　鹤　译　姜陆洋　校

传统上，阿片类药物是治疗围术期疼痛的唯一镇痛药（单模式治疗）。不幸的是，这种方法通常会导致镇痛不全，因为足量镇痛的阿片类药物剂量常常会导致不能耐受的副作用。不完善的镇痛对患者生理和心理都有显著影响，也会对患者满意度和康复有影响，并且增加了治疗成本。为了解决这一问题，多模式镇痛的概念应运而生，该概念提出不同镇痛药物的同时使用可以协同作用于伤害感受途径的特定部位，以减少全身性阿片类药物的用量。一般来说，预防性镇痛疗效最佳，而不是治疗已经发起的疼痛。因此，多模式策略应该在手术前开始使用。药物应该有计划地给予而不是根据需要提供。用于多模式镇痛的药物包括非选择性和环加氧酶（COX）-2 选择性非甾体抗炎药（NSAIDs）、对乙酰氨基酚、类固醇、局部麻醉药（比如用于区域麻醉）、α_2 受体激动剂、氯胺酮、阿片类药物和 $\alpha_2\delta$ 配体。

非甾体抗炎药

手术损伤激活 COX-2 受体，导致前列腺素产生增多，造成损伤部位痛觉过敏（原发性痛觉过敏）。中枢前列腺素的释放导致继发性痛觉过敏。因此，NASIDs 的应用阻断了伤害刺激感受通路。NSAIDs 在轻度至中度术后疼痛的治疗方面是首选药物。NSAIDs 镇痛有天花板效应，但副作用存在累加。

非选择性 NSAIDs 会导致消化道溃疡，特别是在老年人中尤为明显。COX-2 NSAIDs 可减轻但不能避免消化道溃疡。所有 NSAIDs 都会减少肾血流量，可导致钠潴留和水肿。非选择性 NSAIDs 还会抑制血小板功能，并且增加部分外科手术的失血量。

对乙酰氨基酚

对乙酰氨基酚没有抗炎活性及外周活性。它的解热和镇痛效能可能是通过以下两种机制产生的：刺激下行中枢抑制途径或抑制中枢 COX-3 途径（COX-3 是 COX-2 的变体）。

已经有发表的试验结果证实，对乙酰氨基酚用于镇痛时的阿片替代效应在 20% 以内，和其他的 NSAIDs 药物相比较弱。对乙酰氨基酚口服给药时，生物利用度为 80% ～ 90%。然而，术后早期阶段存在对乙酰氨基酚的个体吸收差异，主要是胃排空延迟所致。对乙酰氨基酚的直肠给药吸收较差，且不可预测。静脉给药途径目前只在美国获得了食品药品管理局（FDA）批准。

类固醇

类固醇具有抗炎和免疫抑制作用，降低手术部位的炎症反应，从而降低对脊髓的伤害性信号传入。类固醇可直接降低 C 神经纤维的信号传输效应。已有研究证明，单剂量的糖皮质激素在大部分腹部手术和心血管手术中有抑制促炎和抗炎物质合成和释放的作用。在类固醇中，糖皮质激素优先用于围术期抗炎，因其在避免液体潴留和水肿方面优于盐皮质激素。单剂量类固醇不会导致治疗后的下丘脑-垂体-肾上腺素轴抑制作用。此外，在文献中没有证据表明单剂量类固醇给药会增加伤口感染的风险，但是单剂量类固醇会增加肥胖患者的围术期高血糖风险。

区域麻醉

中枢或外周神经阻滞可减弱或阻断伤害性信号到达中枢加工中心，从而减轻继发性痛觉过敏和痛觉超敏（windup）。局部麻醉药全身吸收后可直接抑制中枢和周围神经元兴奋，此作用与神经阻滞无关。静脉注射局部麻醉药可抑制胃肠反射和肠壁炎症反应。

α_2 受体激动剂

α_2 受体激动剂对外周神经、脊柱和脑干等多位点起作用。原型药，如可乐定，似乎可通过超极化神经环路（中枢和外周）而不通过阻滞 α_2 受体起作用。局部麻醉药加可乐定或者阿片类药物加可乐定的组合在全关节置换术后有较好的镇痛作用。已经证明可乐定可增强周围神经阻滞的镇痛作用，特别是对于中效的局部麻醉药效果更好。关于可乐定提高长效局部麻醉药镇痛效果的能力仍有争议。

氯胺酮

氯胺酮是非竞争性 N- 甲基 -D- 天冬氨酸（NMDA）拮抗剂，亚麻醉剂量或低剂量（1 mg/kg）氯胺酮有明显的镇痛作用，此剂量下没有传统高剂量导致的烦躁的副作用。

阿片类药物

术前使用阿片类药物可有长效的术后镇痛效果。因为阿片类药物可激活引起痛觉过敏的 NMDA 和 COX 伤害系统，所以阿片类药物与 NMDA 和 COX 拮抗剂联合应用的多模式镇痛可减少阿片类药物诱导的痛觉过敏和急性耐受。

$\alpha_2\delta$ 配体

$\alpha_2\delta$ 配体，例如加巴喷丁、加巴喷汀酯和普加巴林，作用机制是结合电压门控钙通道的 $\alpha_2\delta$ 亚基，阻止伤害性神经递质的释放。作用位点有外周、初级传入神经、脊髓神经元和脊髓上神经。作为多模式镇痛的一部分，这些药物增强了阿片类药物、NSAID 和 COX-2 抑制剂的镇痛作用。$\alpha_2\delta$ 配体的副作用有镇静、头晕和恶心。

推荐阅读

Joshi GP. Multimodal analgesia techniques and postoperative rehabilitation. *Anesth Clin North Am*. 2005;23:185-202.

Schug SA, Manopas A. Update on the role of non-opioids for postoperative pain treatment. *Best Pract Res Clin Anaesth*. 2007;21:15-30.

White PF, Kehlet H, Neal JM, et al, for the Fast-Track Surgery Study Group. The role of the anesthesiologist in fast-track surgery: From multimodal analgesia to perioperative medical care. *Anesth Analg*. 2007;104:1380-1396.

第 121 章　眼部的针法阻滞

Michael P. Hosking，MD

黄　鹤　译　姜陆洋　校

在大多数情况下，白内障手术一般采用局部麻醉；在美国，50% 的患者采用球后阻滞，25% 采用球周阻滞，剩下的采用局部麻醉药、结膜下阻滞或吸入麻醉。这些局部阻滞越来越多的是由眼科医生实施的；但是无论是由外科医师还是麻醉医师实施麻醉，麻醉医师都应该熟知这项技能及其副作用。

解剖

睫状神经节是直径为 1 ～ 2 mm 的副交感神经节，位于视神经的侧面和眼动脉之间的眼眶后壁前方约 1 cm 处（图 121-1）。源自动眼神经和神经节后纤维的副交感神经纤维支配睫状体和瞳孔括约肌。鼻睫神经是眼神经的分支，伴随睫状动脉走行的 6 ～ 10 根小细丝，通过睫状短神经支配角膜、虹膜和睫状体的感觉神经。

专业术语

尽管眼部手术中球后和球周的术语区分了阻滞

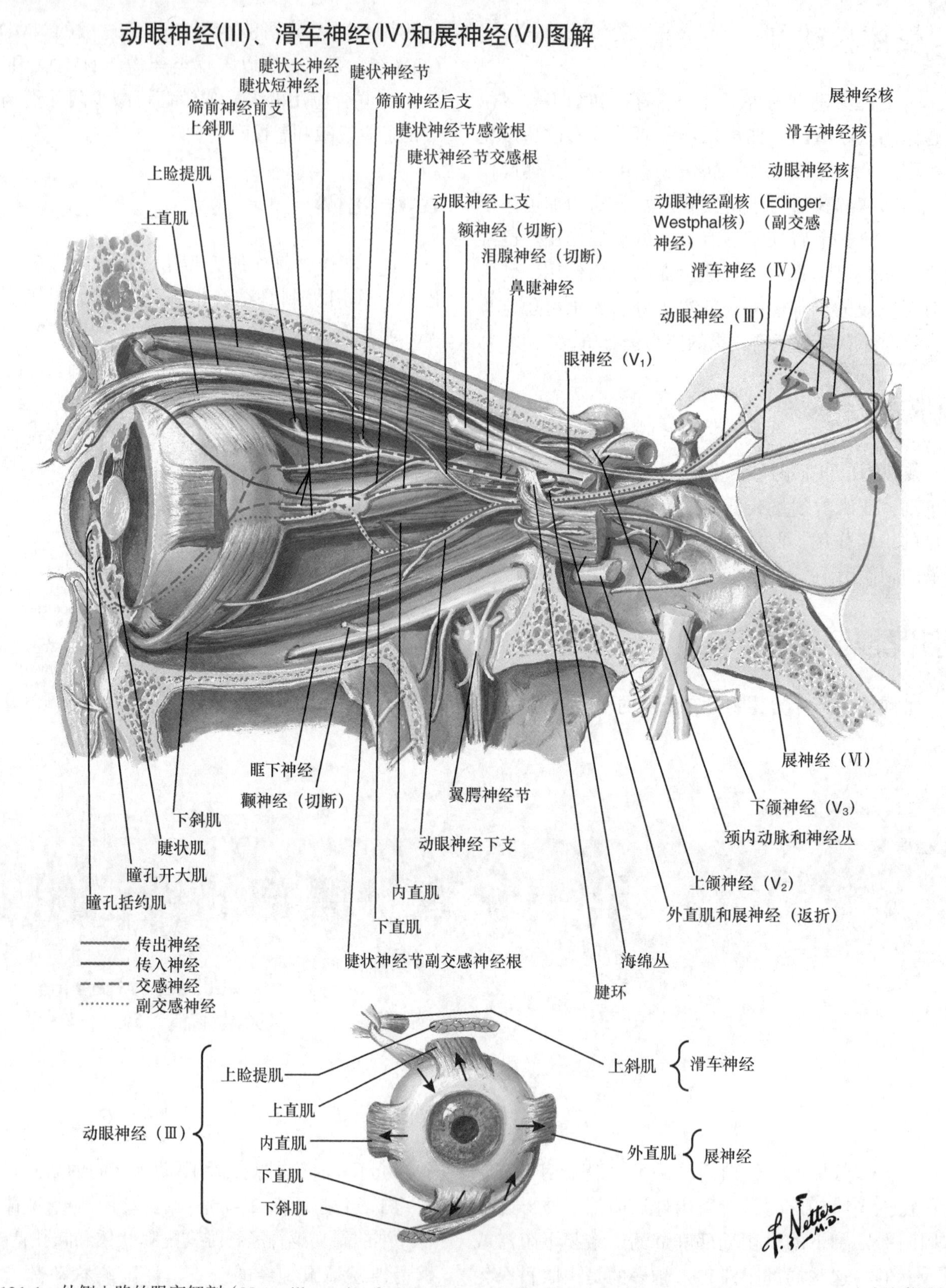

图 121-1　外侧入路的眼窝解剖（Netter illustration from www.netterimages.com. © Elsevier Inc. All rights reserved.）（见彩图）

的类别，但是这些术语常常是混淆而不精确的。实际上，就技术上而言，所有眶周阻滞都是球后阻滞，仅仅是表明阻滞是发生在眼眶后部。更精确和更贴合解剖学方面的正确的术语分别应该是球后和球周的眶内和眶外阻滞。

局部麻醉药

最常用的局部麻醉药是 2% 利多卡因和 0.5% 或 0.75% 布比卡因的 1∶1 混合液。向麻醉药中加入标准剂量 3.5U/ml 的透明质酸酶，可缩短起效时间并增强阻滞效果；但是，并不是所有临床医生都相信透明质酸酶的功效。局部麻醉药中加入肾上腺素也可改善阻滞效果和持续时间；然而，肾上腺素的使用也是有争议的，因为它可能会导致视网膜脉管系统相关疾病。

阻滞分类

眶内阻滞

眶内阻滞主要涉及睫状神经节、睫状神经和脑神经Ⅱ、Ⅲ、Ⅵ。经典的 Atkinson 技术（见框 121-1 和图 121-2A ～ C）通常使用 35 mm 长度、25 号口径的钝针，于外下眶缘的中外 1/3 处进针。不仅需要将局部麻醉药注射入眼眶的一定深度，也需要单独阻滞第Ⅶ脑神经，为手术区域提供运动阻滞和麻醉。

在过去的 20 年中，眶内阻滞发生了很大变化。Atkinson 眼部阻滞的眼位已经被前视位所取代。基于尸体和其他数据的研究，针的长度、斜面、位置和尺寸，以及注射麻醉药的量都已经被修正过。为了减少针头相关并发症的发生，推荐使用的椎管内麻醉或眶内外阻滞的针头尺寸不超过 2.5 cm，短至 1.5 cm、25 号口径。通常来说，锋利的、斜面、口径细的针已经取代了过去常用的钝头针。

眶外阻滞

眶外阻滞是在眼眶的上方和下方进行局部麻醉药的注射，局部麻醉药浸润在眼轮匝肌及其后部以及眼球下方、上方和后方。眶内外注射的效果会随着麻醉药在肌锥外的浸润而逐渐降低。眶内出血和直接视神经损伤的风险也降低。2008 年 Cochrane 数据库统计发现，球后和球周阻滞的成功率和并发症没有显著差异。

结膜下阻滞

结膜下阻滞是将柔软可弯曲的管路插入球周，并将麻醉药注射入结膜下间隙。这种技术不使用尖锐的针，因此避免了穿透眼球、球后出血和视神经创伤的风险。

禁忌证

预计时间超过 90 min 的手术以及 15 岁以下患者不适用眼部阻滞。任何妨碍患者在手术过程中遵循医生指令或保持安静或增加出血风险的因素均应列

框 121-1　眶内阻滞的常规方法

用酒精清洁眼睑
触摸眼窝下外侧边缘，做出皮肤标记
嘱咐患者直视前方 *
使用 5 ml 注射器，连接 23 号、1.5 英寸（约 3.81 cm）的平针头，于下眶缘的中外侧 1/3 连接处进针（见图 121-2A）
缓慢进针，针头穿透眼球后脂肪层和肌间隔
进针 35 mm，眼窝较浅的患者需要使用较短的针头，进针深度减少
吸气；如果没有血液回流，在 20 ～ 30 s 之内缓慢推入 2 ～ 4 ml 局部麻醉药（见图 121-2B 和 C）
嘱咐患者闭眼
退出针头
持续按压 90 ～ 120 s
观察眼球是否突出或下穹窿是否出血，二者的存在提示球后出血
如果出血，需持续按压并按摩治疗。这种并发症可能导致手术取消

* 近来，眼科医生已经被告知禁止常规向上或向内看，因为这种眼位会导致进针路径接近视神经和眼部动静脉

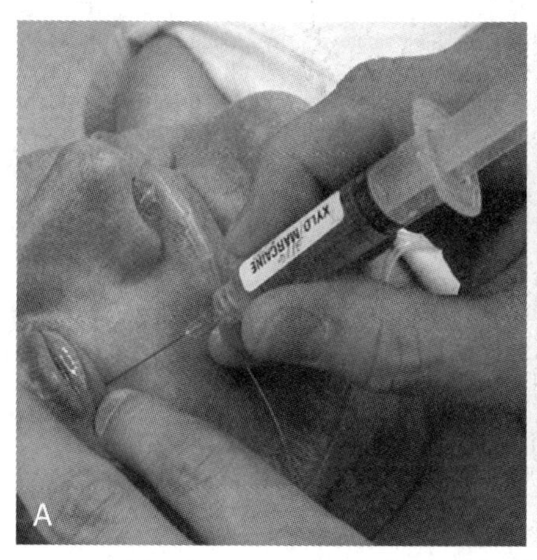

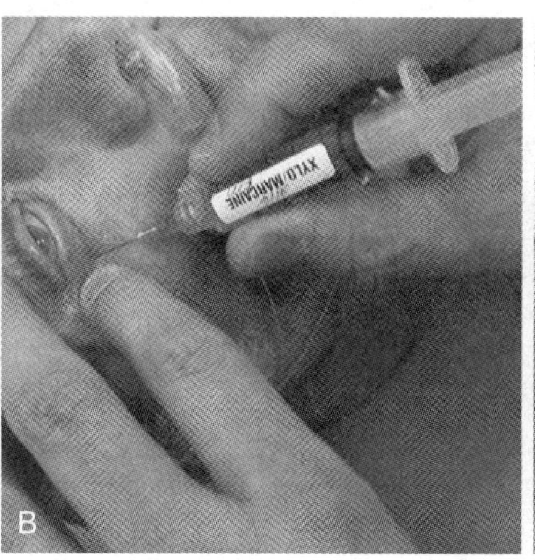

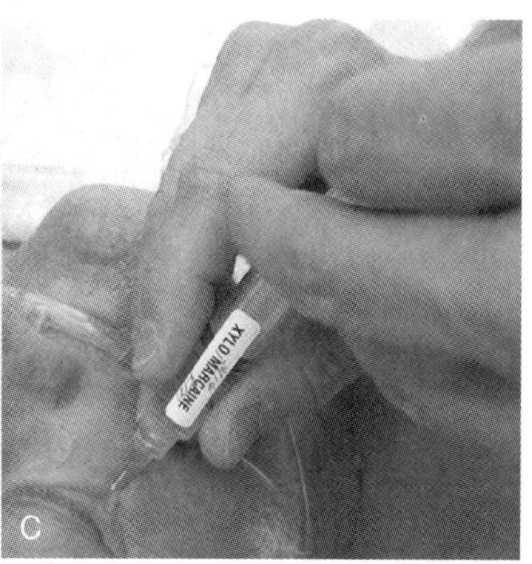

图 121-2　A ～ C 展示了眶内阻滞的步骤。此项操作的更多步骤见框 121-1（Images courtesy of eyerounds.org.）

为眼部阻滞的禁忌证（框 121-2）。

并发症

球后出血

最常见的并发症是刺破眼内血管导致的球后出血。其特点是出现极好的眼球运动阻滞、上眼睑闭合、眼球突出和眼压明显增加。很多球后出血程度轻微，甚至是亚临床的，个别情况下，手术可继续进行。但是，由于重复出血的风险较大，继发的并发症较重，手术通常必须推迟。

眼心反射

眼心反射（见第 38 章）表现为心动过缓、心律失常，甚至心脏停搏，可在阻滞实施时急性发作，也可在球后出血后加重。后者可能在球后血液渗出数小时后发生。眼心反射是通过三叉神经眼支的睫状分支的三叉神经–迷走神经反射。如果患者发生心律失常，需要停止手术操作，静脉给予阿托品（0.007 mg/kg）。

复视

白内障手术球后麻醉后复视的发生率为 0.1% ～ 4%，这与实施阻滞的临床医生的经验有关。复视的原因是多因素的，但是局部麻醉药随着出血和瘢痕形成进入眼内肌可干扰眼内肌之间的精细平衡。这些患者可能会因为眼肌修复产生斜视。

视网膜中央动脉阻塞

球后出血可能导致视网膜中央动脉阻塞，如果不及时治疗，可能导致视力完全丧失。如果视神经周围的硬膜被穿破或者局部麻醉药被意外注射入蛛网膜下腔中，可能会致盲。

框 121-2　眼部阻滞的禁忌证

手术时间＞ 90 min	眼球穿孔，语言障碍
患者有不可控制的咳嗽、震颤或痉挛，过度焦虑或恐惧，出血或凝血功能障碍，	患者耳聋、定向障碍、认知障碍、不能平躺、年龄＜ 15 岁

球后穿孔

尽管操作中使用钝针，眼球穿孔也可在球后注射期间发生。患者在穿孔后会立即出现眼部疼痛和烦躁不安。这种并发症可能导致眼内出血和视网膜脱离。

穿透视神经

即使没有球后出血，也可能出现视觉下降和永久性视力丧失。可能与视神经的直接损伤、注射入神经鞘内导致的压迫性缺血，以及鞘内出血有关。

意外的脑干麻醉

球后阻滞时意外刺穿包绕视神经的脑膜，可能会导致注药误入脑脊液。患者可能会出现定向障碍、黑矇、失语、偏瘫、意识丧失、抽搐和呼吸心搏骤停。大数据显示中枢神经系统扩散的发生率为 0.13%。

通过视神经鞘直接注射入血管或经由眼和颈内动脉逆流至丘脑和中脑的局部麻醉药也可以导致突然的反应迟钝、抽搐和心搏呼吸骤停。需要仔细监测患者变化来迅速识别并抢救治疗。

肾上腺素毒性

高血压、心绞痛或心律失常患者应减少局部麻醉药中肾上腺素的含量。总注入量 0.05 mg（10 ml 中 1：200 000）肾上腺素对患者的上述问题没有明显影响。事实上，未经过有效镇痛的焦虑患者的内源性儿茶酚胺释放可以大大超过相对微量的外源性儿茶酚胺。

推荐阅读

Alhassan MB, Kyari F, Ejere HQ. Peribulbar versus retrobulbar anaethesia for cataract surgery. *Cochrane Database Syst Rev*. 2008;(3):CD004083.

Eichel R, Goldberg I. Anaesthesia techniques for cataract surgery: A survey of delegates to the Congress of the International Council of Ophthalmology, 2002. *Clin Exp Ophthalmol*. 2005;33:469-472.

Kumar CM. Needle-based blocks for the 21st century ophthalmology. *Acta Ophthalmol*. 2011;89:5-9.

Kumar CM, Dodds C. Ophthalmic regional block. *Ann Acad Med Singapore*. 2006;35:158-167.

第 122 章　蛛网膜下腔麻醉

Lopa Misra，DO
黄　鹤　译　姜陆洋　校

蛛网膜下腔麻醉（腰麻）的使用是在 20 世纪 40 年代得到普及的。然而，由于不良神经效应的报道，蛛网膜下腔麻醉的数量逐渐下降，直到大量研究表明这种并发症比较少见，蛛网膜下腔麻醉的使用才逐渐流行。

为适当选择的患者实施蛛网膜下腔麻醉的优点包括血栓栓塞发生率降低、心脏病发病率降低、死亡率降低，出血风险降低，出血导致的输血需要量减少。此外，蛛网膜下腔阻滞时可减少下肢血管移植物闭塞和术后肺炎的发生。蛛网膜下腔阻滞的优点包括降低高凝状态、增加组织血流量（阻滞平面以下的血管舒张）、增加氧合（正常通气的维持）、增加蠕动（较低剂量的阿片类物质的需要）和减少应激反应（脊髓水平的传入兴奋被阻断，而不是网状活化中心 / 皮质水平的阻断）。

蛛网膜下腔麻醉的作用机制是局部麻醉药对单个神经根的影响，这取决于神经纤维的大小和髓鞘含量、局部麻醉药的浓度，以及麻醉药和神经根之间的持续接触时间。通过原纤维传导的冲动的丧失遵循固定的顺序——首先，交感神经和副交感神经活性丧失，然后 C、B、A 纤维感觉丧失。C 纤维首先丧失感觉，最后进展为 Aα 纤维活性丧失，这导致了运动功能的丧失。运动神经中的大的有髓鞘纤维是最耐受局部麻醉药效应的，因此，这些神经活性丧失意味着最后一组神经被阻断。由于自主神经纤维的敏感性增加，这些神经阻断后在皮肤的麻醉水平会增加两个或多个节段，并且可观察到运动平面阻滞在皮肤麻醉平面的两个或多个平面以下（框 122-1，表 122-1）。

影响阻滞平面的其他因素

影响阻滞平面最重要的因素是局部麻醉药的比重［局部麻醉药的密度与脑脊液的密度相比（约 1.0003）］、操作及操作完成后的患者体位，以及局部麻醉药的剂量。高比重溶液（通常是将局部麻醉药与 5% ～ 8% 的葡萄糖混合而成）受重力影响移动到鞘内低垂位置部分，而低比重溶液（将局部麻醉药与蒸馏水混合而成）在鞘内上升。等比重溶液停留在注射部位。

麻醉药

最常用的局部麻醉药是高比重的布比卡因和高比重的丁卡因。过去也曾经使用利多卡因，但是由于短暂的神经症状和马尾综合征等副作用的出现，目前操作很少使用。可通过向局部麻醉药中加入血管收缩剂（例如肾上腺素）或阿片类物质来增强阻滞的效果和持续时间。可乐定和新斯的明在鞘内给药时也具有一定程度的止痛性质。

对血管的影响

伴随蛛网膜下腔麻醉的交感神经活性的丧失会导致阻滞平面以下血管舒张，降低全身血管阻力，并且静脉扩张降低心脏前负荷，从而降低心排血量。

框 122-1　影响蛛网膜下腔麻醉平面的因素

最重要的因素	
溶液的比重 *	注入后即刻
患者体位	药物剂量
注射期间	注射部位
其他因素	
患者相关因素	脊柱弯曲
年龄	脑脊液容量 †
身高	注射液容量
腹内压	针尖方向

* 比重定义为局部麻醉药相对于脑脊液的密度。
† 例如静脉充血（如在妊娠晚期）或脊柱狭窄等因素导致鞘内空间和脑脊液容量减少

表 122-1　鞘内局部麻醉药用药剂量和作用时间

药物	配比	剂量（mg）			效果持续时间（min）	
		会阴	下腹部	上腹部	普通	加入肾上腺素
布比卡因	0.75% 加入 8.25% 葡萄糖	4 ~ 10	12 ~ 14	12 ~ 18	90 ~ 120	100 ~ 150
普鲁卡因	10% 原液	75	125	200	45	60
罗哌卡因 *	0.2% ~ 1% 原液	8 ~ 12	12 ~ 16	16 ~ 18	90 ~ 120	90 ~ 120
丁卡因	1% 原液加入 10% 葡萄糖	4 ~ 8	10 ~ 12	10 ~ 16	90 ~ 120	120 ~ 240

* 鞘内注射是罗哌卡因的超适应证（off-lable）应用

如果阻滞平面足够高，心交感会丧失活性，出现心动过缓。这些生理变化可显著降低全身血压。最有效的预防和治疗方法是：①给药前开放静脉通道，大量输入液体；②使用迷走神经阻滞药物和血管加压药物来治疗心动过缓和低血压。蛛网膜下腔麻醉后发生心动过缓（50 次 / 分）的危险因素包括：①基础心率低于 60 次 / 分；②麻醉前使用 β 肾上腺素受体阻断剂；③心电图提示 PR 间期延长；④平面在 T_6 以上；⑤年龄小于 50 岁；⑥ ASA 分级Ⅰ级。

对呼吸的影响

蛛网膜下腔阻滞对呼吸的影响通常很小，因为膈肌是由 $C_{3\sim5}$ 发出的膈神经支配的。但是，如果脊神经阻滞的平面足够高，在胸部，甚至上胸部区域，由于腹部肌肉活动受抑制，肺活量会降低，但潮气量可保持不变。

在有严重肺部疾病的患者中，高位胸段麻醉可能导致辅助呼吸肌功能丧失。许多慢性肺部疾病患者依靠辅助肌肉维持通气。

一般来说，所有患者都应该常规吸氧，因为在肺功能正常患者中也出现过急性气道闭合、肺不张和缺氧。高平面脊神经阻滞的呼吸暂停通常是由于低血压导致的脑干灌注不足，而不一定是局部麻醉药对 $C_{3\sim5}$ 神经根的影响。当出现高平面阻滞时，需将患者维持头低脚高位来增加心脏前负荷，增加心排血量，维持脑干灌注；如果腹通气仍然受损，则需要考虑气管插管或者辅助通气。

对胃肠道的影响

与蛛网膜下腔麻醉相关的交感神经抑制可导致胃肠道收缩。肝血流量随着平均动脉压降低而降低。

对泌尿生殖系统的影响

蛛网膜下腔阻滞对肾血流量影响极小，因为肾可自动调节血流量。随着腰部或骶部的阻滞，膀胱的自主控制功能丧失，导致尿潴留，阻滞消失时恢复。

脑血流量

蛛网膜下腔麻醉时脑血流量可维持正常，但是，如果平均动脉压低于 60 mmHg，脑血流量可能随之减少，出现恶心、呕吐；如果足够低，可有呼吸暂停和缺氧等症状。

蛛网膜下腔麻醉的禁忌证

绝对禁忌证包括：患者拒绝、凝血功能异常、严重血容量不足、颅内压增高、感染、严重的主动脉瓣狭窄和二尖瓣狭窄（框 122-2）。其他相对禁忌证或有争议的禁忌证详见框 122-2。

框 122-2　蛛网膜下腔阻滞禁忌证

绝对禁忌证

穿刺部位感染	颅内压升高
患者拒绝	严重主动脉瓣狭窄
凝血功能异常或其他出血因素	严重二尖瓣狭窄
严重血容量不足	

相对禁忌证

败血症	脱髓鞘病变
患者不配合 *	狭窄性心脏瓣膜病
神经功能受损	重度脊柱畸形

有争议的禁忌证

穿刺部位手术史	手术时间较长
患者无法沟通	预计出血量较大
复杂手术	预计会影响呼吸

* 可结合全身麻醉进行椎管内阻滞

推荐阅读

Arzola C, Wieczorek PM. Efficacy of low-dose bupivacaine in spinal anaesthesia for Caesarean delivery: Systematic review and meta-analysis. *Br J Anaesth*. 2011;107:308-318.

Cooper DW. Caesarean delivery vasopressor management. *Curr Opin Anaesthesiol*. 2012;25:300-308.

Harned ME, Dority J, Hatton KW. Transient neurologic syndrome: A benign but confusing clinical problem. *Adv Emerg Nurs J*. 2011;33:232-236.

Horlocker TT. Regional anaesthesia in the patient receiving antithrombotic and antiplatelet therapy. *Br J Anaesth*. 2011;107:i96-106.

Langesæter E, Dyer RA. Maternal haemodynamic changes during spinal anaesthesia for caesarean section. *Curr Opin Anaesthesiol*. 2011;24:242-248.

Loubert C. Fluid and vasopressor management for Cesarean delivery under spinal anesthesia: Continuing professional development. *Can J Anaesth*. 2012;59:604-619.

Prats-Galino A, Reina M, Puigdellívol-Sánchez A, et al. Cerebrospinal fluid volume and nerve root vulnerability during lumbar puncture or spinal anaesthesia at different vertebral levels. *Anaesth Intensive Care*. 2012;40(4):643-647.

Vercauteren M, Waets P, Pitkänen M, Förster J. Neuraxial techniques in patients with pre-existing back impairment or prior spine interventions: A topical review with special reference to obstetrics. *Acta Anaesthesiol Scand*. 2011;55:910-917.

第 123 章　硬膜外麻醉

Terese T. Horlocker，MD

韩　琦　译　姜陆洋　校

硬膜外麻醉的临床适应证包括：外科手术、产科以及慢性疼痛治疗。

硬膜外麻醉的应用解剖学

硬膜外间隙即脊膜外的潜在间隙，包含脂肪、神经根和血管丛，脊髓、韧带、脑膜和贯穿脊髓的血流的解剖结构详见第 57 章。熟悉体表解剖标志（图 123-1）和颈、胸、腰椎脊柱区解剖特点（框 123-1）对于安全且可靠地进行硬膜外针穿刺是至关重要的。

从颅底到骶骨裂孔的所有椎间隙都可以进行硬膜外注射。单独进行硬膜外麻醉或联合全身麻醉，基本可以满足下颌以下所有部位的手术的麻醉需求。理想状态下，穿刺点和置管应选择在手术切口节段（例如，下肢手术放置在腰部，胸或腹部手术放置在胸段）来使得仅阻滞需要进行手术的节段。腰部穿刺置管也可以用于上腹部手术，但剂量过大时有可能造成交感神经阻断，包括阻滞心脏传导系统。评估皮肤感觉平面有助于麻醉医师评估交感神经阻断或是评估血液动力学受影响情况（表 123-1）。

椎间隙的识别

硬膜外穿刺可以使用正中入路或旁正中入路（图 123-2）。操作者通过穿刺过程中硬膜外针穿过高阻力段（黄韧带）到低阻力段（硬膜外腔）过程中的手感来识别是否抵达硬膜外腔。当针穿过黄韧带，连接无阻力注射器，持续给予活塞压力。如果针到达硬膜外腔，会产生阻力落空感，活塞会有感觉，空气或者液体会非常容易地注入。在此处，为了持续快速给药，柔韧的尼龙材质的导管通过针空腔通道置入 3 ～ 4 cm 于硬膜外腔。操作中可以借助超声影像来精确判断椎体平面和硬膜外间隙深度（图 123-3）。

试验剂量使用 3 ml 局部麻醉药（通常使用 1.5% 利多卡因）配合 1∶200 000 肾上腺素注入，然后观察患者是血管内、硬膜外还是蛛网膜下腔注射。收缩压降低至少 15 mmHg 或者心率升高 10 次 / 分表示药液被注入血管内，穿刺平面以下的下肢感觉变化（有或无血压下降）说明硬膜外或蛛网膜下腔注药。

局部麻醉药的选择和剂量

硬膜外注射的局部麻醉主要起作用的位点是神经根，那里硬膜菲薄。仅有少量的局部麻醉药会通过硬膜进入蛛网膜下腔。局部麻醉药的使用要按照起效速度、阻滞程度需求以及外科操作持续时间决

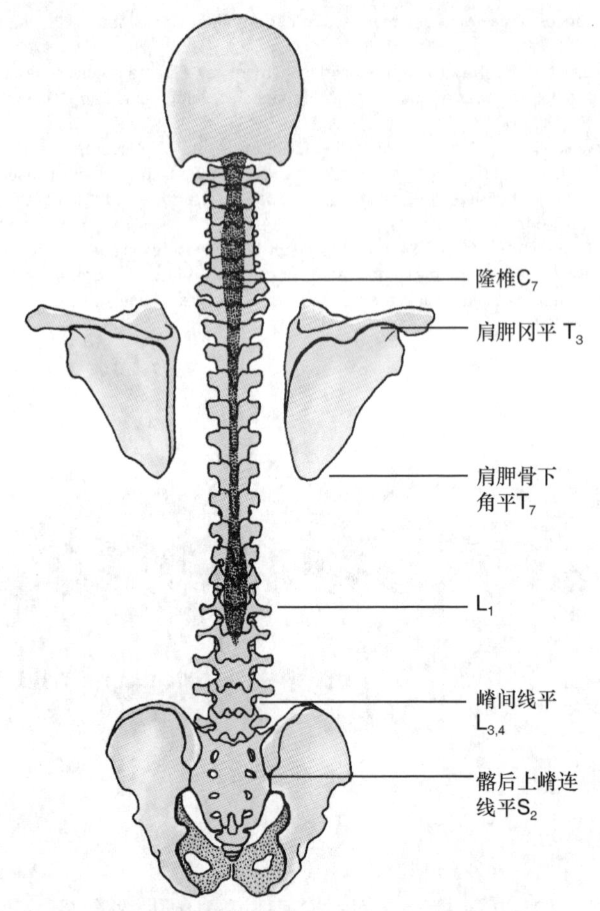

图 123-1 硬膜外麻醉的体表标志。成年人脊髓终止于 T_1，硬膜外腔终止于 S_2。在 C_7 ～ T_1 之间进针的位置是不同的，因为椎间隙很窄。在 T_1 到 T_7 之间，推荐使用靠近中间的穿刺位点来绕过成角的棘突。在 T_7 以下，进针方向和 $L_{2\sim3}$ 逐渐相似（Modified from Bromage PR. Epidural Analgesia. Philadelphia：WB Saunders；1978;8.）

框 123-1 颈椎、胸椎、腰椎的解剖学特点

腰椎

椎间隙最宽，即 5 ～ 6 mm
进针点在 L_1 以下（对成人来说）可避免脊髓损伤
黄韧带在腰椎中间最厚
棘突只是轻微向下成角
硬膜外血管位于硬膜外间隙两侧

胸椎

椎间隙在中间只有 3 ～ 5 mm，旁边更窄
黄韧带较厚，但比腰椎中部薄
棘突向下成角严重，推荐旁正中穿刺

颈椎

椎间隙狭窄，在 $C_{3\sim6}$ 之间只有 2 mm
黄韧带菲薄
棘突在 C_7 几乎水平

定（表 123-2）。

局部麻醉药剂量可以根据以下原则计算得出：通常 1 ～ 1.5 ml 可以阻滞一个节段。对于产妇、肥胖的患者以及老年患者，剂量可能需要减少。在这些情况下，推荐分次注药。当麻醉平面消退一到两个节段的时候只需要给予第一次剂量的 50% 即可维持初始麻醉平面（见表 123-2）。

表 123-1 外科手术需求的硬膜外感觉平面

体表标志	节段水平	手术方式	意义
第五指	C_8		所有心动加速神经（$T_{1\sim4}$）都被阻滞
乳头平面	$T_{4\sim5}$	上腹部手术	有可能阻滞心动加速神经
剑突水平	T_6	下腹部手术	内脏神经（T_5 ～ L_1）阻滞
脐	T_{10}	髋	下肢交感神经阻滞
足侧面	S_1	腿和脚	无腰椎交感神经阻断
会阴	$S_{2\sim4}$	痔疮手术	

添加肾上腺素可以使利多卡因的神经阻滞延长 50%，与罗哌卡因和依替卡因联合使用时效果没有这么明显。缩血管药物减少了血管丰富的硬膜外间隙的血流，进而减少了系统吸收；多数药还停留在神经根附近，使得阻滞更快起效并维持更长的时间。有研究显示，当加入肾上腺素后，不同物质的血浆峰值浓度都降低。肾上腺素也作用于中枢神经系统 α 肾上腺素受体，调节作用于该位点的中枢性疼痛。

并发症

尽管硬膜外麻醉发生严重或致残性神经并发症已经变得很罕见，但最近一些报道称，包括硬膜外血肿、中枢神经系统感染在内的严重并发症发生率有所上升。一项流行病学分析分析了瑞典 1990—1999 年所有进行椎管内阻滞的病例，发现有令人困扰的趋势。在这 10 年研究期间，大约统计了 1 260 000 例蛛网膜下腔麻醉及 450 000 例硬膜外麻醉（包括 200 000 例分娩镇痛）。共有 127 例严重并发症，其中有硬膜外血肿（33 例）、马尾综合征（32 例）、脑膜炎（29 例）以及硬膜外脓肿（13 例）。85 例患者因为麻醉出现永久性神经损伤。硬膜外麻醉比蛛网膜下腔麻醉更容易发生并发症，并且因人而异。马尾综合征、硬膜外血肿以及硬膜外脓肿更容易发生在硬膜外麻醉之后，而脑膜炎则经常发生在蛛网膜下腔麻醉之后。未被诊断的椎管狭窄（评估新的神经功能损伤

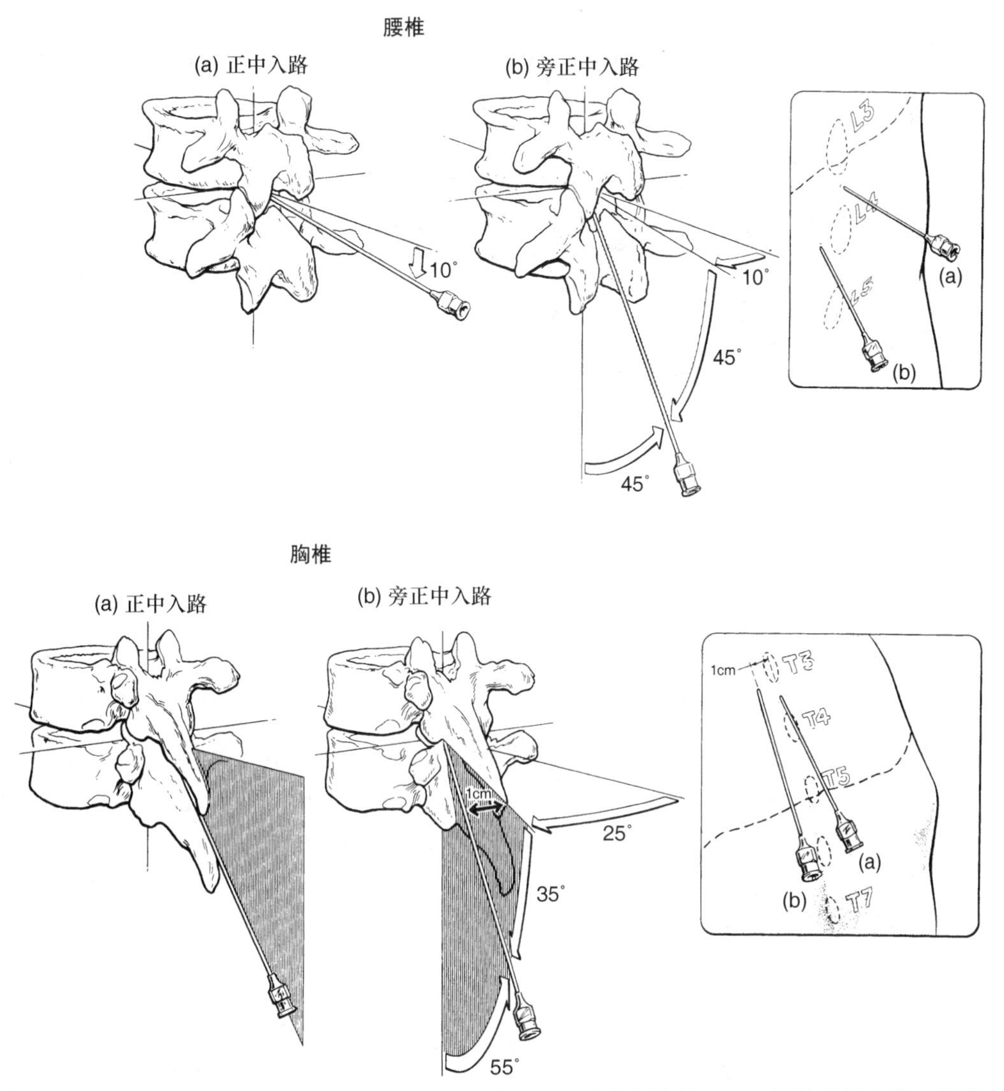

图 123-2　硬膜外阻滞：进针位点。上图：腰椎：(a) 正中入路——注意穿刺点接近上一椎体的棘突并且稍微有一点向上的角度；(b) 旁正中入路——注意穿刺点位于下一椎体尾端的棘突旁，与脊柱长轴向下成 45° 角。下图：胸椎：(a) 正中入路——注意胸椎中部区域需要非常向上的角度，旁正中入路在技术上可能容易些；(b) 旁正中入路——针尖插入到棘突尾端，穿过黄韧带进入预定水平的间隙上方——与脊柱中线向上成角 55°，向内成角 10° ~ 15°

表 123-2　硬膜外麻醉常用药物剂量的临床效果

药物	分散 ±4 个椎体 ±1SD（min）	大概消退两个节段时间 ±2SD*（min）	初次给药推荐维持时间 *（min）
2% 利多卡因	25±5	100±40	60
2% ~ 3% 普鲁卡因	15±4	100±40	60
2% ~ 3% 氯普鲁卡因	12±5	60±15	45
2% 甲哌卡因	15±5	120±150	60
0.5% ~ 0.75% 布比卡因	18±10	200±80	120
0.75% ~ 1% 罗哌卡因	20.5±7.9	177±49	120
0.5% ~ 0.75% 左布比卡因	20±9	200±80	120

* 局麻药最长的作用维持时间以 ±2 标准差表示，其代表了 95% 的人群。对于意识清晰、可合作的患者，另一种可选择的办法是间断测试阻滞平面，以决定补充药物的时间。所有药物均加入 1：200 000 的肾上腺素。

Reprinted，with permission，from Veering BT，Cousins MJ. Epidural neural blockade. In：Cousins MJ，Carr DB，Horlocker TT，Bridenbaugh PO，eds. Neural Blockade in Clinical Anesthesia and Management of Pain，4th ed. Philadelphia：Lippincott Williams & Williams；2009：241-295.

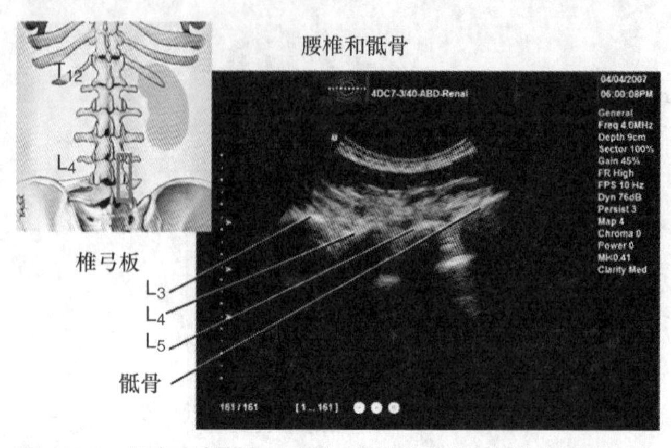

图 123-3 超声观察骶骨及腰椎。方块标注的是探头位置（From Tran D，Kamani AA，Lessoway VA，et al. Preinsertion paramedian ultrasound guidance for epidural anesthesia. Anesth Analg. 2009；109：661-667.）

时探查到的）是马尾综合征以及下肢轻瘫发生的危险因素。这一系列研究表明，严重麻醉相关并发症并不像之前报道的那么低。

推荐阅读

Bromage PR. *Epidural Analgesia*. Philadelphia: WB Saunders; 1978:8.

Guay J. The epidural test dose: A review. *Anesth Analg*. 2009;108:1232-1242.

Moen V, Dahlgren N, Irestedt L. Severe neurological complications after central neuraxial blockades in Sweden 1990-1999. *Anesthesiology*. 2004;101:950-959.

Tran D, Kamani AA, Lessoway VA, et al. Preinsertion paramedian ultrasound guidance for epidural anesthesia. *Anesth Analg*. 2009;109:661-667.

Veering BT, Cousins MJ. Epidural neural blockade. In: Cousins MJ, Carr DB, Horlocker TT, Bridenbaugh PO, eds. *Neural Blockade in Clinical Anesthesia and Management of Pain*. 4th ed. Philadelphia: Lippincott, Williams & Williams; 2009:241-295.

第 124 章　腰硬联合麻醉

Katherine W. Arendt，MD
韩　琦　译　姜陆洋　校

腰硬联合（combined spinal-epidural，CSE）麻醉最早在 1937 年报道，但直到 20 世纪 80 年代初期才开始大量使用。利用每种技术的优点，CSE 麻醉将蛛网膜下腔阻滞快速起效、效果可靠和药物毒性发生率低的优点与 CSE 麻醉本身通过内置硬膜外导管调整给药剂量、作用时间以及控制麻醉平面相结合。CSE 麻醉主要用于产科镇痛与麻醉，也可以用于其他情况，比如普外科手术、下肢的骨科及创伤手术、泌尿外科手术，以及妇科手术。

应用解剖学

CSE 的精髓是单次的鞘内麻醉药物注射同时在硬膜外间隙置入导管。CSE 阻滞的应用解剖是在同一部位同时进行蛛网膜下腔和硬膜外阻滞（见第 123 章硬膜外麻醉，图 123-1）。

适应证

CSE 阻滞技术可应用于腰麻适应证患者，需要快速起效而同时需要延长腰麻时程的镇痛和麻醉技术。延长腰麻的镇痛效应通常是通过持续输注硬膜外导管给药达到。

禁忌证

CSE 麻醉的禁忌证与所有椎管内阻滞的禁忌证相同（表 124-1）。

优势

一篇系统综述对比了 CSE 麻醉和单纯硬膜外分娩镇痛，发现在产妇的满意度、分娩方式、低血压的发生率以及下肢运动能力方面没有明显区别。但是使用 CSE 麻醉技术确实存在优势（与单纯硬膜外

表 124-1　椎管内麻醉 / 镇痛的绝对和相对禁忌证

绝对	相对
患者拒绝	之前有神经系统疾病
菌血症 / 脓毒症	严重精神疾病或痴呆
颅内压升高	主动脉狭窄
穿刺部位感染	左心室流出道阻塞
严重低容量休克	先天性心脏病（严重者为绝对禁忌）
凝血障碍或抗凝治疗 *	脊柱畸形或手术史

* 见第 125 章

麻醉相比），包括以下几点：

- 镇痛或麻醉起效更快。
- 达到镇痛 / 麻醉效果所需要的局部麻醉药剂量更小，从而降低了局部麻醉药的毒性反应。这样可能最终会降低全身及胎儿（如用于分娩镇痛）的局部麻醉药浓度。
- 对于产科病例，硬膜外阿片类可以单独给予，不需要添加局部麻醉药，可以在第一产程使用，不产生运动阻滞。
- 在 CSE 麻醉技术中放置硬膜外管比单纯硬膜外置管更容易成功。这可能是由于蛛网膜下腔麻醉（腰麻）针中有脑脊液回流再度确认了硬膜外腔。
- 随后硬膜外追加药物更容易阻滞骶神经丛，这是因为之前 CSE 麻醉技术穿破了硬膜，使药物从硬膜外腔转移到了蛛网膜下腔。在分娩当中，CSE 麻醉可以降低骶神经阻滞不全的概率，即使初次给药药效消失硬膜外追加药物在第二产程开始时还未起效。
- 在分娩中使用腰硬联合麻醉可以使宫颈扩张更快。
- 用于剖宫产镇痛时，与单纯硬膜外相比，CSE 麻醉（全部蛛网膜下腔注射剂量）减少患者术中不适，提供更好的术野肌松，麻醉后寒战和恶心呕吐发生率降低。如果留置硬膜外管，可以在术后实施持续硬膜外镇痛。

缺点

与单纯硬膜外麻醉相比,CSE 麻醉可能有以下缺点：

- 硬膜外置管的麻醉效果的确认可能会延迟。
- 蛛网膜下腔注射可能会引起瘙痒。
- 理论上讲有感染的风险可能会增加，因为蛛网膜下腔被刺破。
- 当用于分娩镇痛时，蛛网膜下腔注射阿片类药物可能会增加镇痛后胎心率降低的发生率，然而这种说法存在争议，关于它的讨论不在本章范围内。

设备和技术

CSE 麻醉通常使用传统的硬膜外针和腰麻针，采用针内针（needle-through-needle）技术进行（图 124-1）。当使用针内针技术时，穿刺点附近进行无菌处理，穿刺点皮肤及皮下组织使用局部麻醉药逐层浸润麻醉，使用硬膜外针穿过黄韧带，阻力感消失时，使用空气或者盐水确认是否到达硬膜外腔。腰麻针通过硬膜外针刺入蛛网膜下腔。腰麻针要比硬膜外针长，这样才能刺破硬膜，需要比硬膜外针长 13 ～ 17 mm。当腰麻针中出现脑脊液，给予腰麻药或者镇痛药，然后拔出腰麻针。最后，通过硬膜外针放置硬膜外导管，然后移除硬膜外针。

其他的 CSE 麻醉装备包括特制的 CSE 麻醉针，其包括腰麻针外带有的引导套或者并入硬膜外的引导套（图 124-1）。这种引导套使得在蛛网膜下腔给药前放置硬膜外管变得可能。但是，多数麻醉学专家都认为这样特别的设计没有任何优势。

其他 CSE 麻醉技术包括使用不同入路（同一或不同椎间隙），先进行硬膜外置管，然后再进行腰麻穿刺。这种技术包括两个入路而不是一个。如果先进行腰麻，有可能会造成中枢神经损伤而不被觉察。但如果先放置硬膜外管，那么可能存在腰麻针损伤硬膜外导管的风险，尽管概率不高。

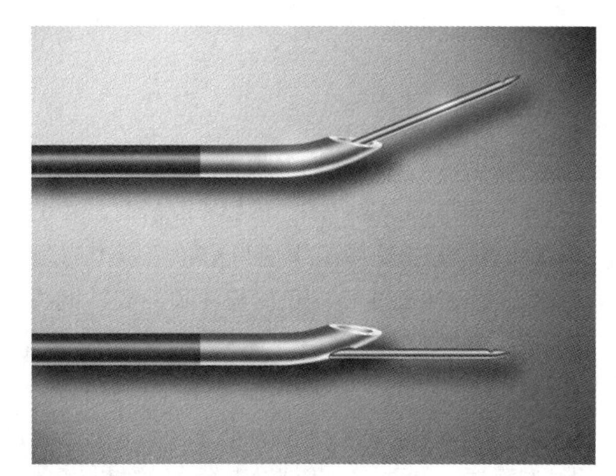

图 124-1　上图：针内针技术中的传统硬膜外针及腰麻针。下图：特制的腰硬联合针，特殊设计成在硬膜外针外有腰麻针的引导槽，腰麻针沿着引导槽从硬膜外针的壁中穿出（From Wong CA, Nathan N, Brown DL. Spinal, epidural, and caudal anesthesia: Anatomy, physiology, and technique. In: Chestnut DH, Polley LS, Tsen LC, Wong CA, eds. Chestnut's Obstetric Anesthesia. 4th ed. Philadelphia, Mosby Elsevier, 2009: 223-245.）

硬膜外试验剂量

硬膜外试验剂量的给药时间有争议，如果局部麻醉药已经注入蛛网膜下腔，那么通过试验剂量判断硬膜外管是否在硬膜外腔就变得更加困难。而且，试验剂量也不能确定硬膜外管放置位置是否合适，因为硬膜外管完全有可能在给予试验剂量后、在正式给药前出现移位，但是等到开始给的腰麻药完全失效后再给予试验剂量完全不可能获得可靠的单纯硬膜外平面。多数麻醉学专家支持在早期使用含有肾上腺素的局部麻醉药来确定导管位置。

并发症

与单纯硬膜外麻醉相比，CSE 麻醉没有明显增加麻醉并发症的发生率，包括腰麻后头痛。CSE 麻醉有可能出现的并发症与硬膜外麻醉及腰麻并发症相似，包括腰麻后头痛、全脊椎麻醉、低血压、心动过缓、脑膜炎、脊髓脓肿和血肿、误入血管、硬膜外导管移位、神经损伤，以及用于分娩镇痛时的胎儿心动过缓。

推荐阅读

Cappiello E, O'Rourke N, Segal B, Tsen L. A randomized trial of dural puncture epidural technique compared with the standard epidural technique for labor analgesia. *Anesth Analg*. 2008;107:1646-1651.

Choi DH, Kim JA, Chung IS. Comparison of combined spinal epidural anesthesia and epidural anesthesia for cesarean section. *Acta Anaesthesiol Scand*. 2000;44:214-219.

Norris MC, Fogel ST, Conway-Long C. Combined spinal-epidural versus epidural labor analgesia. *Anesthesiology*. 2001;95:913-910.

Pan PH, Bogard TD, Owen MD. Incidence and characteristics of failures in obstetric neuraxial analgesia and anesthesia: A retrospective analysis of 19,259 deliveries. *Int J Obstet Anesth*. 2004;13:227-233.

Simmons S, Cyna A, Dennis A, Hughes D. Combined spinal-epidural versus epidural analgesia in labour. *Cochrane Database Syst Rev*. 2007;(3): CD003401.

Skupski DW, Abramovitz S, Samuels J, et al. Adverse effects of combined spinal-epidural versus traditional epidural analgesia during labor. *Int J Gynaecol Obstet*. 2009;106:242-245.

Tsen LC, Thue B, Datta S, et al. Is combined spinal-epidural analgesia associated with more rapid cervical dilation in nulliparous patients when compared with conventional epidural analgesia? *Anesthesiology*. 1999;91:920-925.

Wong CA, Nathan N, Brown DL. Spinal, epidural, and caudal anesthesia: Anatomy, physiology, and technique. In: Chestnut DH, Polley LS, Tsen LC, Wong CA, eds. *Chestnut's Obstetric Anesthesia*. 4th ed. Philadelphia: Mosby Elsevier; 2009:223-245.

第 125 章　椎管内麻醉与抗凝

Terese T. Horlocker，MD

韩　琦　译　姜陆洋　校

椎管内阻滞造成出血而导致神经功能损伤的实际发生率尚不清楚。文献显示，硬膜外麻醉时发生的概率低于 1/150 000，蛛网膜下腔麻醉（腰麻）时发生的概率低于 1/220 000。在 61 例与硬膜外或蛛网膜下腔麻醉有关的硬膜外血肿中，有 57 例存在凝血异常、创伤或者穿刺困难。在这 61 例中，有 20 例存在不止一个危险因素。脊髓神经损伤症状发生 8 h 内进行椎板切除术治疗的患者，脊髓神经损伤症状是可逆的。

美国麻醉医师协会的内部文件指出，在 20 世纪 90 年代脊髓损伤是最主要诉讼和理赔的原因。近年来，硬膜外血肿占脊髓损伤纠纷原因的一半。最主要造成椎管内麻醉后硬膜外血肿的原因是血管外科手术或者诊断过程中静脉注射肝素。更重要的是，术后肢体的麻木或者无力这些早期提示症状会被当做是局麻药的残留作用而不是脊髓缺血，这使得误诊的发生增多。患者的护理条件很少达到标准（13 例术后患者中有 12 例未达到相应的护理标准），这类诉讼的赔偿均值非常高。

回顾接近 200 万例区域神经麻醉，一共发生了 33 例硬膜外血肿，与老年女性患者接受膝关节置换术相比（1/3600，$P < 0.0001$），女性分娩时硬膜外镇痛导致硬膜外血肿的风险非常低（1/20 000）。同样，与所有接受腰麻的患者相比（1/480 000），在腰麻下接受髋关节骨折修复术的女性发生硬膜外血肿的风险增加（1/2200）。

总体来说，这些病例系列表明，临床上显著的出血风险随年龄（和相关的脊髓或脊柱异常）、潜在的凝血病、放置针时的困难，以及持续抗凝［尤其是使用标准肝素或低分子肝素（LMWH）］期间留置椎管内导管而变化。及时诊断和干预对预防或减轻永久性神经功能障碍至关重要。

静脉及皮下注射普通肝素

有一些大样本的临床研究显示，在严密的肝素活性监测下，原本不存在凝血功能障碍的患者接受短期的肝素抗凝后进行区域麻醉是安全的，硬膜外管在循环中肝素水平比较低的时候拔除是安全的，但术前即存在凝血异常的患者并不包含在该研究内。相反，粗暴穿刺、进针前 1 h 内开始抗凝以及未停用阿司匹林都被认为是接受抗凝患者发生硬膜外血肿的危险因素。

应该在穿刺完成 1 h 后再使用静脉肝素。硬膜外管应该在下一次使用肝素前 1 h 或者距上一次使用肝素 2 ～ 4 h 后拔除。患者如果对肝素敏感或者接受大剂量的肝素治疗，应该在拔除硬膜外管前评估凝血功能。尽管穿刺困难或者出血可能增加风险，但是没有证据证明发生了这种情况就要改变麻醉方式。延长抗凝治疗时间是形成硬膜外血肿的危险因素，特别是如果与其他抗凝剂以及溶栓药联合使用时。这种患者应当避免使用区域神经阻滞。如果在硬膜外管还未拔出时使用了抗凝治疗，那么硬膜外管应当在停止肝素治疗 2 ～ 4 h 后评估凝血功能后再拔除（表 125-1）。

低剂量的普通肝素皮下注射用于接受胸腹部手术患者的抗栓预防。尽管术前皮下注射肝素是普遍的预防性抗栓方法，但低剂量肝素使用造成硬膜外血肿的案例很少。认识到这一点很重要，尽管美国胸科学会认为预防血栓形成应当每天 3 次使用皮下注射肝素（根据患者其他合并症或者其他已发生血栓的情况），但在这类患者中使用区域神经阻滞的安全性并不明确。

区域神经阻滞与一日使用两次皮下标准肝素注射（5000 单位）不矛盾。然而更高剂量以及更高频率的使用造成椎管内出血的风险增加。除了减少剂量，出血风险可以通过延长穿刺后肝素注射时间而降低，也会由于患者虚弱或者长时间治疗而风险增加。

合用药物的一些成分会影响凝血机制，可能会增加接受皮下或静脉注射肝素患者出现出血并发症的风险。这些药物包括抗血小板药物、LMWH 以及口服抗凝药。

表 125-1　使用抗凝且进行椎管内阻滞患者的推荐管理

药物	推荐
华法林	椎管内穿刺前 4 ～ 5 天停药，查 INR。INR 在穿刺时应正常确认所有维生素 K 相关因子正常。术后 INR 应每日复查，当 INR ＜ 1.5 时拔除硬膜外管
抗血小板药	阿司匹林及其他 NSAIDs 类无禁忌。噻吩吡啶类衍生物（氯吡格雷及噻氯匹定）术前需分别停药 7 ～ 14 天。术前 GP Ⅱb/Ⅲa 抑制剂应停止使用，以恢复血小板功能（替罗非班和依替巴肽 8 h，阿昔单抗 24 ～ 48 h）
溶栓 / 溶纤维蛋白原	没有明确的数据提示这类药物应该在操作前停药多久或者操作后多久再开始使用。根据纤维蛋白原的水平并观察患者是否出现神经压迫症状
低分子肝素	操作应在最后一次抗凝使用低分子肝素后 12 h 进行。对于“治疗剂量”，则至少应在操作前 24 h 使用。操作后 24 h 内不应给予低分子肝素。硬膜外管需要小心护理，每日仅使用一次低分子肝素并且严格避免使用其他改变凝血的药物，包括酮咯酸
普通肝素（皮下注射）	每日使用量在 10 000 单位以下没有区域组织禁忌。更高剂量按照静脉注射肝素指南处理
普通肝素（静脉注射）	最后一次使用肝素注射后 2 ～ 4 h 再进行穿刺或者置管，证明 aPTT 已恢复正常。术后 1 h 可以开始继续使用肝素抗凝。带硬膜外管的持续抗凝会增加风险，应积极监测患者神经功能状况

aPTT，部分凝血活酶时间；GP Ⅱb/Ⅲa，血小板糖蛋白受体Ⅱb/Ⅲa；INR，国际标准化比率；NSAIDs，非甾体抗炎药。

Adapted from Horlocker TT，Wedel DJ. Anticoagulation and neuraxial block：Historical perspective，anesthetic implications，and risk management. Reg Anesth Pain Med. 1998；23：129-134.

低分子肝素

低分子肝素主要用于膝关节及髋关节置换术后的抗凝。过去 10 年里，欧洲关于低分子肝素的临床试验提示，围术期使用低分子肝素预防血栓并不会增加硬膜外血肿形成的风险。然而从 1993 年 5 月开始，低分子肝素在美国广泛使用的前 5 年间，超过 60 例围术期使用低分子肝素预防血栓形成的患者在接受区域神经阻滞后发生了硬膜外血肿。多数案例都是患者接受区域神经阻滞麻醉或镇痛后低分子肝素在术中或者术后早期使用。一些案例中还有患者同时使用抗血小板治疗（框 125-1）。拔除硬膜外导管的时机也很重要。患者在接受低分子肝素预防围术期血栓的硬膜外血肿发生率难以统计，在持续硬膜外麻醉的概率大约是 1/300，在腰麻中发生概率是 1/41 000。这与女性患者在硬膜外麻醉下接受膝关节置换手术的概率相近。

低分子肝素的适应证和并发症一直都在变化。血栓预防和心肌梗死的溶栓治疗一直是指南所推荐的适应证。一些说明书外的使用方式是麻醉医师所关心的。低分子肝素被作为长期使用华法林进行抗凝治疗的高凝患者的“桥接”治疗方法。这类患者包括：产妇、换瓣手术术后患者、心房颤动病史或者其他之前存在的高凝状态。低分子肝素与抗血小板治疗联合进行治疗的剂量比预防剂量更大。剂量要根据抗凝活性来决定。

可以使用Ⅹa 因子相关抗原抗体因子来评价患者的肝素、低分子肝素、达那肝素钠等药物的水平，但是无法预知出血风险，对于区域神经麻醉的患者管理也没有益处。抗血小板以及口服抗凝药物联合低分子肝素治疗可能会使得硬膜外血肿的风险增加。

对于围术期使用低分子肝素的患者来说，最安全的神经阻滞麻醉方式是使用单次蛛网膜下腔穿刺给药。在这类患者中，穿刺应在最后一次给药 10 ～ 12 h之后进行。接受更高剂量肝素治疗的患者（例如，伊诺肝素 1 mg/kg 一日 2 次）需要推迟更长时间（24 h）。神经阻滞在任何使用低分子肝素抗凝的患者中距离用药时间不能短于 2 h（例如，进行普通外科手术的患者），因为穿刺时间刚好是抗凝高峰。理想来说，任何神经阻滞技术都应该在给予低分子肝素 12 h 后进行（见表 125-1）。

需要术后使用低分子肝素抗凝的患者使用单次给药或者持续硬膜外管给药都是安全的。第一次肝素给药应该在术后 24 h 后进行。另外，推荐在低分子肝素治疗开始之前拔出硬膜外导管。在拔出硬膜外导管前开始低分子肝素治疗应谨慎，必须同时满足如下条件：①每天只用一次低分子肝素；②停用其他影响凝血的药物。密切观察患者神经功能状态。

低分子肝素预防方案，拔出硬膜外管的时机非常重要。导管应当在给予肝素 10 ～ 12 h 后拔除。下一次给药应在拔管后至少 2 h 后再给予。

框 125-1 患者、麻醉以及低分子肝素剂量与硬膜外血肿相关变量
患者因素
女性
年龄增加
麻醉因素
进针损伤 / 置管损伤
硬膜外（与腰麻相比）技术
低分子肝素用药期间留置硬膜外管
低分子肝素剂量因素
术后即刻（或术中）使用低分子肝素
术后早期使用低分子肝素
同时使用其他抗血小板药或抗凝药
一日 2 次低分子肝素注射

Reprinted，with permission，from Horlocker TT，Wedel DJ. Neuraxial block and lowmolecular-weight heparin：Balancing perioperative analgesia and thromboprophylaxis. Reg Anesth Pain Med. 1998；23：164-177.

口服抗凝药

患者留置硬膜外管口服华法林造成硬膜外血肿的案例不多。重要的是，多数临床医师认为除非循环有严重问题，完全抗凝的患者不应使用单次蛛网膜下腔注药及硬膜外置管。尽管区域神经阻滞（包括术后硬膜外镇痛）对于围术期使用华法林的患者是安全的，但留置硬膜外管以及拔管时机都存在争议。不同患者对华法林抗凝效果存在争议：应当每天评估凝血酶原时间（PT）和国际标准化比值（INR）并指导治疗。

围术期使用华法林抗凝患者的麻醉管理取决于治疗开始的时间和剂量。口服抗凝药治疗的患者一般停药后 3 ～ 5 天 PT 和 INR 值会恢复正常。最好在进行神经阻滞之前确认患者的凝血状态已经恢复正常。

通常术前一晚第一次给华法林。如果术前 24 h 前给过华法林或者曾二次给药，需要在进行区域神经阻滞前确认 PT 和 INR 是否正常。接受持续低剂量华法林抗凝治疗的患者需要在椎管内穿刺前 PT 和 INR 维持在正常水平，拔除导管 36 h 前用过华法林在拔管前应该再次确认 PT 和 INR。初步的研究显示，椎管内麻醉与低剂量每日使用 5 mg 的华法林抗凝联用相对安全。大剂量的华法林治疗需要更加密切关注凝血状态。如果患者对华法林反应强烈，应该减小剂量。没有在 INR 1.5 ～ 3 之间拔出神经阻滞置管的明确推荐。需非常谨慎决定是否拔除硬膜外管（见表 125-1）。

抗血小板药物

抗血小板药物很少用作抗栓的一线用药。几个大型研究报道了产科和外科患者使用 NSAIDs 药物与区域神经阻滞的安全性。使用 NSAIDs 并不会增加使用椎管内麻醉患者发生硬膜外血肿的危险。然而，如果与其他有其他抗凝机制的药物同用——例如口服抗凝药、普通肝素或者低分子肝素——可能会增加使用抗血小板药物患者的出血风险（见框 125-1）。

噻氯匹定（抵克立得）和氯吡格雷（波立维）也是血小板竞争性抑制剂。这些制剂会抑制血小板纤凝聚合以及后续血小板交联作用且不可逆。噻氯匹定和氯吡格雷不会作用于血小板的环加氧酶，抗凝机制与阿司匹林互相独立。噻氯匹定停药后 5 ～ 7 天以及氯吡格雷停药 10 ～ 14 天以后，血小板功能抑制就会消失。血小板糖蛋白Ⅱb/Ⅲa 受体拮抗剂——包括阿昔单抗（Reopro）、依替巴肽（Intergrilin）和欣维宁（替罗非班）——通过抑制血小板纤维凝集和血小板聚集相互作用来抑制血小板聚集。恢复到正常血小板凝聚时间大概需要 8 h（依替巴肽）至 48 h（替罗非班）。接受噻氯匹定、氯吡格雷以及血小板糖蛋白Ⅱb/Ⅲa 受体拮抗剂的接受心脏及血管手术的患者，围术期出血风险会增加，麻醉相关的出血并发症也会增加。对于接受噻氯匹定、氯吡格雷以及血小板糖蛋白Ⅱb/Ⅲa 受体拮抗剂的患者，推荐血小板功能恢复先前的正常状态再进行区域神经阻滞。

结论

是否实施蛛网膜下腔或硬膜外麻醉或镇痛以及拔除硬膜外管的时机需要根据个体差异、硬膜外血肿发生的可能性（尽管比较小）以及区域麻醉的获益来衡量。应在行椎管内麻醉前仔细评估患者的凝血功能，硬膜外管放置期间需要密切监测抗凝水平（见表 125-1）。围术期严密监测患者是否出现早期脊髓压迫症状，如严重背痛、进展性麻木与无力、膀胱与肠道功能失调。诊断推迟会造成脊髓缺血。如果推迟 8 h 以上再进行手术，神经功能恢复的概率很低。

推荐阅读

Cheney FW, Domino KB, Caplan RA, Posner KL. Nerve injury associated with anesthesia: A closed claims analysis. *Anesthesiology*. 1999;90:1062-1069.

Geerts WH, Bergqvist D, Pineo GF, et al. Prevention of venous thromboembolism: American College of Chest Physicians Evidence-Based Clinical Practice Guidelines, 8th ed. *Chest*. 2008;133:381S-453S.

Horlocker TT, Wedel DJ. Anticoagulation and neuraxial block: Historical perspective, anesthetic implications, and risk management. *Reg Anesth Pain Med*. 1998;23:129-134.

Horlocker TT, Wedel DJ. Neuraxial block and low-molecular-weight heparin: Balancing perioperative analgesia and thromboprophylaxis. *Reg Anesth Pain Med*. 1998;23:164-177.

Horlocker TT, Wedel DJ, Rowlingson JC, et al. Regional anesthesia in the patient receiving antithrombotic or thrombolytic therapy: American Society of Regional Anesthesia and Pain Medicine Evidence-Based Guidelines, 3rd ed. *Reg Anesth Pain Med*. 2010;35:64-101.

Moen V, Dahlgren N, Irestedt L. Severe neurological complications after central neuraxial blockades in Sweden 1990-1999. *Anesthesiology*. 2004;101:950-959.

第 126 章　椎旁神经阻滞

Roy A. Greengrass，MD

韩　琦　译　姜陆洋　校

椎旁神经阻滞（paravertebral nerve blocks，PVBs）直接阻滞了从椎间孔发出神经的诸多神经根。广泛的椎旁阻滞为外科手术和治疗，以及慢性疼痛综合征治疗提供了良好的麻醉和镇痛。椎旁间隙可以放置导管，持续给药，比中枢神经直接给药更有优势。

适应证

PVBs 被用于不同诊疗中的麻醉和镇痛（框 126-1）。PVBs 为胸科术后提供了良好的镇痛，特别是在一些解剖异常的患者，如脊柱后凸侧弯、强直性脊柱炎这类难以进行胸椎硬膜外置管的患者中有特殊的优势。与胸椎硬膜外置管相比，PVBs 传入神经阻滞更完善，这就解释了为什么与硬膜外镇痛相比，PVBs 能更好地保留肺功能。也有证据显示，PVBs 提供的深度的传入神经阻滞可以减弱慢性疼痛，并且在乳腺肿瘤切除的外科手术中也可以减少肿瘤转移的风险。

框 126-1　椎旁神经阻滞适用的手术

乳腺手术，从一般的活检到改良根治术和腋窝清扫
非肿瘤的乳腺手术，包括乳房增大和乳房缩小成形术
疝修补术，包括切口疝、腹疝、脐疝、腹股沟疝
胸廓切开以及胸腔镜
腹壁手术
血管内的主动脉瘤手术
髂骨采髓术
上肢手术，包括骨科和一般手术，如肩关节手术

PVBs 对于多肋骨骨折合并脊髓或颅内创伤的患者尤其有用，该类患者禁忌使用胸椎硬膜外置管。在这种临床情况下，PVBs（尤其是使用持续给药技术时）避免了全身镇痛和镇静的需求，方便进行连续的神经功能评估。

据报道，PVBs 可以逆转心肌缺血造成的疼痛，因此，可以为持续缺血的患者提供药物和手术以外的另一种治疗方式。

PVBs 也可以用于产科镇痛，特别是有解剖异常（例如置入脊柱侧弯矫形器）而无法进行硬膜外镇痛的患者。

禁忌证

PVBs 的禁忌证包括外周神经阻滞的一般禁忌证，包括穿刺点感染、未确诊的神经疾病、凝血障碍以及患者拒绝。随后需要进行抗凝治疗也是椎旁置管持续给药的相对禁忌证。

局部解剖

椎旁间隙在解剖学上是椎体旁的潜在楔形间隙。该间隙在颅骨和胸膜前外侧，肋横突韧带后（胸椎水平），与椎骨、椎间盘和椎间孔平行，在肋骨头偏上或者偏下的位置。在该间隙中，神经根从椎间孔中显露出来并且分成背侧支和腹侧支（图 126-1）。

穿刺技术

位置

患者呈坐位，脖子前屈，下巴靠近胸口，然后弓背，双肩放松向前（与胸椎硬膜外置管姿势相同）。

标志

识别每个级别的棘突，以最上面的棘突为标志。在这些标志的中间，进针点旁开 2.5 cm（图 126-2）。在胸椎位置，这些标志应当在横突上（因为胸椎成

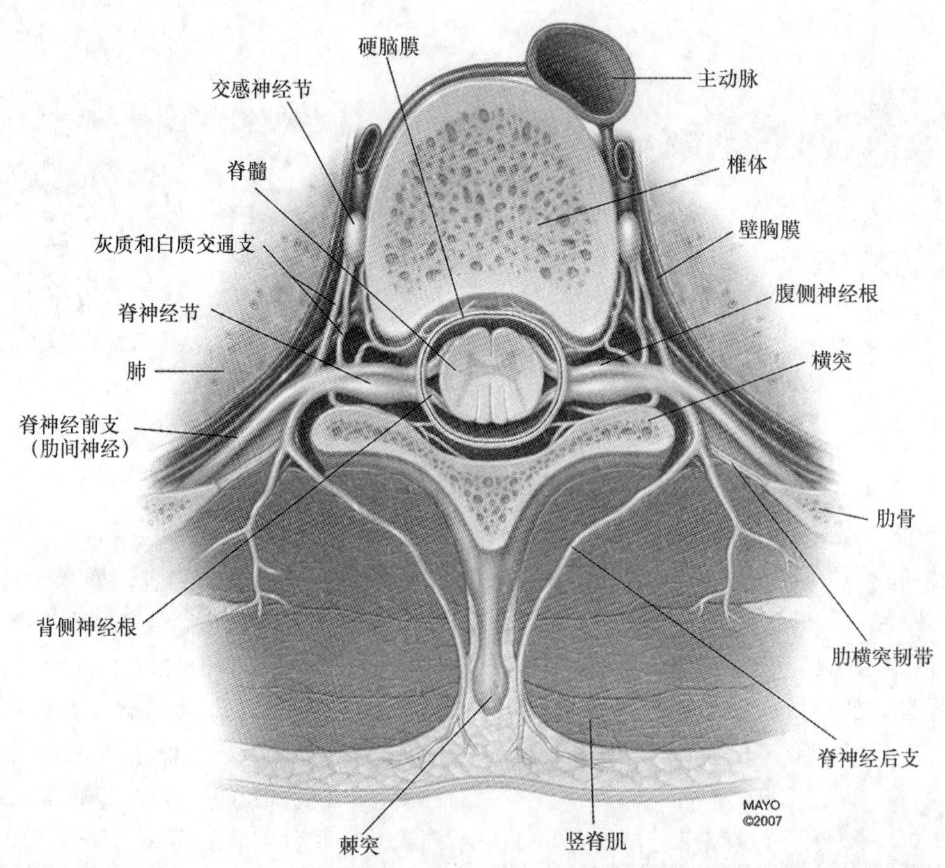

图 126-1　胸椎和腰椎椎旁解剖（By permission of Mayo Foundation for Medical Research and Education. All rights reserved.）

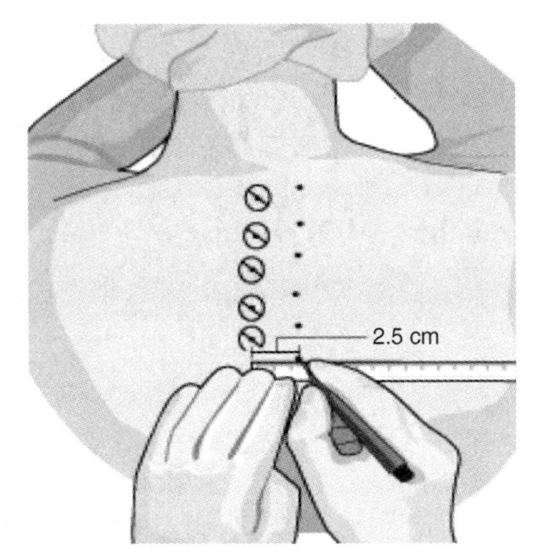

图 126-2　椎旁阻滞实施技术。识别所有脊椎的棘突，并在上面做出标记。在标志的中间旁开 2.5 cm 进针（By permission of Mayo Foundation for Medical Research and Education. All rights reserved.）

角）。在腰椎水平，穿刺位点平横突，甚至比棘突更高。

阻滞的实施

使用无菌技术，每个位置放置皮肤标志。使用 22 G、8 ～ 9 cm 的 Tuohy 硬膜外针通过延长管连接注射器，操作者使用优势手固定针体。针通过皮肤标志穿刺，向前进针，通过旁矢状面（在所有切面垂直背部）直至接触到横突（2 ～ 6 cm，因人而异）。作为安全措施，防止进针过深，从针尖开始至预计进针深度的位置要牢牢固定针干。比预计进针深度深 1 cm 是可以接受的。如果在预计到达横突的深度未触及横突，则考虑针尖位于相邻横突之间，需要重新定位进针方向，向头侧或者尾侧偏，直到成功触及横突。注意相邻节段的横突深度有助于穿刺前估测穿刺部位的横突深度。触及横突后针略回撤至皮下组织，然后加大角度向尾端越过横突边缘 1 cm，每节段注射 2 ～ 4 ml 局麻药。

神经刺激技术

可以使用神经刺激仪，与之前描述的解剖定位技术一样。在作者看来，神经刺激仪应该用于腰以及低位胸椎节段的椎旁阻滞来减少并发症（如气胸）的发生，反复进针造成的气胸也可辅助使用神经刺激仪定位。同样使用之前介绍的解剖定位方式。

超声引导

为了减少区域阻滞造成的并发症，可以在 PVBs 中使用超声，特别是在一些解剖异常的患者中（如严重脊柱侧凸）。

局麻药的选用

与其他外周阻滞相似，PVBs 可以使用利多卡因或者甲哌卡因之类的中性局麻药，在注射后 5 ～ 10 min 起效，满足手术需求大约需要 20 min，持续时间 4 ～ 6 h。长效局麻药包括布比卡因或者罗哌卡因，10 ～ 15 min 后起效，满足麻醉需求需要 20 ～ 30 min，持续时间为 18 ～ 24 h（浓度越高，持续时间越长）。持续的 PVB 使用 0.2% 的罗哌卡因。

并发症

PVBs 相关的并发症包括神经内注药、局麻药硬膜外广泛注药、气胸，以及局麻药毒性反应。

推荐阅读

Coveney E, Weltz CR, Greengrass R, et al. Use of paravertebral block anesthesia in the surgical management of breast cancer: Experience in 156 cases. *Ann Surg*. 1998;227:496-501.

Exadaktylos AK, Buggy DJ, Moriarty DC, et al. Can anesthetic technique for primary breast cancer surgery affect recurrence or metastasis? *Anesthesiology*. 2006; 105:660-664.

Greengrass R, Buckenmaier CC III. Paravertebral anaesthesia/analgesia for ambulatory surgery. *Best Pract Res Clin Anaesthesiol*. 2002;16:271-283.

Kairaluoma PM, Bachmann MS, Rosenberg PH, Pere PJ. Preincisional paravertebral block reduces the prevalence of chronic pain after breast surgery. *Anesth Analg*. 2006;103:703-708.

Richardson J, Sabanathan S, Mearns AJ, et al. Efficacy of pre-emptive analgesia and continuous extrapleural intercostal nerve block on post-thoracotomy pain and pulmonary mechanics. *J Cardiovasc Surg*. 1994;35:219-228.

Weltz CR, Klein SM, Arbo JE, Greengrass RA. Paravertebral block anesthesia for inguinal hernia repair. *World J Surg*. 2003;27:425-429.

第 127 章　上肢神经阻滞

Sandra L. Kopp，MD，Susan M. Moeschler，MD，Denise J. Wedel，MD

霍　飞　译　张熙哲　校

成功的上肢神经阻滞需要对臂丛神经的解剖有广泛了解，包括其以神经根起源于椎间孔以及上臂和前臂的神经分布情况（图 127-1）。了解上肢周围神经阻滞的副作用和并发症以及这些阻滞涉及的局麻药的临床应用也很重要。最后，麻醉医师不能低估神经阻滞和外科操作过程中适度镇静的作用。

肌间沟阻滞

在神经干的水平进行的肌间沟入路臂丛阻滞最适于肩部的手术，后者还需要颈丛阻滞。下干（C_8 ～ T_1）的阻滞常不完全，需要补充尺神经阻滞以保证充分的手术麻醉。这种阻滞的优势在于技术上简单，因为解剖标志容易摸到，而且能在患者上臂处于任何位置下进行阻滞，这对于上肢有创伤或者其他疼痛情况的病例尤其重要。这种阻滞技术建议应用神经刺激仪或者超声引导以保证局麻药注射的精确性。

技术

患者取仰卧位，头转向待麻醉肢体的对侧。触

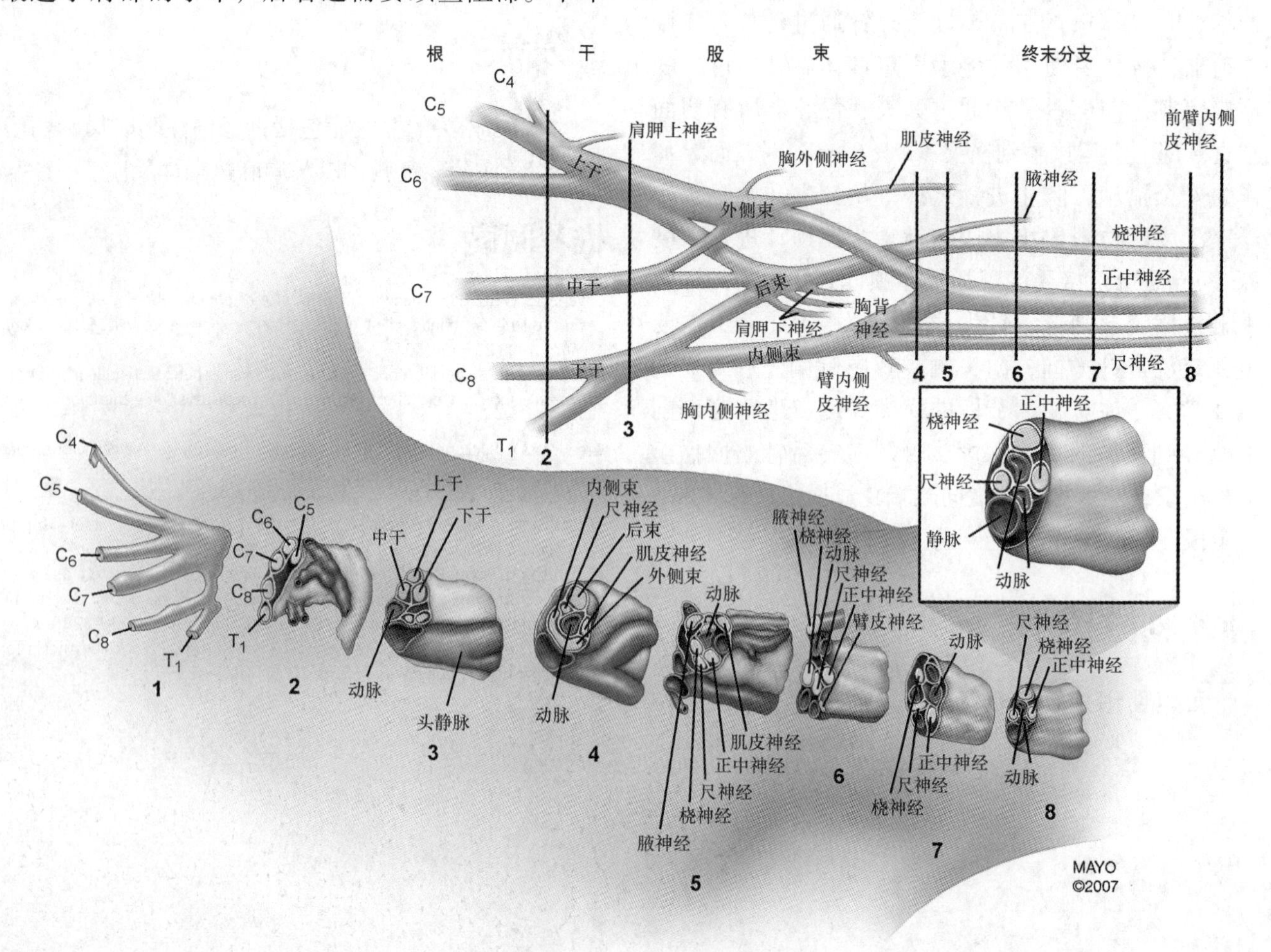

图 127-1　臂丛解剖（Used with permission of Mayo Foundation for Medical Education and Research.）

表 127-1　上肢手术的区域麻醉技术

臂丛技术	阻滞水平	被阻滞的周围神经	适用的外科手术	评论
腋路	周围神经	桡神经、尺神经、正中神经，肌皮神经的阻滞不可靠	前臂和手部手术	不适于肱骨近段或肩部手术 需要患者外展上臂
锁骨上入路	远端干-近端束	桡神经、尺神经、正中神经、肌皮神经、腋神经	肱骨中段、肘部、前臂和手部手术	非卧床患者需要注意气胸的风险 30% 的病例有膈神经麻痹
肌间沟入路	上干和中干	全臂丛，下干（尺神经）不一定被阻滞	肩部、肱骨近段和中段手术	100% 的患者在阻滞持续期间有膈神经麻痹 不适于无法耐受肺功能减少 25% 的患者

Adapted from Kopp SL，Horlocker TT. Regional anaesthesia in day-stay and short-stay surgery. Anaesthesia. 2010；65（Suppl 1）：84-96.

摸并标记胸锁乳突肌的外缘，让患者暂时抬头有助于确认该肌肉。手指从肌肉边缘向后外侧滑动，越过前斜角肌的肌腹，可触摸到肌间沟。从环状软骨水平向外画一条线，与肌间沟的垂线的交点即为 C_6 横突的水平。颈外静脉常越过这一水平，但并不能作为可靠的解剖标志（图 127-2）。

应用 4 cm 长的 22 G 短斜面针垂直刺入皮肤，进针角度为向尾侧 45° 并略向后方。进针直至患者主诉有异感，如果应用神经刺激仪则可观察到前臂或手的运动反应。肌间沟处的臂丛通常很表浅（1 ～ 2 cm）。钝针穿过椎前筋膜时可感到突破感，从另一方面也确认了穿刺针的位置。如果穿刺针在皮肤下 2 cm 内遇到骨质，可能是横突，应将穿刺针轻轻向前方移动。在给予局麻药试验剂量后，缓慢递增注入 10 ～ 30 ml 局麻药，并经常回吸。在注药过程中或注药后，用手指持续压迫穿刺位置的近端和使患者处于头高位，有助于局麻药向尾侧扩散。

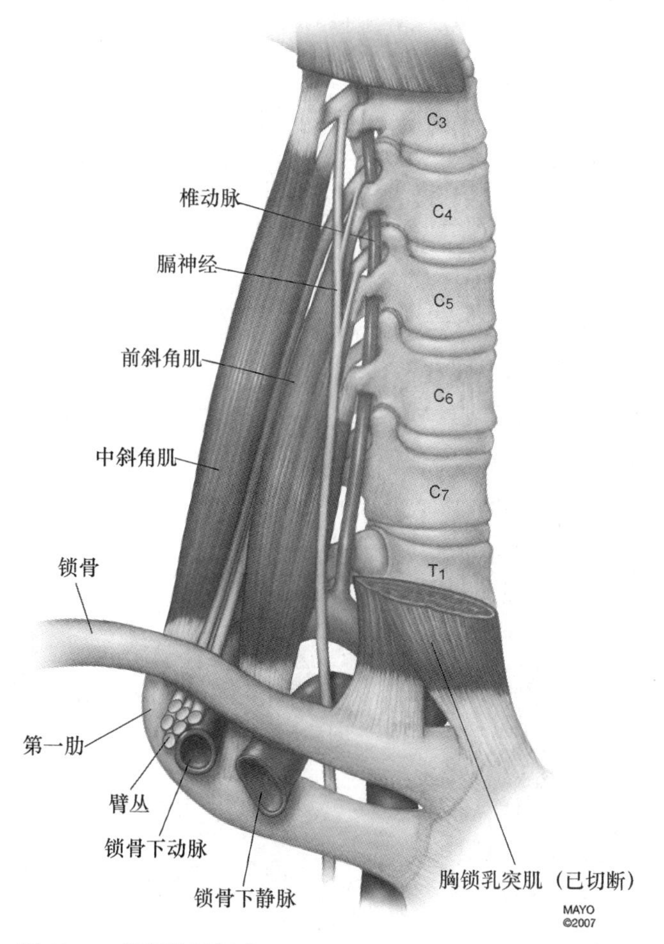

图 127-2　肌间沟解剖（Used with permission of Mayo Foundation for Medical Education and Research.）

这种阻滞非常适于应用超声引导。在锁骨上的位置（见下文描述）常最容易找到锁骨下动脉和臂丛，然后通过超声探头向颈部上方追溯臂丛，直至在前斜角肌和中斜角肌间看到表现为低回声结构的臂丛神经干（图 127-3 A、B）。然后可以平面外或平面内的方法进针，大多数患者的进针深度是 1 ～ 3 cm。负压回吸后给予试验剂量，以确保穿刺针的位置合适。

副作用和并发症

穿刺针损伤或者药物毒性可引起神经损害和神经炎，但是并不常见且通常为自限性的。应通过仔细回吸和缓慢递增注射来防止血管内注射引起的局麻药中毒。膈神经常被阻滞，可能是因为其在解剖上与前斜角肌的前表面较为接近。患者会主诉气短。当穿刺针正确位于 C_5 或 C_6 水平时，气胸的风险小，因为距胸膜顶较远。在进行肌间沟入路阻滞时，有迷走神经、喉返神经和颈交感神经阻滞以及硬膜外和蛛网膜下腔注药的报道。有报道脊髓内注射或者大剂量椎管内注射引起灾难性的神经损伤，警示这种阻滞不应在深度镇静或麻醉的患者中进行。

锁骨上阻滞

臂丛的神经干在第一肋处结构紧密，因此锁骨上入路非常有效。如果注射准确，相对小容量的局麻药即可造成迅速而广泛的神经阻滞。锁骨上入路

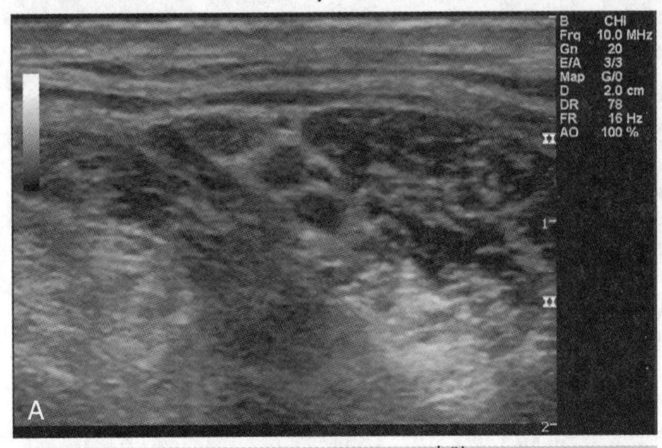

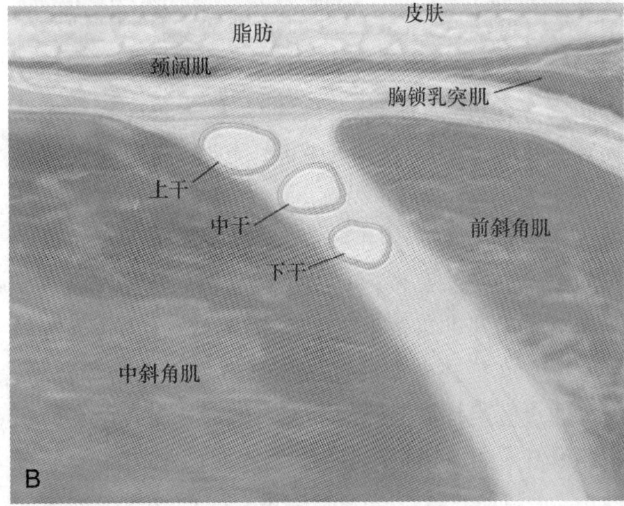

图 127-3 超声引导下肌间沟阻滞。**A.** 超声图像。**B.** 相应的解剖（Used with permission of Mayo Foundation for Medical Education and Research.）

为肘部、前臂和手部提供了极好的手术麻醉。超声的应用赋予了这种阻滞新的生命力。

技术

臂丛的三支神经干在第一肋水平紧密排列于锁骨下动脉的头侧后方并环绕后者，约在锁骨的中点位于其下方（图 127-4）。

患者取仰卧位，头偏向被阻滞肢体的对侧，上臂尽量内收、伸展向同侧膝部。标准做法是标记锁骨的中点。确认胸锁乳突肌的外缘（患者抬头有助于确认），手指从肌肉边缘向后滑动，越过前斜角肌的肌腹，可触摸到肌间沟。然后在锁骨中点后方 1.5 ～ 2 cm 的肌间沟内做标记。如果可能，触摸到锁骨下动脉可进一步证实正确的进针位置。

应用 4 cm 长的 22 G 短斜面针，向尾侧、略内侧、后方进针，直到患者有异感或者触碰到第一肋。这一进针方向位于与进针点和患者耳部连续平行的平面内。如果在引出异感前触碰到第一肋，则沿肋骨向前后调整穿刺针的方向，直到引出异感或者触碰到锁骨下动脉。如果触碰到锁骨下动脉，穿刺针应重新调整方向，更向后外侧，通常会引出异感。神经刺激仪也能用于辅助穿刺针定位。

应用超声进行锁骨上阻滞可以使操作者看到要阻滞的臂丛结构，以及锁骨下动脉和正位于第一肋下方

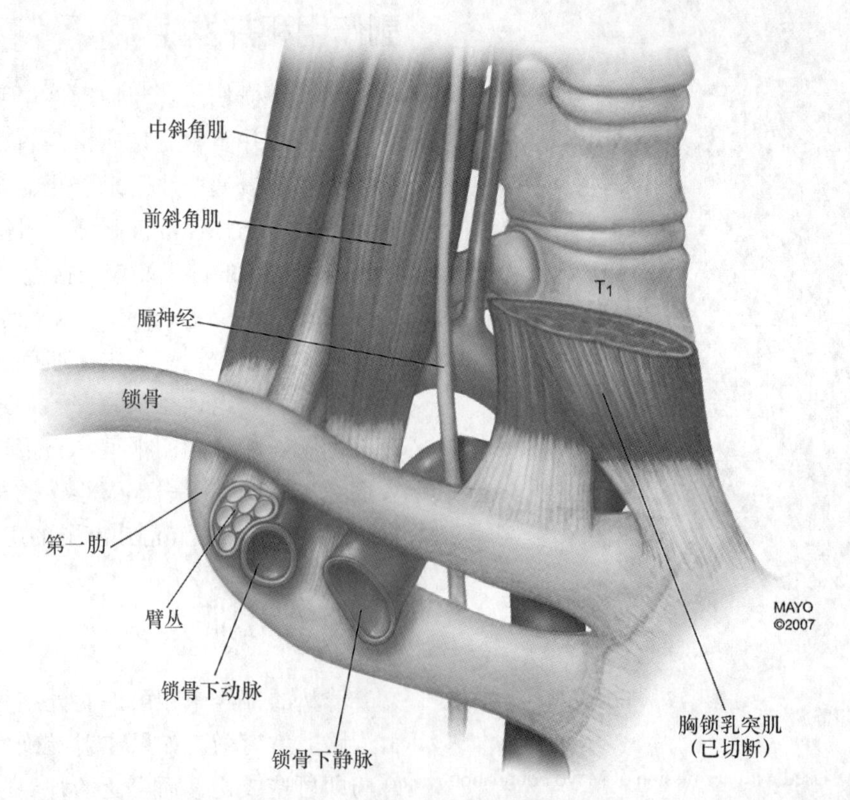

图 127-4 锁骨上解剖（Used with permission of Mayo Foundation for Medical Education and Research.）

的胸膜，这些结构都要避免损伤。患者取平卧位（如前所述），超声探头置于锁骨头侧并与之平行。探头向内侧和外侧移动，直至看到正位于锁骨下动脉外侧的臂丛。从外侧向内侧，以平面内方式朝向臂丛进针。负压回吸后，在臂丛周围注入 20 ～ 40 ml 局麻药。超声上可见药液在神经周围扩散（图 127-5）。

副作用和并发症

锁骨上阻滞的主要并发症是气胸，通常见于术后。发生率为 0.5% ～ 6%，随操作者的经验而下降。膈神经阻滞（50% ～ 60%）、喉返神经和颈交感神经阻滞都是次要的，只需要对患者进行抚慰即可。神经损害并不常见，而且通常是短暂性的。谨慎操作可以很大程度地避免血管内注药，包括使用试验剂量、回吸和缓慢递增注药。

腋路阻滞

腋路臂丛阻滞因其操作简单、安全、可靠而在临床广泛应用，尤其适用于前臂和手部的手术。腋

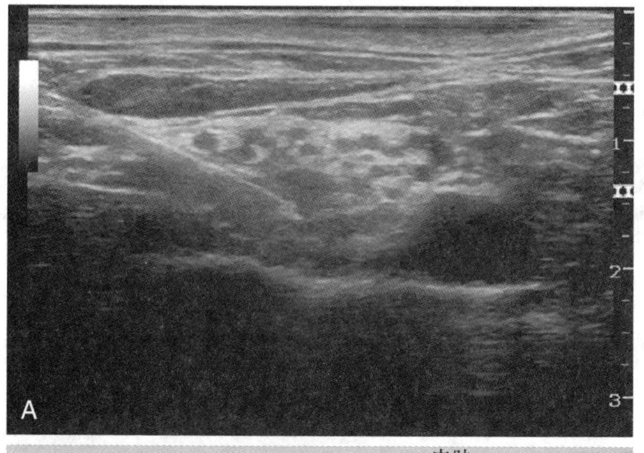

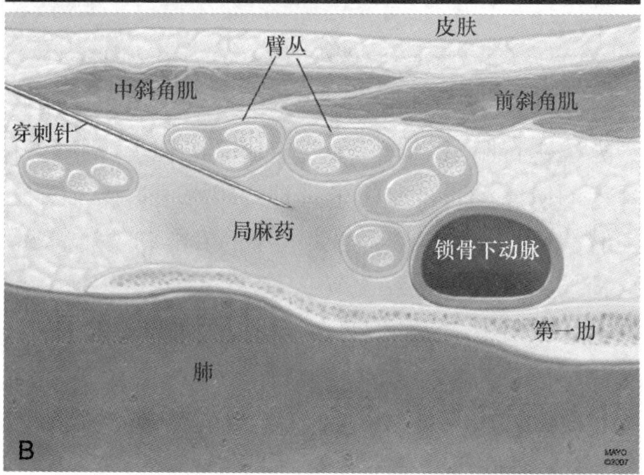

图 127-5　超声引导下锁骨上阻滞。**A.** 超声图像提示神经结构周围注射局麻药。**B.** 相应的解剖（Used with permission of Mayo Foundation for Medical Education and Research.）

路阻滞有许多种方法，包括引出异感、经动脉注射、腋鞘阻滞、应用神经刺激仪和应用超声引导。对于熟练的操作者，所有方法都会有较高的成功率。这种技术的应用限于能充分外展上臂的患者，这样才能接近腋窝内的神经血管束。腋路并不总能阻滞肌皮神经，但是可以在喙肱肌水平或者在神经走行于肘部上髁间连线上方浅表部位时予以补充阻滞。

技术

进行所有方式的腋路阻滞时，患者均取平卧位，患侧上臂外展与身体成直角，肘部屈曲 90°。在尽量靠近腋纹处触摸到腋动脉，沿腋动脉的远端走行画一条线。在腋纹处用非惯用手的示指和中指将腋动脉固定于肱骨上。在手指的近端进针，同时保持对远端的压力，这样有利于局麻药液向近端扩散，增加阻滞肌皮神经的可能性。

异感技术是应用 2 cm 长的小号穿刺针（22 ～ 25 G）引出单个或多个异感。每次引出异感时，小心地注入 10 ml 局麻药。

神经刺激仪技术可应用特氟龙涂层（绝缘的）穿刺针或市售神经刺激仪。这种技术避免了异感，但需要额外的设备。

经动脉技术是用锐针穿过腋动脉，在动脉后方注射局麻药（40 ～ 50 ml），或者将总药量分成两部分，分别注射在腋动脉的前方和后方。显然，应用这种技术时必须十分小心，以免血管内注射。

腋路阻滞的超声引导技术是在超声下看到腋动脉以及在动脉周围不同位置的各神经结构。阻滞时需要调整几次穿刺针方向，使局麻药充分沉积于每个神经结构周围。患者的体位如前所述。超声探头置于腋纹稍远端并与之平行，使动脉及其邻近的正中神经、尺神经和桡神经的图像最清楚（图 127-6）。采取平面内进针的方法来阻滞每一根神经。最后，探头向更外侧扫描可在喙肱肌内找到肌皮神经。肌皮神经的阻滞应该选择新的穿刺点。

副作用和并发症

因为腋路阻滞常推荐应用大容量局麻药、邻近大血管以及普遍应用的“不动”针技术，快速摄取或血管内注射引起的局麻药中毒风险比其他入路的臂丛阻滞更高。经常回吸和缓慢递增注射是所有方式腋路阻滞的重要注意事项。血肿（有时伴上肢血管损伤）和感染是少见的并发症，但也有报道。

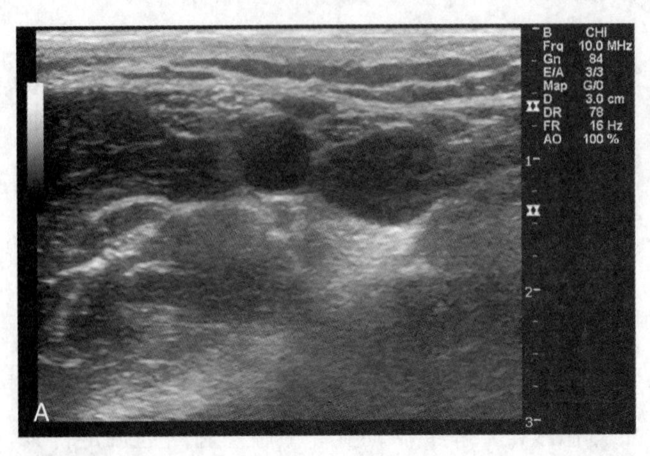

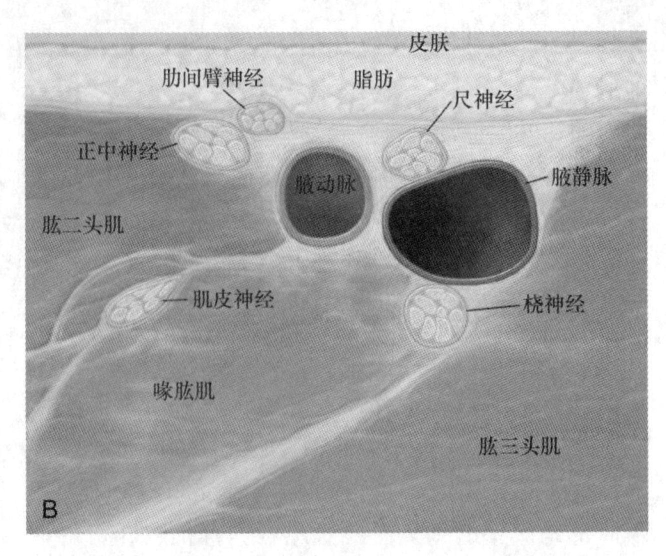

图 127-6 超声引导下腋路阻滞。**A.** 超声图像。**B.** 相应的解剖（Used with permission of Mayo Foundation for Medical Education and Research.）

推荐阅读

Brown DL, Bridenbaugh PO. The upper extremity: somatic blockade. In: Cousins MJ, Chan V, Finucane BT, et al, eds. *Atlas of Ultrasound and Nerve Stimulation-Guided Regional Anesthesia*. New York: Springer; 2007:53-61, 68-72.

Chan V, Finucane BT, Grau T, Walji AH. Atlas of ultrasound and nerve stimulation-guided regional anesthesia. New York: Springer Science & Business Media; 2007.

Cousins MJ, Bridenbaugh PO, Carr DP, Horlocker TT, eds. *Neural Blockade in Clinical Anesthesia and Pain Management*. 4th ed. Philadelphia: Lippincott, Williams & Wilkins; 2008.

Hebl JR, Lennon RL, eds. *Mayo Clinic Atlas of Regional Anesthesia and Ultrasound-Guided Nerve Blockade*. Rochester, MN: Mayo Clinic Scientific Press; 2009.

Neal JM, Hebl JR, Gerancher JC, Hogan QH. Brachial plexus anesthesia: Essentials of our current understanding. *Reg Anesth Pain Med*. 2002;27:402-428.

第 128 章 下肢神经阻滞：腰大肌间隙阻滞

Sandra L. Kopp，MD

霍 飞 译 安海燕 校

腰大肌间隙阻滞（psoas compartment block，PCB）是通过后入路的方式阻滞腰丛神经。20 世纪 70 年代，人们对“三合一阻滞”提出异议：股神经三合一阻滞并不能很好地阻滞股神经、闭孔神经和股外侧皮神经，于是提出了 PCB。但是传统的阻力消失的方法完成 PCB 效果并不确切，因此没有得到广泛的应用。直到 1989 年神经刺激仪出现，人们才开始比较多地进行这项周围神经阻滞技术。

临床应用

PCB 可以通过单次注药完全阻滞腰丛神经。虽然各种涉及腰丛神经支配范围的手术都可以应用此种方法进行阻滞，但其主要应用于大腿上部和髋部手术的镇痛。联合应用坐骨神经阻滞可以阻滞支配下肢的所有神经，从而达到完整的麻醉和镇痛需求。此项技术多应用于髋关节或者膝关节术后镇痛。与轴索镇痛相比，它的优势在于可以提供单侧的镇痛。

相关解剖

腰丛是由 L_1 到 L_4 神经的前支组成的，通常还包括 L_{12} 神经分支，偶尔 L_5 神经的分支也包含其中。腰丛位于腰椎横突的前面，并沿腰大肌垂直向下走行。从腰大肌发出的腰丛的分支包括股神经（$L_{2\sim4}$）、闭孔神经（$L_{2\sim4}$）、股外侧皮神经（$L_{2\sim3}$）、髂腹下神经（L_1）、髂腹股沟神经（L_1）、生殖股神经（$L_{1\sim2}$）（图 128-1）。其主要支配大腿前部的感觉，同时通过隐神经（股神经的远端分支）可以支配小腿内侧部分的感觉，也支配股骨、坐骨以及髂骨的感觉。

主要有三个体表解剖标志：①髂嵴线：髂骨嵴的连线；②中线：棘突连线；③髂后上嵴，这是髂骨平面后方的一个突出点。

在 $L_{4\sim5}$ 水平，穿刺针由后向前穿过的结构包括：皮肤、皮下脂肪、腰椎后筋膜、骶棘肌、腰椎前筋膜、腰方肌和腰大肌（图 128-2）。从皮肤到腰丛的距离随性别、体重指数（body mass index，BMI）的不同而不同，但从 L_4 横突到腰丛的距离在男性和女性中通常都是 1.5 ～ 2.0 cm。

技术

患者体位

患者取侧卧位，髋部屈曲并垂直于水平面（类似于实施椎管内麻醉时的体位），患肢在上。

穿刺针的位置

尽管 Capdevila 等通过定位 L_4 横突的位置来进行穿刺，从而尽量避免穿刺过深，但是还是有许多穿刺的位置可供选择。确定髂嵴线并做好标记。划中线并做好标记。确认髂后上棘，通过髂后上棘做中线的平行线，将中线与通过髂后上棘所做平行线之间的线段平均分为三段，进针点位于中外 1/3 头侧 1 cm 处（图 128-3）。

穿刺针连接神经刺激仪，穿刺点局部麻醉（局麻）后，穿刺针垂直皮肤进针，直到碰到 L_4 横突。

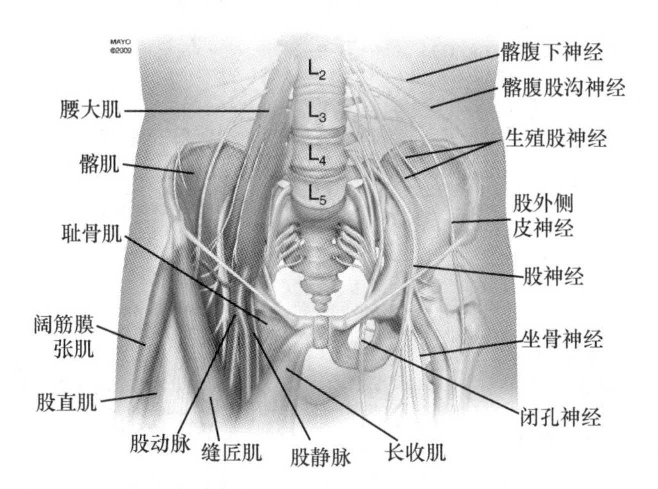

图 128-1　腰丛解剖（From Kopp SL. Posterior lumbar plexus (psoas compartment) blockade. In：Hebl JR，Lennon RL，eds. Mayo Clinic Atlas of Regional Anesthesia and Ultrasound-Guided Nerve Blockade. Rochester，MN：Mayo Clinic Scientific Press；2009：336. Used with permission of Mayo Foundation for Medical Education and Research.）

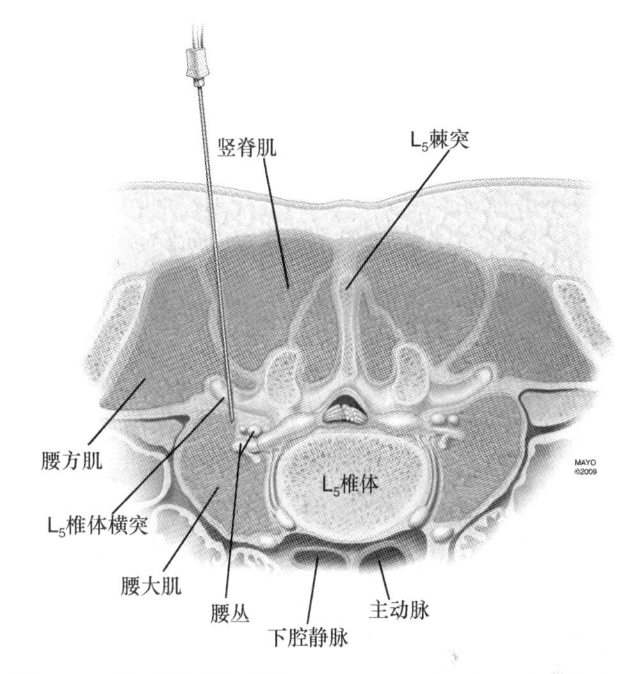

图 128-2　腰部横截面解剖（From Kopp SL. Posterior lumbar plexus (psoas compartment) blockade. In：Hebl JR，Lennon RL，eds. Mayo Clinic Atlas of Regional Anesthesia and Ultrasound-Guided Nerve Blockade. Rochester，MN：Mayo Clinic Scientific Press；2009：339. Used with permission of Mayo Foundation for Medical Education and Research.）

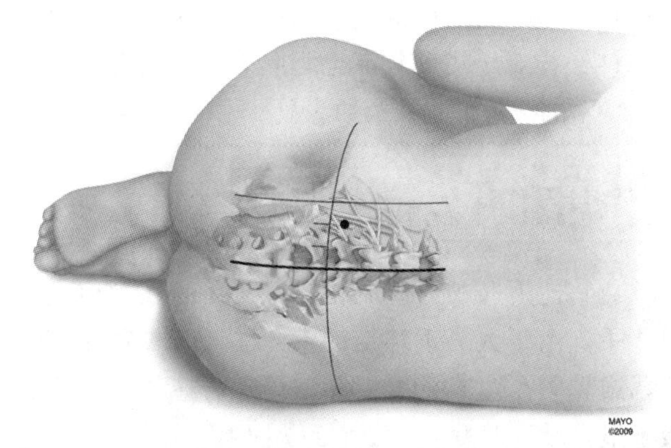

图 128-3　腰部体位和体表标志，更多讨论见"技术：穿刺针的位置"（From Kopp SL. Posterior lumbar plexus (psoas compartment) blockade. In：Hebl JR，Lennon RL，eds. Mayo Clinic Atlas of Regional Anesthesia and Ultrasound-Guided Nerve Blockade. Rochester，MN；Mayo Clinic Scientific Press；2009：343. Used with permission of Mayo Foundation for Medical Education and Research.）

随后退针，向尾侧进针，针尖“划过”横突，直到引出腰丛神经的运动反应。尽管可以引出各种的运动反应，但是引出股四头肌的运动反应是最理想的。一旦获得了理想的运动反应，就可以开始缓慢给予局麻药了，注射过程中要随时回抽，以免局麻药入血或者进入脑脊液。如果想置管并连续注药，可以应用 20 G 的导管穿过 18 G 的绝缘针头，置管深度建议在腰大肌间沟 4 ～ 5 cm。

需要重新调整方向的线索

如果首次穿刺没有碰到横突，那么就要重新定位，可以向头侧或者尾侧调整来寻找横突。如果还是找不到横突，或者未能引出合适的运动反应，那么就需要将针头稍微向中线处调整，随后的步骤和之前一样，直到引出腰丛的运动反应。考虑到相关并发症，应该避免在太靠近中间的位置进行穿刺。腰丛神经根部有硬膜鞘包绕，因此，低于 0.5 mA 的电流刺激如果可以引出运动反应，则提示针头的位置位于硬膜鞘内。在硬膜鞘内注射局麻药会导致药液在硬膜外或者蛛网膜下腔扩散。如果腿后肌群出现运动反应，那就提示穿刺针过于向尾侧进针。此时应该退针，并向头侧调整方向，再次进针。在某些患者，正常的肾结构有可能会到 L_3 水平，所以在 L_4 水平进针穿刺时，应该避免过于向头侧进针。

超声引导下腰丛后路神经阻滞

虽然超声在神经阻滞中的应用越来越广泛，但是在腰丛神经阻滞中的应用尚有限。这可能是由于腰丛神经相对于皮肤较深、肥胖的患者增多，以及需要特定的线阵低频探头的缘故。

副作用和并发症

与其他下肢神经阻滞相比，PCB 的并发症可相对严重。由于太靠近神经轴索，椎管内或者硬膜外注药或置管是潜在的并发症。局麻药在硬膜外腔扩散是最常见的并发症，发生率为 1.8% ～ 16%。可能引起硬膜外药物扩散的因素包括注药位置靠近中线、大剂量的局麻药注射、脊柱畸形（侧弯）等。鞘内注射和蛛网膜下腔注药和置管虽然少见，但文献也有报道，出现这种并发症将引起高位的椎管内麻醉。

由于 PCB 方法注药的部位距离血供丰富的肌肉（腰大肌、腰方肌）很近，可能会出现腹膜后血肿、肾包膜血肿等并发症。出现上述并发症的患者大部分是接受抗凝治疗的患者同时接受了单次 / 连续 PCB，或者是接受单次 / 连续 PCB 后不久就接受抗凝治疗的患者。尽管还需要许多试验来证实，但是美国区域麻醉学会建议，应用 PCB 方法进行神经阻滞的患者应采用与椎管内麻醉相同的抗凝策略。

虽然神经损伤并不常见，但是在连续 PCB 时还是会出现腰丛的损伤。PCB 过程中的神经损伤很有可能是针尖直接对神经根的创伤所致。如果患者主诉疼痛或麻木，那就应该停止注药。在成年人中，由于皮肤距离神经较远、穿刺路径较深，在穿刺过程中需要给予患者适当的镇静，但是对于全身麻醉的患者不应实施 PCB。单侧交感神经阻滞引起的低血压十分罕见，但如果出现局麻药在硬膜外腔扩散或者出现鞘内注射的情况，明显的低血压反应是可能出现的。

推荐阅读

Capdevila X, Macaire P, Dadure C, et al. Continuous psoas compartment block for postoperative analgesia after total hip arthroplasty: New landmarks, technical guidelines, and clinical evaluation. *Anesth Analg*. 2002; 94:1606-1613.

De Biasi P, Lupescu R, Burgun G, et al. Continuous lumbar plexus block: Use of radiography to determine catheter tip location. *Reg Anesth Pain Med*. 2003; 28:135-139.

Farny J, Drolet P, Girard M. Anatomy of the posterior approach to the lumbar plexus block. *Can J Anaesth*. 1994;41:480-485.

Horlocker TT, Wedel DJ, Benzon H, et al. Regional anesthesia in the anticoagulated patient: Defining the risks (the second ASRA Consensus Conference on Neuraxial Anesthesia and Anticoagulation). *Reg Anesth Pain Med*. 2003; 28:172-197.

Kirchmair L, Entner T, Kapral S, Mitterschiffthaler G. Ultrasound guidance for the psoas compartment block: An imaging study. *Anesth Analg*. 2002;94: 706-710.

Weller RS, Gerancher JC, Crews JC, Wade KL. Extensive retroperitoneal hematoma without neurologic deficit in two patients who underwent lumbar plexus block and were later anticoagulated. *Anesthesiology*. 2003; 98:581-585.

Winnie AP, Radonjic R, Akkineni SR, Durrani Z. Factors influencing distribution of local anesthetic injected into the brachial plexus sheath. *Anesth Analg*. 1979;58:225-234.

第 129 章　下肢神经阻滞：股部、坐骨及膝后部阻滞

Sandra L. Kopp，MD
霍　飞　译　安海燕　校

周围神经阻滞常应用于下肢手术的术后镇痛。通过将周围神经阻滞镇痛纳入到多模式镇痛中，患者术后的疼痛评分会更低，术后的疼痛感会有所改善，而且术后的关节活动会更好。与椎管内阻滞相比，麻醉可以应用于单侧肢体手术，而不需要完全阻断交感神经的支配。手术患者中抗凝剂的使用也决定着阻滞是否安全可行，而且需要严密监测（表 129-1）。

股神经阻滞

解剖

股神经是由 $L_{2\sim4}$ 神经的前支后股组成，沿腰大肌外侧缘下降，并在腰大肌与髂肌的间隙中移行（图 129-1）。股神经进入腿部，并在股动脉的外侧分为前支和后支（腹股沟韧带下方）。股神经支配大腿前腔室的肌肉（股四头肌和缝匠肌）和腹股沟韧带到膝关节的大腿前侧的皮肤感觉。在膝关节水平以下，股神经支配小腿中部的感觉，并在隐神经分布的区域支配跗趾的感觉。

临床应用

由于股神经的感觉分布区有限，在临床实践中，股神经通常需要与其他的周围神经阻滞方法相结合。但是，单独股神经阻滞可以应用于股四头肌的活检或者其他局限于大腿前侧的外科操作，而且股神经

表 129-1　下肢手术神经阻滞方法

周围神经阻滞技术	阻滞区域	被阻滞的神经	阻滞时间（h）*	评价
股神经	股部、股外侧皮肤和闭孔	腰丛 $L_{2\sim4}$	12 ～ 18	为大腿前内侧、膝关节前部、小腿内侧提供镇痛和麻醉。对于小的关节镜检的必要性还有待证实。在进行前交叉韧带修复和全膝关节成形术时，视觉模拟评分（VAS）有所降低
腰大肌间隙	股部、股外侧皮肤、闭孔、坐骨 S_1	腰丛 $L_{1\sim5}$，坐骨 S_1	12 ～ 18	对整个腰丛有镇痛和麻醉作用。膝关节镜手术疼痛评分较低，但由于风险较高，可能会不适当地应用
隐神经	小腿内侧和足部	腰丛 $L_{2\sim4}$，股神经分支	4 ～ 6	对于足部和踝部，要求比较完全的镇痛和麻醉。与腘窝处坐骨神经一同阻滞可以耐受止血带
坐骨神经近端	大腿和小腿后部（除外隐神经支配区域）	坐骨神经，腰丛 $L_{4\sim5}$，$S_{1\sim3}$	18 ～ 30	进行前交叉韧带修复和全膝关节成形术时，配合股神经阻滞可以进行良好的镇痛，并可减少再入院率
腘窝处坐骨神经	小腿后部和足部（除外隐神经支配区域）	坐骨神经，腰丛 $L_{4\sim5}$，$S_{1\sim3}$	12 ～ 24	与隐神经阻滞联合时，效果与椎骨内麻醉相似，而膝关节以下操作的并发症相对较小
踝部	足前部和中部	胫后，深部和前部腓总神经，腓肠神经，隐神经	8 ～ 12	操作相对简单，成功率较高，并发症较少。对肢体活动的影响较小。不适用于使用止血带时的麻醉镇痛

* 采用长效局麻药的阻滞时间（例如，布比卡因、罗哌卡因）

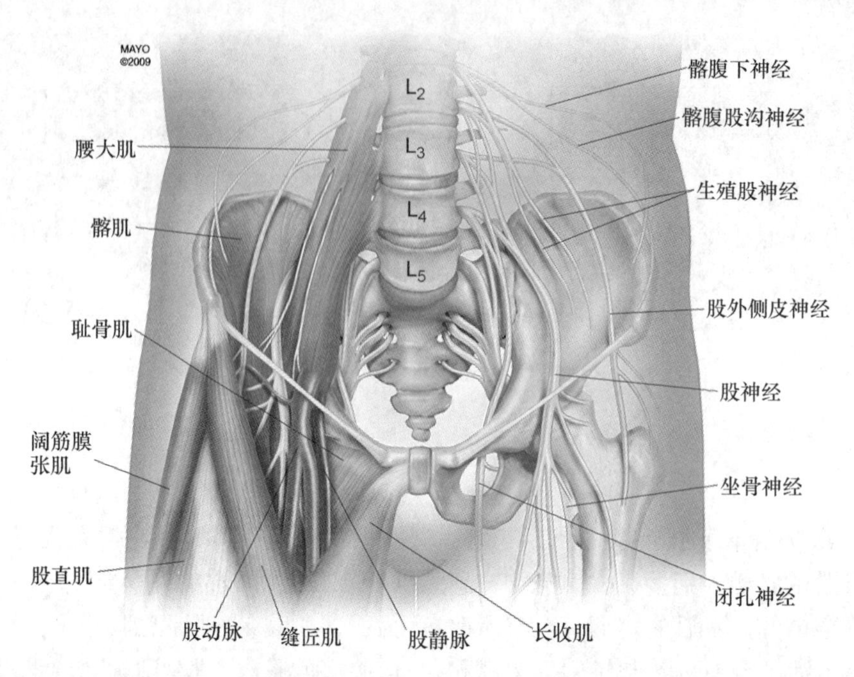

图 129-1 腰丛解剖（From Hebl JR，Lennon RL，eds. Mayo Clinic Atlas of Regional Anesthesia and Ultrasound-Guided Nerve Blockade. Rochester，MN：Mayo Clinic Scientific Press；2009. Used with permission of Mayo Foundation for Medical Education and Research.）

阻滞已经应用于关节镜检、膝关节成形以及股骨中段骨折的修复。

技术

患者取平卧位，在髂前上棘与耻骨结节间画线，代表腹股沟韧带。再画一条线，代表股动脉（图 129-2）。应用神经刺激仪，麻醉实施者用 22 G、3 ～ 5 cm 的短斜面的针进行穿刺指导引出股四头肌的运动反应。负压抽吸确认没有穿刺进血管后，缓慢注射 10 ～ 30 ml 的局麻药。如果需要连续给药阻滞，可以考虑留置导管。

对于那些由于肥胖、存在解剖变异、穿刺点有

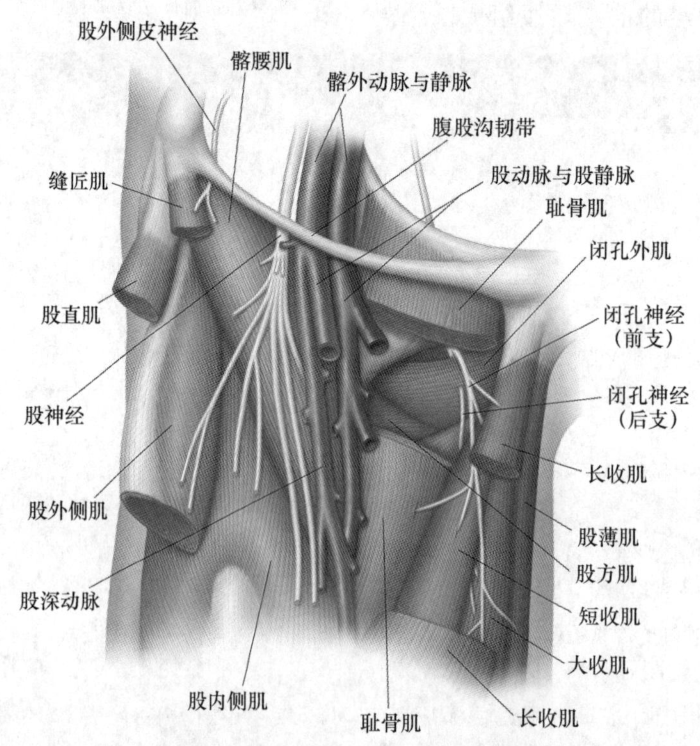

图 129-2 股神经和闭孔神经解剖（From Hebl JR，Lennon RL，eds. Mayo Clinic Atlas of Regional Anesthesia and Ultrasound-Guided Nerve Blockade. Rochester，MN：Mayo Clinic Scientific Press；2009. Used with permission of Mayo Foundation for Medical Education and Research.）

瘢痕（既往进行过放疗或者手术）而难以触摸到股动脉搏动的患者，超声的应用将会十分有益。在超声下，可以在三角形的结构中，辨认出动脉外侧的神经结构。

副作用和并发症

由于股神经与股动脉相距较近，增加了血肿和血管内注药的风险。但是，神经和血管是在不同的鞘中，而且二者相距大概有 1 cm。在大多数患者中，比较容易触到股动脉，可以在搏动点旁边安全进针。但是对于那些接受过股动脉血管移植的患者，应尽量避免应用股神经阻滞，因为他们的解剖结构遭到了破坏，增加了出血的风险。在此种阻滞中，针道损伤或者药物毒性导致的神经损伤并不多见。

血管旁股神经阻滞

血管旁股神经阻滞（三合一阻滞）的前提是在股管内注射大量局麻药，并在远端保持一定的压力，进而使药液扩散到腰大肌间沟来阻滞腰丛神经。最核心的解剖学解释是包围腰丛神经根的筋膜鞘可以延伸到股管，为局麻药的扩散提供了封闭的通道。

髂筋膜神经阻滞

临床应用

对于之前不成功的髋部或者下肢手术的神经阻滞来说，髂筋膜阻滞或者改良的股神经阻滞是很好的补救方式。它依靠的是双保护的技术，而其操作与股血管神经结构有一定的距离，因此，对于那些之前已经接受局麻或者接受过神经阻滞的患者来说，这项操作是安全的。

解剖和技术

患者取仰卧位，在耻骨结节和髂前上棘之间画线。把此线分为三等分，并在中外 1/3 交界处向尾侧进针。开始时先做皮肤穿刺，防止把穿破皮肤误认为穿透筋膜。随后用钝针（可以用 18 G 的 Hustead 针或者弹头尖样针头）进行穿刺，直到有两次明显的突破感，突破的结构分别是阔筋膜和髂筋膜。缓慢给予 20 ～ 40 ml 局麻药，如果需要进行连续阻滞，需要留取导管。

副作用和并发症

在许多患者中，股神经和动脉都会在穿刺点的内侧，因此，神经损伤和血管损伤的可能性较小，对于之前接受过血管置换或者放疗的患者，此种方法并不是很好的选择。

闭孔神经阻滞

解剖

闭孔神经主要是从 L_3、L_4 神经发出，也有存在微小解剖变异的，从 L_2 神经发出。闭孔神经从腰大肌的侧面发出后走行于闭孔管的深部，并在离开闭孔管时分为前支和后支（见图 129-2）。前支支配髋关节、前内收肌群，另有变异的皮支支配低位的股内侧的感觉。后支支配深部的内收肌群，另有变异的分支可以支配膝关节。

临床应用

由于闭孔神经主要是运动神经，所以很少单独阻滞闭孔神经。而在膝部手术中，其常与其他的下肢神经阻滞方法相结合来应用。

技术

患者取仰卧位，摸到耻骨结节后，在其外侧和尾侧各 1 ～ 2 cm 做标记。应用无菌注射器，在穿刺点皮肤处用局麻药打一个皮丘，并用 22 G、8 ～ 10 cm 的短斜面穿刺针缓慢向耻骨结节内侧进针。通常在进针 2 ～ 4 cm 的时候会碰到耻骨下支，此时缓慢地向头侧、内侧移动，直至穿刺针进入闭孔管内。与耻骨支相接触后，再过 2 ～ 3 cm 就是闭孔神经的位置。通过负压吸引，在此处注射局麻药 10 ～ 15 ml。神经刺激仪的应用对于这支运动神经的定位十分有益。当穿刺针触碰到闭孔神经时，可以看到大腿内部内收肌群的抽动。

副作用和并发症

闭孔管内有神经和血管结构，这就增加了血管内注药和神经损伤的风险。再者，由于闭孔管内神经的位置较为深在，此种阻滞方法难于学习和操作。

坐骨神经阻滞

解剖

坐骨神经起始于 $L_{4\sim5}$ 和 $S_{1\sim3}$ 神经。它是一条比较大的周围神经，宽度为 2 cm。其与股后侧皮神经一起出骨盆，并穿过骶坐骨孔，在梨状肌下缘走行，在股骨大转子和坐骨结节间穿行。在臀大肌的下缘，坐骨神经变得比较表浅，因为它要从大腿后侧向腘窝穿行（图 129-3）。坐骨神经支配着下肢最大区域的感觉，包括大腿后侧和膝关节以下的部位，这其中要除外隐神经（股神经的终末支）所支配的大腿中部的一小条肌肉。

临床应用

由于坐骨神经广泛的感觉神经分布，坐骨神经阻滞可以应用在任何不需要上止血带的膝关节以下部位的手术。由于此种麻醉方式避免了椎管内阻滞相关的交感阻断，在那些血流动力学较差（例如存在严重的主动脉狭窄）的患者中，有很大的优势。

技术

后入路（Labat 入路）

患者取侧卧位，被阻滞的肢体屈曲向前，保证上方（手术）腿靠在非手术腿的上方，非手术腿伸展并与肢体保持平齐。在髂后上棘与大转子间画线。用一垂线将此线二等分，并沿垂线向尾侧延长 5 cm。再在股骨大转子和骶管裂孔间画线，此线的大概 3 ～ 5 cm 处会与之前的垂线的延长线相交，相交的点则为进针点（图 129-4）。应用无菌技术，使用 22 G、10 ～ 12 cm 的短斜面针垂直皮肤进针，直至出现麻木感或者碰到骨头（见图 129-3）。如果接触到骨，就退针，有意地向着由外到内的方向进针，直到找到神经所在的位置。在帮助确认穿刺针位置时，神经刺激仪会起到很好的作用。找到坐骨神经的位置后，注射 25 ～ 30 ml 的局麻药。

另一种方法是侧卧位，超声引导下或非超声引导下臀下入路阻滞。如果使用超声，把曲线的探头放在臀裂的远侧并从外向内扫描。可以看到，在股骨大转子内侧、高回声的坐骨结节外侧的扁平的高回声结构就是坐骨神经。使用 8 英寸（约 20.3 cm）的 21 G 绝缘穿刺针，在平面外向坐骨神经的方向缓慢进针（同时使用神经刺激仪会帮助定位神经的位置）。负压吸引后，给予 20 ～ 30 ml 的局麻药注射在神经周围。

前路阻滞

此种方法适用于由于疼痛或者不能配合而不能完成传统后路阻滞的患者。患者取平卧位，在髂前上棘和耻骨结节画线，代表腹股沟韧带，并将此线三等分。再在大转子结节处画一条平行线。从第一

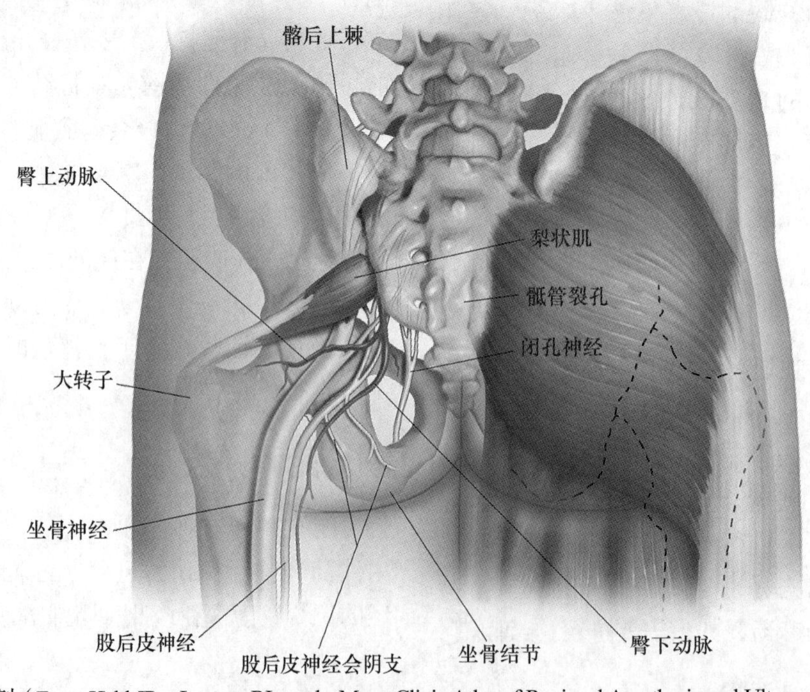

图 129-3 坐骨神经解剖（From Hebl JR，Lennon RL，eds. Mayo Clinic Atlas of Regional Anesthesia and Ultrasound-Guided Nerve Blockade. Rochester，MN：Mayo Clinic Scientific Press；2009. Used with permission of Mayo Foundation for Medical Education and Research.）

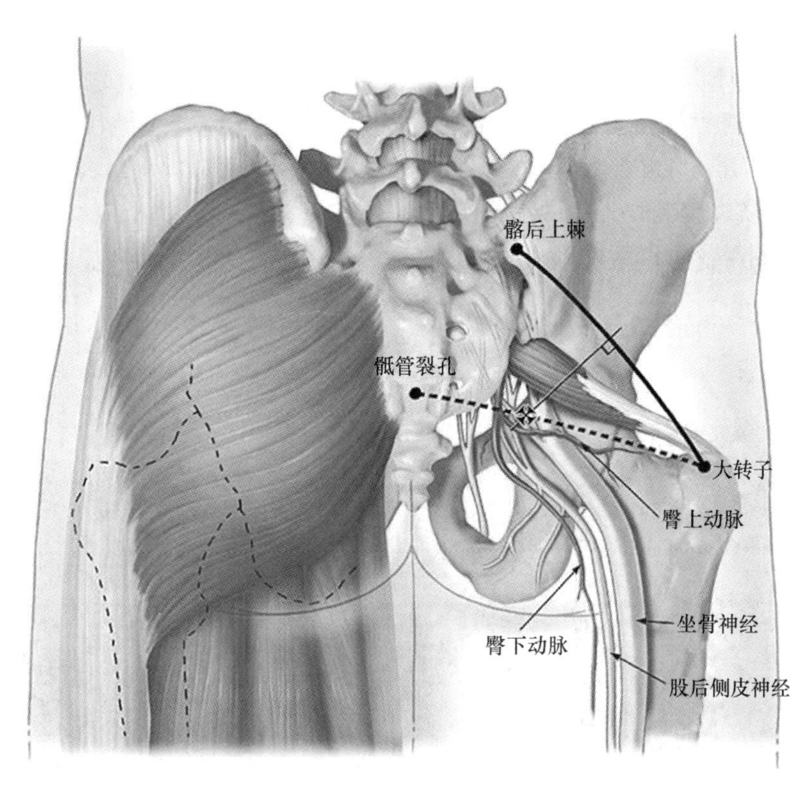

图 129-4 后入路坐骨神经阻滞的解剖标志（From Hebl JR，Lennon RL，eds. Mayo Clinic Atlas of Regional Anesthesia and Ultrasound-Guided Nerve Blockade. Rochester，MN：Mayo Clinic Scientific Press；2009. Used with permission of Mayo Foundation for Medical Education and Research.）

条线的内 1/3 处画垂线，与第二条线的交汇处即为进针穿刺点。应用无菌操作技术，用 22 G、10 cm 的短斜面穿刺针，从稍外侧以一定的角度进针，直到碰到股骨小转子。此时，需要重新调整进针方向，稍微向内侧倾斜，并在股骨上缓慢移行，直到引出远端肢体的运动反应（越过骨面后大概有 5 cm）。仔细负压吸引后，缓慢注射 25 ～ 30 ml 局麻药。

副作用和并发症

实施坐骨神经阻滞从技术上来说比较困难，而且对患者来说比较疼痛。为患者提供足够的镇静和镇痛是整个过程的重要组成部分。如果给予镇静，一定要注意患者的气道管理。操作过程中，血肿形成和神经损伤是潜在的风险。由于坐骨神经阻滞的范围较广，静脉血管的扩张会发生在阻滞的肢体中，并可能引起低血压。

膝后部阻滞

临床应用

周围神经阻滞对于足部和踝部的手术都十分有帮助。它可以单次给药，或者留管来提供术后镇痛。根据外科手术的情况，可以考虑阻滞隐神经予以补充。

解剖

坐骨神经在腘横纹处分为胫神经和腓总神经。胫神经在腘窝处继续走行，而腓总神经在股二头肌的外侧走行，随后包绕在腓骨头的外侧走行。

技术

后入路腘窝阻滞

患者取俯卧位或半俯卧位。随着腿部的屈曲，可以很好地识别腘纹。腘窝内界由半膜肌和半腱肌构成，外界由股二头肌组成，并划分为内侧三角与外侧三角。在近腘纹处 5 ～ 7 cm，中线旁标记穿刺点。应用 4 英寸（约 10.2 cm）的绝缘穿刺针以 45° 的角度，在之前的穿刺点处进针，直到引出神经的抽搐为止。通过负压吸引，缓慢注射 30 ～ 40 ml 局麻药。

应用超声可以更好地识别坐骨神经走行为腓总神经和胫神经的分叉点。将超声探头放在腘纹处，从腿部近端开始扫描。最容易识别的是腘动脉，在腘动脉的外侧浅表处，可以找到神经。选择平面内或者平面外进针的方式，使用 4 英寸（约 10.2 cm）、21 G 的绝缘穿刺针，在坐骨神经分叉点或分叉点之前进行穿刺。通过负压吸引，可以观察到局麻药的注入，在坐骨神经旁可以观察到“甜甜圈”征象。在注射局麻药前，神经刺激仪可以帮助确认和定位坐骨神经的位置。

副作用和并发症

膝后部阻滞与坐骨神经阻滞的副作用和并发症类似。

推荐阅读

Chan V, Finucane BT, Grau T, Walji AH. *Atlas of Ultrasound and Nerve Stimulation-Guided Regional Anesthesia*. New York: Springer Science+Business Media; 2007:53-61, 68-72.

Enneking FK, Chan V, Greger J, et al. Lower-extremity peripheral nerve blockade: Essentials of our current understanding. *Reg Anesth Pain Med*. 2005;30:4-35.

Hebl JR, Lennon RL, eds. *Mayo Clinic Atlas of Regional Anesthesia and Ultrasound-Guided Nerve Blockade*. Rochester, MN: Mayo Clinic Scientific Press; 2009.

Horlocker, TT, Wedel DJ, Benzon H, et al. Regional anesthesia in the anticoagulated patient: Defining the risks (the second ASRA Consensus Conference on Neuraxial Anesthesia and Anticoagulation). *Reg Anesth Pain Med*. 2003; 28:172-197.

第 130 章　踝部阻滞

Douglas A. Dubbink，MD
霍　飞　译　安海燕　校

对踝部远端的麻醉是通过阻断五支主要支配足部的神经完成的，这五支神经包括：胫神经、腓深神经（支配足深部的结构）、腓浅神经、腓肠神经和隐神经（支配皮肤的感觉）。如果对解剖比较熟悉，踝部阻滞相对来说比较容易学习。踝部阻滞可用于完成几乎全部的足部手术。其并发症相对较少，但有报道可造成术后长期感觉异常。在进行踝部神经阻滞时，禁止应用任何含有肾上腺素的局麻药物。

技术

胫神经支配着足底以及足趾跖面至趾甲的感觉。胫神经位于胫后动脉的后侧、跟腱的前内侧、屈肌支持带的深面，成功的神经阻滞需要很好地穿过此层结构（图 130-1）。

阻滞是通过在内踝的上界水平，跟腱的内侧注射少量局麻药而实现的。使用 3 ~ 5 cm、22 G 或 25 G 的穿刺针垂直于胫骨进针。缓慢进针，直至引起麻木感（可以使用神经刺激仪）或者触碰到骨面为止。此时，在胫骨后方注射 5 ~ 7 ml 的局麻药，如果没有引出麻木感，就在退针到皮肤的过程中，注射等量的局麻药。

腓肠神经比较表浅，并支配足踝下部后外侧、足外侧、第五趾的感觉。在外踝上部水平，将 5 ~ 10 ml 的局麻药注射在外踝的后方与跟腱之间。

腓深神经、腓浅神经以及隐神经可以通过单点注射同时完成。腓深神经走行于胫前肌腱和足背侧的伸肌支持带下方的拇长伸肌腱之间，位于踝中部。它支配着趾短伸肌的运动和拇趾、第二趾间的皮肤感觉。随着患者足部背伸，在踝连接部的上方，可以辨认出胫前韧带和拇长伸肌。可在此处触摸到胫前动脉（足背动脉）。神经位于动脉外侧，伸肌支持带的深部。使用 25 G、3 ~ 5 cm 的穿刺针垂直于皮肤进行穿刺，如图 130-2 所示。在穿过伸肌支持带时候常会感到阻力消失，此时注射 3 ~ 5 ml 的局麻药。

腓浅神经支配着足背和足趾（拇趾和第二趾除外）的皮肤感觉。在腓深神经的注药点外侧，偏向外踝上方处注射 5 ~ 10 ml 的局麻药，可以有效阻滞

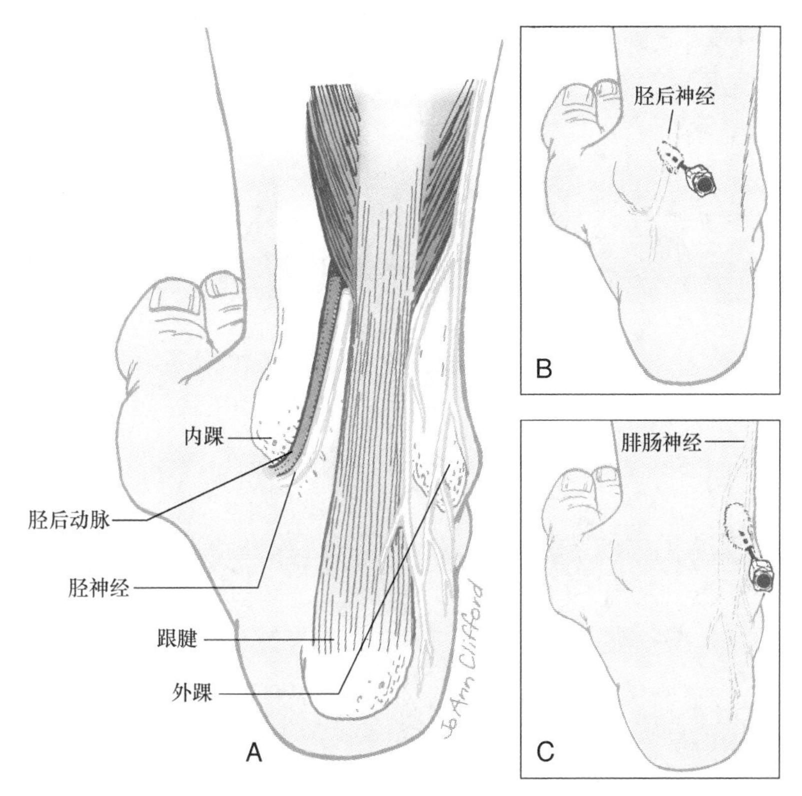

图 130-1　A. 踝部后入路的胫神经和腓肠神经阻滞的解剖标志；**B.** 后路的胫神经阻滞的穿刺针位置；**C.** 腓肠神经阻滞的穿刺针位置（From Miller RD，ed. Nerve block at the ankle. In：Miller's Anesthesia. 7th ed. Philadelphia：Churchill Livingstone；2010：1659-1661.）

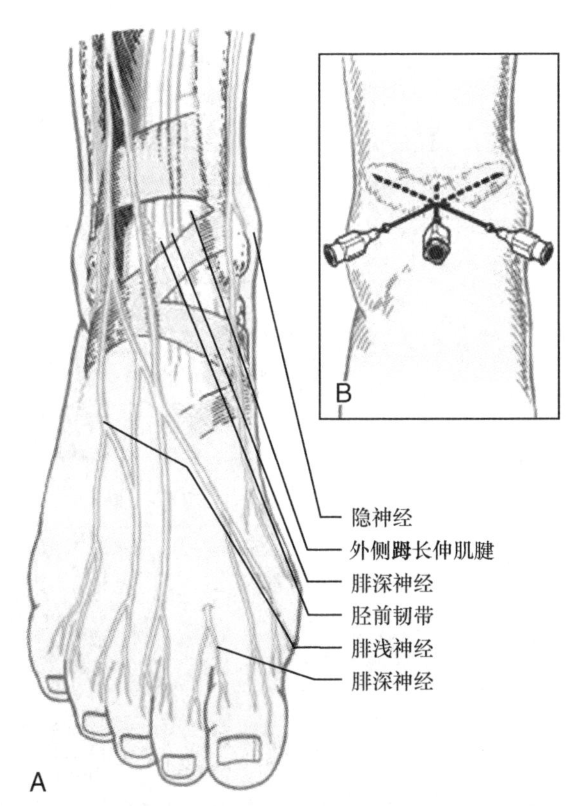

图 130-2　A. 踝部的腓深神经、腓浅神经和隐神经阻滞的解剖标志。**B.** 踝部的腓深神经、腓浅神经和隐神经阻滞的穿刺针位置（From Miller RD，ed. Nerve block at the ankle. In：Miller's Anesthesia. 7th ed. Philadelphia：Churchill Livingstone；2010：1659-1661.）

腓浅神经。

隐神经位于内踝的前侧，长隐静脉旁边，支配着小腿前内侧、足内侧到足趾的感觉。在腓深神经注药点的内侧，偏向隐静脉的方向皮下注射 3 ～ 5 ml 的局麻药即可阻滞隐神经。

体位

通常来说，患者取仰卧位，患肢用垫子稍微抬高。患者配合在该阻滞中并不是最关键的，所以在操作过程中适度的镇静会提高患者的依从性。

推荐阅读

Brown DL. *Atlas of Regional Anesthesia*. 3rd ed. Philadelphia: Saunders Elsevier; 2006:139-143.

Hadzic A. *Textbook of Regional Anesthesia and Acute Pain Management*. New York: McGraw-Hill; 2007.

B. 神经外科麻醉

第 131 章　脑保护

Robert E. Grady，MD

宋　洁　译　尹毅青　校

脑组织的代谢需求超过物质供应（主要是 O_2）时，会导致脑缺血。缺血可以分为全脑型——输送至整个大脑的供应中断，如心搏骤停时出现的脑血流中断；或局部型——一定范围内大脑区域物质供应中断，如血栓性脑动脉闭塞可导致上述情况发生。脑保护是指试图延长脑组织对缺血的耐受性并减少或避免神经元损伤。

脑代谢的经典概念如图 131-1 所示。脑代谢的两大功能主要用于维持脑功能和保持细胞完整性。60% 的 O_2 用于维持脑功能，供神经元使用；神经元产生动作电位，可通过脑电图来评估。余下的 $40\%O_2$ 用于保持细胞完整性，供蛋白质合成和其他用于维持细胞完整性的活动。

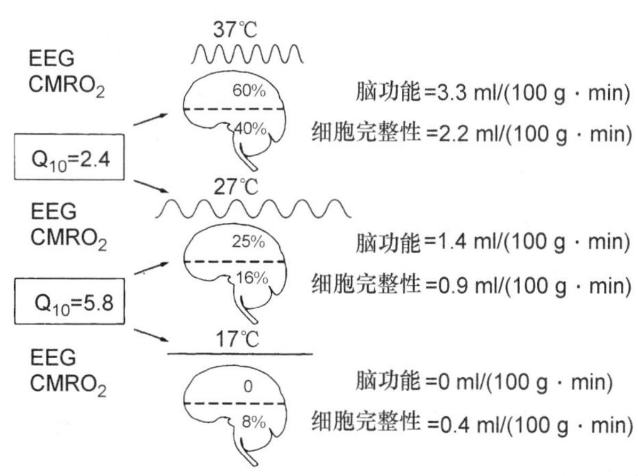

图 131-1　体温、脑功能、脑代谢氧耗量（$CMRO_2$）和计算出的 Q_{10} 值的理论联系。Q_{10} 的定义为机体 10℃温差下代谢率的比值。当体温从 37℃降至 27℃时，脑功能仍完整，耗能过程（即脑功能和细胞完整性）可能受到同等程度的影响，当 $CMRO_2$ 的下降程度超过 50%，Q_{10} 值约为 2.4。随着体温再次下降 10℃，至 17℃，脑功能消失，导致 $CMRO_2$ 急剧下降，因此计算出的 Q_{10} 值为 5.0 或更大。在这一温度，大脑总氧耗下降至不到常温氧耗的 8%（Reprinted，with permission，from Michenfelder JD，ed. Anesthesia and the Brain. New York：Churchill Livingstone；1988：14.）

麻醉剂和低体温都能够使维持脑功能所需的脑代谢降低，最多能减少 $60\%O_2$ 的使用。但是，低温可以进一步降低维持细胞的完整性所需耗 O_2。这一经典 O_2 供应-代谢需求简易模型中可见，通过增加脑灌注压（CPP）来增加氧供，同时通过麻醉剂和低温减低脑代谢来降低氧输送，可以改善供需平衡，达到脑保护的目的。

新证据描绘了更加复杂的脑缺血的机制，初始缺血事件可以启动神经元消亡过程，并且在诱发因素消除后仍持续很长时间（图 131-2）。兴奋性毒性是指谷氨酸介导的神经元消亡级联作用，在神经元缺血发生后很快出现。细胞凋亡（蛋白酶介导的程序性细胞死亡）和炎症由缺血性事件引发，可持续数日，造成神经元死亡。新的脑缺血模型提示可通过在缺血事件之前、期间或之后采用脑保护治疗来减少缺血性损伤（表 131-1）。目前支持脑保护的证据来源于人体试验和其衍生的动物实验数据。

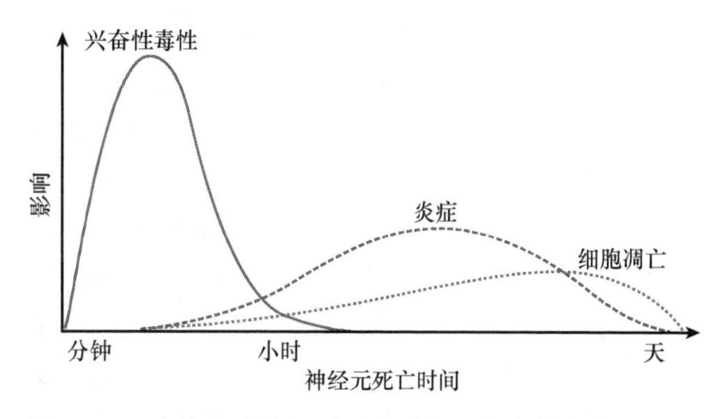

图 131-2　脑缺血后神经元死亡时间。兴奋性毒性迅速导致神经元坏死。炎症和神经元凋亡可在一段时间内促进细胞死亡，持续数天至数周（From Patel P. Cerebral ischemia and intraoperative brain protection. In：Gupta AK，Gelb AW，eds. Essentials of Neuroanesthesia and Neurointensive Care. Philadelphia：WB Saunders；2008：36-48.）

表 131-1　循证医学中的减少围术期缺血性脑损伤的可行干预

干预	实验动物有效		人类有效		持续保护	
	缺血前	缺血后	缺血前	缺血后	动物	人
低体温						
轻度	＋＋	＋＋	±	＋＋*	＋＋	＋＋
中度	－－－	－－－	－－	－－	－－－	
过度通气	－－	－－	－－	－－	－－	－－
正常血糖	＋＋	－－	＋	＋	＋＋	－－
高压氧	＋＋	－－	－－	±	－－	－－
巴比妥盐	＋＋	－	＋	＋	＋＋	－－
丙泊酚	＋＋	＋	－	－－	－－	－－
依托咪酯	－－－	－－	－－	－－	－－	－－
N_2O	－	－－	－－	－－	－－	－－
异氟烷	＋＋	－－	－－	－－	＋＋	－－
七氟烷		－－	－－	－－	＋＋	－－
地氟烷	＋＋	－－	－－	－－	－－	－－
利多卡因	＋＋	－－	＋	－－	－－	－－
氯胺酮	＋＋	－－	－－	－－	－－	－－
糖皮质激素	－－－	－－	－－	－－	－－	－－

＋＋，由来自动物生理学对照实验 / 证据充分的随机、前瞻性临床实验支持；＋，来自病例分析 / 中小样本量回顾性或前瞻性实验或从其他图表衍生数据支持；±，临床试验结果不一致，有个体差异；－，明确无益处；－－，动物生理学对照实验 / 证据充分的随机、前瞻性临床实验中缺乏证据；－－－，有证据提示潜在危害。

* 院外心室颤动性心脏骤停。

Adapted，with permission，from Fukuda S，Warner DS. Cerebral protection. Br J Anaesth. 2007；99：10-17.

生理参数的调节

温度

低温既可降低维持脑功能部分的脑代谢，也能降低保持细胞完整性部分的脑代谢。深低温（18 ～ 22℃）长期以来被认为对于保护脑组织极为有用，可使脑组织在较长一段时间内（约 1 h）即便极少或甚至没有脑血流（cerebral blood flow，CBF）时，也不会造成神经系统后遗症。研究显示，对于在院外心搏骤停后存活的成人和有窒息发生的新生儿，低温（32 ～ 35℃）有利于脑保护；然而，研究未能证明浅低温对于脑动脉瘤破裂患者具有保护效果。而缺血事件中应避免高热，因为其会增加脑代谢，加重缺血性损伤。

脑灌注压

CPP 等于平均动脉压减去颅内压（CPP ＝ MAP － ICP）。在正常情况下，CPP 在 50 ～ 150 mmHg 范围内 CBF 会自动调节，慢性高血压患者的自动调节范围右移。对创伤性脑损伤患者的脑血流研究表明，如果临床情况允许，CPP 应该控制在 60 ～ 70 mmHg。低血压可能降低 CBF 而加重缺血。

CO_2 张力

过度通气导致低碳酸血症，使脑血管收缩。低二氧化碳引起血管收缩导致的 CBF 降低可能使创伤性脑损伤后神经功能的预后恶化。

氧合

恢复缺血组织的 O_2 供在理论上可改善缺血。然而，组织中 O_2 过高可导致活性氧生成，造成有害的结果。

葡萄糖代谢

在缺血条件下，葡萄糖进行无氧代谢，导致细

框 131-1　预防或处理围术期脑缺血损伤的注意事项

确保无发热
用胰岛素控制血糖以维持血糖正常
维持最佳的血氧饱和度 *
维持正常血二氧化碳浓度
如果手术时间延长，考虑用吸入麻醉剂 †
避免使用糖皮质激素
如果存在全脑缺血，考虑使用术后维持中度低体温 ‡

* 越来越多人关注到低氧血症可能对全脑缺血是有害的。
† 围术期环境中尚无临床试验证实，而院外心室颤动性心脏骤停中已一致证实有效。
‡ 缺乏证据，临床前研究证明在全脑缺血中存在不良反应。
Adapted，with permission，from Fukuda S，Warner DS. Cerebral protection. Br J Anaesth. 2007；99：10-17.

胞内酸中毒，恶化神经功能预后。脑缺血风险高危的患者应频繁监测血糖，避免低血糖和高血糖。

麻醉剂

巴比妥

在局部缺血事件之前使用的巴比妥类药物一直被认为是神经保护的“金标准”麻醉剂，巴比妥酸盐的神经保护作用，尽管获得单个体外循环的患者研究证据支持，但缺乏人体验证实验证据。研究人员最初认为，动物实验中巴比妥的脑保护作用随着脑代谢率呈剂量依赖性降低。但随后的研究显示，导致脑电图等电位或爆发抑制剂量的巴比妥同样有脑保护作用，从而提示还有其他机制参与脑保护。使用这类药物时，必须考虑大剂量巴比妥类药物的不良反应，例如心血管不稳定性以及苏醒和神经系统评估的延迟。

丙泊酚

在实验动物中已显示丙泊酚具有脑保护作用，但缺乏人类证据。

吸入麻醉剂

临床耐受剂量的现代吸入麻醉剂能产生显著的脑电图抑制，且具有快速可逆性。动物研究证明，使用吸入麻醉剂有脑保护作用，可避免局部缺血以及短暂全脑缺血的损伤，但是缺乏人体数据支持。

利多卡因

在该药标准抗心律失常剂量中，利多卡因可以抑制细胞凋亡，但是高于治疗剂量（毒性）的利多卡因可以明显降低脑代谢。

依托咪酯

依托咪酯可使脑代谢降低到与巴比妥类似的程度；然而，依托咪酯尚未显示令人信服的神经保护作用。依托咪酯缺乏神经保护作用可能因为其抑制一氧化氮产生，引起了 CBF 下降。

结论

通过药理学和生理学手段保护神经系统免于缺血性损伤是麻醉学长期追求的目标。目前的脑保护方法尚无确切证据支持，还存在很多未明确的问题。框 131-1 基于现有知识水平，为防治脑缺血损伤提供了一个合理的框架。

推荐阅读

Brain Trauma Foundation, American Association of Neurological Surgeons, Congress of Neurological Surgeons. Guidelines for the management of severe traumatic brain injury. Cerebral perfusion thresholds. *J Neurotrauma*. 2007;24(Suppl 1):S59-64.

Coles JP, Fryer TD, Coleman MR, et al. Hyperventilation following head injury: Effect on ischemic burden and cerebral oxidative metabolism. *Crit Care Med*. 2007;35:568-578.

Fukuda S, Warner DS. Cerebral protection. *Br J Anaesth*. 2007;99:10-17.

Michenfelder JD, ed. *Anesthesia and the Brain*. New York: Churchill Livingstone; 1988:14.

Nussmeier NA, Arlund C, Slogoff S. Neuropsychiatric complications after cardiopulmonary bypass: Cerebral protection by a barbiturate. *Anesthesiology*. 1986;64:165-170.

Patel P. Cerebral ischemia and intraoperative brain protection. In: Gupta AK, Gelb AW, eds. *Essentials of Neuroanesthesia and Neurointensive Care*. Philadelphia: WB Saunders; 2008:36-48.

Shankaran S, Laptook AR, Ehrenkranz RA, et al. Whole-body hypothermia for neonates with hypoxic-ischemic encephalopathy. *N Engl J Med*. 2005;353:1574-1584.

The Hypothermia After Cardiac Arrest Study Group. Mild therapeutic hypothermia to improve neurologic outcome after cardiac arrest. *N Engl J Med*. 2002;346:549-556.

Todd MM, Hindman BJ, Clarke WR, et al. Mild intraoperative hypothermia during surgery for intracranial aneurysm. *N Engl J Med*. 2005;352:135-145.

Warner DS, Takaoka S, Wu B, et al. Electroencephalographic burst suppression is not required to elicit maximal neuroprotection from pentobarbital in a rat model of focal ischemia. *Anesthesiology*. 1996;84:1475-1484.

Wass CT, Lanier WL. Glucose modulation of ischemic brain injury: Review and clinical recommendations. *Mayo Clin Proc*. 1996;71:801-812.

第 132 章　颅内压增加

C. Thomas Wass，MD
宋　洁　译　尹毅青　校

颅内压（intracranial pressure，ICP）由颅内穹窿（由颅骨形成）容积与颅内容物的关系决定。后者由三部分容量组成：脑实质、脑脊液（cerebrospinal fluid，CSF）和脑血流。颅内高压定义为 ICP 持续高于 15 mmHg。

脑

脑实质由细胞成分、细胞内液和间质水分组成。成人平均脑重量为 1350 ～ 1450 g，约占颅内容积的 90%。脑实质部分可能由于肿瘤生长或细胞毒性脑水肿而扩张。

脑脊液

CSF 约占颅内体积的 5%（即 75 ml，其中约 25 ml 在脑室系统内）。正常成人 CSF 产生速率为 0.35 ～ 0.40 ml/min。该部分体积扩张与交通性或梗阻性脑积水有关。

血液

颅内血流占颅内体积余下的 5%。脑血容量（cerebral blood volume，CBV）为 3 ～ 7 ml/100 g 脑重量。头部抬高降低了 CBV 和 ICP。脑出血、阻力或容量血管的扩张（例如血管性脑水肿）可引起脑血流部分的容积增加。颅内血流是麻醉医师快速处理时最易调节的部分（见下文的讨论）。除了少数例外的情形（例如，脑血管痉挛、严重低血压），脑血流量（cerebral blood flow，CBF）增加通常导致 CBV 和 ICP 的平行增加。

颅内弹性

在历史上，颅内压力-容积关系在医学文献中被称为顺应性。顺应性定义为一个或数个单位压力（例如 ICP）变化下，一个或数个单位体积（例如颅内体积）的变化（即 ΔV/ΔP）。然而，如图 132-1 和其他大多数教科书所述，压力-容积曲线实际上描绘的是顺应性的倒数，即弹性。

弹性被定义为 ΔP/ΔV。正常生理条件下，颅内容积的三个组成部分中的任何一个容积小幅度增加引起的 ICP 变化很小或没有变化。最初防止 ICP 增加的代偿机制包括：①颅内 CSF 通过枕骨大孔转移至脊髓周围的蛛网膜下腔；② CSF 通过蛛网膜颗粒的吸收增加；③血液转移出颅内穹窿。一旦这些机制到达作用极限，则颅内容积的微小增加都可引起 ICP 的显著增加（见图 132-1），即颅内顺应性降低，颅内弹性增加。

麻醉注意事项

颅内高压的患者的麻醉管理目标包括防止脑缺

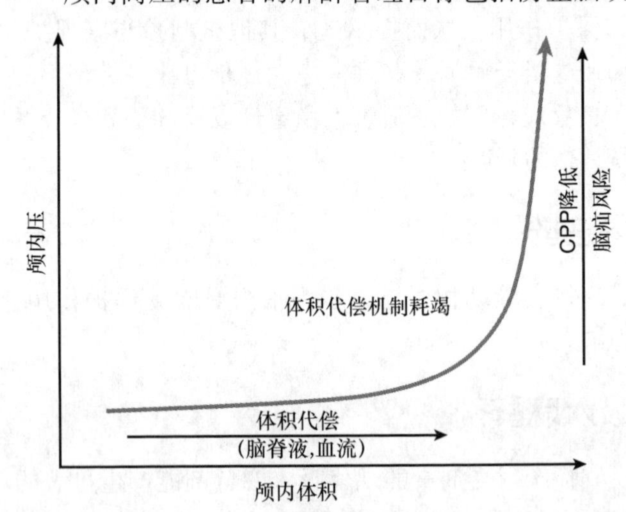

图 132-1　理想的颅内压力-容积曲线。横轴显示了颅内体积增大（例如，肿瘤、血肿）时，机体通过生理代偿机制维持颅内压稳定。一旦代偿机制耗尽，弹性增加，颅内容量的较小变化即可导致颅内压的显著变化。CPP，脑灌注压（From Drummond JC，Patel PM. Neurosurgical anesthesia. In：Miller RD，ed. Miller's Anesthesia. Philadelphia：Churchill Livingstone Elsevier；2009：2045-2087.）

血和预防脑疝（图 132-2）。

呼吸

$PaCO_2$ 是决定 CBF（图 132-3）和 CBV 最有效的生理因素。当 $PaCO_2$ 介于 20 ～ 80 mmHg 时，$PaCO_2$ 每下降 1 mmHg，CBF 每分钟减少 1 ml/100 g 脑重量，CBV 减小 0.05 ml/100 g 脑重量。$PaCO_2$ 降至 25 ～ 28 mmHg 时，ICP 降低最多且持续 24 h，而不会对酸碱状态或电解质造成不良影响，也不会减少脑 O_2 的输送（即同时引起血管收缩和氧合血红蛋白解离曲线左移）。因此，关于重型颅脑损伤的处理，美国脑外伤基金会指出，不推荐极度的过度通气（即 $PaCO_2 \leqslant 25$ mmHg），因为 $PaCO_2$ 进一步减少可能会导致医源性脑损伤。

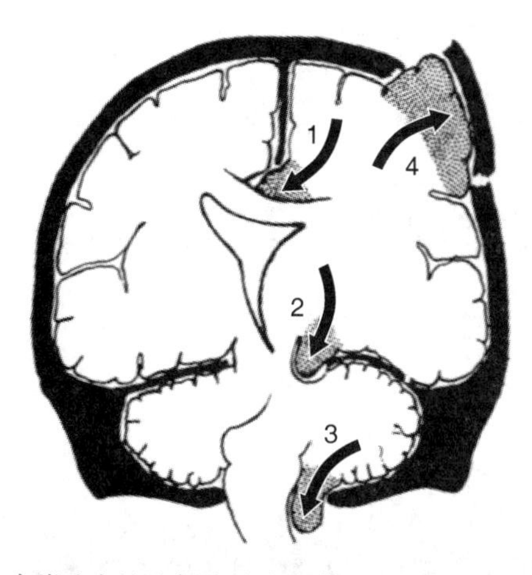

图 132-2 各类脑疝的示意图：（1）扣带回；（2）颞叶（UNCAL）；（3）小脑；（4）穿出颅骨（术后或创伤）（From Drummond JC，Patel PM. Neurosurgical anesthesia. In：Miller RD，ed. Miller's Anesthesia. Philadelphia：Churchill Livingstone Elsevier；2009：2045-2087.）

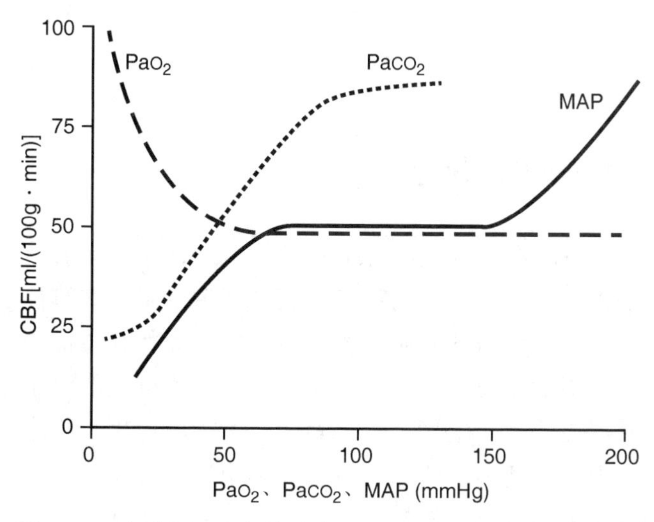

图 132-3 氧分压、二氧化碳分压、平均动脉压对脑血流的影响。CBF，脑血流量；MAP，平均动脉压

缺氧（$PaO_2 < 50$ mmHg）将增加 CBF 和 ICP。应用呼气末正压可能会降低颅内静脉血回流，加重颅内高压。

咳嗽时声门关闭（即 Valsalva 动作）会增加 ICP。利多卡因、艾司洛尔或阿片类药物静脉内给药可减弱直接喉镜检查、气管插管或咳嗽造成的 ICP 反应。

心血管

平均动脉压（MAP）是脑灌注压（CPP）的决定因素（即 CPP = MAP − ICP）。在脑缺血性、创伤性、出血性或渗透性损伤部位，血脑屏障和自我调节机制可能遭到破坏。在这些部位，可以假设 CBF 被动依赖 CPP 变化。打开硬脑膜之前，为谨慎起见，应加深麻醉，或使用无脑血管扩张（避免 ICP 升高）作用的降压药物（例如，艾司洛尔、拉贝洛尔、美托洛尔）来避免高血压，或者同时加深麻醉合并使用降压药物。CPP 的缺血临界值为 50 ～ 60 mmHg，但是，不建议常规使用血管加压药或通过静脉输液维持 CPP 大于 70 mmHg。综上推断，创伤性脑损伤维持 CPP 近 60 ～ 70 mmHg 是合适的。

静脉输液管理不应牺牲血流动力学稳定性。晶体渗透压而非胶体渗透压是脑内液体转移的主要决定因素。因此，使用近似等渗溶液（如生理盐水，乳酸林格氏溶液）维持血管内等容状态是安全的，有利于终末器官保护。低渗含葡萄糖液体（例如，D_5W）将：①加重脑水肿；②增加 ICP；③诱发高血糖，加剧缺血性神经损伤。

肾

渗透性利尿剂（例如，甘露醇 0.25 ～ 1.0 g/kg）和袢利尿剂能够有效地减少肾实质液体含量，减少 CSF 的形成。颅内高压患者给予甘露醇不会引起 ICP 的一过性增加。

代谢

体温每降低 1℃，大脑代谢降低 6% ～ 7%。已有报道指出，实验室研究中的轻度低温（即体温降低 1 ～ 6℃）能改善局灶性或全脑缺血的神经功能预后。相反，发热可使缺血后神经功能预后恶化。温度调节对缺血后神经功能预后的影响机制包括脑代谢、血脑屏障稳定性、细胞膜去极化、离子稳态（例如钙离子）、神经递质释放（例如谷氨酸盐或天冬氨酸盐）、酶功能（例如磷脂酶，黄嘌呤氧化酶或一氧化氮合酶）和自由基产生或清除。尽管有令人信服的实验室数据，但大型临床实验却得出了不一致的结果。

骨骼肌

使用无组胺释放的非去极化神经肌肉阻滞剂（例如，罗库溴铵、维库溴铵、顺阿曲库铵）对于气管插管和维持肌肉松弛是理想的。病理状态下，泮库溴铵和加拉明可诱发全身性和颅内高血压。琥珀胆碱可能通过肌颤增加 ICP，但其临床意义尚存争议。

特殊的麻醉剂

一般而言，所有吸入麻醉剂都是血管扩张剂，在二氧化碳正常时会增加 CBF、CBV 和 ICP。异氟烷、七氟烷和地氟烷的血管扩张的效力是相似的。脑血管扩张可由过度通气抵消。

除了氯胺酮，所有静脉内麻醉剂均可引起脑代谢、CBF 和 ICP 一定程度的降低（在通气不被抑制的情况下）。Todd 等报道，神经外科患者使用丙泊酚和芬太尼、异氟烷和 N_2O、芬太尼和 N_2O 三种组合，上述不同麻醉药组合之间未见预后（新发神经功能障碍发生率、总住院时间或住院费用）的显著差异。

术后

快速平稳苏醒可使神经外科医生能在出手术室之前评估患者的神经功能状况。

推荐阅读

Brain Trauma Foundation. Guidelines for the management of severe traumatic brain injury: Cerebral perfusion thresholds. *J Neurotrauma*. 2007;24:S59-64.

Brain Trauma Foundation. Guidelines for the management of severe traumatic brain injury: Hyperventilation. *J Neurotrauma*. 2007;24:S87-90.

Kaieda R, Todd MM, Cook LN, et al. Acute effects of changing plasma osmolality and colloid oncotic pressure on the formation of brain edema after cryogenic injury. *Neurosurgery*. 1989;24:671-678.

Marion D, Bullock MR. Current and future role of therapeutic hypothermia. *J Neurotrauma*. 2009;26:455-467.

Ravussin P, Abou-Madi M, Archer D, et al. Changes in CSF pressure after mannitol in patients with and without elevated CSF pressure. *J Neurosurg*. 1988;69:869-876.

Todd MM, Warner DS, Sokoll MD, et al. A prospective, comparative trial of three anesthetics for elective supratentorial craniotomy. *Anesthesiology*. 1993;78:1005-1020.

Wass CT, Lanier WL. Hypothermia-associated protection from ischemic brain injury: Implications for patient management. *Int Anesthesiol Clin*. 1996;34:95-111.

第 133 章　功能神经外科

Jeffrey J. Pasternak，MS，MD

李　萌　译　尹毅青　校

功能神经外科是一个宽泛的术语，适用于脑部结构和解剖正常的时候治疗脑功能异常的各种手术方式。这些疾病包括帕金森病、特发性震颤、肌张力障碍、强迫症，并且可能用于抽动秽语综合征、抑郁症、顽固性肥胖与癫痫。功能神经外科手术过程中的主要挑战是准确和安全地定位脑组织的异常区域，通常需要在患者清醒或镇静下进行神经功能评估。另外，全身麻醉患者术中可以采用影像学或电生理技术指导完成定位。

脑深部电刺激术

脑深部电刺激（deep brain stimulation，DBS）是将电极植入大脑的特定区域，利用电刺激调节该区域的大脑活动，使患者某些疾病的症状和体征减轻或消除（表 133-1）。电极植入的具体位置取决于所需要治疗的疾病（图 133-1）。DBS 已应用于临床数十年，其确切的作用机制尚不明确，但通常认为电流可调节异常的神经元功能，直接作用于神经元动作电位或改变神经递质的释放。DBS 的应用普遍

表 133-1　应用 DBS 治疗的疾病和潜在解剖靶点

疾病	DBS 的潜在靶点
帕金森病与特发性震颤	丘脑底核 苍白球
肌张力障碍	苍白球
多发性硬化症的小脑震颤	丘脑腹中间核
泛酸激酶相关的神经退行性疾病	苍白球
难治性抑郁症	膝下扣带回区域
抽动秽语综合征	内囊前肢 丘脑中央中核束旁复合体
强迫症	伏隔核 内囊前肢
中枢性疼痛综合征	运动皮层 导水管周围灰质 脑室周围灰质 丘脑
难治性癫痫	丘脑前核 丘脑中央中核 丘脑底核
丛集性头痛	下丘脑后部
肥胖	下丘脑外侧区 下丘脑腹内侧核 伏隔核

Modified，with permission，from Siddiqui MS，Ellis TL，Tatter SB，Okun MS. Deep brain stimulation：Treating neurological and psychiatric disorders by modulating brain activity. NeuroRehabilitation. 2008；23：105-113.

地取代了毁损手术，如苍白球切开术或丘脑腹外侧核切开术（即使用热、机械或电，对苍白球或丘脑区域进行破坏）治疗帕金森病。与这些早期的手术方式不同的是，DBS 是一种可逆的技术。

DBS 植入通常采用通过固定头架的立体定向技术。需要给患者固定立体定向头架，在监护麻醉下，神经外科医生在用于固定颅骨的头架的位置注射局部麻醉药，然后患者进行影像学检查（即 CT 或 MRI），定位与立体定向头架对应的脑组织深部靶点。电极通过颅骨上的钻孔进入到靶点附近。通过单神经元记录将电极植入到精确的靶点位置的神经核团，在条件允许的情况下，神经刺激后患者症状的改善即可确认核团位置。但是有些疾病，如肥胖、癫痫、强迫症，可能不能即刻确认症状的改善。电极植入后，导线通过皮下隧道与电刺激器相连，电刺激器通常会埋植在胸部。

电极植入术通常是在半坐位监测麻醉下进行，使用镇静剂使患者保持“舒适”，但镇静程度不能过深以至外科医生不能进行术中评估并优化放置电极的效力。因为手术往往持续时间较长，同时头架固定在手术台上，麻醉医师不容易接近气道，所以提供足够的但不过度的镇静水平是非常具有挑战性的。麻醉医生应随时保持备用一种快速安全保护气道的方法（如喉罩、纤维支气管镜）。一些镇静药物（如丙泊酚、巴比妥）能够抑制神经元的活动，进而影响利用单神经元刺激准确识别脑深部靶点。短效阿

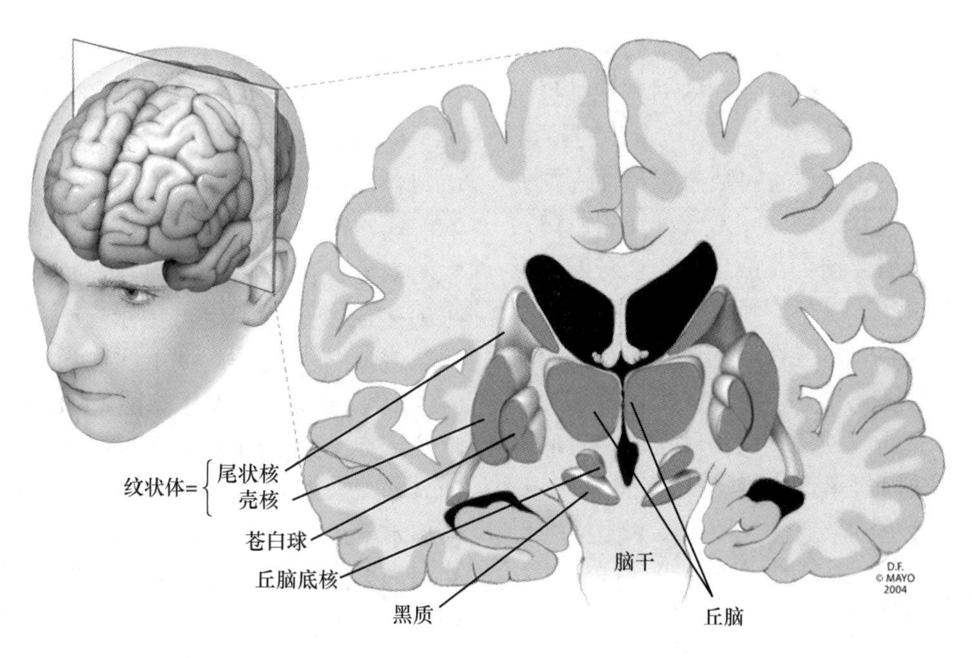

图 133-1　基底神经节是通过深部脑刺激治疗各种疾病的主要靶点（© Mayo Foundation for Medical Education and Research. All rights reserved.）

片类药物（如芬太尼、瑞芬太尼）和右美托咪定已成功用于这类手术的镇静。

另外，当某些患者不能耐受镇静下的手术时（例如，儿童或成人认知或智力受损），深部电极植入术可以采用全身麻醉。用于全身麻醉维持的药物可能会显著影响神经元电活动的识别和记录。在这种情况下，将深部电极置入合适的位置通常依赖于立体定向头架的影像学数据，因此，在全身麻醉时，电极位置放置不当或无效的可能性会更大。

临床上已有脑深部刺激电极植入后发生静脉空气栓塞的报道，此时可考虑使用经胸多普勒超声监测。应该注意的是，经胸多普勒超声的电阻抗可能影响神经细胞电活动的记录，此时需要暂停神经元活动的记录。通常在立体定向头架拆除后，在全身麻醉下进行经皮下隧道埋植电极导线和植入脉冲发生器。

颈神经去神经支配术用于肌张力障碍

肌张力障碍指一组由于异常和持续的肌肉收缩导致运动扭曲和姿势异常的疾病。原因有很多，包括先天性、特发性、创伤引起的和药物引起的肌张力障碍。保守治疗包括抗帕金森病药物（如苯海索、联合使用卡比多巴和左旋多巴）、抗癫痫药物、苯二氮䓬类和 β 肾上腺素受体阻断剂。如果这些药物效果不佳，在受累肌肉处注射肉毒杆菌毒素也可以部分改善症状，这是最常用的有创治疗方法。美国食品药品管理局（FDA）已经批准 DBS 应用于颈部肌张力障碍的治疗，目前正在评估 DBS 对其他类型肌张力异常的治疗效果。

难治性颈部肌张力障碍也可通过选择性周围去神经支配术治疗，包括识别和切断支配受累肌肉的神经。这一手术通常是俯卧位或坐位于全身麻醉下进行。在这种情况下，医生会通过电流直接刺激神经来确定特定肌肉的神经支配；因此，使用神经肌肉阻断剂是这种手术的禁忌。在接受坐位颈椎神经切除术的患者，应考虑使用针对静脉空气栓塞的监护（例如经食管超声心动图、心前区多普勒超声）和治疗（如中心静脉导管）。

癫痫的外科治疗

癫痫又称复发性癫痫发作，全球有 5000 万人受到其困扰，并且可能发生在任何年龄阶段。癫痫的初期治疗通常采用一种或多种抗癫痫药物。尽管如此，许多患者仍有频繁的癫痫发作，或不能耐受这些药物的副作用，如嗜睡、共济失调、肝炎、皮肤反应和再生障碍性贫血。活动性癫痫对生活质量有严重的负面影响。例如，患者无法驾驶汽车，工作受到限制，还要承受在公共场所发作的尴尬。这些患者应考虑选择手术治疗。虽然癫痫手术一直被认为是最后的治疗手段，但是，由于癫痫反复发作导致儿童和青年发育受限，或者抗癫痫药物造成不可接受的副作用，接受癫痫手术的患者数量有所增加，并且年龄逐渐下降。癫痫手术的两种主要类型包括：①切除术；②非切除或功能性手术。

切除术

癫痫切除手术的目标是切除引起癫痫发作的大脑异常区域（即癫痫病灶）。通过病史、体格检查，脑影像学和视频脑电图术前识别癫痫病灶。在视频脑电图过程中，患者进入视频自动测量记录单元，同步拍摄患者的活动和脑电图，并记录患者的脑电活动特征与癫痫行为或运动之间的联系。有些患者先于视频脑电图植入深部电极，以研究大脑深部癫痫病灶的特征。因为很多需要手术切除的癫痫病灶位于颞叶前部，所以手术切除这一区域占此类手术的 75%，是最常见的手术方式。在许多情况下，术中皮层脑电图可用于准确识别癫痫病灶。网格电极直接放置在脑表面，可以记录癫痫病灶引起的异常的癫痫样活动（即异常的背景脑电图变化），从而更精确地切除病灶。在使用脑电图的情况下，应尽量避免使用抑制癫痫样活动的麻醉药物，或在记录脑电图过程中使用其最低剂量。这些药物包括吸入性麻醉药、镇静或麻醉剂量的巴比妥类和丙泊酚及苯二氮䓬类。氧化亚氮、阿片类药物、苯海拉明、氟哌利多或右美托咪定可用于这一操作过程的镇静或全身麻醉。此外，可单次注射低剂量美索比妥（0.3 ～ 1 mg/kg）、依托咪酯（0.1 ～ 0.3 mg/kg）或阿芬太尼（50 mg/kg）以增强癫痫病灶的癫痫样活动。鉴于术中可给予的药物种类和剂量有限，对于使用术中皮层脑电图的患者，建议术前告知其术中知晓的风险增加。接受颞叶语言中枢附近癫痫病灶切除的患者，手术可能需要在局部麻醉和镇静下进行（即清醒开颅术），以便进行术中语言评估。考虑到术中癫痫发作的可能，临床医生应做好气道设备的准备，以保证在难以接近气道情况下的气道安全。可以选择暂时的面罩通气、气管插管型喉罩和纤维支气管镜引导下气管插管。此外，在没有气道安全保障的情况下，终止癫痫发作应使用呼吸抑制作用最小的药物。此外，手术医生可在大脑表面用冷盐水溶液冲洗以终止癫痫发作。

非切除或功能性手术

对于切除术后依旧癫痫频繁发作的患者，或者不适合进行切除术的患者（例如那些病变在功能皮层、原发癫痫病灶不能被识别、或有多种并存疾病使麻醉风险增加），可以考虑功能性手术。功能性手术通常是姑息性的，是一种减少癫痫发作频率的手段，而非治愈癫痫。功能性手术包括电刺激技术（即迷走神经刺激、皮层刺激、DBS）、软膜下横切术和胼胝体切开术。

迷走神经刺激术是指全身麻醉下将电极置入颈部左侧迷走神经鞘并在胸部置入脉冲发生器。因为支配心脏的副交感神经主要来源于右迷走神经，所以首选左侧迷走神经。该技术使约 30% 的患者癫痫发作频率减少 50% 以上。迷走神经刺激减少癫痫发作频率的确切机制目前还不清楚。最常见的副作用是咳嗽和声音嘶哑。目前正在研究中的控制癫痫发作的其他刺激技术包括皮层刺激和 DBS。基于神经刺激的控制癫痫技术的主要优点是其可逆性，例如，如果患者不能耐受其副作用或病情没有改善，在最低限度损伤脑组织的情况下，脉冲发生器和电极可以被移除。

其他的功能性手术的治疗目标是限制癫痫蔓延到相邻的皮质。这些技术包括全身麻醉下软膜下横切术和胼胝体切开术。前者在大脑皮质切开多个约 4 mm 深度的切口，将可能导致癫痫发作的纤维切断。目的在于限制癫痫发作的蔓延，同时保持皮质的功能。相比成人，胼胝体切开术更多地应用于儿童，包括完全或分段的胼胝体横断，用以防止癫痫发作传播到对侧大脑半球。

推荐阅读

Duncan JS. Epilepsy surgery. *Clin Med*. 2007;7:137-142.

Kofke WA, Tempelhoff R, Dasheiff RM. Anesthesia for epileptic patients and for epilepsy surgery. In: Cottrell JE, Smith DS, eds. *Anesthesia and Neurosurgery*. 4th ed. St. Louis: Mosby; 2001:473-500.

Siddiqui MS, Ellis TL, Tatter SB, Okun MS. Deep brain stimulation: Treating neurological and psychiatric disorders by modulating brain activity. *Neuro Rehabilitation*. 2008;23:105-113.

第 134 章　脑动脉瘤的治疗

Eric L. Bloomfield, MD, MS, MMI, FCCM

李　萌　译　尹毅青　校

脑动脉瘤在美国人口中的患病率为 4% ～ 6%。脑动脉瘤破裂引起的蛛网膜下腔出血（subarachnoid hemorrhage，SAH）的发病率约为每年 12/100 000。从另一个角度来看，未破裂的脑动脉瘤每年会有 1% ～ 2% 的出血风险。发病率随着年龄的增长而增加，女性和男性比例为 1.6∶1。脑动脉瘤也可见于怀孕期间的妇女，在怀孕 30 ～ 40 周时发病率增加。然而脑动脉瘤很少在分娩时破裂。

脑动脉瘤破裂的易发因素包括动脉瘤大小的增加、瘤壁薄弱，既往破裂的病史和跨壁压力梯度增高。跨壁压力梯度是动脉瘤内的压力（平均动脉压）和动脉瘤外部的压力（颅内压）之差。血压或颅内压的突然变化可能导致动脉瘤破裂或再出血。

脑动脉瘤破裂

脑动脉瘤破裂时，血液流入蛛网膜下腔，患者可能会突然出现严重的头痛（通常被描述为“一生中最严重的头痛”）、意识水平的改变、局灶性或全脑神经功能缺损或昏迷，这取决于出血的部位和出血量。随着血液在蛛网膜下腔蔓延，脑膜刺激征变得明显。可能发生梗阻性脑积水和颅内压增加。破裂的严重程度是根据 Hunt-Hess 分级系统进行分级，它是一个 5 级评分的量表。1 级和 2 级患者头痛增加，3 级和 4 级神经功能缺损增加，5 级表示深昏迷。分级高的患者临床转归较差。依靠头部影像学检查（即 CT 或 MRI）或脑血管造影确诊。

发病和死亡的主要原因包括再出血、脑血管痉挛、梗阻性脑积水。这些原因中脑血管痉挛预后最差，其确切病因不明。如果血管痉挛不进行治疗，脑缺血可能会导致永久性神经损伤。血管痉挛通常出现在动脉瘤破裂后约 72 h。脑血管痉挛的初步临床诊断基于神经系统状态的改变。可通过经颅多普勒超声明确诊断。血流速度的参考值是小于 120 cm/s，速度大于这一数值提示颅内血管收缩。

尼莫地平是用来处理血管痉挛的标准药物，因为它能够增加侧支血流量（表 134-1），但它并不能缓解主要血管的痉挛。有益的治疗措施包括通过提高血压（hypertension）、扩充血容量（hydration）和血液稀释（hemodilution）（3H 疗法），这一疗法通常持续 14 天。

SAH 后的其他问题包括强烈的交感神经活动导致的心电图变化。这种变化有一部分是良性的，但也有可能提示心肌损伤。出现这些变化时，有必要进行进一步的有创监测。如果需要心脏介入治疗，经皮血管内治疗可作为首选的方法。

与 SAH 相关的其他问题包括继发于脑耗盐综合征或抗利尿激素分泌失调综合征（SIADH）的低钠血症。脑耗盐综合征是脑分泌的心房钠尿肽导致的临床三联征：低钠血症、低血容量和尿钠增高。这些患者可能需要液体复苏治疗。SIADH 是指抗利尿激素的过度释放和其导致的水潴留。与脑耗盐综合征的治疗对比，SIADH 的治疗是限制液体。然而，由于血管痉挛，限制液体可能难以实施，因为 3H 疗法的基本组成部分是补充液体，而不是限制性液体。在这种情况下，应考虑补充高渗盐水。

表 134-1　脑动脉瘤的治疗

处理	动脉瘤的分类	
	未破裂	破裂
监护	标准	标准＋颅内压
脑保护	不需要	可能需要
血管痉挛	无	可能性很高
3H 疗法	不需要	需要
外科治疗	择期	急诊
外科治疗或血管内弹簧圈置入	与位置相关	与位置相关
尼莫地平	不需要	需要
转归	良好	取决于 Hunt-Hess 分级和出血严重程度

外科治疗

以往当患者发生脑动脉瘤破裂、蛛网膜下腔出血时，通常会观察 10 ～ 14 天，等待血管痉挛和脑水肿减轻；然而再出血的发生率非常高且致命。如今其治疗方法是早期手术干预，可进行手术夹闭或置入血管内弹簧圈。两种方法都使 3H 疗法便于实施来预防血管痉挛。这些措施也可以降低再出血的发生率。

小于 7 mm 的脑动脉瘤破裂发生率低。对这种大小的脑动脉瘤，先前的主要的治疗方法是在动脉瘤颈部放置一个夹子。这种治疗方法一直使用到大约 15 年前，当时出现了一种微创血管腔内治疗的手段——电解可脱性弹簧圈。一项国际蛛网膜下腔动脉瘤试验评估了手术治疗和置入血管内弹簧圈栓塞两种方式的效果。一些患者在该试验中观察期长达 7 年。其主要结果显示血管内栓塞组死亡率低（23.5% *vs.* 30.9%，$P < 0.0001$），癫痫发生少，但与手术组相比，再出血发生率较高，最佳封堵率较低。然而，随着血管内栓塞技术的改进，越来越多的患者接受了血管内栓塞治疗。

麻醉管理

脑动脉瘤患者的外科治疗需要手术和麻醉管理齐头并进。与更高分级的脑动脉瘤患者相比，Hunt-Hess 1 级或 2 级动脉瘤的患者颅内压增高的发生率较低。在手术过程中大出血是一个潜在的危险因素，术中需要松弛大脑。颅内出血的患者，其脑血管自动调节功能丧失。因此，麻醉护理团队必须密切监测，并保持跨动脉瘤壁压力梯度的稳定。

以往通过控制性低血压来控制术中出血。目前，大多数外科医生倾向于将血压维持在基础水平以维持脑灌注压。术中可能需要临时夹闭供应动脉瘤的滋养血管。此时可能需要暂时升高患者的血压以增加侧支循环。虽然巴比妥类药物缺乏在人体具有脑保护功能的证据，但手术团队可能需要这项技术。巴比妥类药物可降低颅内压，并有可能有助于在夹闭过程中“放松”大脑。如果去除临时夹闭，应避免任何可能导致出血的血压急剧升高。

在手术过程中，美国麻醉医师协会（ASA）标准监护及有创动脉血压监测是必需的。根据患者的并存疾病情况，可能需要中心静脉导管。脑电图和感觉诱发电位监测可以使用，但没有人体试验表明其有益。如果存在脑积水，神经外科医生可实施脑室造瘘术用于监测颅内压和引流脑脊液。静脉注射甘露醇也可降低脑容积。

麻醉诱导可以使用丙泊酚，麻醉维持可以使用阿片类药物（如枸橼酸芬太尼）和吸入性麻醉药（如异氟烷）。避免使用超过 1 MAC（最低肺泡有效浓度）的吸入性麻醉药，以避免脑血管扩张及其造成的颅内压增加。如果大脑严重水肿，可考虑使用全凭静脉麻醉技术。

在大脑处于可能出现缺血性损伤的时期，除了避免高血糖和发热外，在人体研究文献中缺乏脑保护干预的明确证据（见第 131 章）。尽管如此，许多医生在脑动脉瘤手术的关键阶段使用巴比妥类或丙泊酚达到爆发抑制（每分钟 4 ～ 6 脉冲）。在低温用于动脉瘤手术的试验中，术中轻度低温（33℃）未表现出任何益处。近期没有关于这一主题的其他研究成果发表。

苏醒

无论患者是否接受血管内弹簧圈栓塞或手术夹闭，全身麻醉后的平稳苏醒有助于术后神经系统功能评估。对 Hunt-Hess 3 级或 4 的脑动脉瘤患者术后持续人工气道和镇静治疗是有益的，使用脑室造瘘术或 Camino 颅内装置监测颅内压也可使患者受益。另外，血管痉挛一般在脑动脉瘤破裂约 72 h 后才会发生。如果怀疑血管痉挛，可对患者进行经颅多普勒超声监测，如果可以明确诊断血管痉挛，应马上开始治疗。患者需要进行重复 CT 或血管造影检查。

致谢

主编和编者感谢 Paul E. Stensrud，MD 之前对该章节做出的贡献。

推荐阅读

Bulsara KR, McGirt MJ, Liao L, et al. Use of the peak troponin value to differentiate myocardial infarction from reversible neurogenic left ventricular dysfunction associated with aneurysmal subarachnoid hemorrhage. *J Neurosurg*. 2003;98:524-528.

Chang HS, Hongo K, Nakagawa H. Adverse effects of limited hypotensive anesthesia on the outcome of patients with subarachnoid hemorrhage. *J Neurosurg*. 2000;92:971-975.

Colby GP, Coon AL, Tamargo RJ. Surgical management of aneurysmal subarachnoid hemorrhage. *Neurosurg Clin North Am*. 2010;21:247-261.

Dorai Z, Hynan LS, Kopitnik TA, Samson D. Factors related to hydrocephalus after aneurysmal subarachnoid hemorrhage. *Neurosurgery*. 2003;52:763-769.

Gelb AW, Wilson JX, Cechetto DF. Anesthetics and cerebral ischemia: Should we continue to dream the impossible dream? *Can J Anaesth*. 2001;48:727-731.

Molyneux AJ, Kerr RS, Yu LM, et al, International Subarachnoid Aneurysm Trial (ISAT) Collaborative Group. International Subarachnoid Aneurysm Trial (ISAT) of neurosurgical clipping versus endovascular coiling in 2143 patients with ruptured intracranial aneurysms: A randomised comparison of effects on survival, dependency, seizures, rebleeding, subgroups, and aneurysm occlusion. *Lancet*. 2005;366:809-817.

Pearl M, Gregg L, Gailloud P. Endovascular treatment of aneurysmal subarachnoid hemorrhage. *Neurosurg Clin North Am*. 2010;21:271-280.

Todd MM, Hindman BJ, Clarke WR, Torner JC, Intraoperative Hypothermia for Aneurysm Surgery Trial (IHAST) Investigators. Mild intraoperative hypothermia during surgery for intracranial aneurysm. *N Engl J Med*. 2005;352:135-145.

Yee AH, Burns JD, Wijdicks EF. Cerebral salt wasting: Pathophysiology, diagnosis, and treatment. *Neurosurg Clin North Am*. 2010;21:339-352.

第 135 章　垂体切除术的麻醉

Jeffrey J. Pasternak，MS，MD
曹妍婷 译 赵 薇 校

成人垂体大小 0.5 ～ 1.5 mm^3，位于蝶鞍区下丘脑的下方（图 135-1）。尽管垂体体积很小，但在人体生理中发挥着至关重要的作用。垂体由两个功能不同的区域组成：①垂体前叶，即腺垂体；②垂体后叶，即神经垂体。垂体分泌多种激素，能够直接作用于其他组织或者控制其他内分泌物质的调节。垂体瘤是原发性垂体功能障碍的常见原因，主要表现为激素分泌增加或减少，或者侵犯蝶鞍区周围的组织。

腺垂体

在下丘脑调节下腺垂体分泌一系列激素。下丘脑分泌释放因子和抑制因子进入其内部的毛细血管网（表 135-1）。通过门脉系统，这些化合物进入腺垂体内部的二级毛细血管网，促进或抑制腺垂体分泌激素（图 135-2）。腺垂体激素的分泌受下丘脑负反馈调节，同时腺垂体的分泌也会受靶腺分泌激素浓度的影响。鉴于下丘脑、腺垂体、靶腺及终末器官复杂的相互关系，在这些通路中任何一点的疾病或功能失调会导致一条或多条激素轴功能障碍。

库欣病

促肾上腺皮质激素（ACTH）作用于肾上腺皮质促进皮质醇分泌。库欣病患者通常有 ACTH 腺瘤，可过度分泌 ACTH，造成高皮质醇血症。皮质醇具有广泛的生理作用，包括增加糖异生，减少全身葡萄糖利用，促进蛋白质分解，增加脂肪分解，增加胃酸分泌，促进骨重吸收及免疫抑制。库欣病的临床表现包括高血糖、骨骼肌无力、满月脸、水牛背、骨质疏松、伤口愈合不良及感染率增加。对于患有库欣病的患者，我们在围术期需要注意可能存在的困难气道、电解质及葡萄糖水平异常、肌肉无力，以及由骨质疏松或体型导致的体位摆放困难。

肢端肥大症

肢端肥大症为腺垂体分泌生长激素过多所致。生长激素通过直接作用于靶细胞或通过促进肝分泌

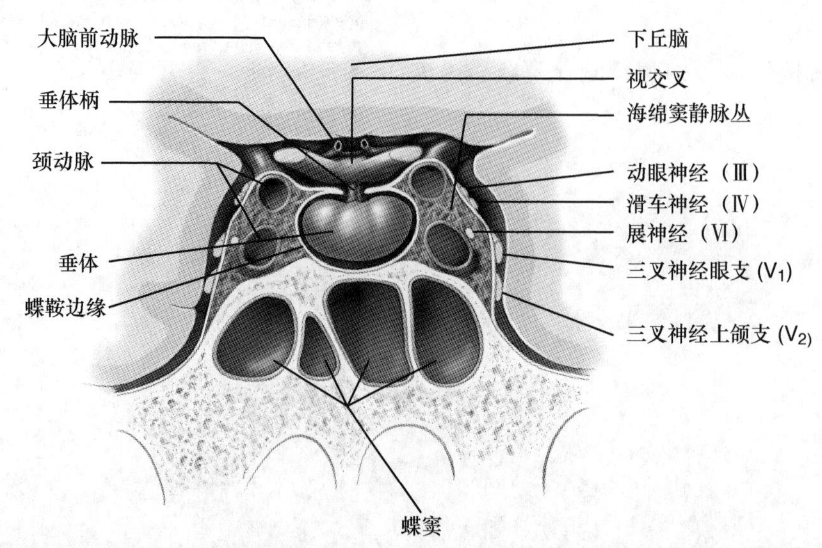

图 135-1　蝶鞍区冠状切面展现了垂体腺、脑神经、颈动脉、海绵窦及蝶窦间的解剖关系

表 135-1　下丘脑激素及腺垂体反应

下丘脑激素	垂体靶细胞	垂体反应	整体效应
CRH	肾上腺皮质激素细胞	↑ ACTH 分泌	↑肾上腺皮质激素分泌
TRH	促甲状腺激素细胞	↑ TSH 分泌	↑甲状腺激素 T_3、T_4 分泌
GnRH	促性腺激素细胞	↑ FSH 及 LH 分泌	调节雌激素、孕酮、睾酮及性腺抑制激素的分泌
GHRH	生长激素细胞	↑ GH 分泌	↑ IGF 分泌
生长抑素	生长激素细胞	↓ GH 分泌	↓ IGF 分泌
PRF	催乳素细胞	↑催乳素分泌	促进泌乳
多巴胺	催乳素细胞	↓催乳素分泌	抑制泌乳

CRH，促肾上腺皮质激素释放激素；ACTH，促肾上腺皮质激素；TRH，促甲状腺激素释放激素；TSH，促甲状腺激素；T_3，三碘甲腺原氨酸；T_4，甲状腺素；GnRH，促性腺激素释放激素；FSH，卵泡刺激素；LH，黄体生成素；GHRH，生长激素释放激素；GH，生长激素；IGF，胰岛素样生长因子；PRF，催乳素释放因子

胰岛素样生长因子（也称为生长调节肽 C）发挥作用。生长激素及生长调节肽 C 过度分泌促进蛋白质合成、糖异生、脂肪分解、软骨细胞增殖、骨盐沉积及肌纤维增生。这导致了脏器肿大，骨骼、肌肉及结缔组织过度生长。

这些变化对于呼吸系统和心脏系统的影响是围术期的主要问题。具体来说，面部骨骼、舌体、气道软组织及声门结构过度增生使患者易患阻塞性睡眠呼吸暂停。此外还可能出现面罩贴合面部、面罩通气、直接喉镜暴露困难。下颌骨肥大增加了唇与声带之间的距离。继发于喉返神经牵拉的声带功能障碍和环杓关节活动度减少会进一步增加气道管理的难度。对这类患者的气道管理，可审慎地选择间接视频喉镜（例如，McGrath Series 5 视频喉镜或 GlideScope Ranger 视频喉镜）或清醒纤维支气管镜插管。可在麻醉诱导后进行气管插管，但应预料到可能存在面罩通气或插管困难，应准备好备用设备。肋软骨增生可能导致限制性通气功能障碍。

肢端肥大症患者心血管系统的表现包括高血压、心脏肥大、左心室舒张功能不全（一般静息状态收缩功能可保持正常，直至病程晚期）及心律失常。可能发生冠状动脉供血不足，这与心脏肥大导致氧耗增加、心脏舒张功能障碍导致心脏充盈压增加及冠脉血流减少有关。与此相反，腕横韧带的增生不会增加桡动脉置管导致手部缺血的风险。

高催乳素血症

催乳素分泌增加导致的症状和体征在女性（即溢乳、闭经、不孕）比男性（即性欲降低、勃起功能障碍）更为明显。因此，由于诊断延迟，手术时男性的催乳素分泌性肿瘤往往更大，侵及范围更广。

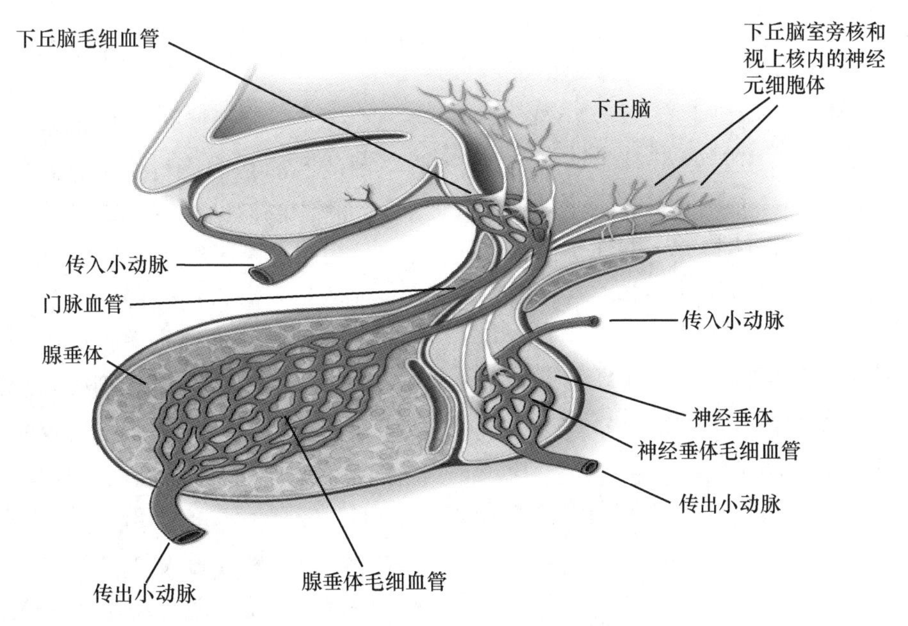

图 135-2　垂体生理。下丘脑分泌的激素通过门脉血管到达腺垂体。这些下丘脑激素进入二级毛细血管网并作用于腺垂体细胞，从而调节腺垂体激素的分泌。神经垂体包含了位于下丘脑室旁核和视上核的神经元的轴突。受到刺激后，这些神经元分泌催产素及抗利尿激素进入神经垂体的毛细血管网

虽然高催乳素血症的临床表现与麻醉无明显相关，但患者服用的降低催乳素水平的药物（如溴隐亭或卡麦角林）可能导致恶心、体位性低血压和心脏瓣膜功能不全。

垂体性甲状腺功能亢进

垂体腺瘤分泌过多的促甲状腺激素可导致垂体性甲状腺功能亢进，继而导致三碘甲腺原氨酸（T_3）和甲状腺素（T_4）分泌增加（两者都是重要的代谢调节激素）。这种肿瘤很罕见，因而很多甲状腺功能亢进患者在检查垂体之前都会按照其他病因（如 Graces 病）进行治疗，这也导致了诊断延误。这些治疗包括放射性甲状腺消融或甲状腺切除术，采用这些治疗后甲状腺激素水平下降，继而丧失了对甲状腺激素释放激素的负反馈调节，这反过来又可以促进肿瘤的生长。诊断延误和肿瘤生长增加了肿瘤侵犯周围结构（如海绵窦）的可能性，这使得患者在进行肿瘤切除术时术中出血及医源性中枢神经系统损伤的风险增加。在进行手术时，患者可能存在甲状腺功能亢进、甲状腺功能减退，也有可能甲状腺功能正常。除非患者的视力受到严重威胁，在术前应使用药物将患者的甲状腺功能调节至正常。

垂体功能减退

垂体功能减退或垂体功能衰竭，最常见的病因是垂体肿瘤挤压正常腺体。然而，也可能是其他原因，比如感染、炎症和创伤。垂体功能减退的症状和体征往往是非特异性的，取决于激素缺乏的程度。急性垂体功能衰竭后（即脑卒中或急性垂体梗死），由于半衰期很短，血中促肾上腺皮质激素及皮质醇的水平迅速下降。此时，急性脑卒中的症状和体征包括急性低钠血症、严重低血压和休克。在这种情况下，应用皮质类固醇治疗可以挽救患者的生命。在慢性脑垂体功能减退患者中，生长激素缺乏最常见，促甲状腺激素、催乳素及由神经垂体释放的激素（如催产素和血管加压素）缺乏相当罕见。慢性垂体功能减退患者围术期可能需要皮质类固醇激素补充治疗。

神经垂体

不同于包含激素分泌细胞的腺垂体，神经垂体中含有细胞体位于下丘脑的视上核及室旁核的肽能神经元的远端轴突。这些神经元合成并分泌催产素和血管加压素（即抗利尿激素），并通过位于神经垂体的毛细血管释放进入全身循环（图 135-2）。

已知催产素能够调节阵痛、分娩并促进母乳分泌。血管加压素是调节体内水平衡的主要激素之一。通常，血浆渗透压增加通过下丘脑渗透压感受器介导，最能促进血管加压素释放。血管加压素能够增加肾的水重吸收，导致全身小动脉收缩。

抗利尿激素分泌失调综合征（SIADH）最常见的临床表现是低钠血症。SIADH 通常无症状或症状轻微，但如果血清钠浓度迅速降低至 120 mEq/L 以下，则可能发生癫痫和昏迷。在慢性 SIADH 患者，即使血清钠浓度非常低，患者的适应机制也能够减轻症状。在轻症患者，治疗通常包括限制液体入量，以及用高渗盐水缓慢地纠正低钠血症［＜1～2 mEq/（L·h）］，因快速纠正低钠血症可能引起脑桥中央髓鞘溶解症。

尿崩症（DI）是指由于血管加压素分泌不足（即中枢性 DI）或肾对血管加压素不敏感（即肾性 DI）而产生大量低渗尿。此时首要治疗为补充血管内容量，尽管存在高钠血症，仍可能需要使用浓度为 0.9% 的生理盐水治疗重度低血容量，纠正高钠血症。此外，对于中枢性 DI，可应用血管加压素或其人工合成替代物［即 1- 脱氨基 -8-D- 精氨酸血管加压素（DDAVP）］进行治疗。对于肾性 DI 没有特异性治疗。

行垂体手术患者的管理

垂体手术最常见的适应证是肿瘤切除。分泌细胞来源的肿瘤在确诊时通常较非分泌肿瘤小。如前所述，垂体瘤诊断延迟可能导致肿瘤生长，临床上表现为头痛或视觉功能障碍（由于视交叉受压）。

垂体手术最常用经蝶窦经鼻入路，而开颅手术通常用于肿瘤较大或侵袭性肿瘤的患者。术前评估应侧重于内分泌失调对生理及麻醉的影响；应注意任何原有的神经功能缺陷，以及术中出血或外科操作破坏临近结构（如海绵窦，视交叉）的风险。

对于经鼻手术，在经口气管插管后，于下咽部以湿纱布填塞以尽可能减少血液入胃。外科医生可能要求在腰部放置脑脊液（CSF）引流管。通过引流管可将空气注入脑脊液，可轻微增加脑脊液的量，以此将肿瘤压向下方，或者可引流脑脊液，使肿瘤移向蝶鞍区上部。在经腰部脑脊液引流管注入空气的患者要慎用 N_2O。可将含有肾上腺素的局部麻醉药注入鼻黏膜以减少出血，在局部麻醉药中可加或不加可卡因。这种处理可能导致短暂但显著的血压升高。

术后常见并发症包括恶心、呕吐、脑脊液漏及伴或不伴 DI 的短暂垂体功能减退。其他并发症包括感染、神经损伤（如视交叉、海绵窦内的脑神经）或血管损伤（如颈动脉）。

推荐阅读

Khan ZH, Rasouli MR. Intubation in patients with acromegaly: Experience in more than 800 patients. *Eur J Anaesthesiol*. 2009;26:354-355.

Losasso T, Dietz NM, Muzzi DA. Acromegaly and radial artery cannulation. *Anesth Analg*. 1990;71:204.

Matjasko MJ, Anesthetic considerations in patients with neuroendocrine disease. In: Cottrell JE, Smith DS. *Anesthesia and Neurosurgery*. 4th ed. St. Louis: Mosby; 2001:591-610.

Nemergut EC, Dumont AS, Barry UT, Laws ER. Perioperative management of patients undergoing transsphenoidal pituitary surgery. *Anesth Analg*. 2005; 101:1170-1181.

Nemergut EC, Zuo Z. Airway management in patients with pituitary disease: A review of 746 patients. *J Neurosurg Anesthesiol*. 2006;18:73-77.

第 136 章　坐位麻醉

Robert M. Craft，MD，Daniel R. Bustamante，MD

曹妍婷　译　赵　薇　校

坐位可用于颈椎后路手术及颅后窝手术（见第 56 章）。在这些手术中也可以采取其他体位，比如公园长廊座椅位、俯卧位或仰卧位时头转向一侧。坐位其实是一种改良了的侧卧位（图 136-1）。欲行颈椎手术的患者在术前应充分评估，因为患者颈部活动度减少、颈椎不稳定、可能存在体位相关性神经系统症状，并可能需要清醒插管。行颅后窝肿瘤手术的患者其脑干结构可能受压，梗阻性脑积水可能导致颅内压升高。坐位手术的相对禁忌证列在框 136-1 中。存在心内右向左分流是坐位手术的绝对禁忌。

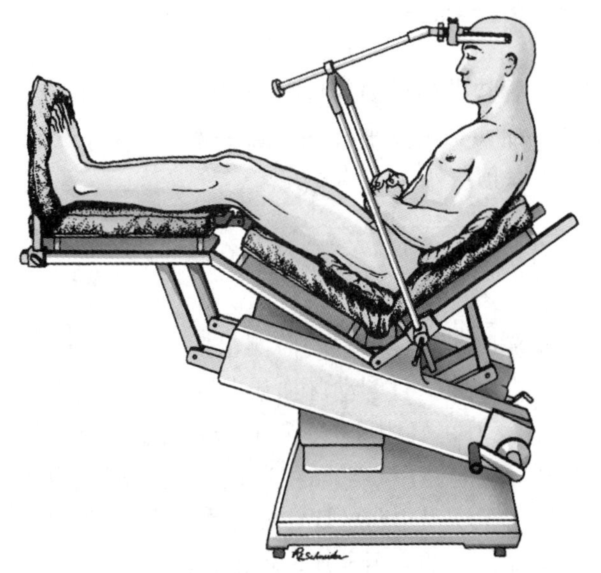

图 136-1　标准坐位（From Milde LN. The head-elevated positions. In：Martin JT，Warner MA，eds. Positioning in Anesthesia and Surgery. 3rd ed. Philadelphia：WB Saunders：1997：71-93.）

除了神经外科手术，坐位（沙滩椅体位）还经常用于骨科手术，尤其是肩部手术。这种体位的严重并发症是脑灌注不足，因此，尤其需要强调在大脑水平测量血压的重要性。测量不同体位下受测部位测得的动脉压与在大脑水平测得的动脉压之间的差别非常重要，这两组数值可能不同。与行神经外科手术的患者不同，大多数行肩部手术的患者并不

框 136-1　使用坐位的相对禁忌

当患者处于清醒直立位时脑缺血
左心房压（PAOP）<右心房压
斜卧呼吸-直立性低氧血症 *
术前证实卵圆孔未闭或右向左分流
低血压 †
极高龄和极低龄
原位开放性房室分流术

* 斜卧呼吸-直立性低氧血症是指只有在直立位时才出现心房水平右向左分流的情况。

† 通常是由于血管内容量减少。如果患者在这一体位发生心搏骤停，胸外按压无效。

PAOP，肺动脉楔压。

Reprinted，with permission，from Black S，Cucchiara RF. Tumor surgery. In：Cucchiara RF，Michenfelder JD，eds. Clinical Neuroanesthesia. 2nd ed. New York：Churchill Livingstone；1998：343-365.

需要测量有创动脉血压。

坐位的潜在优势及并发症

手术采取坐位存在多种潜在优势（框 136-2）。然而坐位也可能导致并发症（框 136-3）。非塌陷静脉通路及手术部位高于心脏水平可能促使坐位相关并发症的发生。

静脉空气栓塞与反常空气栓塞

尽管坐位手术最常见的并发症是静脉空气栓塞（venousair embolism，VAE），但其他体位也可能发生 VAE，比如剖宫产、腹腔镜手术、骨科术及前列腺手术。大量研究表明，虽然坐位患者 VAE 的发生率较平卧位患者高（45% *vs.* 12%），但其发病率及死亡率并无区别。当空气进入动脉循环会导致反常空气栓塞，通常发生于存在卵圆孔未闭的患者。约 27% 的成年人存在卵圆孔未闭。在坐位手术前，一些研究人员建议常规行超声心动图检查以排除卵圆孔未闭。VAE 及反常空气栓塞将会在第 137 章进一步讨论。

张力性气颅

虽然行坐位手术的患者气颅的发生率较高，但有症状的气颅并不常见。在脑皮质萎缩的坐位手术患者，脑脊液很有可能通过伤口流出，同时使得气体进入颅内（倒瓶现象）。使用 N_2O 是否会对气颅的发生率及严重程度造成影响尚无定论。

循环不稳定

坐位患者的麻醉会导致肺动脉楔压、心脏每搏指数、心指数、收缩压及平均动脉压下降，心率及全身血管阻力增加。充分的术前补液、给患者穿弹力袜、缓慢改变患者体位、保持患者的臀部和膝部屈曲能够减小这些变化。一项大型回顾性研究发现，坐位及水平位患者的低血压发生率并无区别。

框 136-2　坐位手术的优点

↓失血
↑以较少的组织牵拉实现术野暴露
↑易于接近气管导管、四肢及胸部
↓面部肿胀
通过增加静脉回流及脑脊液引流降低颅内压

框 136-3　坐位手术相关并发症

循环不稳定	术中中枢性呼吸抑制
脑神经功能障碍	四肢瘫痪
静脉回流受阻	张力性气颅
反常空气栓塞	静脉空气栓塞
外周神经损伤	

静脉回流受阻

过度颈部屈曲可导致静脉回流受阻。静脉回流受阻使得舌头和呼吸道明显水肿。限制颈部过度屈曲，使下颌骨和胸骨之间的距离至少达两横指，可以避免静脉回流受阻。

术后中枢性呼吸暂停

术后中枢性呼吸暂停的潜在原因包括脑干血肿、手术操作损伤呼吸中枢。严格预防和治疗术后高血压有助于防止血肿形成。

脑神经功能紊乱

第Ⅴ、Ⅶ、Ⅸ、Ⅹ、Ⅺ及Ⅻ对脑神经可能受损（图 136-2）。第Ⅸ、Ⅹ或Ⅻ对脑神经功能紊乱可导致患者术后气道保护功能受损。

四肢瘫痪

已报道的出现四肢瘫痪的患者考虑是由于脊髓机械性受压或颈部过度屈曲以致脊髓血管受牵拉出现缺血所致。其预防措施包括术前对颈部活动度进行检查、颈椎影像学检查以及术中及时对低血压进行处理、限制颈部屈曲。

外周神经损伤

术后常见神经损伤包括坐骨神经及其分支、腓总神经损伤。通过小心摆放患者体位、在受压点垫软垫可以预防外周神经损伤。

监测

经常用于坐位手术的监测包括心电图（ECG）、脉搏氧饱和度、有创动脉血压监测（换能器置于颅底水平）、呼出气体分析、右心房导管、经胸多普勒超声和经食管超声心动图（TEE）。电生理监测，比如脑干听觉诱发电位（BAER）、体感诱发电位、肌电图（EMG）的应用也越来越普遍。

患者的心肺功能可以通过 ECG、脉搏氧饱和度、动脉置管、中心静脉置管及 TEE 进行评估。可以通

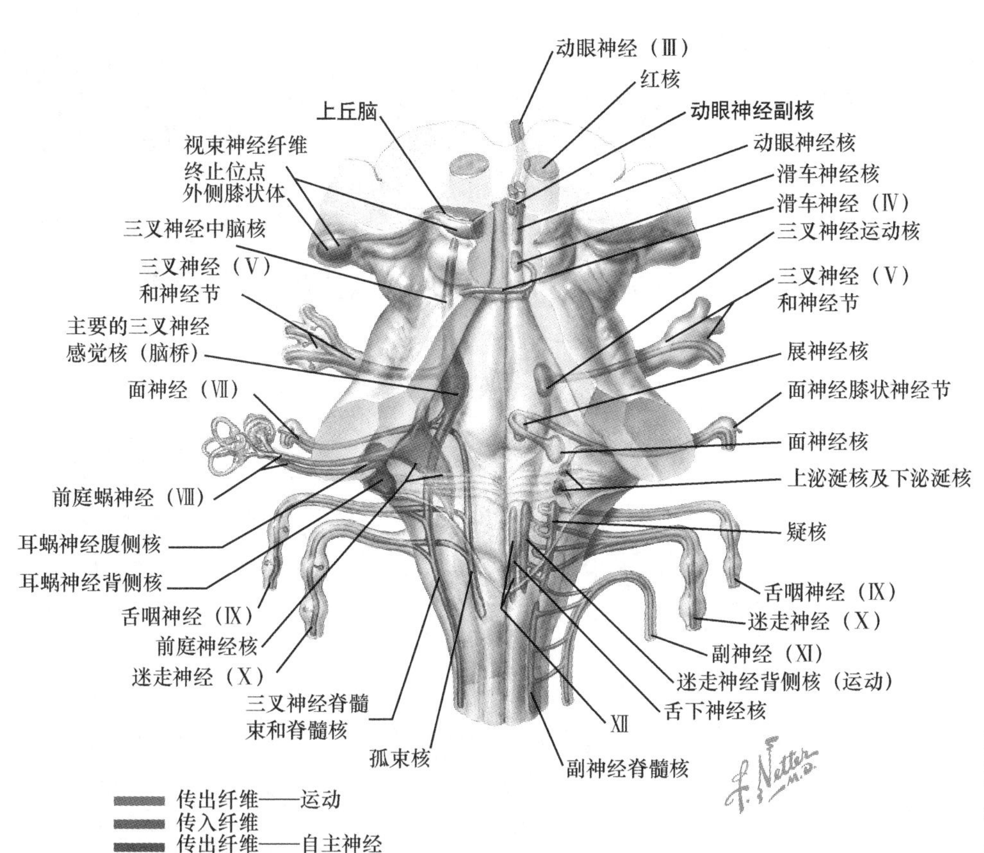

图 136-2　脑神经及其神经核示意图（Netter illustration from www.netterimages.com. © Elsevier Inc. All rights reserved.）（见彩图）

过 ECG 评估脑干是否出现因手术操作受损的征象，包括心动过速、心动过缓及心律失常。BAER 或体感诱发电位也可提示手术操作损伤。

可通过检查 ECG、动脉置管、EMG 及 BAER 发现脑神经受刺激的征象。第Ⅴ对脑神经受刺激可导致高血压和心动过缓，而第Ⅹ对脑神经受刺激可导致低血压和心动过缓。第Ⅴ、Ⅶ、Ⅺ对脑神经受到机械刺激可使对应肌群的肌电图发生变化，通过检查 BAER 可发现第Ⅷ对脑神经受损。

静脉空气栓塞

TEE 对于监测术中 VAE 最敏感，具有直视左心空气的优点（阵发性空气栓塞）。经胸多普勒超声也是一种敏感的监测手段，而且较 TEE 更易操作。磨轮样杂音是 VAE 的典型表现，但不敏感（见第 137 章）。

麻醉药物的选择

可能影响麻醉药物选择的麻醉关注点包括维持心血管稳定性、空气栓塞的风险、颅内压可能升高、是否希望患者快速苏醒以进行术后神经功能评估。没有哪种特殊方法更为优越。许多临床医生赞成应用七氟烷、低剂量阿片类药物及非去极化肌松药（或在肌电图监测下，在不使用非去极化肌松药的情况下应用高剂量吸入麻醉药）。吸入麻醉药、N_2O 和短效阿片类药物的联合应用使麻醉深度容易控制、血流动力学参数稳定及苏醒迅速。N_2O 的应用要适度，因其对颅内压及 VAE 有影响。全凭静脉麻醉，输注丙泊酚及阿片类药物，是另一种被广泛接受的技术，特别是在应用神经电生理监测的情况下更具优势。

推荐阅读

Artru AA. Breathing nitrous oxide during closure of the dura and cranium is not indicated. *Anesthesiology*. 1987;66:719.

Black S, Cucchiara RF. Tumor surgery. In: Cucchiara RF, Michenfelder JD, eds. *Clinical Neuroanesthesia*. 2nd ed. New York: Churchill Livingstone; 1998:343-365.

Black S, Ockert DB, Oliver WC, et al. Outcome following posterior fossa craniectomy in patients in the sitting or horizontal position. *Anesthesiology*. 1988;69:49-56.

Cullen DJ, Kirby RR. Beach chair position may decrease cerebral perfusion. *APSF Newsletter*. 2007;22:25-27.

Duke DA, Lynch JJ, Harner SG, et al. Venous air embolism in sitting and supine patients undergoing vestibular schwannoma resection. *Neurosurgery*. 1998; 42:1282-1287.

Gale T, Leslie K. Anaesthesia for neurosurgery in the sitting position. *J Clin Neurosci*. 2004;11:693-696.

Hagen PT, Scholz DG, Edwards WD. Incidence and size of patent foremen ovale during the first 10 decades of life, an autopsy study of 965 normal hearts. *Mayo Clinic Proceedings* 1984;59:17-20.

Milde LN. The head-elevated positions. In: Martin JT, Warner MA, eds. *Positioning in Anesthesia and Surgery*. 3rd ed. Philadelphia: WB Saunders; 1997:71-93.

Mirski MA, Lele AV, Fitzsimmons L, Toung TJK. Diagnosis and treatment of vascular air embolism. *Anesthesiology*. 2007;106:164-177.

Porter JM, Pidgeon C, Cunningham AJ. The sitting position in neurosurgery: A critical appraisal. *Br J Anaesth*. 1999;82:117-128.

第 137 章 静脉空气栓塞的生理及治疗

Susan Black，MD
赵自芳 译 尹毅青 校

病因

当未塌陷的血管处于开放状态，并且同时存在压力差时，空气能进入血管，而血液不流出血管，就可发生静脉空气栓塞（VAE）。经典的 VAE 常发生于手术部位高于心脏水平的手术，但若术野存在开放的未塌陷的血管，且有压力驱动时，气体进入血管时也可发生。

发生率

据报道，VAE 多发生在神经外科手术中，其中尤以坐位下行颅后窝开颅手术发生率最高，可达到 50%（表 137-1）。VAE 在其他很多外科手术中也有报道，包括手术部位高于心脏水平的手术，以及使用气体对体腔进行充气来扩张术野，或给手术器械降温（气体可能在意外情况下进入体腔或关节腔，或者直接进入血管）。

病理生理学

VAE 所致后果的严重程度取决于空气进入血管的速率。罕见情况下，严重的 VAE 在右心室形成“空气束”（air lock），引起右心室流出道梗阻、右心室功能衰竭，甚至整个心血管系统衰竭。但 VAE 更常见气体缓慢进入静脉系统、右心以及肺血管系统，然后通过以下两种机制导致肺血管阻力增加，即小动脉和细动脉的机械性梗阻以及内源性血管活性物质释放，引起肺血管收缩，从而导致肺血管阻力、右心室后负荷和肺动脉压增加，最终出现右心室功能衰竭，继而中心静脉压升高。随着 VAE 进展，患者会由于心输出量下降而导致低血压。大量的 VAE 还可能引起急性呼吸窘迫综合征。

反常空气栓塞（paradoxical air embolism，PAE）

表 137-1 不同手术静脉空气栓塞发生率

手术种类	报道的 VAE 发生率（%）
神经外科	
坐位颅后窝开颅手术	45 ~ 55
“水平”位颅后窝开颅手术	10 ~ 15
坐位颈椎椎板切除术	5 ~ 15
经蝶窦垂体切除术	12
颅骨早期融合	85
腰椎手术	1 ~ 2
妇产科	
剖宫产术	11 ~ 44
宫腔镜检查，激光子宫内膜切除术	*
骨科	
全髋关节置换术	高达 65
股骨髓内钉固定术、骨盆骨折灌洗术、骨囊肿切除术、关节镜手术	*
普通外科	
腹腔镜手术、激光肿瘤切除术、液氮灌注、腹腔静脉分流术、肝切除术、胃肠镜手术、肝移植手术体外静脉转流	*
整形外科	
组织扩张器去除	*
创伤科	
头颈部外伤、肺穿透伤	*
牙科	
牙移植术	*
泌尿外科	
前列腺切除术	*
重症监护病房	
机械通气、中心静脉置管及移除	*

VAE，静脉空气栓塞。
* 病例报道

或动脉空气栓塞也时有发生。气体可能通过心腔间隔缺损或肺血管从右心腔进入到左心腔内。一旦发生 PAE，气体可能阻塞冠状动脉和脑动脉，引起更严重的并发症，包括心律失常、心肌缺血以及局灶性神经功能缺损。

发病率和死亡率

提前识别 VAE 发生的潜在风险，以及正确进行监护，都可以降低 VAE 发病率和相关死亡率。然而 VAE 导致患者死亡病例仍时有发生，尤其是在那些罕有发生 VAE 的手术（如腰椎手术），且出现血流动力学不稳定后未能及时诊断。据报道，腰椎手术过程中发生空气栓塞的病例，死亡率高达 50%，而原因多是发生 VAE 时未能及时做出正确的诊断。

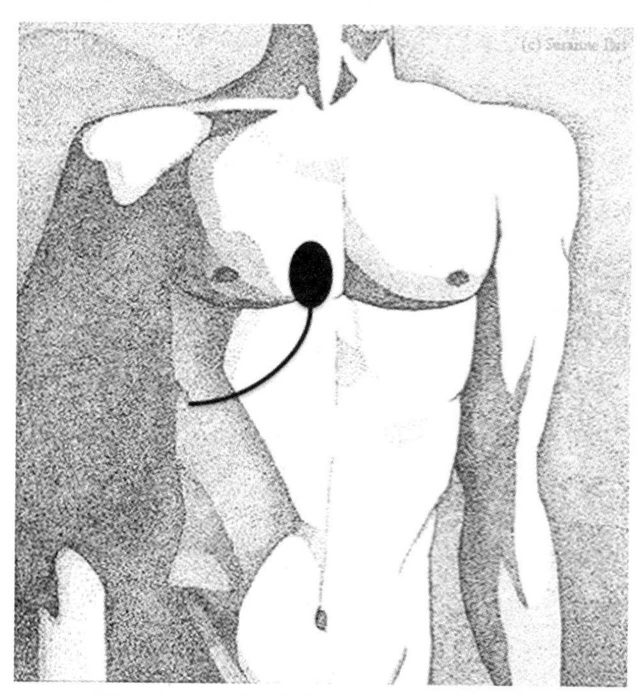

图 137-2　心前区多普勒探头正确的放置位置

诊断

对 VAE 诊断最敏感的手段是经食管超声心动图（TEE）和多普勒超声心动图，其次是呼出氮气检测、呼气末二氧化碳、肺动脉压、中心静脉压以及右心室导管，还有敏感性相对最差的食管内听诊（图 137-1）。

推荐将心前区多普勒监测作为基本监测之一，因其费用合理、使用方便、无创而且非常敏感。首先将多普勒探头放置在胸骨右侧第四到第五肋间，然后移动探头直至闻及最大心音（图 137-2）。可以通过中心静脉或者通畅的粗管径外周静脉导管注射生理盐水的方法来确认位置是否合适。当空气进入右心室时会产生涡流而形成特征性的磨轮样杂音。TEE 也是非常敏感的检测手段，可以定位检测到心腔内的气泡。不过尽管 TEE 敏感性稍高于心前区多普勒检查，但其缺点限制了它的使用。首先，检测探头的安放需要非常丰富的经验，而且罕见情况下有造成食管损伤的风险。其次，TEE 检测图像必须视觉判断，而多普勒检查则是通过“听”的方法来进行监测和诊断。多孔 RA 导管有助于确认多普勒检查诊断的 VAE，而且罕见严重 VAE 时还可通过导管吸出大量空气以挽救生命。应在心电图控制下将 RA 导管放置在 RA 较高的地方，因为在患者坐位下行神经外科手术时气体容易聚集在 RA 较高处，将导管放置于此可以提高监测效率。导管位置是否恰当可以通过以下方式确认：①通过 RA 导管进行心电图记录，当导管尖端放置到 RA 较高处时可以识别到较大的负向 P 波；②在导管进入右心室往后退的过程中可以记录到压力的转换；③胸片确认。

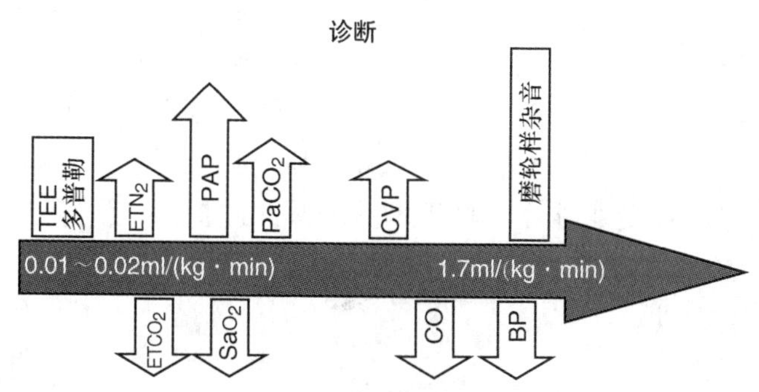

图 137-1　静脉空气栓塞气体量逐渐增加时监护参数的变化。图中数据源自人体试验和动物实验。BP，血压；CO，心输出量；CVP，中心静脉压；$ETCO_2$，呼气末二氧化碳；ETN_2，呼气末氮；$PaCO_2$，动脉二氧化碳分压；PAP，肺动脉压；SaO_2，动脉血氧饱和度；TEE，经食管超声心动图。磨轮样杂音是当生理盐水（或气泡）进入右心腔引起血液湍流，在多普勒上听到的特征性杂音

治疗

VAE 治疗目标主要是心血管支持治疗以及终止空气从手术部位继续进入。在手术野灌注生理盐水可以隔离空气进出的部位。手动进行 15 s 颈静脉加压通常可以使创口处静脉压增高出血，从而帮助识别创口。

N_2O 溶解度较低，可以弥散到 VAE 中导致 VAE 体积增加，因此应该停止使用 N_2O。血管收缩药和容量治疗都会增加前负荷，引起心输出量增加，促使 VAE 在心脏和周围肺循环中清除。可以尝试通过 RA 导管进行空气吸引。为了减轻 VAE，有学者建议使用呼气末正压来提高中心静脉压和脑静脉压，但更多研究证实呼气末正压通气并没有效果。而且，呼气末正压会导致右心压力升高，从而增加 PAE 风险。当发生 VAE 相关的心血管损害时，推荐的经典方法是将患者置于 Durant 体位（即左侧卧位）以减轻右心室流出道梗阻。但近期的研究并没有证实这种方法的有效性。

PAE 的首要治疗应该是防止气体继续进入（体内）。如果已发生心肌缺血，推荐使用正性肌力药（一般是肾上腺素），维持血流动力学稳定，同时增强心室收缩力，使气栓破碎。如果出现了脑缺血症状，应该考虑尽快将患者转移到高压氧舱进行高压氧疗。

麻醉注意事项

当某些危险因素同时存在时，VAE 病情加重或发展成为 PAE 的风险会增加。因此当存在这些危险因素时，应努力降低 VAE 发生的可能性。

使用 N_2O 是否会增加 VAE 发生风险，目前尚有争议。动物实验和人体试验数据表明，如果通过多普勒诊断 VAE 发生后及时停止使用 N_2O，VAE 的发生率和严重程度并不增加。如果配备了敏感的监测设备，N_2O 可以在有 VAE 发生风险的手术中安全使用，因为一旦诊断了 VAE，可即刻停止 N_2O 的使用。但如果不具备敏感监测设备条件，则不应该使用 N_2O。

推荐阅读

Mirski MA, Lele AV, Fitzsimmons L, et al. Diagnosis and treatment of vascular air embolism. *Anesthesiology*. 2007;106:164-177.

Wills J, Schwend RM, Paterson A, et al. Intraoperative visible bubbling of air may be the first sign of venous air embolism during posterior surgery for scoliosis. *Spine*. 2005;30:E629-635.

第 138 章 癫痫患者围术期管理的注意事项

C. Thomas Wass，MD

赵自芳 译 尹毅青 校

癫痫是一种常见的神经系统疾病，其发病率为 1%，在美国癫痫患者约有 300 万。癫痫主要依据临床表现和脑电图（EEG）特征进行分类（框 138-1）。

既往的观察研究以及病例报道表明，麻醉和手术操作都会增加围术期癫痫活动（包括频率和持续时间）。其可能的发病危险因素包括患者术前空腹禁食而未服用抗癫痫药（AEDs）、低血糖、低钠血症、体温过高、睡眠不足、疲劳、应激、过度饮酒以及抗惊厥药物服用史。相关的麻醉药物（后文将详细讨论）包括吸入麻醉药、局麻药（如利多卡因、布比卡因）、阿片类药物（如芬太尼、阿芬太尼、舒芬太尼、哌替啶）以及一些镇静催眠药（如依托咪酯、氯胺酮、美索比妥）。考虑到这些药物在大多数全身麻醉患者中都在使用，了解麻醉药对癫痫患者的影响非常有必要。作为麻醉医师，必须要了解癫痫患者接受非神经外科手术麻醉时的监护治疗注意事项，以及癫痫患者接受癫痫病灶切除手术时麻醉的复杂性。

围术期癫痫发作频率

既往无癫痫病史的患者，围术期癫痫的发病率目前尚不清楚。不过，近年的临床研究提供了癫痫病史患者接受局部麻醉或者全身麻醉后癫痫发作频

框 138-1　癫痫的分类 *

全面性癫痫
- 强直-阵挛发作（任意组合）
- 失神发作
  - 典型
  - 不典型
  - 特征性失神发作
    - 肌阵挛性失神发作
    - 眼睑肌阵挛发作
- 肌阵挛性癫痫
  - 肌阵挛性发作
  - 肌阵挛失张力发作
  - 肌阵挛强直发作
- 阵挛性发作
- 强直性发作
- 失张力发作

局灶性癫痫

未知型
- 癫痫性肌痉挛

* 对于不能明确归属到上述分类的癫痫，应考虑为未分类癫痫，直到进一步信息能做出确切诊断。但这并不是癫痫分类中的类型。

Bert AT，Berkovic SF，Brodie MJ，et al. Revised terminology and concepts for organization of seizures and epilepsies：report of the ILAE Commission on Classifi cation and Terminology，2005-2009. Epilepsia. 2010：51（4）：676-685.

率的信息。具体而言，在一项研究中，411 名有癫痫病史的患者分别接受硬膜外麻醉、骶管麻醉或者周围神经阻滞，有 24 名（5.8%）患者术后发生了癫痫。不过，基于从使用局麻药和癫痫发作之间的时间关系（即延长时间间期），很难认为区域麻醉是主要病因或者影响因素。同样，Benish 等的研究中，297 例癫痫患者全身麻醉后有 6 例（2%）发生了癫痫。在这 6 例患者中，只有 1 例（0.003%）需要静脉药物治疗来终止癫痫发作。这些研究表明，尽管许多麻醉药（包括局麻药和全身麻醉药）都有导致癫痫的作用，但临床使用剂量并不增加围术期癫痫的发作频率。这些研究者认为，与围术期癫痫发作更相关的是患者的癫痫病史（也就是基础发作频率）以及 AEDs 剂量，而与接受麻醉的类型无关。此外，术前诊断癫痫的患者，其发生围术期麻醉相关并发症或者死亡的风险并不增加。

麻醉药对癫痫的影响

吸入麻醉药

吸入麻醉药有致癫痫和抗癫痫的双重作用（如恩氟烷＞七氟烷）。低剂量下，吸入麻醉药可以导致癫痫或者非癫痫患者的 EEG 出现癫痫样活动。尽管这种活动的机制尚未充分阐明，但这些变化还可能是选择性抑制中枢神经系统抑制性神经传导所致，其结果是导致皮层和皮层下结构兴奋性神经传导未被抑制。相比之下，当吸入麻醉药剂量增加之后，EEG 表现先是持续性升高的 β 脑电活动，随后出现爆发抑制，最后变为等电位。因此，应用吸入麻醉药可能在癫痫手术中进行皮层定位时诱发癫痫，但对传统治疗耐药的癫痫患者，大剂量吸入麻醉药也可以终止发作。

阿片类药物

目前已确定阿片类药物在受试动物模型和人体中都可能引发癫痫样活动。而阿片类药物引发的癫痫样活动可以在患者接受癫痫手术时用于癫痫病灶活动的定位。阿芬太尼、舒芬太尼以及瑞芬太尼（短效阿片药）都可用于皮层病灶切除手术，在进行皮层脑电图（ECoG）监测时“激发”癫痫样病灶区域。阿片类药物引发边缘系统癫痫的原因尚不完全明了。其可能的机制包括：选择性激活边缘系统阿片受体、促进兴奋性氨基酸（如谷氨酸）的释放，以及促进兴奋性突触后电位与体细胞峰电位产生位点的偶联，或者抑制那些抑制性中间神经元的活动（即脱抑制假说）。脱抑制假说是指阿片类药物通过抑制边缘系统旁边的 γ-氨基酸分泌性抑制性中间神经元的活动，而间接兴奋边缘系统。

局麻药

局麻药中毒对于接受区域麻醉的癫痫或者非癫痫患者都是一个潜在风险，尤其是在那些需要大剂量局麻药的麻醉，如硬膜外麻醉、骶管麻醉或周围神经阻滞时。局麻药全身中毒会表现出一系列神经系统症状和体征，尤其当血药水平持续上升时，更是病情加重的征象。中枢神经系统中毒症状多表现为进行性发展，从头晕、眩晕以及口周麻木，发展至视觉或听觉障碍（如耳鸣）。症状进一步发展会出现肌肉颤搐，并最终导致强直-阵挛发作。如前文所述，术前诊断为癫痫并不一定增加局麻患者发生局麻药所致癫痫的风险。

抗癫痫药对患者围术期管理的影响

AEDs 与麻醉药品最相关的相互作用，可能就是长期服用苯妥英钠、卡马西平及苯巴比妥的患者使用非去极化肌松药（NMBAs）。即这类患者初次推注时，需要更大剂量的 NMBA 才能达到肌松状态，而且需要更频繁地追加药物才能维持稳态血药浓度。尽管具体机制目前尚不完全清楚，但其初始剂量的增加一定程度上与血浆 α- 酸性糖蛋白（AAG）浓度的增加相关，AAG 是一种诱导型血浆蛋白，其功能主要是结合基础药物，如 NMBAs。因此，对于长期服用 AED 的患者，其 AAG 合成会增高，这会导致血浆中游离的（即未结合、具有药理学活性的状态）、能结合神经肌肉接头烟碱受体并与之发生作用的 NMBA 数量减少。如果用药频繁，AEDs 会增强肝酶活性进而加速 NMBAs 的代谢失活。

此外，AEDs 还可能引起血液系统紊乱（如丙戊酸钠可以导致剂量依赖性的血小板减少）、导致肝功能检查指标发生变化（γ- 谷氨酰转肽酶、碱性磷酸酶以及丙氨酸氨基转移酶）和肝毒性。不过这些变化大多都不会引起临床症状，而且不具有临床意义。

推荐阅读

Benish SM, Cascino GD, Warner ME, et al. Effect of general anesthesia in patients with epilepsy: A population-based study. *Epilepsy Behav*. 2010;17:87-89.

Kofke WA, Templehoff R, Dasheiff R. Anesthesia for epileptic patients and for epilepsy surgery. In: Cottrell JE, Smith DS, eds. *Anesthesia and Neurosurgery*. 4th ed. St. Louis: Mosby; 2001:474.

Kopp SL, Wynd KP, Horlocker TT, et al. Regional blockade in patients with a history of a seizure disorder. *Anesth Analg*. 2009;109:272-278.

Niesen AD, Jacob AK, Aho LE, et al. Perioperative seizures in patients with a history of a seizure disorder. *Anesth Analg*. 2010;111:729-735.

Hines RL, Marschall K. *Stoelting's Anesthesia and Co-Existing Disease*. 5th ed. Philadelphia: Churchill Livingstone; 2008:232-234.

Wass CT, Grady RE, Fessler AJ, et al. The effects of remifentanil on epileptiform discharges during intraoperative electrocorticography in patients undergoing epilepsy surgery. *Epilepsia*. 2001;42;1340-1344.

第 139 章　颈动脉内膜剥脱术

Brooke E. Albright，MD，Major USAF

孟园园　译　赵　薇　校

颈动脉狭窄的外科治疗手段包括颈动脉内膜剥脱术（carotid endarterectomy，CEA）以及颈动脉内支架植入。本章主要讨论 CEA。CEA 的适应证是单侧或双侧颈动脉狭窄超过 70% 并伴随临床症状的患者。症状包括短暂性脑缺血引起的视力丧失（一过性黑矇）、感觉异常、步态不稳、言语障碍，或者脑梗死导致的永久性后遗症。对于狭窄 50% ～ 69% 并伴随临床症状的患者，CEA 亦可获益。现有证据支持，对于这部分患者应早期实施手术，且最佳手术时机是患者最近一次神经症状发作后的 2 周之内。随机对照研究结果显示，与保守治疗相比，接受了 CEA 的患者，其术后 2 年发生同侧脑卒中的风险下降了 17%。

术前评估

麻醉医师术前须对所有已知患颈动脉疾病的患者进行详尽的术前评估，尤其要注意心脏疾病史以及心脏的功能状态。就围术期心脏意外而言，CEA 属中危手术，心肌缺血是 CEA 围术期死亡的主要原因。鉴于上述风险，对于那些有手术指征，CEA 能够长期改善健康状态的患者，如果同时合并活动性心脏病（1 周以内的急性心肌缺血、严重瓣膜疾病、心律失常或失代偿期充血性心力衰竭），或者心脏功能状态未知但是合并两个或两个以上危险因素者，手术前应当考虑请心脏专科会诊，做进一步诊治。

手术过程

CEA 手术既可以在全身麻醉下进行，也可以在局部麻醉下进行。一项国际化多中心的随机试验对全身麻醉和局部麻醉下 CEA 手术做了比较研究。结果表明，就围术期并发症、围术期死亡率、生活质量以及无脑卒中远期生存而言，两组患者没有差异。

手术的关键步骤包括切开颈动脉的阻塞部位，剥离血管内的斑块。因此，要用颈动脉钳夹闭血管，在剥离斑块过程中阻断颈动脉血流。有时需要为阻断的血管建立分流通路。由于操作过程中有血栓栓塞的风险，故并非所有外科医生都常规建立分流。有些外科医生会先用某种监测技术评估大脑血流，以此来确定是否需要建立分流。各种监测技术在理论或实践中都有各自的优势和局限性，但最终目的都是根据脑血流状态决定是否需要建立分流，以避免脑血流减少以及发生神经功能损害。

潜在不良反应

CEA 手术并发症包括：①发生新的神经功能障碍，多由术中血栓栓塞所致；②脑血流自动调节功能受损，导致脑血流过多，出现脑过度灌注综合征；③颈动脉窦功能障碍导致手术后血压波动，表现为高血压者多于低血压。双侧 CEA 手术，如果颈动脉分叉水平的颈动脉体双侧均损伤，会导致低氧刺激过度通气的反射消失（图 139-1）。

生理效应

CEA 手术时要暂时阻断颈动脉血流，因此会引起相应的生理改变。完全阻断颈动脉血流时，同侧大脑半球的血供只能依赖同侧椎动脉侧支以及对侧颈动脉经由 Willis 环提供（图 139-2），但是，人群中只有 42% ～ 47% 的 Willis 环是完整的。因此，在 CEA 手术过程中，约 1/6 的患者会因 Willis 环不完整，在钳夹颈动脉或暂时阻断颈动脉血流时，可能发生脑缺血。对于那些同时合并对侧颈内动脉狭窄

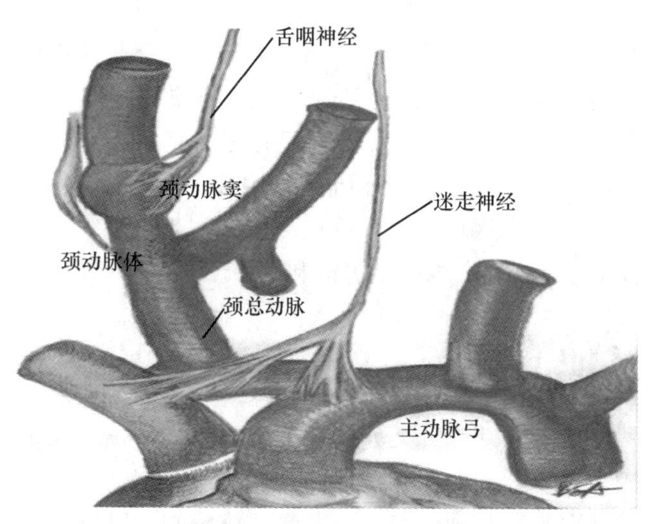

图 139-1　右侧颈部解剖。图示颈总动脉、颈内动脉根部颈动脉体与颈动脉窦的关系（Image © Brooke Albright，MD.）

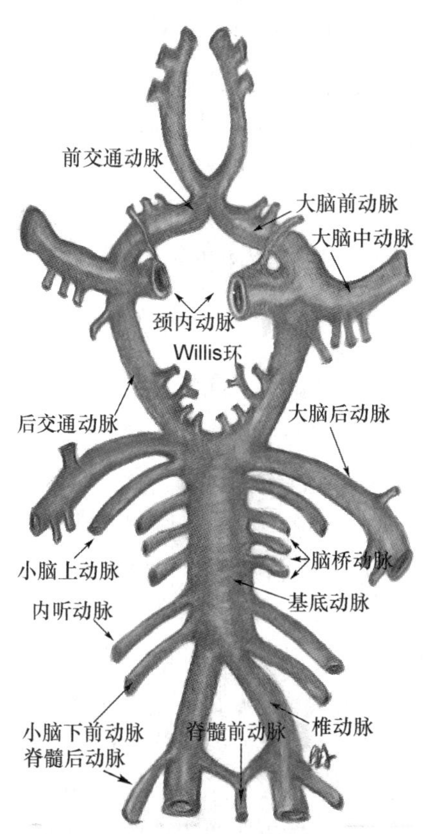

图 139-2　Willis 环的血供。颈内动脉钳夹过程中，同侧大脑半球通过 Willis 环由对侧颈内动脉和基底动脉供血（Image © Brooke Albright，MD.）

的患者，脑缺血的风险增加 3 倍。所以，一些医疗机构术前进行脑血管造影以评估侧支血流，预测术中是否需要进一步的脑保护或监测，以及确定术中是否需要进行腔内分流。

脑监测技术

确保钳夹颈动脉期间同侧大脑仍有充足的血供是 CEA 手术成功的关键。有些临床医师使用技术手段监测血栓栓塞事件、术中低灌注和术后高灌注综合征的发生，以减少围术期脑卒中发生率。但是，考虑到实际效果以及高昂费用，并非所有医师都会使用这些监测手段。

清醒患者的评估

脑功能监测中，敏感性及特异性最高的手段是评估清醒患者的神经功能。如果患者和医师都同意在清醒状态下进行手术，就可以在术中通过言语交流以及随时检测对侧肌力来评估意识水平、运动功能和大脑灌注。最好每 2 ～ 5 min 评估一次。颈浅丛复合颈深丛的局部神经阻滞可以为清醒患者 CEA 手

术提供充分的麻醉，但下列患者有可能无法进行区域神经阻滞：①极其焦虑；②患有幽闭恐惧症；③有心肺疾病，平卧后呼吸困难或者咳嗽咳痰；④其他原因导致的不能长时间平卧不动。清醒患者施行 CEA 手术有一不利之处，就是麻醉医师无法掌控患者的气道，尤其是当脑血流减少、患者意识丧失、需要立刻进行气道保护的时候；此外还有一个缺点，即局部麻醉效果维持的时间有限，手术时间有时会超过区域神经阻滞持续的时间。

脑电图

对于麻醉中的患者，脑电图是评判脑缺血的最可靠指标。标准 16 导脑电图监测仪有 20 个头皮电极，每个大脑半球 8 个，覆盖矢状窦旁和颞叶的大脑区域。大脑血流发生变化几秒钟内，脑电图即出现显著改变。同侧或双侧 θ 或 δ 波活动度增加超过 50%，或（和）α 或 β 波活动度抑制超过 50%，即认为是有临床意义的脑电图改变。在颈动脉阻断过程中，约 20% 的患者会出现脑电图变化，提示可能有潜在的严重缺血。资料表明，超过 10 min 持续脑电图变化与术后神经功能受损存在显著相关性。当然，并不是所有脑电图变化都意味着会发生致命性脑缺血。尽管如此，由于两者之间强烈的相关性，大部分外科医生还是把脑电图的变化视作立即建立分流的指征。

脑电图监测的缺点，一个是需要有一位经过专门训练的技师持续监测，另一个是无法监测皮层下缺血；此外，对于已存在有神经功能障碍的患者，脑电图预测脑缺血的准确性较低。再者，体温、$PaCO_2$ 以及麻醉深度等生理状态的变化均会影响脑电图的可靠性。

体感诱发电位

体感诱发电位（somatosensory evoked potentials，SSEP）监测是采用电刺激外周神经或脑神经，记录刺激后反应的潜伏期和电位振幅，并与正常（基线）状态比较的方法。潜伏期指的是从刺激开始到反应峰值的时间，振幅是指反应的电压高低。振幅较基线水平下降超过 50%，或者潜伏期延长较基线水平超过 10%，即具有临床意义。而且，如果引起这些变化的原因得不到纠正，术后就有可能发生新的神经功能障碍。

脑电图和体感诱发电位监测脑缺血的敏感性和特异性大致相同，但体感诱发电位监测技术简单，也更容易判读，还能特异性监测阻断颈动脉后由大脑中动脉供血的感觉皮层发生缺血的风险。因此，体感诱发电位监测可能比 16 导脑电图具有潜在优势。此外，监测皮层下结构缺血，体感诱发电位比脑电图更好。

颈动脉压

在颈动脉钳夹阻断点远端的颈动脉内放置针形探头或 Fogerty 球囊导管，可以监测颈动脉收缩压。有研究表明，全身麻醉 CEA 手术过程中，远端颈动脉压接近 40 mmHg，即预示需要建立颈动脉分流。与脑电图监测相比，可靠性相似，但性价比更好。但是，另有研究采用颈动脉压小于 40 mmHg 作为选择性分流（相对常规分流而言）的指征。结果表明，无论用颈动脉压还是脑电图监测结果作为建立分流指征，两者的脑卒中发生率没有差别。此外，由于每名患者发生脑缺血的阈值不尽相同，测得的颈动脉压并非始终与脑灌注压密切相关，也并非总能准确预测发生大脑缺血。对于有些患者，颈动脉压 40 mmHg 即已提供足够脑灌注，而另一些患者可能需要更高的压力。

经颅多普勒超声

经颅多普勒超声把头颅两侧菲薄的颞骨作为监测大脑中动脉多普勒信号的声学窗口。与其他脑监测技术不同，经颅多普勒超声能实时测量脑血流速度，并能监测血栓。鉴于实际上大多数围术期神经系统并发症是血栓栓塞，所以，只要操作技师技术熟练，经颅多普勒就是一种非常有用的监测手段。

下面三个经颅多普勒指标可以预测 CEA 术后脑卒中：①在剥离动脉内斑块或缝合切口过程中，发现新发栓子；②颈动脉阻断后大脑中动脉收缩期血流速度峰值下降超过 90%；③开放颈动脉阻断钳恢复颈动脉血流以后，多普勒信号的搏动指数升高 100% 以上。经颅多普勒也有局限性，因为探头的位置接近手术区域，手术操作可能影响超声观察，可能需要不断调整探头的方向和位置。

其他

切除颈动脉分叉处的粥样斑块可损伤颈动脉窦压力感受器功能，直接或间接影响血流动力学。正常情况下，颈动脉窦压力感受器能感知动脉壁的弹性。当动脉壁张力增加的时候，延髓血管运动中枢接受舌咽神经传入信息，通过迷走神经发出传出冲动，减少交感刺激，增强副交感刺激，导致心率减慢和血压降低。因此，冠状动脉疾病、高龄或者低射血分数患者很有可能在手术操作影响颈动脉窦过程中出现严重症状。停止对颈动脉窦的刺激，症状可以减轻。如果症状持续不减轻，可以在颈动脉分叉处注射 1 ～ 2 ml 局部麻醉药，以阻断冲动的传导。在某些情况下，当颈动脉窦区的操作导致严重低血压或心动过缓时，可以静脉注射阿托品，加快补液，或者应用升压药。

颈动脉窦功能正常的患者，颈部粥样斑块去除后，颈动脉血流增加，颈动脉窦重新感受到较高血压刺激的过度反应，可能导致术后低血压。CEA 术后颈动脉窦的高敏感性会导致严重的颈动脉窦综合征，表现为恶心、呕吐、头晕、晕厥、严重低血压和心脏停搏。治疗方法包括安装起搏器，舌咽神经阻滞或消融，或在颈动脉分叉水平手术切断舌咽神经。更常见的一种情况是，粥样斑块的去除可能破坏动脉壁内压力感受神经纤维，导致拟交感兴奋的心电图变化和高血压。

推荐阅读

Aburahma AF, Stone PA, Hass SM, et al. Prospective randomized trial of routine versus selective shunting in carotid endarterectomy based on stump pressure. *J Vasc Surg*. 2010;51:1133-1138.

Ackerstaff RG, Moons KG, van de Vlasakker CJ, et al. Association of intraoperative transcranial Doppler monitoring variables with stroke from carotid endarterectomy. *Stroke*. 2000;31:1817.

Ardakani SK, Dadmehr M, Nejat F, et al. The cerebral arterial circle (circulus arteriosus cerebri): An anatomical study in fetus and infant samples. *Pediatr Neurosurg*. 2008;44:388-392.

Calligaro KD, Dougherty MJ. Correlation of carotid artery stump pressure and neurologic changes during 474 carotid endarterectomies performed in awake patients. *J Vasc Surg*. 2005;42:684-689.

Gianaros PJ, Jennings JR, Olafsson GB, et al. Greater intima-media thickness in the carotid bulb is associated with reduced baroreflex sensitivity. *Am J Hypertens*. 2002;15:486-491.

Lewis SC, Warlow CP, GALA Trial Collaborative Group. General anaesthesia versus local anaesthesia for carotid surgery (GALA): A multicentre, randomised controlled trial. *Lancet*. 2008;372:2132-2142.

Mackey WC, O'Donnell TF, Callow AD. Cardiac risk in patients undergoing carotid endarterectomy: Impact on perioperative and long-term mortality. *J Vasc Surg*. 1990;11:226-234.

Manninen H, Mäkinen K, Vanninen R. How often does an incomplete circle of Willis predispose to cerebral ischemia during closure of carotid artery? Post mortem and clinical imaging studies. *Acta Neurochir*. 2009;151:1099-1105.

Messick JM Jr, Casement B, Sharbrough FW, et al. Correlation of regional cerebral blood flow (rCBF) with EEG changes during isoflurane anesthesia for carotid endarterectomy: Critical rCBF. *Anesthesiology*. 1987;66:344-349.

North American Symptomatic Carotid Endarterectomy Trial Collaborators. Beneficial effect of carotid endarterectomy in symptomatic patients with high-grade carotid stenosis. *N Engl J Med*. 1991;325:445-453.

Toorop RJ, Scheltinga MR, Moll FL, Bleys RL. Anatomy of the carotid sinus nerve and surgical implications in carotid sinus syndrome. *J Vasc Surg*. 2009;50:177-182.

第 140 章 急性脊髓损伤患者的管理

Eric L. Bloomfield, MD, MS, MMI, FCCM

孟园园 译 赵 薇 校

病理生理变化

脊髓损伤可导致灾难性后果。典型的脊髓损伤可以引起脊髓水肿、出血，感觉神经、运动神经及交感神经功能损害，严重者可能出现脊髓休克。C_3 或 C_3 以下椎体受损伤更可能损伤脊髓。相比而言，C_1 和 C_2 椎体的损伤不易影响和损伤脊髓。所幸的是，度过早期损伤幸存下来的脊柱损伤患者很多都保留了神经功能。但是，严重至足以损伤 C_1 和 C_2 椎体的创伤，因伴有脑损伤或者气道损伤，死亡率很高。

呼吸系统变化

T_7 椎体以上的损伤会影响呼吸功能。典型变化是肺活量、补呼气量和用力呼气量下降。损伤后会出现哪些呼吸生理改变取决于三个因素：肋间肌功能、膈肌功能和是否使用辅助呼吸肌。

支配膈肌的神经来自 C_3、C_4 和 C_5，所以 C_3 水平脊髓损伤有可能导致膈肌麻痹。如果损伤未被发现和及时处理，患者有可能窒息。C_5 水平脊髓的损伤有可能导致部分膈肌麻痹。相比而言，C_6 损伤的患者，因为支配膈肌的神经未受到损害，所以还能保留通气功能。尽管如此，患者的呼吸功能也有所下降，表现为胸骨下陷和反常呼吸。呼吸功能的这种改变是由肋间肌麻痹造成。患者还能咳嗽，但是咳嗽无力，咳痰困难。

脊髓损伤不总是稳定不变的。损伤可以是完全性的，也可以是不完全性的，比如 Brown-Séquard 综合征。脊髓损伤可能有不断蔓延的血肿，会导致不断加重的水肿和神经组织的缺血。中枢性睡眠呼吸暂停可以由 C_2 至 C_4 前外侧束受损引起。外伤导致脊髓损伤并引发神经功能受损的患者发生深静脉血栓以及肺栓塞（由血栓或者相关骨损伤产生的脂肪栓塞引起）的风险增加。其他由脊髓损伤引起的呼吸障碍包括神经源性肺水肿、吸入性肺炎和急性呼吸窘迫综合征。

心血管系统变化

脊髓损伤后，血压和心率会增加，有时因为交感风暴（sympathetic storm）而显著升高。随着时间推移，副交感活性增加，表现为心动过缓、窦性停搏、病态窦房结综合征、室上性心律失常和室性心律失常，可能还有 ST 段改变，具体表现基于个体的冠状动脉解剖情况。

根据损伤水平和严重程度的不同，患者可能因为血管张力和血管收缩反应的消失而发生脊髓休克，并且可持续 6 周。T_1 到 L_2 水平的脊髓损伤可损伤交感神经系统（见第 40 章），从而会导致直立性低血压和心动过缓，后者是因为刺激心率增快的神经纤维缺失。脊髓休克需要立即静脉补液，并使用血管活性药物治疗（见第 88 章），维持平均动脉压在 65 ～ 75 mmHg，这样有可能改善神经功能预后。

胃肠道系统变化

有不少脊髓损伤患者会继发麻痹性肠梗阻，导致胃扩张，阻碍膈肌运动，使肺功能储备降低。所以，无论做何外科手术，麻醉诱导前的预充氧时间都应该更长。由于胃扩张，胃排空延迟，在麻醉诱导过程中，发生胃内容反流及误吸的风险明显增高。

代谢改变

对脊髓损伤的患者往往需要进行紧急的气道管理，急诊或者手术室医生常常使用琥珀胆碱。这些患者如果随后在手术室施行进一步的外科手术，倘若再用琥珀胆碱就会导致巨量血钾的释放，可引发心室颤动和心搏骤停。肌肉去神经支配的患者体内烟碱性受体增加，一方面是由于之前没有烟碱性受体的肌膜产生了烟碱性受体，另一方面是出现了大量烟碱性受体异构体。这些受体与琥珀胆碱结合后，与正常受体相比，会诱发肌膜释放更多的钾离子，导致高钾血症。这种受体数量和种类的改变早至损伤后的第 3 天就会出现，并可以持续达 6 个月。有文献报道，最早在损伤后第 5 天就出现了明显的高钾血症。但是，如果患者并发感染性疾病，也可以出现高钾血症。

T_1 至 L_2 脊髓受损并交感神经系统严重损害的患者会丧失体温调节功能。低体温会导致血管收缩，外周血管收缩可导致代谢性酸中毒，冠脉收缩可导致心肌缺血。C_7 以上脊髓损伤可导致无汗，表现为发热。

长期瘫痪的患者，骨质吸收会导致高钙血症。通气功能受损的患者可以表现为呼吸性酸中毒，可伴或不伴有代偿性碱中毒。

麻醉管理

术前管理

基于前面提到的原因，气道管理的重点在于保证颈部稳定性的同时快速地完成气管插管。同时还要考虑到胸部物理治疗，预防深静脉血栓形成（最好在受伤后 2 ～ 3 天开始，防止损伤部位血肿形成），胃肠减压，预防应激性溃疡，以及监测气体交换功能。

气道管理

所有颈椎骨折患者都有气道问题。处理气道的主要目的是在保持颈椎稳定性的同时，保证患者的氧合、通气，并及时放置气管插管来保护气道。如果患者需要建立紧急气道，使用具有内联稳定特点的直视喉镜可能是最佳的选择。如果时间允许，最好清醒插管，因为可以避免搬动颈椎。对颅底骨折、“浣熊眼”、耳后淤血斑、Le Fort 骨折或有脑脊液漏证据的患者，禁用经鼻插管。

表 140-1 比较了使用喉镜和纤维支气管镜进行插管操作的时间以及搬动颈椎的情况。

表 140-1　脊髓损伤后不同麻醉插管方法的比较

方法	颈椎活动度	插管困难度	插管时间
间接喉镜 *vs.* 传统喉镜	↓	↓	↕
气管插管引导管 *vs.* 纤维支气管镜	NA	0～↑	↓
气管插管引导管 *vs.* 间接喉镜	0	↕	↓
Miller 喉镜 *vs.* Macintosh 喉镜	0	0	0
LMA 和插管型 LMA *vs.* 传统直视喉镜	↓	0	0～↑
手法中立位固定	↓	0～↑	↑
硬颈托	0	↑	NA

LMA，喉罩气道；NA，不可应用

心血管系统管理

T_4 以上的损伤常伴随着神经源性休克。尽早恢复充足的灌注压是防止神经损伤加重的首要措施。在稳定脊髓的手术中，需要经常监测运动诱发电位和（或）感觉诱发电位。

如果脊髓没有完全横断，伤后 8 h 以内开始使用皮质类固醇，如甲泼尼龙［首剂推注 30 mg/kg，继以 5.4 mg/（kg・h）滴注 24 ～ 48 h］，有望能够获得虽然小但有统计学意义的改善。

患者的血流动力学在 10 ～ 14 天后趋于稳定。但是，T_4 以上脊髓损伤患者有可能发生自主神经反射亢进的表现。尽管患者损伤平面以下的感觉已经丧失，但如患者仍需进行手术治疗，则仍然需要进行麻醉。对于可能出现的并发症，如果不能避免，也一定要采取预防措施，减轻并发症。

总之，脊髓损伤患者的治疗目标如下：

1. 在不搬动脊柱的前提下，保证气道畅通。
2. 及时治疗脊髓休克。
3. 损伤后 8 h 内开始皮质类固醇治疗。
4. 治疗受累的其他系统，包括呼吸衰竭、电解质紊乱、体温波动和诊断治疗其他多器官系统创伤。

推荐阅读

Black S. *Anesthesia for spine surgery*. Paper presented at the annual meeting of the American Society of Anesthesiologists, Oct. 18-22, 2008, Orlando, FL: ASA Refresher Course Lecture material; No. 236.

Bracken MB, Shepard MJ, Holford TR, et al. Administration of methylprednisolone for 24 or 48 hours or tirilazad mesylate for 48 hours in the treatment of acute spinal cord injury: Results of the Third National Acute Spinal Cord Injury Randomized Controlled Trial, National Acute Spinal Cord Injury Study. *JAMA*. 1997;277:1597-1604.

Geisler FH, Coleman WP, Benzel E, et al. Spinal cord injury. *Lancet*. 2002;360:1883.

Lennarson PJ, Smith DW, Sawin PD, et al. Cervical spinal motion during intubation: Efficacy of stabilization maneuvers in the setting of complete segmental instability. *J Neurosurg*. 2001;94:265-270.

Popitz MD. Anesthetic implications of chronic disease of the cervical spine. *Anesth Analg*. 1997;84:672-683.

Todd MM. *Cervical spine motion, cervical spine injury, and the unstable neck*. Paper presented at the annual meeting of the American Society of Anesthesiologists, Oct 18-22, 2008, Orlando, FL: ASA Refresher Course Lecture material; No. 506.

第 141 章　围术期急性冠脉综合征的诊断与治疗

Guy S. Reeder，MD
伍　源　译　张熙哲　校

急性冠脉综合征（acute coronary syndrome，ACS）指一系列心肌缺血和损伤，包括 ST 段抬高型心肌梗死（myocardial infarction，MI）（ST-segment elevation MI，STEMI）、非 ST 段抬高型心肌梗死（non-ST-segment elevation MI，NSTEMI）以及不稳定心绞痛。在 NSTEMI 早期，可能难以与持续较长时间的不稳定心绞痛区分。如果心肌酶标记物未出现异常，则诊断为不稳定心绞痛，两者的早期处理相似。

围术期 ACS 的发病机制与自发的心肌缺血和 MI 者相似。在很多病例中，斑块破裂或侵蚀导致冠状动脉内形成部分或完全性梗阻的血栓，大部分位于已存在非狭窄性斑块的部位。未发生斑块破裂时，手术应激引起的儿茶酚胺释放导致的氧需增加，以及手术操作诱发的高凝状态，在已存在严重冠状动脉狭窄者引起缺血（需求性缺血）。冠状动脉完全闭塞最常导致 STEMI，而次全闭塞则最常与 NSTEMI 相关（虽然很多其他因素可改变这种规律，包括已存在的侧支血管的程度、氧需水平以及冠状动脉的血管舒缩）。

对高危患者进行适当的围术期监测有利于发现 ACS。术中监测包括多导联心电图（ECG），也可进行肺动脉闭塞压趋势监测，某些病例可通过经食管超声评估局部或全部左心室收缩功能。术后监测包括 ECG 和心肌酶坏死标记物测定（通常为肌钙蛋白 T 或 I）。肌钙蛋白 T 及 I 对心肌损伤比从前的标记物（如肌酸激酶 MB）更具灵敏性及特异性。虽然肌钙蛋白升高对心肌坏死敏感，但轻度升高也可发生于心动过速（包括快速心房颤动）、肺栓塞、心脏创伤、应激性心肌病（心尖球形综合征）、急性神经疾病和危重病（如呼吸衰竭或肾衰竭），因此不能单独用于诊断 MI。低危患者接受低危手术时不建议常规进行术后肌钙蛋白测定，但高危患者或已经出现心肌缺血的症状或体征者应考虑进行。

ACS 的发生率在术后第 3 天达高峰，随后下降。虽然胸部疼痛或压榨感可能是围术期 ACS 的主要临床症状，但症状描述不清或无症状者更常见。呼吸困难偶尔可为首发症状，是由肺水肿、室性心律失常或心搏骤停引起。

ACS 的一般处理流程见图 141-1。当怀疑 ACS 时，应请心内科紧急会诊。应对麻醉药及液体管理进行必要的调整以优化氧合、血管内血容量和血红蛋白浓度，同时降低心肌氧需。因为 ACS 的根本问题通常是富血小板血栓，药物治疗包括应用抗血小板药和抗血栓药。这些药物极大增加了围术期出血的风险，因此必须谨慎应用。对于术后出血风险小的患者，应立即应用阿司匹林，同时应考虑静脉应用普通肝素。低分子量肝素在治疗 ACS 方面比普通肝素更有效，但是更难以用常规方法监测，也更难以快速逆转。静脉应用的强效糖蛋白Ⅱb/Ⅲa 血小板拮抗剂一般禁用于正在接受或近期进行手术的患者，因为发生出血并发症的风险高。抗缺血治疗应包括硝酸盐制剂和 β 肾上腺素受体阻滞剂，推荐使用可快速逆转的药物（如艾司洛尔）以及静脉应用硝酸甘油，除非患者存在低血压或者血流动力学不稳定。

接下来的治疗方案则根据 ECG 表现而有所不同。伴有 ST 段抬高或新发左束支传导阻滞的患者与伴有 ST 段压低或非特异性 ECG 改变的患者的治疗不同（见图 141-1）。

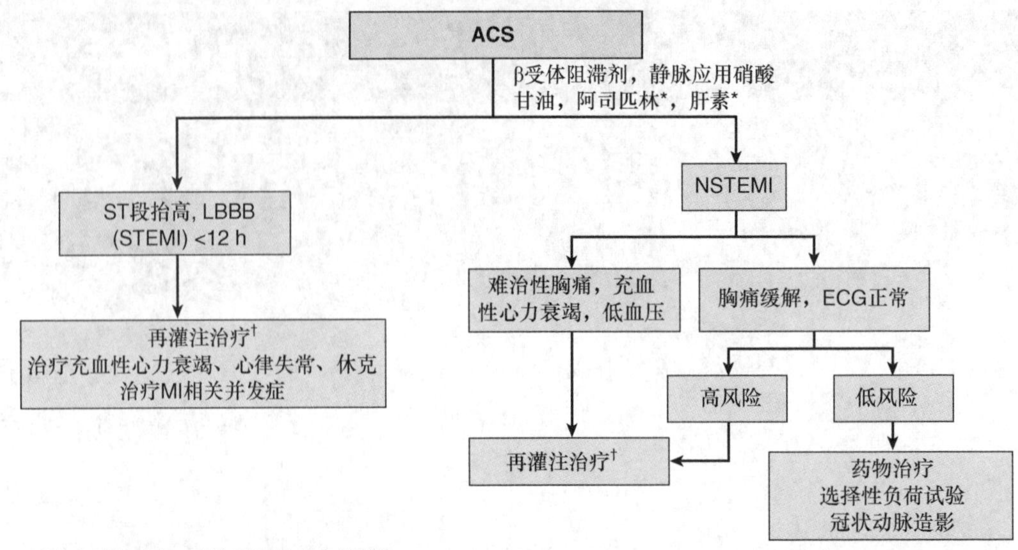

图 141-1 急性冠脉综合征患者的治疗和决策制订。再灌注治疗包括血管成形术、溶栓或两者联用。LBBB，左束支传导阻滞；STEMI，ST 段抬高型心肌梗死；NSTEMI，非 ST 段抬高型心肌梗死；ECG，心电图；MI，心肌梗死

ST 段抬高型心肌梗死

ST 段抬高是急性 MI 的高度特异性表现。这类患者的特点是有心外膜冠状动脉梗阻，适合进行紧急再灌注治疗，后者在早期完成获益最大，但在 ACS 发生 12 h 后也有一些价值。虽然患者术后立即接受溶栓治疗是禁忌的，但大多数术后患者可耐受阿司匹林和静脉应用肝素，出血风险尚可接受，从而可接受直接动脉成形术（通常为支架植入术）。如果本地无法进行经皮冠状动脉介入治疗，可能需要将患者紧急转运至相关治疗中心。

MI 的并发症包括充血性心力衰竭、室性心律失常、心源性休克和心搏骤停。必须积极监测患者以防上述情况发生，必须以适当的药物治疗并发症。在患者转运之前或者发生延迟性休克或心力衰竭时，采用主动脉内球囊反搏或临时左心室机械支持可能使其获益。血管紧张素转化酶抑制剂、阿司匹林、β 肾上腺素受体阻滞剂以及恰当的降脂治疗适于长期应用。

非 ST 段抬高型急性冠脉综合征

NSTEMI 的最常见原因是不完全阻塞性冠状动脉血栓。患者可表现为胸痛或术后心肌酶标记物升高，后者更常见。主要治疗是应用阿司匹林、β 肾上腺素受体阻滞剂、硝酸酯类药物、降脂药物和抗血栓药物。发生死亡和并发症的高危患者包括持续 ST 段压低者、心肌酶标记物（例如肌钙蛋白或肌酸激酶 MB）升高者、血流动力学不稳定者（包括低血压、休克、肺水肿、右心衰竭和频发室性心律失常）。这些高危患者与难治性缺血性胸痛者一样，应该考虑行冠状动脉造影术以及再灌注治疗。同样需要评估出血风险以及强效血小板和凝血酶抑制剂的应用。对于症状不明显以及血流动力学稳定的其他患者，只要患者的情况仍稳定，则没有必要进行紧急血管造影。ECG 监测以及心肌酶标记物的连续评估是必要的。进一步的检查可推迟至患者恢复后期进行，通常包括负荷成像和（或）血管造影。术前风险分层评估和急性 MI 处理以及经皮冠状动脉介入治疗的相关指南可供参考。

特殊情况

对于阿司匹林过敏的患者，可用每日 75 mg 氯吡格雷代替。除非最近应用过肝素，肝素诱导的血小板减少症一般不会在治疗的最初 5 天内发生。出现这种问题的患者体内通常会有肝素-血小板因子 4 复合物的抗体。这种情况下可应用在结构和功能上与肝素无关的直接作用的凝血酶抑制剂替代肝素，例如比伐芦定或阿加曲班。

β 肾上腺素受体阻滞剂禁用于合并Ⅱ度或Ⅱ度以上房室传导阻滞、休克、心源性肺水肿、严重心力衰竭或严重哮喘的患者，但在合并糖尿病的患者无禁忌。钙离子通道阻滞剂可用于控制快速性心房

颤动的心率，后者在某些患者可与 ACS 伴发或诱发 ACS。但是，这些药物在 ACS 时没有其他适应证，通常应避免应用。

对于难治性室性心律失常或心室颤动的患者，目前可选择的药物是静脉应用 150 mg 胺碘酮负荷剂量，然后持续输注。

对于前壁 MI 患者，心脏泵衰竭是最严重的并发症，也是再灌注治疗、强心治疗以及左心室支持治疗的强烈指征。对于下壁 MI 患者，乳头肌功能失调或断裂以及血流动力学受到严重影响的右心室 MI 等并发症更常见。经胸或经食管超声可快速、准确地鉴别这些病变。

术后患者因为仍处于从麻醉效应的恢复阶段，ACS 的症状可能不明显。在麻醉后恢复室，任何突然发生血流动力学虚脱的患者都必须考虑 ACS。鉴别诊断还应包括肺栓塞、主动脉夹层、气胸、心脏压塞和脓毒症。

推荐阅读

Alpert JS, Thygesen K, Antman E, Bassand JP. Myocardial infarction redefined—A consensus document of the Joint European Society of Cardiology/American College of Cardiology Committee for the Redefinition of Myocardial Infarction. *J Am Coll Cardiol*. 2000;36:959-969.

Anderson JL, Adams CD, Antman et al. American College of Cardiology Foundation/American HeartAssociation Task Force on Practice Guidelines. 2012 ACCF/AHA focused update incorporated into the ACCF/AHA 2007 guidelines for the management of patients with unstable angina/non-ST-elevation myocardial infarction: A report of the American College of Cardiology Foundation/American Heart Association Task Force on Practice Guidelines. *Circulation*. 2013;127:e663-e828.

Kushner FG, Hand M, Smith SC Jr, et al. American College of Cardiology Foundation/American Heart Association Task Force on Practice Guidelines. 2009 Focused Updates: ACC/AHA Guidelines for the Management of Patients With ST-Elevation Myocardial Infarction (updating the 2004 Guideline and 2007 Focused Update) and ACC/AHA/SCAI Guidelines on Percutaneous Coronary Intervention (updating the 2005 Guideline and 2007 Focused Update): A report of the American College of Cardiology Foundation/American Heart Association Task Force on Practice Guidelines. *Circulation*. 2009;120:2271-2306.

Berger PB, Bellot V, Bell MR, et al. An immediate invasive strategy for the treatment of acute myocardial infarction early after noncardiac surgery. *Am J Cardiol*. 2001;87:1100-1102.

Fleisher LA, Beckman JA, Brown KA, et al. ACC/AHA 2007 guidelines on perioperative cardiovascular evaluation and care for noncardiac surgery: A report of the American College of Cardiology/American Heart Association Task Force on Practice Guidelines (Writing Committee to Revise the 2002 Guidelines on Perioperative Cardiovascular Evaluation for Noncardiac Surgery) developed in collaboration with the American Society of Echocardiography, American Society of Nuclear Cardiology, Heart Rhythm Society, Society of Cardiovascular Anesthesiologists, Society for Cardiovascular Angiography and Interventions, Society for Vascular Medicine and Biology, and Society for Vascular Surgery. *J Am Coll Cardiol*. 2007;50:e159.

Jessup M, Abraham WT, Casey DE, et al. 2009 focused update: ACCF/AHA guidelines for the diagnosis and management of heart failure in adults. *Circulation*. 2009;119:1977-2016.

Rinfret S, Goldman L, Polanczyk CA, et al. Value of immediate postoperative electrocardiogram to update risk stratification after major noncardiac surgery. *Am J Cardiol*. 2004;94:1017.

第 142 章 心力衰竭：分级、代偿和治疗

Christopher A. Thunberg，MD

伍 源 译 张熙哲 校

心力衰竭（heart failure，HF）是一种心脏的泵功能无法满足机体代谢需要的状态。传统意义上的心力衰竭指的是患者的心肌收缩功能异常，伴随射血分数的下降。但是，所有心力衰竭病例中约 50% 的原因是心肌舒张功能障碍，此时左心室充盈受损。舒张性心力衰竭患者的射血分数可为正常。

心力衰竭的类型

临床上可以将心力衰竭大致分为 3 类：急性心力衰竭、慢性心力衰竭和慢性心力衰竭急性失代偿。

急性心力衰竭

急性心力衰竭的患者既往没有心力衰竭的病史，突然发生严重影响泵功能的心脏损伤（例如大面积心肌梗死）。这种损伤如此之急，以至于代偿机制没有足够的时间发挥作用，因此呼吸困难、肺水肿和心源性休克表现突出。

慢性心力衰竭

慢性心力衰竭的典型患者通常合并冠状动脉疾病或高血压等系统性疾病（框 142-1），经多年进展后可造成心功能不全，患者表现为疲劳、厌食和外周水肿。代偿机制在初期可减轻某些体征和症状（见下文讨论）。

慢性心力衰竭急性失代偿

稳定的慢性心力衰竭患者如果不遵守饮食限制或内科治疗，或基础疾病（心肌缺血）加重，可发生急性失代偿。这种心功能失代偿的症状和体征与前文提到者相同。

心力衰竭的分级

纽约心脏学会的分级系统是根据症状（表 142-1），而新版美国心脏病学学院 / 美国心脏学会分级系统则强调疾病的进展（表 142-2）。

心力衰竭的代偿机制

心输出量的降低可激活神经体液系统（表 142-3），在初期通过以下机制获益：①通过血管收缩而增加重要脏器的灌注；②通过提高心肌收缩力和心率而恢复心输出量；③通过扩充血管内容量而增加前负荷。但是，随着时间的推移，这些机制可导致病理性心肌重构（纤维化和肥大，加重心肌缺血）和容量超负荷（表现为外周或肺水肿）。

框 142-1　慢性心力衰竭的病因

冠状动脉疾病——可能发展为扩张型心肌病	药物与毒物
高血压——与舒张功能障碍相关	酒精
瓣膜性心脏病——导致容量或压力超负荷	可卡因
遗传性心肌病	多柔比星
肥厚型	内分泌紊乱
扩张型	甲状腺功能减退
感染	甲状腺功能亢进
心肌炎	营养不良
艾滋病（获得性免疫缺陷综合征）	维生素 B_1、硒或肉碱缺乏
	浸润性疾病
	结节病
	淀粉样变性
	血色素沉着病

表 142-1　纽约心脏学会功能性心力衰竭分级

级别	描述
Ⅰ	无限制——心力衰竭的症状仅发生在限制正常人活动的水平
Ⅱ	轻度限制——普通水平活动时出现症状
Ⅲ	显著限制——低于普通水平活动时出现症状
Ⅳ	静息状态下有心力衰竭的症状——预后非常差

Adapted from Jessup M，Abraham WT，Casey DE，et al. 2009 focused update：ACCF/AHA Guidelines for the Diagnosis and Management of Heart Failure in Adults：a report of the American College of Cardiology Foundation/American Heart Association Task Force on Practice Guidelines：developed in collaboration with the International Society for Heart and Lung Transplantation. Circulation. 119：1977-2016，2009.

表 142-2　美国心脏病学学院 / 美国心脏学会对慢性心力衰竭的分级

程度	描述	临床关联 / 表现
A	发生心力衰竭的风险高，但没有心脏结构性疾病或心力衰竭症状	高血压，糖尿病，冠状动脉疾病，肥胖，心肌病家族史
B	有结构性心脏疾病，但没有心力衰竭的症状或体征	心肌梗死既往病史，左心室功能不全，无症状的瓣膜性心脏病
C	有结构性心脏疾病，既往或目前有心力衰竭的症状	结构性心脏疾病，呼吸困难，疲劳，活动耐量受损
D	顽固性终末期心力衰竭	静息时症状明显，尽管接受最大程度的内科治疗

Adapted from Jessup M，Abraham WT，Casey DE，et al. 2009 focused update：ACCF/AHA Guidelines for the Diagnosis and Management of Heart Failure in Adults：a report of the American College of Cardiology Foundation/American Heart Association Task Force on Practice Guidelines：developed in collaboration with the International Society for Heart and Lung Transplantation. Circulation. 119：1977-2016，2009.

表 142-3　心力衰竭患者激活的神经体液系统

系统	作用	负面效应
交感神经系统	血管收缩 增强心肌收缩力 增强变时性作用	增加后负荷 缺血 心肌重构
肾素-血管紧张素-醛固酮系统	血管收缩 增加血管内容量	增加后负荷 缺血 心肌重构 容量过负荷
抗利尿激素	血管收缩 增加血管内容量	增加后负荷 容量过负荷
内皮素	血管收缩	缺血 心肌重构

慢性心力衰竭的治疗

慢性心力衰竭的治疗目的是通过 β 肾上腺素受体阻滞剂、血管紧张素转化酶抑制剂、血管紧张素受体抑制剂和醛固酮拮抗剂来精细调控代偿性神经体液机制，从而维持内环境稳定，这些药物都有证据能降低死亡率、阻止疾病进展。

慢性心力衰竭急性失代偿的患者最好采用袢利尿剂和血管舒张剂（硝酸盐制剂）来降低前负荷。如果对利尿剂反应不佳或不耐受，可应用超滤以减少循环血容量。应用血管紧张素转化酶抑制剂和动脉血管舒张剂（例如肼屈嗪或硝普钠）可降低后负荷。

为了控制致命性心律失常，患者可服用抗心律失常药物（β 肾上腺素受体阻滞剂、胺碘酮）或植入自动心脏复律除颤器。很多进展性心力衰竭患者接受心脏再同步治疗，这种治疗应用双室起搏以恢复心室激活和收缩的正常顺序。地高辛仅用于快速心房颤动和射血分数降低的患者。

合并心力衰竭和低心排血量体征的危重患者可接受强心治疗［例如儿茶酚胺（如多巴酚丁胺），或磷酸二酯酶抑制剂（如米力农）］或置入主动脉内球囊反搏泵。终末期心力衰竭的手术治疗包括植入心室辅助装置或心脏移植。

推荐阅读

Abraham WT, Greenberg BH, Yancy CW. Pharmacologic therapies across the continuum of left ventricular dysfunction. *Am J Cardiol*. 2008;102:21G-28.

Groban L, Butterworth J. Perioperative management of chronic heart failure. *Anesth Analg*. 2006;103: 557-575.

Jessup M, Abraham WT, Casey DE, et al. 2009 focused update: ACCF/AHA Guidelines for the Diagnosis and Management of Heart Failure in Adults: A Report of the American College of Cardiology Foundation/American Heart Association Task Force on Practice Guidelines: Developed in collaboration with the International Society for Heart and Lung Transplantation. *Circulation*. 2009; 119:1977-2016.

McMurray JJ. Clinical practice. Systolic heart failure. *N Engl J Med*. 2010;362(3): 228-238.

第 143 章　终末期心力衰竭的治疗：心脏移植和心室辅助装置

Doris B. M. Ockert，MD

伍　源　译　张熙哲　校

终末期心力衰竭

心力衰竭（heart failure，HF）的定义是在正常心脏充盈压下的心输出量不足以满足组织代谢需要。心源性休克是指持续性低血压和组织灌注不足。心力衰竭可以是收缩性（心肌收缩受损和射血分数下降）或舒张性（舒张能力和顺应性下降）。代偿性神经体液系统（肾素-血管紧张素-醛固酮系统以及钠尿肽、血管紧张素Ⅱ、去甲肾上腺素和内皮素的释放）的激活造成液体潴留、外周血管收缩、β 肾上腺素受体下调和心室重构。最终，左心室衰竭导致肺动脉高压和右心室衰竭。

超声心动图可用来评估心室功能、判断心脏结构和功能异常，以及指导治疗。美国心脏学会分级将心力衰竭分为 A ～ D 四个阶段。D 阶段为终末期心力衰竭（图 143-1）。收缩性和舒张性心力衰竭的最常见原因都是冠状动脉疾病。其他原因包括扩张型、非缺血性、限制型、肥厚型和应激性心肌病。最常见的死因是室性心律失常。

冠心病或瓣膜性心脏病患者应接受优化的内科治疗，并根据解剖，进行适当的再血管化或者瓣膜修补或置换。对于射血分数小于 30% 的患者，推荐植入型心律转复除颤器和（或）起搏器再同步化。不推荐常规抗凝。手术治疗包括置入主动脉内球囊反搏

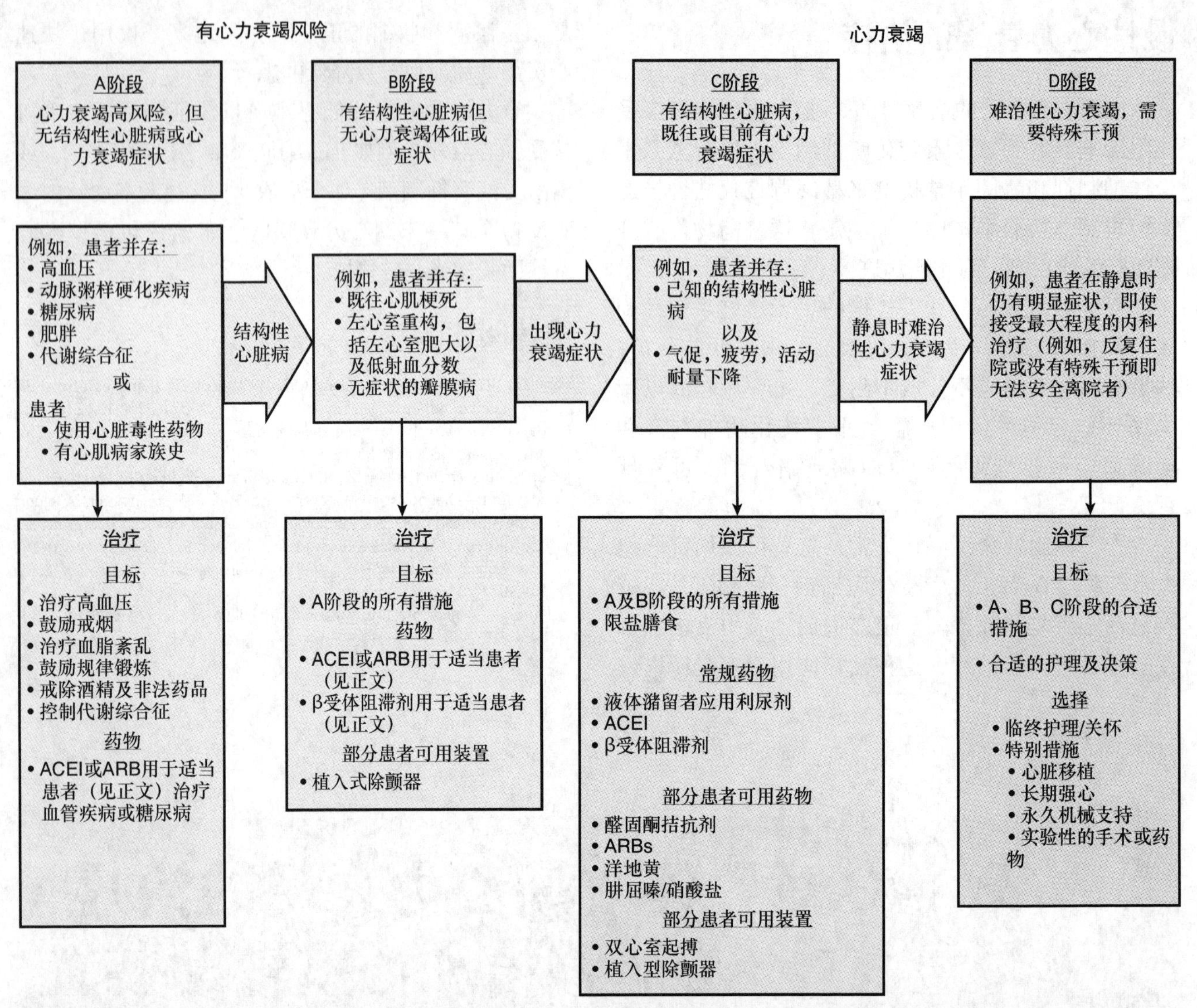

图 143-1 心力衰竭的发展阶段以及推荐治疗措施。ACEI，血管紧张素转化酶抑制剂；ARB，血管紧张素Ⅱ受体抑制剂（Modified from Jessup M，Abraham WT，Casey DE，et al. 2009 focused update：ACCF/AHA Guidelines for the Diagnosis and Management of Heart Failure in Adults：a report of the American College of Cardiology Foundation/American Heart Association Task Force on Practice Guidelines：developed in collaboration with the International Society for Heart and Lung Transplantation. Circulation 2009；119：1977-2016. © 2013 American Heart Association，Inc. All rights reserved.）

泵、心室辅助装置（ventricular assist device，VAD）或全人工心脏（total artificial heart，TAH）或原位心脏移植。

在发生多系统器官衰竭之前应用机械装置的临床指征包括：心肌梗死、经皮冠状动脉介入治疗失败、急性病毒性心肌炎、围生期心肌病、心脏挫伤、心脏切开术后休克、慢性心肌病急性失代偿，以及难治性室性心律失常。早期干预可改善生存率。

心室辅助装置

支持左心室和（或）右心室的 VADs 为搏动性或非搏动性泵，可置于体外或体内，用于向恢复期的过渡（短期）、移植前的过渡，或作为最终治疗。第一代 VADs 应用有瓣膜的搏动泵，每次搏动可推动一定容量的血液。美国市场仍有一种搏动泵，这种体外 VAD（pVAD；Thoratec，Pleasanton，CA）在需要过渡到移植或恢复期的患者可短期或中期应用（图 143-2）。约 10% 的患者的功能恢复足以完全脱离机械支持。与以往的装置相比，pVAD 提高了患者的活动范围（可有便携装置供患者院外使用），并延长了使用时间（从数周至数月，少数病例可达数年）；其亦可有效降低相关发病率。短期抗凝可应用肝素，长期抗凝则需要华法林，有时还需阿司匹林。

第二代 VADs 为体型更小、可植入式、非搏动

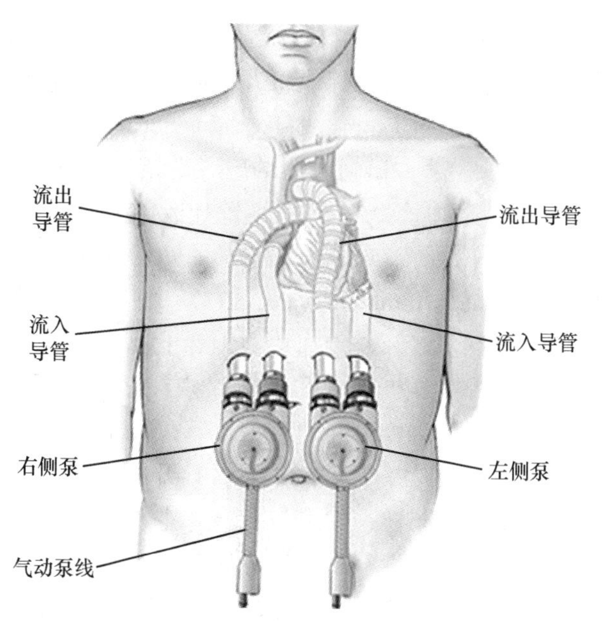

图 143-2　体外心室辅助装置——第一代搏动泵装置（Reprinted，with permission，from Thoratec Corporation，Pleasanton，CA.）

性、无瓣膜的轴流泵。第三代 VADs 无轴承，应用的叶片依靠磁力和流体动力悬浮。目前在美国可应用的 Heartmate Ⅱ（Thoratec）是第二代 VAD，美国食品药品管理局（FDA）于 2008 年批准用于移植前的过渡，于 2010 年批准用于不适合心脏移植患者的最终治疗（图 143-3），HeartWare 心室辅助系统（Framingham，MA）是第三代 VAD，于 2012 年批准用于移植前的过渡（图 143-4）。

左 VADs（LVADs）通过流入管道将左心室的血液引流入泵中，再通过流出管道将血液返回至近端主动脉中。机械支持用于充血性心力衰竭治疗的随机评估研究（REMATCH）证实，早期植入 VADs（在出现器官功能障碍，即肾衰竭之前）的患者疗效优于晚期植入者。装置植入后 1 年的长期生存率接近 80%，2 年可超过 50%。

全人工心脏

SynCardia（Tucson，AZ）生产了两种全人工心脏（total artificial heart，TAH），每种均由两套独立的搏动性装置（心室）组成，当自身心室被切除后，TAH 与自身心房吻合，流出管道分别插入升主动脉和肺动脉流出道。美国 FDA 于 2004 年批准 75 ml TAH（图 143-5）作为移植前的过渡，于 2013 年指定 50 ml TAH 用于两种人道主义用途——终末治疗和儿童移植前的过渡。

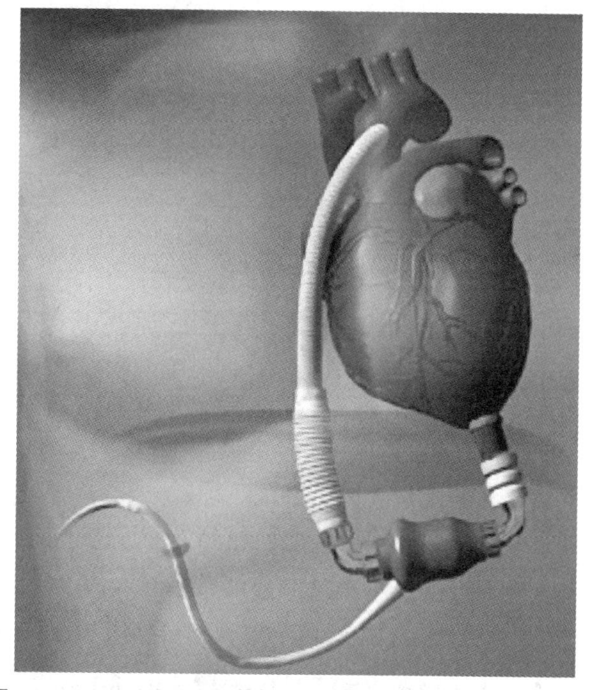

图 143-3　Heartmate II，体内心室辅助装置——第二代，恒流，心室辅助装置（Reprinted，with permission，from Thoratec Corporation，Pleasanton，CA.）

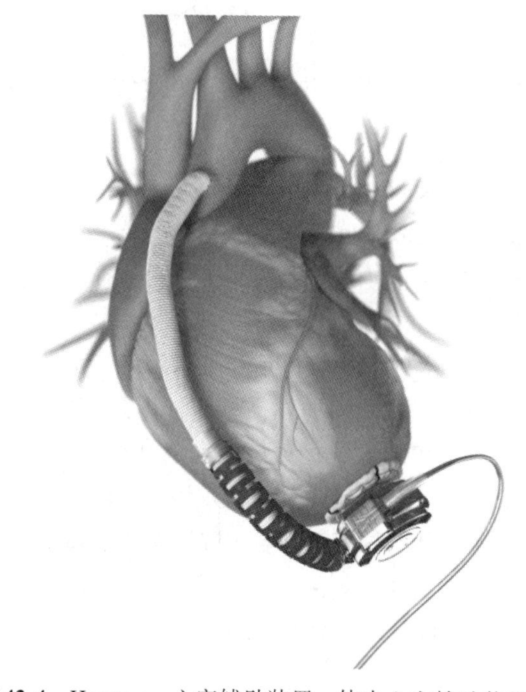

图 143-4　Heartware 心室辅助装置，体内心室辅助装置——第三代，恒流，心室辅助装置（Reprinted，with permission，from Heartware International，Framingham，MA.）

需植入 VAD 或 TAH 的终末期心力衰竭患者的麻醉注意事项

术前注意事项

这些患者的麻醉前准备与在体外循环（cardiopu-

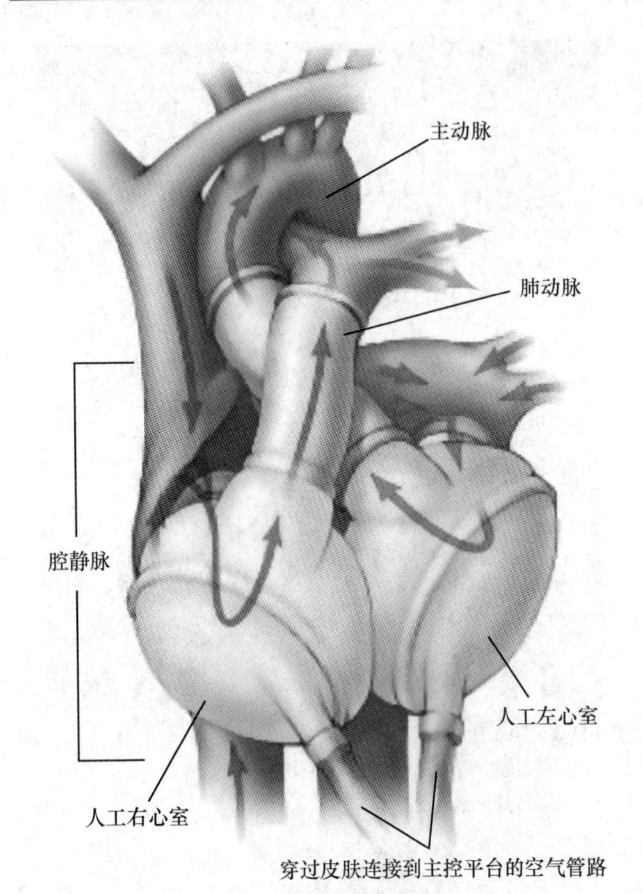

图 143-5 全人工心脏（Reprinted，with permission，from Syncardia，Tucson，AZ.）

lmonary bypass，CPB）下接受心脏手术者类似。但是，接受 VADs、TAH 或心脏移植患者的出血风险更高，还有在 CPB 之前发生收缩功能障碍、室性心律失常和猝死的危险。

全面的术前评估应包括详细了解患者的心、肺、肾和代谢病史，全面的体格检查，以及完整评估所有的实验室和影像学检查结果。前期植入的所有装置应予核查，例如起搏器和植入型心律转复除颤器。血库必须备有压积红细胞（去除巨细胞病毒）、新鲜冰冻血浆和血小板，因为这些患者会已接受抗凝治疗、合并慢性贫血，有发生围术期出血的风险。

术中管理

接受 VAD 植入的患者

除了美国麻醉医师学会规定的标准监测，这些患者应尽可能在麻醉诱导前置入桡动脉或股动脉导管以连续监测动脉血压。还应在中心静脉置入 8.5 F 或 9 F 鞘管，通过后者可置入导管测量中心静脉压、肺动脉压、肺动脉楔压和心输出量。考虑到患者基础心脏疾病的严重性，很多医生更倾向于在麻醉诱导前完成上述操作。麻醉诱导及维持所用药物与用于合并严重心肌病的其他患者相似。气管插管后应置入经食管超声（transesophageal echocardiographic，TEE）探头。合并凝血障碍的患者需核查凝血检查，有条件者完善血栓弹力描记图。除颤板必须提前备好。

CPB 开始前，应进行 TEE 检查以评估有无卵圆孔未闭（patent foramen ovale，PFO）、主动脉瓣或二尖瓣关闭不全以及心内血栓。因为 LVAD 会在左心室内的导管尖端产生负压，所以修补 PFO 很重要，可防止气泡和血栓引起的反常栓塞以及未氧合血液的右向左分流。PFO 可能仅在 CPB 开始后左心减压时才被发现。同样，如果患者合并主动脉瓣关闭不全，辅助装置产生一个血流环路，从装置流入主动脉根部的血流经过闭锁不全的主动脉瓣被吸回装置，反流至装置内，然后再进入主动脉根部，如此反复，导致重要脏器的血供减少。而且，LVAD 使左心室负荷降低并增大心输出量，如果左心室继续收缩，严重的二尖瓣反流会降低装置的前负荷，从而削弱其效果。去除心内血栓是避免其进入机械泵的关键。术中 TEE 检查结果应与手术医生分享，使其能评估情况并决定是否应手术纠正某些缺陷。食管中段四腔心或二腔心 TEE 切面有助于指导术者判断切开心室植入装置流入管道的部位。因为基础心肌病严重，CPB 前出现的前负荷、心率或收缩力下降可导致突发的心血管虚脱。可能需要血管收缩药（如去氧肾上腺素、麻黄碱、肾上腺素、去甲肾上腺素或血管升压素）来维持血流动力学的稳定。

造成患者无法脱离 CPB 的主要原因是左心室前负荷不足，这可由血管内容量减少、血管扩张或右心室衰竭引起，后者最常继发于肺动脉高压。改善左心室前负荷的治疗方案包括血管内容量治疗、血管收缩剂（血管升压素、去甲肾上腺素、去氧肾上腺素）、针对右心室衰竭的强心支持（米力农、肾上腺素、多巴酚丁胺）以及肺动脉扩张剂治疗（一氧化氮、前列腺素）。

辅助装置植入后，应用 TEE 检查来评估 LVAD 的流入和流出。一旦患者脱离 CPB，低血压的最常见原因是血管内容量和全身血管阻力的降低。

接受全人工心脏的患者

当终末期心脏疾病严重到无法通过 VADs 提供足够支持，或者因情况复杂而无法接受心脏移植时，TAH 可以作为一项选择。接受 TAH 植入的患者麻醉管理与前述相似，不同之处在于低血压的治疗以及需要特别注意防止空气栓塞。由于患者本身的心室已被切除，所以应用强心药治疗低血压无效。除了输注液体以增加血管内容量及相应的静脉回流，可能还需要升压药以增加体循环血管阻力和静脉回流。治疗肺动脉高压可能需要一氧化氮和前列腺素。在人工心室与本身心房吻合后，机械心室必须预充。因此，患者应置于头低脚高位并进行 TEE 检查，以便在机械心室开始收缩和射血时发现气体并监测其排空。当机械心室开始运作、患者的血流动力学平稳后，患者脱离 CPB、止血、关胸，可转运至重症监护病房。

术后治疗

所有辅助装置的并发症包括出血、血栓栓塞、感染、溶血、装置故障以及多器官功能衰竭。接受 LVAD 或同时接受 LVAD 及 RVAD 的患者的术后管理与接受 CPB 下心脏手术者相似：术后出血和血流动力学必须严密监测并保持稳定，患者逐渐脱离机械通气。仅接受 LVAD 的患者发生低血压时必须考虑右心室功能不全的可能性。当患者离开重症监护病房后，低血压的最可能原因是血管内容量减少导致的前负荷降低。

携带 VADs 的患者常需要接受其他外科手术。40% ～ 50% 的患者会发生胃肠道壁的动静脉畸形导致的胃肠道出血，原因尚不清楚，但可能与第二代和第三代装置的非搏动性血流有关。这些患者常需要上消化道内镜检查。动静脉畸形偶尔也可见于膀胱壁。携带轴流泵的患者的脉搏即使可触及也非常弱，难以进行无创血压监测。常需要应用多普勒或动脉内置管监测血压。

接受心脏移植患者的管理

心脏疾病终末期的患者是否可进行心脏移植应仔细筛选。患者必须依从治疗，无药物滥用（包括酒精），其他系统器官情况良好，未合并癌症，体重指数低于 38。严重的不可逆性肺动脉高压是心脏移植的绝对禁忌证（肺血管阻力＞ 6 Wood units 或＞ 480 Dynes/（s · cm^5）。

当器官共享联合网接到通知有一名患者已宣布脑死亡且器官可用于移植时，通过匹配供体心脏与可能的受体（HLA 分型、ABO 血型兼容性和身材大小），并根据受体的疾病严重程度而找到可能的受体。当最佳候选者确定后，移植中心将接到通知，如果移植小组和患者同意，将公布候选者接受移植。

这些病例总是在紧急情况下进行。供体心脏的缺血时间最好少于 4 h。由于患者会接受免疫抑制治疗、发生感染的风险高，必须严格遵循无菌原则。免疫抑制方案不尽相同。通常在麻醉诱导后应用 500 mg 甲泼尼龙，主动脉阻断钳开放后再次给予。其他免疫抑制药物可根据各单位移植工作的习惯来应用。

手术技术涉及 4 项主要吻合：左、右心房以及主动脉和肺动脉的端端吻合。一些病例中应用双腔静脉技术代替右心房吻合。因为供体心脏没有神经支配，只有直接作用的 β 肾上腺素能药物可加快心率。

心脏移植后无法脱离 CPB 的最常见原因是右心室衰竭。重要的是预防缺氧和高碳酸血症，可能需要应用肺动脉舒张剂（前列腺素 E_1、一氧化氮、米力农）和强心剂（肾上腺素、多巴酚丁胺、米力农）以支持右心室。可能需要去甲肾上腺素和血管升压素来加强体循环血管阻力。在术后早期，患者有发生超急性和急性排异、肺动脉高压和体循环高血压、心律失常、呼吸衰竭、肾衰竭和感染的风险。

限制心脏移植术后长期生存率的主要因素是移植心脏的冠状动脉疾病。这种弥散性病变可累及全身各处血管。环孢素和皮质醇是长期免疫抑制治疗的主要药物，可引起肾毒性、高血压和恶性肿瘤。移植术后第 1 年生存率可达 90%，第 7 年生存率可达 75%。

推荐阅读

Chumnanvej S, Wood MJ, MacGillivray TE, Melo MF. Perioperative echocardiographic examination for ventricular assist device implantation. *Anesth Analg*. 2007;105:583-601.

Groban L, Butterworth J. Perioperative management of chronic heart failure. *Anesth Analg*. 2006;103:557-555.

Jessup M, Abraham WT, Casey DE, et al. 2009 focused update: ACCF/AHA Guidelines for the Diagnosis and Management of Heart Failure in Adults: A report of the American College of Cardiology Foundation/American Heart Association Task Force on Practice Guidelines: Developed in collaboration with the International Society for Heart and Lung Transplantation. *Circulation*. 2009;119:1977-2016.

Shanewise J. Cardiac transplantation. *Anesthesiol Clin North Am*. 2004;22:753-765.

Slaughter MS, et al. Clinical management of continuous-flow left ventricular assist devices in advanced heart failure. *J Heart Lung Transplant*. 2010;29:S1-S29.

Vegas A. Assisting the failing heart. *Anesthesiol Clin*. 2008;26:539-564.

第 144 章　冠状动脉支架

Amy G. Voet，DO，MS，James A. Giacalone，BS，MEd
伍　源　译　张熙哲　校

冠状动脉支架始于 20 世纪 80 年代，现在的大多数经皮冠状动脉介入手术（percutaneous coronary interventions，PCIs）都会应用。从目前广泛应用的金属裸支架（bare-metal stents，BMSs）和药物洗脱支架（drug-eluting stents，DESs）（表 144-1），到新型支架，例如新涂层的 DESs、生物可降解支架、生物可降解聚合物 DESs、无聚合物支架、专用分叉支架以及自膨胀支架，可供心脏介入专家选择植入的支架有很多种。很多 DESs 目前正在研究中，或已在美国以外使用（表 144-2）。

Ulrich Sigwart 在 1986 年植入了第一个心脏支架。这种 BMS 在濒临血管闭塞危险的患者被证实是有效的抢救手段，因此减少了接受急诊冠状动脉旁路移植术的患者。然而，冠状动脉亚急性血栓性闭塞的风险阻碍了该类支架的进一步发展。1994 年，有证据显示支架植入在应用双联抗血小板治疗（主要为阿司匹林及血小板 $P2Y_{12}$ 受体拮抗剂）时是安全的，冠状动脉支架植入术才被广泛接受。到 1999 年，冠状动脉支架植入已占 PCIs 的 80% 以上。亚急性血栓形成的风险仍存在，支架内血管内膜增生这一新的医源性问题可导致 20% ～ 30% 的再狭窄率，这些促使了 DES 的发展。植入 BMS 或者 DES 后的支架血栓形成风险可通过血小板 $P2Y_{12}$ 受体拮抗剂联合阿司匹林治疗而降低。框 144-1 罗列了各类支架的定义、应用并发症以及相关治疗类型。

表 144-1　美国食品药品管理局批准的药物洗脱支架

支架	制造商	洗脱药物
Cypher	J & J Cordis	西罗莫司
TAXUS Express and Liberté	Boston Scientific	紫杉醇
Endeavor	Medtronic	唑罗莫司
Xience V	Guidant，Abbott	依维莫司

并发症

血栓、出血、心肌梗死、脑卒中和造影剂肾病

美国 FDA 目前仅批准 DESs 用于单纯病变。西罗莫司洗脱支架批准用于≤ 30 mm 的新发病变，且

表 144-2　美国境外使用或临床研究进行中的金属支架

支架	洗脱药物	美国以外获批	研究进行中
Endeavor RESOLUTE	唑罗莫司	×	
Elixir DESyne	Novolimus		×
TAXUS Element	紫杉醇	×	
PROMUS Element	依维莫司	×	
Supramilus	西罗莫司		×
Excel Stent	西罗莫司		×
NEVO	西罗莫司		×
BioMatrix	Biolimus A9	×	
NOBORI	Biolimus A9	×	
Axxess	Biolimus A9	×	
XTENT	Biolimus A9	×	
SYNERGY	依维莫司		×
Combo	EPC ＋西罗莫司		×
Elixir Myolimus	Myolimus		×
Infinium	紫杉醇		×
JACTAX Liberté	紫杉醇		×
AmazoniaPax	紫杉醇	×	
BioFREEDOM	Biolimus A9		×
VESTAsync	西罗莫司		×
Tukon	西罗莫司	×	
Catania stent	Polyzene F	×	
TINOX stent	氮化钛氧化物	×	
Genous stent	$CD34^{+}$抗体	×	

框 144-1　定义	
金属裸支架（BMS）	由多种金属合金组成的无药物涂层的支架置入冠状动脉或血管通路，重建血管腔的完整性
药物洗脱支架（DES）	药物涂层支架置入冠状动脉或血管通路，重建血管腔的完整性，药物通过涂层释放至血管壁，从而防止血管内皮生长和再狭窄
早期支架血栓形成（EST）	支架植入术后 0～30 天内发生支架血栓：急性，＜24 h；亚急性，1～30 天
晚期支架血栓形成（LST）	支架植入术后 30 天至 1 年内发生支架血栓
极晚期支架血栓形成（VLST）	支架植入术后 1 年后发生支架血栓
阿司匹林效应	阿司匹林可促进环加氧酶 -1 的不可逆乙酰化，从而防止血栓烷 A_2 的生成，避免血小板的聚集
$P2Y_{12}$ 受体拮抗剂	可诱导腺苷二磷酸（ADP）$P2Y_{12}$ 受体构型不可逆改变的一系列药物，从而抑制血小板聚集，限制 ADP 介导的糖蛋白Ⅱb～Ⅲa 的活化

血管直径为 2.5～3.5 mm。紫杉醇洗脱支架批准用于≤28 mm 的新发病变，且血管直径为 2.5～3.75 mm。DESs 的早期研究受到质疑，因为只有病情稳定的患者和符合美国 FDA 批准的适应证的患者才能入选。更大比例的支架属于超说明书应用（off-label use），虽然超说明书应用的研究结果模棱两可。部分研究认为 DESs 的超说明书应用与死亡、心肌梗死和反复的再血管化的风险增加有关，而其他研究则认为 DESs 的应用明显改善了预后。这些差异被归因于患者人群以及病变特点，而非 DESs 的特别问题。总体说来，与 BMSs 相比，DESs 的应用极大地降低了血管再狭窄的风险，而不增加心肌梗死和死亡的总体风险。

支架血栓目前是冠状动脉支架植入术后的主要安全顾虑。一篇文献综述显示，DES 与 BMS 在术后早期或晚期支架血栓的风险方面无差异（分别为 0.1% 和 0.9%）。然而，DES 在极晚期的支架血栓风险远高于 BMS（分别为 0.6%～0.7% 和 0～0.2%）。文献同时表明，超说明书应用 DES 的支架血栓风险高于说明书内应用。具体机制尚未可知，但与某些因素有关。与早期或晚期支架血栓有关的一些危险因素包括，过早停止双联抗血小板治疗、氯吡格雷低敏感度、病变复杂、多支架植入、病变直径小、病变长度大于 28～30 mm。与极晚期支架血栓有关的危险因素包括肾衰竭和既往的近距离放射治疗等因素（表 144-3）。PCI 的其他并发症包括出血、心肌梗死、脑卒中以及造影剂相关肾病。

出血而造成血流动力学不稳定或需输血治疗者在接受 PCI 手术患者中占 0.5%～4%，取决于几项因素，包括患者状况、手术细节、患者的特殊药理学特点。这些因素包括但不受限于年龄和性别、股动脉切开部位以及抗血栓治疗程度。脑卒中的危险相对较低（＜0.2%），而心肌梗死则可达到 5%～38%（发生率取决于心肌梗死的定义）。新出现 Q 波的发生率为 1%，而肌酸激酶 MB 升高的发生率可高达 38%。造影剂相关肾病也取决于多种因素，包括年龄、是否存在充血性心力衰竭、既往肾衰竭病史、既往造影剂接触史、是否存在外周血管疾病，发生率为 5%～6%。

推荐

美国心脏病学学院 / 美国心脏学会指南目前推荐，BMS 至少需 1 个月或 4～6 周的抗血小板治疗，DES 至少需 12 个月的抗血小板治疗，尤其对于血栓风险较高的患者。有证据显示，提前终止抗血小板治疗可导致致命性支架血栓的风险增加。指南还建议，非急诊手术应推迟至易感期后进行。如果手术

表 144-3　支架血栓的危险因素

病变特异性因素	患者危险因素	操作因素	设备因素
分叉支架	肾衰竭	支架扩张不合适	药物涂层 / 合金过敏
开口病变支架	糖尿病	支架贴壁不完全	血管内皮化不完全
病变 / 支架长度	左心室受损	支架置入坏死管腔	支架设计
血管 / 支架直径	既往近距离放射治疗		
多支架 / 血管	既往亚急性支架血栓		
左主干动脉支架	双联抗血小板治疗的提前停止		
旁路移植支架	氯吡格雷无反应		
管腔钙化	ST 段抬高型心肌梗死		

无法推迟，围术期可能需要患者接受双联治疗或单独应用阿司匹林，因为手术本身即可引起高凝状态。接受 DESs 植入的患者发生血栓的风险较高，如果必须停用血小板 $P2Y_{12}$ 受体拮抗剂，最好能在术前 5 天或更短时间停药。手术完成后，应尽快恢复 $P2Y_{12}$ 受体拮抗剂的治疗。某些报道显示，接受 DESs 植入且在 1 年内进行非心脏手术的患者中有 6% 发生严重心脏事件。因此，DES 植入 1 年内或 BMS 植入 1 个月内需要接受非心脏手术的患者应仔细评估缺血事件和出血的风险。手术的成功需要心脏科医师、外科医师和麻醉医师之间的协作，以及充足的术前准备时间（2 周）以执行围术期计划。还需要与患者讨论治疗选择，使患者在知情的前提下做出决定。手术应在能施行紧急 PCI 或心脏手术的条件下进行。支架血栓通常表现为急性心肌梗死、心源性休克和猝死，因此立即处理血栓是必要的。最后，必须向患者宣教早期停用双联抗血小板治疗的危险，增强其对治疗方案的依从性。

推荐阅读

Cohn L. Myocardial revascularization with percutaneous devices. *Cardiac Surgery in the Adult*. 3rd ed. New York: McGraw-Hill; 2008:Ch 21.

Garg S, Serruys PW. Coronary stents: Current status. *J Am Coll Cardiol*. 2010;56:S1-42.

Garg S, Serruys PW. Coronary stents: Looking forward. *J Am Coll Cardiol*. 2010;56:S43-78.

The American Society of Anesthesiologists Committee on Standards and Practice Parameters. Practice alert for the perioperative management of patients with coronary artery stents. *Anesthesiology*. 2009;110:22-23.

Savonitto S, D'Urbano M, Caracciolo M, et al. Urgent surgery in patients with a recently implanted coronary drug-eluting stent: A phase II study of "bridging" antiplatelet therapy with tirofiban during temporary withdrawal of clopidogrel. *Br J Anaesth*. 2010;104:285-291.

第 145 章　非体外循环冠状动脉旁路移植术与微创直接冠状动脉旁路移植术

Roxann D. Barnes Pike，MD

王　晶　译　赵　红　校

定义和适应证

冠状动脉旁路移植术（coronary artery bypass grafting，CABG）可以通过使用非体外循环冠状动脉旁路移植术（off-pump coronary artery bypass，OPCAB）或者微创直接冠状动脉旁路移植术（minimally invasive direct coronary artery bypass，MIDCAB）来避免体外循环（cardiopulmonary bypass，CPB）的应用。OPCAB 是正中劈开胸骨后，在跳动的心脏上完成一条或多条冠状动脉的旁路移植。MIDCAB 通过前侧开胸，在跳动的心脏上完成冠状动脉旁路移植，主要适用于不适宜行经皮冠状动脉成形术以及想要避免 CPB 副作用的单支血管病变患者。

在这两项技术中，找到病变的动脉，并通过专用固定装置将病变血管固定。使用机械性固定设备之后，可以实现更可靠及可重复的冠状动脉吻合，结果更好（图 145-1）。在不使用 CPB、不需要心脏停搏及低温的情况下绕过冠状动脉狭窄节段。

非体外循环冠状动脉旁路移植术与微创直接冠状动脉旁路移植术的优缺点

优点

MIDCAB 相较于传统 CPB 的优势在于可以避免行胸骨中段切开术（后者存在胸骨损伤及感染的相关风险），同时可以减少肌肉和骨骼的损伤。OPCAB 和 MIDCAB 在初次手术和再次手术中都可以应用。它们可以避免 CPB 引起的全身炎症反应

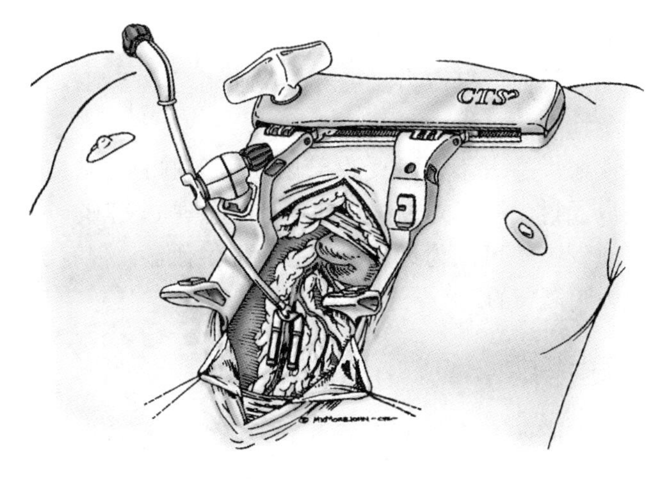

图 145-1　非体外循环冠状动脉旁路移植术稳定装置

综合征以及其他副作用，如凝血异常、微血管血栓栓塞、内皮功能障碍、心律失常以及多器官功能障碍。CPB 插管需要处理和夹闭升主动脉，这会增加主动脉夹层以及神经后遗症（如神经认知功能障碍及卒中）的发生风险。最近的一项 meta 分析发现，OPCAB 相较于体外循环冠状动脉血管重建术能明显降低围术期卒中的风险。MIDCAB 和 OPCAB 较传统 CPB 的其他优点包括缩短手术时间、减少输血、减少心房颤动的发生、缩短住院时间及降低住院费用。

缺点

与传统的 CABG 相比，MIDCAB 和 OPCAB 最主要的缺点是缺少对冠状动脉血管的最佳暴露。MIDCAB 只允许最小程度的暴露，所以只有很少一部分血管可以被移植——通常是胸廓内动脉移植到前降支。其他血管需要进行血管造影。而 OPCAB 可以进行多根血管移植。MIDCAB 会造成更多的肋软骨创伤（无论是否行肋骨部分切除）和术后疼痛。所有的步骤都会引起血流动力学的不稳定（尤其是 OPCAB 期间搬动心脏的时候），这可能会对手术医生造成压力，使之加快手术进度，在局限的暴露下，导致血管吻合和血管重建出现问题。多血管病变或者本身解剖结构复杂的患者可以通过体外循环 CABG 获得更多益处。没有 CPB 并发症潜在高风险的患者，接受直接 CABG 进行血管重建更有效。总体来说，直接 CABG 比 OPCAB 的移植血管通畅率更高，死亡率更低。

麻醉技术

准备和监测

如果需要或者必要时，静脉内留置较粗的套管用于容量复苏。应该进行交叉配血，并且推荐进行自体血液收集及回输。CPB 机器及管路应设置在备用状态，应该有一名灌注技术人员随时待命。

通常患者的血流动力学很不稳定，所以需要进一步的有创监测。动脉内置管进行持续的动脉内血压监测至关重要，如果需要桡动脉做血管桥，应该谨慎选择穿刺点。肺动脉导管可以评价容量状态、对心输出量进行连续监测，并且可用于放置进行静脉内起搏的导线。能够测量心输出量及混合静脉血氧饱和度的肺动脉导管尤其有意义。有多个中心端口的肺动脉导管可以允许多种血管活性药物同时输注。

MIDCAB 时除颤或者起搏的通道受限，所以需要使用体外除颤和起搏垫片。经食管超声心动图可用于评价心室功能、局部室壁运动异常以及容量状态。

诱导和维持

为了避免插管时间延长，使用“快速通道”的方式。阿片类药物剂量的限定在舒芬太尼 2 μg/kg、芬太尼 10 μg/kg 或者持续输注瑞芬太尼。任何有助于早期拔管以及不影响血流动力学稳定的麻醉技术都是可接受的。

一些手术医生在手术过程中为了改善术野暴露倾向于单肺通气。对于 MIDCAB 而言，单肺通气对于胸腔镜下获得胸廓内动脉是非常有用的。而单肺通气对于 OPCAB 则不是必须的。

抗纤溶药物是没有使用指征的，可能会引起移植物血栓形成。

药物诱导心动过缓有助于手术成功，特别是对于 MIDCAB 来说。除了可以优化术野之外，心动过缓可以减少心肌耗氧量，直至完成血管重建。选择恰当的麻醉药物可以实现心动过缓（框 145-1）。由于一些新的稳定装置的出现，如 CTS 牵引器，Octopus、Cohn 稳定器，心动过缓对于 OPCAB 显得不那么重要（见图 145-1）。这些装置可以确保病变的部位不会随着心脏的搏动而发生移动，从而保证吻合术的顺利进行。

手术中如果因为缺血、操作或者再灌注等出现心律失常，要进行积极的处理。通常使用利多卡因

框 145-1 非体外循环冠状动脉旁路移植术中使用的能降低心动过缓发生风险的药物

β 肾上腺素受体阻滞剂，如艾司洛尔，给予负荷剂量或者静脉输注，或者拉贝洛尔
钙离子通道阻滞剂
不会引起心动过速的神经肌肉阻滞剂
阿片类药物，如芬太尼、舒芬太尼、瑞芬太尼

及镁制剂。其他抗心律失常药物也要备好。也可能会使用其他抗心律失常的措施（框 145-2）。

手术考虑

麻醉诱导后，获取大隐静脉、桡动脉或两者均获取。使用正中胸骨切开术（OPCAB）或者前胸廓切开术（MIDCAB）。给予 CPB 全肝素化剂量的 1/2 或者 2/3（150 ～ 200 U/kg）。分离胸廓内动脉。每 30 min 测一次活化凝血时间（activated clotting time，ACT），必要时追加额外 3000 ～ 5000 单位肝素以保证 ACT 在 300 ～ 350 s。血管阻断前给予抗心律失常药物。血管阻断前后要评价基础心输出量、肺动脉压及 ST 段变化，以指导干预措施。

为了优化术野暴露，心脏会被抬起或者旋转。当心脏位置发生变化时，静脉回流减少导致前负荷不足可能会引起心输出量的明显减少。需要进行液体复苏、应用正性肌力药物及外周血管收缩药物（如去氧肾上腺素）。平均动脉压必须保持在或高于手术前水平，以保证冠状动脉灌注。

一旦胸廓内动脉吻合到前降支上，血流动力学即得到改善。必要的话，静脉移植物或者桡动脉可以移植到其他冠状动脉上。OPCAB 进行近端吻合时，需在主动脉上放置侧壁钳，血压会暂时下降。硝酸甘油可以扩张冠状动脉、防止桡动脉痉挛，并在缺血期降低血管壁压力。也可以快速滴定硝普钠控制血压。

框 145-2 非体外循环冠状动脉旁路移植术中最大限度降低心律失常风险或者治疗心律失常的措施

持续使用抗心律失常药物
纠正电解质、酸碱失衡
术前放置除颤电极板
确保利多卡因或者镁制剂可给予负荷剂量或者持续静脉输注，同时准备好其他抗心律失常药物
请手术医生暂停手术
预防心肌缺血
药物处理过度心动过缓或者采用心外膜或经静脉起搏

如果患者不能耐受血管阻断引起的心肌缺血，可以通过动脉切开放置支架或者紧急建立 CPB。尽管血管支架可以为远端缺血心肌提供血流，但有引起内膜撕裂的风险。

术后考虑

完成所有血管吻合后关胸。不常规拮抗肝素，或只部分拮抗。患者可以在术间拔管，前胸切开部位进行局麻药浸润可以减少术后疼痛。

推荐阅读

Abu-Omar Y, Taggert DP. The present status of off-pump coronary artery bypass grafting. *Eur J Cardiothorac Surg*. 2009;36:312-321.

Baincridge D, Cheng DC. Minimally invasive direct coronary artery bypass and off-pump coronary artery bypass surgery: anesthetic considerations. *Anesthesiol Clin*. 2008;26:437-452.

Couture P, Denault A, Limoges P, et al. Mechanisms of hemodynamic changes during off-pump coronary artery bypass surgery. *Can J Anaesth*. 2002;49: 835-849.

Gayes JM. The minimally invasive cardiac surgery voyage. *J Cardiothorac Vasc Anesth*. 1999;13:119-122.

Hu S, Zheng Z, Yuan X, et al. Increasing long-term major vascular events and resource consumption in patients receiving off-pump coronary artery bypass: a single-center prospective observational study. *Circulation*. 2010;121: 1800-1808.

Kuss O, von Salviati B, Borgermann J. Off-pump versus on-pump coronary artery bypass grafting: a systematic review and meta-analysis of propensity score analyses. *J Thorac Cardiovasc Surg*. 2010;140:829-835.

Lytle BW. On-pump and off-pump coronary bypass surgery. *Circulation*. 2007; 116:1108-1109.

Marasco SF, Sharwood LN, Abramson MJ. No improvement in neurocognitive outcomes after off-pump versus on-pump coronary revascularisation: A meta-analysis. *Eur J Cardiothorac Surg*. 2008;33:961-970.

Møller CH, Perko MJ, Lund JT, et al. No major differences in 30-day outcomes in high-risk patients randomized to off-pump versus on-pump coronary bypass surgery: The Best Bypass Surgery Trial. *Circulation*. 2010;121;498-504.

Nierich AP, Diephuis J, Jansen EW, et al. Heart displacement during off-pump CABG: How well is it tolerated? *Ann Thorac Surg*. 2000;70:466-472.

Pillai JB, Suri RM. Coronary artery surgery and extracorporeal circulation: The search for a new standard. *J Cardiothorac Vasc Anesth*. 2008;22:594-610.

Selke FW, Chu LM, Cohn WE. Current state of surgical myocardial revascularization. *Circ J*. 2010;74:1031-1037.

Sharony R, Bizekis CS, Kanchuger M, et al. Off-pump coronary artery bypass grafting reduces mortality and stroke in patients with atheromatous aortas: a case control study. *Circulation*. 2003;108:II15-20.

Shroyer AL, Grover FL, Hattler B, et al. On-pump versus off-pump coronary bypass surgery. *N Engl J Med*. 2009;361:1827-1837.

Takagi H, Matsui M, Umemoto T. Lower graft patency after off-pump than on-pump coronary artery bypass grafting: an updated meta-analysis of randomized trials. *J Thorac Cardiovasc Surg*. 2010;140:e45-e47.

Takagi H, Matsui M, Umemoto T. Off-pump coronary artery bypass may increase late mortality: a meta-analysis of randomized trials. *Ann Thorac Surg*. 2010;89:1881-1888.

第 146 章　体外循环

David J. Cook，MD，Eduardo S. Rodrigues，MD
王　晶　译　赵　红　校

体外循环（cardiopulmonary bypass，CPB）在心肺骤停时替代心脏和肺功能。回路基本特征包括泵功能、氧合器、静脉回流和动脉流入通路。热交换和储血罐也是重要部分。

体外循环管道结构

右心房或双房插管将血液引流入静脉血罐。血液出血罐后进入泵（滚压或者离心泵），通过氧合器（通常是中空纤维）泵出，多数供氧器都有集成热交换装置。对于中空纤维的氧合器来说，氧分压是由逆流通过中空纤维的新鲜气体氧浓度决定的。二氧化碳分压由通过氧合器的总气体流速决定。加压充氧的血液通常会先经过一个动脉血液过滤装置，然后再进入主动脉插管（通常放置在主动脉近端）。

CPB 机器的其他组成还包括温度和氧合的监控装置、停跳液灌注装置及心内吸引管和心外吸引管。

体外循环过程中全身氧合的控制

没有 CPB 情况下影响全身氧合的因素同样会影响 CPB 过程中的全身氧合。需氧量很大程度上受体温影响，而氧输送（$\dot{D}O_2$）是由泵流量和血细胞比容决定。

基本公式

动脉氧含量（CaO_2）＝ 1.34× 血红蛋白 × 动脉氧饱和度＋ 0.003×PaO_2

动静脉氧含量差（$CaO_2 - C\overline{v}O_2$）＝ $CaO_2 - C\overline{v}O_2$

全身氧输送（$\dot{D}O_2$）＝心输出量或 CPB 泵流量 ×CaO_2

全身耗氧量（$\dot{V}O_2$）＝心输出量 ×（$CaO_2 - C\overline{v}O_2$）

温度系数（Q_{10}）是指温度相差 10℃时，代谢速率的比。人类的 Q_{10} 接近 2（当体温从 27℃升高到 37℃时代谢速率翻倍，相对地，体温每降低 10℃，$\dot{V}O_2$ 降低约 50%）。

体外循环的一般操作

非脉冲流速［2.0 ～ 2.5 L/（min · m^2）］是基于麻醉状态下非 CPB 时的心指数。流速也可以 ml/（kg · min）表示。最近的文献建议，接近正常范围的轻到中度的低温（28 ～ 35℃）可以减少低心排血量综合征的发生率并且不会增加神经系统并发症。

需要保持等容血液稀释。文献（包括回顾性数据）提示，当血细胞比容小于 20% ～ 23% 时，并发症（神经系统、心血管和肾）的发生率会增加。然而，其他一些数据提示输注红细胞来改善这种贫血会使结果更糟。这样看来，CPB 相关的贫血可能是 CPB 运转之前的一个功能问题，因此可能是更大并发症的主要标志，而不是负性事件的独立危险因素。

平均动脉压需要保持在 60 ～ 80 mmHg。即使有中度低温环境，在脑灌注压低于 50 ～ 55 mmHg 时，脑的自动调节功能也会开始下降。对于高血压或者外周血管疾病患者，保持平均动脉压在 70 mmHg 以上可以减少心脏及神经系统并发症的发生。计算 CPB 期间目标平均动脉压的一个实用的方法就是，在 60 岁以上的患者中使用患者的年龄作为目标平均动脉压。

体外循环过程中血流动力学及血液稀释

在非 CPB 情况下，中等程度血液稀释会降低动脉血氧含量，但可能不会降低氧输送，因为血液稀释会导致心输出量增加。然而，在 CPB 过程中，泵流量明显低于心输出量，这可以看作与非 CPB 情况下等效的血液稀释，引起全身氧输送下降，与血液稀释程度相等。另外，由于流量不会代偿性增加，CPB 过程中平均动脉压会明显下降，因为血液稀释会导致血黏度下降及外周血管阻力下降。

温度的变化对全身氧合的影响

体温降至 27℃可以使全身需氧量降低约 60%。因为需氧量可以随着体温的降低明显降低，因此同等程度的氧合就可以更低的血流量、更大程度的血液稀释或二者结合来维持。然而，在 CPB 的早期和晚期，当患者体温接近正常时，全身供氧量和需氧量的差别就会变小。低温的好处是引起血管阻力增加，可以抵消血液稀释引起的血管阻力降低。

麻醉深度对全身氧合的影响

麻醉深度对 CPB 期间全身耗氧量的影响较低温小。然而，在体温高于 32℃时，麻醉深度会起到更重要的作用。CPB 开始时，由于循环容量增加，麻醉药物血浆浓度降低。因此，需要使用血管内持续输注给药或者吸入麻醉药来维持合适的麻醉深度。

体外循环期间监测灌注程度

全身氧饱和

混合静脉氧饱和（$S\bar{v}O_2$）反映了静脉血中氧含量，即在全身需氧量得到满足后在静脉中剩下的氧气量。尽管混合静脉氧饱和不测量耗氧量（$\dot{V}O_2$）和氧输送（$\dot{D}O_2$），但它对二者的匹配程度有提示作用。这样的话，混合静脉氧饱和监测可以提供非常有价值的信息，如全身需氧量、泵流量、动脉氧含量、血细胞比容及体温之间的相互作用。混合静脉氧饱和大于 65% 一般提示全身氧合处于安全状态。低温时氧饱和度升高，因为低温可以提高血红蛋白对氧气的亲和力。

混合静脉氧饱和探测器通常内置实时的血红蛋白或者血细胞比容监测器。在三个区域监测温度：静脉线路（反映全身冷暖状态）、动脉流入线路和温度交换器，温度不能超过 38.5℃。选择性动脉流入线路监测装置对于监测气体也是有作用的（动脉氧分压、pH 值、动脉二氧化碳分压、碱缺失和体温）。

体外循环期间维持氧合的挑战

在稳定的低温期间，全身氧合的维持较容易，但在与低温相互转换时维持全身氧合是一个问题。CPB 的开始会引起瞬间血液稀释以及外周血管阻力下降。在没有增加流量的情况下，经常会发生低血压，直至达到低温、使用药物增加外周血管阻力或者液体复苏。

在 CPB 复温期间，血管舒张会引起外周血管阻力、平均动脉压下降以及血黏度下降，同时全身需氧量翻倍（27 ～ 37℃）。

心脏停搏

使用高 K^+溶液使心脏去极化以及舒张期停搏，造成心脏停搏。这可以使心脏电活动停止并且使心肌耗氧量降低 80% 以上。在放置主动脉夹时进行心脏停搏，因为此时冠状动脉无血流。停搏液体一般是充分氧合的血液与高 K^+溶液的混合液（血液性心脏停搏）或者单独的高 K^+溶液（晶体性心脏停搏）。心脏停搏液一般是从主动脉近端至主动脉钳位置顺行间断给予或者直接经冠状动脉窦灌注。也可以通过冠状静脉窦逆行灌注。对于左心室肥大或者冠状动脉疾病的患者进行心肌保护更困难。

推荐阅读

Cook DJ. Changing temperature management for cardiopulmonary bypass. *Anesth Analg*. 1999;88:1254-1271.

Cook DJ. Optimal conditions for cardiopulmonary bypass. *Semin Cardiothorac Vasc Anesth*. 2001;5:265-272.

DiNardo JA. *Anesthesia for Cardiac Surgery*. Norwalk, CT: Appleton & Lange; 1998.

Gravlee GP, Davis RF, Kurusz M, et al. *Cardiopulmonary Bypass: Principles and Practice*. Baltimore: Lippincott, Williams & Wilkins; 2000.

Mangano CM, Hill L, Cartwright CR, et al. Cardiopulmonary bypass and the anesthesiologist. In: Kaplan JA, ed. *Cardiac Anesthesia*. 4th ed. Philadelphia: WB Saunders; 1999:1061.

Murphy GS, Hessel EA, Groom RC. Optimal perfusion during cardiopulmonary bypass: An evidence-based approach. *Anesth Analg*. 2009;108:1394-1417.

Shanewise JS, Hug CC Jr. Anesthesia for adult cardiac surgery. In: Miller RD, ed. *Anesthesia*. 5th ed. Philadelphia: Churchill Livingstone; 2000:1753.

第 147 章 凝血系统的评估

Craig M. Combs，MD，Robert M. Craft，MD
王 晶 译 赵 红 校

评估凝血系统对于术前了解凝血状态以及制定抗凝治疗方案是有用的，同时对于术中凝血障碍诊断和治疗也是有益处的。凝血系统的双级联反应包括内源性途径和外源性途径，现在认为其对在体凝血状态的解释不够充足和完善。在体凝血反应的三个步骤（活化、放大、传播）包括血管内皮细胞、组织因子、血小板和可溶性凝血因子之间复杂的相互作用。但经典的双级联反应观点对于提供一个可靠的体外凝血试验模型仍是非常有益的，也就是活化部分凝血活酶时间（activated partial thromboplastin time，aPTT）和凝血酶原时间（prothrombin time，PT）（图 147-1）。

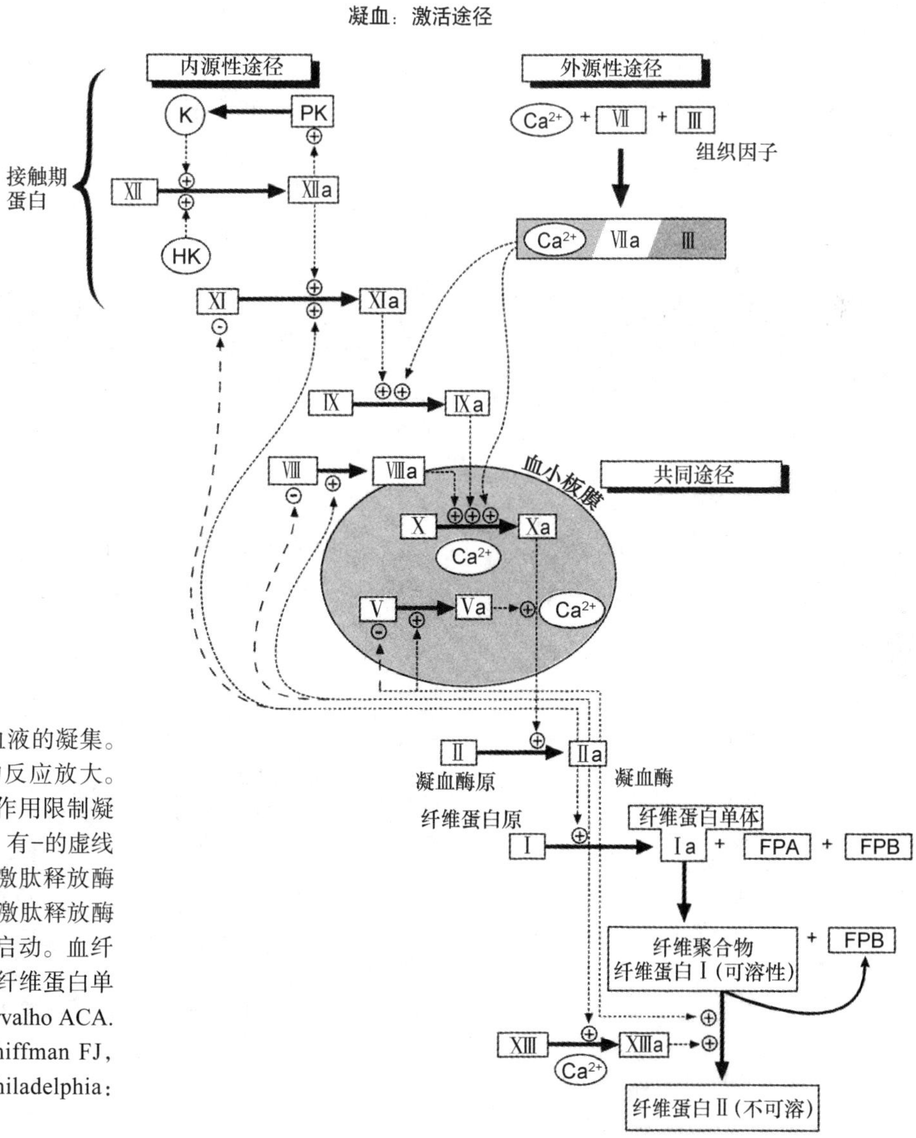

图 147-1 蛋白质的活化可以导致血液的凝集。正反馈系统（放大）可以使最初的反应放大。负反馈系统（抑制）可以起到抵消作用限制凝血。有＋的虚线箭头表示优化进程，有−的虚线箭头表示抑制进程。内源性途径由激肽释放酶（K）、高分子激肽原（HK）以及前激肽释放酶（PK）辅助因子在因子Ⅻ上的反应启动。血纤肽 A（FPA）和血纤肽 B（FPB）是纤维蛋白单体形成时释放的两个肽（From Carvalho ACA. Hemostasis and thrombosis. In：Schiffman FJ，ed. Hematologic pathophysiology. Philadelphia：Lippincott-Raven；1998：161-243.）

术前评估

术前筛查凝血障碍患者的最好办法就是详细地询问病史。没有指征的话不需要做常规凝血检查。临床上进行凝血检验的指征包括原发性或获得性出血障碍、既往有手术大量出血史、肝病、服用抗凝药物或者使用其他抗凝物质。表 147-1 总结了最常见的用于评估患者术前凝血功能的检查项目。

常见的定点照护凝血试验

由于技术的进步以及小型监测设备的出现，定点照护（point-of-care testing，POC）或者床旁试验在围术期的应用也越发普遍。POC 试验的优势在于结果回报时间更短以及能够评价全血的凝血状态。POC 监测仪现在已经可以用于检测血液形成血凝块的能力、肝素浓度、全血黏弹性以及血小板功能。

凝血的功能性检测

活化的凝血时间

活化的凝血时间（activated clotting time，ACT）测量内源性途径和共同途径。全血中加入接触激活触发剂，例如硅藻土或高岭土，可以触发并且促进血凝块形成，测量血凝块形成时间。目前已有两种商业 ACT 监测机器投入使用，Hemochron（International Technidyne，Inc.，Edison，NJ）和 Hepcon 与 ACTII（Medtronic Blood Management，Parker，CO），其采用不同机制自动检测凝血。

临床上 ACT 检测通常在手术室中应用来指导肝素治疗。ACT 检测的优点在于成本低、操作简单、快速以及即使在高肝素浓度下也存在线性反应。但由于结果的重复性差以及对低肝素浓度敏感性较低，ACT 的应用受到影响。可以导致 ACT 时间延长的因素包括低温、血液稀释、血小板减少症以及血小板功能障碍。

肝素浓度检测

检测围术期肝素浓度最常用的方法就是鱼精蛋白滴定。鱼精蛋白滴定可以检测肝素浓度是因为 1 mg 的鱼精蛋白可以抑制将近 100 单位（1 mg）的肝素。所以，如果一份血样分成几份分别滴入不同剂量的鱼精蛋白，鱼精蛋白和肝素浓度最接近的血样凝血速度最快。为了获得一个特定的血浆肝素浓度，我们可以选用合适的肝素剂量，同时决定拮抗肝素所

表 147-1　用于评估患者术前凝血状态的检查项目

试验	检测方面	要点
PT	外源性途径和共同途径	因子Ⅶ、Ⅹ、Ⅴ、Ⅱ和Ⅰ缺乏、异常或者被抑制会导致 PT 延长 凝血因子活性＜正常 30%、纤维蛋白原浓度＜ 100 mg/dl 才会出现 PT 延长 PT 可用于口服抗凝药物患者的筛查 PT 可用于评价肝的合成功能
aPTT	内源性途径和共同途径	因子Ⅻ、Ⅺ、Ⅸ、Ⅷ、Ⅹ、Ⅴ、Ⅱ和Ⅰ缺乏、异常或者被抑制会导致 aPTT 延长 凝血因子活性＜正常 30%，纤维蛋白原浓度＜ 100 mg/dl 才会出现 aPTT 延长 使用肝素会使 aPTT 延长 血友病，尤其是血管性血友病患者 aPTT 会延长
纤维蛋白原	纤维蛋白原水平以及共同途径	水平＜ 100 mg/dl 会引起血凝块形成障碍以及严重出血
血小板计数	血小板定量评估	血小板计数不能评价血小板功能 血小板减少症的定义为＜ 150 000/μl 血小板计数在 40 000 ～ 70 000/μl 术中可能会出现严重出血 血小板＞ 10 000 ～ 20 000/μl 出现自发出血的可能性不大
出血时间	通过测量血管损伤后血小板栓子形成时间评估血小板功能	血小板功能障碍患者出血时间会延长（如服用阿司匹林或者尿毒症患者） 由于试验技术原因，试验的重复性差、结果不精确 出血时间不用于常规筛查
血小板聚集度检测	评价暴露于 ADP、肾上腺素、胶原或者利托菌素情况下血小板的聚集功能	只是定性结果（有血凝块收缩与无血凝块收缩） 定量结果较难获得

ADP，腺苷二磷酸；aPTT，活化部分凝血活酶时间；PT，凝血酶原时间

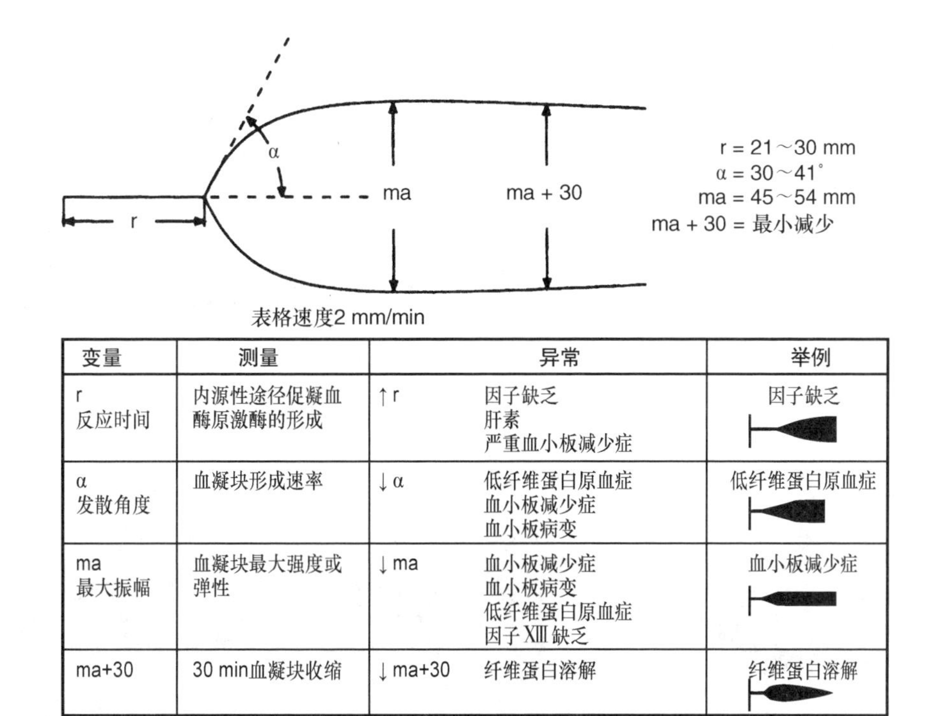

变量	测量	异常		举例
r 反应时间	内源性途径促凝血酶原激酶的形成	↑r	因子缺乏 肝素 严重血小板减少症	因子缺乏
α 发散角度	血凝块形成速率	↓α	低纤维蛋白原血症 血小板减少症 血小板病变	低纤维蛋白原血症
ma 最大振幅	血凝块最大强度或弹性	↓ma	血小板减少症 血小板病变 低纤维蛋白原血症 因子Ⅷ缺乏	血小板减少症
ma+30	30 min血凝块收缩	↓ma+30	纤维蛋白溶解	纤维蛋白溶解

图 147-2 典型血栓弹力图的图像及测量变量、正常值和异常图形的举例

需的鱼精蛋白的剂量。鱼精蛋白滴定的优势包括可以抵抗低温以及血液稀释的影响，以及对低肝素浓度的敏感性。POC 检测仪已投入使用，如 Hepcon HMS（Medtronic Blood Management），其采用自动检测技术。

凝血的黏弹性检测

血栓弹力图和 Sonoclot

血栓弹力图（thromboelastography，TEG）（Haemoscope，Niles，IL）和其他的凝血黏弹性检测一样，可以对凝血的全过程进行检测，从最初的纤维蛋白形成到纤维蛋白溶解。不同阶段的血栓黏弹性变化都可以测量并且通过图像呈现出来。尽管 TEG 不同的参数不能与实验室凝血检测直接相关，但与凝血过程中的异常明确相关。图 147-2 列出了 TEG 测量的指标，以及常见的异常图形。尽管 TEG 偶尔会用于心脏或创伤手术，但最常用于肝移植手术。与常规凝血检测指导输注血制品相比，采用 TEG 指导时，会减少压积红细胞和新鲜冰冻血浆的输注量。

Sonoclot 分析仪（Sienco，Inc.，Arvada，CO）是检测血液黏弹性的另一种仪器。它可以针对整个凝血过程提供定量和定性的信息。定性图像就是通常所说的声凝图（Sonoclot Signature）（图 147-3），定量指标包括 ACT、凝血速率以及血小板功能。

血小板功能检测仪

尽管血小板光学聚集度检测缺乏统一标准、价格高以及操作复杂，但很多人认为其是血小板功能检测标准。之前提到的血栓黏弹性的检测（TEG 和 Sonoclot）可以反映血小板功能障碍，但是如果没有修正［如血小板作图（Haemascope）范式］，其特异性和敏感性有限。一些血小板 POC 设备，即功能检测仪最近被投入市场，包括 PFA-100（血小板功能分析仪；Dade，International，Inc.，Miami，FL）和 Plateletworks（Helena Laboratories，Beaumont，

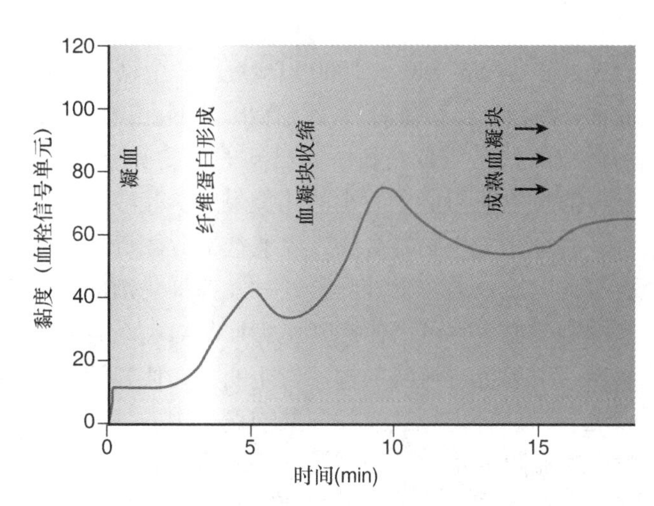

图 147-3 随着血样的凝集，出现了不同止血相关机制的变化，从而改变血凝块信号值。该图显示出典型的声凝图（Sonoclot Signature）

TX）。PFA-100 可以通过含有血小板激活因子（腺苷二磷酸和肾上腺素）的膜孔径模拟损伤，并且已经被证实可以检测原发性或获得性血小板功能障碍。Plateletworks 测量在有或没有胶原或腺苷二磷酸存在情况下的血小板聚集率，与血小板光学聚集度检测相关。不幸的是，当把所有检测方法的结果进行对比时有明显差异。

推荐阅读

Carvalho ACA. Hemostasis and thrombosis. In: Schiffman FJ, ed. *Hematologic Pathophysiology*. Philadelphia: Lippincott-Raven; 1998:161-243.

Ganter MT, Hofer CK. Coagulation monitoring: Current techniques and clinical use of viscoelastic point-of-care coagulation devices. *Anesth Analg*. 2008;106:1366-1375.

Kozek-Langenecker SA. Perioperative coagulation monitoring. *Best Pract Res Clin Anaesthesiol*. 2010;24:27-40.

Levy JH, Key NS, Azran MS. Novel oral anticoagulants: Implications in the perioperative setting. *Anesthesiology*. 2010;113(3):726-745.

Shore-Lesserson L. Evidence based coagulation monitors: heparin monitoring, thromboelastography, and platelet function. *Semin Cardiothorac Vasc Anesth*. 2005;9:41-52.

第 148 章　体外循环的抗凝和拮抗

Brian S. Donahue，MD，PhD

王　晶　译　赵　红　校

体外循环过程中抗凝

体外循环（CPB）管道表面很容易形成血栓，同时当血液接触到表面时容易激活凝血级联反应。为了防止血栓形成、凝血酶形成、凝血因子消耗，CPB 前必须进行抗凝，并且整个 CPB 期间都要维持抗凝。

肝素

肝素（MW 750 ～ 1000 kDa）是一个糖胺聚糖或者黏多糖，由交替的 D- 葡萄糖醛酸 N- 乙酰基 -D- 葡糖胺酸残基组成。在所有已知的生物复合物中，肝素的负电荷与分子大小的比值最大。硫酸乙酰肝素是一个相关生物复合物，硫酸盐部分较普通肝素更少，因此效力较低。肝素通过发挥催化剂的作用来抑制凝血，它可以使抗凝血酶Ⅲ（AT）结合到其表面，引起抗凝血酶的构象发生变化，使其活性位点更容易结合内源性途径和共同途径中的一些蛋白酶［凝血酶（Ⅱa）、Ⅹa 因子、Ⅺa 因子、Ⅻa 因子、Ⅸa 因子］。而抗凝血酶结合凝血酶原以及Ⅹa 因子后，肝素通过抑制凝血酶原和Ⅹa 因子发挥抗凝作用。一旦这些共价键形成，肝素的部分会被释放，然后结合另一个抗凝血酶。肝素也可以引起血管内皮细胞释放组织因子途径抑制物。组织因子途径抑制物片段可能会导致 CPB 后凝血障碍。

CPB 期间肝素的使用和监测

肝素一般血管内给药，一次性给予负荷剂量 300 ～ 400 U/kg。一般凝血的抑制程度使用全血活化的凝血时间（activated clotting time，ACT）监测。使用这项技术，将患者血液与激活剂（如硅藻土或者高岭土）在试管中混合，记录血凝块形成所需的时间，即 ACT。尽管操作差别很大，但多数外科医生要求开始 CPB 之前 ACT 在 400 ～ 450 s。然而，这些限制的制定没有大数据支持。ACT 被广泛应用是因为它有一些优势：ACT 延长与肝素水平呈线性相关，应用普遍、费用低、易操作，且代表了试验时间。然而，ACT 也有很多缺点——其变异性较大，不仅相同的血液在不同的仪器上检测会出现较大变异，同等的相同血样在相同仪器上进行检测也会出现。其他的抗凝检测包括鱼精蛋白滴定测定肝素浓度、高剂量凝血酶时间以及肝素浓度测定。最常用的非 ACT 方法是肝素浓度试验，已有试验将它与 ACT 进行对比，希望获得最佳循证医学指导的管理。在一些随机试验中，与 ACT 对比，肝素浓度检测可以达到对凝血途径更强的抑制作用，使围术期输血量减少，并且使肝素的总用量增加。总体来说，2006 年关于 CPB 期间床旁检测凝血试验的最佳证据回顾认为，使用肝素浓度检测可以导致肝素用量更多，鱼精蛋白剂量更低，可能会减少凝血系统的活化并且降低输血量。

使用肝素的相关问题

肝素诱导的血小板减少症

一些肝素诱导的血小板减少症患者对于心脏手术团队是一个挑战。肝素引起的血小板减少症是由于 IgG 抗体与血小板上的肝素–血小板因子（platelet factor，PF）4 复合物结合，导致血小板激活，引起微聚体形成、血小板减少症和血管内血栓形成（通常动脉内）。即使没有血小板减少症，抗体的存在也可以直接对抗肝素 -PF4 复合物，这是心血管疾病患者发生主要负性事件的危险因子。目前，许多肝素诱导的急性血小板减少症患者在手术前需要进行血浆置换，使抗体浓度降至 0。然而，如果不能进行血浆置换或者时间紧急不允许进行，就需要使用凝血酶原抑制物对患者进行抗凝治疗。

肝素抵抗

约有 20% 的患者存在肝素抵抗，即患者对合适的肝素剂量（通过 ACT 测量）没有充足的反应。

发生肝素抵抗时，最常用的方法就是从新的安瓶抽取肝素给药，如果 ACT 仍不够，就置换抗凝血酶，因为抗凝血酶缺乏是最常见的原因。过去通常使用新鲜冰冻血浆，但现在医生越来越多地使用抗凝血酶的浓缩物。

非出血性副作用

接受肝素治疗的患者中多达 80% 的患者都会有转氨酶的短暂升高。继发于肝素诱导的醛固酮抑制，5% ～ 10% 的患者出现高钾血症。给予肝素后的数小时或数天后都可能出现高钾血症。

肝素生产相关的问题

2007 年许多肝素从市场下架，因为发现一些针剂被黏质沙雷菌污染。2008 年出现了 80 例肝素使用相关的死亡，Baxter 召回了市场上所有的肝素。从中国进口的肝素发现了一种污染物——硫酸软骨素的过硫酸化衍生物，其为一种贝类衍生物。

为了使美国的药物单位剂量与世界卫生组织的国际标准单位剂量相一致，2009 年，美国食品药品管理局（FDA）更新了测量肝素药效的参考标准。这个变化导致美国市场上销售的肝素药效降低约 10%。

CPB 过程中肝素替代物

CPB 过程中肝素替代物包括直接凝血酶抑制物，如来匹芦定、比伐芦定，血小板糖蛋白抑制物，达那肝素和其他类肝素以及安克洛酶。因为这些药物缺乏鱼精蛋白这样的特异性拮抗药物，比伐芦定是最常用的肝素替代物，因其作用时间最短。ACT 对于凝血酶拮抗剂的作用非常不敏感，所以 CPB 过程中不能使用。因此出现了一个类似检测方法，蝰蛇毒凝血时间。在不能检测蝰蛇毒凝血时间的医疗机构中，改良的 ACT 检测也已取得成功。

在两项关于比伐芦定安全性的开放性试验中，肝素诱导的血小板减少症患者接受体外循环或非体外循环下心脏手术，手术的成功率与使用肝素患者的成功率相当。EVOLUTION 研究（一项比较肝素和比伐芦定的随机开放性多中心研究）的研究者发现，患者无论是接受体外循环或者非体外循环下心脏手术，手术成功率和止血效果在两者之间相似。Koster 等报道了 141 例接受体外循环或者非体外循环心脏手术的患者，使用比伐芦定作为抗凝药物获得了较好的止血效果。

CPB 后肝素的拮抗

鱼精蛋白是一个聚阴离子肽，可以快速地非共价地结合在循环中的肝素上，从而抑制其抗凝作用。鱼精蛋白是临床上最常用的肝素拮抗药物，而一些其他药物，如肝素酶、肝素–蝰蛇毒凝血时间 -4 也会被用到。

过量的鱼精蛋白可能会损伤术后血小板功能，延长 ACT，导致 CPB 后凝血异常。鱼精蛋白不足会导致循环中肝素的剩余，剩余肝素浓度过低不能被 ACT 检测到，但又足以影响凝血功能。理想的情况是，鱼精蛋白剂量应该由检测的循环肝素剩余浓度或者滴定鱼精蛋白剂量反应决定。当这些技术不能使用时，大多数临床医生会使用基于体重的剂量，而不是固定剂量。

鱼精蛋白的应用还与全身心血管反应有关，如血管舒张、肺动脉高压、支气管痉挛、过敏反应、心肌抑制和循环衰竭。这些反应可能是轻度的、临床可忽略的，也可能是严重甚至最终致命的。鱼精蛋白反应的免疫应答机制复杂，可能包括过敏毒素、类花生酸类物质的释放、补体激活、组胺释放、预先形成的抗鱼精蛋白或抗鱼精蛋白-肝素复合物抗体。鱼类或贝类过敏、使用NPH胰岛素、输精管结扎手术史是出现鱼精蛋白反应的危险因素，尽管证明它们之间联系的证据很微弱或是轶闻证据。之前使用过鱼精蛋白可以增加鱼精蛋白诱导肺血管收缩的发生率，然而术前应用阿司匹林可能会降低其发生率。一般鱼精蛋白的治疗以支持治疗为主，尽量恢复血流动力学稳定。现在已有报道，使用吸入一氧化氮治疗鱼精蛋白引起的肺动脉高压和右心衰竭。

推荐阅读

De Somer F, Van Belleghem Y, Caes F, et al. Tissue factor as the main activator of the coagulation system during cardiopulmonary bypass. *J Thorac Cardiovasc Surg*. 2002;123:951-958.

Despotis GJ, Gravlee G, Filos K, Levy J. Anticoagulation monitoring during cardiac surgery: A review of current and emerging techniques. *Anesthesiology*. 1999;91:1122-1151.

Donahue BS, Gailani D, Mast AE. Disposition of tissue factor pathway inhibitor during cardiopulmonary bypass. *J Thromb Haemost*. 2006;4:1011-1016.

Dyke CM, Smedira NG, Koster A, et al. A comparison of bivalirudin to heparin with protamine reversal in patients undergoing cardiac surgery with cardiopulmonary bypass: The EVOLUTION-ON study. *J Thorac Cardiovasc Surg*. 2006;131:533-539.

Fischer T, Kuppe H, Koster A. Impact of heparin management on release of tissue factor pathway inhibitor during cardiopulmonary bypass. *Anesthesiology*. 2004;100:1040.

Greinacher A, Warkentin TE. The direct thrombin inhibitor hirudin. *Thromb Haemost*. 2008;99:819-829.

Koster A, Dyke CM, Aldea G, et al. Bivalirudin during cardiopulmonary bypass in patients with previous or acute heparin-induced thrombocytopenia and heparin antibodies: Results of the CHOOSE-ON trial. *Ann Thorac Surg*. 2007;83:572-577.

Merry AF. Focus on thrombin: Alternative anticoagulants. *Semin Cardiothorac Vasc Anesth*. 2007;11:256-260.

Owings JT, Pollock ME, Gosselin RC, et al. Anticoagulation of children undergoing cardiopulmonary bypass is overestimated by current monitoring techniques. *Arch Surg*. 2000;135:1042-1047.

Spiess BD. Treating heparin resistance with antithrombin or fresh frozen plasma. *Ann Thorac Surg*. 2008;85:2153-2160.

第149章　主动脉瓣狭窄

Martin L. De Ruyter，MD

李奕楠　译　赵　红　校

临床特征

主动脉瓣狭窄（aortic stenosis，AS）是美国人最常见的心脏瓣膜疾病，约占慢性瓣膜病患者的1/4。左心室流出道梗阻可以发生在瓣下、瓣周或瓣上的任何区域。主动脉瓣本身的狭窄是最常见的，约占伴有流出道梗阻患者的75%。AS主要的三种类型包括：①先天畸形（二叶瓣代替了正常的三叶瓣），通常数十年后发生狭窄；②钙化或退行性变，发生在之前正常的主动脉瓣上；③风湿性主动脉瓣疾病，通常与二尖瓣病变同时发生。在发达国家，风湿性AS的数量显著减少，因此，先天性狭窄（二叶瓣并钙化）和三叶瓣钙化引起的狭窄已经成为AS最常见的原因。人群的1%～2%有二叶主动脉瓣，其被认为是具有可变外显率的一种常染色体显性遗传。血流经过二叶瓣时发生湍流，造成瓣叶压力异常，引起瓣叶增厚，最终狭窄。

钙化退行性AS的危险因素和动脉粥样硬化相似（如老年、男性、高血压、伴有局部炎症证据的高脂血症）。但是，仅有一半的AS患者同时患有高血压病，一般认为收缩压超过200 mmHg可排除严重的瓣叶狭窄。

有症状的AS患者80%是男性，接近50%的患者患有冠状动脉疾病，大多数患者的年龄超过70岁［二叶瓣造成AS的患者通常在小于70岁时发病（图149-1）］。总体而言，AS是一种老年性疾

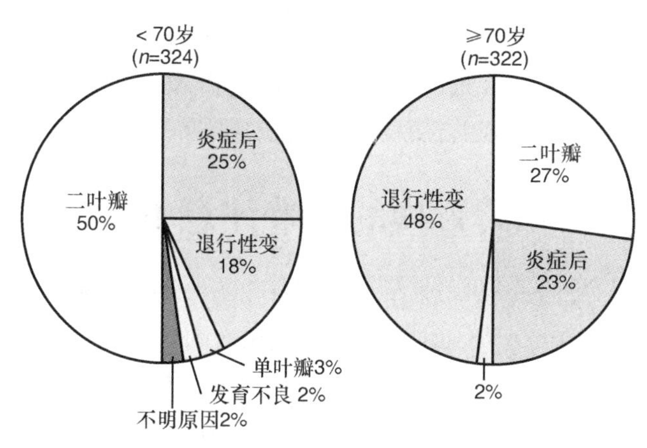

图 149-1　主动脉瓣疾病基于年龄的分布情况（Adapted from Fuster V，O'Rourke RA，Walsh RA，Poole-Wilson P. Hurst's The Heart. 13th ed. Chapter 76. Available at：http://www.accessmedicine.com.）

病，在北美大于 75 岁的成年人中有超过 4% 的患病率。在一项由 5201 位大于 65 岁的男性和女性参加的研究中，26% 患有主动脉硬化（瓣膜增厚但没有血流动力学改变），2% 患有 AS。这项研究显示，主动脉硬化的患病率随年龄增加：65 ～ 75 岁为 20%，75 ～ 85 岁为 35%，大于 85 岁为 48%（AS 在各年龄组中的患病率分别是 1.3%、2.4% 和 4%）。

自然病程

AS 患者猝死的风险增加（可能由于氧供需失衡导致心肌缺血引起心律失常），但 AS 典型的自然病程是 50 ～ 70 岁逐渐出现明显的症状。主动脉硬化在大于 65 岁的人群中并非不常见，其中 16% 的患者在 7 年内发展为 AS。主动脉硬化患者是无症状的，一旦跨瓣膜的压力梯度超过正常上限，劳力性呼吸困难、心绞痛和晕厥——AS 的主要症状——会在 5 年内出现。在有症状的患者中，年死亡率接近 25%（图 149-2），未接受治疗的 AS 患者中有 3/4 在出现症状 3 年内死亡（图 149-3）。而另一方面，无症状患者即使患有严重的疾病，也有更好的预后（每年小于 1% 的死亡风险）。

从出现症状到死亡的典型时间窗为心绞痛 4.5 年、晕厥 2.6 年、呼吸困难 2 年、充血性心力衰竭 1 年，这些症状成为 1/2 ～ 2/3 未接受治疗的 AS 患者的死因。

解剖因素

正常主动脉瓣收缩期横截面积是 3.0 ～ 4.0 cm^2，直到瓣膜面积小于 1.5 cm^2 时才会出现显著的血流动

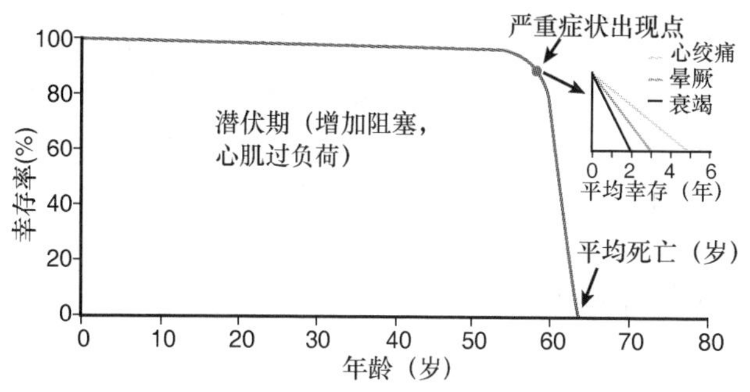

图 149-2　主动脉瓣狭窄随时间的幸存患者

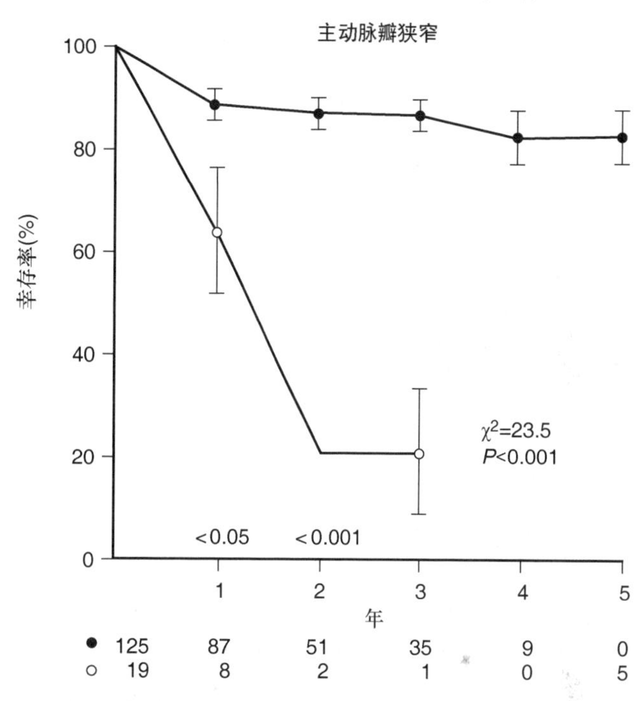

图 149-3　医疗干预对主动脉瓣狭窄患者死亡风险的影响（Adapted from Fuster V，O'Rourke RA，Walsh RA，Poole-Wilson P. Hurst's The Heart. 13th ed. Chapter 76. Available at：http://www.accessmedicine.com.）

力学梗阻。根据瓣膜面积、跨瓣峰流速、平均压力梯度和有效开口面积的测量值，AS 分级为轻度、中度、重度或危重，通常通过超声心动图进行测量（表 149-1）。由于压力梯度依赖于流量，其测量值的准确度小于 50%。相比于压力梯度，瓣膜面积较少依赖于心室收缩性，所以瓣膜面积的测量成为评价 AS 严重程度最可靠的方法，但是二维超声中的几个因素可能会限制测量瓣膜面积的有效性，包括获得正确的短轴切面很困难、存在钙化使图像显示有阴影以及不能找到"针眼"瓣来识别收缩期开口。因此，有效瓣膜面积或有效开口面积使用以下连续性方程计算：

$$\text{主动脉瓣面积}=\frac{\text{左心室流出道面积}\times\text{左心室流出道速度时间积分}}{\text{主动脉瓣速度时间积分}}$$

危重的 AS 定义为瓣膜面积小于 0.8 cm^2，同时

表 149-1　主动脉瓣狭窄测量值和疾病的严重性

狭窄特征	临床状态 / 疾病的严重性			
	正常	轻度	中度	重度
瓣膜面积（cm^2）	3.0 ～ 4.0	＞ 1.5	1.0 ～ 1.5	＜ 1.0
AoVmax（m/s）	＜ 1.5	2.5 ～ 3.0	3.0 ～ 4.0	＞ 4.0
MPG（mmHg）	0	＜ 20	20 ～ 40	＞ 40
EOA（cm^2）	3.0 ～ 4.0	＞ 1.5	1.0 ～ 1.5	＜ 1.0

AoVmax，跨瓣峰流速；EOA，有效开口面积；MPG，平均压力梯度

框 149-1　主动脉瓣置换的麻醉目标

避免低血压
维持窦性心律，避免心动过缓和心动过速
优化血管内容量，维持静脉回流和左心室充盈
避免突然升高或降低全身血管阻力
识别并及时处理心肌缺血

压力梯度超过 50 mmHg。

外科矫正

每年在美国由于钙化性 AS 实施接近 5 万例主动脉瓣置换术。手术时机取决于 AS 症状的类型、持续时间和严重性以及瓣膜狭窄的程度。生物（组织）瓣和机械瓣可以用于替换病变瓣膜。瓣膜的选择要平衡长期使用抗凝药的风险、生物瓣结构劳损（从而需要再次置换）的可能性，以及患者预期寿命和生理功能状态。一项 11 年的随访研究显示，随机分组接受生物瓣或机械瓣的患者，两组的生存率没有差异。生物瓣组出现结构劳损，但机械瓣组患者使用抗凝药增加出血并发症，二者相互抵消。总体来说，主动脉瓣置换术 10 年生存率接近 67%。

最初对经皮导管主动脉瓣成形术的热情近年来逐渐消退，因为术后跨瓣膜压力梯度和症状的改善通常仅仅是暂时的，手术也并没有改善总体死亡率。最近，许多中心开展经皮主动脉瓣置换术，也称为经导管主动脉瓣置换术，是一种经股动脉（逆行穿过自身瓣膜置入）或心尖入路（通过开胸术，左心室心尖内固定，顺行穿过自身瓣膜置入）的人工瓣膜置入术。不适宜行传统手术、情况较差的患者是此种手术最好的候选者，但随着经验的增加，此术式合适人群的选择仍需商议。

伴随疾病

AS 患者常有其他的医疗问题，包括之前提到的冠状动脉疾病，即使是无症状患者，冠状动脉疾病的发生率也会增加 33%。老年患者海德综合征（Heyde syndrome）的临床表现包括 AS、获得性凝血病和肠道血管发育不良引起出血所导致的贫血。

主动脉瓣置换的麻醉注意事项

许多临床医师在实施主动脉瓣置换术患者的麻醉时更喜欢用基于阿片类的技术。阿片类比吸入麻醉药更利于维持全身血管阻力和左心室收缩力。但是许多有关吸入麻醉药的担忧是理论上的，少有临床推论。实践中，大多数临床医师联合阿片类和一种吸入麻醉药或静脉镇静药来优化血流动力学，并实现重症监护室内早期拔管脱机。

除了美国麻醉医师协会（ASA）要求的常规监测，还应应用动脉和肺动脉置管（后者通常用于术后而非术中需求置入）以及经食管超声。超声可以评价前负荷、左心室功能、瓣膜梯度和人工瓣膜功能，并向手术团队提供实时信息。心律失常和低血压需要积极处理。麻醉目标总结在框 149-1 中。

主动脉瓣狭窄患者非心脏手术的麻醉

AS 患者行非心脏手术同样增加围术期心肌缺血、充血性心衰和心律失常发生的风险。在 AS 患者行择期手术前应当充分了解有症状以来的病史，进行适合的诊断性检查。非心脏手术麻醉的目标和主动脉瓣置换是相似的（见框 149-1）。考虑到降低全身血管阻力和冠状动脉灌注潜在的有害影响，脊椎麻醉或硬膜外麻醉相对禁忌。

推荐阅读

Billings FT, Kodali SK, Shanewise JS. Transcatheter aortic valve implantation: Anesthetic concerns. *Anesth Analg*. 2009;108:1453-1462.
Carabello BA, Paulus WJ. Aortic stenosis. *Lancet*. 2009;373:956-966.
Chambers JB. Aortic stenosis. *Eur J Echocardiogr*. 2009;10:i11-19.
Cosmi JE, Tunik PA, Rosenzweig BP, et al. The risk of development of aortic stenosis in patients with "benign" aortic valve thickening. *Arch Intern Med*. 2002;162:2345-2347.
Huang G, Rahimtoola SH. Prosthetic heart valve. *Circulation*. 2011;123:2602-2605.
Massyn MW, Khan SA. Heyde syndrome: A common diagnosis in older patients with severe aortic stenosis. *Age Ageing*. 2009;38:267-270.
Nkomo VT, Gardin JM, Skelton TN, et al. Burden of valvular heart disease: A population-based study. *Lancet*. 2006;368:1005.
Patel JH, Matthew ST, Hennebry TA. Transcatheter aortic valve replacement: A potential option for the nonsurgical patient. *Clin Cardiol*. 2009;32:296-301.
Rosamond W, Flegal K, Friday G, et al. Heart disease and stroke statistics—2007 update: A report from the American Heart Association Statistics Committee and Stroke Statistics Subcommittee. *Circulation*. 2007;115:e69-171.
Supino PG, Borer JS, Preibisz J, et al. The epidemiology of valvular heart disease: A growing public health problem. *Heart Fail Clin*. 2006;2:379-393.

第 150 章 二尖瓣反流

Joshua D. Stearns, MD, Michael J. Murray, MD, PhD
李奕楠 译 赵 红 校

二尖瓣解剖

二尖瓣关闭不全修复术的手术方式在不断发展，但不论手术技术的更新换代，二尖瓣反流患者无论进行何种手术操作，其成功的麻醉管理均依赖于麻醉管理者对于二尖瓣解剖及生理机制的理解程度。

二尖瓣之所以这么命名，是因为其外形类似于基督教的主教法冠，它由一个纤维瓣环和前后两个瓣叶组成。瓣叶联合区域是瓣环本身的 2 倍。前后瓣叶通过第一级、第二级及第三级腱索与前外侧、后内侧乳头肌相连。前瓣叶附着于接近 1/3 的瓣环，而后瓣叶附着于其余 2/3 的瓣环，前瓣的高度 / 基底比值要高于后瓣。两瓣叶在瓣环边缘处连接，形成了前外侧和后内侧接合处。二尖瓣后部由三部分组成，即 P1、P2、P3“扇叶”，分别对应二尖瓣前瓣的三部分 A1、A2、A3。P1 和 A1 部分在前外侧接合处连接，而 A3 和 P3 部分在后内侧接合处连接。

病理生理学

二尖瓣关闭不全时，血液通常在收缩期时从左心室反流入左心房（图 150-1）。虽然二尖瓣反流可由不同的原因造成，但最常见的原因为二尖瓣瓣叶退化，其发生率随年龄增加而升高。在发达国家，退行性二尖瓣反流是仅次于钙化性主动脉瓣狭窄的最常见的心脏瓣膜异常。二尖瓣关闭不全通常病程较长，进展缓慢，但也可因为一些原因迅速恶化，不同于退行性疾病（比如缺血性心脏病引起腱索断裂）。此外，急性二尖瓣反流可在慢性二尖瓣关闭不全的基础上发生。二尖瓣巴罗病（Barlow disease）是另一种常见的导致二尖瓣反流的原因，其原因在于瓣叶黏液样变性导致瓣叶变厚变长、瓣环扩张及腱索延长。

急性二尖瓣反流通常症状明显（图 150-2），急需外科干预。慢性二尖瓣反流的治疗策略则存在争议，症状明显的患者或者已经出现射血分数降低的患者，发生并发症的风险不断增加，从而经常作为外科处理的适应证。外科瓣膜修复术或置换术不但明显缓解症状，而且越来越显示出改善长期预后的优势，发病率和死亡率明显降低。二尖瓣反流患者并且存在射血分数降低、左心室舒张末期容积增加（LVEDV，即左心室扩张）、慢性心房颤动或肺动脉高压等情况时，给予及时的外科处理，其长期预后更佳。越来越多的证据提示，二尖瓣反流患者在前文提及的情况发生前进行外科干预，其预期寿命明显提高。幸运的是，瓣膜修复术的成功率（与置换术相比）及外科干预相关的低发生率和死亡率进一步肯定了早期择期外科手术的作用。为了阻止病情进一步恶化和随之而来的死亡率的增加，目前的工作主要在于鉴别出那些早期进行二尖瓣反流外科干预之后可明显改善远期预后的无症状瓣膜病患者。

自然病程

三维超声心动图显著改变了二尖瓣反流的评估手段。在过去的认识中，二尖瓣瓣环被认为是连接前后瓣叶的固定软骨结构。现在我们认为在整个心动周期过程中，瓣环有着明显的构象变化。在心脏收缩期，瓣环“收缩”或变窄，使得前后瓣叶边缘接合，从而防止在心室收缩期血液反流进入心房。相反的情况发生于舒张期：瓣环“扩展”，增加二尖瓣瓣口的横截面积，从而在心室舒张期允许血流进入心室。

二尖瓣反流可分为急性、慢性代偿性及慢性失代偿性三种。由于左心房压明显低于主动脉压，急性二尖瓣反流（可能由腱索断裂导致）可使大量血液在心室收缩期逆行进入心房。进而，左心房血液容积增加导致左心房压增高，最终使血液逆行进

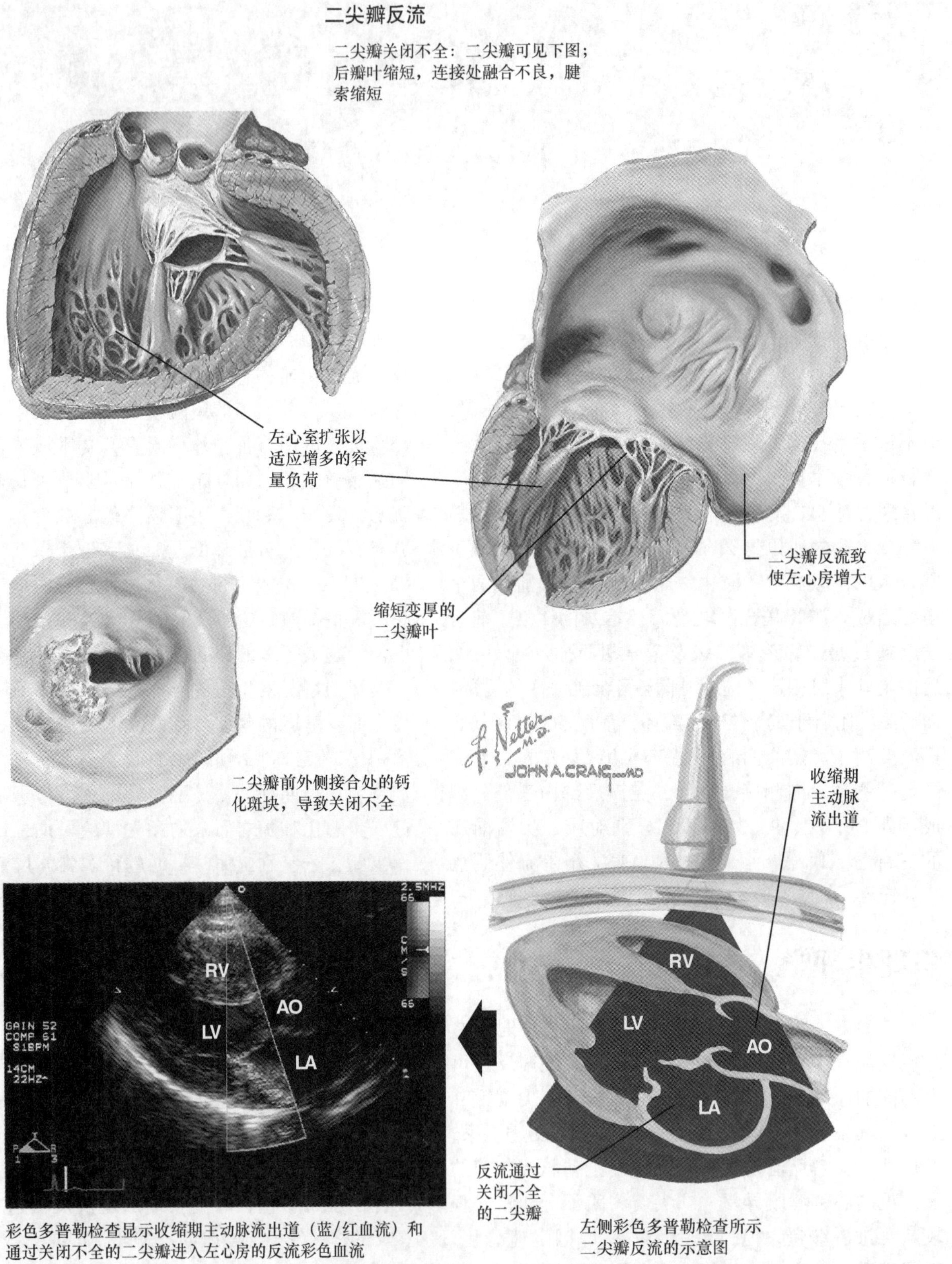

图 150-1 二尖瓣反流的病理生理学（Netter illustration from www.netterimages.com. © Elsevier Inc. All rights reserved.）（见彩图）

入肺血管系统中，结果使得肺动脉压、肺动脉楔压（PAOP）及肺毛细血管楔压急性增加。就像 Starling 原理提示的那样，终末毛细血管静水压升高导致肺泡渗出增加，临床表现可表现为呼吸困难、端坐呼吸、夜间阵发性呼吸困难、啰音（肺部听诊可闻及）及肺水肿（肺部 X 线片可显示）。

在一些患者中，二尖瓣关闭不全随着时间推移而发展（即由于衰老等原因而改变），最初反流入左

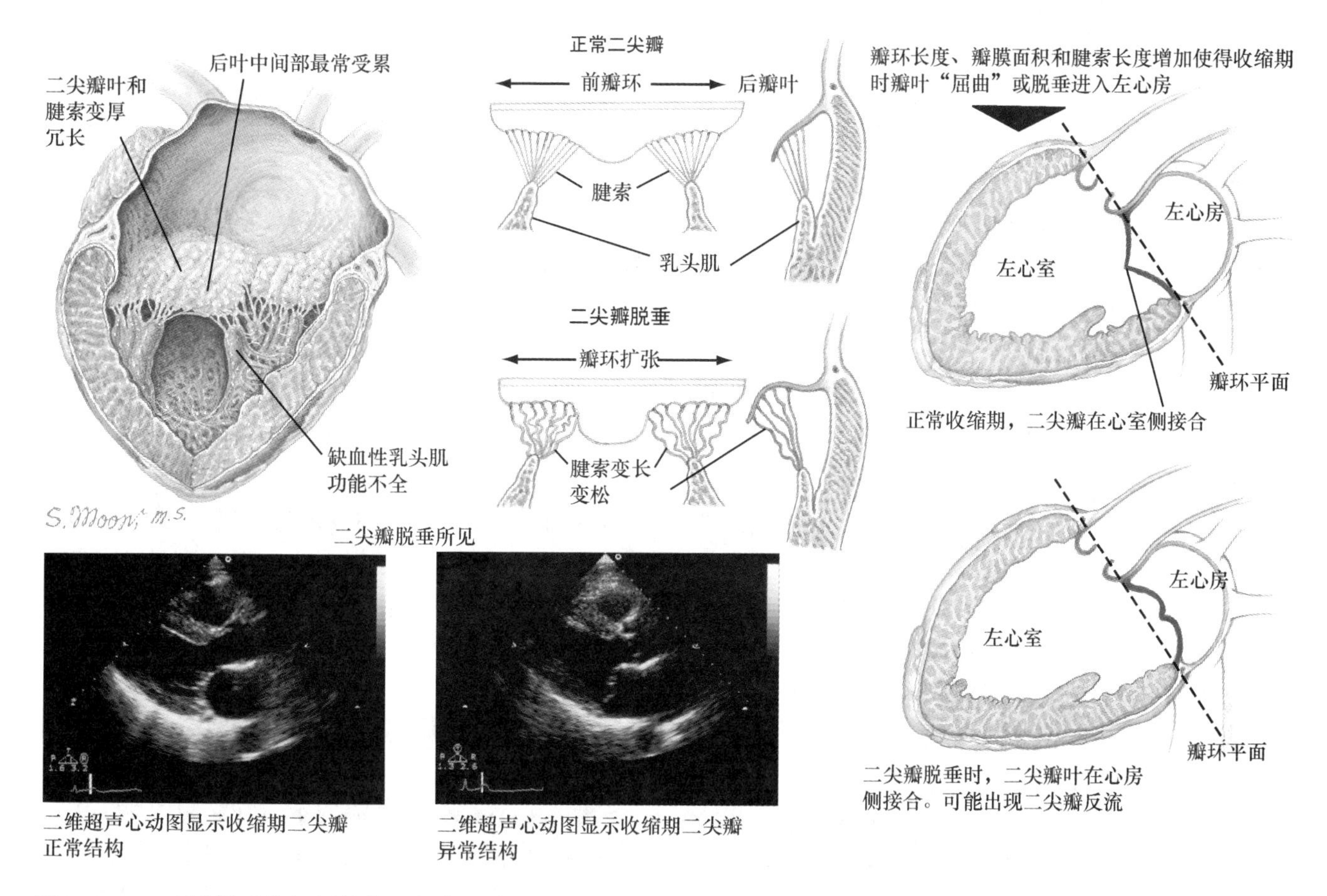

图 150-2　二尖瓣脱垂的解剖结构和超声心动图表现（Netter illustration from www.netterimages.com. © Elsevier Inc. All rights reserved.）

心房的血容量较少，所以，心排血量可在左心室舒张末期容积相应增加的情况下保持相应水平，射入主动脉的每搏输出量未受影响。反流入左心房的血流量不足以引起肺动脉楔压及终末毛细血管静水压的增高，从而并不会出现肺泡渗出增加。然而，随着反流量增加，为了降低总排血量增加（总排血量等于左心房反流量加主动脉射血量）造成的室壁压力，出现左心室肥厚。随着时间的推移，二尖瓣关闭不全逐渐发展，左心房反流量增加，为了保持相对“正常”的左心房压，出现左心房扩大。这些代偿机制使得心排血量得以保持，同时尽量降低增加的反流量对于肺血管系统的影响。二尖瓣反流代偿期可持续很长时间，但最终会发展为左心室功能不全，后者为失代偿性二尖瓣反流的必要条件。二尖瓣反流患者从代偿期发展为失代偿期的原因和时间并不完全清楚，如前所述，在发展为失代偿阶段之前进行外科干预是非常重要的。一旦发生左心室功能不全，逆转显得尤为困难，并且预期寿命会明显缩短。

为了适应左心房反流分数及射入主动脉的每搏输出量（左心室射血总量），即左心室舒张末期容积，左心室出现扩张时，慢性代偿性二尖瓣反流即开始转变为慢性失代偿性二尖瓣反流。当左心室扩张时，心肌细胞再也不能充分收缩以代偿容量过负荷，每搏输出量开始下降。每搏输出量降低使得心排血量降低，左心室收缩末期容积随之增加。恶性循环随之发生：左心室收缩末期容积增加，使得左心室舒张末期容积、左心房压及肺动脉楔压增加。随着肺动脉楔压增加，肺泡渗出增加，随之出现肺水肿和充血性心力衰竭的症状。轻度二尖瓣反流伴随并发症较少，重度二尖瓣反流则可引起一系列严重的后遗症（框 150-1）。

伴随疾病

就像前文讨论那样，二尖瓣反流的临床表现归

框 150-1　长期二尖瓣反流的后遗症

心房颤动	肺动脉高压
心内膜炎	右心衰竭
心源性休克	血栓栓塞疾病
肺水肿	

因于左心房扩张。左心房扩张可引起心房颤动（伴随血栓事件发生风险增加）、左心房压增加，进而表现为肺动脉高压以及心力衰竭。尽管这些二尖瓣反流后遗症可以在最初进行治疗，但一旦出现左心室舒张末期容积扩大的征象，必须外科干预处理二尖瓣关闭不全。

二尖瓣反流本身不引起冠心病，而冠心病可从两方面引起二尖瓣反流：心肌缺血和心肌梗死可以引起乳头肌坏死和断裂，从而导致急性重度二尖瓣反流。类似地，冠心病可引起局部室壁运动异常，后者可引起乳头肌功能不全和瓣环结构改变，两者都可引起二尖瓣反流。而在发达国家，二尖瓣反流最主要病因为二尖瓣结构及瓣叶老化。由于冠心病同样是随着年龄增长而发生率升高，老年患者经常是在因冠心病就诊时发现存在不同程度的二尖瓣反流。如果二尖瓣反流是由缺血引起（即由局部室壁运动异常引起，比如瓣膜下左心室运动功能降低或失动症），这种情况的治疗措施则充满挑战，因为目前并不存在对于这种情况的理想的诊疗选择。在这些患者中，基于一系列因素，术者可能选择瓣膜置换术而不是瓣膜修复术，因为由缺血引起的二尖瓣反流患者行瓣膜修复术的成功率明显要比由退行性变引起的二尖瓣反流患者行瓣膜修复术的成功率低。

外科矫正

30 多年前，Carpentier 发表了修复二尖瓣的经验，而不是进行二尖瓣置换术，带来了二尖瓣反流治疗的变革。Carpentier 和其他一些专家的发现使得二尖瓣修复术成为二尖瓣反流更好的治疗方案。在美国，每年接近 50 000 名患者接受二尖瓣修复术。最常用的二尖瓣修复技术为瓣环成形术，加或不加瓣叶缺陷的外科矫正术，或腱索功能不全修复术，或断裂腱索再附着（图 150-3 和 150-4）。

瓣环成形术的目的在于植入瓣环成形设备（通常被称为“环”）安装到瓣环上，以维持瓣环结构完整和功能协调。心外科医生选择环实施瓣环成形术时，有多种选择：塑料环可以制成 360° 环或不完整环，硬式、半硬式或者柔韧式，可调节的或不可调节的，平坦形或马鞍形。手术目的在于重建瓣环，使前后瓣叶在心室收缩期能够贴合紧密。如果任何一个瓣叶存在冗长或者下垂的问题，那么冗余的部分可被切除，或者如果瓣间部件出现关闭不全（比如，在 P2 和 P3 之间），这样的部位可以被折叠。如果是因为腱索异常导致的瓣叶功能不全，术者可将之缩短或者在断裂的情况下重新将之附着。在大约 20% 的医院，二尖瓣修复术是在微创技术条件下进行的，比如右侧小切口胸廓切开术，有的同时有机器人协助进行手术。

随着这个领域不断发展，目前心脏病专家正在应用一系列新设备新技术在心脏导管室中运用经皮技术来进行二尖瓣修复术。经皮瓣膜修复术的优势已经在使用 MitraClip（Abbott Laboratories，Santa Clara，CA）行修复术的患者中得以体现。12 个月随访结果显示，二尖瓣功能及左心室射血分数明显改善。另外，与对照组相比，MitraClip 组明显降低收缩期及舒张期左心室围度、容量、左心室质量及室壁压力峰值。

二尖瓣反流患者的麻醉注意事项

理解患者二尖瓣反流的本质和病因，对二尖瓣手术制订麻醉计划显得尤为重要。在术前访视过程中，麻醉医生除了要对所有患者了解病史和体格检查外，还要鉴别患者二尖瓣反流的病因。尽管二尖瓣老化是二尖瓣反流最常见的病因，但仍不可忽略由风湿热、缺血性心肌病或其他罕见病因引起的二尖瓣反流。麻醉医生同时也应鉴别患者为轻度症状型慢性二尖瓣反流还是慢性二尖瓣反流基础上发生的急性反流。任何伴随疾病必须阐明并给予必要的治疗（比如，抗凝药物或 β 肾上腺素受体拮抗剂的使用）。

在手术室中，正中开胸和心房切开术的监测要求和管理与行心肺转流术的患者相同。微创技术可能需要特殊的要求，需要预先与外科医师、心脏病专家进行讨论。二尖瓣微创修复术通常需要肺隔离、腹股沟穿刺置管及上腔静脉置管。另外，外科医师可能要求经颈内静脉置入冠状静脉窦导管行逆灌注。

管理二尖瓣反流患者的原则在于，麻醉诱导和维持过程中保持或者减少体循环血管阻力，因为体循环血管阻力的增加会引起左心室心排血量减少，二尖瓣反流程度也相应增加。同等重要的原则是，麻醉过程中尽量避免心动过速，因为这会使得心脏舒张期缩短，对左心室舒张末期容积产生不良影响，进而降低心排血量。

术中行经食管超声心动图（transesophageal

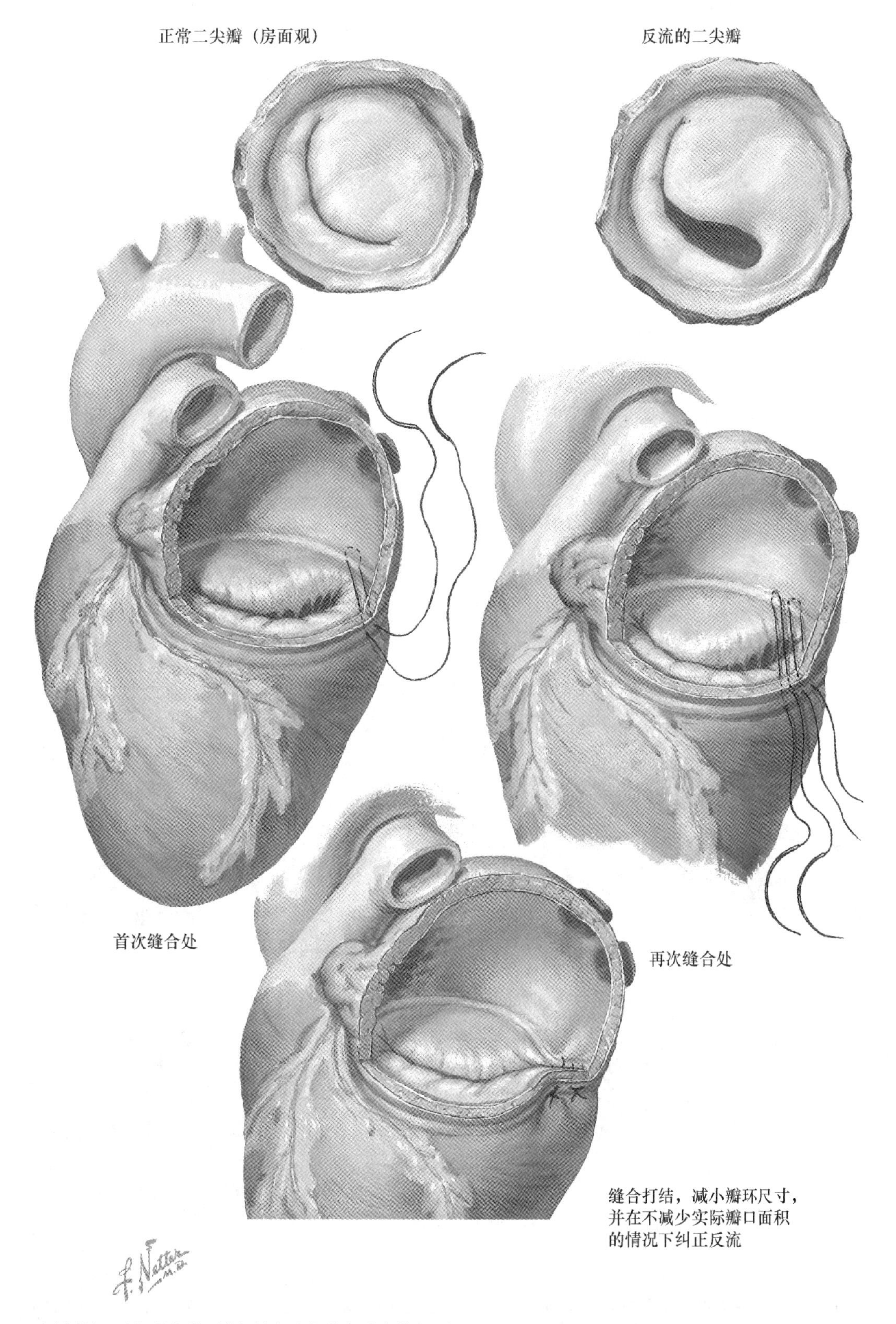

图 150-3　二尖瓣关闭不全形态学示例及瓣环成形术手术位置（Netter illustration from www.netterimages.com. © Elsevier Inc. All rights reserved.）

echocardiography，TEE）是二尖瓣修复术不可或缺的一部分。除非存在经食管超声心动图的绝对禁忌证，在麻醉诱导和气管插管后，经口插入一根胃管进行胃内抽吸（主要是为了排空空气），然后移走胃管，把经食管超声心动探头插入食管。外科操作前应该行经食管超声心动图检查，关注患者体循环血压及中心静脉压（如果可以，可测肺动脉压），观察二尖瓣解剖及心腔尺寸，尤其应该注意左心房尺寸。

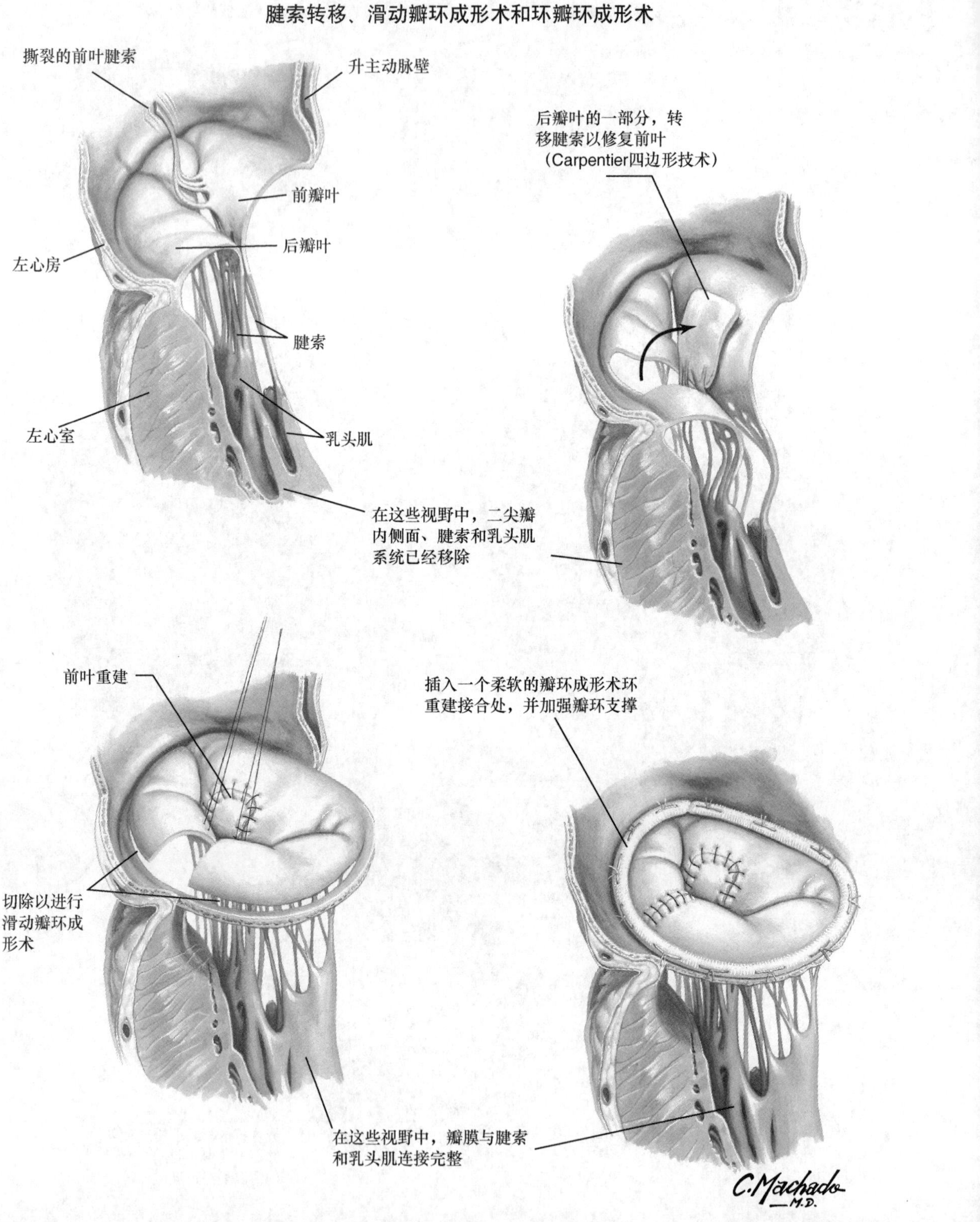

图 150-4 二尖瓣修复术外科处理方法和技术（Netter illustration from www.netterimages.com. © Elsevier Inc. All rights reserved.）

这些基线资料非常重要，因为这些可以给术者提供关于二尖瓣反流形态和病因等有价值的信息，还能帮助指导术者进行修复。在超声心动图检测中应该注意血液动力学状态，应使患者的血液动力学状态（即体循环血压）维持得与未麻醉状态下相同。在全身麻醉过程中经常伴随体循环血管阻力的降低，这种降低可明显改变二尖瓣反流的严重程度，不易发现所有的反流部位。复制术前血液动力学状态，可能需要容量负荷、缩血管药物或者两者联用。

在患者脱离心肺转流前，应再次行术后超声心动图检查，来评估修复是否充分，并确定修复术可能出现的问题。二尖瓣修复术加瓣环成形术后一个常见的问题（发生率 2% ～ 16%）为二尖瓣收缩期前向运动（systolic anterior motion，SAM）和左心室流出道梗阻。术前经食管超声心动图同样也可以帮助术者确定修复术后发生 SAM 的高危患者，并帮助术者修正他们的修复术来减少发生 SAM 的可能性。对于轻度 SAM 而言，药物治疗，比如容量负荷、心率控制和增加体循环血管阻力可以解决左心室流出道梗阻。如果采取了这些措施，左心室流出道梗阻仍然无法缓解，可能需要再次手术，经常要用到更大尺寸的瓣环修复术，有时需要应用 Alferi 修复术来减少瓣叶在舒张期的偏移。

一旦修复术确认成功，紧接着就可以脱离心肺转流、逆转抗凝治疗（肝素化）及拔除心血管置管，后续管理同心肺转流术后患者。

管理微创技术的患者则相对没有那么复杂，但是，使用微创技术也存在二尖瓣修复是否充分的问题，所以超声心动图检查应该更加彻底。残余二尖瓣反流程度必须进行记录，因为这些技术目前并没有完全成熟，所以应该格外注意意料之外的后遗症并进行记录。

推荐阅读

American Society of Anesthesiologists and Society of Cardiovascular Anesthesiologists Task Force on Transesophageal Echocardiography. Practice guidelines for perioperative transesophageal echocardiography. An updated report by the American Society of Anesthesiologists and the Society of Cardiovascular Anesthesiologists Task Force on Transesophageal Echocardiography. *Anesthesiology*. 2010;112:1084-1096.

Cheea T, Hastona R, Togoa A, Rajab SG. Is a flexible mitral annuloplasty ring superior to a semi-rigid or rigid ring in terms of improvement in symptoms and survival? *Interactive Cardiovasc Thorac Surg*. 2008;7:477-484.

Deja MA, Grayburn PA, Sun B, et al. Influence of mitral regurgitation repair on survival in the surgical treatment for ischemic heart failure trial. *Circulation*. 2012;125:2639-2648.

El Oakley R, Kleine P, Bach DS. Choice of prosthetic heart valve in today's practice. *Circulation*. 2008;117:253-256.

Enriquez-Sarano M, Schaff HV, Frye RL. Mitral regurgitation: What causes the leakage is fundamental to the outcome of valve repair. *Circulation*. 2001;108:253-256.

Maslow AD, Regan MM, Haering JM, et al. Echocardiographic predictors of left ventricular outflow tract obstruction and systolic anterior motion of the mitral valve after mitral valve reconstruction for myxomatous valve disease. *J Am Coll Cardiol*. 1999;34:2096-2104.

Rosenhek R, Rader F, Klaar U, et al. Outcome of watchful waiting in asymptomatic severe mitral regurgitation. *Circulation*. 2006;113:2238-2244.

Varghese R, Anyanwu AC, Itagaki S, et al. Management of systolic anterior motion after mitral valve repair: An algorithm. *J Thorac Cardiovasc Surg*. 2012;143:S2-7.

第 151 章　起搏器

Efrain Israel Cubillo，IV，MD

李奕楠　译　赵　红　校

概述

心脏疾病患者行非心脏手术很常见，这给麻醉医师带来了很大的挑战。许多患者安装起搏器，后者越来越多地用来解决传导问题、心律失常和心室功能障碍。在美国有超过 500 000 人安装起搏器，每年有接近 115 000 新增安装者。

早期起搏系统由单导联非同步起搏器组成，按固定频率起搏心脏。这些年来，技术进步革新了起搏器；今天，复杂的多程序设备已经显著增加了起搏器适应证。因此，术中管理起搏器患者需要了解起搏器及相关麻醉和手术的影响。

起搏器通用代码

发展初期由心脏病国际会议拟定，随后由 NASPE/BPEG（North American Society of Pacing and Electrophysiology/British Pacing and Electrophysiology Group，北美起搏和电生理学会 / 英国起搏和电生理组）联盟修定的 NASPE/BPEG 码包括五个字母，描述起搏系统的五种可编程功能（框 151-1）。第一个字母代表起搏心腔，第二个是感知心腔，第三个是对感知的反应（I 和 T 分别代表抑制或触发反应）。第四位的 R 表明起搏器组合了一个感应器，用以调节独立于内在心脏活动以外的心率，如运动或呼吸。

框 151-1　北美起搏和电生理学会 / 英国起搏和电生理组（NASPE/BPEG）通用起搏器码

位置 1（起搏心腔）：V、A、D、S、O*
位置 2（感知心腔）：V、A、D、S、O*
位置 3（反应模式）：T、I、D、O†
位置 4（可编程性，心率调节）：P、M、C、R、O‡
位置 5（抗心动过速功能）：P、S、D、O§

*V，心室；A，心房；D，双腔（心室和心房）；S，单腔（心室或心房）；O，缺如。
† T，触发；I，抑制；D，双腔（心房触发和心室抑制）；O，缺如。
‡ P，可编程的 [心率或（和）输出]；M，多编程的；C，可交流的；R，心率调节；O，缺如。
§ P，起搏（抗心动过速功能）；S，电击；D，双（起搏和电击）；O，缺如

第五位的 P 表明起搏器“起搏”以治疗心动过速。但是，第四位和第五位字母不常用。表 151-1 总结了常用的设置。

术前评估

永久起搏器患者行非心脏手术，术前（和术后，如果使用电凝）评估患者和起搏器是麻醉管理的重要内容。应询问患者最初安置起搏器的适应证及植入前的症状。应标记脉冲发生器的位置。通常，心内膜电极置于左锁骨下区域皮下，心外膜电极置于腹部皮下。

应常规行电生理和血液学检查，作为个人基线水平评估。行 12 导心电图、胸片（连续显影导线）和血清电解质（尤其是钾）的检查。

现行标准是，如果过去 6 周内未行起搏器评估，则由有资质的技术人员进行术前起搏器评估。技术员在起搏器上放置一台信息提取器，起搏器将储存的数据传输给提取器。这些信息可确保起搏器有效运行且设置正确。起搏器的大多数信息，如型号（固定频率或需求频率）、植入时间、植入时的频率和电池半衰期可以从生产商手册上获取，患者应当将手册带至术前评估处。心率如果比植入时降低 10%，表明电池损耗。如果植入 VVI 的患者内在心率比起搏心率快，可以通过减慢患者心率进行评估。降低心率的方法包括，持续心电监测下按摩患者颈动脉窦、做 Valsalva 动作或应用依酚氯铵（滕喜龙）（5 ～ 10 mg）。

如果患者有植入型心律转复除颤器，麻醉诱导和手术开始使用电凝前应关闭。如果电磁干扰（electromagnetic interference，EMI）风险很高，例如在发生器周围使用电凝，应有可替代的临时心脏起搏设备备用。磁体可用来重置起搏器依赖患者的起搏器固定频率，并置于需要使用电凝患者的起搏器上。

磁体对起搏器功能的影响

磁体用于保护起搏器依赖患者在术间免受 EMI 影响。磁体置于脉搏发生器上触发其弹簧开关，关闭其反应功能和感知功能，激活固定频率的非同步起搏。但不是所有的起搏器应用磁体都转换成非同步模式。反应随模式和生产商而变，可能心率和节律没有明显改变，或出现短暂的非同步起搏，或持续或短暂的起搏缺失，再或无频率反应的非同步起搏。因此，向有资质的技术人员询问起搏器并在必要时联系厂家是很明智的。术中磁体的常规使用并非没有风险，但有时并不合适。转换成非同步起搏可能在心肌缺血、低氧血症或电解质紊乱患者中触发心室不同步。新型起搏器对磁体应用相对免疫，使用磁体并不会使起搏器转换成非同步模式。在起搏器上持续应用磁体会改变起搏器的程序，导致抑

表 151-1　常见永久起搏器模式

起搏模式	适应证	功能	围术期管理
VVI	不需要保留房室传导的心动过缓	需要心室起搏	使用磁体可能是有益的，并转换至非同步起搏，通常为 72 次 / 分
VVIR	不需要保留房室传导的心动过缓，变时功能不全	允许对运动产生一定程度的生理反应	起搏器可能感知围术期与运动相关的改变（如温度、呼吸频率）或对磁体放置产生不可预料的反应，建议术后咨询
DDD	保留房室同步的心动过缓	提供更多的生理反应，保持房室一致	对磁体放置产生不可预料的反应，建议术后咨询
DDDR	需要对心率有生理反应的患者（如，变时功能不全）	提供对运动增加的生理反应，保持房室一致	起搏器可能感知围术期与运动相关的改变（如温度、呼吸频率）或对磁体放置产生不可预料的反应，建议术后咨询

制或触发起搏，或可能造成连续或短暂的起搏缺失。发生 EMI 时在可编程的起搏器上放置磁体被认为可以重置脉冲发生器。新的“惊喜”程序可能直到移走磁体才会表现出来。应用磁体进一步的问题是，设备间反应的多样性，并没有通用标准。因此，磁体在非可编程的起搏器中应用可能是安全的，但最新的设备除非有特殊说明，应被认为是可编程的。

术中管理

术中监测应基于患者的基础疾病和手术类型。根据起搏器和手术类型，心排血量的客观证据应通过触诊脉搏、使用脉搏氧饱和度、心前区听诊以及必要时有创动脉测压进行监测。

存在起搏器不应影响麻醉药的选择。静脉（除了氯胺酮和依托咪酯）和吸入药都可以运用，它们不改变起搏器的电流和电压阈值。骨骼肌电位、电休克治疗、琥珀胆碱肌颤、肌肉颤搐运动和直接肌肉刺激可根据程序化的起搏模式引起起搏器不适当的抑制或触发。病例报道表明，依托咪酯和氯胺酮相关肌颤可能影响起搏器功能。频率反应型起搏器患者，术前应停止频率反应模式。如果不能停止，则一定要知晓该模式，以便避免可引起起搏心率改变的情况。例如，当起搏器是“运动”率反应型时，应避免寒战和肌颤；如果是“分钟通气”率反应型，应控制通气（呼吸频率和潮气量），如果是“温度”率反应型，一定要保持恒温。

电磁干扰

在各种 EMI 源中，电凝是最重要的。电凝包括使用 300 ～ 500 kHz 的射频电流。使用电凝导致起搏器失灵引起致命性心律失常和死亡已有报道。1984—1997 年间，美国食品药品管理局（FDA）通告了使用脉冲发生器相关的 456 起不良事件（255 起来自电凝），大量设备失灵。下列措施可能减少由电凝引起的不良反应：

- 尽可能使用双极电刀，因其较少引起 EMI。
- 如果术中使用单极电刀，接地电极板应尽可能靠近术野同时尽量远离起搏器，通常贴在患者大腿上。
- 不在起搏器 15 cm 内使用电凝。
- 电凝应限制在每 10 s 内爆发 1 s，以避免心搏骤停。
- 使用电刀期间不要将磁体置于脉冲发生器上，否则可能引起起搏器故障。
- 药物，如异丙肾上腺素和阿托品，应备用。
- 如果起搏器患者需要除颤，除颤电极应尽可能远离起搏器发生器。条件允许时应于患者前后位放置除颤电极。
- 使用电凝时仔细监测脉搏（通过脉搏氧饱和度或直接动脉测压），因为心电图监测也会被干扰影响。
- 神经刺激导线不应跨过发生器。
- 如果术中使用电凝，术后应重新检查设备。

总结

要做到在植入起搏器的患者手术或非手术操作中安全管理，需要对起搏器程序的适应证有充分了解。术前根据患者身体状况进行麻醉计划，对起搏器依赖患者推荐术中监测脉搏。应采取预警措施尽可能减少使用电凝引起的 EMI。在术间使用电凝时，不要将磁体放置于起搏器上。频率反应型起搏器应在术前停止频率反应模式。术间应备有临时起搏装置用以处理起搏器故障（表 151-2）。

表 151-2　起搏器故障：机制和潜在的原因

故障	描述 / 表现	潜在的原因
输出障碍	需要起搏时无起搏信号	电池失效 导线打折 导线绝缘层破损 过度感知（抑制起搏输出） 起搏器起始处导线连接不良 “相互作用”（即双腔起搏器心室导线感知心房输出的现象）

表 151-2 起搏器故障：机制和潜在的原因（续表）

故障	描述 / 表现	潜在的原因
捕获障碍	起搏信号后无心房或心室波	导线打折 导线移位 导线绝缘层破损 起搏阈值升高 导线尖端心肌梗死 药物（如，氟卡尼） 代谢紊乱（如，高钾、酸中毒、碱中毒） 心脏穿孔 发生器起始处导线连接不良 振幅或脉冲宽度设置不当
过度感知 *	起搏器感知非心脏电活动并被抑制，导致心率慢于当前心率	肌肉活动——尤其是膈肌或胸肌 电磁干扰 导线绝缘层破损
感知不良 †	起搏器错过内在除极，心脏有内在活动时仍然起搏，导致起搏器处于非同步模式	导线位置不当 导线移位 使用磁体 低电量 心肌梗死
起搏器介导的心动过速 *	双腔起搏器患者发生室性期前收缩	如果室性期前收缩逆行经过房室结传导，可能反向除极心房。除极被心房感知，然后刺激心室导线起搏，由此产生无尽循环。尽管程序设置最大心率上限，易感患者仍可能发生缺血
逃逸起搏器	起搏器发生器故障导致威胁生命的快速心动过速（超过 200 次 / 分）	电池失效 发生器外部损坏
起搏器综合征	患者在放置起搏器后感觉变差并表现出进行性恶化的充血性心力衰竭	房室同步性丧失，通过倒置的通路，由心室起源
Twiddler 综合征 ‡	胸片显示导线扭曲、缠绕、打折或移位	患者持续干扰或操作发生器，导致故障
心脏监测假故障 §	心脏监测报告不正确心率	无故障表现，检测仪不正确地处理起搏信号
起搏器假故障 ¶	起搏系统出现故障	无故障表现；“故障”是正常的程序起搏功能，主要由于新模式保留了原始传导和更多的生理起搏

* 这种情况可使用磁体诊断及治疗。

† 处理与其他类型故障相似。

‡ 需要外科矫正和患者咨询及教育。

§ 临床面对这种情况，首先触诊患者脉搏，并结合脉搏氧饱和度的结果，明确心电监测上的发现。设置新的监测仪，以适应起搏器患者并提供更准确的心率。

¶ 矫正方式包括改变程序或更换设备

推荐阅读

Allen M. Pacemakers and implantable cardioverter defibrillators. *Anaesthesia*. 2006;61:883-890.

Anand NK, Maguire DP. Anesthetic implications for patients with rate-responsive pacemakers. *Semin Cardiothorac Vasc Anesth*. 2005;9:251-259.

MacPherson RD, Loo CK, Barrett N. Electroconvulsive therapy in patients with cardiac pacemakers. *Anaesth Intensive Care*. 2006;34:470-474.

Mattingly E. Arrhythmia management devices and electromagnetic interference. *AANA J*. 2005;73:129-136.

Rastogi S, Goel S, Tempe DK, Virmani S. Anaesthetic management of patients with cardiac pacemakers and defibrillators for noncardiac surgery. *Ann Card Anaesth*. 2005;8:21-32.

Rozner MA. The patient with a cardiac pacemaker or implanted defibrillator and management during anaesthesia. *Curr Opin Anaesthesiol*. 2007;20:261-268.

Salukhe TV, Dob D, Sutton R. Pacemakers and defibrillators: Anaesthetic implications. *Br J Anaesth*. 2004;93:95-104.

Senthuran S, Toff WD, Vuylsteke A, et al. Implanted cardiac pacemakers and defibrillators in anaesthetic practice. *Br J Anaesth*. 2002;88:627-631.

Vijayakumar E. Anesthetic considerations in patients with cardiac arrhythmias, pacemakers, and AICDs. *Int Anesthesiol Clin*. 2001;39:21-42.

第 152 章　植入型心律转复除颤器

Efrain Israel Cubillo，IV，MD
李奕楠　译　赵　红　校

概述

每年接近 30 万美国人死于突发的心跳骤停，这其中大多数服用抗心律失常药，但仅靠药物不足以防止室性心动过速和心室颤动的发生。植入型心律转复除颤器（implantable cardioverter-defibrillator，ICD）为可能因室性快速型心律失常引起心源性死亡的患者带来了治疗上革命性的改变。ICD 在抗心律失常治疗中的优越性已被几项随机试验确认。由多中心非连续性心动过速试验（Multicenter UnSustained Tachycardia Trial，MUSTT）确认试验结果的多中心自动除颤器植入试验（Multi-center Autonomic Defibrillator Implantation Trial，MADIT）的发表进一步扩大了这种设备的临床适应证。两项试验均显示了在幸存率方面，ICD 较抗心律失常药和安慰剂组在非连续性室性心动过速患者中的更多获益。ICD 植入量持续增加，美国在总量和比例（每 100 万人口新增 434 例新植入患者）方面均居世界之首。仅 2009 年，基于厂商的统计，133 262 个 ICD 在美国完成植入。自从 20 世纪 80 年代初，Michel Mirowski 等采用 ICD 后，其技术以指数级提升。早期设备是真正的“电击盒子”，可以探测心动过速并传导电击，但不能起搏。

ICD 系统

ICD 系统由微处理器 / 脉冲发生器、电池和传导导线系统组成。导线系统需要具备感知能力、起搏能力并传导治疗。早期的脉冲发生器由于体积较大，需要置于腹部。除颤由两个前、后心外膜补片传导。有时也使用一个上腔静脉内的经静脉弹簧电极和一个心外膜补片。感知能力由一个独立的心外膜螺旋电极实现。最初的植入技术难度很大，需要正中或侧路开胸，或者剑突下入路。ICD 植入因为导线技术和脉冲发生技术的进步得到快速发展，同时双向除颤脉冲的产生降低了成功除颤所必需的能量。同时具备起搏和感知能力并拥有高压电极线圈的双极传导系统的产生使得非开胸系统植入成为现实，降低了外科的发病率和死亡率。导线经锁骨下静脉置入并固定于右心室内。但由于发生器仍过大，导丝仍需经皮下隧道延伸至腹部。目前，发生器已经非常小，最小的商业产品接近 7 cm×5 cm×1 cm，重 100 g 以下，可以实现胸部皮下植入，并简化了植入过程。ICD 发生器包括电池、高压电容以及必须能感知原始心电活动的微处理器。本质上，发生器是一个在密封钛盒内的微电脑，并能储存可传导的电荷，“电击”心房心室使它们恢复窦性心律。经典的 ICD 在每次事件中传导不超过 6 次的电击，但有一些设备可以多至 18 次。一次事件中，每次连续的治疗都和前次的能量相等或更大。一旦电击被传导，任何抗心动过速的起搏都不能发生。

典型的 ICD 包含一个储存 2 ～ 7 V 电压的锂银钒氧化电池。除颤高压由能在 20 s 内产生 700 ～ 800 V 电压的高压电容帮助下产生。

目前的设备允许额外的程序进行分层的抗心动过速起搏、高压治疗、心动过缓起搏、室上性心动过速区别计算，以及心动过速和心动过缓发作的详细诊断。也允许医师进行完全非侵入性程序刺激。最新产品提供专门的双腔和抗心动过速起搏，同时可以进行心房颤动治疗。诊断功能包括内置心电图，核实电击的适应性。电池寿命较早期有所延长，过去只有 2 年或更短，现在可以持续 6 年或更长。

ICD 植入

经静脉植入 ICD 操作由心脏病专家在左或右锁骨下区域贯通经静脉导丝隧道完成，通常患者在监测麻醉下接受静脉镇静药即可。深度麻醉（最多见的是全身麻醉）用于装置测试（例如放电时）或电击患者等令患者感到不适的情况。除颤会延长心脏停搏间期，导致显著的心脑缺血。两次测试要间隔足够长的时间，确保恢复再灌注和血流动力学稳态。麻醉医师必须监测测试的时间和频率以及缺血间期。一般在测试期间和结束即刻使用血管活性药稳定患者的循环情况。至少需监测美国麻醉医师协会要求的标准监测项目和连续动脉测压，后者通常由心脏病专家放置动脉套管实现。

ICD 的起搏器功能

在 ICD 植入患者，只要起搏电极是双极的，单腔和双腔起搏器都能运行。ICD 内置的起搏功能会在 RR 间期超过设定期限时开启。从 1993 年开始，大多数 ICD 都内置备用 VVI 起搏模式，以避免患者出现普遍发生的除颤后心动过缓。1997 年 7 月，美国食品药品管理局（FDA）批准了在需要永久起搏的 ICD 患者（约占 ICD 患者的 20%）中，应用复杂双腔起搏模式和频率反应型设备。如果 ICD 植入患者需要进行临时起搏，应使用双极导线、最低捕获振幅、与适当的血流动力学相适应的最慢频率。起搏信号后的 QRS 波可能被认为是室性心动过速，造成设备放电。如果发生干扰，临时起搏时可能需要 ICD 失活。用于心房颤动的心脏转复设备目前仍在研究中，有关围术期管理尚属未知，但可能与 ICD 是相似的。

心脏除颤器植入的适应证

美国心脏病学学院（The American College of Cardiology，ACC）和美国心脏协会（American Heart Association，AHA）联合美国胸外科协会（The American Association for Thoracic Surgery）和胸外科医师协会（The Society of Thoracic Surgeons）制定了一套内容丰富的心脏除颤器植入指南。这份指南的大部分是基于循证医学的共识声明，总结了 2008 年 5 月首次发布时的可用临床证据，并在 2012 年 10 月进一步修订。最近的更新强调，QRS 波在 150 ms 以上的左束支传导阻滞，容易造成猝死，正在考虑将纽约心脏协会分级（New York Heart Association classification）Ⅱ级及以上的患者列为 ICD 适应证。

电磁干扰和 ICD

ICD 的运行能力取决于它感知原始心电活动的能力。密封屏障、过滤器、干扰抑制电路以及双极感知器已经保障 ICD（及起搏器）能对抗普通的电磁源。但是暴露于电磁干扰（electromagnetic interference，EMI）仍可能导致感知过度、非同步起搏、心室抑制和 ICD 伪放电。EMI 也可能导致输出量缺失、起搏阈值升高和 R 波波幅降低。常见的 EMI 源包括手机、电子监控（防盗）系统和金属探测器。职业性 EMI 源包括高压电线、电力变压器和电焊。麻醉医师需要重点关注的干扰发生在磁共振成像、电凝止血、使用脊神经刺激仪、经皮电神经刺激器、射频导管消融、电热治疗和碎石术过程中。

不适宜的 ICD 电击

不适宜的 ICD 电击是使用 ICD 的相关风险之一，可以由之前提到的 EMI 或错误探测其他心律失常引起。不适宜的 ICD 电击不是源于正确探测恶性室性心律失常、室性心动过速或心室颤动。典型的不适宜 ICD 电击源于房性心律失常，如心房颤动、房性心动过速或心房扑动，心室率增加超过了设置的 ICD 放电限度。MADIT Ⅱ试验数据分析显示，使用 ICD 的患者有 11.5% 发生不适宜的 ICD 电击，31.2% 的 ICD 电击被认为是不适宜的。不适宜的 ICD 电击来源于心房颤动（44%）、室上性心动过速（36%）和非正常感知（20%）。发生不适宜电击的患者全因死亡率更高（危险比 2.29，$P = 0.025$）。

ICD 磁体

和起搏器一样，ICD 可以被磁体改变。一些 Guidant 或 CPI 设备在磁体中放置 30 s 就会使抗心律失常治疗功能永久失效。将磁体覆盖在 ICD 脉冲发生器上会产生磁场，激活 ICD 发生电路中的一个弹簧开关，停止其心动过速探测和治疗传导功能。不同厂家 ICD 的磁体反应各不相同。美敦力（Medtronic）设备中，运用磁体可以使心动过速探测暂时失效，但不影响心动过缓起搏治疗。移除磁体后，心律失常探测功能即可恢复。新一代美敦力设备（Gem Ⅱ DR，患者警报功能）激活后，磁体被放置于 ICD 上时会引发持续 15 s 的警笛声。在 Guidant 或 CPI 除颤器上应用磁体也会抑制心动过速治疗而不影响心动过缓起搏。这些设备也会发出警笛声，当声音变成连续音调时，提示设备已关闭，不再运行抗心律失常治疗；再次置于磁体 30 s 可以开启设备。此时声音变为和 R 波同步的持续警笛声，表明设备再次开启。为确保设备在磁体中的正确放置，美敦力计划出品一款“智能磁体”，保持与设备的交流并报告设备在磁性区域的状态。新一代 Guidant ICD（Prism Ⅱ）内置电凝模式，由 Guidant 程序激活。此功能会停止快速型心律失常的治疗并启动 DOO（双腔起搏，不感知，不抑制）模式。常规 ICD 功能在关闭此功能后即恢复。向受过培训的工程师咨询设备情况或致电厂家是保持磁体反应最可靠的方式。

术前评估

麻醉诱导前，所有 ICD 应当能在开始使用电凝时暂停抗心律失常治疗功能。和起搏设备一样，有报道称单极电刀会“迷惑”ICD 使其产生不适宜的治疗。许多 ICD 也没有声音改变功能，所以电刀诱导的室性过度感知可能造成依赖 ICD 起搏的患者不能起搏的情况。

术中管理

对 ICD 患者不要求特殊监测或麻醉技术。但心律协会和美国麻醉医师协会已发布了有关如何管理 ICD 患者入手术室行择期（框 152-1）或急诊（框 152-2）手术的指南和推荐。不论设备是否用于起搏以及患者是否依赖起搏器，如果关闭 ICD，均推荐心电图监测及准备体外心脏复律或除颤器备用（框 152-3）。术中如果需要体外除颤，设备厂商推荐使用可接受的最低能量，电极板与植入导线路径相垂直，并保持电极板远离植入的发生器，这与标准的起搏器设备要求一致。指南概括了术后何时和如何再次检查和重启 ICD（框 152-4）。

框 152-1　ICD 管理一般原则

ICD 围术期管理必须根据患者、ICD 类型和手术过程进行个性化处理
ICD 团队是指医师及负责监测患者 ICD 功能的辅助医师
麻醉团队应当与 ICD 团队交流手术类型和可能的 EMI 风险
ICD 团队应当与麻醉团队交流并提供 ICD 患者的围术期管理预案：
1. 生产商和模式
2. 植入设备的适应证
3. 预计电池寿命超过 3 个月
4. 是否有任何导线小于 3 个月？
5. 放置磁体时设备做出何种反应？
6. 移除磁体后 ICD 探查是否自动重新开始？

注意，ICD 探查的失活并非是所有手术的普遍要求。
EMI，电磁干扰；ICD，植入型心律转复除颤器。
Modified from Crossley GH，Poole JE，Rozner MA，et al. The Heart Rhythm Society（HRS）/American Society of Anesthesiologists（ASA）Expert Consensus Statement on the perioperative management of patients with implantable defi brillators，pacemakers and arrhythmia monitors：Facilities and patient management. Heart Rhythm. 2011；8：1114-1154.

框 152-2　急诊 / 紧急手术方法

识别设备类型：
评估医疗记录
核对患者登记卡
致电公司明确设备类型
检查胸片
决定患者是否在起搏状态：
获取 12 导心电图或节律带记录
如果在全部或大部分 P 波或 QRS 波前有起搏钉，则认为是起搏器依赖的 *
无论患者是否是起搏器依赖的，在 ICD 上放置磁体 † 以停止心动过速探查，使用短电手术爆发 ‡
使用体积描记法或动脉导管监测患者血压
放置经皮起搏器和前后除颤电极
离开心脏相关监测前评估 ICD 功能

* 起搏器依赖是指没有起搏系统就失去生命支持节律。
† 在 ICD 上放置磁体［或心脏再同步化治疗 ICD（CRT-ICD）］不会引起非同步起搏功能。只有重置 ICD（或 CRT-ICD）才能获得这个特性（大多数新型植入设备）。
‡ 长电手术应用（超过 5 s 或频繁闭合空间爆发）可能导致起搏器抑制，引起起搏器依赖患者的血流动力学风险。长电手术应用接近设备发生器时可能很少引起电源重置或安全核心程序。
Modified from Crossley GH，Poole JE，Rozner MA，et al. The Heart Rhythm Society（HRS）/American Society of Anesthesiologists（ASA）Expert Consensus Statement on the perioperative management of patients with implantable defi brillators，pacemakers and arrhythmia monitors：Facilities and patient management. Heart Rhythm. 2011；8：1114-1154.

并发症

ICD 植入存在 1% ～ 3% 的术中和围术期风险，包括小于等于 1% 的死亡率、小于等于 1% 的穿孔及心脏压塞可能和急性传导功能障碍。植入后囊袋感染是主要并发症，通常需要移除整个系统。据报道，1% ～ 2% 的患者发生感染。引起植入后囊袋感染最常见的微生物是金黄色葡萄球菌。更换电池或导线似乎比初次植入时更易感染。导线移位可以发生在植入后即刻或此后任何时间。导线完全移位的患者必须监测并及时移除导线，以避免物理刺激引起心

框 152-3　ICD 患者术中会发生的问题

双极电刀手术除非直接在 ICD 上应用，否则不会引起 EMI
单极电刀手术引起 EMI 是术中最常见的问题
　在 EMI 中，ICD 的抗心律失常功能可能被抑制或不能探测心律失常
　脉冲发生器可能被电刀手术损坏，但并不常见
　在电刀手术中，基于阻抗的频率反应系统可能会上调频率反应
风险缓解策略是有效的
　保持电路远离 ICD 可以减少设备之间潜在的不良相互作用
　尽可能进行双极电刀手术
　最小化单极电刀手术的脉冲时长在 5 s 内
射频消融可以造成单极电刀手术能引起的所有相互作用，且由于延长的电流暴露时间，有更显著的风险情况
TENS 单元可以导致 EMI

EMI，电磁干扰；ICD，植入型心律转复除颤器；TENS，经皮电神经刺激。

Modified from Crossley GH，Poole JE，Rozner MA，et al. The Heart Rhythm Society（HRS）/American Society of Anesthesiologists（ASA）Expert Consensus Statement on the perioperative management of patients with implantable defibrillators，pacemakers and arrhythmia monitors：Facilities and patient management. Heart Rhythm. 2011；8：1114-1154.

框 152-4　患者从心脏遥测环境离院或转移前进行 ICD 咨询的适应证

术前程序重置使设备处于无功能状态的 ICD 患者，例如不能探测心动过速
进行对血流动力学有较大影响手术的 ICD 患者，例如心脏手术或大血管手术（如腹主动脉瘤修补术）*
发生严重术中事件的 ICD 患者，包括需临时起搏或心肺复苏的心搏骤停，及体外电复律
EMI 暴露点在脐上的紧急手术
心胸外科手术
行可引起 EMI 的某些类型手术的 ICD 患者，其更有可能影响设备功能
逻辑受限的 ICD 患者，术前 1 个月内可能未进行设备评估 *

* 通常，咨询的目的是确保不发生重置。因此，推荐包括阈值评估的全面评估。

EMI，电磁干扰；ICD，植入型心律转复除颤器。

Modified from Crossley GH，Poole JE，Rozner MA，et al. The Heart Rhythm Society（HRS）/American Society of Anesthesiologists（ASA）Expert Consensus Statement on the perioperative management of patients with implantable defibrillators，pacemakers and arrhythmia monitors：Facilities and patient management. Heart Rhythm. 2011；8：1114-1154.

律失常。绝缘层破损或腐蚀引起导线功能障碍之前，通常出现由心率心电图上电噪声引起的不适当 ICD 放电。通常表现为高频不规则信号伴设备分辨率界限上的假 RR 间期。一些新设备为这种特殊信号提供计数器，以早期探测问题并避免不适当放电。

推荐阅读

Aliot E, Chauvin M, Daubert JC, et al. Indications for implantable automatic ventricular defibrillators. *Arch Dis Heart Vessels*. 2006;99:141-154.

Anand NK, Maguire DP. Anesthetic implications for patients with rate-responsive pacemakers. *Semin Cardiothorac Vasc Anesth*. 2005;9:251-259.

Angelilli A, Katz ES, Goldenberg RM. Cardiac arrest following anaesthetic induction in a world-class bodybuilder. *Acta Cardiol*. 2005;60:443-444.

Crossley GH, Poole JE, Rozner MA, et al. The Heart Rhythm Society (HRS)/American Society of Anesthesiologists (ASA) Expert Consensus Statement on the perioperative management of patients with implantable defibrillators, pacemakers and arrhythmia monitors: Facilities and patient management. *Heart Rhythm*. 2011;8:1114-1154.

Epstein AE, Dunbar D, DiMarco JP, et al. 2012 ACCF/AHA/HRS focused update of the 2008 guidelines for device-based therapy of cardiac rhythm abnormalities. A Report of the American College of Cardiology Foundation/American Heart Association Task Force on Practice Guidelines. *J Am Coll Cardiol*. 2012;60:1297-1313.

Fox DJ, Davidson NC, Royle M, et al. Safety and acceptability of implantation of internal cardioverter-defibrillators under local anesthetic and conscious sedation. *Pacing Clin Electrophysiol*. 2007;30:992-997.

Graf D, Pruvot E. Inappropriate AICD shocks. *Heart*. 2007;93:1532.

Haas S, Richter HP, Kubitz JC. Anesthesia during cardiologic procedures. *Curr Opin Anaesthesiol*. 2009;22:519-523.

Huschak G, Schmidt-Runke H, Rüffert H. Anaesthesia and cardiac contractility modulation. *Eur J Anaesthesiol*. 2007;24:819-825.

Jinnouchi Y, Kawahito S, Kitahata H, et al. Anesthetic management of a patient undergoing cardioverter defibrillator implantation: Usefulness of transesophageal echocardiography and near infrared spectroscopy. *J Anesth*. 2004;18:220-223.

Joshi GP. Perioperative management of outpatients with implantable cardioverter defibrillators. *Curr Opin Anaesthesiol*. 2009;22:701-704.

Marquié C, Duchemin A, Klug D, et al. Can we implant cardioverter defibrillator under minimal sedation? *Europace*. 2007;9:545-550.

Mattingly E. AANA Journal Course: Update for nurse anesthetists. Arrhythmia management devices and electromagnetic interference. *AANA J*. 2005;73:129-136.

Ozin B, Borman H, Bozbaş H, et al. Implantation of submammary implantable cardioverter defibrillators. *Pacing Clin Electrophysiol*. 2004;27:779-782.

Rozner MA. The patient with a cardiac pacemaker or implanted defibrillator and management during anaesthesia. *Curr Opin Anaesthesiol*. 2007;20:261-268.

Salukhe TV, Dob D, Sutton R. Pacemakers and defibrillators: Anaesthetic implications. *Br J Anaesth*. 2004;93:95-104.

Senthuran S, Toff WD, Vuylsteke A, et al. Implanted cardiac pacemakers and defibrillators in anaesthetic practice. *Br J Anaesth*. 2002;88:627-631.

Stevenson WG, Chaitman BR, Ellenbogen KA, et al. Clinical assessment and management of patients with implanted cardioverter-defibrillators presenting to nonelectrophysiologists. *Circulation*. 2004;110:3866-3869.

Stone ME, Apinis A. Current perioperative management of the patient with a cardiac rhythm management device. *Semin Cardiothorac Vasc Anesth*. 2009;13:31-43.

Vijayakumar E. Anesthetic considerations in patients with cardiac arrhythmias, pacemakers, and AAICDs. *Int Anesthesiol Clin*. 2001;39:21-42.

第 153 章　主动脉内球囊反搏

David J. Cook，MD，Eduardo S. Rodrigues，MD
马晓冉　译　安海燕　校

主动脉内球囊反搏（intraaortic balloon pump，IABP）是为急性心力衰竭患者提供暂时循环支持的机械装置。

设备

一般来说，成人型 IABP 导管型号为 8.5～12 F，远端 30 cm 处有聚氨酯球囊。对成年患者来说，最为常用的是球囊容积在 25～50 ml 的 7 号导管，而选用球囊的大小取决于患者的身高。儿童型导管型号为 4.5～7 F，球囊容积在 2.5～12 ml。

可采用 Seldinger 技术或是直接外科手术，将导管经皮置入股动脉。将导管向近心端置入，使球囊位于胸部降主动脉，并且远离左锁骨下动脉开口处。

导管连接着一台装有气泵的控制台，可将氦气快速冲入球囊，并在短暂时间后快速放气。球囊充放气循环可由心电图 R 波触发，舒张期充气，收缩期放气（图 153-1），或是根据主动脉压波形触发，在压力波形中出现重搏切迹时即充气（图 153-2）。可设置在每个心搏、每隔一个心搏或其他模式触发球囊。

血液动力学影响

随着收缩期开始球囊放气，主动脉收缩压峰值下降 10%～15%（收缩压下降），一旦出现重搏切迹，球囊立刻充气。球囊充气可使主动脉内舒张压增加近 70%。心指数增加 10%～15%。而肺动脉楔压只轻微下降。由于舒张压的升高，冠状动脉血流增加。

随着球囊放气，球囊近端的主动脉压力骤降，降低了体循环血管阻力，进而减少了心肌的氧需，使 Starling 曲线右移。这些影响在开始球囊反搏后可持续 48～72 h。

适应证

IABP 主要适用于药物治疗无效的急性心力衰竭，最常用于急性冠脉综合征以及体外循环后出现的心排血量降低。若预计手术应激超过患者心脏的功能负荷，也可术前放置 IABP。在极高危心脏手术中，术前择期放置主动脉内球囊并启动反搏可以改善患者的预后。近年来，IABP 可作为心脏移植、植入左心室辅助装置或全人工心脏的临时过渡。

3%～4% 的体外循环患者需要 IABP 的支持。若患者无低容量状态，且心律适用 IABP，可采用框 153-1 列出的标准来确定何时应用 IABP 支持。

禁忌证

主动脉内球囊反搏的主要禁忌证包括重度主动脉瓣关闭不全、严重的外周血管疾病、血小板减少

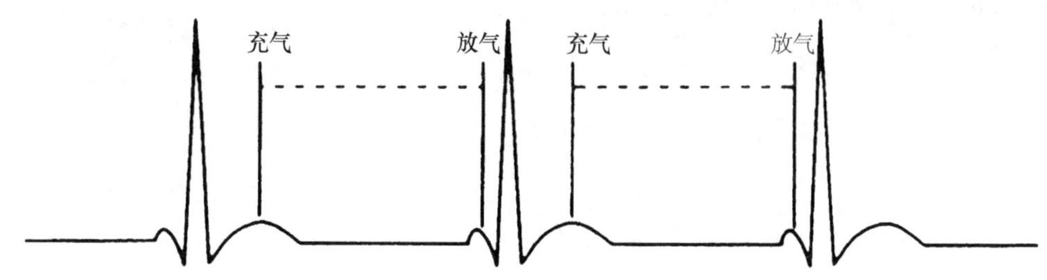

图 153-1　主动脉内球囊充气 / 放气时间和心电图之间的关系（Modified from Gray JR，Faust RJ. Intraaortic balloon counterpulsation and ventricular assist devices. In：Tarhan S，ed. Cardiovascular Anesthesia and Postoperative Care. 2nd ed. Chicago，Year Book Medical，1989：513.）

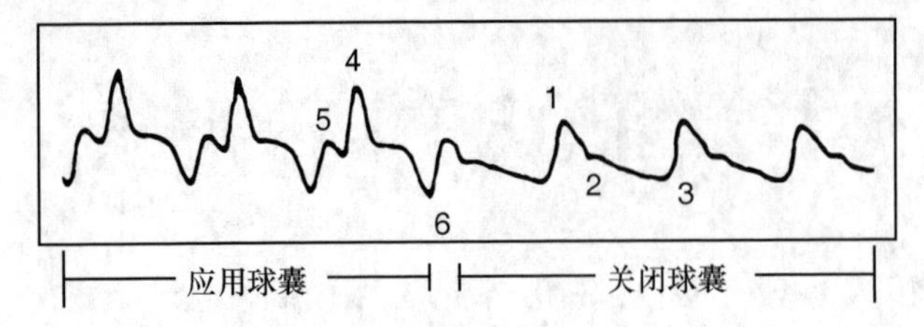

图 153-2 主动脉压力波形（球囊反搏 1∶1 支持，关闭球囊）。记录舒张压峰值（4）球囊扩张和收缩压峰值（1）、重搏切迹（2）、舒张压低值（3）、舒张压峰值（4）、收缩压峰值（5）和舒张末期压力跌落（6）（Modified from Gray JR, Faust RJ. Intraaortic balloon counterpulsation and ventricular assist devices. In：Tarhan S，ed. Cardiovascular Anesthesia and Postoperative Care. 2nd ed. Chicago，Year Book Medical，1989：513.）

框 153-1 心脏术后应用主动脉内球囊反搏的适应证
相对适应证
需要应用大剂量的升压药物 恶性心律失常，存在术中心肌梗死的证据，且药物治疗不佳
绝对适应证
500 ml/min 以上低流量辅助 30 ～ 45 min 后，仍脱离体外循环困难（或至少尝试 3 次均不成功） 应用升压药物和降低后负荷后仍存在低血压（平均压 ＜ 60 mmHg），低心脏指数［＜ 1.8 L/（min · m^2）］和肺动脉压增高（＞ 25 mmHg） 术后持续应用（若术前已开始主动脉内球囊反搏）

（血小板计数＜ 50 000）、抗凝禁忌证，急性脑卒中，以及活动性出血。

脱离主动脉内球囊反搏支持

在解决了主动脉内球囊的放置问题后，患者继而需要逐步降低反搏辅助比例（如，1∶1，然后 1∶2，进而 1∶3）来撤除 IABP 支持。血液动力学变化多发生在反搏辅助比例从 1∶1 降至 1∶2 时。为了使辅助比例更为平稳地降低以及减少静止球囊周围血栓形成的风险，脱离步骤可选择维持反搏比例为 1∶1，但逐步降低球囊充气的程度，因为反搏比例和充气程度均取决于主动脉内舒张压的变化。

并发症

之前报道的 IABP 的并发症发生率为 5% ～ 27%，但近来更多的研究表明并发症发生率在 3% ～ 4%。在股动脉置入大型导管可阻塞动脉血流，表现为远端脉搏消失；动脉切口处可发生出血；或是相应部位发生感染。这些并发症的相应发生率在报道中差异很大，且对于长期携带患者，其并发症发生率并无统一的说法。然而，IABP 患者发生出血或血管破坏的概率可达 9%。而这些并发症随时会危及生命。

预后

临床医师为了寻找影响生存的决定因素，对应用 IABP 支持的患者进行短期和长期的预后评估，但评估过程中采用的是非随机化分组。评估发现，IABP 支持后影响生存的决定性因素是心脏功能早期恢复（24 h 内）且能维持重要脏器灌注。相反，应用强心药物、直流电复律、慢性左心衰竭以及患者心脏病的功能严重丧失均提示预后不良。

理论上，IABP 支持改善了心肌的氧供需平衡，有利于急性心功能不全的患者。但是，预后仍取决于 IABP 改善生存的程度以及这项技术是否适当应用。

推荐阅读

Basra SS, Loyalka P, Kar B. Current status of percutaneous ventricular assist devices for cardiogenic shock. *Curr Opin Cardiol*. 2011;26:548-554.

Hanlon-Pena PM, Quaal SJ. Intra-aortic balloon pump timing: Review of evidence supporting current practice. *Am J Crit Care*. 2011;20:323-333.

Hashemzadeh K, Hashemzadeh S. Early outcomes of intra-aortic balloon pump in cardiac surgery. *J Cardiovasc Surg*. 2012;53:387-392.

Moulopoulos SD. Intra-aortic balloon counterpulsation 50 years later: Initial conception and consequent ideas. *Artif Organs*. 2011;35:843-848.

Parissis H, Soo A, Al-Alao B. Intra aortic balloon pump: Literature review of risk factors related to complications of the intraaortic balloon pump. *J Cardiothorac Surg*. 2011;6:147.

Theologou T, Bashir M, Rengarajan A, et al. Preoperative intra aortic balloon pumps in patients undergoing coronary artery bypass grafting. *Cochrane Database Syst Rev*. 2011:CD004472.

Zaky SS, Hanna AH, Sakr Esa WA, et al. An 11-year, single-institution analysis of intra-aortic balloon pump use in cardiac surgery. *J Cardiothorac Vasc Anesth*. 2009;23:479-483.

D. 胸科麻醉

第 154 章　术中喘息：病因和治疗

Mary M. Rajala，MS，MD
王立宽　译　焦　亮　校

哮鸣音和干啰音是听诊肺呼吸音，是当气流流经狭窄或梗阻的上、下气道时产生的。这种呼吸音是由气流湍流或气流受阻所致。梗阻可发生于气道外部、气道内部（气管壁内）或在气道腔内（框 154-1）。对于行气管插管和机械通气的患者，气道峰压增高、潮气量降低或二氧化碳曲线斜率降低可能表明发生了气道狭窄或气道阻力增加。持续和严重的气道阻塞可能会导致氧饱和度不足、高碳酸血症和胸内压增高所致的低血压。大部分（80%）气道阻力发生于大的主气道，剩余的 20% 来自于外周支气管。因此，小气道的管径即使发生较大改变，气道阻力的改变仍可能较小，这使得小气道成为了一个临床静区。美国麻醉医师协会发布的索赔分析显示，呼吸事件引起的死亡或永久性脑损伤中，11% 与支气管痉挛有关。

框 154-1　通气阻塞的病因	
气道疾病	
哮喘	异物
支气管炎	支气管扩张
慢性阻塞性肺疾病	气管软化
肺囊性纤维化	喉水肿或感染
喉或咽肿瘤	
麻醉期间支气管收缩	
气道操作	肺水肿
气管插管	肺栓塞或羊水栓塞
支气管插管	气胸
来自气管导管的隆嵴压力	过敏原
浅麻醉	过敏反应，类过敏反应
大气道分泌物	组胺释放，拮抗药物反应
胃内容物误吸	类癌
感染、肺炎	
机械性梗阻	
气管导管扭转	气管导管阻塞
气管导管内分泌物	腹腔内压增高（腹腔镜）

可逆和不可逆的气道疾病

喘息可能提示存在阻塞性肺疾病——哮喘、慢性阻塞性肺疾病、慢性支气管炎或囊性纤维化。哮喘是一种反应性气道疾病，以可逆的气道梗阻为特征。静态支气管张力主要通过迷走神经纤维由副交感神经系统和毒蕈碱乙酰胆碱受体所调控，毒蕈碱乙酰胆碱受体有三个亚型，其中 M_1 和 M_3 型主要增强副交感神经作用，M_2 型则起抑制作用。许多因素可增加基础支气管张力而对支气管痉挛性疾病患者产生侵害，包括运动、冷空气、过敏原、呼吸道感染、精神因素、β 受体阻滞剂以及使用前列腺素抑制剂（如阿司匹林）。阿司匹林和其他非甾体抗炎药的交叉反应常见，是需要考虑到的支气管痉挛原因，特别是对存在哮喘、鼻息肉和阿司匹林诱导哮喘三联征的患者。哮喘的免疫学病因已经阐明，包括特异性抗原引起免疫球蛋白 -E 与肥大细胞和嗜碱性粒细胞结合，进而引起免疫介质的释放。对于成人来说，刺激性反应是主要原因，而对于儿童来说，过敏是反应性气道疾病的重要原因。免疫介质包括 5- 羟色胺、类二十烷酸、前列腺素（PGD_2、PGF_2）、血栓烷 A_2 和白三烯（LTC_4、LTD_4、LTE_4），激肽，可能还有组胺（H_1）。前列腺素由花生四烯酸通过环加氧酶途径生成，是引起支气管痉挛的一种强力的肥大细胞介质。白三烯由肥大细胞通过花生四烯酸，经脂加氧酶代谢通路合成。激肽由肥大细胞和嗜碱性粒细胞产生，可引起支气管收缩。此外，血栓烷 A_2 及其代谢产物 B_2 由多形核白细胞及肥大细胞通过活化的环加氧酶作用于花生四烯酸生成，其可收缩肺血管和引起肺动脉高压。

围术期支气管痉挛

气道操作

气道操作可导致反射性支气管收缩。喘息可为一种激活胆碱能系统引起的气道反应和继发的支气管痉挛表现，其经常发生于气道高反应下行气管插管或气管插管时麻醉深度不足等情况下。

麻醉和相关药物

对于有支气管痉挛病史的患者，无论是丙泊酚还是氯胺酮都能提供益处。丙泊酚能降低哮喘和慢性阻塞性肺疾病患者的气道阻力。氯胺酮在对抗气道刺激反应方面具有保护作用，尽管其可增加唾液腺和气管–支气管黏液腺的分泌（这些可通过药物预防）。氯胺酮还可激活交感神经系统和抑制迷走反射，进而引起平滑肌松弛。新的氯胺酮 S- 异构体精神作用更弱，但平滑肌松弛作用也更弱。如果没有其他药物来阻止喘息效应或在气道操作前没有达到足够的麻醉深度，美索比妥可引起喘息。

吸入麻醉药可用于气道操作或手术前加深麻醉以及轻度的支气管痉挛。在发生支气管痉挛时，给予吸入麻醉药可通过阻断副交感神经抑制气道反射和支气管收缩，以及直接舒张支气管平滑肌。

使用麻醉药时（包括阿曲库铵、顺阿曲库铵、哌替啶和吗啡）可能引起组胺释放。当快速或大剂量给药时（如在诱导和顺序气道操作期间），这些药物引起支气管收缩的风险更高。使用 M 型乙酰胆碱合酶抑制剂拮抗麻醉药物可能会诱发支气管痉挛。在这种情况下，谨慎的建议是使用较平时剂量更大的阿托品（＞ 1.0 mg），或格隆溴铵（＞ 0.5 mg）来减轻存在喘息的患者支气管痉挛的风险。

使用 β_2 受体阻滞剂（拉贝洛尔、艾司洛尔）可能会增加支气管收缩的风险。尽管在治疗高血压时并未发生意外，但美国胸科医师协会仍建议，对于所有并存反应性气道疾病的患者，在使用这类药物时要格外审慎。

过敏反应

过敏或类过敏反应可引起支气管痉挛。抗生素、血液制品或静脉造影剂可能成为扳机点，初起表现为伴有低血压的喘息、眶周和气道水肿、荨麻疹、心动过速和心律失常。

类癌综合征

较少见，类癌肿瘤可能会导致支气管痉挛。类癌肿瘤分泌的 5- 羟色胺可引起支气管收缩，同时可伴随低血压、腹泻、潮红以及类癌综合征引起的瓣膜性心脏病。抗支气管痉挛的常规疗法无效，甚至可能会加重支气管痉挛。因此，大多数建议聚焦于预防肿瘤产物的释放。麻醉注意事项包括避免使用可引起组胺释放的药物（吗啡、阿曲库铵）、琥珀胆碱、间接作用或直接作用的儿茶酚胺以及控制血压，以减少类癌肿瘤 5- 羟色胺的释放。琥珀胆碱增加 5- 羟色胺的释放可能是通过其增加腹压和压迫肿瘤而非直接的促释放作用引起的。对于类癌综合征患者，除了防治支气管痉挛，麻醉医师还必须做好术中处理外周阻力降低、低血压和高血压的准备。应预防性地使用生长抑素类似物（奥曲肽）（100 ～ 600 μg 静脉注射），如果发生危险，可重复静推。除了阻断垂体生长激素和促甲状腺素的释放外，生长抑素类似物还可降低内脏激素外分泌，使其成为类癌综合征围术期管理的一个治疗选择。

多种肺部疾病

吸入性肺炎、肺水肿、气胸也可能触发支气管痉挛的发生。

围术期支气管痉挛的治疗

术前治疗 / 预防

存在可逆性气道梗阻或支气管高反应性的患者发生支气管痉挛的风险增高。近期有上呼吸道感染病史（3 周内，尤其是阻塞性气道疾病患者）、近期吸烟、咳嗽、呼吸困难、发热、慢性支气管炎、哮喘，或不能耐受冷空气、灰尘或烟雾，以及之前接受过气管插管全身麻醉都是发生术中喘息的预测因素。管理应着眼于通过术前评估筛查出这类患者，并使用 β_2 肾上腺素受体激动剂或吸入或口服糖皮质激素治疗。应考虑使用局部麻醉技术。儿童发生的支气管痉挛多数与过敏原有关，因此使用介质抑制剂和抗炎药物在预防方面有重要作用。对于成人，目标是降低或抑制刺激性反应。充分的抗焦虑在预防中起着重要的作用。治疗应针对造成支气管痉挛的病因。抗胆碱药物，如阿托品、异丙托溴铵、格隆溴铵已经被用于治疗支气管痉挛。但这些药物是非选择性的，并且在低剂量使用时可能对 M_2 受体的有益作用的阻断超过 M_1 和 M_3 受体，反而会进一步加重支气管收缩。更高剂量的抗胆碱药会阻断 3 种受体，引起支气管舒张。应在气管插管或气道操作前达到足够的麻醉深度。利多卡因（1 ～ 2 mg/kg）经气管导管给药或静脉给药（插管前 1 ～ 3 min）可有效预防气道操作过程中的支气管痉挛，也可用来治疗术中急性发作的支气管痉挛。

术中支气管痉挛——危象的管理

当术中发生支气管痉挛并导致血氧饱和度降低或通气不足时，下列治疗必须马上进行：吸入 100% 氧气，加深麻醉，停止手术刺激并立即寻求帮助。接下来，停止呼吸机通气，改为手动通气，经胸和中上腹听呼吸音。这些操作可排除麻醉剂和呼吸机设备问题，也有助于排除气管导管误入食管或进入支气管导致的通气不足或血氧饱和度降低，同时还可评估气道阻力。若气管导管放入吸引管时遇到阻挡或可吸出分泌物（分析 pH 来评估是否为胃内容物），说明气管导管可能发生异位、打折或阻塞。应经气管给予 β_2 肾上腺素受体激动剂（如沙丁胺醇 4 ～ 8 揿，随后每 10 min 2 揿），定时通过气管导管连接器吸入。异丙托溴铵（6 揿，随后每 10 min 2 揿）也可用此途径给药。一旦完成初步评估，就可给予糖皮质激素（甲泼尼龙 1 ～ 2 mg/kg）。

如果支气管痉挛仍不能缓解，可能需要在静脉支气管舒张剂基础上加入其他药物［如硫酸镁 2 ～ 4 mg；利多卡因 1.5 ～ 2 mg/kg；或肾上腺素 0.1 μg/kg 静推，而后以 10 ～ 25 μg/（kg · min）根据生命体征及反应滴注］。将麻醉呼吸机更换为功能更强的重症监护病房呼吸机并尽可能快地停止手术可能会使患者发生麻醉药残留效应，包括通气 / 血流比失调、高碳酸血症、昏迷和胃内容物误吸。

术中支气管痉挛患者的术后管理

对于喘鸣患者，在深麻醉下拔管通常是不安全的。虽然深麻醉下拔管可能能够减少支气管痉挛发生，但是这会使患者暴露于麻醉药残留效应，包括通气 / 血流比例失调、高碳酸血症、意识障碍和胃内容物反流误吸。

推荐阅读

Cheney FW, Posner KL, Lee LA, et al. Trends in anesthesia-related death and brain damage: A closed claims analysis. *Anesthesiology*. 2006;105:1081-1086.

Fanta CH. Asthma. *N Engl J Med*. 2009;360:1002-1014.

Groeben H. Strategies in the patient with compromised respiratory function. *Best Pract Res Clin Anesthesiol*. 2004;18:4:579-574.

Westhorpe RN, Ludbrook GL, Helps SC. Crisis management during anesthesia: Bronchospasm. *Qual Saf Health Care*. 2005;1:e7.

第 155 章　喉手术的麻醉

Gurinder M. S. Vasdev，MD，MBBS，Barry A. Harrison，MD

王立宽　译　焦　亮　校

涉及喉的手术，手术医师和麻醉医师必须共用气道，这使得了解手术和麻醉需求以及团队沟通交流十分必要。喉手术的指征包括先天（框 155-1）和获得性疾病。主要的获得性疾病包括创伤、炎症以及肿瘤（良性和恶性）。喉疾病的症状和体征多种多样，从咽喉疼痛和声音嘶哑到呼吸困难、喘鸣，严重者可致上气道完全性梗阻。需要麻醉，包括气道管理的喉手术主要包括直接喉镜、甲状软骨成形术、喉切除以及喉部创伤。

框 155-1　先天性喉疾病	
闭锁	喉软骨软化症
先天性血管瘤	喉气管食管裂
先天性喉麻痹	喉蹼
先天性声门下狭窄	淋巴瘤

气道解剖和生理

人类的喉部有 3 个基本功能：吸气、保护气管支气管以及发声。这些功能通过对悬于软骨结构的喉内外肌肉的神经支配的复杂系统得以实现。喉的感觉和运动由迷走神经（第 X 对脑神经）的分支喉上神经和喉返神经支配。喉上神经内支支配同侧的声门上喉（即声带之上）感觉。在声带下，同侧的感觉由喉返神经支配。声带的后半部触觉感受器最为丰富。记住这一点在局部或表面麻醉下行纤维支气管镜气管插管时十分重要。刺激会厌水敏感化学感受器会引起呼吸减慢和潮气量增加，导致喉部气流增加。这种中枢介导反应在儿童中更为明显，同时也是湿化可改善部分气道梗阻患者呼吸的原因（即慢的、大潮气量的呼吸可降低气体湍流）。

喉返神经支配除环甲肌外所有的喉内肌的运动。环甲肌的运动由喉上神经外支支配。各喉部肌肉总结于图 155-1。当这些神经受到损伤时，几乎不可能

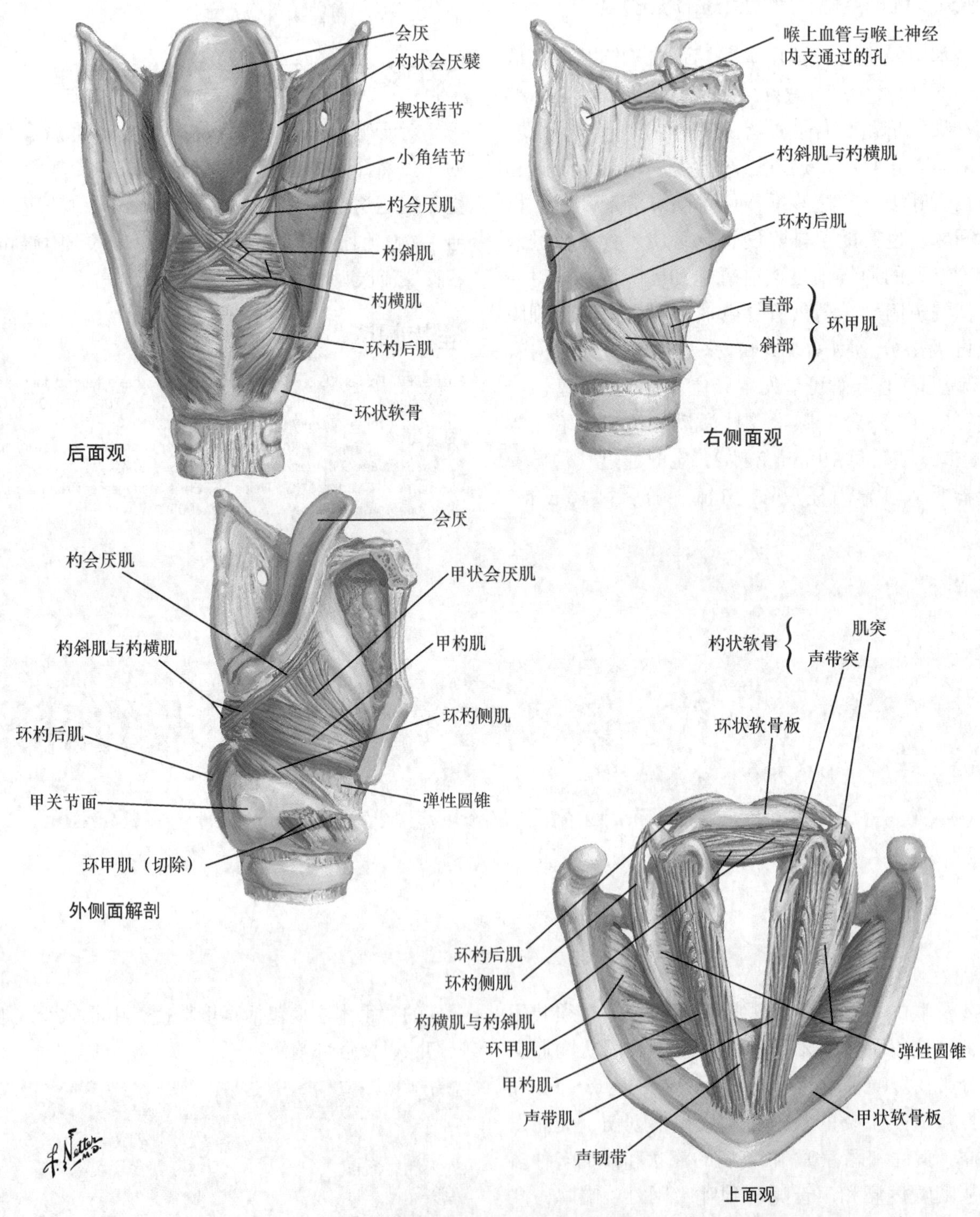

图 155-1 喉内肌（Netter illustration from www.netterimages.com. © Elsevier Inc. All rights reserved.）

重新形成有效的神经再支配来恢复良好的喉功能。

发声是由喉部形成的基音产生，通过上气道共振室进行修饰。频率取决于环甲肌的等张收缩。音调由声带长度和声门下压力所决定。

这些知识可应用于甲状腺和甲状旁腺手术，这类手术中可能会发生喉返神经的损伤。为了降低神经损伤的可能，外科医师可通过置于喉水平的气管导管刺激喉返神经，随着喉水平产生的刺激和位于声带水平的记录电极监测喉返神经功能。

直接喉镜

直接喉镜可用于声门上、声门和声门下及气管的检查，以达到诊断、治疗或同时进行诊断治疗的目的。这类患者中，围术期死亡病例的 1.5% ～ 4% 是由于先前存在有心脏疾病，因此术前心脏评估十分重要。术前气道评估同样重要，包括体格检查、直接或间接喉镜检查、CT 及 MRI。如果气道通畅度存在问题，应考虑局部麻醉下清醒纤维支气管镜插管、气管切开或气管造口。预先给予止涎剂是有益的。对于需要全身麻醉的手术，诱导可保留自主呼吸（使用无刺激性吸入麻醉药）或静脉麻醉。在声带及其周围黏膜表面应用局部麻醉药能够降低吸入麻醉药的用量。对于保留有自主呼吸的患者，不管其是否有气管插管，均可通过吹气法来维持氧合。

不管用什么技术，都有可能发生口腔损伤。困难气道患者发生口腔损伤的风险尤其高。耳鼻喉外科医师通常使用牙科套来降低患者在直接喉镜检查中的风险。术后咯血、梗阻、喉水肿和喉痉挛是直接喉镜检查相关的主要风险。由于现代技术的进步，直接喉镜技术可能会被间接技术所取代。

无气管插管

窒息氧合

在窒息氧合（apneic oxygenation）过程中，患者以 100% 氧气过度通气并吸入麻醉药。然后外科医师可以在 3 ～ 5 min 内或直至血氧饱和度不足时进行气道检查。这项技术中无法使用 CO_2 监护仪，因此可能会发生高碳酸血症。

喷射通气

喷射通气（jet ventilation）是将 30 ～ 50 psi 的氧气从喷射通气机内喷入气道，同时由于文丘里效应使空气一同进入气道。

恰当的喷射通气可以看到胸壁的运动。在喷射通气过程中无法使用吸入麻醉药，静脉麻醉最适合这种通气技术。

有气管插管

微喉管

微喉管（microlaryngeal tubes）是内径 3.5 ～ 4 mm 的气管导管，需要管芯引导置入。由于可能发生急诊情况，全身麻醉需用短效麻醉药维持。如果使用了激光，那么必须使用抗激光气管导管。

甲状软骨成形术

需要注射聚四氟乙烯、明胶、肉毒杆菌、神经毒素或类固醇的声带手术可在镇静下完成，但也可能需要全身麻醉。典型的接受甲状软骨成形术的是继发于喉返神经损伤的声带麻痹的患者。应用声门上气道对于接受过甲状软骨成形术目前需要全麻的患者是十分重要的。

喉切除术

喉癌在全部恶性肿瘤中占 2% ～ 3%。吸烟和饮酒、放疗、单纯疱疹病毒感染被认为是喉癌发生的风险因素。此类患者主要为 50 岁以上男性。喉癌可发生于声门上（30%）、声门（60%）和声门下（10%）。

这类患者多合并明显的系统疾病（如慢性阻塞性肺疾病、冠心病、充血性心力衰竭、高血压、尼古丁依赖和酒精滥用），因此，仔细的术前评估非常重要。对于有饮酒史的患者，应该评估其肝功能。

气道建立通常使用清醒镇静技术（如纤维支气管镜插管或气管切开）。麻醉的选择（即清醒 *vs.* 全身麻醉）基于气道解剖、合并症的严重程度、患者和医师的选择。使用动脉内留置导管连续监测动脉压十分有用，特别是颈淋巴结清扫涉及颈动脉窦周围时。此外，动脉导管更便于采血行实验室检查（如监测血红蛋白浓度），这对于出血量大的手术（如全喉切除加颈淋巴结清扫）来说十分必要。如果有放置中心静脉导管的指征，可通过锁骨下通路或经肘置入长导管或经股静脉。可能的围术期并发症包括空气栓塞、高血压、甲状旁腺和脑神经功能失常，以及面部水肿。术后放置鼻胃管有助于胃引流和术后喂养。头颈部肿瘤经口机器人手术的初步经验令人倍受鼓舞，这表明未来有更多的机会应用这一模式。

喉部和气管创伤

喉部和气管创伤在急诊科患者中发生率约为1/43 000。临床表现包括声嘶、压痛、皮下气肿、呼吸窘迫（如喘鸣）、吞咽困难和咯血。最佳的结局见于耳鼻喉科医师参与患者的气道管理，同时在手术室中完成治疗。如果患者的气道情况稳定，可使用快速顺序诱导或吸入诱导经口气管插管。如果患者的气道不稳定，喉黏膜破坏或患者存在喉部骨折（CT确诊），应清醒局部麻醉下行纤维支气管镜插管或气管切开。对于意识不清或不能合作的患者，可能需要吸入麻醉诱导后经口气管插管，即使存在误吸的风险。

推荐阅读

Barakate M, Maver E, Wotherspoon G, Havas T. Anaesthesia for microlaryngeal and laser laryngeal surgery: Impact of subglottic jet ventilation. *J Laryngol Otol*. 2010;124:641-645.

Irwin E, Lonnée H. Management of near fatal blunt laryngeal trauma. *Acta Anaesthesiol Scand*. 2006;50:766-767.

Kochilas X, Bibas A, Xenellis J, Anagnostopoulou S. Surgical anatomy of the external branch of the superior laryngeal nerve and its clinical significance in head and neck surgery. *Clin Anat*. 2008;21:99-105.

Lin HW, Bhattacharyya N. Incidence of perioperative airway complications in patients with previous medialization thyroplasty. *Laryngoscope*. 2009; 119:675-678.

Ramachandran SK, Cosnowski A, Shanks A, Turner CR. Apneic oxygenation during prolonged laryngoscopy in obese patients: A randomized, controlled trial of nasal oxygen administration. *J Clin Anesth*. 2010;22:164-168.

Sasaki CT, Weaver EM. Physiology of the larynx. *Am J Med*. 1997;103:9S-18.

第156章　支气管镜麻醉

Barry A. Harrison，MD，Gurinder M. S. Vasdev，MD，MBBS

马晓冉　译　安海燕　校

支气管镜的应用使气管支气管树可视化，其分为硬支气管镜和软支气管镜，硬支气管镜由硬质的金属制成，连接光源。软支气管镜则内含一束光学纤维，且柔软可弯曲。鉴于其型号和硬度，硬支气管镜主要用于主气道，如切除支气管内肿瘤、主支气管支架植入、异物取出和吸出血液。1897年，Gustav Killian首先介绍了支气管镜的使用；1963年，光学纤维首次用于制作软支气管镜。纤维支气管镜（fiberoptic bronchoscope，FOB）视野清晰，使用方便，超过90%的支气管镜检查采用FOB。过去，支气管镜的大小限制了其应用，但随着科技的进步，FOB经常用于激光手术和支架植入来缓解肿瘤或肺移植术后狭窄引起的主气道梗阻。

支气管镜的临床应用

支气管镜的适应证见框156-1。由于行支气管镜的患者需要麻醉辅助，麻醉医师需详细了解患者的病史和体格检查。并存疾病可增加支气管镜检查的风险，例如，既往有肺部疾病的患者在支气管镜检查时支气管痉挛的发生率增加。与之类似的情况还有，合并有限制性通气功能障碍（如间质性肺疾病）的患者不管之前是否存在低氧血症，在检查中均可

框156-1　支气管镜的适应证

治疗性	诊断性
取出异物或体液	鉴别咯血或不明原因咳嗽的病因
止血	评估气道解剖、功能、气管支气管黏膜或支气管周围结构
通过激光、光动力或短距离放疗消除支气管内梗阻	刷检黏膜、肺实质和细胞学检查，保护性毛刷细菌定量培养
通过硬支气管镜、支架或球囊扩张气道	支气管管壁活检、经支气管肺活检、经支气管淋巴结活检
关闭支气管胸膜瘘	定性观察炎症细胞和中性粒细胞，细菌定量

能发生极为严重的低氧血症。行支气管镜检查的肺癌患者可能存在其他合并症［如主气道梗阻、上腔静脉狭窄、转移灶（骨、脑、肝）和电解质紊乱（低钠血症和高钙血症）］。合并有肺动脉高压、血尿素氮升高（> 30 mg/dl）、慢性肾病以及服用阿司匹林的患者术后出血的风险增加。有趣的是，合并有近期心肌梗死、不稳定型心绞痛或难治性心律失常的患者行支气管镜时通常没有严重的并发症。

术前需要胸片，若需要可做其他检查（如全血细胞计数、电解质分析和凝血功能）。术前静息状态下的脉搏血氧饱和度可提供基础的信息。肺功能检查能明确疾病的性质（限制性或阻塞性）和严重程度，以及治疗后是否可逆。若患者疑似合并呼吸衰竭或正在进行家庭氧疗，需要做术前动脉血气分析。

支气管镜麻醉的目标

在支气管镜检查中，抑制患者的咳嗽反射和血液动力学反应非常重要。麻醉的选择千差万别，从不镇静，到轻至深度镇静，再到全身麻醉。麻醉的种类取决于选用的支气管镜类型（FOB 或是硬支气管镜）。大多数 FOB 检查不论有无镇静，均需使用表面麻醉药。全身麻醉通常用于硬支气管镜检查或患者通过 FOB 解除主气道梗阻，但是，这些情况也可通过镇静和局部麻醉达到良好效果。

术前准备

一名禁食超过 6 h 的患者，在讨论麻醉方法和风险后，术前 40 min 予以阿托品 0.4 ～ 0.8 mg 或格隆溴铵 0.1 ～ 0.2 mg 肌内注射或静脉内给药以减少分泌物。气道高反应性的患者术前给予支气管扩张剂、β_2 受体激动剂或抗胆碱药雾化吸入。为了避免气道反应加剧，可应用皮质激素。美国心脏学会建议亚急性细菌性心内膜炎患者避免行硬支气管镜检查，但可行 FOB，除非患者合并人工瓣膜、手术修复的心内缺损或心内膜炎病史。根据情况，静脉输注肝素的患者术前停用肝素至少 4 ～ 6 h，输注血小板以维持血小板水平超过 50 000/ml。美国麻醉医师协会建议，行任何麻醉的患者均应进行生命体征监测。

镇静

若无镇静，支气管镜检查会增加患者咳嗽、窒息感的发生率，术中遗忘减少，血压和心率骤增。清醒镇静通常指静脉给予增大剂量的咪达唑仑（0.5 ～ 1.0 mg）或地西泮（1 ～ 2 mg）。静脉给予阿片类药物与苯二氮䓬类产生协同作用，使镇静更为完善，抑制气道反射，但增加了呼吸抑制的风险。阿片类药物可选择芬太尼、舒芬太尼、阿芬太尼和瑞芬太尼。丙泊酚作为镇静药物，10 mg 剂量滴定可提供清醒镇静，并抑制咳嗽反射，然而，药物过量会引起严重的低血压甚至呼吸暂停。FOB 检查镇静可选择静脉给予右美托咪定。

支气管镜的表面麻醉

上呼吸道的感觉神经分布见表 156-1。表面麻醉药可通过表面麻醉或外周神经阻滞以麻醉上呼吸道。鉴于 2% 利多卡因（液体或凝胶）安全性高、起效快且作用时间短，其通常作为表面麻醉药。利多卡因最大安全剂量是 4 mg/kg。局麻药中毒取决于吸收速率和血药浓度。将 2% 利多卡因喷入鼻腔，或将 4% 利多卡因浸润过的纱布放入鼻腔（同时应用去氧肾上腺素或可卡因收缩黏膜血管）可作为鼻咽部麻醉的方法。口咽部麻醉有几种方法（框 156-2）。这些方法都可满足上呼吸道麻醉。若持续的呕吐反射

表 156-1　上呼吸道的感觉神经支配

解剖结构	神经支配
鼻	三叉神经 V——眼支 V_1，上颌支 V_2
舌	
前部	三叉神经 V——舌支 V_3
后部	舌咽神经Ⅸ
咽	
鼻咽	三叉神经 V——上颌支 V_2
口咽	舌咽神经Ⅸ
喉	迷走神经 X——喉内支
声带	迷走神经 X——喉内支
气管	迷走神经 X——喉内支

框 156-2　支气管镜口咽麻醉方法

口腔和咽部——2% 黏性利多卡因漱口
2% 利多卡因溶液雾化吸入（雾化吸入 10 min 95% 有效）
喉上神经阻滞
环甲膜穿刺
通过 FOB 的吸引部进行表面麻醉
4 ml EMLA 乳膏涂抹至舌后 1/3 处

EMLA，局麻药（利多卡因和丙胺卡因）的混合制剂；FOB，纤维支气管镜

阻碍手术，可行双侧舌咽神经阻滞。用扁桃体穿刺针将 3 ml2% 利多卡因注入双侧扁桃体后上部中点，深度为 1 cm。这将有效地阻滞舌后侧的黏膜下压力感受器。该阻滞应在完成喉上神经阻滞后进行，因为若无喉上神经阻滞，咽肌和舌的松弛会导致气道梗阻。

镇静和表面麻醉下纤维支气管镜检查中低氧血症的处理

支气管镜检查中发生低氧血症的原因有吸入氧浓度（FiO_2）降低，过度镇静或上呼吸道梗阻引起的低通气，以及经支气管活检造成气胸、大量出血或肺灌洗引起的通气 / 血流比失调。监测中必须关注患者的脉搏血氧饱和度（SpO_2），使之维持在 90% 以上。通过鼻导管或面罩补充吸氧（4 ～ 6 L/min）有助于达到该目标。若低氧血症持续存在，应置入鼻咽通气道，并通过该途径给氧。若 SpO_2 仍然低于 90%，下一步就是经鼻置入人工气道于喉上部或近气管处。若氧饱和度依然下降，应当暂停支气管镜，测量动脉血气，停止镇静，并利用麻醉面罩和球囊为患者人工通气。在此情况下，有必要行气管插管和机械通气，且 FiO_2 维持较高水平。

全身麻醉

硬支气管镜

若患者存在困难气道的可能，应做好清醒插管的准备。若清醒插管不可行，也可选择吸入麻醉诱导。若非困难气道，可选择静脉麻醉诱导。麻醉维持选择吸入或静脉麻醉均可。

若行全凭静脉麻醉，丙泊酚是维持麻醉的理想药物，其起效快，半衰期短，且能抑制气道反射。应用阿片类药物十分必要，因为支气管镜可使平均动脉压、心率、心排血量以及肺动脉压增加到非常高的水平。可以间断给予芬太尼或舒芬太尼，或在给予负荷量后持续泵入阿芬太尼或瑞芬太尼。

通常需要神经肌肉阻滞作用，可选用起效快、半衰期短的非去极化肌松剂（如罗库溴铵），或是琥珀胆碱。Lambert-Eaton 综合征是小细胞肺癌相关的神经肌肉失调性疾病，会增加去极化和非去极化肌松剂的作用。

若支气管镜时间短，间歇通气以纠正缺氧既简单又有效。在麻醉诱导和给予肌松剂后，用 100% 纯氧为患者去氮给氧，然后置入气管导管通过声门于气管隆嵴上方，维持吸入氧流量在 6 L/min。尽管维持 SaO_2 相对容易，但 1 min 内 $PaCO_2$ 会增高 4 ～ 6 mmHg，且随后每分钟增加 2 ～ 4 mmHg。为改善呼吸性酸中毒，有必要间歇给予人工通气。

封闭硬支气管镜的放大镜开口并将麻醉机的呼吸回路连在硬支气管镜的侧臂上可帮助麻醉医师为患者更好地供氧和通气，并且维持麻醉可选择吸入麻醉药。但当手术时间延长时，低氧血症和高碳酸血症会随时间加剧，因为支气管镜的近端与气道相通。

Sanders 喷射通气技术现在经常使用，根据文丘里原理，当高压（50 psi）气体（$FiO_2 \geqslant 0.21$）流经开口极小的长金属管，会吸入开口处的空气，以维持通气。该技术不能应用于肺顺应性下降的患者，否则通气和氧合难以维持。由于气体是高压喷射，应注意避免气压伤。

纤维支气管镜

7.5ID 以上型号的气管导管可以使 FOB 通过及行任何操作。一旦置入 FOB，气管导管的横截面面积下降，需要辅助通气，补充给氧。在支气管镜进入麻醉机呼吸回路的入口处放置封闭的橡胶隔膜可防止漏气。和硬支气管镜一样，FOB 检查可在全凭静脉麻醉或吸入麻醉下进行。全身麻醉诱导前用局麻药行表面麻醉可降低麻醉药物的用量。

异物取出

需要取出异物的典型患者是误吸花生的幼儿。阿托品可以消除迷走神经作用，且减少气道分泌物。麻醉诱导旨在消除患儿紧张情绪，患儿持续紧张哭闹会导致异物破裂，产生窒息。诱导药物可选择静脉麻醉药氯胺酮或吸入麻醉药七氟烷。诱导后，麻醉目标是保持患儿的自主呼吸，防止异物移位。若使用肌松剂，需要保障呼气时间，防止异物形成球形阀效应，产生气压伤。花生通常掉落在右主支气管中，通过左肺维持足够的氧合和通气，当取出花生后，花生可能脱离取物钳梗阻气管。若不能立即取出花生，患者会快速缺氧，这时可以将花生重新推入远端的支气管来缓解气管梗阻。异物彻底取出后，由于黏膜水肿，可能发生术后气道梗阻，因此，通常可预防性给予皮质激素。

大量咯血的处理

大量咯血（24 h 超过 600 ml 血）罕见却致命。

紧急处理包括插入气管导管（若出血源于左肺或右肺，最好选择双腔气管导管），并吸 100% 氧纠正低氧血症。若存在容量不足，可行静脉液体复苏。若出血源自气管或主支气管近端，可拔出气管导管，换为通气型硬支气管镜，将其置于出血部位，吸出血液和凝血块，冰盐水冲洗，给予血管收缩药，若有必要，可用支气管封堵器封闭支气管，防止血液进入。这种情况不宜使用喷射通气，因为高压干燥空气导致血液凝固，从而加重梗阻和低氧血症。

主气道梗阻的支气管镜处理

主气道梗阻通常是由异物或大量咯血造成。现在内部原因（气管内恶性肿瘤和肺移植或气管插管造成的狭窄）或外部原因（气管外肿瘤的压迫）均成为了支气管镜治疗的挑战。为了解除急性梗阻，现在的治疗手段有激光消融、电凝止血、氩离子凝固术以及气道支架植入术（金属型、硅胶型、混合型）。主气道梗阻的后续缓解治疗包括冷冻疗法、短距离放射治疗以及光动力治疗。根据制订的手术方案以及手术医师的经验和技巧，FOB 或硬支气管镜均可。使用硬支气管镜解除气管或主支气管的梗阻可行吸入诱导，待患者充分麻醉后行正压通气，然后置入硬支气管镜，此时患者的口鼻被完全占据。由坏死组织和大量出血造成的梗阻在治疗时通常选择激光治疗，可以纠正低氧血症，但需要吸入 100% 纯氧和有效的吸引。在激光治疗时，需要降低 FiO_2 至 0.3 或更低，尽量避免气道灼伤。若 FiO_2 为 0.3 或更低水平时难以维持 SpO_2 在 90% 以上，麻醉医师须与手术医师沟通并停止激光治疗，直至氧合改善，然后恢复 FiO_2 为 0.3 或更低水平。

激光和氩离子凝固术均需使用气体，可能导致气体栓塞、低氧血症加重或心搏骤停。一项回顾性研究显示，全身麻醉下用硬支气管镜行气道支架植入术的并发症发生率为 19.8%，术后 30 天死亡率为 7.8%，与患者潜在的身体状况及手术紧急程度相关。

支气管镜的并发症

支气管镜使用过程中，死亡率低于 0.1%，主要并发症发生率低于 1.5%，次要并发症的发生率低于 6.5%（框 156-3）。极为重要的是，50% 的并发症是由术前用药、全麻药或手术使用的局麻药引起。由于硬支气管镜通常行全凭静脉麻醉，术中知晓是公认的并发症。

框 156-3　支气管镜的并发症

全身并发症	局部并发症
低氧血症 　镇静 / 麻醉 　高铁血红蛋白血症	口腔颌面部创伤
高碳酸血症 　镇静 / 麻醉 　通气不足	出血
心律失常	支气管痉挛
知晓和记忆	气胸
神经性——惊厥	中央气道梗阻，原因有： 　肿瘤 　出血 　分泌物
心搏骤停和死亡	外周气道梗阻，原因有： 　哮喘 　慢性支气管炎 　肺气肿
	气道损伤

支气管镜产生的血液动力学改变会增加心肌的氧需，从而增加心肌缺血的风险。低氧血症使患者易于发生心律失常和 ST 段改变，而冠心病本身并不增加心律失常的风险。低氧血症和高碳酸血症是支气管镜相关心血管并发症的主要原因。严重的低氧血症和高碳酸血症也可能导致惊厥，但这通常与局麻药中毒有关。

总结

麻醉医师在支气管镜检查时倍受挑战，因为他 / 她必须与手术医师共享气道。在支气管镜检术中，气道随时有梗阻的风险，因此麻醉医师须谨记“FOB 绝对无法使气道通畅，但硬支气管镜却可以”。支气管镜的并发症，如低氧血症和高碳酸血症很常见，并可导致心血管并发症，甚至心搏骤停。麻醉医师和手术医师共享气道，并发症也是如此。沟通、协作、保持警惕和关注细节（尤其是血氧饱和度和每分通气量）可以改善患者预后。

推荐阅读

Kaplan JA, Slinger PD. *Thoracic Anesthesia*. Philadelphia: Churchill Livingstone; 2003.

Ross AF, Ferguson JS. Advances in interventional pulmonology. *Curr Opin Anaesth*. 2009;*22*:11-17.

Wang K-P, Mehat AC, Turner F. *Flexible Bronchoscopy*. Hoboken, NJ: Wiley-Blackwell; 2012.

第 157 章 双腔支气管导管

David J. Cook，MD，Eduardo S. Rodrigues，MD
马晓冉 译 安海燕 校

双腔气管导管实现了肺的功能性隔离，这种隔离可以防止血液和脓液从一侧肺溢出或污染另一侧肺，还能隔离通气。单肺通气最常见的适应证是改善手术暴露区域，这同时是相对适应证（框 157-1）。尽管单肺通气也可以通过单腔气管导管和支气管封堵器实现，但双腔气管导管仍具有诸多优势（框 157-2）。

肺隔离可以挽救生命，但它的使用会导致 O_2 交换的急剧改变。应用双腔管的其他缺点有增加气道阻力，使分泌物排出困难。置入双腔管时必须考虑相对禁忌证（框 157-3）。

双腔管的选择

双腔管包括 Carlens、White、Bryce-Smith 和 Robertshaw 几种，它们的共同点是：都有两个管腔，一个管腔置于气管内，另外一个置于左或右主支气管内；都有两个套囊；塑性符合口咽部和主支气管的生理弯曲。Carlens 双腔管是有隆嵴钩的左侧双腔管，White 双腔管本质上是右侧 Carlens 双腔管，Bryce-Smith 双腔管没有隆嵴钩，但其右侧分支导管有开口可使右上肺通气。

上述这些双腔管已不再使用，只有 Robertshaw 双腔管仍在应用。Robertshaw 是由塑料制成的一次性双腔管，有左侧和右侧双腔管两种。Robertshaw 双腔管没有隆嵴钩，与起其他类型相比，对气流的阻力较低。Robertshaw 导管有 41 F、39 F、37 F、35 F、32 F（只有左侧双腔管）和 28 F 六种型号（每种管腔的内径分别是 6.5 mm、6.0 mm、5.5 mm、5.0 mm、4.5 mm 和 4.0 mm）。该导管的两个套囊都是高容量低压力型，分支套囊呈亮蓝色，右侧双腔管的分支套囊倾斜分布以便于右上肺通气。最后，该种导管的每个管腔末端都有一条不透辐射的细线，有助于照射胸片时辨别导管位置。

不管手术部位在哪一侧，左侧双腔管适用于大多数需要单肺通气的胸科手术。它既可用于右侧肺萎陷的右侧开胸手术，也可以用于左侧肺萎陷的左侧开胸手术。在左侧开胸手术中，当左侧主支气管夹闭时，左侧双腔管的分支导管可以退回至气管中，

框 157-1 双肺隔离（双腔管插管）或单肺通气的适应证

绝对适应证	相对适应证
隔离患侧肺的溢出或污染	术野暴露（高度优先）
感染	主动脉瘤
大量出血	肺切除术
控制隔离通气	肺上叶切除术
支气管胸膜瘘	纵隔手术
支气管胸膜皮肤瘘	胸腔镜手术
大气道开放手术	术野暴露［中度（低度）优先］
大型单侧肺囊肿或肺大疱	肺中叶和下叶切除术，肺段切除术
气管支气管树破坏	食管切除术
单侧肺疾病引起的致命性低氧血症	胸椎手术
肺泡蛋白沉积症行单侧支气管肺灌洗	慢性单侧完全性肺栓塞栓子移除后心肺转流状态
胸腔镜手术	单侧肺疾病引起的严重低氧血症
小切口心脏手术	

Reprinted，with permission，from Benumof JL. Anesthesia for Thoracic Surgery. 2nd ed. Philadelphia：WB Saunders；1995.

框 157-2　双腔气管导管的优点

置管简单
从单肺到双肺转换快捷
可分别吸引双肺
非通气侧肺可应用 CPAP

CPAP，持续气道正压通气

框 157-3　双腔气管导管的相对禁忌证

双腔管所在位置的病变
直视下插管困难或难以插管
已带单腔管的重症患者，无法脱离机械通气
饱胃或误吸风险高

Modified，with permission，from Benumof JL. Anesthesia for Thoracic Surgery. 2nd ed. Philadelphia：WB Saunders；1995.

通过两个管腔继续为右肺通气。

和左侧双腔管不同，右侧双腔管的应用是个难题。为使右上肺通气，右侧双腔管的分支导管位置必须靠近右肺上叶开口。由于右侧主支气管长度较短，并且与左主支气管相比，解剖变异较多，右侧双腔管的置入很容易造成右上肺萎陷和通气不足。一般来说，左主支气管在发出左上肺叶前有 5 cm 长。而在右肺，大多数人的右上肺叶开口距离隆嵴仅 2 cm，而 10% 的患者这个距离可能会更短，3% 的患者右上肺叶开口在气管上。这就使置管的安全系数缩短至 1 mm，术中双腔管的错位更为常见，保障右上肺的通气成为一个挑战。

左侧双腔管的禁忌证是左主支气管内突出性病变或近左主支气管病变，双腔管的置入会损伤病变。除外这些禁忌证，优先使用左侧双腔管。

双腔管插管技术

支气管插管步骤如下：

- 根据术前胸片和 CT 测量气管和左主支气管的横径并选择相应的双腔管型号。过去会选择尽量大的型号，而现在已确定气道损伤和双腔管的型号有关。大多数女性可选择 37 F 管，而男性选择 39 号管。Amar 等证明 35 F 管适用于绝大多数患者，且不增加低氧血症的风险。在选择导管型号时应该考虑气道保护，这也是术中需要注意的。
- 回顾患者的既往史，评估气道以明确导管型号或是否需要特殊插管技术。
- 检查两个套囊（分支套囊通常打气不超过 3 ml），插管时可放入牙垫保护套囊。
- 大多数情况下，插管时使用 Macintosh 喉镜，因为该喉镜接近气管的生理弯曲。
- 将导管尖端置入喉内，保持远端弯曲凹面向前。
- 一旦导管尖端通过声门，移除管芯，旋转导管 90° 至合适的位置。
- 插管后，麻醉医师应当通过切实可行的方法核实导管的位置，该方法包括临床体征或纤维支气管镜直视下观察。单纯通过临床体征可能错过 48% 的对位不良。因此，纤维支气管镜检查通常用作证实导管位置的有效方法（图 157-1）。
- 改变患者体位后必须再次确认导管位置。头部的弯曲可能导致导管深度增加、本应位于

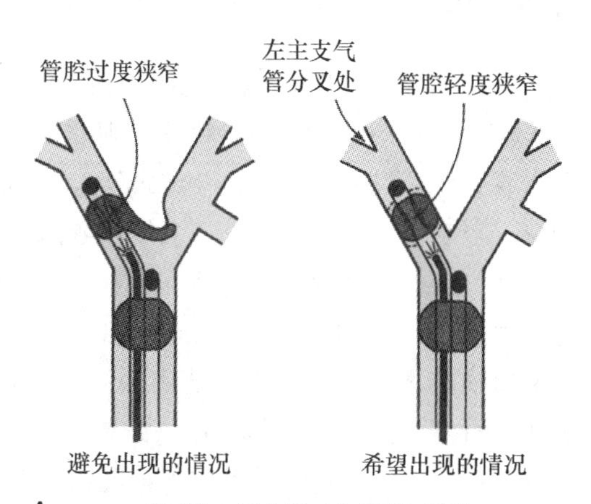

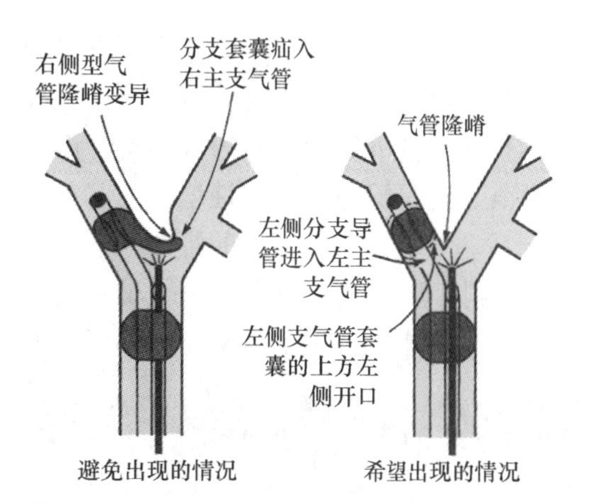

图 157-1　该示意图描述了纤维支气管镜下观察左侧双腔管置管情况（包括避免和希望出现的情形）。**A.** 当纤维支气管镜进入左侧分支导管，操作者可以看到管腔轻度狭窄，远端清晰可见左主支气管分叉，不应当出现管腔过度狭窄。**B.** 当纤维支气管镜通过左侧双腔管的右侧管腔，操作者可以看到气管隆嵴和其下方支气管套囊的上方开口。应当避免支气管套囊过度充气，表现为气管隆嵴压向右侧，支气管套囊疝入左主支气管（Adapted from Benumof JL. Anesthesia for Thoracic Surgery. 2nd ed. Philadelphia：WB Saunders；1995.）

气管的套囊处于支气管，或者若使用右侧双腔管，会导致右上肺阻塞。头部的伸展会导致分支导管脱出支气管。此外，术中外科操作也会使导管移位。

- 双腔管置入相关的大部分并发症源于使用老式的 Carlens 双腔管（框 157-4），可通过多次确认导管位置、选择恰当的型号、气囊适当充气、小心搬动患者以及对支气管壁异常的患者轻柔操作来避免。

框 157-4　使用双腔管的并发症	
对位不良	创伤性喉炎
气管支气管树的破裂	将双腔管与胸内结构缝合

Reprinted，with permission，from Benumof JL. Anesthesia for Thoracic Surgery. 2nd ed. Philadelphia：WB Saunders；1995.

推荐阅读

Amar D, Desiderio D, Heerdt PM, et al. Practice patterns in choice of left double-lumen tube size for thoracic surgery. *Anesth Analg*. 2008;106:379-383.

Benumof JL, Alfery DD. Anesthesia for thoracic surgery. In: Miller RD, ed. *Anesthesia*. 5th ed. Philadelphia: Churchill Livingstone; 2000:1665-1752.

第 158 章　单肺通气和改善氧合的方法

Michael J. Murray，MD，PhD，Sarang S. Koushik，MD

马晓冉　译　安海燕　校

单肺通气（one-lung ventilation，OLV）可通过双腔管，即经由单腔气管导管延伸至右侧或左侧主支气管，或是置入支气管阻塞器经单腔气管导管至任何一侧主支气管来完成。OLV 的适应证见表 158-1。

低氧血症的机制

各种胸科手术和一部分心脏手术通常要求患者保持侧卧位。当患者处于侧卧位时，由于受到腹部脏器和纵隔的挤压，其下侧肺常常通气不足。而上侧肺则过度通气，这是因为其顺应性增加，尤其是上侧胸廓切开后。相反，由于重力的影响，下侧肺灌注良好，而上侧肺灌注不足。由于通气 / 血流比失调，侧卧位行手术的患者常发生低氧血症。一旦上侧肺停止通气，下侧肺成为通气侧肺（即 OLV），上侧肺开始肺不张，通气 / 血流比几乎为 0，使上侧肺血流完全分流至下侧肺。低氧血症的程度与分流程度相关。由于 CO_2 的弥散度是 O_2 的 20 倍，下侧肺完全可以交换 CO_2，因此极少见高碳酸血症。

表 158-1　单肺通气的适应证

绝对适应证	相对适应证
胸腔镜手术	胸主动脉或食管手术
保护性肺隔离（感染、出血）	肺切除术或肺叶切除术 *
分别通气（支气管胸膜瘘）	
肺泡灌洗	

* 若使用单肺通气，外科手术切口较小，因为非通气侧肺萎陷使术野更加清晰，从而无需大型开胸手术

单肺通气时影响氧合的因素

在 OLV 期间许多因素可以影响氧合。一般来说，当部分肺组织未通气时（如肺不张、肺水肿），“缺氧性”肺血管收缩（“hypoxic” pulmonary vasoconstriction，HPV）限制血流流向患侧肺。当该区域内 30% ～ 70% 的肺泡内是低氧性混合气体或完全萎陷时，HPV 能取得最大作用。许多因素可以削弱 HPV 的作用，并导致低氧血症的发生，即便是患者吸入 100% 氧。绝大多数血管舒张药（如硝酸甘油、硝普钠、钙离子通道阻滞剂和许多 β_2 受体激动剂）都能抑制 HPV。除了 N_2O，吸入麻醉药也能抑制 HPV，但并无临床意义。任何增加肺动脉压的事件——容量超负荷、左心房压升高、肺栓塞、药物引起的肺血管收缩（多巴胺、肾上腺素、去氧肾上腺素以及其他易于收缩正常肺血管并抑制 HPV 的血管收缩药），或低碳酸血症——都

将降低下侧肺的血流，增加上侧肺的分流。低碳酸血症可以直接抑制 HPV，但在 OLV 时下侧肺过度通气即可发生，导致通气侧肺的气道压和肺血管阻力（pulmonary vascular resistance，PVR）增加，继而血流再次流向上侧肺，并加重分流。

尽管 HPV 可使非通气侧肺的血流再分布，但挤压非通气侧肺也可能会进一步减少非通气侧肺的血流。

通气侧肺的术前和术中条件

通气侧肺的 PVR 决定了该侧肺接受来自非通气侧肺的再分布血流的能力。既往肺动脉高压史（如通气侧肺 PVR 高）可以影响通气侧肺 HPV 血流再分布的能力。临床中可能增加通气侧肺 PVR 的因素有吸入 O_2 分压低和低体温。患者长时间维持侧卧位可能导致通气侧肺毛细血管周围渗出增加，肺泡萎陷，继而增加通气侧肺的 PVR。

单肺通气时改善低氧血症的方法

FiO_2 为 1.0 能预防低氧血症，并可在 OLA 期间维持 PaO_2 在 150 ～ 250 mmHg。高水平的 FiO_2 还能促使通气侧肺血管舒张，以接受来自缺氧性非通气侧肺的再分布血流。然而，高水平的 FiO_2 可能导致肺不张或氧中毒，且若患者之前使用过博来霉素，高水平的 FiO_2 能诱发肺损伤。因此，应用高水平 FiO_2 的利弊需要根据实际情况来权衡。

通气侧肺在通气开始的潮气量应当为 6 ～ 8 ml/kg，以维持 $PaCO_2$ 在 40 mmHg 或更低水平。潮气量低于 6 ml/kg 可能导致通气侧肺的肺不张。患者的呼吸频率应该调节至维持 $PaCO_2$ 近 40 mmHg 水平。

通过这些手段，患者仍可能发生低氧血症，当低氧血症出现时，必须及时想到常见原因，如 FiO_2 低于 1.0，气管导管打折或阻塞（分泌物或血液），或气管导管移位。若考虑低氧血症继发于 OLV，则治疗手段存在争议，美国麻醉学委员会（ABA）给麻醉住院医师项目负责人的一封信中证明了这一点。信中说，参加 ABA 认证笔试的考生给出的治疗 OLV 期间低氧血症的答案是错误的。考生选择先在非通气侧肺行持续气道正压通气（CPAP），若 CPAP 无法纠正低氧血症，则在通气侧肺行呼气末正压通气（PEEP）。ABA 基于第 7 版《米勒麻醉学》（第 6 版建议首先使用 CPAP，继而应用 PEEP），建议首先在通气侧肺行 PEEP，然后在非通气侧肺行 CPAP。但是，20 世纪 90 年代初期的动物试验和临床经验已经证实，在 OLV 期间发生低氧血症的患者，在非通气侧肺行 CPAP 是增加 PaO_2 最为有效的方法。5 ～ 10 cmH_2O 的 CPAP 可以使非通气侧肺内未萎陷的肺泡保持开放，减少已萎陷肺泡的血流灌注，允许非通气侧肺行部分气体交换。

若在非通气侧肺行 CPAP 未能扭转低氧血症，此时应当在通气侧肺行 5 ～ 10 cmH_2O 的 PEEP。不应该首先在通气侧肺应用 PEEP，因为 PEEP 可能压迫肺泡间的小血管，增加 PVR，增加非通气侧肺的分流，最终降低 PaO_2。

在非通气侧肺行 CPAP 无效的唯一情况是非通气侧肺完全萎陷（此种情况非常少见，即非通气侧肺的所有肺泡均塌陷），在这种情况下，5 ～ 10 cmH_2O 的正压并不能扩张肺泡（若肺泡完全萎陷，需要约 30 cmH_2O 正压使之开放），低氧血症会持续存在。此时只能在通气侧肺行 PEEP，增加该侧肺的功能残气量，可能使通气侧肺的通气 / 血流比优化，从而使低氧血症得到部分改善。

若 CPAP 和 PEEP 都无法改善低氧血症，那么麻醉医师应当提醒外科医师患者的血氧饱和度低，并告知为纠正低氧血症所做的治疗。若外科手术是肺叶或单侧肺切除术，且外科医师正在结扎所切除肺组织的血管，那么外科医师可能决定快速完成手术，因为手术本身会减少分流。若未打算结扎肺血管，那么外科医师应当暂停手术，而麻醉医师行双肺通气，在非通气侧肺行足够的 CPAP 以复张肺组织，此时低氧血症应当可以缓解。然后再次使非通气侧肺萎陷，继续手术，直至低氧血症再次加重至非通气侧肺再度需要扩张和通气。

低氧血症的多因性

如前文所述，OLV 期间发生低氧血症必须考虑和鉴别上述各种原因，其中必有一个原因起主要作用，包括氧供减少，以及由移位或分泌物和血液阻塞管腔造成的通气侧肺内气管导管通气不畅。

推荐阅读

Kim SH, Choi YS, Lee JG, et al. Effects of a 1:1 inspiratory to expiratory ratio on respiratory mechanics and oxygenation during one-lung ventilation in the lateral decubitus position. *Anaesth Intensive Care*. 2012;40:1016-1022.

Ueda K, Goetzinger C, Gauger EH, et al. Use of bronchial blockers: A retrospective review of 302 cases. *J Anesth*. 2012;26:115-117.

第159章 支气管胸膜瘘

Glenn E. Woodworth，MD
赵 莹 译 张熙哲 校

支气管胸膜瘘是支气管或肺实质与胸膜腔之间的通道。如果瘘管与胸部的表面相交通，则形成支气管胸膜皮肤瘘。气道与胸膜腔之间的连接会明显增加感染的风险，同时造成通气困难，从而导致其相关并发症发病率高。麻醉医师可能会遇到支气管胸膜瘘患者，这些患者有些是需要行外科手术修复瘘管，有些是在重症监护病房接受呼吸机支持治疗。极少数情况下，患者至手术室进行手术，而支气管瘘只是一种合并情况。

病因学

支气管胸膜瘘的常见病因包括创伤和感染，瘘管的形成也可能是肺部手术的术后并发症。发病机制通常是肺脓肿、支气管、肺大疱、囊肿、手术缝合线或实质组织的破裂或侵蚀进入胸膜腔，然而，迄今为止最常见的原因是胸外科手术的并发症。肺叶切除术后，支气管胸膜瘘的发生率为2%～40%。这种瘘的特点为持续漏气、脓毒症、脓胸、脓痰和呼吸窘迫。诱发因素包括围术期的放疗或化疗、残留的肿瘤、年龄超过60岁、切除部位的感染和支气管残端无血管。

治疗

支气管胸膜瘘的治疗主要取决于瘘管形成的原因和性质。一般来说，通过放置胸管或行胸膜固定术而尽量减小胸膜腔和封闭瘘管。呼吸机治疗对于已插管的患者很重要，是使支气管胸膜瘘有机会愈合的最佳方式。如果瘘管较大（例如肺切除术后的支气管残端断裂），保守治疗通常无效，必须采取手术干预。

麻醉注意事项

对于接受支气管胸膜瘘手术修复的患者，主要临床关注点是在正压通气时提供足够的肺泡气体交换。必须考虑以下几点：

- 潮气量会通过低阻力的瘘管优先进入胸膜腔；
- 空气漏入胸膜腔后可产生张力性气胸；
- 应保护健康的肺组织，避免被感染的肺组织污染；
- 健侧肺和患侧肺，或患侧肺和瘘管之间的顺应性和气体交换的差异，可使通过瘘管达到足够的潮气量更加困难。

通过放置胸管可以预防或治疗张力性气胸。如果存在脓胸或肺脓肿，应考虑局部麻醉下引流或进行支气管镜检查。由于使用正压通气可能加剧气体交换的困难，可应用其他麻醉技术，包括维持自主通气和使用局部麻醉（例如胸部硬膜外麻醉）。可惜的是，大多数修复或治疗支气管肺瘘的手术需要全身麻醉和应用正压通气。

机械通气

在一般情况下，支气管胸膜瘘患者进行正压通气的目的是通过隔离瘘管（例如应用双腔气管导管或支气管封堵器）以减少潮气量向胸膜腔或大气中的丢失。如果无法实现，目标则是最低限度保持气道压力和潮气量。此外，患侧肺和健侧肺的不同区域因生理学和机械力学的差异，不同的肺段需要不同的通气策略（表159-1）。对于支气管胸膜瘘患者，通过传统的机械通气和单腔气管导管可能难以提供足够的通气，除非瘘很小。

表 159-1　减少经瘘管气流的正压通气方法

技术	支持	反对
单腔气管插管 压控或容控通气，增加呼吸频率、降低潮气量、增加吸气时间、最小的（如应用）PEEP	操作简单	仅气体泄漏非常少时有效 难以保持足够低的气道压
在吸气期间定时夹闭胸管	增加吸气期间胸膜腔压力，以降低跨瘘管压力梯度 可以与其他技术一起应用	需要特殊的设备
单腔气管导管插入对侧肺	操作简单 保护对侧肺免受感染	基础肺部疾病可使单肺通气困难
双腔气管导管	操作相对简单 保护对侧肺免受感染 可以应用支气管镜定位 非通气侧肺可以加用 CPAP 和纯氧	即使加用 CPAP 和纯氧，基础肺部疾病仍可使单肺通气困难
双腔气管导管，每侧肺实施不同的通气模式	保护对侧肺免受感染 可以应用支气管镜定位 每侧肺可应用最佳通气模式 可以合用支气管封堵器或高频振荡通气技术	操作复杂 在潮气量损失最小的情况下，仍很难对患侧肺进行通气
支气管封堵器	可以提供高选择性的隔离（支气管水平），从而增加可通气肺的数量 可以合并应用其他技术	需要熟练的支气管镜操作 封堵器在手术期间可移位
高频振荡通气	可以合并应用其他技术 降低了气道压 可以对气体进行加湿和加温 呼气时陷闭的气体量减少 可用于 ICU 内长时间通气	需要特殊的设备和知识
高频喷射通气	可以合并应用其他技术	需要特殊的设备和知识 潮气量的控制和药物输送可能困难 气体加湿和加温可能困难 通气可并发气体陷闭

PEEP，呼气末正压通气；CPAP，持续气道正压通气；ICU，重症监护病房

推荐阅读

Ha DV, Johnson D. High frequency oscillatory ventilation in the management of a high output bronchopleural fistula: A case report. *Can J Anesth*. 2004: 51:1;78-83.

Konstantinov IE, Saxena P. Independent lung ventilation in the postoperative management of large bronchopleural fistula. *J Thorac Cardiovasc Surg*. 2010;139:e21-22.

Lois M, Noppen M. Bronchopleural fistulas. *Chest*. 2005:128:3955-3965.

Shekar K, Foot C, Fraser J, et al. Bronchopleural fistula: An update for intensivists. *J Crit Care*. 2010;25:47-55.

Williams A, Kay J. Thoracic epidural anesthesia for thoracoscopy, rib resection, and thoracotomy in a patient with bronchopleural fistual postpneumonectomy. *Anesthesiology*. 2000:92:1;1482-1484.

第 160 章　高频通气

Joshua Horowitz，DO，Keith A. Jones，MD
赵　莹　译　张熙哲　校

高频通气（high-frequency ventilation，HFV）是指以 60 ～ 900 次 / 分或更快的速率提供小潮气量（≤解剖无效腔量）。HFV 包括高频正压通气（high-frequency positive-pressure ventilation，HFPPV）、高频喷射通气（high-frequency jet ventilation，HFJV）和高频振荡（high-frequency oscillation，HFO）。HFV 的相关文献中也会偶尔提及高频胸壁按压，但是后者不是用于通气，而是一种胸部物理治疗技术，主要用于囊性纤维化患者，以帮助其清除分泌物。

表 160-1 比较了 HFV 的主要类型。标准的呼吸机可以提供 HFPPV，虽然大多数呼吸机的设计不是用来达到超过 60 ～ 100 次 / 分的呼吸频率。

生理学

通气速率大于 170 次 / 分时的气体转运（即 O_2 的吸入和 CO_2 的排出）依赖于对流、弥散以及其他复杂机制，后者与传统的机械通气（conventional mechanical ventilation，CMV）模式有很大的区别，尚未完全了解。CO_2 可以在远低于解剖无效腔量的潮气量下排出。HFV 引起的气道阻力减小有利于气体透入肺泡内、肺泡每分通气量和 CO_2 清除。然而，CO_2 清除随着通气频率的增加而呈线性增加仅发生在一定范围内（3 ～ 6 Hz，180 ～ 360 次 / 分）；当频率更高时，无效腔量与潮气量的比率和肺泡每分通气量都是恒定的。

HFV 与 CMV 相比并不会显著改善氧合，两种通气模式下的氧合都与平均气道压相关。但 HFV 能够维持较低的气道峰压和平均气道压，在其他方面是有益的（例如血流动力学的稳定）。对血流动力学影响的程度与施加于气道内的正压有关。当气道峰压和平均气道压较低时，不良反应会减少，但是，不良反应的减少幅度并不恒定。应用 HFV 时，颅内压的波动明显低于 CMV，但是平均颅内压并没有下降。

表 160-1　主要 HFV 类型的比较

特征	HFPPV	HFJV	HFO
频率（Hz）	1 ～ 2	2 ～ 6	10 ～ 20
呼吸（次 / 分）	60 ～ 120	120 ～ 400	600 ～ 1200
潮气量（ml/kg）	3 ～ 5	1 ～ 1.5	? *

* 实际未知

临床应用

高频喷射通气

HFJV 有几种临床用途。HFJV 常用于喉部和气管手术，因为所用的导管比传统的气管导管细得多。应用这样的导管可减少气管导管对气道内空间的占用，从而增加了耳鼻喉科或胸科术者的操作空间。HFJV 还可减少通气造成的偏移，也会改善术者的操作条件。

经皮经气管的 HFJV 可利用穿过环甲膜的一根小导管，用于处理紧急情况下的困难气道。导管可与任何一种喷射通气装置连接，或者与手持式冲洗阀连接，后者与充足的压力源连接——Dräger 麻醉机上的 O_2 冲洗阀可以提供足够的压力。短促（≤ 0.3 s）按压阀门可以提供高压力的 O_2 脉冲，并迅速逸散到气道内——可观察到胸廓轻微扩张。如果阀门开放时间过长（≥ 0.5 s），充盈气道的 O_2 容量和气道压力增加，高压能直接传递到气道和肺部，引起压力伤。

高频振荡

HFO 已经应用数十年，主要用于罹患呼吸窘迫综合征的新生儿和早产儿。HFO 与 HFJV 不同，后者的“吸气”是主动的、“呼气”是被动的，而 HFO

中的吸气和呼气都是主动的。如前所述，增加平均气道压可以改善氧合情况。增加振荡器产生的气波幅度可以提高 CO_2 清除速率。几项随机研究和 meta 分析并未证实 HFO 确实优于 CMV。在大多数有新生儿重症监护病房的中心，HFO 作为补救措施用于治疗对 CMV 无反应的呼吸窘迫综合征患者。如果新生儿或婴儿未完全以 HFO 支持，或是病情进一步恶化，下一步治疗常考虑应用体外膜肺。

关于在成人中应用 HFO 的近期研究很少，主要是因为 ARDS 协作网已经证明，与 CMV 相比，小潮气量定压通气策略显著降低了急性肺损伤 / 急性呼吸窘迫综合征患者的死亡率。在 2006 年，Derdak 等发表了一项关于呼吸窘迫综合征患者的大型随机对照试验研究成果，将 HFO 与 CMV 进行比较，结果显示 CMV 组 30 天死亡率为 52%，而 HFO 组则降至 37%。

潜在的风险和益处

框 160-1 列出了在应用 HFV 时潜在的风险和益处。

框 160-1　与应用 HFV 相关的潜在风险和益处

风险或缺点	益处
气压伤	降低胸壁和气管支气管运动
无法监测：	降低胸内压力
潮气量	降低颅内压
呼气末二氧化碳	改善血流动力学
坏死性气管支气管炎	
自发性 PEEP	
气体加湿不良	
气体用量大	
报警不足	

推荐阅读

Cools F, Askie LM, Offringa M, et al, on behalf of the PreVILIG collaboration. Elective high-frequency oscillatory versus conventional ventilation in preterm infants: A systematic review and meta-analysis of individual patients' data. *Lancet*. 2010;375:2082-2091.

Derdak S, Mehta S, Stewart TE, et al. High-frequency oscillatory ventilation for acute respiratory distress syndrome in adults: A randomized, controlled trial. *Am J Respir Crit Care Med*. 2002;166:801-808.

Fan E, Needham D, Stewart T. Ventilatory management of acute lung injury and acute respiratory distress syndrome. *JAMA*. 2005;294:22:2889-2896.

Fassl J, Jenny U, Nikiforov S, et al. Pressures available for transtracheal jet ventilation from anesthesia machines and wall-mounted oxygen flowmeters. *Anesth Analg*. 2010;110:94-100.

Henderson-Smart DJ, De Paoli AG, Clark RH, Bhuta T. High frequency oscillatory ventilation versus conventional ventilation for infants with severe pulmonary dysfunction born at or near term. *Cochrane Database Syst Rev*. 2009: CD002974.

Louise R. Clinical application of ventilator modes: Ventilatory strategies for lung protection. *Aust Crit Care*. 2010;23:71-80.

E. 普外科 / 泌尿外科 / 耳鼻喉科麻醉

第 161 章 体温调节及围术期低体温

C. Thomas Wass，MD
高 腾 译 尹毅青 校

体热平衡及体温调节

机体的热量呈现非均匀分布，从核心到外周的温度梯度可达 2 ～ 4℃。同其他神经介导的生理过程一样，人体体温调节涉及传入温度感应、神经中枢调节、传出反应。温度感受器分布于全身各部位（例如，皮肤、腹部和胸部组织、脊髓、下丘脑），它们对低温及高温所产生的神经冲动分别由 Aδ 纤维和 C 纤维传入神经中枢。中央处理器（主要在下丘脑）会引发一系列有意识的（例如，穿着合适的衣服、调整环境温度）和无意识的（自主神经）传出反应。我们将由传出效应的强度（例如，血管舒缩变化的大小）与核心温度比值构成的斜率定义为增益。

在未麻醉的患者中，寒冷刺激诱发的自主神经防御反应遵循分级模式，即从血管收缩进展到非寒战产热，最后发展到寒战产热（图 161-1）。血管收缩（主要是手指和足趾部位）可以减少皮肤血流量和热损失。非寒战产热虽然对成年人影响不大，但可以使新生儿和婴儿的棕色脂肪线粒体的代谢产热量加倍。寒战产热是通过不自主的骨骼肌活动来增加代谢率和产热的。

温暖刺激介导的自主反应（如血管舒张和出汗）的阈值是基本相同的，每蒸发 1 g 的汗水大约可消散 540 cal 的热量到环境中。

我们将引发初次寒冷刺激介导（即血管收缩）的反应的核心温度到温暖刺激介导（即血管舒张）的反应的核心温度定义为阈值范围（interthreshold range，ITR），0.2℃以内的温度变化不会触发温度调节防御反射。

麻醉对温度调节的影响

全身麻醉

静脉及吸入类麻醉药物可通过剂量依赖的方式抑制体温调节。也就是说，全身麻醉药可以提高温暖介导的体温调节阈值并降低寒冷诱发的防御反应的阈值。因此，ITR 便增加了 20 倍（即从 0.2℃至 4.0℃）。这就导致处于麻醉状态下的患者在温度变化高于 4℃时才能进行体温调节反应，从而使他们更易于发生热量损失，导致低体温。

局部麻醉药

如前所述，体温调节是由神经介导的，因此，

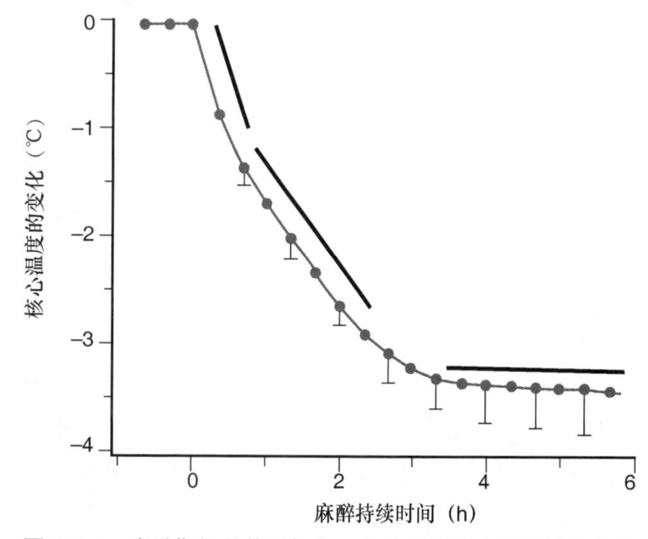

图 161-1 麻醉期间的热量损失。几乎所有的麻醉剂都是血管扩张剂。核心温度在麻醉的第 1 h 内降低 1.0 ～ 1.5℃，这是从核心到外周的热量重新分布造成的。在随后的 2 ～ 3 h 内体温下降较平稳，体温降低源于热量的损失超过代谢热量的产生。在该阶段，通过皮肤表面的辐射和对流造成的热量流失远远超过蒸发或传导所引发的热量流失。麻醉 3 ～ 5 h 后，核心温度由于热量的损失与产生相等而达到平台阶段

神经阻滞可以阻断这些神经通路，从而干扰体温调节。神经阻滞对中枢性温度调节的抑制作用取决于被阻滞神经的水平。体温调节中枢位于神经阻滞的水平之上，因此，神经阻滞所引起的ITR增加（从0.2℃至0.8℃）不如在全身麻醉那般显著。

围术期低体温对各系统的不良影响

中枢神经系统

大量实验表明，低体温可以保护大脑免受缺血及创伤性损伤。相反，发热可以导致脑缺血或头部外伤后的情况恶化。通过脑电图监测发现，低温可以降低脑电活动，并延长体感诱发电位的潜伏期。但其对体感诱发电位幅度变化的影响还没有明确的研究。另外已有报道，即便是轻度术中低体温，也可以延长术后恢复时间。

心血管系统

核心温度降低可以减慢心内传导速度、诱发致死性心律失常、增加肺部和全身血管阻力、降低心肌收缩力、减少心输出量、引发心肌缺血并干扰血小板功能及凝血反应（例如使凝血酶的产生减少）。但心肌缺血并不完全是由寒战引发的全身代谢增加造成的。也就是说，同时有其他机制参与其中，包括儿茶酚胺介导的系统性血管阻力增加、血压升高及心率加快所导致的心肌做功增加。因心室颤动导致心搏骤停而成功复苏的两项大型前瞻性研究表明，治疗性轻度低温可以增加神经系统的良好预后率，并减少致死性并发症的发生概率。然而，最近的前瞻性研究并没有发现轻度低温（34 *vs.* 37℃）对心脏骤停后的患者有益。

伤口感染

皮肤血流减少降低了局部组织氧供、削弱中性粒细胞功能（例如，干扰白细胞有丝分裂、运动性和吞噬作用，导致其杀伤氧化细菌的能力受损）并干扰全身抗菌物质到达伤口部位。总之，已有报道显示，这些低温介导的干扰可以增加伤口感染的风险，从而延长患者住院时间（达20%）。

其他

全身性低体温还可以引起氧合血红蛋白解离曲线左移，减少O_2消耗和CO_2产生，减慢麻醉药物的代谢，并且使患者易于发生柠檬酸盐中毒。

围术期低体温的机制与预防

围术期低体温发生机制包括再分布、对流、辐射、传导和蒸发。虽然这些机制在一定程度上都相当重要，但围术期核心温度最初的下降主要是由于热量从核心到外周组织的再分布（即转移）（见图161-1）。核心到外周的快速热传递在几乎所有麻醉患者中均可引发低体温，且不受麻醉类型（全身或区域）的影响。

低体温的预防和治疗可以采取被动方法（例如，应用棉毯、无菌单或保温太空毯）或主动方法（例如，使用强力空气对流加热器、电阻加热毯、传导循环水床垫、静脉液体加热器、辐射红外灯和气道加热加湿）。在这些技术中，保温最有效的是强力空气对流表面加温和碳纤维电阻加热毯。

推荐阅读

Frank SM, Fleisher LA, Breslow MJ, et al. Perioperative maintenance of normothermia reduces the incidence of morbid cardiac events. *JAMA*. 1997;277:1127-1134.

Kurz A. Thermal care in the perioperative period. *Best Pract Res Clin Anaesthesiol*. 2008;22:39-62.

Negishi C, Hasegawa K, Mukai S, et al. Resistive-heating and forced-air warming are comparably effective. *Anesth Analg*. 2003;96:1683-1687.

Nielsen N, Wetterslev J, Cronberg T, et al. Targeted temperature management at 33° C versus 36° C after cardiac arrest. *N Engl J Med*. 2013;369:2197-2206.

Sessler DI. Perioperative thermoregulation and heat balance. *Ann N Y Acad Sci*. 1997;813:757-777.

Sessler DI. Temperature monitoring and perioperative thermoregulation. *Anesthesiology*. 2008;109:318-338.

The Hypothermia After Cardiac Arrest Study Group. Mild therapeutic hypothermia to improve the neurologic outcome after cardiac arrest. *N Engl J Med*. 2002;346:549-556.

Wass CT, Lanier WL. Hypothermia-associated protection from ischemic brain injury: implications for patient management. *Int Anesthesiol Clin*. 1996;34:95-111.

第 162 章　麻醉医师在预防手术部位感染中的作用

William J. Mauermann，MD
高　腾　译　尹毅青　校

手术部位感染（surgical site infections，SSIs）依然是患者手术后的主要并发症和死亡的主要原因。作为院内感染的第二大原因，SSIs 可以导致住院时间延长和死亡率增加，并且明显增加医疗花费。目前，SSIs 已经成为美国检测护理质量的重要指标。监管机构认为有些 SSIs 是可以避免的，因此，美国医疗保险已不再对包括心脏手术后的纵隔炎、减肥手术及一些骨科手术等引发的 SSIs 予以报销。本章将重点介绍 SSIs 的病理生理学以及麻醉医师在预防这些并发症中的作用。

手术部位感染的病理生理学

即便有严格的无菌技术和清洁的手术切口，手术中细菌污染在每个手术间依然是不可避免的。有充分的数据表明，污染后的前 4 ～ 6 h 是决定机体是清除细菌还是引发感染的主要阶段。因此，预防 SSIs 在很大程度上依赖于围术期免疫系统的优化。

中性粒细胞是身体对细菌感染的第一道防御，其需要依赖足够的氧储备以维持氧化杀菌能力。一项研究显示，皮下 O_2 分压可以用于监测手术患者发生 SSIs 的风险。皮下 O_2 分压大于 90 mmHg 的患者不会发生 SSIs，而皮下 O_2 分压处于 40 ～ 50 mmHg 的患者 SSI 发生率为 43%。正如后面将要讨论的，麻醉医生在维持免疫功能，特别是中性粒细胞功能上具有重要作用。

低体温

对于没有积极采取保温措施的患者，轻度的围术期低体温（核心体温 34 ～ 36℃）是很常见的。在一项具有里程碑意义的研究中，将 200 例接受结直肠手术的患者随机分配到轻度低温组（34.4±0.4℃）或正常体温组（37±0.3℃），然而这个试验被提前停止了，因为低体温组中的患者 SSIs 发生率更高。SSIs 的发生率在低体温组为 18.8%，而正常体温组为仅 5.8%。发生 SSIs 的患者住院时间可以延长达 1 周，此外，正常体温的患者伤口愈合速度加快并且更早进食。亚组的分析显示，与正常体温患者的 6% 相比，有 74% 的低体温患者术中被证实发生了血管收缩反应。

低体温对 SSIs 的影响是多方面的。在前述研究中，低体温下血管收缩的高发生率可能意味着手术部位血流量和 O_2 输送的减少，从而损害了中性粒细胞的氧化杀伤能力。此外，动物模型已经证实，低体温诱导产生的抗免疫系统 T 细胞因子与发生热损伤的患者类似。总之，无论低体温是否会减少手术部位血流量和 O_2 输送，均会影响任何 O_2 分压下中性粒细胞介导产生超氧化物自由基的能力。低体温的确会削弱中性粒细胞的杀菌能力。为了预防与围术期轻度低体温相关的并发症（包括增加 SSIs 的风险），临床医生在无特殊情况下应尽量维持手术患者的体温于正常范围。

高氧血症

在大多数临床情况下，输送到终末器官的 O_2 量更加依赖于与血红蛋白结合的 O_2 量而非溶于血液中的 O_2 量。然而，皮下组织与机体其他部分相比，消耗氧气极少。此外，皮下组织中的平均氧分压约为 60 mmHg，其水平高于使 O_2 容易从血红蛋白分离出来的氧分压范围。同时，当伤口部位的微血管系统受到创伤时，O_2 的弥散距离将增加。这些因素结合起来便降低了在伤口部位的氧分压下血红蛋白结合的 O_2 量的重要性，并增加了血流中 O_2 溶解量对氧供的重要性（图 162-1）。

迄今为止，有两项随机试验评估氧供与感染的关系。共入选 800 例结、直肠手术患者，评估术中吸入 $80\%O_2$ 与吸入 $30\% O_2$ 的患者术后 2 h（500 例患者）和术后 6 h（300 例）的感染情况。两项研究均显示，吸氧浓度为 80% 的患者 SSIs 发生率更低。将两项研究数据汇总后得出，在给予高氧治疗的患者中，发生 SSIs 的相对风险可降低 45%（$P = 0.02$）。在一个亚组的分析中，研究人员对吸入 $80\%O_2$ 的患者进行计算机断层扫描和肺功能测试，显示该组患者在研究期间没有出现任何相关不良反应。

在手术中吸入 $80\%O_2$ 可能有助于预防 SSIs 且似乎并没有相关的严重并发症，但是术后连续吸入 2 ～ 6 h $80\%O_2$ 却有发生术后相关并发症的风险。故而对于术中给予高浓度氧疗而术后暂停氧疗的方法是否可以降低 SSIs 发生率还有待进一步研究。

高血糖

目前，在大量体外和人体模型中已经证实，高血糖对机体免疫功能有很多有害作用（图 162-2）。健康受试者中给予葡萄糖刺激后白细胞计数短暂性减少。高血糖还可使免疫球蛋白失活、阻断非酶糖基化和 C3 组分的糖基化补体结合到细菌表面。上文已经强调了中性粒细胞在预防 SSIs 中的作用，而糖尿病患者的中性粒细胞具有许多功能缺陷，包括趋化性受损、吞噬能力和杀菌能力降低。如果这些功能缺陷的中性粒细胞被置于血糖正常的环境中，它们可以在短时间内至少恢复一部分功能。最后，已有研究证实，在心脏手术的患者中，连续胰岛素输注控制血糖与间断胰岛素推注治疗高血糖相比，前者更有助于改善中性粒细胞的吞噬功能。

上述讨论对围术期管理高血糖与预防 SSIs 的关系有何意义？令人惊讶的是，目前很少有研究回答这个问题。在一个经常被引用的有关糖尿病患者进行心脏手术的回顾性研究表明，与间断按比例增减胰岛素治疗以维持血液葡萄糖水平小于 200 mg/dl 的对照组相比，连续胰岛素输注从而维持血糖水平在 150 ～ 200 mg/dl 的研究组患者的胸骨伤口感染发病率降低了 66%。到目前为止，只有一项研究对患者在手

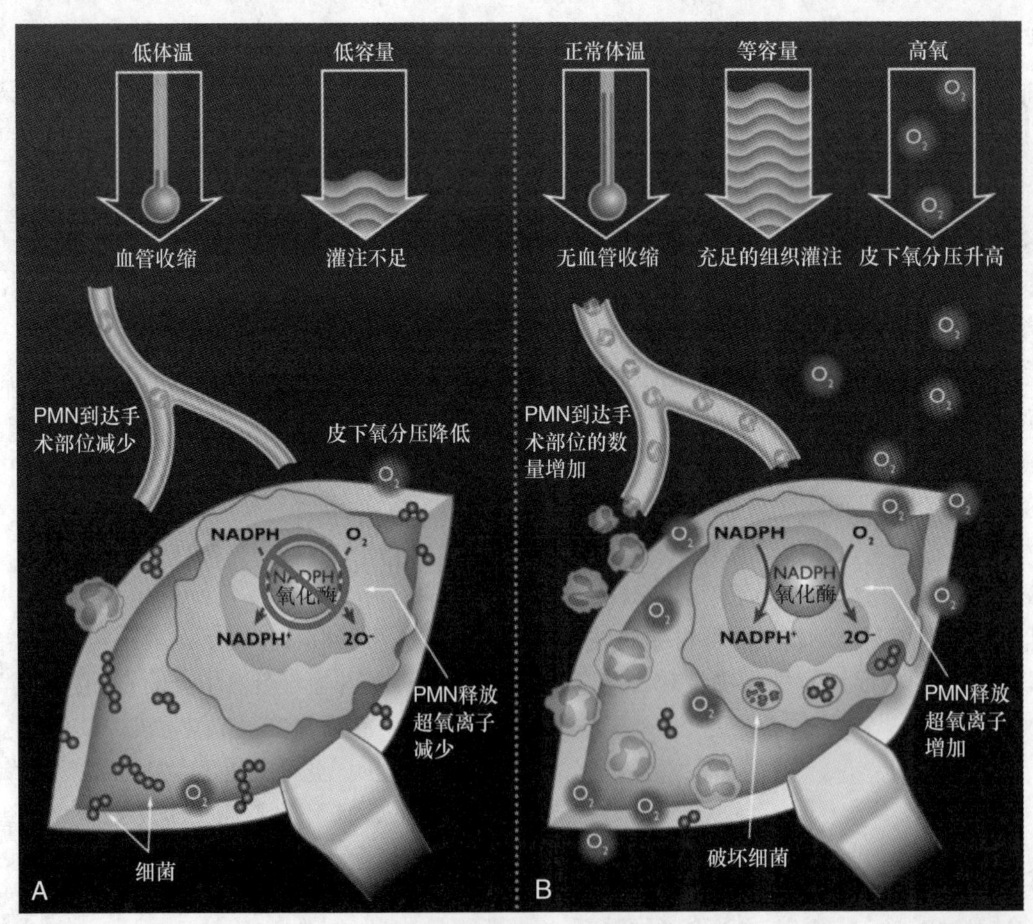

图 162-1 导致（A）氧分压降低和（B）氧分压升高的情况。皮下氧分压降低可以增加手术部位感染的发生率。NADPH，烟酰胺腺嘌呤；PMN，多形核细胞（Reprinted，with permission，from Mauermann WJ，Nemergut EC. The anesthesiologist's role in the prevention of surgical site infections. Anesthesiology. 2006；105：413-421.）

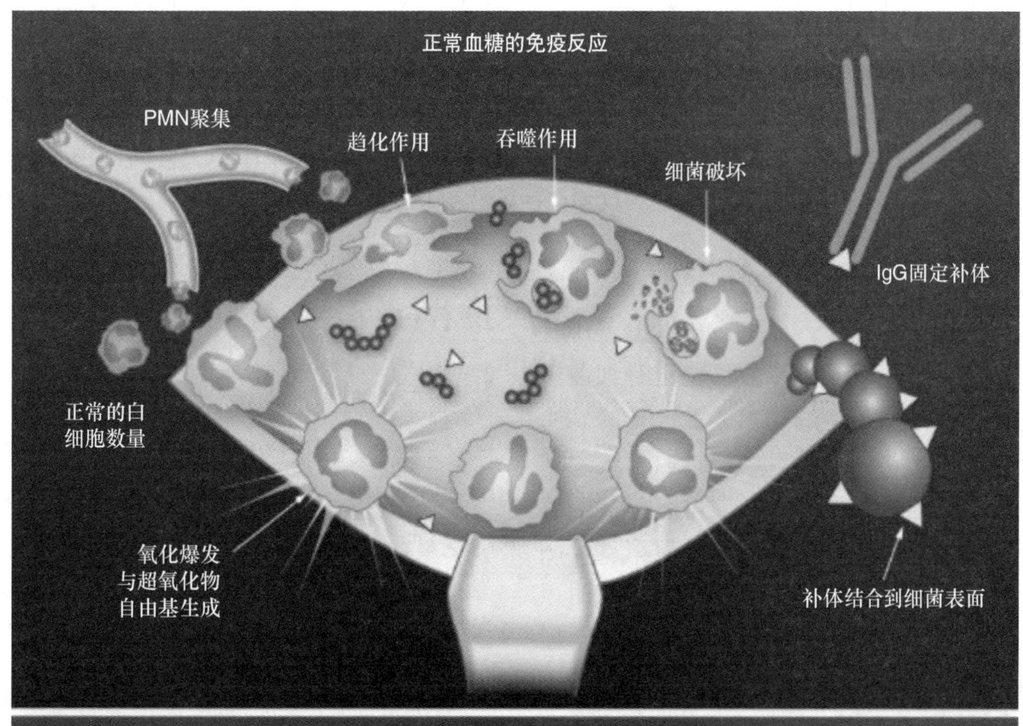

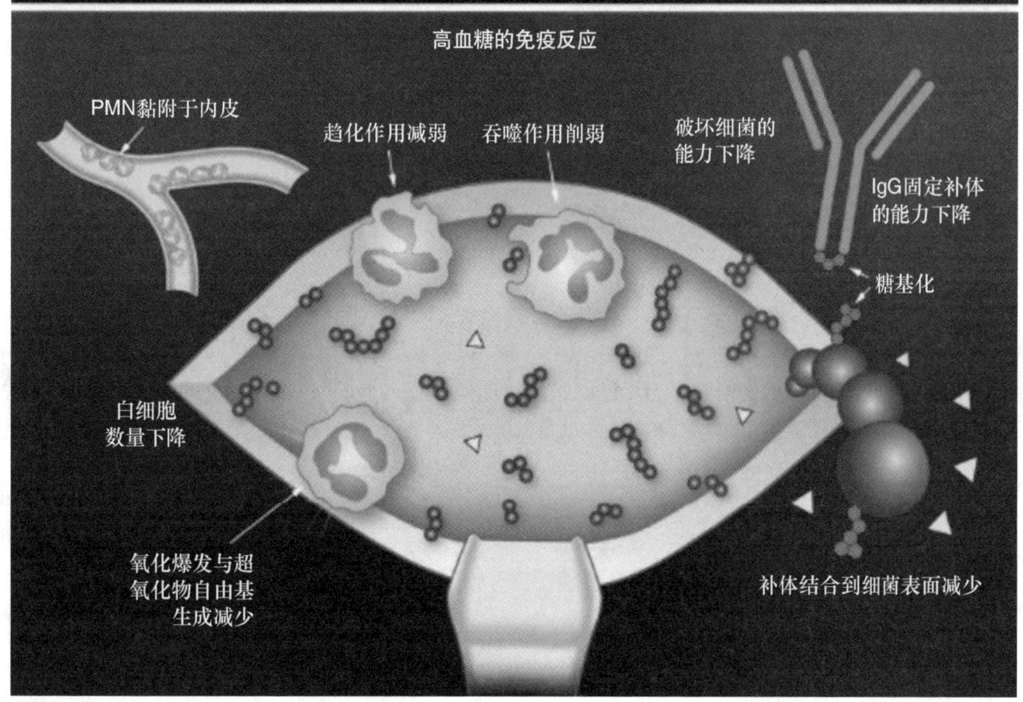

图 162-2　血糖正常（上图）和高血糖（下图）时的免疫反应比较。高血糖对手术伤口正常的免疫反应引发了大量负面影响。IgG，免疫球蛋白 G；PMN，多形核细胞（Reprinted，with permission，from Mauermann WJ，Nemergut EC. The anesthesiologist's role in the prevention of surgical site infections. Anesthesiology. 2006；105：413-421.）

术室进行严格的血糖控制（目标 80 ～ 110 mg/dl），结果显示，在进行心脏手术的患者中，给予严格的血糖控制并不能改善预后，反而会导致更高的脑卒中发病率。

有确切的体外数据表明，高血糖对免疫系统会产生不利影响，但是血糖的最佳控制目标目前未知。以往治疗高血糖的阈值（大于 200 mg/dl）水平过高。然而，目前文献并不支持过于严格地控制血糖，而且严格控制血糖可能存在风险。

抗生素预防

围术期抗生素预防的详细讨论不在本章范围内，但有一些要点值得讨论。

围术期给予抗生素的目的是使其在血液和组织中达到足够的浓度。血液和组织中抗生素水平必须在切皮之前达到。目前建议应于切皮前 60 min 内开始输注抗生素。对于某些药物（如万古霉素），输注时机可以延长到 120 min，因为其快速给药可能具有不利影响。

抗生素种类的选择与输注时机同样重要。预防应该针对最常遇到的病原体，而不应该以覆盖所有可能的病原体为目标。对于大多数不侵犯有细菌慢性定植的器官（例如肠道）的手术，最常见的病原体是存在于皮肤的菌群微生物，即链球菌和葡萄球菌。第一代头孢菌素（头孢唑林）即可充分覆盖这些微生物。而涉及肠道的手术还需要针对革兰氏阴性细菌的抗生素。有研究指出，万古霉素可在耐甲氧西林葡萄球菌感染高发的场所用于预防感染，但目前并没有临床实践支持这一观点，并且不被国家机构推荐。与万古霉素相比，第一代头孢菌素是更广谱的杀菌剂，因此，应被视为外科预防感染的一线药物。

结论

SSIs 依然是外科手术后并发症和增加死亡率的主要原因。防止 SSIs 的关键时间窗是细菌污染后的最初几个小时，在这期间，麻醉医师有机会优化患者的免疫功能，从而预防感染。

推荐阅读

Bratzler DW, Houck PM. Antimicrobial prophylaxis for surgery: An advisory statement from the National Surgical Infection Prevention Project. *Clin Infect Dis*. 2004;38:1706-1715.

Esnaola NF, Cole DJ. Perioperative normothermia during major surgery: is it important? *Adv Surg*. 2011;45:249-263.

Kavanagh T, Buggy DJ. Can anaesthetic technique effect postoperative outcome? *Curr Opin Anaesthesiol*. 2012;25:185-198.

Kurz A, Sessler DI, Lenhardt R. Perioperative normothermia to reduce the incidence of surgical-wound infection and shorten hospitalization. Study of Wound Infection and Temperature Group. *N Engl J Med*. 1996;334:1209-1215.

Mauermann WJ, Nemergut EC. The anesthesiologist's role in the prevention of surgical site infections. *Anesthesiology*. 2006;105:413-421.

Reynolds L, Beckmann J, Kurz A. Perioperative complications of hypothermia. *Best Pract Res Clin Anaesthesiol*. 2008;22:645-57.

Togioka B, Galvagno S, Sumida S, et al. The role of perioperative high inspired oxygen therapy in reducing surgical site infection: A meta-analysis. *Anesth Analg*. 2012;114:334-342.

Zerr KJ, Furnary AP, Grunkemeier GL, et al. Glucose control lowers the risk of wound infection in diabetics after open heart operations. *Ann Thorac Surg*. 1997;63:356-361.

第 163 章　过度肥胖患者的麻醉

James P. Conterato，MD

姚　函　译　尹毅青　校

概述

肥胖（obesity）已迅速成为西方国家的一种流行病。麻醉医师每天都会遇到准备接受麻醉的肥胖患者。肥胖是指体内脂肪过多，它是从拉丁语“金枪鱼（obesus）”一词衍生，意思是“由饮食导致的体重增加”。身体脂肪含量是相对的，健康状态下，西方人种身体脂肪含量女性平均是 20%～30%，男性平均是 18%～25%，马拉松运动员大约是 7%。造成肥胖的因素包括遗传、社会经济和内分泌等原因。在发展中国家，社会经济地位较高的阶层人群肥胖发生率高，而在西方国家，肥胖更多地发生在社会经济地位较低的阶层。肥胖的概念最早来源于计算理想体重的方法，是保险公司为描述根据年龄不同，死亡率最低人群的理想体重而制定的，计算公式如下：

$$理想体重（kg）＝身高（cm）－ x$$

对于女性，x 等于 105；对于男性，x 等于 100。体重指数（BMI）是和身高-体重关系相关性更好的测量指标，是目前世界公认的一种评定肥胖程度的分级标准。证据表明，脂肪的分布（内脏脂肪和皮下脂肪）与疾病发病率和死亡率极为相关，其中内脏脂肪是代谢活跃的促炎物质。BMI 是体重（kg）除以身高（m）平方得出的数值。世界卫生组织和疾病预防控制中心对肥胖的水平进行了分级（表 163-1）。肥胖可进一步细分为病态肥胖（35 < BMI < 54.9）和超级或过度病态肥胖（BMI > 55）。

BMI 大于 30 是界限值，超过 30 则多种相关疾病的发病率和死亡率都成指数递增。通过分析脂肪分布发现，腰臀比与疾病发病率密切相关，该比值大于 1 的女性和大于 0.8 的男性发病率显著增加。

大量文献显示，病态肥胖患者患上多种合并症的风险增加，包括一些衰老相关疾病，如糖尿病、高血压、脑血管疾病和缺血性心脏病，其患病风险增加 3 ～ 4 倍。肥胖人群易患代谢综合征，这是一种以高血压、成人胰岛素抵抗型糖尿病（2 型）和高脂血症组成的综合征，是与血管内皮功能障碍有关的一种促炎症和血栓前状态，从而极大增加了患者动脉粥样硬化的风险。此外，meta 分析证实，肥胖人群除食管癌之外的所有实质组织癌症、深静脉血栓形成和血栓栓塞、骨关节炎、痛风、慢性背部疼痛、哮喘、不孕、阳痿和胆囊疾病的发生率都会增加。其他潜在的重要隐患包括阻塞性睡眠呼吸暂停导致的心肺并发症、呼吸暂停低通气综合征（pickwickian 综合征）和肥胖性心肌病。

针对肥胖患者，麻醉医师面临的问题包括合并症、气道管理、心肺生理学、药物的药代动力学和药效学。

病态肥胖的生理学和病理生理学

心血管的影响

每千克脂肪大约需要耗用 3000 m 血管，心输出量平均增加 100 ml/min，体循环和肺循环血容量的增加加重心脏前负荷和后负荷。心室扩张和每搏输出量增加，最终导致心室肥大。所有这些都增加心脏做功。循环血容量和心输出量增加，高胰岛素血症加重导致交感神经活性和张力增加，以及进行性外周胰岛素抵抗诱发的肾素和血管紧张素Ⅱ升压效果增强都会导致高血压和心脏扩大。而循环血容量增加、交感神经张力增加以及慢性动脉低氧血症共同导致肺动脉高压的进展（参见下文“对气道和肺的影响”相关讨论）。

表 163-1 根据体重指数（BMI）的体重分级标准

类别	BMI（kg/m^2）	肥胖分级
低体重	< 18.5	
正常体重	18.5 ～ 24.9	
超重	25.0 ～ 29.9	
肥胖	30.0 ～ 34.9	肥胖Ⅰ级
	35.0 ～ 39.9	肥胖Ⅱ级
过度肥胖	≥ 40	肥胖Ⅲ级

Adapted from Obesity：Preventing and Managing the Global Epidemic. Geneva，Switzerland，World Health Organization；1997. Report No. 894.

引发心肌肥厚性舒张功能障碍的多种机制最终导致心室舒张功能失代偿，甚至收缩功能障碍，称为肥胖性心肌病。患者心血管系统应对额外做功的代偿能力丧失，更多地依赖于心率的增加而不是增加每搏输出量。研究显示，运动时，病态肥胖患者由于心肌受损，最大摄氧量很少超过 25 ml/（kg · min），这表明对于正常人的次极量运动强度，病态肥胖患者只能通过增加无氧债来满足。

对气道和肺的影响

肥胖会对患者造成限制性通气障碍，原因包括胸壁增厚和腹部脂肪堆积阻碍膈肌正常运动，二者显著增加呼吸功，同时降低肺顺应性。而肺顺应性减少的主要原因与肺血容量增加有关。由于补呼气量减少，这种通气限制又降低了总肺容量和功能残气量（FRC）。随着 BMI 增加，FRC 呈指数性下降，通常会在潮式呼吸期间达到一临界点：闭合容量大于 FRC，此时患者在清醒状态下通气 / 血流比失调程度和全身麻醉下的肺血分流率（$\dot{Q}s/\dot{Q}t$）都会增加。静息时，大多数病态肥胖患者动脉血氧分压（PaO_2）仅中度降低，通过过度通气（减少潮气量，加快呼吸频率）维持动脉血二氧化碳分压（$PaCO_2$）。平均体重每增加 10 kg，PaO_2 下降 1 mmHg，肺泡气-动脉血氧分压差（$PAO_2 - PaO_2$）增加 1 mmHg。这些患者耐受呼吸暂停时间较短，在全身麻醉诱导时 FRC 会下降 50%（正常人为 20%）。据报道，肥胖患者全身麻醉后 $\dot{Q}s/\dot{Q}t$ 可以达到 10% ～ 25%，而正常人是 2% ～ 5%。肺血容量增加和 FRC 降低增加肺血管阻力的同时也增加了呼吸功。其中 FRC 降低还可以加速吸入麻醉剂的摄取速率（缩短肺时间常数）。

患者肥胖级别越高，气道解剖越扭曲，对于麻醉医师来说，气道管理就更具挑战性。患者可能有脸大、大舌头、开口度和颈部活动度受限、上腭和咽部软组织增多、短颈和巨乳的特点，所有这些都可致面罩通气困难、直接喉镜暴露困难或困难插管。据报道，多达 1/3 的病态肥胖患者会发生面罩通气困难。虽然早期文献曾经提出，肥胖患者困难插管的发生率高达 30%，但最近的前瞻性试验证明，一般情况并非如此，试验还指出，只有两个变量预测肥胖患者困难插管有效：颈围增加和 Mallampati 评分 3 级或以上。

当 BMI 超过 30 kg/m^2 时，患阻塞性睡眠呼吸暂停综合征的风险增加。这种综合征是由于在睡眠第 4 阶段和快速动眼阶段上呼吸道正常张力降低所致。肥胖者上呼吸道软组织过度堆积导致张力降低更为显著，容易导致睡眠期间气道的周期性阻塞。阻塞性睡眠呼吸暂停包括呼吸暂停和通气不足，最佳描绘方法是通过多导睡眠图对睡眠进行评估（更多相关信息，请参阅第 108 章，阻塞性睡眠呼吸暂停）。

随着阻塞性睡眠呼吸暂停病情进展，以及呼吸控制失调加重，终会出现不同程度的慢性低氧血症和高碳酸血症。BMI 超过 50 kg/m^2，日间通气不足发生率高达 50%。生理学变化最终会导致继发性红细胞增多症、肺动脉高压和右心室衰竭。这种呼吸暂停低通气综合征也被称为 pickwickian 综合征，目前该术语已不再使用。

对胃肠道和肝的影响

研究结果提示，胃内残留量较大和胃内 pH 值较低，使得肥胖患者发生误吸的风险增加。但是近期有研究对此提出质疑。研究指出，肥胖本身并不会导致误吸风险增大。肥胖者胃排空速率正常甚至更快，反流发生率与正常人无异。但是，困难气道管理过程中应用面罩通气时，可能会增加部分患者发生误吸的风险。

严重肝功能障碍很少归因于肥胖（非酒精性脂肪性肝炎伴肝硬化），没有证据表明肝功能受损与肥胖有关，也没有证据显示肥胖会增加吸入麻醉药物诱发肝炎的风险。

对神经系统的影响

病态肥胖患者由于体位摆放不当发生神经损伤的概率显著增高，其中包括臂丛神经、坐骨神经和尺神经。对这些神经所在部位需要特别注意加以保护。此外，在麻醉状态下，手术时间较长时，肥胖患者受压部位发生压疮的风险增加。

病态肥胖患者的麻醉

术前常规进行全面检查，特别需要关注心脏、肺、气道和代谢方面的问题（表 163-2）。

术中麻醉技术

须制订合适的麻醉计划，将肥胖相关并发症的发生率降至最低。由于患者腰围过大造成身体活动受限，麻醉医生应该确保患者处于适当的“斜坡”体位，使胸骨切迹平行于下颌骨的角度（图 163-1）。这种体位有利于插管时口内轴线的对齐。如果存在困难插管病史和（或）存在插管困难的因素，应该

表 163-2 病态肥胖患者术前评估

系统	评估
心血管	基础心电图 评估血压控制情况 确定是否存在右心室或左心室功能障碍症状或体征 确定是否存在冠状动脉疾病 相关心功能（超声心动图）或冠状动脉（冠状动脉循环的无创性或有创性）检查 确保心血管并发症术前得到合理用药
肺	评估活动耐量 评估阻塞性睡眠呼吸暂停的症状或病史 确定是否符合 CPAP 或 BiPAP 通气适应证，如果患者正处于治疗期间，确保将个人 CPAP 装置带到医院 * 测定吸空气的基础动脉血气 可能的话，进行肺功能测试
气道	进行基本的气道检查 判定是否存在口腔或颈部活动受限的证据 确定 Mallampati 分级评分和颈围 询问困难面罩通气或困难插管既往史
实验室检查	获取电解质、血糖和血清血红蛋白浓度 对血红蛋白浓度＞ 17 g/dl 的患者放血
胃肠	根据情况预先使用甲氧氯普胺，组胺 H_2 受体阻断剂或 PPI
监测	建立足够的静脉通路并监测血压 可能需要中心静脉置管以获得可靠的静脉通路 选择合适规格的袖带测量血压（袖带气囊长度至少达到上臂周长的 75%） 一些情况下，采用直接有创动脉监测可能更可靠或更有必要
其他	确保手术床尺寸合适，能够承载患者的体重和大小

* 参考美国麻醉医师协会对阻塞性睡眠呼吸暂停患者的围术期管理实践指南。An updated report by the American Society of Anesthesiologists Task Force on Perioperative Management of Patients with Obstructive Sleep Apnea. Anesthesiology. 2013 Dec 16.［Epub ahead of print］。

BiPAP，双向正压通气；CPAP，连续气道正压；PPI，质子泵抑制剂

考虑采用清醒状态下纤维支气管镜气管插管。麻醉诱导时，患者采取轻度头高位，面罩通气预充氧 3 ～ 5 min，吸气和呼气过程中都采用 10 cmH_2O 持续正压通气，这样可以明显减少诱导时 FRC 的下降，并且延长耐受缺氧的时间。准备合适型号的口咽通气道和鼻咽通气道维持气道通畅。为防止未预料到的面罩通气困难情况，事先准备好插管型喉罩至关重要。当常规面罩通气失败时，应用插管型喉罩有助于快速建立有效的气道。

手术过程中，尤其是需要施行气腹的腹腔镜手术更应该调整呼气末正压水平进行肺泡复张，同时保持一定程度的头高位（沙滩椅位）。这种技术已被证实优于大潮气量通气方式。合理使用胶体液可以维持有效血容量，预防呼气末正压过高影响血流动力学。由于病态肥胖患者存在限制性通气障碍，并且对镇静剂、阿片类药物和吸入麻醉药的敏感性增加，这类患者不适于保留自主呼吸。

尚无证据显示哪一种吸入药物更具优势。各类吸入药物苏醒时间相似，结合脑电图监测进行吸入

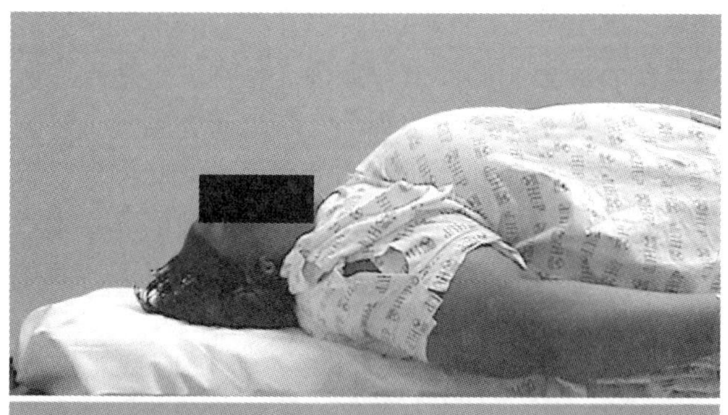

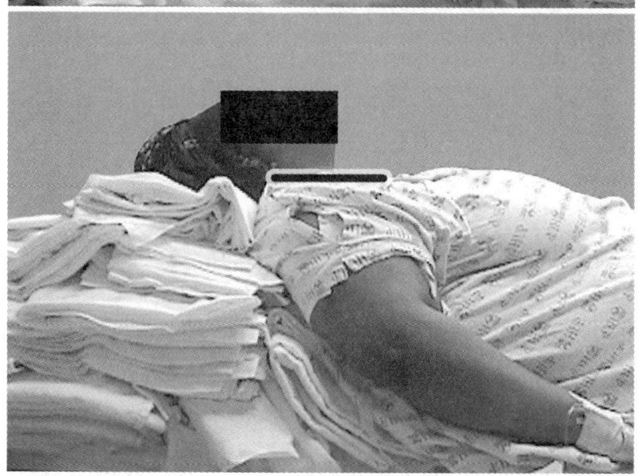

图 163-1　病态肥胖患者的斜坡位（Used with permission of Richard M. Levitan，MD. Airway Cam Guide to Intubation and Practical Emergency Airway Management. Wayne，PA，Airway Cam Technologies，Inc.，2004.）

麻醉更有利于苏醒。这类患者，尤其是并存肺动脉高压者应该避免使用 N_2O。

静脉麻醉药物用药剂量因其脂溶性和水溶性差异而有所不同。去脂体重（理想体重＋ 20%）是判定亲水性药物（如非去极化肌松剂）和瑞芬太尼应用剂量的良好标准，其中瑞芬太尼虽然属脂溶性，但是它在肥胖人群和非肥胖人群中使用剂量相似。脂溶性药物和琥珀胆碱（肥胖患者血浆胆碱酯酶活性增加）用量应当根据患者的当前总体重计算。

针对肥胖患者可以考虑多模式联合应用镇痛药，减少阿片类药物用量。非甾体抗炎药、COX-2 抑制剂、静脉输注利多卡因和应用亚麻醉剂量的氯胺酮都有助于预防呼吸抑制。此外，已经证实，术中和术后应用右美托咪定可以明显减少阿片类药物用量，并且不会产生呼吸抑制。

麻醉苏醒

手术快结束时逐渐停用吸入麻醉药，以期迅速苏醒，气道反射和张力恢复正常。连续监测神经肌肉功能非常重要，有助于手术结束时完全逆转肌松药的阻滞作用。如果在手术过程中采用其他体位，手术结束时患者应恢复至与 Trendelenburg 体位相反的头高位。肥胖患者自主呼吸能够达到足够潮气量时，可以考虑拔管。拔管后应该尽快重新运用持续气道正压通气方法膨肺。

区域阻滞麻醉

给病态肥胖患者施行区域阻滞麻醉更为困难。解剖标记不清晰使得穿刺的次数增加，发生并发症的潜在风险也增加。尽管如此，合适的区域阻滞（外周或椎管内麻醉）麻醉能够避免全身麻醉带来的许多呼吸和循环的负面影响。采用超声引导下外周或椎管内神经阻滞可以显著提高成功率和准确性。

病态肥胖患者施行椎管内麻醉时所需局麻药用量更难预测。由于硬膜外腔静脉充盈，脂肪增多，肥胖患者硬膜外腔容量较小，脑脊液较少。椎管内麻醉用药剂量比正常人减少 20%。为了避免意外的椎管内阻滞平面过高产生严重后果，可以考虑采用椎管内腰-硬联合技术，蛛网膜下腔给药量可以略为保守，然后选择通过硬膜外导管硬膜外腔注药提升阻滞平面。

推荐阅读

Coetzee JF. Total intravenous anaesthesia to obese patients: largely guesswork? *Eur J Anaesthesiol*. 2009;26:359-361.

Delay JM, Sebbane M, Jung B, et al. The effectiveness of noninvasive positive pressure ventilation to enhance preoxygenation in morbidly obese patients: a randomized controlled study. *Anesth Analg*. 2008;107:1707-1713.

Fujiki M, Guta CG, Lemmens HJ, Brock-Utne JG. Is it more difficult to cannulate the right internal jugular vein in morbidly obese patients than in nonobese patients? *Obes Surg*. 2008;18:1157-1159.

Practice Guidelines for the Perioperative Management of Patients with Obstructive Sleep Apnea. An updated report by the American Society of Anesthesiologists Task Force on Perioperative Management of Patients with Obstructive Sleep Apnea. *Anesthesiology*. 2013 Dec 16. [Epub ahead of print].

Kuruba R, Koche LS, Murr MM. Preoperative assessment and perioperative care of patients undergoing bariatric surgery. *Med Clin North Am*. 2007;91: 339-351.

La Colla L, Albertin A, La Colla G, et al. No adjustment vs. adjustment formula as input weight for propofol target-controlled infusion in morbidly obese patients. *Eur J Anaesthesiol*. 2009;26:362-369.

Obesity. *Preventing and Managing the Global Epidemic*. Geneva, Switzerland: World Health Organization; 1997, Report No. 894.

Sinha AC. Some anesthetic aspects of morbid obesity. *Curr Opin Anaesthesiol*. 2009;22:442-446.

第 164 章　减肥手术的麻醉注意事项

Brian P. McGlinch，MD

姚　函　译　尹毅青　校

减肥手术（weight loss surgery，WLS）在过去的 15 年间显著增加，部分原因是肥胖的患病率增加，还有部分原因是有观点认为节食和运动对于持久减肥无效，大量证据表明，WLS 可以显著并持久减轻体重，减少肥胖相关并发症的发生，而手术本身致死致残率很低。准备接受 WLS 的患者，通常要对其肥胖相关并发症（例如，阻塞性睡眠呼吸暂停、糖尿病、反应性气道疾病、高脂血症、胃食管反流）进行全面评估和治疗，改善身体基础状况。因此，接受 WLS 的患者通常在医疗和生理方面均须调整到最佳状态，可使围术期不良事件发生率降至极低。在编写本文时，绝大多数 WLS 是在腹腔镜下进行的，故本章将重点介绍这种手术方法。

肥胖

肥胖不仅仅是北美特有的现象。世界各地和各社会经济阶层的肥胖患病率都在迅速上升。肥胖定义为体重指数［BMI，体重（千克）除以身高（米）的平方］大于 30 kg/m^2。BMI 为 35 kg/m^2 伴有体重相关并发症（即高脂血症、糖尿病、阻塞性睡眠呼吸暂停、反应性气道疾病）或不伴体重相关并发症但 BMI 超过 40 kg/m^2 者，称为病态肥胖。热量摄入过量仅是导致肥胖的部分原因。精神、生理和代谢等因素都可能导致肥胖现象。新近研究发现，影响饮食习惯、代谢和体重增加的胃肠激素（例如，胃促生长素、酪酪肽）或可成为治疗肥胖的非手术方法。但目前只有外科手术已被证实能够显著持久地减肥。

减肥手术

目前 WLS 包括限制性手术和限制性-吸收障碍性手术。限制性手术（可调节胃束带术、胃袖状切除术）是建立一个小容量的胃，但不改变食物消化过程的方法。最常见的限制性手术是腹腔镜可调节胃束带术。美国食品药品管理局（FDA）于 2001 年批准临床开展可调节胃束带术，该项技术自引入以来，手术量逐年增加。手术方法是先小范围游离胃上部结缔组织，然后将可充水的束缚带环绕胃上部（图 164-1A）。束缚带一端开口于体表，可以通过注入或抽吸生理盐水来调节张力。这种手术通常风险很低，可作为择期门诊手术。

胃袖状切除术通常采用腹腔镜来切除胃底和胃大弯，吻合后的狭长管腔状残余胃贴附于胃小弯，剩余胃容积约 100 ml（图 164-1B）。若术后患者能

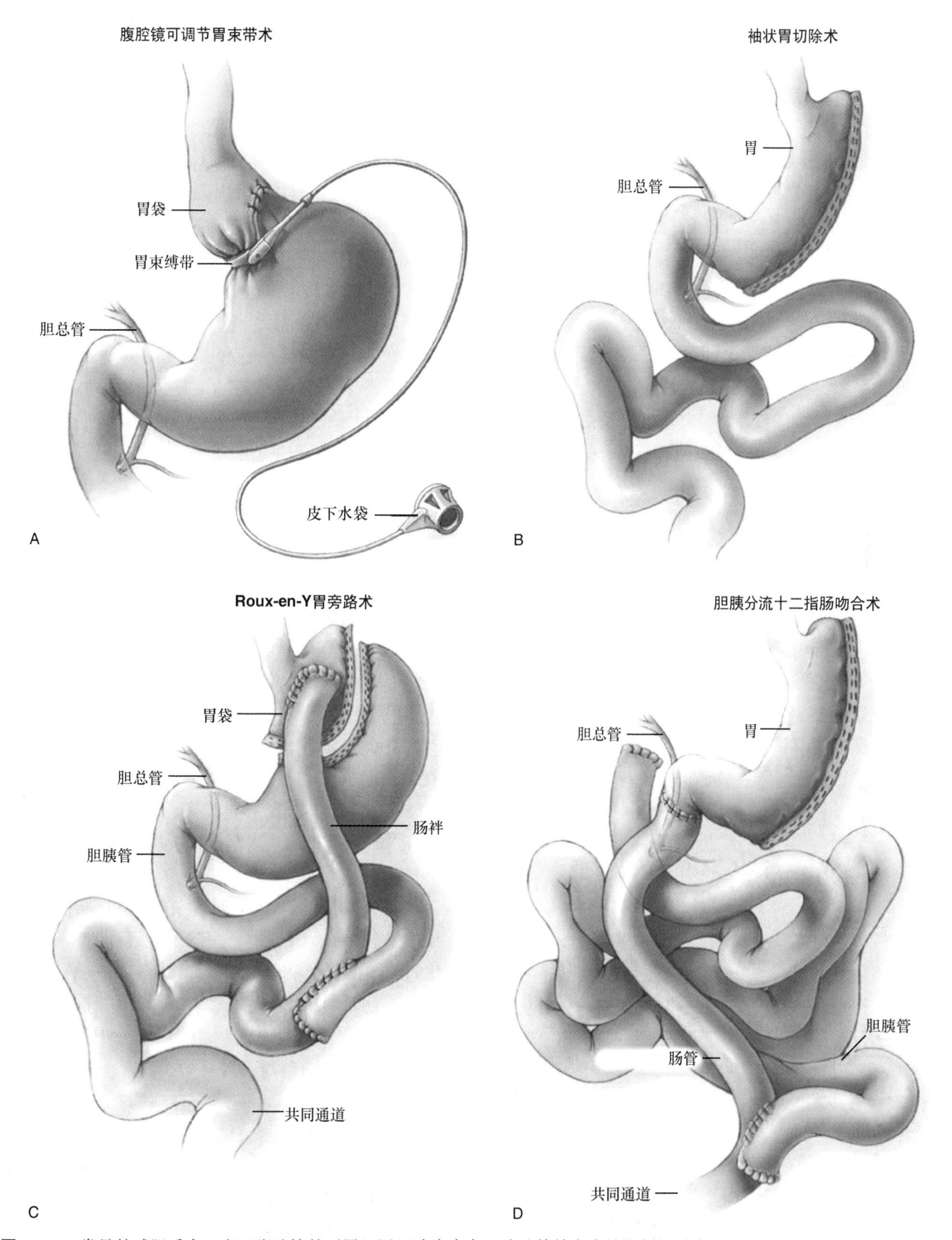

图 164-1 常见的减肥手术。由于腹腔镜的开展，用于治疗病态肥胖及其并发症的限制性手术目前非常流行，包括可调节胃束带术（**A**）和胃垂直（袖状）切除术（**B**）。Roux-en-Y 胃旁路术（**C**）是将限制和吸收障碍结合在一起的手术，因其高效性和持久性而被许多人认为是金标准。可导致更严重吸收障碍的胆胰分流术通常为十二指肠转位术（**D**），其末端正常结构的小肠长度很短，显著限制热量吸收，该手术还包括胃袖状切除术（Reprinted，with permission，from DeMaria EJ. Bariatric surgery for morbid obesity. N Engl J Med. 2007；356：2176-2183. © 2007 Massachusetts Medical Society. All rights reserved.）

遵嘱采取恰当的饮食，尤其避免高热量物质（例如，奶昔、糖果、冰淇淋）摄入，则腹腔镜下可调节胃束带术和胃袖状切除术均可显著减轻体重。这类手术失血量极小，手术时间相对较短，并发症也很少。

腹腔镜 Roux-en-Y 胃旁路术是目前美国最流行的 WLS。该术式先建立一个小胃囊（30 ml），通过一条“岔路”直接排空至空肠，绕过了大部分小肠（限制摄入和干预消化吸收）（图 164-1C）。结果，相对较小的胃容量（限制性）实现饱足感的同时，食物绕过吸收热量和营养物质的小肠表面（干预消化吸收），产生可靠而持久的体重减轻。手术失血量极少。

胆胰分流术 / 十二指肠吻合术是一种更复杂的限制性-吸收障碍性手术，通常用于 BMI 超过 50 kg/m^2 的患者。手术先袖状切除胃，离断胃和十二指肠，在近回肠末端（大约 100 cm）离断小肠。重新吻合胃到离断后的小肠远端，创建一个新的“消化道”，食物可进入但不被消化。离断后的小肠近端与新创建的“消化道”侧壁相吻合，胆汁和胰液排入十二指肠（现在与胃呈分离状态），通过与“消化道”侧壁的吻合口进入并接触食物（图 164-1D）。在此过程中，消化酶接触食物较晚，能够吸收营养物质和热量的小肠很短。与 Roux-en-Y 胃旁路术相比，胆胰分流 / 十二指肠吻合手术时间较长，但失血量和体液变化没有显著差异。

减肥手术的麻醉管理

拟行 WLS 的患者，术前通常会进行相关症状的全面评估。没有症状和临床指征的患者不需要做相关评估检查。无阻塞性睡眠呼吸暂停症状的患者不需要做多导睡眠描记图。除非有其他临床症状（即心脏杂音、肺水肿）需进一步评估，无心脏症状的患者不需要进行心脏负荷试验或超声心动图检查。大多数情况下，术前都会对病态肥胖相关疾病（例如，阻塞性睡眠呼吸暂停、高脂血症、糖尿病、高血压、限制性气道疾病）进行全面评估和治疗，使患者机体达最佳状态。麻醉前，麻醉医师仍有责任确保必要的临床检查已经完善，确保患者没有急性疾病而且不存在其他问题（例如，患者近期未服用抗凝药）。

肥胖患者不应直接平卧于手术台。相对于非肥胖患者，肥胖显著降低患者肺顺应性，降低呼气储备容积，降低功能残气量。低位肺萎陷闭合，导致通气血流比例失调。肥胖引起需氧量增加和二氧化碳生成增多，麻醉期间的气道管理和随后的机械通气过程中，仰卧位时肺功能的上述生理变化常导致快速出现缺氧和高碳酸血症。患者上半身和颈部垫置斜坡垫或毯子，同时采用与 Trendelenburg 体位相反的 25° 头高位，可以增加肺容量，降低肺不张发生率，减少肺内分流。与仰卧位相比，这种体位可使氧饱和度增加 23%。与身材相同而不采用呼气末正压（PEEP）的患者相比，采用 10 cmH_2O PEEP 进行麻醉诱导的患者，其氧饱和度维持在 92% 以上的时间延长。考虑到麻醉诱导期上述措施的益处，在手术结束时应该采用同样的治疗手段（即上半身抬高、头高位以及应用 PEEP）。

与非肥胖患者相比，肥胖患者需要增加每分通气量来维持正常的二氧化碳分压；建立气腹后，肥胖患者通气顺应性下降更多。而氧合既不受气腹的影响，也不受 WLS 常用的 Trendelenburg 体位的影响。这类手术过程中应用 PEEP 有助于改善氧合。但是，这种 PEEP 对氧合的改善仅限于患者处于气管插管状态时。不论术中不同水平 PEEP 使氧合如何改善（通过术中血气分析测定），拔管后的血气与基础值相比并没有显著不同，与术中未接受 PEEP 的患者的血气相比也没有不同，这表明在 WLS 时没有“最佳”PEEP。临床医师应根据患者的个体情况以及实验室检查、临床检查结果来制订呼吸机管理策略。

气腹建立后是麻醉管理的一个重要时期。腹腔压力使得下半身静脉回流受阻，同时占据胸腔空间。在大多数腹腔镜 WLS 中，腹腔内充气同时采用最大限度反向 Trendelenburg 体位（以利于充分暴露胃部术野），导致静脉回心血量显著减少和心脏前负荷明显降低。在此期间，可能出现严重低血压和反射性心动过缓（心脏前负荷骤减导致），需要及时识别和处理，例如，应将患者迅速恢复到仰卧位、气腹减压、应用血管加压药或迷走神经抑制剂，或根据情况同时应用两种药物。气腹充气前给予患者液体输注可以减弱这些对气腹的生理反应。一旦气腹建立，心动过速和平均动脉压升高很常见。

并发症

对普外科医师而言，腹腔镜 WLS 技术难度属于最高级别。外科医师腹腔镜操作经验是并发症会否出现的最重要因素。WLS 相关专业知识也很重要。迄今为止，这两者是影响 WLS 并发症发生率的最主要因素，因此讨论的重点将放在这两方面。

外科专家

几项对 WLS 术后结果进行评估的研究显示，外科医师腹腔镜胃旁路手术经验与术后并发症的发生率成反比。最常见的并发症（例如，吻合口漏、内疝）在外科医师进行腹腔镜 WLS 手术经验少于 75 例时发生率最高。当外科医师 WLS 手术经验超过 100 例时，则主要并发症的发生率与其他低危手术相似。

相关专业知识

WLS 手术量大的医院 WLS 总死亡率为 0.5%。WLS 手术量大（＞ 100 例 / 年）的医院死亡率显著低于 WLS 手术量小（＜ 50 例 / 年）的医院。这些观察到的差异反映出了医师对 WLS 术后管理的熟悉程度以及对手术并发症（即吻合口漏和内疝）症状和体征的早期识别。

总结

腹腔镜 WLS 是唯一能够显著而且持久减轻体重、消除或减轻体重相关并发症的治疗方法。基于择期 WLS 患者术前评估全面彻底，麻醉医师很少需要再进行更多检查来确保术中安全。麻醉诱导时患者斜躺在毯子上并处于适度的反向 Trendelenburg 体位可以改善氧合和通气。WLS 手术发病率和死亡率与外科医师经验和相关专业知识密切相关。未来的减肥策略可能涉及激素疗法。但最可能的是，在世界各地肥胖症的治疗方法中，腹腔镜 WLS 仍将占据主导地位。

推荐阅读

Burns EM, Naseem H, Bottle A, et al. Introduction of laparoscopic bariatric surgery in England: Observational population cohort study. *BMJ*. 2010;341:c4296.

DeMaria EJ. Bariatric surgery for morbid obesity. *N Engl J Med*. 2007;356:2176-2183.

DeMaria EJ, Sugarman HJ, Kellum JM, et al. Results of 281 consecutive total laparoscopic Roux-en-Y gastric bypasses to treat morbid obesity. *Ann Surg*. 2002;235:640-645.

Dixon BJ, Dixon JB, Carden JR, et al. Preoxygenation is more effective in the 25° head up position than the supine position in severely obese patients: A randomized controlled study. *Anesthesiology*. 2005;102:1110-1115.

Gander S, Frascarolo P, Suter M, et al. Positive end-expiratory pressure during induction of general anesthesia increases duration of nonhypoxic apnea in morbidly obese patients. *Anesth Analg*. 2005;100:580-584.

Nguyen NT, Paya M, Stevens CM, et al. The relationship between hospital volume and outcome in bariatric surgery at academic medical centers. *Ann Surg*. 2004;240:586-593.

Nguyen NT, Silver M, Robinson M, et al. Result of a national audit of bariatric surgery performed at academic centers: A 2004 University Health System Consortium Benchmarking Project. *Arch Surg*. 2006;141:445-449.

Podnos YD, Jimenez JC, Wilson SE, et al. Complications after laparoscopic gastric bypass: A review of 3464 cases. *Arch Surg*. 2003;138:957-961.

Puzziferri N, Austrheim-Smith IT, Wolfe BM, et al. Three-year follow-up of a prospective randomized trial comparing laparoscopic versus open gastric bypass. *Ann Surg*. 2006;243:181-188.

Sprung J, Whalley DG, Falcone DG, et al. The impact of morbid obesity, pneumoperitoneum, and posture on respiratory system mechanics and oxygenation during laparoscopy. *Anesth Analg*. 2002;94:1345-1350.

Whalen FX, Gajic O, Thompson GB. The effects of alveolar recruitment maneuver and positive end-expiratory pressure on arterial oxygenation during laparoscopic bariatric surgery. *Anesth Anal*. 2006;102:298-305.

第 165 章 腹腔镜手术的麻醉

Eric Werner, MD, Michael J. Murray, MD, PhD

洪 洪 译 李成辉 校

与开腹手术相比，腹腔镜手术对患者创伤更小、应激反应更轻、疼痛更少、恢复周期更短。在过去的 20 年中，腹腔镜手术（也被称为小孔手术或微创手术）有了长足的进步。这些进步使得外科医师拓宽了腹腔镜手术类型，由妇科、泌尿科、普通外科和结直肠外科医师经腹腔和盆腔操作，腹腔镜手术已成为最常用的术式之一。以往因诸多合并症风险太高而无法接受开腹手术的患者，如果手术选择腹腔镜进行，或许可以接受手术治疗。腹腔镜使更多危重患者获得了手术治疗的机会。

技术要点

除一些简单的妇科操作外，腹腔镜手术需要全身麻醉和气管插管控制性通气。常规消毒铺巾后，外科医师通常在患者腹部脐周插入 Veress 针和 Hasson trocar。正常和肥胖患者，插入角度分别约为 45° 和 90°，直到阻力感消失（图 165-1 和 165-2）。测得腹腔内压小于或等于 10 mmHg 表示穿刺针或 trocar 位置恰当。向腹腔内充入 CO_2，直至压力达 20 ～ 30 mmHg，使前腹壁与腹腔脏器分离。

根据外科手术的需要，可在脐部两侧、尾侧、头侧经腹壁插入第二个 trocar。通过第二个 trocar 引导光源设备，插入腹腔镜看到腹腔内部。通过其他 trocar 插入外科手术器械。（图 165-3）。然后调节患者体位，如盆腔手术头低脚高位，上腹部手术（如腹腔镜胆囊切除术）头高脚低位，结肠手术（如部分结肠切除术）行侧卧头低位。

生理影响

trocar 置入及充入 CO_2 过程中，麻醉医师必须特别注意患者的生命体征和呼气末 CO_2 分压（$ETCO_2$）。CO_2 充气时腹内压升高，可压迫下腔静脉，减少心脏血液回流，心输出量依赖于前负荷的患者可能无法耐受。即使患者起初能够耐受气腹，也可能在头高脚低位时出现前负荷下降、心输出量降低和低血压。

在 CO_2 气腹期间，患者的 $PaCO_2$ 可因 CO_2 从腹腔吸收而持续升高，直至 CO_2 吸收和 CO_2 通过通气排出体外两者达到平衡，这一过程通常需要 15 ～ 30 min。在合并高碳酸血症或闭合容量增加的患者建立平衡之前，可能需要通过调整潮气量，在达平衡之前保持一个可接受的 $PaCO_2$ 和 $ETCO_2$。

一旦患者的 $PaCO_2$ 稳定，任何 $PaCO_2$ 或 $ETCO_2$ 的进一步升高均应仔细考虑引起高碳酸血症的其他潜在原因。高碳酸血症最常见的原因是腹压升高的患者伴有极度的头低脚高位，阻碍膈肌运动，导致每分通气量不足。通过增加呼吸频率而不改变潮气量不足以增加肺泡通气量而影响 $PaCO_2$。然而，潮气量增加可能会使气道峰压和平台压升高，从而对心脏前负荷产生不利影响。

体位的影响

极端的体位可能会影响患者的血流动力学（头高脚低位）或通气（头低脚高位）。正常人处于头低脚高位时，静脉回流、中心静脉压和心输出量均

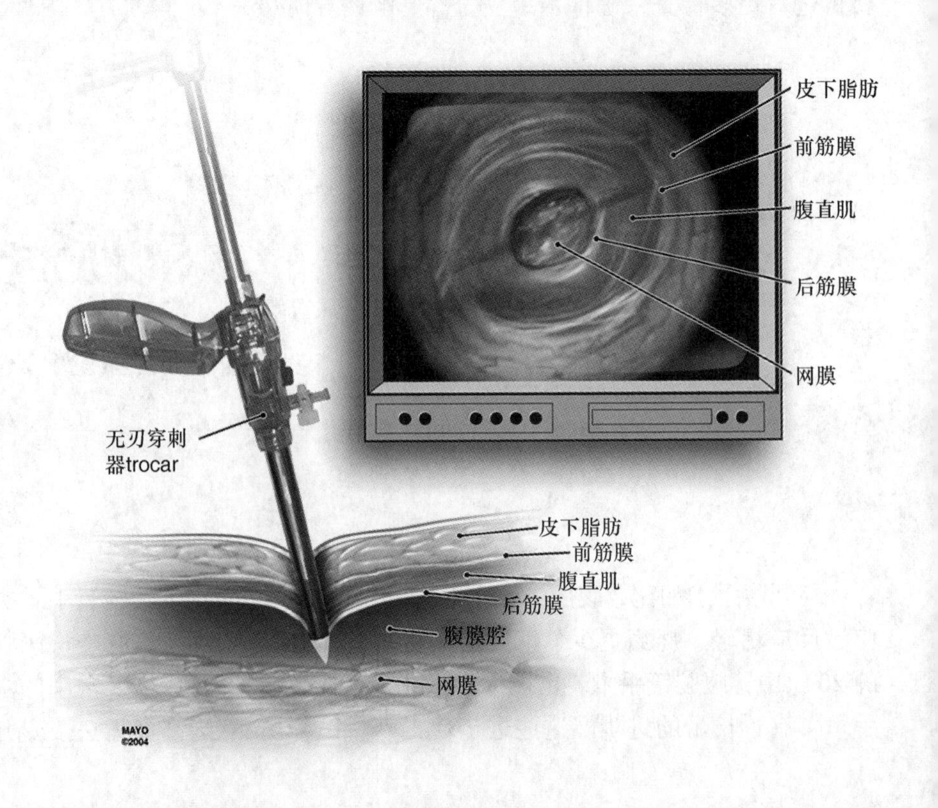

图 165-1 内镜套管放置技术及解剖层次描述（Used with permission of Mayo Foundation for Medical Education and Research.）

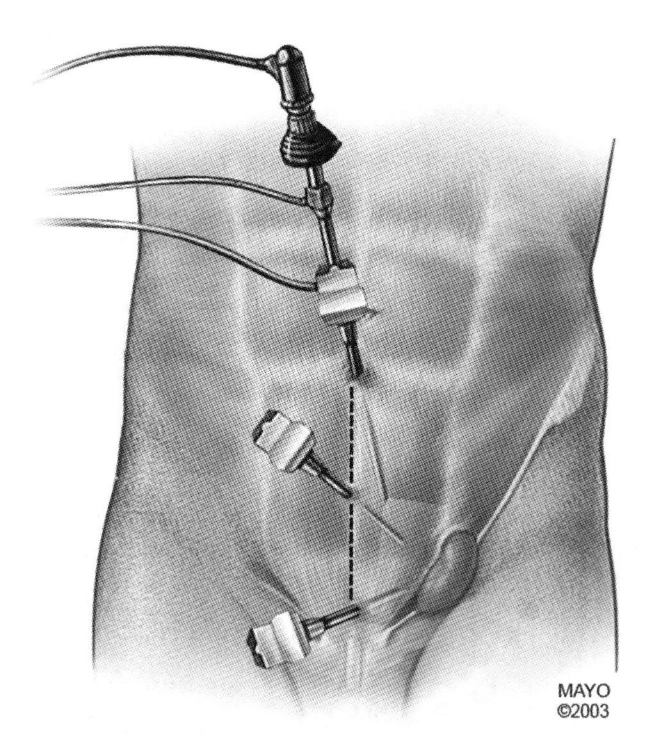

图 165-2　腹腔镜疝修补术 trocar 和套管放置（Used with permission of Mayo Foundation for Medical Education and Research.）

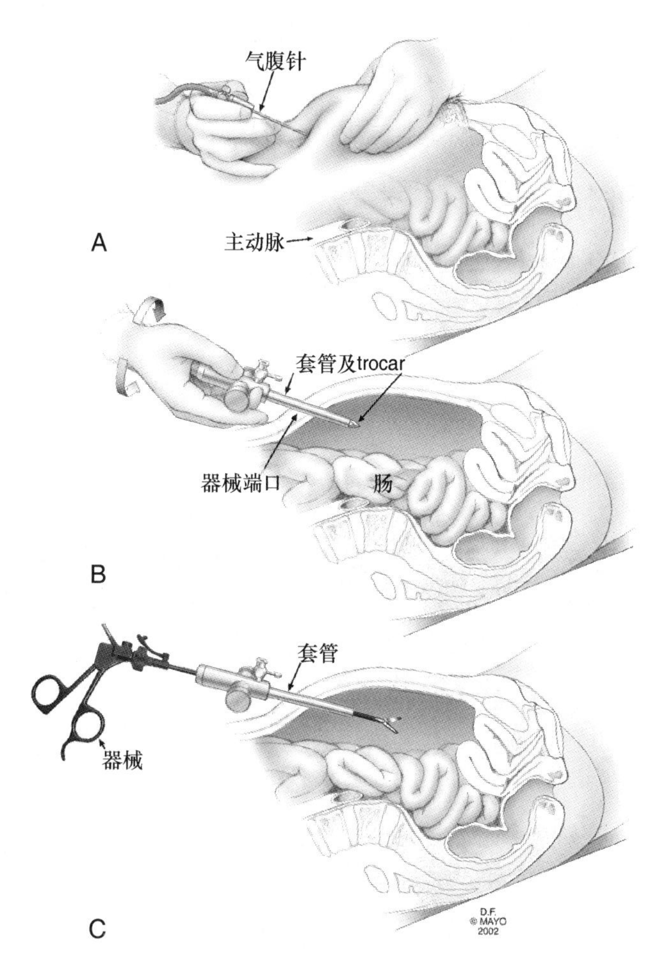

图 165-3　基础腹腔镜技术。A. 腹部充气。B. 插入套管和 trocar。C. trocar 取出和手术器械插入（Used with permission of Mayo Foundation for Medical Education and Research.）

增加，可能激活压力感受性反射，表现为心动过缓、静脉扩张。通常情况下，尽管全身麻醉抑制压力感受性反射，但大多数患者腹腔镜手术不常出现血流动力学的变化。然而，合并心肌病的患者可能不能耐受静脉回流的增加。同样，颅内顺应性下降的患者中心静脉压升高时颅内灌注压可能会下降，青光眼控制欠佳的患者眼内压的升高可能会带来不利影响。

头高脚低位时，腹内压增加进一步降低静脉回流和心输出量，即使全身血管阻力保持不变，血压也会下降。

有病例报道，因外科医师要求极度的头高位和头低位，患者没有得到充分的安全保障，导致从手术台滑落。麻醉医生应特别注意保护患者，以确保其处于手术台上，注意不要限制静脉回流，以防患者上肢末端（在头低脚高位）或下肢末端（在头高脚低位）出现骨筋膜室综合征。

头低脚高位时，心室功能差的患者可因心输出量不足以代偿舒张末期容积的增加而出现中心静脉压升高。同理，颅内或眼内顺应性降低的患者也不能耐受过度的头低脚高位。

当体位变化影响血流动力学时，腹腔镜手术也可以在仰卧位进行（尽管不是理想体位），同样，如果 $ETCO_2$ 增高太多，可与外科医师协商后降低充气压力。

麻醉管理

由于专业技术和设备的改进，门诊和病情危重患者也可进行腹腔镜手术，这使得腹腔镜手术麻醉的难度更大，更具有挑战性。麻醉方式的选择应根据手术的类型慎重决定。通常情况下，行气管插管的全身麻醉和平衡麻醉技术（包括多种静脉药物、吸入麻醉药与肌松药联合应用）能够确保循环和呼吸稳定以及术后快速恢复，外周神经阻滞和椎管内麻醉可用于盆腔镜手术。目前已证实，局部浸润麻醉在部位局限的、精细的微型腹腔镜妇科手术中是安全有效的。当然，有时也需要复合静脉镇静。

腹腔镜手术相关的不良影响

应用气腹针相关的并发症通常较使用其他 trocar 轻，其他 trocar 可能导致更严重的大血管和肠道的损伤。然而，气腹针置入和 CO_2 充气过程中可能引起静脉气体栓塞，一旦发生空气栓塞，必须积极治疗以保证预后良好。如果未能及时发现血管损伤，可能导致显著的出血，甚至失血性休克和死亡。

推荐阅读

Aran T, Unsal MA, Guven S, et al. Carbon dioxide pneumoperitoneum induces systemic oxidative stress: A clinical study. *Eur J Obstet Gynecol Reprod Biol*. 2012;161:80-83.

Cheng Y, Lu J, Xiong X, et al. Gases for establishing pneumoperitoneum during laparoscopic abdominal surgery. *Cochrane Database Syst Rev*. 2013;1:CD009569.

De Corte W, Delrue H, Vanfleteren LJ, et al. Randomized clinical trial on the influence of anaesthesia protocol on intestinal motility during laparoscopic surgery requiring small bowel anastomosis. *Br J Surg*. 2012;99:1524-1529.

Gainsburg DM. Anesthetic concerns for robotic-assisted laparoscopic radical prostatectomy. *Minerva Anestesiol*. 2012;78:596-604.

Sharma B, Gupta R, Sehgal R, et al. ProSeal laryngeal mask airway cuff pressure changes with and without use of nitrous oxide during laparoscopic surgery. *J Anaesthesiol Clin Pharmacol*. 2013;29:47-51.

Vilos GA, Ternamian A, Dempster J, Laberge PY, The Society of Obstetricians and Gynaecologists of Canada. Laparoscopic entry: A review of techniques, technologies, and complications. *J Obstet Gynaecol Can*. 2007;29:433-465.

第 166 章 经尿道前列腺切除术的并发症

Marie L. De Ruyter，MD

洪 洪 译 李成辉 校

经尿道前列腺切除术（transurethral resection of the prostate，TURP）是 60 岁以上男性常见的外科手术之一，是治疗良性前列腺增生症（benign prostatic hypertrophy，BPH）导致尿路梗阻症状的标准术式。多种因素降低了与此手术相关的死亡率和发病率，包括对 BPH 的认识增加从而对该病进行早期治疗及新药物和新手术技术的应用，这些因素同时也降低了并发症的发生率。

传统的 TURP 中，前列腺切除通过膀胱镜检联合使用电切镜和电烧环进行。并发症发生率为 7% ～ 20%，其发生与手术切除时间较长（＞ 90 min）、前列腺体较大（＞ 45 g）、急性尿潴留及年龄大于 80 岁有关。TURP 综合征（框 166-1）是 TURP 最严重的并发症之一，其发生率为 2% ～ 15%。发生 TURP 综合征术后出血需要输血者占 2% ～ 4.8%。

随着手术技术更新，TURP 综合征的发生率减少至 1.1%，现今麻醉医师已经很少遇到。

治疗

治疗方式的选择

TURP 并发症发病率下降的原因之一是很多患者进行了成功的药物治疗，其症状进展、前列腺的增大程度均较未经药物治疗者轻，因此手术时间缩短、并发症减少。前列腺增生症的药物治疗包括口服 α 肾上腺素受体拮抗剂（如盐酸坦索罗辛）或 5α 还原酶抑制（如非那雄胺）。如果药物治疗失败或症状进展，并且患者愿意进行手术治疗，则可行 TURP 以缓解症状。

手术方式的选择

TURP 在直视下进行。过去最常用的方法是运用改良的膀胱镜（电切镜）与单极能量电圈进行手术。出血通过凝血电流来止血。持续灌洗以充盈膀胱、清除积血及切除的前列腺组织。因前列腺含有较大的静脉窦，灌洗液不可避免地吸收进入血液系统。吸收量取决于三个因素：静水压、切除持续时间、开放的静脉窦的数目和大小。静水压由灌洗液高于患者的高度决定。前列腺静脉窦的压力约为 10 mmHg。手术持续时间取决于前列腺的大小和外科医师的经验，切除过程中每分钟吸收 10 ～ 30 ml 灌洗液。灌洗溶液的选择取决于后续讨论的几个因素。

单极 TURP 仍然被许多人视为增生较大（50 ～ 80 g）的前列腺的治疗选择，然而，这一“金标准”因前面提到的显著的发病率和死亡率，地位也有所下降。

框 166-1 TURP 综合征的症状和体征

心血管和呼吸系统	中枢神经系统	代谢	其他
高血压	躁动 / 意识混沌	低钠血症	低渗压
缓慢性心律失常 / 快速性心律失常	癫痫发作	高甘氨酸血症	溶血
充血性心力衰竭	昏迷	高氨血症	
肺水肿和低氧血症	视觉障碍（失明）		
心肌梗死			
高血压			

（From Malhotra V，Sudheendra V，O'Hara J，Diwan S. Anesthesia and the renal and genitourinary systems. In：Miller RD，ed. Anesthesia. 7th ed. Vol. 2. Philadelphia：Churchill Livingstone；2009：Chap. 65.）

最近，出现了几种预后更好、并发症（如出血和 TURP 综合征）更少的替代术式。双极外科设备可以允许泌尿科医师使用更少引起并发症的灌洗液。“等离子电切”指的是使用一种蘑菇形状的双极，其表面可产生离子体电晕。它释放的能量可蒸发组织和凝结包括大血管在内的几乎所有血管，该技术使用的能量类型允许使用生理盐水作为灌洗液，几乎消除了 TURP 综合征发生的可能性。

另一项新技术“绿激光”大约已使用 10 年，其为大功率（80 W）KTP 激光发出绿色激光，同时可以蒸发和凝结血管。对于一些泌尿科医师来说，由于其引起短期（即围术期）并发症较少，已成为 TURP 的选择方案。

灌洗溶液

TURP 手术灌洗液的选择取决于许多因素，包括流体的光学特性、电离度、诱发溶血的潜在风险，也取决于前列腺切除的技术。蒸馏水优异的光学性能和低廉的成本使其成为过去经常使用的灌洗液，但由于它诱发显著稀释性低钠血症和血管内溶血的潜在特性，目前已不常使用。

因为乳酸林格液和生理盐水高度离子化可使单极电切镜电流分散，所以在使用单极外科探针时不适用。在使用双极探针或激光装置时可采用生理盐水作为灌洗液，降低 TURP 综合征的发生率。患者可很好地耐受生理盐水吸收入血。

甘氨酸（1.5%）是一种低成本、非电解质、略低渗的液体，可以在使用单极电极手术时应用。然而，如果大量的甘氨酸被吸收，可发生短暂的失明和脑病，也可引起液体超负荷相关的潜在并发症。

山梨糖醇（2.7%）和甘露醇（0.54%）具有非电解质、等渗及迅速从血浆中清除等优势，但价格昂贵，并且可能导致血管内液体超负荷所引起的相关并发症。

特殊并发症

TURP 综合征

TURP 综合征是指吸收灌洗液过量引起的一系列症状和体征，可在围术期任何时候发生。接受椎管内麻醉处于清醒状态的患者行 TURP 手术时，主诉恶心、头痛、头晕为 TURP 综合征的首要表现，继而进展为呼吸困难和意识模糊。随后出现躁动、血压升高、心动过缓，如果不采取治疗措施，有癫痫发作和心搏骤停的可能（见框 166-1）。在全身麻醉下行 TURP，要作出 TURP 综合征的诊断可能较困难，因其首要表现为高血压、顽固性心动过缓，随后在很短的时间内即可发生癫痫发作和心搏骤停，常发生于术前心功能处于代偿状态，但其代偿能力不足以耐受灌洗液吸收入血引起液体超负荷的患者。

TURP 综合征发生的原因是循环超负荷和低钠血症。前者与灌洗液吸收量有关，而这又取决于心血管功能状态和灌洗液吸收的量和速度，以及手术失血量。与 TURP 相关的稀释性低钠血症是一种高容量性低钠血症，即身体总水量增多而总钠量正常。如果手术时间超过 90 min 或患者出现 TURP 综合征的轻度症状，如恶心、头痛、头晕或轻微的意识模糊，应测定其血钠浓度。如果存在低钠血症，应限制液体输注和使用袢利尿剂（呋塞米 5 ～ 20 mg 静脉注射）。当血清钠浓度低于 120 mEq/L 或患者出现严重的体征和水中毒症状（抽搐、视觉障碍、低血压、呼吸困难、惊厥）时，应立即以小于或等于 100 mL/h 的速度输注高渗盐水（3%），尽快纠正血钠浓度。钠的分布量等于全身水量，所以多余的自由水容量可以通过以下公式测定：

全身水量＝体重（kg）×0.6

据此，估算校正血浆钠离子浓度所需毫克当量：

钠缺失量＝（140 －血浆 Na^+）× 身体总水量

3% 高渗盐水含有 513 mEq/LNa^+，输注速度不应超过 100 ml/h。一旦症状有所减轻（或钠浓度高于 120 mEq/L），应停止使用高渗盐水，并应静脉给予呋塞米（40 ～ 60 mg）以利于自由水经肾排泄。此外，还应经常测定血清钠，但纠正低钠血症过快可导致癫痫发作、脑桥中央髓鞘溶解症和永久性脑损伤。

甘氨酸的毒性

甘氨酸的毒性通常表现为视觉障碍和短暂失明，但也可能包括 TURP 综合征的其他症状和体征。其作用机制可能是，甘氨酸作为一种类似于 γ- 氨基丁酸的抑制性神经递质作用于视网膜、脊髓和脑干。

氨的毒性

氨是甘氨酸代谢的一个主要副产物。高氨血症通常表现为恶心、呕吐及脑病。

失血

灌洗液的吸收及稀释血液效应可造成 TURP 术中患者失血量评估困难。由于血管内的血容量不变，通常血流动力学的变化不明显。失血量与前列腺血管的分布、手术时长、切除前列腺的重量成比例。由于 TURP 手术患者纤溶发生率较高，术后持续出血表明可能存在凝血功能障碍。此外，还应鉴别诊断是否发生了稀释性血小板减少症。

低温

术中低温并未证明一定是受麻醉技术影响所致，但可能是老年患者接受 TURP 术发生意识模糊的另一个原因。

菌血症

尽管术前静脉使用了抗生素，TURP 仍经常发生菌血症，并可进展为脓毒血症。菌血症通常无症状，可采用针对革兰氏阳性和革兰氏阴性细菌的抗生素治疗。接受 TURP 术的患者发生脓毒血症以感染性休克为首要表现，据报道发生率高达 6% ～ 7%。

膀胱或尿道穿孔合并外渗

膀胱穿孔最常发生在使用电环和电刀切割困难时。穿孔可发生在腹膜外（最常见）或腹腔。在清醒的患者，腹膜外穿孔可表现为脐周、腹股沟或耻骨上区疼痛。腹腔内穿孔通常发生在膀胱壁，疼痛可扩散到上腹部或从膈肌牵涉到肩部，其他症状和体征包括面色苍白、出汗、恶心、呕吐、呼吸急促、板状腹、低血压和高血压。

并发症的预防

一般而言，TURP 是择期手术。因此，通常建议优化患者的术前状态以降低麻醉风险。缩短手术时间、使用等渗灌洗液、注意切割深度和限制灌洗液的压力（建议 60 cmH_2O）可降低手术风险。实施椎管内麻醉利于早期发现并发症。

推荐阅读

Baazeem A, Elhilali M. Surgical management of benign prostatic hyperplasia: Current evidence. *Nat Clin Pract Urol*. 2008;5:540-549.

Gill HS, Chung B, Deem SA, Pearl RG. Transurethral resection of the prostate (TURP). In: Jaffe RA, Sammuels SI, eds. *Anesthesiologist's Manual of Surgical Procedures*. 4th ed. Philadelphia: Lippincott, Williams & Wilkins; 2009:8636.

Malhotra V. Transurethral resection of the prostate. *Anesthesiol Clin North Am*. 2000;18:883-897.

Rassweiler J, Teber D, Kuntz R, Hofmann R. Complications of transurethral resection of the prostate (TURP)—incidence, management, and prevention. *Eur Urol*. 2006;50;969-979.

第 167 章　体外冲击波碎石术

Jonathan A. Faust，MD
钱宇婷　译　李成辉　校

尿石症在美国是一种终生患病率为 12% 的常见疾病。男性发病率高于女性，大多数患者于 30 ～ 40 岁发病。大多数尿路结石可以自行排出，但仍有 10% ～ 30% 的患者需要泌尿外科的干预。自从 1980 年第一代碎石机（图 167-1）成功使用开始，体外冲击波碎石术（extracorporeal shock wave lithotripsy，ESWL）逐渐取代了以往大多数肾或者上尿道结石的开放和经皮手术这种取石方法。

技术

超声碎石机包括：①一个产生冲击波的能量来源；②一个使冲击波能量集中的装置；③一个耦合介质，可以使冲击波的能量更好地传递给患者；④一个成像系统来提示结石的位置并指导能量传导至结石。第一代超声碎石机，如 Dornier HM-3，要求患者浸在水浴中充当耦合介质并使用火花塞产生 18 ～ 24 kV 的放电。火花使水蒸发产生一个气泡，气泡迅速扩张然后收缩，生成一个冲击波。冲击波的起源点定义为 F_1 焦点。在荧光镜的指导下，半球体反射器将能量集中在结石处（F_2 焦点）。由于水和人体组织具有相似的阻抗，冲击波经过时极少衰减。而尿路结石存在阻抗的变化，导致压缩能量的释放并在结石上产生机械应力。反复冲击（1000 次或更多）使尿路结石解体，碎片随尿液排出。

一些新型的碎石机使用压电晶体或电磁冲击发生器。这些设备更耐用，不需要经常维护。压电式碎石机拥有更宽的光圈，皮肤接受到的能量密度较低，因此能减少患者的不适感。现在有多种方法聚集冲击波。现在的冲击波通过充满水的隔室产生并通过耦合凝胶膜传递给患者，因此大多数患者不再需要浸在水浴中。除了 X 线透视机，新一代碎石机也采用超声来定位结石。一些碎石机可以将能量冲击与呼吸或心动周期同步，但这种方法可能会限制最大冲击能量。

水浴的生理学

第一代碎石机需要患者部分浸在水浴中，这通常会导致外周静脉血液向中央室的重新分布，从而导致中央静脉压和肺动脉压上升。这些变化的程度与浸入水浴的深度相关，且与麻醉（全身麻醉或神经阻滞）和体位引起的生理变化相反。水浴及某些装置上用于保护患者的安全带可导致患者出现浅快呼吸，并使功能残气量减少 20% ～ 30%。这些改变伴随肺血流量的增加会导致通气血流比失调和低氧血症。

患者的选择

ESWL 已成功应用于婴儿、儿童和成年人的尿路结石治疗。框 167-1 列出了绝对和相对禁忌证。进行 ESWL 治疗的患者如有未治愈的尿路感染和目标结石远端的尿路梗阻，可能发展成尿脓毒血症。尽管 ESWL 已经无意中应用于孕妇并对胎儿无明显的不利影响，但是冲击波对胎儿的影响仍是未知的，所以怀孕是 ESWL 的绝对禁忌。腹主动脉瘤上的钙化壁提供了声波阻抗界面，可导致冲击波能量的释放，使动脉瘤破裂。不同作者推荐的最小安全动脉瘤直径（例如，5 ～ 5.5 cm）和最小动脉瘤-结石距离（例如，至少 5 cm），结合最大电压和冲击次数，可以安全地进行治疗。对于病态肥胖的患者，ESWL 技术难度大并且成功率较低。如果条件满足，ESWL 也可安全地应用于胸部植入心脏设备的患者（例如，心脏起搏器、植入型心律转复除颤器）（框 167-2）。但不推荐对心脏设备位于腹部的患者行 ESWL 治疗。

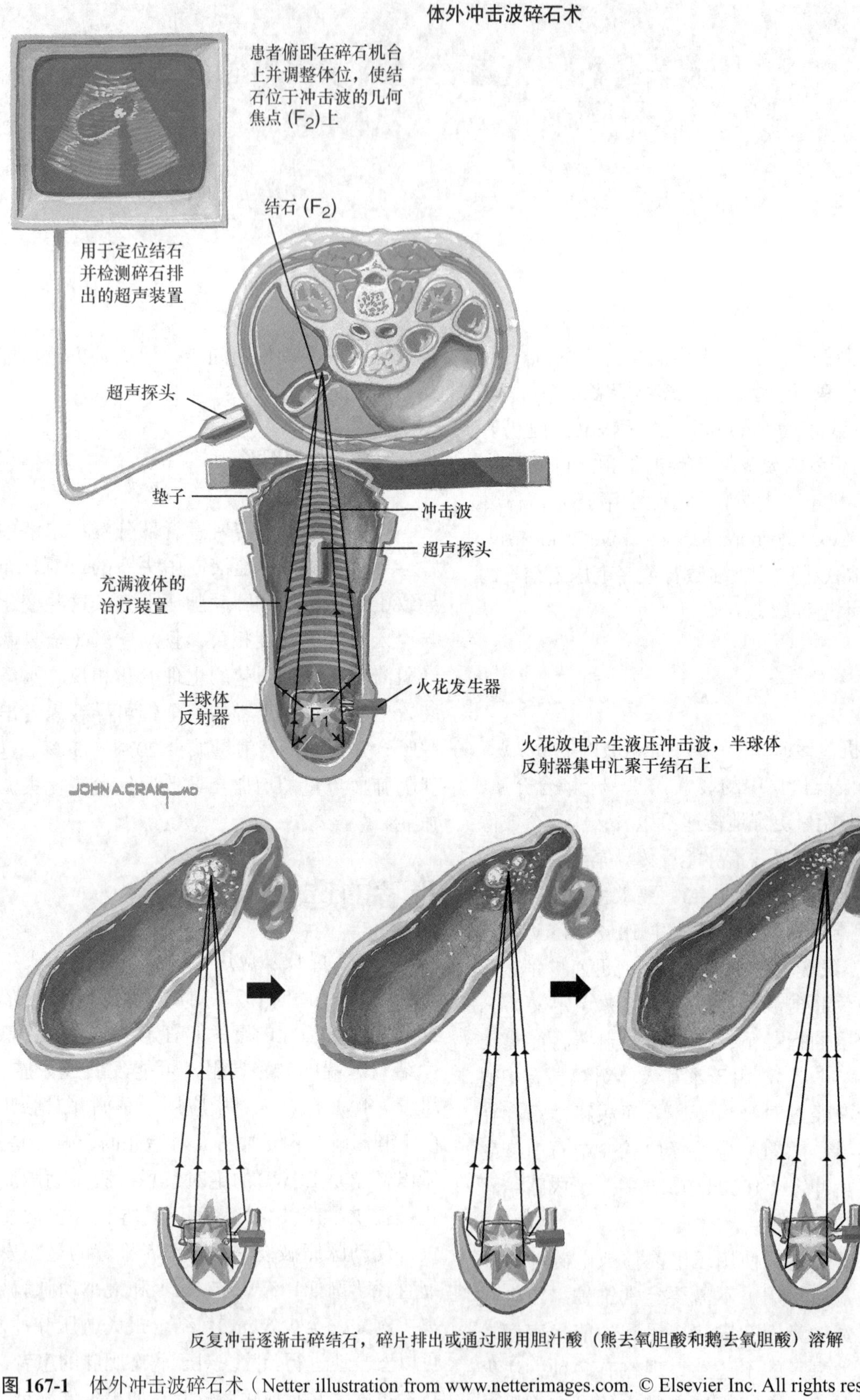

图 167-1 体外冲击波碎石术（Netter illustration from www.netterimages.com. © Elsevier Inc. All rights reserved.）

并发症

常见的术后即刻的并发症包括腹痛、恶心呕吐和高血压。位于冲击波入口的皮肤瘀伤和腹侧疼痛可持续数天。由于冲击波对肾小管上皮细胞和肾实质的损伤，术后血尿常见。肾包膜下血肿并不常见，发生率为 0.5%。出血性并发症易发生在有高血压、糖尿病或冠状动脉粥样硬化症的患者，以及老年或

框 167-1　体外冲击波碎石术的禁忌证
绝对禁忌证
出血性疾病或抗凝治疗 肾结石远端梗阻 孕妇 未治疗的尿路感染
相对禁忌证
大面积主动脉钙化或肾动脉瘤 病态肥胖 心脏植入设备

Adapted, with permission, from O'Hara JF, Cywinski JB, Monk TG. The renal system and anesthesia for urologic surgery. In: Barash PG, Cullen BF, Stoelting RK, eds. Clinical Anesthesia. 5th ed. Philadelphia, Lippincott, Williams & Wilkins, 2006: 1030-1031.

框 167-2　对接受 ESWL 的患者的心脏植入设备的管理建议
术前确定设备的类型和工作状态 准备磁铁（并熟知电磁场对设备影响）或已经设定好程序的设备和熟练的技术人员 如果患者非常依赖于起搏器心率，应备好另一种起搏装置 调整患者体位，使设备不在冲击波路径上 禁用植入型心律转复除颤器功能 重置设备于无感应模式

Adapted, with permission, from O'Hara JF, Cywinski JB, Monk TG. The renal system and anesthesia for urologic surgery. In: Barash PG, Cullen BF, Stoelting RK, eds. Clinical Anesthesia. 5th ed. Philadelphia, Lippincott, Williams & Wilkins, 2006: 1030-1031.

凝血功能异常的患者。需要输血治疗的大量出血十分罕见。结石碎片通常在尿液中排出，但偶尔也会堆积在输尿管中，导致完全梗阻（1% ~ 5%）。充满空气的肺组织形成了一个声波阻抗界面，因此，直接面对肺部的冲击波会导致冲击波能量释放，导致肺泡破裂和咯血。对于儿童或身材矮小的成人［低于 48 英寸（约 122 cm）］，泡沫聚苯乙烯可以用来保护肺部免于冲击波的伤害。冲击波碎石可以导致多种心律失常，包括心房和心室期前收缩、心房颤动、室上性心动过速和室性心动过速。在使用第一代碎石机时，心律失常十分常见，现在发生率明显减少。现在一些超声碎石机可以通过心电图控制冲击波的发生，这样可以将 R-on-T 现象和随后产生的室性心律失常的风险降到最低。胰腺炎和肠道损伤并导致直肠出血也有报道。ESWL 的长期影响尚无定论，一些研究认为，对比接受其他治疗或者观察的患者，接受 ESWL 的患者可能会发生血压增高和肾功能降低。老年患者似乎更容易发生术后并发症。

麻醉考虑

在 ESWL 治疗中体验到的疼痛可源于皮肤、躯体和内脏。疼痛的程度与冲击波在皮肤进入点的能量密度和 F_2 焦点区域的大小直接相关。与最早的机器相比，现代碎石机使用更低能量的冲击波以减少患者的不适。此外，压电式碎石机拥有更宽的光圈和更低的皮肤入口能量密度。

各种麻醉技术已经单独或联合应用于 ESWL，包括全身麻醉、硬膜外和脊椎麻醉、腹壁浸润、肋间和椎旁神经阻滞、局部应用 EMLA（eutectic mixture of local anesthetic，局部麻醉药的混合物）乳膏，以及静脉注射和口服镇静剂和止痛剂。患者自控镇痛技术也已成功使用。使用第一代碎石机通常需要全身麻醉或椎管内麻醉，而采用现代碎石机手术，我们可以对患者进行清醒镇静和对有并发症的患者进行麻醉监护。施行椎管内麻醉时应小心避免注入空气，因为这些空气可能会提供一个声波阻抗界面，造成能量的释放和组织破坏。当使用椎管内麻醉时，感觉阻滞平面需达到 T_6 水平。

推荐阅读

Chow GK, Streem SB. Extracorporeal lithotripsy: Update on technology. *Urol Clin North Am*. 2000;27:315-322.

Gravenstein D. Extracorporeal shock wave lithotripsy and percutaneous nephrolithotomy. *Anesthesiol Clin North Am*. 2000;18:953-971.

Lingeman JE, Matlaga BR, Evan AP. Surgical management of upper urinary tract calculi. In: Wein AJ, Kavoussi LR, Novick AC, et al, eds. *Campbell-Walsh Urology*. 10th ed. Philadephia: Saunders Elsevier; 2012.

F. 特殊情况及特定患者群体的麻醉

第168章　麻醉监护

Jeffrey W. Simmons，MD，Michael J. Murray，MD，PhD
钱宇婷　译　李成辉　校

麻醉监护（monitored anesthesia care，MAC）是指在进行诊断和治疗过程中监测患者的生命体征，并给予抗焦虑、镇痛药物等使患者增加舒适度的服务。在麻醉监护中，麻醉医生有时会不用或仅使用微量药物，密切监护危重患者的重要功能。对于这些存在严重基础疾病的患者，即使是小剂量的镇静或镇痛药物也可引起严重的血流动力学和呼吸功能的波动，这时快速处理和复苏是必需的。

在外科医生应用局部麻醉或麻醉医生为了术中和术后镇痛进行外周神经阻滞时，麻醉监护提供的高水平监测使医生可以干预并维持患者的重要功能，并在必要时转换为全身麻醉。这是麻醉监护和适度镇静（清醒镇静）的关键区别，后者是指医疗人员在医生的指导下监测患者生命体征，或在医生进行操作时根据医生的指导给予镇静和镇痛药物，或是医生自己给予患者药物。在此过程中，合适的种类和药量使患者达到适度的镇静水平，而不影响其生命体征和呼吸功能。因此，护理人员必须知道如何监测患者的生命体征并能识别进入深度镇静*的过渡阶段，此时，实施中度镇静的医疗人员必须知道如何支持患者的基本生理功能，并提高患者的意识水平，直至适宜的镇静深度。

如果需要在深度镇静或麻醉监护下进行操作，政府机构或第三方强制要求医院必须由拥有执业证书或可实施麻醉的人员实施监护。此时患者由深度镇静转入意识丧失或全身麻醉的可能性很大。麻醉医生应监测并使患者保持在合适的镇静深度，直至完成操作。

遗憾的是，一些麻醉医生认为麻醉监护比全身麻醉简单而降低了警觉性。一项对美国麻醉医师协会未公开索赔数据库的回顾研究显示，从百分比来看，手术室外的索赔事件涉及麻醉监护多于全身麻醉，且发生比例高于手术室内的索赔事件。最常发生的是监测不足导致的氧合和通气不足，并且手术室外的麻醉监护相比于手术室内的麻醉监护更易造成患者死亡。

麻醉监护要点

从本质上来看，麻醉医生实施麻醉监护和全身麻醉的类型和水准是没有差别的。麻醉医生术前会评估患者的一般情况，包括回顾患者病史、讨论手术方式、体格检查（包括最后进食时间和呼吸道评估）并制订麻醉计划。麻醉医生应和患者商讨麻醉计划，提供变通的方案并告知其风险和益处（给予患者提问时间），解答患者疑问并签署知情同意书。术中按照美国麻醉医师协会标准监测患者生命体征，吸入氧气（使用鼻导管或面罩吸氧），留置静脉置管以便给予晶体液及术中给药。准备控制气道工具和紧急抢救设备，并应准备麻醉工作站，便于必要时转换为全身麻醉。在麻醉监护过程中，患者失去意识很常见，事实上，麻醉监护随时可以转换成全身麻醉，无论是否进行气道管理。麻醉医生必须能诊断和治疗任何术中可能发生的紧急情况，确保患者安全。术后，麻醉医生应继续管理患者，直到患者可以离开术后恢复室或者术后离开手术间。

---

* 一种由催眠药、镇静药、镇痛药诱导的患者不能被唤醒但可对疼痛刺激有反应的意识水平。由于呼吸功能抑制，患者无法保护呼吸道，呼吸频率下降，潮气量下降，并出现高碳酸血症。患者必须靠辅助设备来保持呼吸道和通气。血压和心率通常保持正常，但严重的低氧血症和高碳酸血症可使心率和血压下降

麻醉监护的用药

对于需要小剂量镇静的手术，例如白内障手术，可静脉应用 12.5 ～ 25 mg 苯海拉明或者 1 ～ 2 mg 咪达唑仑。眼部局麻药的同时应用提供了充足的镇静和手术条件。结肠镜或食管镜等操作可以在小剂量苯二氮䓬类药物（1 ～ 2 mg 咪达唑仑）和阿片类药物（25 ～ 100 μg 芬太尼）联合应用下进行。对于经食管超声心动图，舌头表面局部麻醉后静脉推注 30 ～ 50 mg 丙泊酚，以便放置探头进行检查，随后在采集图像时，给予 10 ～ 20 mg 的丙泊酚来维持患者舒适。

对于长时间的操作，可以在开始时静脉推注一定量的苯二氮䓬类药物，然后在整个操作过程中持续输注镇静催眠药或者联合输注镇静催眠药和阿片类药物。大多数麻醉医生认为，以 25 ～ 100 μg/（kg · min）持续输注丙泊酚，患者可耐受大多数操作。也有医生选择联合应用小剂量丙泊酚 25 ～ 75 μg/（kg · min）和阿芬太尼 0.3 ～ 0.4 μg/（kg · min）。瑞芬太尼也曾使用过，但多数麻醉医生认为瑞芬太尼的阿片样副作用限制了它的使用。由于氯胺酮对于呼吸系统的裨益，可作为阿片类替代物使用。可以将 40 ml 1% 的丙泊酚、250 μg（5 ml）芬太尼和 250 mg（5 ml，50 mg/ml）氯胺酮配成 50 ml 的溶液（最终浓度：每 1 ml 溶液含 4 mg 丙泊酚、2.5 mg 氯胺酮、2.5 μg 芬太尼）持续输注。增加输注速度可以诱导全身麻醉，并且提供合适的镇痛水平，同时维持患者自主呼吸。辅以其他药物可提升患者的舒适度，包括术前使用非甾体抗炎药、普瑞巴林、加巴喷丁、可乐定，或给予苯二氮䓬类和阿片类药物合剂（咪达唑仑、芬太尼）后持续输注 α 肾上腺素受体激动剂右美托咪定。

麻醉监护的优点

对于可选择麻醉监护的患者来说，相比于全身麻醉，麻醉监护使患者更快苏醒和更快恢复定向力，缩短了患者在术后恢复室的停留时间，减少了门诊手术患者离院前时间，并减少了术后恶心呕吐的发生率，增加患者满意度。尽管存在上述优点，为患者进行麻醉监护并不是一个随意简单的过程。例如，在心脏导管介入检查室为老年患者提供麻醉监护必须拥有充足的技能和耐心，熟知药理学并拥有足够的警觉性。总体来说，患者满意度的增加和良好的预后证明麻醉监护可以在合适的患者中继续使用。

推荐阅读

Bhananker SM, Posner KL, Cheney FW, et al. Injury and liability associated with monitored anesthesia care: A closed claims analysis. *Anesthesiology*. 2006;104:228-234.

Metzner J, Posner KL, Domino KB. The risk and safety of anesthesia at remote locations: The US closed claims analysis. *Curr Opin Anaesthesiol*. 2009;22:502-508.

White PF, Eng M. Fast-track anesthetic techniques for ambulatory surgery. *Curr Opin Anaesthesiol*. 2007;20:545-557.

第 169 章　门诊手术的麻醉

Brian P. McGlinch，MD

董长江　译　陈冀衡　校

在美国，绝大部分手术和侵入性检查是在门诊完成的，术后可以立即或 24 h 内出院。财务激励一直鼓励不须住院的外科手术，促使医生多采用门诊手术的形式。外科技术进步（例如机器人手术）有助于改善患者安全、减少术中失血以及降低术后不适，从而使门诊手术越来越多。多种麻醉方法，比如采用区域麻醉、使用新型麻醉药物及多模式疗法治疗疼痛和术后恶心呕吐（PONV），提高了手术后出院回家的可靠性。随着麻醉的需求日益增多，麻醉实施者在确保患者安全和门诊效率方面的作用至关重要。

患者的筛选和评估

对于不须住院的患者来说，如果准备安全地实施侵入性检查，就必须确诊和评估潜在的疾病，并且要求在检查前病情稳定。对于潜在疾病严重但病情稳定的患者［即美国麻醉医师协会（ASA）分级Ⅲ级和Ⅳ级］来说，如果手术不可能加重潜在的疾病，在门诊进行侵入性检查或手术是没有禁忌证的。2002 年 ASA 发布的一份临床报告指出，除非患者有症状、体征或者既往的疾病需要评估，术前检查，特别是实验室检查既没有明显优化术前准备，也没有显著改变围术期处理。当健康或者病情稳定的患者省掉术前评估时，没有证据表明围术期不良事件发生率增加。

术前通过电话访视患者常能确定是否存在重要的潜在疾病及病情的稳定性（例如心绞痛、慢性阻塞性肺疾病），还可以确定一些需要进一步术前评估或手术准备方面考虑的特殊麻醉问题（例如乳胶过敏、恶性高热、阻塞性睡眠呼吸暂停、困难插管史）。如果预定的手术可能影响患者潜在疾病的稳定性，应该在术前进行更全面的评估。电话访视也可以确认患者的到达时间、地点和注意事项以及给予术前禁食的建议。这种简单的访视可以有效防止手术的延误和取消。

在需要镇静或麻醉的情况下，术前禁食是必须提到的常规话题，因为这个问题会影响到门诊的效率。ASA 建议镇静或麻醉前 2 h 内禁饮清饮料，4 h 内禁食母乳，6 h 内禁食动物乳汁和固体食物。在大多数情况下，择期外科手术前一天晚上就禁食禁饮的要求已被废止。患者接受镇静或麻醉 2 h 之前饮用清饮料，没有胃内容物误吸的风险（胃食管反流病、肠梗阻除外），却可以改善患者的舒适度，同时防止脱水。

阻塞性睡眠呼吸暂停（obstructive sleep apnea，OSA）是一种常见病（9% 的中年女性，24% 的中年男性），对麻醉管理非常重要，以至于 ASA 发布了一个实践指南来解决这个问题。目前为止，没有确切的证据可以推荐一种优于其他的麻醉技术。然而，无论是使用静脉镇静药、静脉麻醉药还是吸入麻醉药，OSA 对患者均有负面影响。此类患者住院和门诊需要更长时间的术后恢复和呼吸监护。ASA 指南建议，非 OSA 患者出院前在不吸氧的情况下需要监护至少 3 h，与之相比，OSA 患者发生呼吸道梗阻或低氧血症之后在不吸氧的情况下需要监护 7 h。指南的发布使医疗机构要求 OSA 患者手术前一天晚上入院或大多数未经治疗的 OSA 患者术后观察 23 h，而对于依从性较差的 OSA 患者，建议由主治医生下医嘱术后给予持续气道正压通气治疗。门诊手术不应该把 OSA 患者作为特殊患者自动排除。但即使最常规的手术也必须要考虑 OSA 对气道管理的潜在影响，术后应加强监护。

门诊手术的麻醉技术

门诊外科手术或侵入性检查的时间可能会延长，但不应该让患者承担大量体液丢失、术后明显不适或需要住院治疗的风险。几乎与其他的外科手术一样，门诊手术或门诊患者进行侵入性检查可以合理使用局部麻醉、监护麻醉、区域麻醉和全身麻醉。局部麻醉常常不需要麻醉实施者参与。清醒镇静越来越多地由缺乏全面麻醉培训的“镇静护士”来完成。在由缺乏全面麻醉培训的护士（或其他给药者）给予镇静药的情况下，患者达到的镇静程度可能与监护麻醉或全身麻醉很难区分开来。因此，针对麻醉医生、麻醉护士和麻醉助手以外的镇静实施者，为了确保对镇静程度的及时识别和对深度镇静或麻醉的患者进行及时干预，ASA 最近发布了一个不同于麻醉实施者的实践指南。该指南已由联合委员会通过，并由联合委员会认证的医疗机构遵照执行。

门诊手术使用区域麻醉有很多优势。与全身麻醉相比，这种麻醉方法可以提供良好的肌松与镇痛，降低 PONV、嗜睡和术后疼痛的发生率。而外周神经阻滞（peripheral nerve blocks，PNBs）很少在门诊使用。外周神经阻滞常见的不利因素主要是需要额外的时间去实施操作，起效时间慢，麻醉效果不确定，并且在 24 h 后与全身麻醉相比，效果没有明显优势。随着越来越多地开始使用超声技术，外周神经阻滞的操作变得容易，麻醉效果更加可靠，尽管患者的结果可能不会有显著改善，但是门诊手术使用外周神经阻滞技术可能将会多一些。

全身麻醉是门诊手术最常使用的麻醉方法。然而，与区域麻醉或外周神经阻滞相比，全身麻醉后 PONV 发生率增加，近 30% 的患者出现 PONV。由于 PONV 发生率低并且苏醒迅速，丙泊酚成为麻醉诱导的首选药物。七氟烷和地氟烷的脂肪 / 血溶解度低，与异氟烷或输注丙泊酚相比，患者苏醒更快。围术期多模式镇痛可以减少阿片类药物导致的嗜睡和 PONV。在门诊手术中芬太尼是最常用的阿片类药物；瑞芬太尼的清除半衰期更快，但 PONV 的发生率更高。非甾体抗炎药或对乙酰氨基酚，术前口服或在术中静脉注射，与小剂量阿片类药物相结合，术后评估显示患者的舒适度更好。使用非甾体类药物可增加术后出血，尤其是头颈部手术，此类手术应避免使用。术前口服加巴喷丁（600 ～ 1200 mg）似乎可以减少术后疼痛，但考虑到其副作用，在围术期的使用可能仍需审慎选择。手术切口的局部浸润麻醉也被证明可以减少阿片类药物的用药量，改善患者术后舒适度。没有证据表明切皮前使用局部浸润麻醉手术部位会影响患者的舒适度。尽管经常在手术区域使用局部麻醉药浸润（如胆囊切除部位）或关节腔内注射阿片类药物或局麻药，但对于改善患者的舒适度来说，似乎仅有很小的短期效果。

麻醉恢复室的相关问题

门诊手术后意外延迟出院或者需要入院治疗的主要原因是 PONV。如果没有预防性干预，普通外科手术患者 PONV 的发生率是 20% ～ 30%，高危患者发生率更高（框 169-1）。目前为止，麻醉中使用的止吐药相对便宜而且副作用很小（比如昂丹司琼），所以常规使用不必过度考虑费用或并发症。预防性使用止吐药后仍需要治疗恶心呕吐的患者非常少，可以证明其有效性。东莨菪碱透皮治疗似乎可以强化止吐药的作用，特别是对有晕车史的患者。有前列腺增生症状的男性患者应谨慎使用东莨菪碱，可能会有尿潴留。尽管患者开始可能感觉良好，麻醉恢复也很平稳，但是几个小时后也可能发生 PONV，可能与口服镇痛药有关。口服镇痛药所致的恶心呕吐看起来还需要更多关注。

框 169-1　增加术后恶心呕吐的因素

腹腔镜腹腔手术 *	术后恶心呕吐史
眼部斜视手术 †	晕车史
手术时间和麻醉药物	以任何方式使用阿片类药物
女性黄体期 ‡	输液不足和体位性低血压

* 发生率最高。

† 取决于纠治眼肌的数目。

‡ 经前期或经期

门诊手术后患者抱怨的主要原因是疼痛。中重度术后疼痛最重要的原因之一是术前就存在疼痛。低龄化也可以增加术后疼痛，推测可能的原因是年轻人多好动，比老年人更可能较早地尝试恢复日常活动。性别既不能预测术后疼痛，也不能影响 PONV 的发生率。

为了使门诊手术患者恢复越来越快，有时需要使用外周神经阻滞或椎管内阻滞，有时需要新型强效、作用时间超短的药物，可以让患者术后不入麻醉恢复室（PACU）。在意识恢复到可以准确说出家庭住址、血流动力学稳定、吸入低浓度氧气氧合良好以及没有 PONV 或明显疼痛的情况下，患者可以安全地不入 PACU，提高了门诊的效率。需要在 PACU 治疗的患者数量减少，可以使护理资源更好地分配和集中，也可以减少护士总数。门诊使用最新麻醉药物的费用可以通过降低 PACU 的使用率来抵消。

虽然门诊手术术后的目标是患者苏醒迅速，尽快恢复到术前状态，但是除了局部麻醉，术后任何人都不应该驾车回家。以任何方式给予镇静药的患者均需要一名陪护者，必须在出院时并且在出院后 24 h 陪护。术中实施镇静的患者若没有陪护，需要入院留观。

推荐阅读

Apfel CC, Philip BK, Cakamakkaya OS, et al. Who is at risk for postdischarge nausea and vomiting after ambulatory surgery? *Anesthesiology*. 2012;117:175-86.

Chung F, Yuan H, Yin L, et al. Elimination of preoperative testing in ambulatory surgery. *Anesth Analg*. 2009;108:467-475.

Gramke H, de Rijke, van Kleef M, et al. Predictive factors of postoperative pain after day-case surgery. *Clin J Pain*. 2009;25:455-460.

Practice advisory for preanesthesia evaluation. A report by the American Society of Anesthesiologists Task Force on Preanesthesia Evaluation. *Anesthesiology*. 2002;96:486-496.

Practice guidelines for the perioperative management of patients with obstructive sleep apnea. A report by the American Society of Anesthesiologists Task Force on Perioperative Management of Patients with Obstructive Sleep Apnea. *Anesthesiology*. 2006;104:1081-1093.

Practice guidelines for preoperative fasting and the use of pharmacological agents for the prevention of pulmonary aspiration. Application to healthy patients undergoing elective procedures. *Anesthesiology*. 1999;90:896-905.

Practice guidelines for sedation and analgesia by non-anesthesiologists. An updated report by the American Society of Anesthesiologists Task Force on Sedation and Analgesia by Non-Anesthesiologists. *Anesthesiology*. 2002;96:1004-1017.

Rawal N. Postdischarge complications and rehabilitation after ambulatory surgery. *Curr Opin Anesthesiol*. 2008;21:736-742.

第 170 章　行磁共振成像检查患者的麻醉

Teresa M. Murray，Michael J. Murray，MD，PhD
李晓曦　译　刘英华　校

核磁共振（magnetic resonance，MR）这一形成磁共振成像（MRI）基础的物理现象，涉及特定原子核在强磁场存在下吸收和发射电磁辐射。只有具备奇数原子序数的原子核才能参与这一原子磁共振现象。在所有这种生物相关的原子核中，氢原子是迄今为止最主要的种类，尤其是存在于水中和脂肪酸侧链的原子。氢原子的原子核有一个基本的角动量，或称为自旋，它可以像陀螺一样绕着一个轴心旋转（或旋进）。当原子旋转时，可产生一个磁偶极矩——一个微小的磁场——就像电力公司中，独立电力变压器的两个铜线圈，其中一个的电流在旋转时可从这个线圈产生磁场，这个磁场又可在第二个铜线圈生成电流。在 MRI 扫描仪中，对人体内数不清的氢原子的磁偶极矩进行处理以及对它们活动的记录是应用 MRI 技术进行组织界定的基础。

当氢原子被放在静态磁场中，原子的偶极子以拉莫尔频率绕着一个平行于磁场的平衡轴对齐旋转（图 170-1）。通过射频（radiofrequency，RF）脉冲中的电磁波谱传递到氢原子的能量可干扰这一平衡，导致原子核重新定向远离静态场。RF 脉冲的消除使质子以它们的平衡态休息。质子在纵向平面［T1，或*自旋-晶格*（spin-lattice）弛豫时间］和横向平面［T2，或*自旋-自旋*（spin-spin）弛豫时间］重新定向的时间与质子处于的组织类型以及这一组织正常与否特定相关。为了进行组织对比，影像的加权依赖于两个参数——T1 或 T2；扫描仪还可通过某一特定组织中的*质子密度*对影像加权。真实的 MR 信号是磁偶极子为响应确定的 RF 脉冲在特定体积空间（一个*体元*）中的净移动产生的。这一净移动引起 MRI 机器的接收线圈产生可被电脑软件分析的交流电压。为了生成最终的影像，每一个体元都必须置于三维空间，这是通过建立一个因患者而异的梯度磁场实现的。

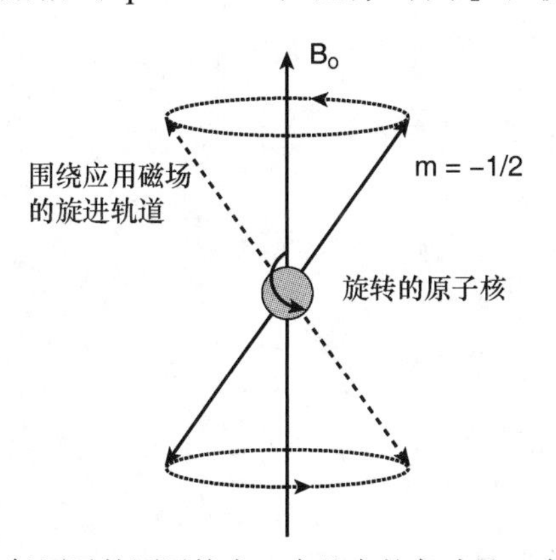

图 170-1　氢原子的原子核有一个基本的角动量，或自旋，以使它以拉莫尔频率绕着一个轴心旋转（或旋进）。当置于磁场中，旋进的轴心平行于磁场

基本磁场安全

MRI 机器可产生三个与患者相互作用的磁场，从而产生 MR 影像：静态磁场、RF 磁场和梯度场。为了在 MRI 套间内安全工作，麻醉提供者必须知晓每一个磁场对患者的影响和对环境的影响。RF 磁场作为三个磁场中最薄弱的一个，能够局部加热并升高核心温度，加热的程度受限于美国联邦法规。梯度场与患者外周神经刺激有关，还与 MRI 扫描仪典型的噪声相关。产生的噪声可达到 120 dB，并可对未佩戴适当防护装置的人造成听力受损。

第三个磁场，即静态磁场，对很多人来说可能是最熟悉的。任何在 MRI 套间内工作的人都应时时对这一磁场的力量充满敬意。很多当前使用的 MRI 磁体可产生高达 1.5 ～ 3.0 特斯拉［远大于地球自身的磁场，即 0.5 ～ 1 高斯（G）；1000 G = 1 特斯拉］的磁场。静态磁场产生的力量可使所有铁磁物体变成高速弹丸——物体越大，作用于它的力量越大。任何进入 MRI 套间的人都需筛查是否携带铁磁物体或植入物，所有的设备都必须专门设计并命名为“MR 安全”。如果患者护理设备不是明确标为 MR 安全，则不能靠近 MRI 机器。

MRI 设备对患者以及护理提供者的潜在威胁不

仅与实际静态磁场带来的危险相关，还与产生磁场的方式有关。磁场的建立是通过可用液氦冷却至将近绝对零度（接近 4 开尔文）的超导材料的应用。在某些设备失灵的情况下，液氦可发生汽化，称为*淬火*。氦的体积如此之大，汽化的速度如此迅速，以至于特异性安全阀被建造在 MRI 套间中，从而允许将氦释放到环境中。如果其中一个阀门损坏，室内的氧气则可能被置换，导致工作人员和患者存在窒息的风险。基于这个原因，许多 MRI 套间都具有探测仪，在氧气水平下降时可提醒护理提供者。

磁共振成像套间

麻醉提供者在为进行 MRI 扫描的患者提供服务时必须考虑到 MRI 扫描仪的其他性能。为了减少振动及电磁干扰，MRI 套间常常紧邻医院建造，而不是建在医院内。一些较新的扫描仪非常敏感，以至于附近的电梯都可干扰扫描的质量。不同于计算机断层扫描仪放置于衬铅房间中以保护房间外的个体不受电离辐射，MRI 扫描仪建在各面都 100% 屏蔽的房间中，从而避免 RF 波干扰扫描的质量。RF 屏障形成一个围绕 MRI 系统的完整的盒子。所有要进入 MRI 室的东西都必须首先通过一个 RF 滤波器或波导——RF 滤波器是一个数据线和电源的切入点，而波导是一系列允许液体（水）或空气（空调、医用气体）流动进 MRI 室的穿透点。

美国食品药品管理局（FDA）明确规定了 MRI 套间的进入权限，所有磁场强度等于或大于 5 G 的区域仅限于已成功筛查过潜在禁忌的个体进入。任何敏感的设备，例如监护仪或计算机断层扫描仪都应保持在 5 G 的界限外。大部分医院通过建立一系列增加权限的区域或限制可进入该区域的人来满足这些条件（图 170-2 和表 170-1）。

由于这些限制，MRI 套间对麻醉提供者提出了多重挑战。因地理位置距离手术室较远，MRI 套间常距现成的额外人员较远。此外，由于套间的进入权限有所限制，当个体在紧急情况下前来协助时，必须首先获得到达Ⅱ区的权限。对 MRI 扫描仪中的患者进行监测非常棘手，因为不能应用磁铁的或未屏蔽的电子设备。当出现紧急事件时，必须立即安全迅速地将患者从扫描仪的圆孔内转移到Ⅱ区。紧急或编码人员除非已经进行过适当的筛查，否则不应被允许进入Ⅳ区。呼吸心搏骤停时，除颤仪的应用需待患者转运到Ⅱ区后再进行。

在极少数情况下当必须关闭扫描仪时，可采取两种措施。第一种是紧急关闭，会中断所有进入扫描仪的电流。第二种是一次有意的淬火，会在几分钟内导致磁场的瓦解。淬火是一个重大事件，若室内安全阀失效，则可能导致危险，而且一旦液氮蒸发汽化，要重新启动扫描仪需付出大量成本和努力。淬火只能在绝对必要时才可使用。

图 170-2 用来指示磁共振（MR）区域的标签和标识。左图（绿色）：Ⅳ区为安全区域，无电磁，无电导，无射频反应。中图（黄色）：可能存在电磁、电导或射频反应组件，在磁场强度低于一定强度（例如，< 500 高斯或 < 5 高斯）时通常标识为安全操作区域。右图（红色）：不安全，含有铁磁材料，因此在Ⅲ区或Ⅳ区有危害患者或设备的可能

表 170-1 磁共振成像区域、限制、地点、危害和与麻醉提供者相关的信息

区域	进入 MRI 套间人员的限制	地点	MRI 相关的危害	相关信息
Ⅰ	无	通常在 MRI 套间外	可以忽略	
Ⅱ	未经筛查，准备进入 MRI 的患者	连接不受限的、公共可进入的Ⅰ区和严格控制的Ⅲ区	紧邻危险区域	铁磁物品可留在这个区域 转运患者进入 MRI 套间前对患者进行麻醉的常用地点 复苏设备通常保存在这里
Ⅲ	经筛查可进入 MRI 的患者和经认可的 MR 工作人员	以控制室为代表，可进入扫描室	潜在的生物刺激干扰	铁磁物品不可进入这一区域
Ⅳ	经筛查后在经过培训的 MR 工作人员持续、直接监管下进行 MRI 检查的患者	放有 MRI 扫描仪的房间	生物刺激干扰，射频加热，导弹效应，制冷剂	

患者安全问题

具有可接受的最狭小开口的密闭孔机器可提供最好的影像，但对肥胖或幽闭恐惧症的患者来说则极其狭窄（需要麻醉服务的主要原因之一就是患者存在幽闭恐惧症）。耳塞可保护患者和护理提供者免受噪声影响，但可干扰在Ⅳ区和Ⅲ区试图交流的人。强大的磁场造成了很多种类的患者相关挑战，不在本章讨论范围，但麻醉提供者应能够识别这些。参与护理的麻醉提供者和 MRI 工作人员对进行 MRI 检查的患者有共同的责任来筛查患者是否带有铁磁植入物，以及知晓在监护、保护气道或维持血流动力学稳定方面可能造成挑战的情况。大多数 MRI 套间都有关于什么类型的患者、植入设备或材料会妨碍扫描以及技术上必须做出何种改善才能安全地为患者生成影像的指南。然而，麻醉提供者不能假设任何事情，因而有责任与控制室的技师和技术人员分享所有发现和担忧。除了极少例外，所有手术室中的标准护理都适用于 MRI 套间中，提供同种水平的护理是麻醉提供者的责任。例如，在扫描过程中，心电图的诊断监测如果可能的话也存在困难，因为磁场导致心电图中产生电子干扰，使缺血性心脏病患者 ST 段改变的监测存在困难。此外，任何含金属的电缆——不论是否含有铁磁材料——都有在强大磁场中发热的可能，可导致患者烧伤。

卫生保健工作者安全问题

有四个主要的问题可能影响进入Ⅳ区的麻醉提供者的健康。显然，如果麻醉提供者带有任何植入设备或铁磁材料，他/她应明确是否是 MRI 相容的或是否会影响扫描的质量。必须应用保护听力的设备。须记住淬火的可能。最后，尽管没有很好的证据表明高达 4T 的磁场对哺乳类动物的胚胎或胎儿有不良影响，指南仍建议不应在妊娠前 3 个月行选择性扫描；同样，提供麻醉护理的孕妇在妊娠前 3 个月有权选择不进入Ⅳ区。

对行磁共振成像患者的麻醉

监护下的麻醉管理和全身麻醉均成功应用于进行 MRI 扫描的患者。然而，由于患者置于扫描孔内时实际上不在视野范围内，当仅应用轻度镇静药时患者可能活动并影响扫描质量，因此，大多数麻醉提供者倾向于应用全身麻醉，使用气管导管或喉罩来控制患者气道。基于提供者的偏好和 MRI 套间内可用的设备，一些医师只应用一种吸入药物，另一些则只应用一种静脉麻醉药。如果选择监护下的麻醉管理，一些提供者应用一种呼吸暂停监测器在镇静水平抑制患者呼吸驱动时给予警报。

不论最终选择何种麻醉技术，都应在Ⅱ区应用 MRI 安全的监测仪。如果要对患者进行气道管理，应在Ⅱ区对患者进行全身麻醉的诱导，然后穿过Ⅲ区将患者转运至Ⅳ区。继而将患者转移至扫描床上，然后将扫描床推入扫描仪的孔中。能否清晰观察孔中患者取决于扫描仪和屋子的结构。提供者在选择观测患者和监护仪的最佳地点时，不论是直接观测还是应用视频设备都应考虑到这点。同样，麻醉监护仪和工作站也应置于可提供所需护理但不影响患者安全或扫描质量的位置。大多数麻醉科同工程部和放射科一起选择安全的设备或是在与扫描仪有足够距离的情况下安全的设备。如果无法获得这样的设备，只要符合美国麻醉医师协会的所有监测标准，也可选择远程监控。

应具备紧急情况发生时提醒同事需要紧急协助的计划。在意外事件中，Ⅱ区应具有现成的复苏设备，包括监护仪、氧气、吸引器和气道车等。

一些医院建造有射频屏蔽手术室，其中 MRI 扫描仪置于手术床旁边。这种情况下，无法选择远程监控，因而必须应用特定情况下（5 G 界限外——拴在墙上或置于固定屏障外）安全的设备和监测仪。MRI 扫描最常用于神经外科手术中，通过间断获取图像来识别界标以及切除的组织是否足够。MR 相容的手术床可转动并放入扫描孔中，完成扫描后再拉出并继续手术。以上所提到的都适用于具有 MRI 扫描仪的手术间。

推荐阅读

American Society of Anesthesiologists. Practice advisory on anesthetic care for magnetic resonance imaging. *Anesthesiology*. 2009;110:459-479.

Bell C. *Anesthesia in the MRI suite*. Anesthesia Patient Safety Foundation. Available at: http://www.apsf.org/resources_safety_suite.php. Accessed March 4, 2013.

Bryson EO, Frost EAM. Anesthesia in remote locations: radiology and beyond: CT and MRI. *Anesthesiol Clin*. 2009:47:11-19.

Olive D. Don't get sucked in. Anaesthesia for magnetic resonance imaging. *Australasian Anaesth*. 2005;85-96.

Reddy U, White MJ, Wilson SR. Anaesthesia for magnetic resonance imaging. *Contin Educ Anaesth Crit Care Pain*. 2012;12:140-144.

第 171 章 电休克治疗的麻醉

Joseph J. Sandor，MD
丁 蕾 译 陈冀衡 校

自 1934 以来，抽搐疗法就用于精神疾病的治疗。电休克疗法（electroconvulsive therapy，ECT）多年来经过修改，纳入了监测、静脉注射麻醉药物、神经肌肉阻滞以及氧气的使用。一些内源性抑郁症患者服用抗抑郁药物足够疗程后症状没有明显缓解，可能与药物使用相关的不良事件有关、抑郁症较严重或有自杀倾向，对于这些患者，ECT 是安全且有效的。

作用机制

ECT 引起的癫痫发作与癫痫大发作相似。潜伏期 2 ～ 3 s，之后是强直期，持续 10 ～ 12 s，然后是 30 ～ 50 s 的阵挛期。单次癫痫发作持续时间和癫痫发作的累积时间均与抑郁症的临床改善相关，治疗的次数也取决于患者的临床反应。

生理学

ECT 治疗益处的生理机制尚不清楚，但是目前已有各种理论假说（框 171-1）。

ECT 的心血管反应是继发于自主神经系统放电的副作用。副交感神经的放电是直接的，可能会导致心脏停搏、心动过缓、室性期前收缩、低血压和室性逸搏。随后在几秒钟内，交感神经放电，可能表现为心率增快、室性期前收缩、二联律、三联律、窦性心动过速和严重高血压。常常发生心肌耗氧量明显增加。

框 171-1 电休克疗法治疗作用的生理机制理论

以下产生变化	激素和细胞因子的释放
离子转运	促肾上腺皮质激素
血脑屏障通透性	下丘脑多肽
局部脑血流	催乳素
以下物质的浓度	
生物胺	
电解质	
神经递质	

脑血管开始收缩后，由于脑耗氧量增加和血压升高，脑血流量增加（基础值的 1.5 ～ 7 倍）。预吸氧用于预防脑缺氧。

ECT 的神经内分泌反应表现为促肾上腺皮质激素、皮质醇和儿茶酚胺水平升高。因为对血糖水平的影响不尽相同，糖尿病患者在 ECT 前后应监测血糖水平。

对麻醉实施者来说，其他重要的 ECT 反应包括胃内压和眼内压的增加。

发病率和死亡率

ECT 的死亡风险是 0.03%。其他并发症包括短暂性心律失常（10% ～ 40%）、胃内容物误吸（2.5%），以及肌肉骨骼系统障碍（0.4%），包括骨折。此外，ECT 带来的副作用可能有肺水肿、头痛、记忆障碍和兴奋。

麻醉管理

禁忌证

麻醉实施者需要特别注意 ECT 的各种绝对和相对禁忌证（框 171-2）。

术前评估

术前评估应记录心肺、神经和内分泌状态，胃肠反流风险，早期药物治疗史。理想情况下，单胺氧化酶抑制剂与三环类抗抑郁药应在 ECT 前停药 2 周。对于接受锂治疗的患者，ECT 治疗成功的可能性降低，还可能发生苏醒延迟、记忆缺失和癫痫发作后精神错乱。

框 171-2　使用电休克治疗的相对和绝对禁忌证	
绝对禁忌证	
颅内肿瘤	
近期心肌梗死	
近期脑卒中	
相对禁忌证	
心绞痛	心脏起搏器
慢性阻塞性肺疾病	视网膜脱离
充血性心力衰竭	严重的骨质疏松症
青光眼	血栓性静脉炎
高危妊娠	

麻醉技术

根据患者的合并症，建议用药物干预以减少胃内容物误吸的风险。至少应遵循美国麻醉医师协会的监测标准。静脉通路建立后，患者应充分预给氧。用小剂量美索比妥或依托咪酯催眠，给予 25 ～ 50 mg 琥珀胆碱以防止肌肉骨骼损伤，予 0.1 ～ 0.2 mg 格隆溴铵使副交感神经反应迟钝。单次给予艾司洛尔 2 ～ 3 mg/kg，可以减少合并冠状动脉疾病或高血压患者的交感神经反应。如果患者既往有反应性气道疾病，或是目前急性加重，首选钙通道阻滞剂。

推荐阅读

Anand S, Thirthalli J, Gupta A, et al. Anesthesia during electroconvulsive therapy: Importance of dosage. *J ECT*. 2010;26:145.

Bryson EO, Aloysi AS, Popeo DM, et al. Methohexital and succinylcholine dosing for electroconvulsive therapy (ECT): Actual versus ideal. *J ECT*. 2012;28: e29-30.

Bwalya GM, Srinivasan V, Wang M. Electroconvulsive therapy anesthesia practice patterns: Results of a UK postal survey. *J ECT*. 2011;27:81-85.

Gilron I, Delva N, Graf P, et al. Canadian survey of perianesthetic care for patients receiving electroconvulsive therapy. *J ECT*. 2012;28(4):219-224.

Mirzakhani H, Welch CA, Eikermann M, Nozari A. Neuromuscular blocking agents for electroconvulsive therapy: A systematic review. *Acta Anaesthesiol Scand*. 2012;56:3-16.

Reti IM, Walker M, Pulia K, et al. Safety considerations for outpatient electroconvulsive therapy. *J Psychiatr Pract*. 2012;18:130-136.

第 172 章　重症肌无力和 Lambert-Eaton 肌无力综合征

Alaric C. LeBaron，MD

陈延云　译　董长江　校

重症肌无力

重症肌无力（myasthenia gravis，MG）是一种成人神经肌肉接头的自身免疫性疾病，发病率为 1∶20 000，在合并其他自身免疫性疾病，如甲状腺炎、类风湿关节炎患者中发病率更高。主要表现为随意肌自发性无力。重症肌无力可以按年龄、病因（表 172-1）、是否出现延髓受累的症状和体征（脑神经支配肌肉常受累）进行分类（表 172-2）。

病理生理学

70% ～ 90% 的 MG 患者血液中可以检测到乙酰胆碱受体（acetylcholine receptors，AChRs）抗体。有三种机制可以减少有功能的 AChRs：竞争性阻断 AChRs；补体介导的受体和肌肉终板裂解，导致乙酰胆碱（acetylcholine，ACh）与受体无法结合；AChRs 破坏增加及合成减少。这些机制导致运动终板与 ACh 有效结合面积减少，使得 AChRs 功能降低（图 172-1）。

诊断

肌电图是诊断具有相应症状和体征的 MG 患者最具特异性的检查，其目的是测定肌肉对重复刺激电信号产生的逐渐减弱的反应。依酚氯铵（腾喜龙）

表 172-1 重症肌无力分类

分类	特点
非免疫因素	
先天性肌无力综合征	神经肌肉接头处相关蛋白质缺陷
免疫因素	
新生儿重症肌无力	AChR 抗体通过胎盘进入胎儿体内
青少年重症肌无力	18 岁前发病
早发性重症肌无力	18 ～ 50 岁发病
迟发性重症肌无力	50 岁后发病
血清反应阴性重症肌无力	无法检测到 AChR 抗体

AChR，乙酰胆碱受体

表 172-2 重症肌无力分型的症状和体征

分型	症状和体征
Ⅰ	任何形式眼肌无力，或许伴有闭眼困难，其余肌肉力量正常
Ⅱ	任何程度眼肌无力，伴眼肌以外肌肉轻度无力
Ⅲ	任何程度眼肌无力，伴眼肌以外肌肉中度无力
Ⅳ	任何程度眼肌无力，伴眼肌以外肌肉重度无力
Ⅴ	除了术后常规需要之外的气管插管（伴或不伴机械通气）

试验（给予小剂量短效的胆碱酯酶药物）不常用于诊断 MG，但可以用于鉴别 MG 患者手术和麻醉后出现的重症肌无力危象和胆碱能危象。

治疗

抗胆碱酯酶药物溴吡斯的明是多年来治疗 MG 的标准方法，可以增加神经肌肉接头乙酰胆碱含量。疾病诊断明确后，还可采用免疫治疗方法：联合应用皮质类固醇、硫唑嘌呤及环孢素。约 25% 的胸腺瘤患者存在 MG，因此，对于难治性 MG 患者，即使不存在胸腺瘤，也可以选择胸腺切除术以减轻 MG 的症状。

有一项大型随机对照试验于 2015 年完成，该研究比较了胸腺切除术和胸腺切除联合泼尼松治疗 MG 的效果。如果 MG 患者处于急性加重期，推荐采用血浆置换和静脉注射免疫球蛋白联合应用，可以迅速改善肌肉力量。

对麻醉的影响

麻醉前评估

对 MG 的持续时间、严重程度和治疗方式应准确评估和记录。如果患者的情况比较严重，临床医师判断有术后行机械通气的需要，则术前应该进行最大吸气和呼气压力测量以明确机械通气的基准数据。患者术后会经常出现肌肉无力或需要机械通气支持的情况。溴吡斯的明可以正常服用，直到手术当日清晨，因为患者在麻醉诱导气管插管时不需要使用神经肌肉阻滞剂。对于任何治疗方案的变动，麻醉医生都需要和患者的神经内科医生在术前进行沟通。由于 MG 患者的呼吸储备功能下降，对阿片类药物和抗焦虑药的呼吸抑制作用更敏感，因此，给予这类药物时应予以更多关注。

术中管理

神经肌肉阻滞剂由于 AChRs 减少，MG 患者对去极化神经肌肉阻滞剂具有不可预测的反应。琥珀胆碱所需剂量是正常剂量的 2 ～ 3 倍，所以会增加此类患者发生 2 相阻滞的风险。相反，MG 患者对非去极化神经肌肉阻滞剂非常敏感，无论患者的疾病严重程度如何，往往仅需要 1/10 的正常剂量即可达到阻滞效果。大多数 MG 患者在手术中应尽量避免使用神经肌肉阻滞药物，如果不得已需使用，则尽量选择小剂量、短效或中效药物。环糊精尚未在美国获批，但是已经有多个病例报告提示，此药在 MG 患者中具有拮抗神经肌肉阻滞剂的作用，当然，此效应尚需更多证据支持，但目前 MG 患者常规避免使用神经肌肉阻滞剂的临床原则可能会因此而发生改变。

吸入麻醉药和静脉麻醉药　吸入麻醉药会导致正常患者肌肉松弛，在 MG 患者中应用会显著加重肌肉松弛作用。静脉麻醉药（如丙泊酚）在 MG 患者中未发现不良反应。

神经阻滞麻醉　为了避免使用神经肌肉阻滞剂，许多医生喜欢为 MG 患者选择神经阻滞麻醉。但由于 MG 患者呼吸肌储备功能下降，因此必须谨慎权衡影响呼吸肌功能的椎管内阻滞技术（如肋间神经阻滞、膈神经阻滞）的利弊。脂类局部麻醉药通过假性胆碱酯酶代谢，但是溴吡斯的明会抑制假性胆碱酯酶的作用；如果正在使用抗胆碱酯酶药物治疗的 MG 患者选择神经阻滞麻醉，最好选择酰胺类局麻药。

术后管理

MG 患者术后需要机械通气治疗的为危险因素包括：① MG 病史大于 6 年；②有其他慢性呼吸系统疾病；③溴吡斯的明剂量超过 750 mg/d；④术前肺活量小于 2.9 L。术前需要严格评估患者术后是否

病因和病理生理概念

正常的神经肌肉接头
在神经末梢内形成含乙酰胆碱（acetylcholine，Ach）的突触小泡。接收到神经冲动后，突触小泡在突触间隙内释放乙酰胆碱。乙酰胆碱结合受体部位的肌纤维，引发肌肉收缩。乙酰胆碱酯酶（acetylcholinesterase，AChE）水解乙酰胆碱，从而限制其作用效果及时间

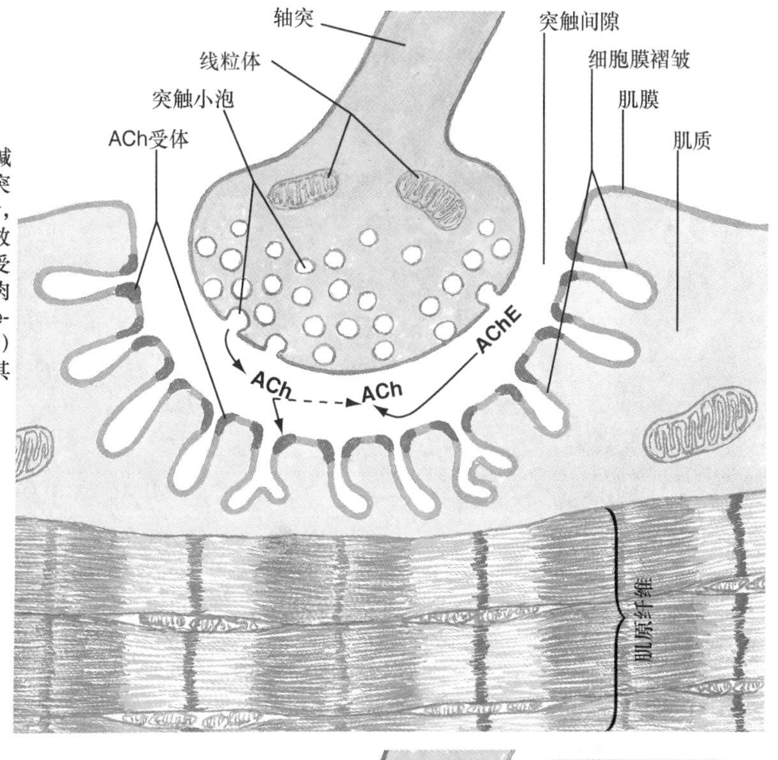

重症肌无力
细胞膜褶皱的数量和长度明显减少，表明神经肌肉接头处存在潜在缺陷。抗胆碱酯酶药物可以减缓乙酰胆碱的破坏，有效提高乙酰胆碱作用效果及时间

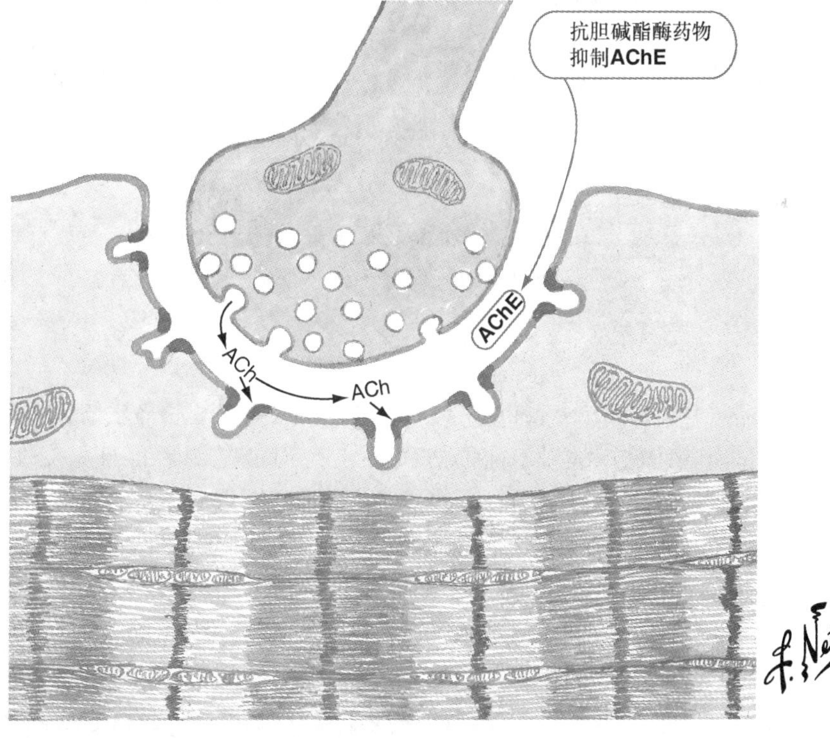

图 172-1　MG 在神经肌肉接头的病因和病理生理概念（Netter illustration from www.netterimages.com. © Elsevier Inc. All rights reserved.）

需要机械通气支持和严密监护。术后可能出现的其他问题包括重症肌无力危象、胆碱能危象（使用胆碱酯酶抑制剂治疗的患者围术期都可能出现）、麻醉药物的残余作用。现已证明，MG 患者采用硬膜外术后镇痛有助于维持通气动力。

Lambert-Eaton 肌无力综合征

Lambert-Eaton 肌无力综合征（Lambert-Eaton myasthenic syndrome，LEMS）是一种易于与重症肌无力混淆的罕见神经肌肉传递功能疾病，常常伴发

于肺癌，尤其是支气管燕麦细胞癌。由于抗体介导的突触前膜电压门控钙通道破坏，神经肌肉接头处乙酰胆碱的释放不足，从而造成肌肉无力。LEMS 引起的肌无力无法通过抗胆碱酯酶药物或糖皮质激素治疗。此外，运动可以增加肌肉力量，而非降低。LEMS 患者对去极化和非去极化神经肌肉阻滞剂都非常敏感。肿瘤患者，尤其是肺癌患者应考虑是否伴发 LEMS（表 172-3）。

表 172-3　LEMS 和 MG 的区别

特点	LEMS	MG
临床表现		
肌无力部位	近端肌肉（腿部重于手臂）	眼外肌，延髓、面部肌肉
对运动的反应	症状改善	症状加重
肌肉疼痛	常见	不常见
反射	减低或消失	正常
性别	男性多于女性	女性多于男性
并存疾病	小细胞肺癌	胸腺瘤
对药物的反应		
琥珀胆碱	敏感	抵抗
非去极化 NMBAs	敏感	敏感
抗胆碱酯酶药物	效果差	效果好

NMBAs，神经肌肉阻滞剂

推荐阅读

Duvaldestin P, Plaud B. Sugammadex in anesthesia practice. *Expert Opin Pharmacother*. 2010;11:2759-2771.

Falkson CB, Bezjak A, Darling G, et al. The management of thymoma: A systematic review and practice guideline. *J Thorac Oncol*. 2009;4:911-919.

Farag E, Barsoum S, Spagnuolo S, et al. Anesthesia and muscle disease. *Am J Anesthesiol*. 2000;27:491-501.

Hines RL, Marschall KE, eds. Myasthenia gravis. In: *Stoelting's Anesthesia and Co-Existing Disease*. 6th ed. Philadelphia: Elsevier Saunders; 2012.

第 173 章　糖尿病患者的麻醉

Aaron M. Joffe，DO，Douglas B. Coursin，MD

王　戬　译　尹毅青　校

本章将讨论糖尿病（diabetes mellitus，DM）的定义及并发症，重点关注糖尿病对术前评估和麻醉管理的影响。第 226 章将重点讨论围术期血糖管理的相关指南和讨论。

大约 13% 的美国人在 20 岁后患有 2 型糖尿病，其中约 40% 的患者没有被识别或得到明确的诊断。糖尿病被定义为多种原因引起的代谢性疾病，由胰岛素分泌或作用缺陷（或两者并存）导致的慢性血糖升高，伴随碳水化合物、脂肪和蛋白质代谢紊乱。1999 年，世界卫生组织的一项糖尿病定义、诊断及并发症的报告提出一个基于病因和胰岛素缺乏程度以及其他因素导致高血糖的修订分类方法。在此分类方法中，1 型（约占糖尿病患者的 10%）和 2 型糖尿病的主要原因是由于胰岛 β 细胞破坏，导致胰岛素绝对缺乏（1 型）或胰岛素分泌缺陷，同时伴有全身胰岛素抵抗（2 型）。明确区分胰岛素依赖型糖尿病和非胰岛素依赖型糖尿病非常重要。1 型糖尿病可能是源于自身免疫性疾病或特发性糖尿病；而 2 型糖尿病常继发于肥胖和不运动，也可以由其他因素引起，包括 β 细胞功能遗传缺陷、葡萄糖转运异常、胰岛素作用异常、胰腺外分泌功能障碍、相关多腺体内分泌疾病、妊娠、药物副作用、感染和炎症。表 173-1 是美国糖尿病协会提出的糖尿病、糖尿病前期及住院患者高血糖的定义。

糖尿病并发症

糖尿病长期并发症可分为大血管病变和小血管病变。大血管并发症包括糖尿病自主神经病变和心脏并发症（冠状动脉粥样硬化性心脏病、高血压、充血性心力衰竭和舒张功能障碍），小血管并发症包括糖尿病肾病、周围神经病变和视网膜病变。此外，

表 173-1 美国糖尿病协会关于糖尿病、糖尿病前期和住院患者高血糖的定义

诊断 *	血糖结果（mg/dl）或定义
糖尿病	
空腹血糖	≥ 126
75 g OGTT2h 血糖	≥ 200
随机血糖	≥ 200 +高血糖症状
空腹血糖受损	
空腹血糖	100 ～ 125
糖耐量减低	
75 g OGTT2h 血糖	140 ～ 199
既往糖尿病病史	入院前诊断为糖尿病
未明确糖尿病	有糖尿病症状，但未明确诊断
住院患者高血糖 †	
空腹血糖	≥ 126
随机血糖	≥ 200

* 患者需要在相对平静的状态下进行检测，美国糖尿病协会建议任何异常的检测结果必须在第二天进行再次确诊。

† 患者在医院血糖升高，但是出院后血糖恢复正常，也被称作应激性高血糖症。

OGTT，口服葡萄糖耐量试验。

Adapted from Fahy BG，Sheehy AM，Coursin DB. Glucose control in the intensive care unit. Crit Care Med. 2009；37：1769-1776.

血糖控制不良还可能导致糖尿病酮症酸中毒、非酮症高渗综合征、淋巴细胞及抗体合成功能受损，这些并发症会增加感染以及延迟伤口愈合。

糖尿病是美国第六大死亡原因，而心血管系统并发症是导致糖尿病患者死亡的主要原因。高血压、血脂异常和血管炎性反应相结合导致冠状动脉疾病进展加速。异常胰岛素信息会导致脂肪代谢异常，包括三酰甘油水平升高、高密度脂蛋白浓度降低和低密度脂蛋白浓度升高。与没有糖尿病的人相比，糖尿病患者的低密度脂蛋白颗粒更小，更密集，更易导致动脉硬化。从而导致心绞痛、心肌梗死、充血性心力衰竭和猝死。糖尿病自主神经病变可以影响任何部位的自主神经系统，但对麻醉医师来说，心血管系统的自主神经病变可能是最具挑战的。压力感受器、血管张力调节能力、心血管反应性都可能受到损害，表现为静息性心动过速、心率变异性受损、体位性低血压和心律失常。糖尿病患者呼吸中枢对缺氧和高碳酸血症的敏感性也可能会降低，导致对缺氧及高碳酸血症的通气下降。这种敏感性使得糖尿病患者使用镇静、遗忘或阿片类药物时需要特别注意。特别是在麻醉诱导、苏醒和使用镇静镇痛药物后从麻醉药物残留中恢复的过程中尤为重要。胃肠道症状包括胃轻瘫，可增加麻醉诱导期间发生恶心呕吐的可能性。在所有的小血管病变中，最值得麻醉医生注意的是糖尿病肾病。糖尿病肾病在早期表现为微量白蛋白尿，如果没有任何干预措施，5 年内血尿素氮和肌酐的浓度会持续升高，大部分患者会发展为肾小球滤过率小于 20 ml/min 的肾衰竭。此时肾将无法完成它的两个主要功能：调节渗透压，维持正常的血浆电解质和酸碱平衡。患者最终因为细胞外液量持续增加而水肿，从而出现高钾血症和代谢性酸中毒。

术前评估

手术前进行全面风险评估是糖尿病患者围术期管理的重要步骤。由于糖尿病患者与一般人群相比，多种高风险的情况发生率增加，术前应特别注意评估心脏功能。接受中高危手术的患者应使用修正的心脏危险指数评价患者的风险（框 173-1 和表 173-2）。如果患者因为既往心脏事件（心肌梗死、完全性传导阻滞、肺水肿、心室颤动）导致风险评级在中度以上（如Ⅲ或Ⅳ级），术前应进行无创心脏应激实验以排除冠状动脉疾病。

术前应严格控制血糖、维持正常血容量，纠正酮症酸中毒。酮症酸中毒及高渗性非酮症糖尿病患者在失代偿期应推迟择期手术。根据 HbA1c 水平，可以获得以前的血糖控制情况的信息，HbA1c 小于

框 173-1 修正心脏风险指数的定义和项目 *

高危手术
- 腹腔手术
- 胸腔手术
- 腹股沟上血管手术

缺血性心脏病
- 心肌梗死病史
- 平板运动实验阳性
- 目前继发于心肌缺血的胸痛
- 使用硝酸酯类药物
- 心电图病理性 Q 波

充血性心力衰竭
- 充血性心力衰竭病史
- 肺水肿
- 夜间阵发性呼吸困难
- 听诊双肺啰音或 S3 奔马律
- 胸片提示肺血管重新分布

脑血管病史
- 短暂性脑缺血发作或卒中病史

糖尿病患者术前需要使用胰岛素治疗

术前血清肌酐浓度≥ 2.0 mg/dl

* 每项风险因素 1 分，危险程度取决于分数

表 173-2 RCRI 评分体系

RCRI 分级	危险因素数量	风险分级	风险发生率（%）
Ⅰ	0	非常低	0.4
Ⅱ	1	低	0.9
Ⅲ	2	中	6.6
Ⅳ	≥ 3	高	11

RCRI，修正心脏风险指数

7% 可以确定过去 2 ～ 3 个月内血糖控制良好。还需要特别关注呼吸系统疾病、脑缺血、高血压和肾疾病病史。此外，注意评估骨骼肌肉系统，以了解长期糖基化导致的“关节僵硬综合征”中关节运动受限的情况，特别是颈椎活动度和张口情况。1 型糖尿病患者可能身材矮小，关节运动受限，而 2 型糖尿病患者常超重或肥胖。这两种情况都应考虑存在喉镜显露困难的可能。

麻醉管理

麻醉医师必须首先确定麻醉期间需要使用的生理监测。动脉置管有助于频繁采血监测血糖、电解质及动脉血气水平。伴有糖尿病自主神经病变的患者有一定程度的胃轻瘫和胃排空障碍，吸入性肺炎的风险可能增加。由于吸入性肺炎是非常罕见的麻醉并发症，每 100 000 例择期手术中仅有 1.4 ～ 6 例发生，所以很难有证据表明快速诱导插管会减少此类患者麻醉诱导中吸入性肺炎的风险。尽管有些糖尿病患者胃内容物明显增多，但是并没有由于延迟胃排空而出现吸入性肺炎的病例报道。甲氧氯普胺、2 型组胺受体拮抗剂、质子泵抑制剂或抑抗酸剂可用于麻醉诱导前，以减少胃内容物和降低胃内高 pH 值，尽管这些药物降低吸入性肺炎的效果尚未被证实。术中需要重点关注患者体位变化，因为糖尿病患者压力和牵拉损伤更易导致缺血，从而导致肢体和神经损伤。

这些患者使用静脉麻醉药或吸入麻醉药后容易发生血管舒张和心肌抑制。采用合适的监测手段可能比采用何种麻醉方式更重要。如果选择神经阻滞麻醉，则需要考虑到发生周围神经病变的可能性比较高。

总结

糖尿病不仅是一种代谢性疾病，更是影响每一个器官系统的全身性疾病。随着发达国家越来越多的人变得超重或肥胖，糖尿病的患病率也逐渐增加。因此，糖尿病患者需要接受外科手术及麻醉的人数也不断增加。麻醉医师需要了解糖尿病的基本病理生理学，以及如何评估其对主要器官系统的影响，从而制订适当的麻醉计划，以防止围术期并发症的发生，一旦发生并发症，会增加医疗资源的消耗和并发症的发病率和死亡率。

推荐阅读

American College of Cardiology/American Heart Association Task Force on Practice Guidelines (Writing Committee to Revise the 2002 Guidelines on Perioperative Cardiovascular Evaluation for Noncardiac Surgery); American Society of Echocardiography; American Society of Nuclear Cardiology; Heart Rhythm Society; Society of Cardiovascular Anesthesiologists; Society for Cardiovascular Angiography and Interventions; Society for Vascular Medicine and Biology; Society for Vascular Surgery, Fleisher LA, Beckman JA, Brown KA, et al. ACC/AHA 2007 guidelines on perioperative cardiovascular evaluation and care for noncardiac surgery: Executive summary: A report of the American College of Cardiology/American Heart Association Task Force on Practice Guidelines (Writing Committee to Revise the 2002 Guidelines on Perioperative Cardiovascular Evaluation for Noncardiac Surgery). *Anesth Analg*. 2008;106:685-712.

Hogan K, Rusy D, Springman SR. Difficult laryngoscopy and diabetes mellitus. *Anesth Analg*. 1988;67:1162-1165.

Rodbard HW, Blonde L, Braithwaite SS, et al, AACE Diabetes Mellitus Clinical Practice Guidelines Task Force. American Association of Clinical Endocrinologists medical guidelines for clinical practice for the management of diabetes mellitus. *Endocr Pract*. 2007;13(Suppl):1-68.

Sebranek JJ, Kopp Lugli A, Coursin DB. Glycaemic control in the perioperative period. *Br J Anaesth*. 2013 in press.

第 174 章　甲状腺手术的麻醉

Prith Peiris，MD
王　戡　译　尹毅青　校

虽然甲状腺手术是常规手术，但是对麻醉医生也存在一些特殊的问题。如巨大甲状腺肿物导致的困难气道，术中损伤喉返神经（recurrent laryngeal nerves，RLN）导致拔管后出现发音困难和喘鸣。术前控制不佳的甲状腺功能亢进或减退也会影响并发症的发病率和死亡率。对于甲状腺功能亢进患者，麻醉也可诱发甲状腺危象。术前未明确了解甲状腺功能减退的严重程度会对术中及术后管理提出挑战。麻醉医师和外科医师必须通力合作，以达到甲状腺手术的最佳效果。

常见问题

术前评估

甲状腺手术在局部麻醉、神经阻滞或静脉麻醉下均可以顺利完成，然而大多数甲状腺手术需要选择吸入全身麻醉。为了维持气道通畅，这些患者需要采用螺旋钢丝加强型气管导管［神经完整性监控（nerve integrity monitor，NIM）型气管导管将在喉返神经功能保护和评估部分讨论］。

对于甲状腺肿患者，术前应考虑到可能存在困难气道问题。体位性呼吸困难和低血压提示患者的气道或静脉可能被甲状腺肿物压迫。如果患者的术前检查结果和病史及外科医生门诊检查的结果提示患者可能存在气管插管困难，建议术前行超声或 CT 检查，帮助麻醉医师判断是否直接气管切开或清醒气管插管更为安全。胸部 X 线可以显示甲状腺肿患者可能存在任何形式的气管偏移和气道塌陷，CT 扫描可以更好地评估胸骨后甲状腺的延伸情况，以及是否存在气管环压迫和气道扭曲。

喉返神经功能保护和评估

在甲状腺手术中，喉返神经损伤发生率为 2% ～ 5%。手术中由外科医师进行判断和保护仍然是保护喉返神经的金标准，但术中实时监控喉返神经功能也可减少其损伤的发生率。

为了术中监测喉返神经功能，麻醉医师需要在直视下插入内置 NIM 型气管导管。NIM 正确插管后，电极需要直接接触声带，麻醉医师用小计量电流刺激确认接触位置准确。当术中刺激喉返神经的时候，该装置会声音报警并显示动作电位的变化。研究表明，该设备可以显示超过 70% 的喉返神经刺激。这样，那些预期难度较高的手术（如二次手术或肿瘤切除手术）可以选择监测喉返神经功能。微创手术中，可选择对喉上神经外支监测以代替喉返神经监测。

术后气道管理

在手术结束后，可以通过直接喉镜检查声带运动，并识别声门水肿等导致喘鸣的因素。单侧喉返神经麻痹比双侧麻痹更常见，表现为单侧声带在吸气时居于中线。双侧喉返神经麻痹表现为双侧声带居中伴失音和喘鸣，需要再次气管插管。

继发于甲状旁腺切除术或相关血管切除术的低钙血症发生率小于 2%，特别是手术操作困难的患者，发生率可能升高。可表现为喉痉挛，但是与喉返神经麻痹不同的是，其通常发生于手术结束 24 h 或之后。术后大量出血相对少见，但需要早期诊断，因为出血进入周围局限的组织后可能很快出现气道塌陷。

未诊断的甲状腺疾病

大约 20% 的甲状腺功能亢进患者以心房颤动为首发症状。术后发生烦躁、躁动和心动过速的主要原因可能不是焦虑或疼痛，而是甲状腺危象。及早识别甲状腺功能障碍是诊断和治疗的关键。

甲状腺功能减退

如果患者甲状腺功能异常，术前治疗的目标是恢复甲状腺功能至正常状态。既往所有轻度甲状腺功能减退患者的手术常常被推迟，但现在看来，即使患者甲状腺功能中度减退，术后转归也无差别。然而，麻醉医师对这类患者应始终保持警惕，因为甲状腺功能减退的临床表现个体差异很大。潜在的危险性包括：吸入性肺炎的风险增加，阿片类药物和麻醉药物的敏感性增加，低血糖、低体温及术中低血压。甲状腺素（Thyroxine，T_4）的半衰期约为 7 天，三碘甲状腺原氨酸（triiodothyronine，T_3）的半衰期约为 1.5 天。因此，重度黏液性水肿患者予以这两种药物治疗后，临床起效的时间也因此可能延迟。而 T_3/T_4 对心脏作用要快于其他系统，所以目前还不能确定治疗后心律失常和急性冠脉综合征的风险是否会增加。重症患者术前治疗需要考虑个体化因素，并且最好与内分泌科和重症医学科医生密切沟通。这些患者还有发生肾上腺功能不全的风险，因此术中应每 8 h 预防性给予类固醇药物——100 mg 氢化可的松或其等效药物。

甲状腺功能亢进

甲状腺功能亢进患者分泌过量甲状腺激素，表现为亚临床型或典型临床表现。甲状腺毒症主要表现为过量甲状腺激素释放入血，导致主要脏器受到影响。例如，冠状动脉正常的患者可能发生心绞痛。β 受体阻滞剂可以减轻震颤、心悸和焦虑等甲状腺功能亢进相关的症状，但对代谢性表现没有影响。如果患者术前出现中到重度甲状腺功能亢进，手术应推迟 3 ～ 6 周，直到患者状态正常。硫代酰胺类药物、甲巯咪唑和丙硫氧嘧啶是治疗甲状腺功能亢进的主要药物。但停药后药物的作用就会停止，所以术前应明确患者服用药物的依从性。药物治疗包括硫代酰胺，其可以阻断甲状腺激素的合成，但并不能影响储存的甲状腺激素的释放。伴有突眼症的 Graves 病患者需要使用润滑剂和胶带保护眼睛，以避免角膜结膜干燥及造成的损伤。

甲状腺危象

甲状腺危象是由于 T_3 和 T_4 突然释放，导致原有甲状腺功能亢进的表现急剧恶化，以至于危及生命。它可由怀孕、手术、外伤或严重的疾病诱发，并在 24 h 内逐渐加重。如果药物治疗下甲状腺功能处于正常状态，可以减少甲状腺危象发生的概率，但并不能完全预防其发生。甲状腺危象在手术室内最初表现可能与恶性高热、抗精神病药恶性综合征及嗜铬细胞瘤混淆。甲状腺危象的症状和体征包括神志不清、高热、心动过速、代谢性酸中毒和充血性心力衰竭。

一旦确诊甲状腺危象，主要应针对病因进行治疗，同时提供支持治疗。应用冰袋和静脉注射冷液体进行降温。普萘洛尔是 β 肾上腺素受体阻断剂，可以控制心率和抑制外周 T_4 向 T_3 的转换。静脉输注艾司洛尔 300 μg/（kg · min）也是有效的治疗方法。可以采用血管加压素纠正低血压，正性肌力药物治疗心力衰竭，镁剂治疗甲状腺激素引起的儿茶酚胺诱发的心律失常。如果存在甲状腺功能减退，可能同时伴有肾上腺功能减退，应静脉予以氢化可的松治疗。作为术前准备用药，可以选用具有抑制激素分泌和阻断其外周作用的药物，卡比马唑、甲巯咪唑和丙硫氧嘧啶都可以应用，术中应暂停应用，并与内分泌医师协商。由于出现甲状腺危象的患者死亡率较高，术后应返回重症监护病房继续监测治疗，直到病情稳定。

推荐阅读

Chu KS, Tsai CJ, Lu IC, et al. Influence of nondepolarizing muscle relaxants on intraoperative neuromonitoring during thyroid surgery. *J Otolaryngol Head Neck Surg*. 2010;39:397-402.

Moitra V, Sladen RN. Monitoring endocrine function. *Anesthesiol Clin*. 2009;27:355-364.

Schiff RL, Welsh GA. Perioperative evaluation and management of the patient with endocrine dysfunction. *Med Clin North Am*. 2003;87:175-192.

Smallridge RC. Metabolic and anatomic thyroid emergencies: A review. *Crit Care Med*. 1992;20:276-291.

Statathos N, Wartofsky L. Perioperative management of patients with hypothyroidism. *Endocrinol Metab Clin North Am*. 2003;32:503-518.

第 175 章　类癌患者的麻醉

Michelle A. O. Kinney，MD，John A. Dilger，MD，Toby N. Weingarten，MD
鲍　林　译　尹毅青　校

类癌的评估

类癌是最常见的胃肠道内分泌肿瘤，在美国每年有 3/100 000 的发病率。类癌来源于上皮干细胞前体分化的肠嗜铬细胞（这些细胞与肾上腺髓质的嗜铬细胞有着共同的特点）。由于这些细胞不是来自于神经节，所以更适合被称为肠内分泌细胞而非神经内分泌细胞。类癌起源的位置取决于不同组织嗜铬细胞的数量——70% ～ 90% 出现在阑尾、回肠和直肠，多达 20% 的类癌发生于肺，少见于卵巢、甲状腺和胰腺组织。肠嗜铬细胞包含有大量膜包绕的由激素和生物胺组成的神经内分泌颗粒。最常见的化合物是 5- 羟色胺（占机体储存的 80% ～ 90%），它由 5- 羟色氨酸转变而来，这些细胞也产生促肾上腺皮质激素、组胺、多巴胺、P 物质、神经加压肽、前列腺素和激肽释放酶。任何形式的应激刺激都会促使肿瘤向循环系统中释放血管活性物质，引起轻微的症状，甚至类癌危象。

由于肠嗜铬细胞中的血管活性物质在肝代谢，局限于胃肠道类癌并不会引起全身的类癌综合征表现。当肿瘤转移到肝（绕过门脉系统）或发生于肺、卵巢或甲状腺时，血管活性物质会被分泌到静脉循环系统中，进而引起类癌综合征。类癌综合征的表现及临床症状包括支气管收缩、皮肤潮红、腹痛、腹泻、血流动力学不稳定、肝大、高血糖和情绪低落。

实验室检查可确诊原发或转移的类癌，包括 24 h 尿液检查中有超过 25 g 的 5- 羟色胺的代谢物 5- 羟吲哚乙酸（5-HIAA），或者血清嗜铬粒蛋白 A（CgA）阳性。血清嗜铬粒蛋白 A 是肠道内分泌肿瘤伴随其他激素一起分泌的糖蛋白，其对类癌的检测特异性为 95%，敏感性接近 80%。

除了体格检查和病史询问以确定相关的症状体征，并进行适当的实验室检查外，还需要进行详细的心脏评估，特别是三尖瓣反流和肺动脉狭窄的证据。左心瓣膜病变罕见，通常与支气管源性肿瘤相关。类癌相关瓣膜纤维化被认为是由于长期暴露在高水平的 5- 羟色胺之中，但必须考虑其他因素的可能，因为 5- 羟色胺抑制剂不能防止心脏瓣膜纤维化。

类癌患者的麻醉管理

术前麻醉管理

大多类癌患者术前都会接受内分泌专家和心内科专家的详细评估，并且服用醋酸奥曲肽，它是生长抑素的长效类似物。奥曲肽可抑制肿瘤细胞释放 5- 羟色胺、胃泌素、血管活性肠肽、促胰液素、促胃动素和胰多肽，根据起效和治疗的时程选择静脉或者皮下注射。静脉给药大约 3 min 内到达峰值血药浓度，皮下注射奥曲肽在 30 ～ 60 min 后到达峰值血药浓度，其血浆半衰期为 113 min，生物效应持续时间为 12 h。

奥曲肽的术前常规剂量为 50 ～ 300 μg，紧急注射奥曲肽能够拯救急性类癌危象患者，一般是静脉注射 50 ～ 300 μg。相关报道显示，已有患者在 500 ～ 1000 μg 的剂量下接受心脏瓣膜手术。不过，单次静脉注射 100 μg 以上剂量的奥曲肽会导致心动过缓或房室传导异常，可能是由于直接作用于房室传导系统所致。对奥曲肽进行稀释、缓慢注射、持续的心电监测可以尽可能地减少奥曲肽的潜在不良反应。

奥曲肽现在也有每月肌内注射一次的缓释制剂。对于准备手术的肌内注射奥曲肽患者，奥曲肽的水平可能抑制症状，但不足以抑制术中更高水平的血管活性物质的释放。因此，这些患者在围术期仍需要皮下或静脉给予奥曲肽。

术前使用镇静药可以适当地减少交感神经刺激，后者可导致类癌危象。

术中麻醉管理

在麻醉诱导和维持时，应考虑低血容量、电解质紊乱和右心瓣膜病变的可能性。备皮时应轻柔操作，以避免肿瘤的挤压（框 175-1）。虽然过去组胺释放药物经常被使用而无并发症，但应避免应用于类癌患者。去氧肾上腺素和氨力农已经能安全应用于类癌综合征患者。不过，极低剂量的 β 肾上腺素受体激动剂（例如，静脉注射 5 μg 肾上腺素）都可以刺激血管活性物质的释放，但如果给予患者充足剂量的奥曲肽，此效应就会被阻断。对于低血压的患者，如果低血压是继发于类癌危象，则应给予奥曲肽和液体治疗。但若是继发于与肿瘤活动无关的全身血管阻力降低或心排血量降低的低血压，则可以使用 β 肾上腺素受体激动剂。

框 175-1 类癌综合征麻醉管理中应该避免的药物和操作

阿片类药物
  哌替啶和吗啡
有组胺释放作用的肌松药
  阿曲库铵、米库氯铵、筒箭毒碱
外源性儿茶酚胺的使用（有争议，仅与奥曲肽合用）
  肾上腺素、去甲肾上腺素、多巴胺、异丙肾上腺素
内源性儿茶酚胺的释放 *
肿瘤的机械刺激
剧烈的腹腔冲洗
使用琥珀胆碱 †

* 焦虑、低血压、疼痛、低温，减少气管插管时的喉气管反射。
† 琥珀胆碱在这种情况下的使用是有争议的。
Adapted from Botero M，Fuchs R，Paulus DA. Carcinoid heart disease：A case report and literature review. J Clin Anesth. 2002；14：57-63.

奥曲肽应事先准备，以便紧急处理类癌危象，术中一旦发生类癌危象的症状（例如，支气管痉挛、意外的低血压、面部潮红），应快速应用奥曲肽，如有必要，应同时给予液体治疗和去氧肾上腺素静脉滴注。奥曲肽治疗术中类癌危象症状的静脉注射剂量是 50 ～ 300 μg，可能需要重复使用。在非心脏手术术中，奥曲肽的使用剂量可以达到罕见的 4000 μg。有研究表明，类癌患者在进行心脏手术时，奥曲肽的中位数剂量是 1500 μg（平均是 3666±6461 μg）。

术后管理

手术不会消除类癌转移引起的激素反应，因此，如果术前患者使用奥曲肽，术后应该继续使用。

推荐阅读

Botero M, Fuchs R, Paulus DA. Carcinoid heart disease: A case report and literature review. *J Clin Anesth*. 2002;14:57-63.
Castillo JG, Filsoufi F, Adams DH, et al. Management of patients undergoing multivalvular surgery for carcinoid heart disease: The role of the anaesthetist. *Br J Anaesth*. 2008;101:618-626.
de Vries H, Verschueren RC, Willemse PH, et al. Diagnostic, surgical, and medical aspects of the midgut carcinoids. *Cancer Treat Rev*. 2002;28:11-25.
Dierdorf SF. Carcinoid tumor and carcinoid syndrome. *Curr Opin Anaesthesiol*. 2003;16:343-347.
Dilger JA, Rho EH, Que FG, Sprung J. Octreotide-induced bradycardia and heart block during surgical resection of a carcinoid tumor. *Anesth Analg*. 2004; 98:318-320.
Kinney MAO, Warner ME, Nagorney DM, et al. Perianesthetic risks and outcomes of abdominal surgery for metastatic carcinoid tumours. *Br J Anaesth*. 2001; 87:447-452.
Powell B, Mukhtar AA, Mills GH. Carcinoid: The disease and its implications for anaesthesia. *Contin Educ Anaesth Crit Care Pain*. 2011;11:9-13.
Weingarten TN, Abel MD, Connolly HM, et al. Intraoperative management of patients with carcinoid heart disease having valvular surgery: A review of one hundred consecutive cases. *Anesth Analg*. 2007;105:1192-1199.

第 176 章　肝移植手术患者的麻醉

James Y. Findlay，MB，ChB，FRCA
杨娇楠　译　何自静　校

肝移植是为终末期肝疾病的建立的治疗方法，在美国，每年有超过 6000 人接受肝移植，并且现在的 3 年生存率已达到近 80%。尽管近年来在儿童和成年受体中使用活体捐献者和劈裂式肝移植有了进展，肝移植的数量仍然受到合适的供体的限制，约有 16 000 人等待接受移植。肝移植给麻醉医生带来

了挑战，因为除了手术操作复杂的因素，大多数移植患者由于终末期肝疾病的影响，生理学大为改变。

术前评估

表 176-1 列出了肝衰竭和肝移植期间可能发生的一些相关生理学改变。在进行移植之前，筛选候选人需要检查合并的心肺功能情况：静息的超声心动图评估心脏功能并估计肺动脉压。气泡试验（注射搅拌的盐水，并同时监测右心超声造影剂）也需要进行，造影剂的延迟出现提示患者可能具有肝肺综合征。如果患者有冠心病的危险因素（成人患者的 40% ～ 50%），无创检查通常会做多巴酚丁胺负荷的超声心动图检查，因为伴有严重冠心病的患者在围移植期预后不佳。

由肝肾综合征、急性肾小管坏死或两者并存所导致的肾功能障碍通常与终末期肝病相伴随。在需要透析或持续肾替代治疗的患者中，如果出现容量管理或电解质上的问题，应考虑在手术室进行连续透析或超滤。在输血前洗涤红细胞以减少钾也许有所帮助。

终末期肝病的严重程度可通过 MELD（终末期肝病模型）评分评估并预测生存率，包括患者血清胆红素、血清肌酐和国际标准化比值（INR）（框 176-1）。

框 176-1　终末期肝病模型

评分＝ 3.78×［Ln 血浆胆红素（mg/dl）］＋ 11.2×（LnINR）＋ 9.57×［Ln 血浆肌酐（mg/dl）］＋ 6.43

INR，凝血酶原时间国际标准化比值

较高的 MELD 评分与更为严重的肝衰竭相关，更高的 MELD 评分也预示着术中需要输注更多的血液制品和更高的血管活性药需求。

术中管理

麻醉

麻醉诱导可以使用任何常用的药物。麻醉维持通常应用吸入麻醉药物和阿片类药物复合麻醉，芬太尼常用。肌松药最好选用顺阿曲库铵，因为其消除不依赖于肝代谢，但在应用四个成串刺激监测来指导追加剂量时，其他肌松药也可以选用。

常规使用有创检测：直接动脉测压最好通过肱动脉或股动脉置管而不是桡动脉，因为再灌注时肱动脉或股动脉的测量更为准确。通常会放置肺动脉导管；另外，经食管超声心动图可提供有价值的心脏和血液动力学信息。在手术室附近有可快速获得血气分析、电解质、血糖和凝血状态的实验室是十分有用的。许多中心应用血栓弹力图来快速评估患者的凝血状态。

上半身的口径足够大的静脉通路是必不可少的，因为术中有大量出血的可能且手术操作会夹闭部分或全部的下腔静脉。需要放置一个专用的外周或中心的 8F 或口径更大的导管连接到快速输注泵上。如果计划建立静脉转流，则需要再开一路专用的中心静脉大口径导管。术中通常会输注红细胞，血库应该能够迅速提供大量红细胞和血液制品。

手术切口大、手术时间长以及放入的冷移植物

表 176-1　肝衰竭相关的病理生理改变

器官系统	改变	结果
心血管	高动力循环（高心输出量，低外周血管阻力） 门脉高压 腹水 肺动脉高压	低血压 静脉曲张，脾大 出血（曲张的血管，血小板降低） 引流后液体转移 如果严重，围术期死亡率高（＞ 80%）
呼吸	呼吸性碱中毒 限制性生理（伴或不伴胸腔积液的腹水） 肝肺综合征（肺内分流）	 肺不张，顺应性下降 低氧血症
血液	凝血因子合成下降 血小板降低 贫血	出血倾向
中枢神经系统	肝性脑病 脑水肿（见于暴发性肝衰竭）	苏醒延迟 颅内压升高，考虑颅内压监测
肾	肝肾综合征 低钠血症	肾衰竭——关注容量和电解质的治疗 如果术中纠正，可能发生脑桥中央髓鞘溶解

使低温成为了潜在的问题。液体加温和空气对流加温毯可以预防和减少围术期低体温。

移植过程

腹壁、腹腔内以及肝周易碎且扩张的血管可引起初始切开和肝切除术时大量失血。肝的切除包括显露，然后钳夹并分离肝的血管（肝动脉、门静脉和下腔静脉）。根据术者的经验和喜好，静脉旁路有时会被用来避免静脉回心血量的缺失，而回心血量的缺乏可引起心血管功能衰竭。静脉旁路的导管分别放置于门静脉和股静脉。血液通过重力引流至离心泵，该泵可以通过一根大侧孔的导管将血液泵至上半身（图 176-1）。另一种更常用的手术方式为背驮技术，手术医生采用侧方夹闭下腔静脉的方法将肝分离（如下腔静脉部分阻断），这样就在术中保留了部分下腔静脉的血流。但该技术中，门静脉的血液流还是被阻断的。

一旦移植物的血管吻合完成，则开始再循环。入肝血流通过开放门静脉（伴或不伴肝动脉）得以恢复，血流奔流过近乎完整的血管吻合，然后下腔静脉钳夹松开。这就引起低温、富含钾离子且呈酸性的血液迅速输送至心脏，有时血液中还含有微小的栓子或气泡。低血压十分常见，肺动脉压可能升高，可能会发生心律失常，甚至心搏骤停。静脉给予氯化钙以拮抗钾离子诱发的改变，同时低剂量的肾上腺素常被用作即刻的血流动力学支持。再循环后长时间的低血压被命名为再灌注后综合征，经常由体循环血管扩张引起，心肌功能抑制也是可能的原因。若有指征，可应用血管加压药物、正性肌力药物或两者联合以支持循环，通常 30 min 内再灌注后综合征会出现缓解。肝移植的最后阶段包括肝动脉吻合（如果还未进行）和胆汁引流操作。

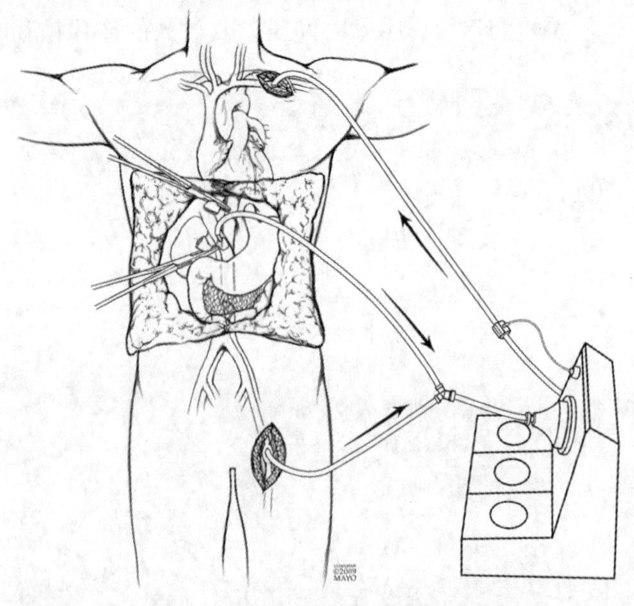

图 176-1　静脉旁路。门静脉和下腔静脉［通过股静脉（译者注：原著为股动脉，应为股静脉）］分别置管。血液通过重力引流至血泵，然后回流至上半身的中心静脉（© Mayo Foundation for Medical Education and Research. All rights reserved.）

术中的凝血和输血治疗通常充满挑战。尽管近些年血液和血制品的平均输注量下降，但灾难性的大出血时有发生。除了由肝合成功能下降导致的循环中凝血因子水平降低，大多数患者还伴有肝和脾对血小板的扣留和破坏所引起的血小板降低。再循环后，组织纤溶酶原激活剂活性上升，可导致明显的纤维蛋白溶解。肝素类似物也从再灌注的肝中释放。应用血小板、新鲜冰冻血浆和冷沉淀治疗出凝血功能障碍需要考虑到出凝血检查的结果和患者的临床情况。在没有严重出血的情况下，不考虑将凝血功能异常（依据实验室检查的结果）完全纠正，因为凝血功能的纠正可能增加栓塞，尤其是肝动脉栓塞的风险。预防性使用抗纤溶药物并不常见，但如果血栓弹力图显示临床出现严重的纤溶现象，那就可以考虑应用抗纤溶药物。当出现十分严重的凝血功能障碍及出血时，可以考虑使用重组Ⅶa 因子，但亦有使用该药物后患者出现完全性血管内血栓阻塞致死亡的报道。所以，重组Ⅶa 因子的使用应以血栓弹力图为导引，以确保患者不是高凝状态。当大量的红细胞和血液制品输注后，会发生继发于枸橼酸螯合作用的离子钙降低。同样值得注意的是，血液和血制品输注的剂量均是肝移植手术预后不良的独立预测因子，所以应避免过量输血。血红蛋白浓度的维持目标是 8 ～ 10 g/dl。

术后管理

如果术中的药物及剂量运用得当，简单的病例经常可以早期拔管，实现快通道麻醉。术后即刻的管理应在具备充足监护条件的地点进行，以便发现早期并发症，尤其是术后出血。在如此大型的手术后，镇痛的需求却十分低。

推荐阅读

Kang Y, Audu P. Coagulation and liver transplantation. *Int Anesthesiol Clin*. 2006;44:17-36.

Ozier Y, Klinck JR. Anesthetic management of hepatic transplantation. *Curr Opin Anesthesiol*. 2008;21:391-400.

United Network for Organ Sharing. Available at: http://www.unos.org. Accessed August 3, 2012.

Warnaar N, Lisman T, Porte RJ. The two tales of coagulation in liver transplantation. *Curr Opin Organ Transpl*. 2008;13:298-303.

第 177 章　肝病患者的麻醉

Joseph J. Sandor，MD
刘　丹　译　何自静　校

了解肝的各种生理功能（框 177-1）有利于麻醉者预测肝病患者接受外科手术时的潜在问题。

肝病患者可能存在围术期凝血功能异常和低血糖。酒精介导的肝微粒体酶诱导作用可以加速药物的代谢以及改变达到特定麻醉深度所需的麻醉药物剂量，从而改变麻醉药物的药代动力学和药效动力学。低白蛋白血症会增加某些蛋白结合药物的药理活性成分，伴随药物降解速度减缓，可导致肝病患者对很多药物（如阿片类药物）的敏感性增加。

急性肝衰竭

急性肝衰竭的神经系统表现包括肝性脑病、意识水平改变、维生素缺乏导致的过度通气，以及血氨和其他毒素水平的增加。糖异生受损、糖原储备衰竭、胰岛素降解缓慢可导致低血糖的发生。全身血管阻力降低和动静脉分流增加会导致心输出量增加。肺内分流可导致低氧血症。患者通常合并肾疾病，并且更容易发生感染。Ⅶ因子是肝合成的蛋白质中半衰期最短的一个（半衰期约为 6 h），因此，凝血酶原时间的检查可以为肝功能急性改变提供有价值的信息。

框 177-1　肝的重要生理功能

血糖稳态	维生素储存
糖异生	维生素 A
肝糖原生成	维生素 D
肝糖原分解	维生素 E
白蛋白合成	维生素 K
维持血浆胶体渗透压	维生素合成
药物结合作用	维生素 A
蛋白合成	维生素 D
白蛋白	维生素 B_{12}
凝血因子	药物和激素降解
γ-球蛋白	血液储存和过滤
酶（例如，胆碱酯酶）	清除纤维蛋白降解的产物
脂质代谢	阻止消化道细菌进入血液
	胆汁合成与排泄

急性肝衰竭患者仅可行急诊外科手术。术前可以给予新鲜冰冻血浆和维生素 K 纠正凝血功能异常。因为这类患者药物代谢速度减慢，麻醉药需要量显著减少，巴比妥类和阿片类药物的药效时间延长。血浆胆碱酯酶水平可能有所降低，但通常仍然是足够的（半衰期约为 14 天），因此，琥珀胆碱的呼吸暂停作用时间不会显著延长，因而可以使用。围术期应监测血糖浓度。

这类患者发展为低氧血症、低血压、酸中毒、低钾血症、低钙血症和低镁血症的风险增加。术前应开放大口径静脉通路，如果需要，应进行有创血流动力学监测，并通过滴定法给予麻醉药物以达到有效剂量。

慢性肝病

慢性肝病患者的麻醉处理取决于肝硬化导致的肝外并发症的数量和严重程度。心血管异常可以包括心输出量增加、血管内容量增加、血液黏稠度降低、动静脉分流加重、充血性心力衰竭和心肌病（如酒精介导的扩张型心肌病）。肺内动静脉分流、通气血流比例失调（由腹水导致膈肌向头部移位引起的功能残气量减少造成）以及反复发作的肺炎（与免疫低下和肺不张增加有关）会导致动脉低氧血症。应警惕围术期低血糖的发生。慢性肝病患者较一般人群更容易存在胆汁淤积与胆石症，这两者都会增加患者发展为胆囊炎和胰腺炎的可能性。肝病患者发生消化性溃疡的概率是一般人的 2 倍。这类患者可能也会存在胃食管反流和肠动力不足。

门脉高压（引起静脉曲张和脾大）和血小板减少、凝血因子缺乏、弥散性血管内凝血及纤维蛋白溶解导致的凝血功能受损会增加患者大出血的风险。慢性肝病患者通常合并肾疾病，然而肝肾综合征通常发生于肝病终末期。肝性脑病和营养缺乏导致的外周神经病也会发生。

麻醉注意事项

对于肝病患者的术前病史和体格检查，应注意是否存在慢性肝衰竭的肝外表现。实验室检查包括动脉血气浓度、全血细胞计数、凝血功能，以及包括白蛋白和葡萄糖浓度的生化检查。如果患者不存在凝血异常，可以进行局部麻醉。

应慎用苯二氮草类和阿片类药物。有麻醉医师提倡麻醉诱导前使用 H_2 受体拮抗剂、抑酸剂或质子泵抑制剂，以减少患者胃内容物误吸的风险。

围术期应考虑放置动脉内导管，可便于监测血压和采血行动脉血气、电解质、血红蛋白和血糖，以及凝血状态的检测。应监测中心动脉压，个别患者还需监测肺动脉压用于围术期液体管理。如果外科手术预计出血量较大，应提前准备好快速输液泵。外周神经刺激器的使用可避免过量使用神经肌肉阻滞剂。

快速顺序诱导或清醒插管更有利于气道保护并防止误吸。诱导药物（依托咪酯、丙泊酚）的剂量应减少，因为患者可能对这些药物的神经或心血管反应敏感性增加。肝病患者肝动脉血流占全部肝血流供应的比例更大，因此应避免平均动脉压的降低，以防止肝细胞缺氧。避免麻醉过浅、低氧血症、高碳酸血症和过度正压通气，以防止内脏血管阻力增加。使用卤族吸入麻醉药的同时避免 N_2O 的使用，可增加吸入氧浓度。肝病患者术后镇痛药物需要量通常会减少。

推荐阅读

Beck-Schimmer B, Breitenstein S, Urech S, et al. A randomized controlled trial on pharmacological preconditioning in liver surgery using a volatile anesthetic. *Ann Surg*. 2008;248:909-918.

Cammu G, Vermeiren K, Lecomte P, et al. Perioperative blood glucose management in patients undergoing tumor hepatectomy. *J Clin Anesth*. 2009;21:329-335.

Craig RG, Hunter JM. Neuromuscular blocking drugs and their antagonists in patients with organ disease. *Anaesthesia*. 2009;64(Suppl 1):55-65.

Lee KH, Nam SH, Yoo SY, et al. Vecuronium requirement during liver transplantation under sevoflurane anesthesia. *J Anesth*. 2010;24(5):683-686.

Meltzer J, Brentjens TE. Renal failure in patients with cirrhosis: Hepatorenal syndrome and renal support strategies. *Curr Opin Anaesthesiol*. 2010;23:139-144.

Shontz R, Karuparthy V, Temple R, Brennan TJ. Prevalence and risk factors predisposing to coagulopathy in patients receiving epidural analgesia for hepatic surgery. *Reg Anesth Pain Med*. 2009;34:308-311.

Stoelting RK, Dierdorf SF. Disease of the liver and biliary tract. In: Stoelting RK, Dierdorf SF, eds. *Anesthesia and Co-Existing Disease*. 5th ed. New York: Churchill Livingstone; 2008:259-278.

Tao KM, Yang LQ, Liu YT, et al. Volatile anesthetics might be more beneficial than propofol for postoperative liver function in cirrhotic patients receiving hepatectomy. *Med Hypotheses*. 2010;75(6):555-557.

Taurà P, Fuster J, Mercadal J, et al. The use of β-adrenergic drugs improves hepatic oxygen metabolism in cirrhotic patients undergoing liver resection. *J Hepatol*. 2010;52:340-347.

van Ginhoven TM, Mitchell JR, Verweij M, et al. The use of preoperative nutritional interventions to protect against hepatic ischemia-reperfusion injury. *Liver Transpl*. 2009;15:1183-1191.

Wang CH, Chen CL, Cheng KW, et al. Bispectral index monitoring in healthy, cirrhotic, and end-stage liver disease patients undergoing hepatic operation. *Transpl Proc*. 2008;40:2489-2491.

第 178 章　自主神经反射异常

Michael E. Johnson，MD，PhD

张云霄　译　何自静　校

自主神经反射异常（autonomic dysreflexia，AD；也被称为自主神经反射亢进）是一种潜在的可危及生命的紧急事件。T_6 及以上脊髓损伤的患者中，超过 2/3 的患者可发生 AD，典型表现为急性高血压，通常伴随心动过缓，是脊髓损伤水平以下受到伤害性刺激诱发的反应。膀胱或肠管充盈是常见的 AD 诱因。

病理生理学

AD 是因为脊髓损伤水平以下的伤害性刺激传入引起的过度的交感神经传出反应，伴有 T_6 皮肤水平以上的副交感神经反射性活动。反射通路如图 178-1。

脊髓损伤水平以下的伤害引起的传入刺激可以沿着脊髓丘脑和后束上行，激活交感神经元，上行到损伤的脊髓水平，这些激活的神经元在脊髓水平形成独立的反射。通常情况下，这种刺激可通过下行脊髓通路引发补偿性延髓交感性抑制，但现在这种下行脊髓通路受阻于损伤的脊髓，从而导致损伤水平以下过度血管收缩。对于 T_6 及更高节段脊髓损伤的患者，伤害性刺激引起内脏血管床及下肢血管的急剧收缩，从而引起恶性高血压反应。T_{10} 平面以下脊髓损伤的患者不会发生 AD，而损伤平面在 $T_{6\sim10}$ 的患者可能会有轻微的血压升高而不会有爆发性 AD。脊髓不完全损伤的患者可发生 AD，但脊髓完全损伤的患者 AD 表现更为严重。

主动脉弓和颈动脉窦的压力感受器通过激活脑干血管舒缩反射对高血压作出反应，通过第Ⅹ对脑神经通路，引起副交感神经兴奋，完整的脑神经通路不受脊髓损伤的影响，所以会引起心动过缓。心动过速也会发生，但少见，推测是取决于脊髓损伤平面以下的交感神经元兴奋后释放入血的儿茶酚胺的量和迷走兴奋之间的平衡。副交感神经兴奋还可以引起脊髓损伤平面以上血管舒张。

尽管 AD 发生在脊髓损伤后的急性期，但它通常在初始损伤后的 1 ～ 6 个月才开始出现。这种延迟表现是由于损伤所致的初级传入神经元及脊髓神经元的结构及电生理改变，以及外周血管对于 α 肾上腺素受体激动的敏感性增高，从而加剧已经敏感的交感神经对伤害性刺激的反应。

临床表现

急性高血压是 AD 的症状中最令人关注的，它与很多 AD 伴发的致死性疾病相关（例如，心肌缺血、心律失常、充血性心力衰竭、脑梗死、脑出血和高血压脑病）。起初血压轻度升高，并且高位脊

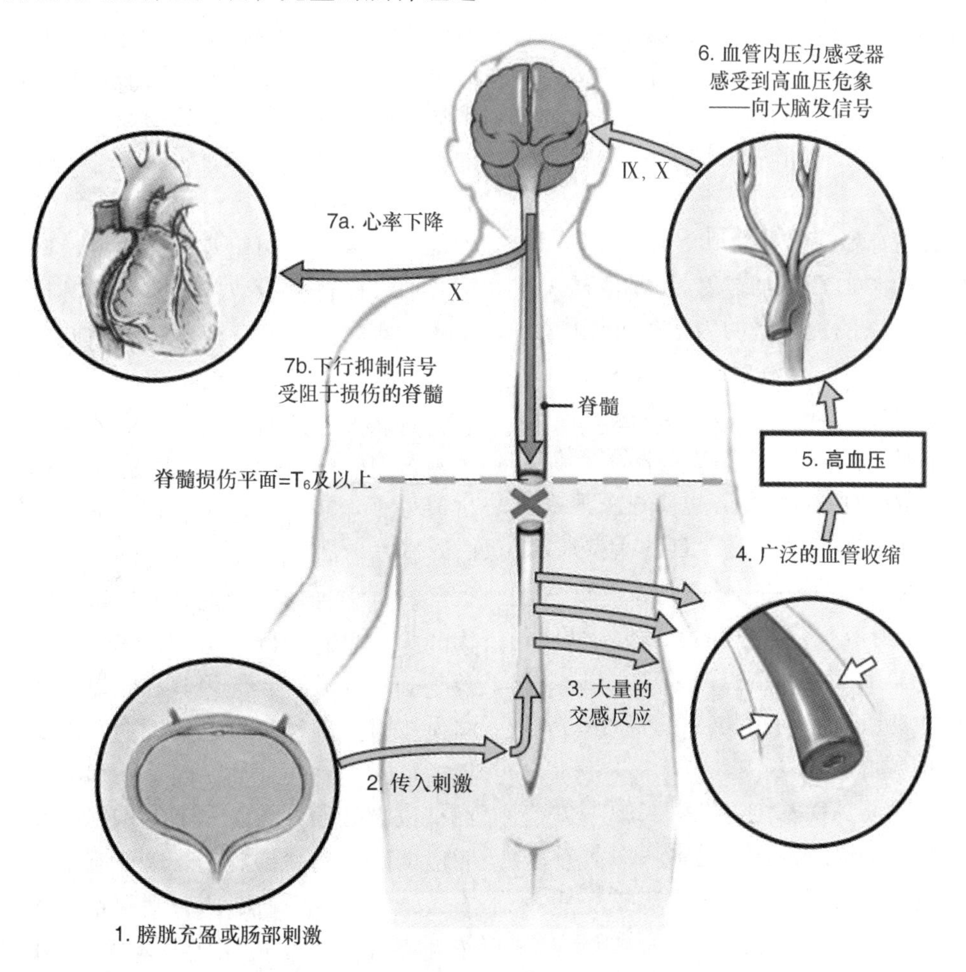

图 178-1　脊髓损伤患者自主神经反射异常过程图示。病例中，传入刺激是膀胱充盈触发外周交感神经反应，引起血管收缩和高血压。能够抑制血压升高的下行抑制信号受阻于损伤的脊髓节段。罗马数字（Ⅸ、Ⅹ）是指脑神经（Reprinted，with permission，from Blackmer J. Rehabilitation medicine：1. Autonomic dysrefl exia. Can Med Assoc J. 2003；169：931-935.）

髓损伤患者的静息血压通常较低，容易掩盖症状。平时血压90/60 mmHg的患者，如果血压升高到120/80 mmHg就应该重视。据报道，AD患者的血压可以达到250～300/100～130 mmHg。高血压通常伴随着心动过缓或心律失常。

其他的症状和体征在不同患者中有所不同，甚至在同一患者的AD多次发作中也有所不同，并且可能被镇静药及麻醉药所掩盖。在清醒的AD患者，常表现为三联症：严重头痛、大汗及脊髓损伤平面以上皮肤潮红。损伤平面以下的皮肤可能出现苍白、冰冷及毛发直立。鼻塞、焦虑、乏力、恶心、视觉障碍也会发生。这些反应通常与脊髓损伤平面以下活跃的交感神经兴奋一致，和副交感神经兴奋的头向反射一致。AD所致的大汗主要发生在面部和颈部，即位于脊髓损伤平面以上，而非脊髓损伤平面以下，这两个部位的交感输出最大。机制尚未完全明了，可能是儿茶酚胺释放入血的直接作用，过量的儿茶酚胺通过血脑屏障的中枢作用，或者增强的副交感神经兴奋对前额和上肢的直接作用（此处是人体唯一的交感神经和副交感神经共同支配汗腺的区域）。

预防和治疗

对于任何术野在脊髓损伤平面以下的手术，AD都是一个潜在的隐患。对于没有脊髓损伤但是有AD风险的患者，任何可以诱发疼痛的因素都可能引起AD的发生。患者的AD病史应该可以提示麻醉提供者该患者随后发作AD的风险，提示特定患者再次发作的强度，但是对于任何有T_6及以上平面脊髓损伤的患者，即使之前没有AD发作，也要注意其AD发生的可能性。盆腔内脏痛尤其是AD的重要刺激因素，因此，泌尿或肠部手术和分娩是诱发严重AD的最常见原因，多数麻醉提供者可能会遇到。AD的严重程度随着感受器刺激强度增强而增加，也随着脊髓损伤平面和冲动所传入的脊髓背角神经元平面之间距离的增加而增加。

理想的做法是预防AD发作，可以实施大范围的局部阻滞或高浓度的吸入麻醉（这需要对患者及外科医生宣教，使其接受某种完全消除患者疼痛感知的麻醉操作的必要性）。有研究证实，对于接受经尿道膀胱碎石术的高风险患者，使用半数最大有效浓度（half-maximal effective concentration，EC_{50}）为3.1%、EC_{95}为3.8%的七氟烷复合50%的N_2O可以防止AD的发生。尽管硬膜外腔和蛛网膜下隙应用局部麻醉药都可以防止AD的发生，但是与蛛网膜下隙麻醉相比，硬膜外腔麻醉不能阻断较粗的骶神经根。对于高位脊髓损伤的患者，很难确定椎管内麻醉的平面，蛛网膜下隙麻醉操作时需要有脑脊液流出来确认间隙，所以能为确切的阻滞效果提供更多的保证，而硬膜外麻醉则没有这样的证据。对于脊髓损伤且有静息低血压的患者，麻醉操作者在蛛网膜下隙穿刺操作时，可能会遇到技术上的挑战，但实际工作中，对于大多数患者，蛛网膜下隙操作过程并不是问题。在行浅表直肠或尿道操作之前给予局部麻醉药并不能有效地预防AD的发生。无论是肠外或硬膜外应用阿片类药物或吸入N_2O，都不能有效预防AD的发生，除非硬膜外应用哌替啶，因为它兼有局部麻醉药的某些性状，可以有效预防AD的发生。在AD患者中，静脉使用麻醉药物的作用并没有确切的证据。

AD发作是一种医疗紧急状况，必须快速处理。通过暂时停止手术操作来去除诱发刺激可以逆转AD的发生，同时组建更为有效的预防和治疗措施。对于症状轻微的患者，非药物治疗措施，例如抬高头部和躯干、松开紧身衣服、排空因疏忽而致的膀胱充盈或肠道膨胀，就可以缓解。行脊髓损伤平面以下部位手术的高风险患者，诊断AD往往很直接明了，但也应该考虑急性高血压的其他可能原因。对于临产患者，先兆子痫也可能引起严重高血压，但是AD患者在子宫收缩期血压通常升高明显，而在子宫舒张期血压有所下降。需要谨记的是，非麻醉下患者尿管堵塞或是肠受压是诱发AD的常见原因，可以发生在所有高危患者行任何手术期间，包括术野在脊髓损伤平面以上的手术。

已有多种药物应用于AD的治疗，但大多数药物的应用只有个例报道。过去，舌下含服尼群地平曾受到广泛认可，但因其在控制非AD患者的急性高血压时的副作用报道，近期已不受推崇。有病例报道显示，硝酸甘油、硝普钠和其他硝酸盐类药物都可以有效治疗AD，但应用前24 h需停用西地那非或磷酸二酯酶抑制剂。单独应用西地那非并不能有效治疗AD。口服α肾上腺素受体抑制剂特拉唑嗪和哌唑嗪可以应用于手术室外AD的长期预防，静脉应用酚妥拉明可立即有效，而酚苄明的作用不确切。静脉使用前列腺素E_1和肼屈嗪在疾病急性期有效，但肼屈嗪更易引起过度的低血压，拉贝洛尔和美托洛尔在个别病例中有效。

AD 可以持续到术后，所以出现 AD 症状的患者应该给予严密监护和持续治疗。AD 可能在麻醉恢复室中再次发作，所以应给予特别监护。

推荐阅读

Blackmer J. Rehabilitation medicine: 1. Autonomic dysreflexia. *Can Med Assoc J*. 2003;169:931-935.

Hou S, Duale H, Rabchevsky AG. Intraspinal sprouting of unmyelinated pelvic afferents after complete spinal cord injury is correlated with autonomic dysreflexia induced by visceral pain. *Neuroscience*. 2009;159:369-379.

Krassioukov A, Warburton DE, Teasell R, Eng JJ, Spinal Cord Injury Rehabilitation Evidence Research Team. A systematic review of the management of autonomic dysreflexia after spinal cord injury. *Arch Phys Med Rehabil*. 2009;90:682-695.

Laird AS, Finch AM, Waite PM, Carrive P. Peripheral changes above and below injury level lead to prolonged vascular responses following high spinal cord injury. *Am J Physiol—Heart Circ Physiol*. 2008;294:H785-H792.

Murphy DB, McGuire G, Peng P. Treatment of autonomic hyperreflexia in a quadriplegic patient by epidural anesthesia in the postoperative period. *Anesth Analg*. 1999;89:148-149.

Reitz A, Schmid DM, Curt A, et al. Autonomic dysreflexia in response to pudendal nerve stimulation. *Spinal Cord*. 2003;41:539-542.

Yoo KY, Jeong CW, Kim SJ, et al. Sevoflurane concentrations required to block autonomic hyperreflexia during transurethral litholapaxy in patients with complete spinal cord injury. *Anesthesiology*. 2008;108:858-863.

第 179 章　极端情况下的麻醉处理

Craig C. McFarland，MD，C. George Merridew，MBBS，FANCZA

朱文智　译　于　玲　校

对于许多麻醉实施者来说，极端情况下实施麻醉意味着麻醉实施者作为志愿者在发展中国家完成人道主义任务，或者在军队和野外实施麻醉，即所谓的极端环境的麻醉。然而，每当出现医疗条件远远低于发达国家所具备的典型医疗标准的情况时，麻醉实施实际上都处于一种极端环境下。这些极端情况包括如下：

- 大的突发事件，在这些事件中，病例数超过了收治的能力。
- 自然灾害导致医院损毁，断水断电。
- 处于低烈度内战中的发展中国家。
- 健康保健花费低于人均每年 5 美元的发展中国家。
- 灾难（例如，自然的、工业的、恐怖袭击造成的），在这种情况下只能现场救治。

假如理解了灾难处理的基本要求并同时掌握麻醉的药理和生理学，从西方麻醉培训项目毕业的毕业生将会很好地应对这些极端情况。后者允许实施者在几种方案中选择一种安全的麻醉方法实施，比如全身麻醉采用非肠道全身麻醉还是吸入全身麻醉或者采用局部麻醉。

基本原则

这些极端环境的特点是医疗供应、供氧电力、训练有素的医疗救治人员，或者疏散的措施相对缺乏。每一项缺陷都需要制订恰当的计划，以保证在极端环境下的医疗救治成功。当后继供应不能保证时，医疗小组被迫随身携带所有的医疗物资，这使得可重复利用物资以及低重量和小体积的设备更为适宜。

缺乏训练有素的医务人员或疏散措施有限使得正确选择患者和选择恰当的外科手术术式至关重要。对于择期患者，必须选择风险最小、患者受益最大的救治措施。另一方面，需要急诊手术的患者，选择的术式必须不能超过医疗小组围术期救治能力，或者降低对后续患者的医疗救治能力。举例来讲，对于因地雷爆炸引起的肢体损伤，如果护理、设备、保留肢体的时间和恢复时间不具备，最好实施截肢手术。在选择合适的患者实施手术或为患者选择合适的外科治疗过程中，需要麻醉医生、外科医生及医疗小组的其他成员共同合作。在极端情况下，切除或者截肢手术更常见，而心脏和神经外科手术比较少见（表 179-1）。

由于受限于氧气或电力供应，需要选择更佳的麻醉方案，这种麻醉方案需允许自主通气，保护低氧肺血管收缩，以及最小程度的意识抑制作用。如果局部麻醉技术可满足外科手术操作，则符合上述条件。如果需要全身麻醉，则必须权衡肠外全身麻醉技术（经肌肉和全凭静脉麻醉技术）与吸入全身麻醉技术的风险和收益。

麻醉的选择

局部麻醉

如果来自术野的神经传入通路能被局部麻醉药阻滞，局部麻醉将是极端环境下的最优选择。根据手术的部位，局部麻醉可以采用区域阻滞、外周神经或神经丛阻滞、椎旁阻滞或椎管内阻滞技术。这些阻滞技术中有许多过去曾经实施过，并且仍然被有经验的麻醉医师根据解剖标志，在借助或不借助神经刺激器的情况下应用于极端情况。局部麻醉的主要缺点是不能满足所有外科手术需要，成功与否取决于麻醉医师的经验，实施过程费时并需要大量资源。此外，脊髓血肿即使很罕见，在极端情况下也并不容易诊断和处理。而另一方面，局部麻醉的优点是能够保留意识、口咽反射和更好的术后镇痛。

全身麻醉

肠外麻醉

氯胺酮可能是极端环境下最有用的麻醉药，它可以口服、肌内注射、静脉注射，并且可以单独使用或作为其他药物的辅助用药。因为氯胺酮可以提供催眠、镇痛和遗忘，通常用作全身麻醉药物。氯胺酮可以保持甚至增加骨骼肌的张力，对于外科医生实施保留自主呼吸的剖宫产手术是一个阻碍。与其他的全身麻醉药物相比，同样的镇痛水平，氯胺酮能够维持更好的血流动力学、气道控制及自主呼吸。这些特点使得氯胺酮对于麻醉医生而言，在极端情况下是必不可少的。氯胺酮需要注意的特点包括剂量依赖性、精神病症状效应（尽管不是普遍存在的）、唾液分泌过多，眼与颅脑损伤患者使用氯胺酮相对禁忌。

表 179-1　极端环境下的手术操作

常见的现场操作	非常见的现场操作
脓肿切开引流	需要有创监测的手术
筋膜切开术	任何需要术后重症监护的手术
截肢	骨折内固定
伤口清创术或烧伤	腹腔镜、内镜、关节镜检查
骨折外固定	亚专业手术
紧急开腹手术	注意：来自发达国家的军队可能有良好的 ICU 和疏散能力
紧急剖宫产	
残留胎盘抽空术	

ICU，重症监护病房

全凭静脉麻醉

全凭静脉麻醉（total intravenous anesthesia，TIVA）可用于镇痛、镇静或术中麻醉。经常混合应用丙泊酚、阿片类药物、氯胺酮和神经肌肉阻断药。这种混合物的优势是不需要麻醉机、输液泵、电力或电池，使得后勤占用空间很小。依赖于这种特殊混合物，TIVA 可利用氯胺酮的优点，与吸入麻醉药相比，再分布低体温的风险降低，同未添加氯胺酮的 TIVA 一样，不抑制缺氧性肺血管收缩。框 179-1 列出了 TIVA 配方范例。TIVA 的缺点包括需要足够的静脉通路，并且许多麻醉提供者对 TIVA 不熟悉。

吸入麻醉

吸入麻醉被一些人认为需要最大的后勤占用空间，特别是需要补充氧气时。一些英国和澳大利亚的麻醉提供者认为，在极端环境中，带有气动式挥发罐的吸入麻醉装置可作为首选。然而，许多在美国的麻醉提供者可能不熟悉气动式挥发罐，比如 Ohmeda 通用便携式麻醉装置（图 179-1），但是如果有机会，大多数麻醉提供者发现它很容易设置和使用，并且非常可靠。该设备既可以为自主呼吸的患者提供吸入麻醉剂，也可以联合便携式呼吸机，如 Uni-Vent Eagle 754（Impact Instrumentation，Inc.；West Caldwell，NJ）。使用这种技术时，麻醉提供者应该选择不需要补充氧气的患者，除非氧气源容易获得。

框 179-1　全凭静脉麻醉的处方

配置全凭静脉麻醉输入的溶液时，将 1% 丙泊酚 40 ml、250 μg（5 ml）芬太尼、250 mg（5 ml）氯胺酮混合到 50 ml 盐水中（最终浓度：4 mg/ml 丙泊酚，2.5 mg/ml 氯胺酮，2.5 μg/ml 芬太尼）。通过标准的每毫升 20 滴输注装置进行滴注。假定 80 kg 的患者，每秒 1 滴相当于 150 μg/(kg · min) 丙泊酚输注速率，每 3 秒 1 滴相当于 50 μg/(kg · min) 丙泊酚输注速率。这些速率为全身麻醉提供了良好的起点，注入速率很容易根据需要滴定，滴定时应基于患者对手术刺激的体动和心血管反应

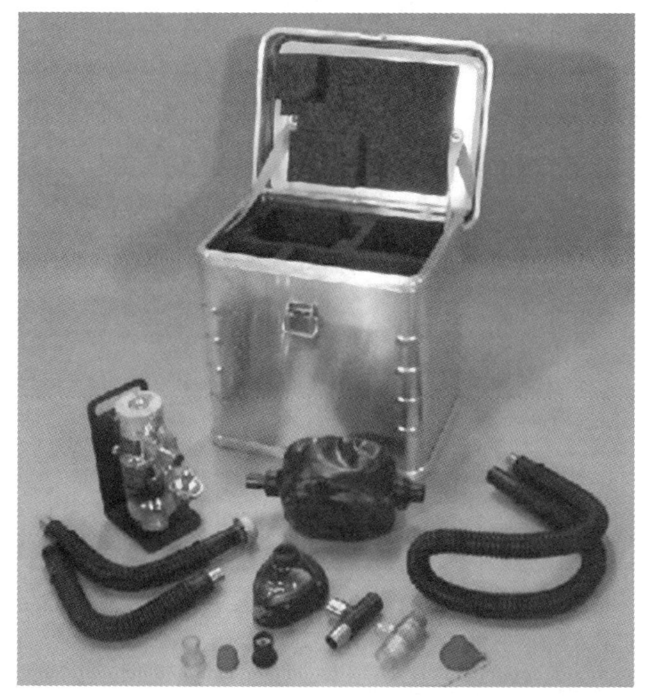

图 179-1　便携式麻醉装置（PAC）的手提箱包括一个防溢的、特定吸入麻醉剂的气动式挥发罐和一个开放的呼吸回路。气动系统旨在使用环境空气作为主要载体提供麻醉。患者努力吸气，使空气通过麻醉医师加入麻醉剂的挥发罐。补充的氧气可以通过一个入口进入。便携式麻醉装置适用于具有自主呼吸的患者或手动辅助通气的患者（Courtesy of Ohmeda, subsidiary of GE Healthcare.）

当前使用的其他气动式挥发罐包括 Penlon（英国）牛津微型挥发器（Oxford MiniatureVaporiser，OMV），Penlon（英国）爱普生麦金牛津（Epstein Macintosh Oxford，EMO），Diamedica 气动式挥发罐（Diamedica Drawover Vaporiser，DDOV；见于 Glostavent 麻醉机；Diamedica，英国），以及通用麻醉机（Universal Anesthesia Machine，UAM；Gradian Health Systems LLC NYNY）的挥发罐。后两台机器带呼吸机（间歇正压通气，带或不带呼气末正压通气）、压缩机和氧气浓缩机，可使用部分重复吸入回路或气动式挥发罐。它们是专为传教士和其他相对固定的有发电机的发展中国家环境设计的。

最后思考

不幸的是，在发展中国家，许多儿童是创伤、烧伤或外科疾病的受害者。通常不照料儿童的麻醉提供者可以欣慰地得知，他们接受的培训可以使他们在一个极端的环境下，能够很好地履行职责治疗需要照顾的儿童。当刚刚面临新的极端环境时，医疗团队应该首先治疗相对健康的患者，这时团队可以适应环境，团队成员彼此适应，积累经验并对其将来最常使用的麻醉技术拥有信心。对于发展中国家进行小儿麻醉的提示列于框 179-2。

框 179-2　在发展中国家小儿麻醉的提示

- 在许多国家，一半以上的人口年龄在 15 岁以下
- 即使是一个健康的新生儿患者，比腹股沟疝修补术更复杂的手术都可能是无关紧要的
- 将儿童看作一个具有短窄的气管、容易感冒和低血容量的脆弱成人可能更有帮助
- 3 kg 重的婴儿可以采用抽吸式自主或辅助面罩通气
- 使用有抽吸挥发罐的 Ayres-T 回路，在近乎持续的气流中（由助手挤压抽吸回路的自动膨胀球囊产生），混合有可增减氧气量的空气就成为了麻醉医师运用于患者 Ayres-T 回路的新鲜气流

如果不考虑主要任务，产科麻醉是不可避免的，并且患者不能正常分娩。产科手术的基本适应证包括：严重的产前出血，长时间难产，先兆子痫或子痫。通常胎儿死亡，母亲面临死亡风险。胎盘残留的患者来就诊通常较晚，伴有出血和明确的败血症。

推荐阅读

Buckenmaier CC 3rd, Lee EH, Shields CH, et al. Regional anesthesia in austere environments. *Reg Anesth Pain Med*. 2003;2:321-327.

Dobson MB. Anaesthesia at the district hospital. 2nd ed. World Health Organisation; 2006.

Dufour D, et al. Surgery for victims of war. 3rd ed. International Committee of the Red Cross; 1998.

Gegel BT. A field-expedient Ohmeda Universal Portable Anesthesia Complete draw-over vaporizer setup. *AANA J*. 2008;76:185-187.

Grathwohl KW, Venticinque SG. Organizational characteristics of the austere intensive care unit: The evolution of military trauma and critical care medicine; applications for civilian medical care systems. *Crit Care Med*. 2008; 36(7 Suppl):S275-283.

Hospitals for war-wounded. International Committee of the Red Cross, revised edition, 2005.

Knowlton LM, Gosney JE, Chackungal S, et al. Consensus statements regarding the multidisciplinary care of limb amputation patients in disasters or humanitarian emergencies: Report of the 2011 Humanitarian Action Summit Surgical Working Group on amputations following disasters or conflict. *Prehosp Disaster Med*. 2011;26:438-448.

Lewis S, Jagdish S. Total intravenous anaesthesia for war surgery. *J R Army Med Corps*. 2010;156(4 Suppl 1):301-307.

Mellor AJ. Anaesthesia in austere environments. *J R Army Med Corps*. 2005; 151:272-276.

Missair A, Gebhard R, Pierre E, et al. Surgery under extreme conditions in the aftermath of the 2010 Haiti earthquake: The importance of regional anesthesia. *Prehosp Disaster Med*. 2010;25:487-493.

Reynolds PC, Furukawa KT. Modern draw-over anesthetic vaporizers used to deliver anesthesia in austere and battlefield conditions. *Milit Med*. 2003;168:ii-iii.

G. 产科

第 180 章　孕妇生理变化

Gurinder M. S. Vasdev，MD，Barry A. Harrison，MD
李钰婷　译　李　坚　校

孕妇生理变化大约在胚胎着床后 5 周开始，在分娩后 8 周还可能恢复不到正常（表 180-1）。

呼吸系统

呼吸系统发生各种妊娠相关的变化，并可能引起母亲的气道并发症，这在美国导致了产妇麻醉相关的死亡风险增加。上呼吸道和鼻孔的血管充血导致上呼吸道水肿，故需要使用较小的气管导管。胸壁顺应性降低可能导致早期的氧饱和度降低，功能残气量降低（20%）和需氧量增加（60%）可能导致在呼吸暂停发作期间氧饱和度快速降低。

母亲生理补偿机制可改善胎儿氧合，包括母体氧合血红蛋白解离曲线（P_{50} = 30 mmHg）的右移，以及每分通气量增加 50%。孕激素使呼吸中枢对二氧化碳的敏感性增加，导致呼吸性碱中毒，但由于孕妇的碳酸氢盐的肾排泄量增加，可维持正常 pH 值。与非妊娠状态相比，孕妇也具有较高的血 PO_2。

心血管系统

妊娠期间发生许多心血管系统的变化。例如，产妇心输出量增加 40%，以满足母亲和胎儿代谢需求。心输出量的增加最初是由于每搏输出量的增加，随着妊娠进展，每搏输出量减少，则通过增加心率得以维持。黄体酮降低肺和全身血管阻力，但中心静脉压和肺动脉楔压保持不变。由于醛固酮增加，血浆容量增加至 40% ～ 50%。因为红细胞数量不会像血容量那样增加，所以会产生稀释性贫血。

当孕妇处于仰卧位时，子宫压迫下腔静脉和主动脉导致低血压，通过将产妇向左侧倾斜 15° 可以很容易地解决。压迫下腔静脉和液体潴留产生脚踝水肿和静脉曲张，加重门静脉系统的分流。心电图也发生变化（例如电轴左偏，Ⅲ导联 T 波倒置），提示心脏扩大和心尖旋转左偏。

胃肠道

大约妊娠 15 周时胎盘开始分泌促胃液素（胃泌素），使胃液 pH 值降低，加上增大的子宫机械性延缓胃排空，增加胃内压，所以孕妇常出现有症状的胃食管反流。较低的食管括约肌张力由于增大的子宫将胃食管连接部推向头后侧而受到损害。较高的孕酮和雌激素水平进一步降低食管括约肌张力。

孕妇全麻诱导时误吸胃内容物的风险增加，不仅仅发生在全麻下紧急剖宫产时，同样可以出现在妊娠 18 ～ 20 周的孕妇接受其他外科手术需要全麻时。超大子宫（多胎妊娠、羊水过多）的孕妇在更早孕周就有反流误吸的风险。

肾功能

腹内压升高以及膀胱体积和形状的变化导致机械阻塞和输尿管反流，增加了泌尿系统感染发生率。肾小球滤过率与非妊娠相比增加 50%，血液尿素氮和肌酐水平降低 40%。糖尿病血糖不高是由于葡萄糖的肾吸收降低，而蛋白质排泄增加，导致蛋白尿（高达 300 mg/d）。

肝功能

可能发生肝转氨酶浓度的微小变化［例如天冬氨酸转氨酶（AST）、乳酸脱氢酶（LDH）］。血浆蛋白质的稀释导致白蛋白：球蛋白降低。因此，白蛋

表 180-1 产妇在妊娠期间的生理改变

指标	妊娠期间改变	妊娠期间正常参考值 *	指标	妊娠期间改变	妊娠期间正常参考值 *
心脏			**电解质 / 肾**		
心率	↑	75 ～ 95 次 / 分	肾血流	↑	700 ml/min
每搏输出量	↑		肾小球滤过率	↑	140 ml/min
心输出量	↑	3 ～ 8 L/min	血清肌酐	↓	0.53 ～ 0.9 mg/dl
平均动脉压	↓	80 mmHg	血清尿素氮	↓	8 ～ 10 mg/dl
总外周血管阻力	↓	1200 ～ 1500 dyn/（s · cm^5）	HCO_3^-	无变化	15 ～ 20 mEq/L
呼吸			Na^+	↓	130 ～ 148 mEq/L
频率	无变化		K^+	无变化或↓[§]	3.3 ～ 5.0 mEq/L
潮气量	↑	↑ 40% ～ 50%	Cl^-	↓	97 ～ 109 mEq/L
每分通气量	↑	10.5 L/min	**机体代谢**		
补呼气量	↓	550 ml	基础体温	↑	
功能残气量	↓	1350 ml	耗氧量	↑	
血气分析 pH，动脉	无变化	7.4 ～ 7.45	胰岛素抵抗	↑	
血气分析 PCO_2	↓	25 ～ 33 mmHg	**胃肠道**		
血气分析 PO_2	↑	92 ～ 107 mmHg	食管括约肌张力降低	↓	
血气分析 HCO_3^-	↓	16 ～ 22 mEq/L	胃排空时间	除活动时无变化	
血液			胃酸分泌	↑	
血容量	↑	4500 ml 或 100 ml/kg	**肝胆系统**		
血浆容量	↑	＋ 45%	胆囊排空时间	↑	
红细胞含量	↑	＋ 10% ～ 15%	肝大小	无变化	
血红蛋白含量	↓	11.5 ～ 15 g/dl	碱性磷酸酶	↑	高达正常值的 2 ～ 4 倍
血细胞比容	↓	32% ～ 36%	胆红素 /AST/ALT	无变化	
白细胞计数	↑	6000 ～ 20 000/μl	乳酸脱氢酶	↑	650 ～ 700U/L
凝血因子 *	↑		前凝血酶时间	无变化	
抗凝能力[‡]	↓		白蛋白	↓	2.3 ～ 4.2 g/dl
PAI1 和 2	↑		**脂肪**		
铁	↓	30 ～ 193 μg/ml	胆固醇	↑	141 ～ 210/219 ～ 349 mg/dl[¶]
总铁结合力	↑	80.1 μmol/L	三酰甘油	↑	

* 数值为粗略估计，并且在妊娠期间变化。

† 凝血因子Ⅻ：c、Ⅶ：c、Ⅷ和Ⅴ，血管性假血友病因子，纤维蛋白原。

‡ 活化蛋白 C 和蛋白 S。

§ 尽管体内 Na^+、K^+总量不变，但液体潴留以及血浆容量增加导致离子浓度降低。

¶ 妊娠早期 / 妊娠晚期。

ALT，谷丙转氨酶；AST，谷草转氨酶；PAI，纤溶酶原激活物抑制剂

白结合游离的药物比例增加。血浆胆碱酯酶水平降低（通过稀释），但这不会导致琥珀胆碱诱导的神经肌肉阻滞显著延长。

血液系统

妊娠导致血小板活化、血小板更新加快及半衰期缩短。Ⅶ、Ⅷ、Ⅹ和Ⅻ因子及纤维蛋白原的水平增加。

纤维蛋白溶解系统受到相对减少的抗凝血酶Ⅲ的抑制，导致高凝状态，使孕妇更容易发生血栓栓塞性疾病。

神经系统

由于妊娠期硬膜外腔的体积减少（硬膜外静脉充血），脑脊液量减少，脑脊液 pH 值增加，局麻药的神经敏感性增强，椎管内阻滞所需局麻药减少。吸入麻醉剂的最低肺泡有效浓度由于妊娠激素的变化也减少了 40%。

子宫生理学

子宫血流和胎盘灌注受全身血管阻力、主动脉压和子宫收缩的影响。胎盘血液供应是由子宫螺旋动脉在绒毛间最大程度的扩张来决定的（图 180-1）。供血动脉包括弓状动脉和放射动脉、卵巢动脉及子宫动脉。通过子宫肌张力增加降低螺旋动脉的口径，从而减少胎盘灌注。螺旋动脉可最大限度扩张，其对 α 肾上腺素受体激动剂（如去氧肾上腺素）敏感。血管收缩可引起胎盘血供的剧烈变化。胎盘的表面积和完整性受母体和胎盘疾病的影响。长时间的子宫收缩（张力亢进）可引起胎儿窒息。治疗包括输液、卧床休息、吸 O_2 和解痉剂（例如，硝酸甘油和沙丁胺醇）。分娩后，按摩、催产素、马来酸甲麦角新碱和卡前列素氨丁三醇可增强子宫收缩，通过子宫收缩，大约 500 ml 血液可回到母体。

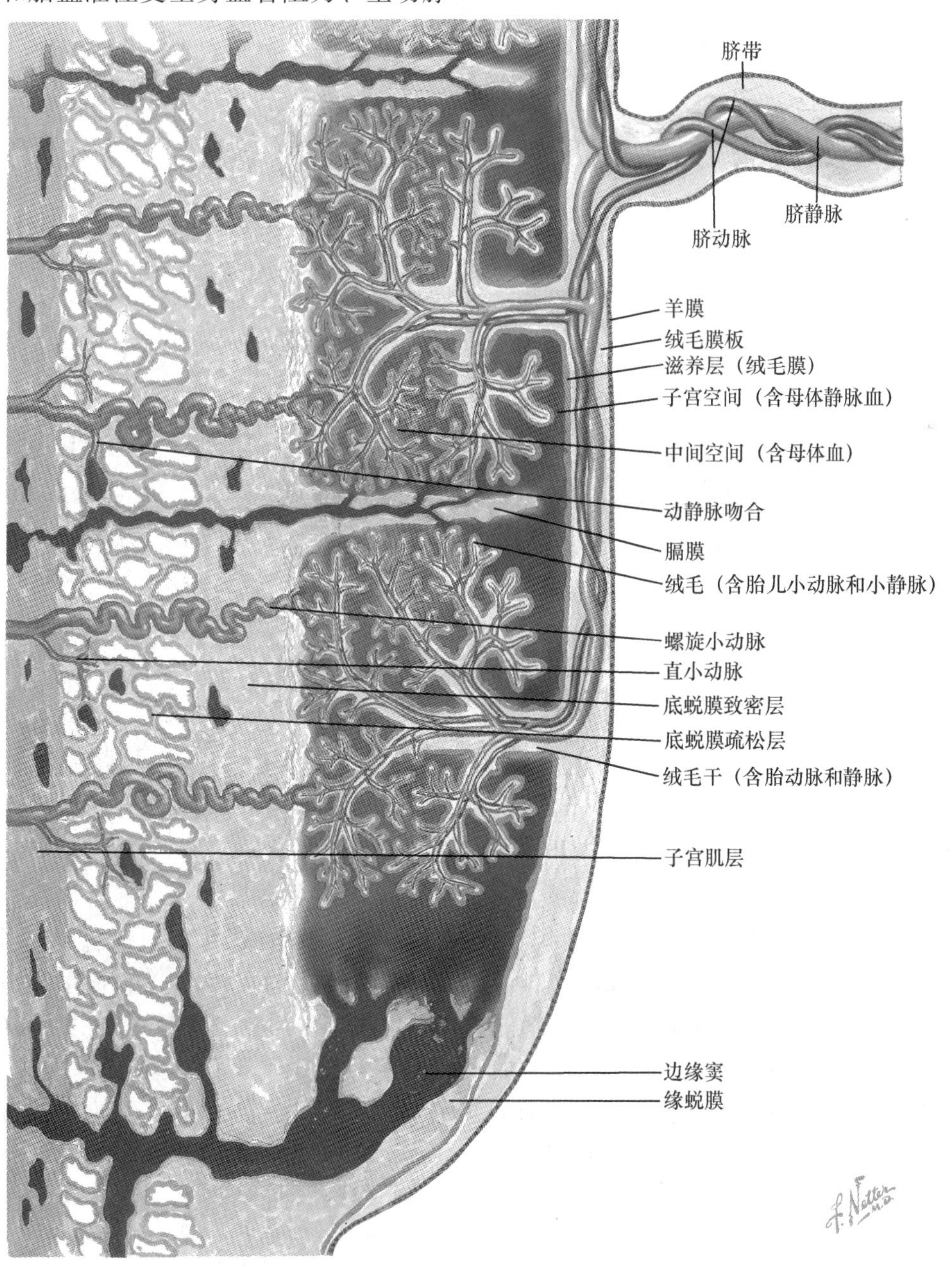

图 180-1　胎盘循环（Netter illustration from www.netterimages.com. © Elsevier Inc. All rights reserved.）

胎儿氧合

胎儿氧合依赖于胎盘血液供应、胎盘表面完整性和胎儿心输出量。胎儿心输出量依赖于心率。脐带的机械受压减少了胎儿的氧供。胎儿氧合血红蛋白曲线的向左移动有利于母体胎儿氧的转运。胎儿血气浓度依赖于胎盘灌注和母体通气。母亲低通气的情况下会发生呼吸性酸中毒。

分娩

妊娠 40 周，胎儿成熟，准备出生。控制生产发动的初始因素并不清楚。前列腺素增加子宫肌层中催产素受体。随着催产素水平的升高，子宫的节律性收缩导致宫颈扩张。子宫颈在胎儿下降之前被卵巢激素松弛素软化。

产后期

分娩后 3 ～ 4 周内产妇生理大部分恢复至正常，但完全恢复仍可能需要 8 周。

推荐阅读

Almeida FA, Pavan MV, Rodrigues CI. The haemodynamic, renal excretory and hormonal changes induced by resting in the left lateral position in normal pregnant women during late gestation. *Br J Obstet Gynaecol*. 2009;116:1749-1754.

Carlin A, Alfirevic Z. Physiological changes of pregnancy and monitoring. *Best Pract Res Clin Obstet Gynaecol*. 2008;22:801-823.

Cheek TG, Baird E. Anesthesia for nonobstetric surgery: Maternal and fetal considerations. *Clin Obstet Gynecol*. 2009;52:535-545.

Chestnut DH, ed. *Chestnut's Obstetric Anesthesia: Principles and Practice*. St. Louis: Mosby/Elsevier; 2009.

Gabbe SG, Niebyl JR, Simpson JL, eds. *Normal and Problem Pregnancies*. 5th ed. Philadelphia: Churchill Livingstone Elsevier; 2007.

Moertl MG, Ulrich D, Pickel KI, et al. Changes in haemodynamic and autonomous nervous system parameters measured non-invasively throughout normal pregnancy. *Eur J Obstet Gynecol Reprod Biol*. 2009;144(Suppl 1):S179-183.

Richani K, Soto E, Romero R, et al. Normal pregnancy is characterized by systemic activation of the complement system. *J Matern Fetal Neonatal Med*. 2005;17:239-245.

Varga I, Rigó J Jr, Somos P, et al. Analysis of maternal circulation and renal function in physiologic pregnancies; parallel examinations of the changes in the cardiac output and the glomerular filtration rate. *J Matern Fetal Med*. 2000; 9:97-104.

第 181 章　胎儿监测

Jack L. Wilson，MD

李钰婷　译　李　坚　校

概述

胎儿健康的评估贯穿整个妊娠期、生产及分娩过程，以降低胎儿发病率和死亡率。在生产和分娩期间麻醉的干预可以通过母体改变胎儿生理状态。因此，麻醉提供者需要了解常用的胎儿评估措施。

在妊娠期间，胎儿监测可以帮助诊断胎盘功能障碍和先天性异常，可以提供胎儿成熟的依据，如母体尿液和血浆雌激素水平，人胎盘乳酸水平和羊水分析，后者通过测量卵磷脂与鞘磷脂的比例来诊断胎儿肺成熟度，卵磷脂：鞘磷脂 2.0 以上与新生儿呼吸窘迫综合征的风险较低存在相关性。随着妊娠进展，可使用非压力测试（无收缩刺激）来评估胎儿心率（FHR）和胎儿活动，使用压力测试（本身的或诱导的宫缩）来评估 FHR 对收缩压力的反应。

超声扫描是妊娠和生产过程中非常有用的监测工具。这种无创非离子影像可以在整个孕期帮助评估胎儿，为临床医生提供信息，包括胎儿、胎盘位置，阴道出血的原因，羊水量以及是否存在显著性出血的危险因素，如不同程度的胎盘植入（见第 189 章围生期出血）。了解这些因素可以使麻醉和手术团队在生产时充分准备，因为胎盘植入可导致急性失血。由于多次剖宫产患者增加，此类问题的发生率越来越高。胎盘植入分为：粘连性胎盘，胎盘只是黏附于子宫肌层；植入性胎盘，黏附并侵犯肌层；穿透性胎盘，入侵子宫肌层并穿透子宫壁浆膜，累及附近盆腔结构。

分娩期电子胎心监测

生产过程中最常见的胎儿监测是胎心（fetal heart rate，FHR）监测（图 181-1）。这种监测从生产到分娩是连续的。FHR 描绘及宫缩描绘同时显示，以便观察 FHR 对子宫收缩的反应。正常 FHR 范围从 110 次 / 分到 160 次 / 分，由胎儿副交感神经和交感神经控制。FHR 和子宫收缩可以从外部腹壁（无创）或内部宫内（有创）进行监测。外部监测由多普勒超声探头检测 FHR，由放置在子宫外部（腹壁）的宫缩计（压力传感器）测量子宫收缩。与外部监测相比，内部监测灵敏度更高，但需将电极放置入宫内胎儿已发育部分（臀部或头顶部）。如果外部监视器描绘质量差，或者非常不确定，则通常会需要宫内监测。如果怀疑在生产过程中有宫缩缓慢，宫缩不满意或宫缩过强，那么宫内监测宫缩是有帮助的。当使用药物来刺激子宫增强宫缩或诱导生产时，宫内监测也可能是有用的。

FHR 曲线用来评估胎儿的健康状况。如果胎心太快（＞ 160 次 / 分）或太慢（＜ 100 次 / 分），基线可提供有用的诊断信息。正常的 FHR 基线提供了最大的安全保证，即当正常心率与短变异（每次心跳间隔，心跳–心跳）和长变异连在一起时，胎儿不会有危险，因为这反映了完整的较高级的中枢神经系统连接到了心脏传导系统。如果幅度范围超过 6 次 / 分，则认为存在长变异。表 181-1 列出了各种与 FHR 基线有关的胎儿状况。

子宫收缩与 FHR 的关系往往需要连续观察。FHR 减速可能表示胎儿窘迫。早期减速通常与胎儿窘迫无关，可能是由轻度缺氧或头部受压造成的迷走神经反射引起。FHR 曲线通常下降不到 20 次 / 分，FHR 下降的开始及恢复反映子宫收缩开始和结束。变异减速更值得关注，可能是源于脐带受压，导致迷走神经张力增加。这些减速一般是可耐受的，除非变异时间延长，且 FHR 小于 60 次 / 分。变异减速的类型在开始宫缩、宫缩强度、持续时间和形状等

表 181-1　不同情况相关的胎儿心率

胎儿心率（次 / 分）	可能诊断
＜ 110	母体低血压，胎儿宫内窘迫（低氧血症）或先天性心脏闭锁
110 ～ 160	正常，正常范围波动
＞ 160	母体发热，绒毛膜羊膜炎，甲状腺功能亢进；胎儿早熟或快速型心律失常

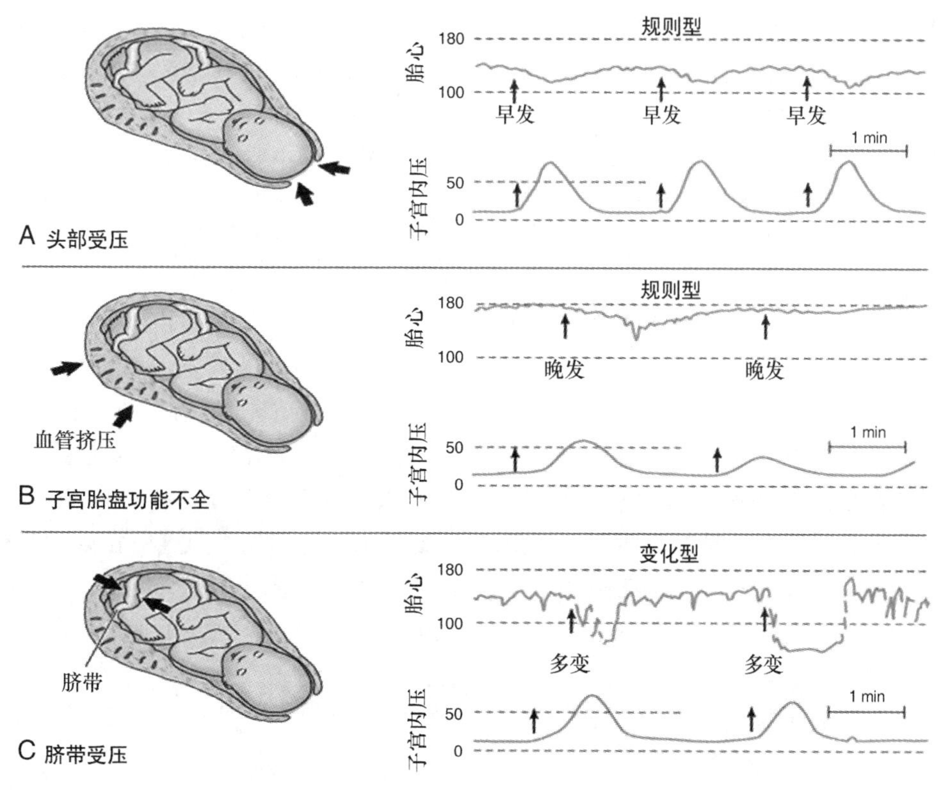

图 181-1　子宫收缩相关的胎心周期性变化。**A.** 早期（Ⅰ型）减速；**B.** 晚期（Ⅱ型）减速；**C.** 变异（Ⅲ型）减速（Modified and reproduced from Danforth DN，Scott JR. Obstetrics and Gynecology. 5th ed. Philadelphia：Lippincott；1986.）

方面可能会有所不同。晚期减速与子宫胎盘功能不全有关，通常在宫缩后持续 10 ～ 30 s，宫缩结束后 FHR 延迟恢复正常。

与间歇听诊相比，电子胎儿监测自从 20 世纪 60 年代引入临床实践以来，作为胎儿健康的实时指标被广泛使用。不幸的是，使用电子胎儿监测使剖宫产率有所增加，且没有改善围生期死亡率或胎儿神经损伤率。由于缺乏对不利结果的预测价值，美国产科和妇科医师学院建议，当记录到减速或缺少变异时，使用术语“胎儿不稳定状态”，而不是以前的“胎儿窘迫”或“窒息”。

推荐阅读

American Congress of Obstetricians and Gynecologists. Practice Bulletin No. 106. Intrapartum fetal heart rate monitoring: Nomenclature, interpretation, and general management principles. *Obstet Gynecol*. 2009;114:192-202.

Campbell K, Park JS, Norwitz ER. Antepartum fetal assessment and therapy. In: Chestnut DH, Polley LS, Tsen LC, Wong CA, eds. *Chestnut's Obstetric Anesthesia: Principles and Practice*. 4th ed. Philadelphia: Mosby Elsevier; 2009:89-122.

Graham EM, Petersen SM, Christo DK, Fox HE. Intrapartum electronic fetal heart rate monitoring and the prevention of perinatal brain injury. *Obstet Gynecol*. 2006;108:656-666.

Livingston EG. Intrapartum fetal assessment and therapy. In: Chestnut DH, Polley LS, Tsen LC, Wong CA, eds. *Chestnut's Obstetric Anesthesia: Principles and Practice*. 4th ed. Philadelphia: Mosby Elsevier; 2009:141-155.

Lobo AM. Fetal monitoring and resuscitation. In: Braveman FR, ed. *Obstetric and Gynecologic Anesthesia—The Requisites in Anesthesiology*. St. Louis: Mosby, Inc.; 2006:39-56.

第 182 章　分娩镇痛

K. A. Kelly McQueen，MD，MPH

王彦霞　译　曾　鸿　校

分娩镇痛可以使产妇感到舒适，更加重要的是可以防止因母体交感神经系统激活而引发的母胎并发症。用于分娩镇痛的药物既要能够有效镇痛，又要限制对母胎的副作用。给药方式（选择胃肠外给药还是局部给药）以及药物种类的选择要考虑以下因素：是否有利于生产，以及在出现并发症时是否能提供有效的帮助。

分娩痛

第一产程始于子宫的规律收缩，直至宫颈完全扩张。第一产程中的疼痛是内脏痛，主要是由子宫颈和子宫下段的扩张以及子宫自身的收缩引起（图 182-1）。内脏痛的传入神经冲动沿交感神经传导，进入 T_{10}、T_{11}、T_{12} 和 L_1 脊髓节段。牵涉性疼痛主要分布在腰和骶部的皮区。

第二产程开始于宫颈开全，直至胎儿娩出。第二产程中的疼痛是躯体痛，由拉伸和撕裂骨盆韧带和肌肉产生，这种疼痛冲动沿着阴部神经传入 S_2、S_3 和 S_4 脊髓节段，此时第一产程的子宫疼痛仍然继续。同时，胎儿娩出前阴道和会阴部的扩张引起的疼痛沿着生殖股神经（L_1、L_2）、髂腹股沟神经（L_1）、股后皮神经（S_2、S_3）传导，尽管这些疼痛并不是分娩痛的主要部分。

分娩镇痛的方法

在实施麻醉与镇痛措施之前，麻醉医师应详细了解孕妇围生期的病史，填写相关表格，进行麻醉专科的体格检查，包括气道评估、心肺功能评估、改良的神经功能评估（包括脊柱的评估）。如果采用区域阻滞技术进行分娩镇痛，因其阻滞交感神经可引起低血压，建议术前进项静脉液体治疗。给予 1 L 的等张液可以满足需要，但是对于子痫前期或者心功能不全的产妇，应该仔细评估并滴定容量。

硬膜外镇痛

硬膜外镇痛可以提供良好的镇痛，同时能保留产妇运动功能和维持胎儿循环（框 182-1 ～ 182-3）。持续硬膜外镇痛是分娩镇痛的常用方法，在 $L_{2\sim5}$

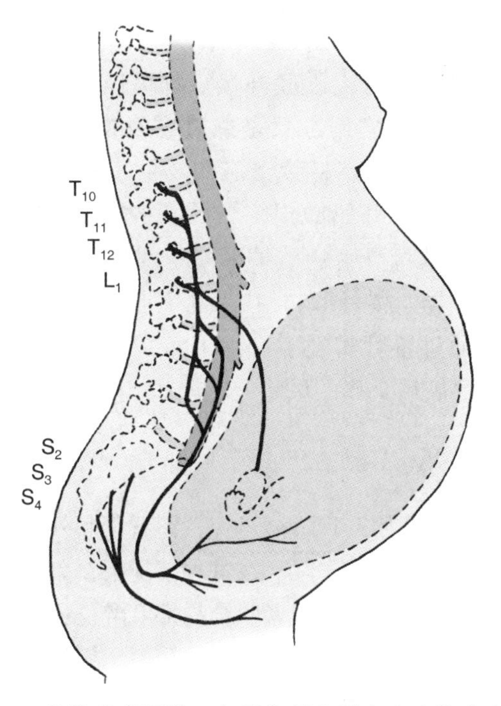

图 182-1 分娩疼痛通路。由子宫颈和子宫产生的疼痛传导冲动由伴随的交感神经纤维传导进入 T_{10}、T_{11}、T_{12} 和 L_1 脊髓节段。会阴部的疼痛通过阴部神经传导进入 S_2、S_3 和 S_4 脊髓节段（Modified from Bonica JJ，Chadwick HS. Labour pain. In：Wall PD，Melzack R，eds. Textbook of Pain. 2nd ed. New York：Churchill Livingstone；1989：482.）

框 182-1 椎管内镇痛的副作用

改变胎儿心率 *	瘙痒
延迟胃排空	单纯疱疹病毒再发
低血压	震颤
恶心呕吐	尿潴留

* 使用舒芬太尼时短暂出现

框 182-2 使用椎管内镇痛的并发症

后背疼痛	盆底损伤
广泛的运动阻滞	延迟的神经阻滞
高位硬膜外阻滞全脊椎麻醉	呼吸抑制
镇痛不全	意外刺破硬脊膜
局部麻醉药物静脉注射	

椎间隙放置硬膜外导管。通过硬膜外导管可以单独应用或者联合应用多种药物，可以有效降低或者消除分娩痛（表 182-1）。单独使用芬太尼可以有效缓解分娩早期的疼痛，并允许产妇行走（“walking epidural”“可行走的硬膜外”）。单独使用局部麻醉药或者联合使用芬太尼可以提供满意的产程镇痛，但由于可能引起运动功能减退和低血压，要限制产妇的活动。尽管布比卡因和罗哌卡因都可应用于产科麻醉，但罗哌卡因降低了血管内注射引起循环衰竭的风险，因此更加安全。布比卡因和罗哌卡因都需稀释后使用，通常联合芬太尼（2 μg/ml）用于分娩镇痛（见表 182-1）。如果在第二产程或外阴切开修复术过程中出现爆发痛，常使用更高浓度的布比卡因（0.25% 或者利多卡因 1%）作为硬膜外麻醉的补充。在一些分娩中心，当通过硬膜外导管给予单次麻醉药物达到疼痛缓解之后，会留置导管持续给予药物来维持镇痛。持续的输注可以通过标准的静脉泵或者患者自控硬膜外镇痛泵来实施。患者自控

框 182-3 椎管内镇痛流程

术前全面评估
助手帮助患者进行体位摆放（侧卧位或者坐位）
开始监测产妇的血压、脉搏氧饱和度以及胎儿的心率
通过鼻导管或者面罩给予充足的氧气供应
静脉给予液体输注（500 ml 乳酸林格液）
采用无菌技术，硬膜外或者蛛网膜下腔穿刺和留置导管
使用合适的试验剂量对硬膜外麻醉或者腰麻进行评估
确定导管位置，患者置于侧卧位
每隔 1 ～ 2.5 min 监测产妇血压，持续 15 ～ 20 min，或者直到产妇血压平稳
对疼痛评分和运动阻滞的范围进行评估（从头端到尾端）
开始持续泵注

Modified from Wong CA. Epidural and spinal analgesia for labor and vaginal delivery. In：Chestnut DH，Polley LS，Tsen LC，Wong CA，eds. Chestnut's Obstetric Anesthesia：Principles and Practice. 4th ed. Philadelphia：Mosby Elsevier；2009.

表 182-1 用于硬膜外麻醉和腰麻的药物

药物	浓度	剂量		
		硬膜外		腰麻
		单次剂量	持续输注	
局部麻醉药				
布比卡因	0.0625% ～ 0.125%	12 ml	6 ～ 8 mL/h	1.25 ～ 2.5 mg
左布比卡因	0.0625% ～ 0.125%	12 ml	6 ～ 8 mL/h	2.5 ～ 4.5 mg
利多卡因	0.5% ～ 1%	12 ml	6 ～ 8 mL/h	NA
罗哌卡因	0.1% ～ 0.2%	12 ml	6 ～ 8 mL/h	2.5 ～ 4.5 mg
阿片类药物				
舒芬太尼	NA	5 ～ 10 μg	0.2 ～ 0.33 μg/ml	1.5 ～ 5 μg
芬太尼	NA	50 ～ 100 μg	1.5 ～ 3 μg/ml	15 ～ 25 μg
硫酸盐吗啡	NA	NA	NA	0.125 ～ 0.25 mg

硬膜外镇痛泵不仅能持续注射镇痛药物，还能通过设定给药间隔时间、给药剂量以及锁定时间实现患者自行给药。患者自控硬膜外镇痛泵为产妇提供了良好的持续镇痛，同时通过个体化控制给药避免了药物过量的风险。许多分娩中心报道使用患者自控硬膜外镇痛泵减少了爆发痛，提高了患者的满意度。

如果产妇到达产房时已处于第一产程后期或者第二产程初期，还可以进行骶管麻醉。骶管麻醉主要影响到腰骶部，可以为第二产程提供良好的镇痛。增加药物剂量可使镇痛平面达到腰部或者下胸部。骶管麻醉在产妇中的优势并不明显，同时产妇骶尾部水肿也会改变骶管的解剖位置而造成穿刺困难，因此很少应用。然而，对于有腰部手术史或者存在硬膜粘连而影响药物扩散的产妇，骶管麻醉也提供了另一种选择。

腰–硬联合镇痛

对于初产妇，因其产程不可预期并且需要快速镇痛，腰–硬联合阻滞技术是较好的选择，它可以提供快速而且持续的镇痛。针内针技术是最常使用的技术（图 182-2）。当使用这项技术时，麻醉医师通过鞘内注射阿片类药物或者局部麻醉药联合阿片类药物，然后留置硬膜外导管。由于担心硬膜外导管位置发生位移进入蛛网膜下腔，通常有两种选择进行持续镇痛。一种是通过硬膜外导管给予蛛网膜下腔极限量来检验硬膜外导管的位置，再开始持续输注；另外一种选择是不需要在留置完导管后进行位置的确定而直接开始持续输注。无论是标准的持续输注还是患者自控硬膜外镇痛都可以在硬膜外 / 脊椎麻醉中安全实施，只是患者在脊椎麻醉（腰麻）效果开始减退时，持续镇痛的效果才开始显现出来（腰麻后 1.5 h 开始减退）。这两种技术都可在对产妇和胎儿进行严密的监护下安全实施，在安全性方面没有差异。腰–硬联合技术的优点是镇痛效果起效快，并通过置管实现了持续镇痛，缺点是轻度增加硬膜外穿破后头痛的风险。

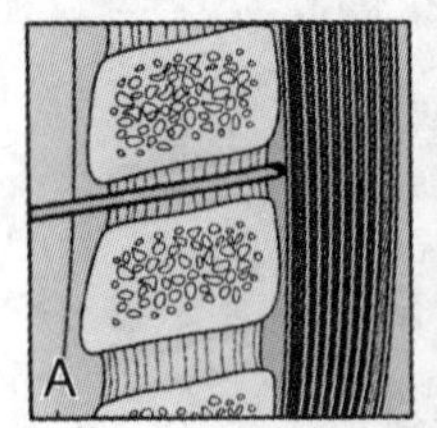

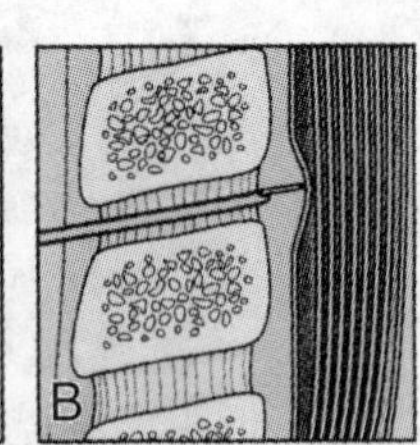

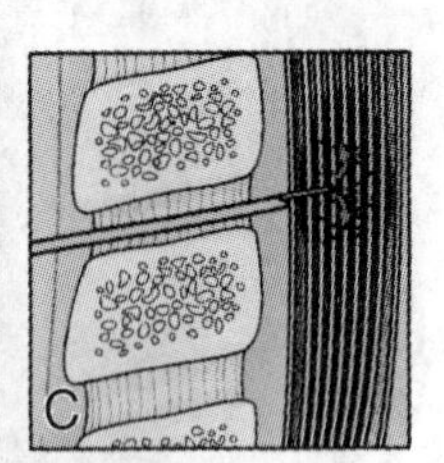

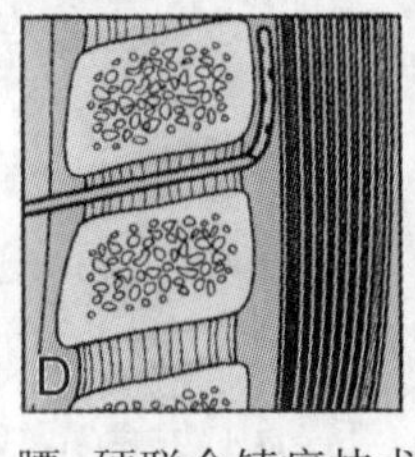

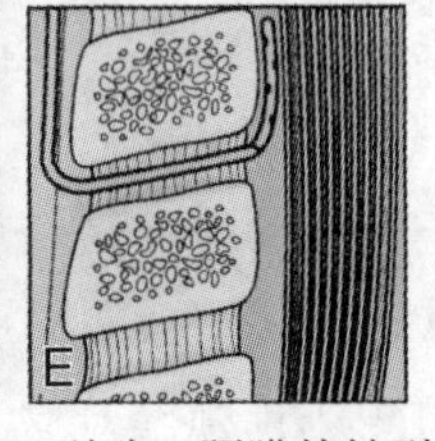

图 182-2 腰–硬联合镇痛技术。首先，硬膜外针到达硬膜外间隙（**A**），之后腰麻针穿过其中（**B**），因为在硬膜外间隙存在空气，笔式腰麻针在穿破硬膜的时出现变形（**C**）。通过腰麻针给予麻醉药物后，退针，硬膜外导管置入（**D**），硬膜外针退出（**E**）（Modified from Eisenach JC. Combined spinal-epidural analgesia in obstetrics. Anesthesiology. 1999；91：299-302.）

单次腰麻

由于经产妇产程进展迅速，留置硬膜外导管以及追加镇痛药物不切实际。在这种情况下，单次蛛网膜下腔给予阿片类药物或者联合局部麻醉药可以迅速有效镇痛，几次宫缩后疼痛就开始缓解，镇痛效果持续大约 1.5 h。单次腰麻的缺点是增加了硬膜穿破后头疼的发生概率以及分娩的时间超过镇痛时间。

连续腰麻

在 20 世纪 90 年代，用于连续脊髓麻醉的微型导管引起了一些并发症，使得这些微型导管退出了市场，同时结束了连续腰麻技术在美国的应用。然而，意外穿破硬膜后决定使用蛛网膜下腔连续阻滞的经验表明，这项技术可以在使用比较粗的硬膜外导管的情况下安全实施。当意外穿破硬膜（专业机构发生概率为 1%），必须对如何实施镇痛技术做出选择，选择包括：①撤出 Tuohy 针，向上选择高一个椎间隙重新穿刺留置导管；②继续通过穿破的硬膜放置硬膜外导管，给药速度为硬膜外持续镇痛的 1/10，滴定给药直到达到满意的效果。尽管局部麻醉药及阿片类药物均可用于持续腰麻，然而与硬膜外给药相比，连续蛛网膜下腔给予阿片类药物，副作用（瘙痒）更为常见。比较这两种技术（重新穿刺留置硬膜外导管与蛛网膜下腔留置硬膜外导管连续腰麻），连续腰麻出现穿破硬膜后头痛的概率更低。当产妇合并心脏疾病时，连续腰麻也是选择之一。

其他区域阻滞技术

在分娩期还可以选择各种神经阻滞技术，包括椎旁阻滞、腰部交感神经阻滞、宫颈旁阻滞和阴部神经阻滞。通过比较风险获益比，在可以实施其他技术的情况下，这些阻滞技术在分娩镇痛中并非主流。然而，在某些特定情况下，有经验的医师进行宫颈旁阻滞能够为第一产程提供暂时的镇痛，阴部神经阻滞可以为第二产程提供良好的镇痛。

全身性用药

阿片类药物是分娩镇痛中最有效的镇痛药物。尽管阿片类药物提供明确的剂量依赖性镇痛作用，但同时也会产生剂量依赖性呼吸抑制、低通气综合征、高二氧化碳血症。其次，阿片类药物容易通过胎盘，可降低胎儿的心率变异性，造成新生儿抑制。因此，因产妇拒绝、产妇解剖异常或者凝血功能障碍而不能实施区域阻滞麻醉时，全身性给予阿片类药物应该谨慎。全身性使用阿片类药物的其他副作用包括直立性低血压、恶心和呕吐、胃动力下降，还可能在分娩早期影响子宫的收缩。

如果使用纳布啡、芬太尼和哌替啶（合并使用或不使用异丙嗪），可以采用患者自控镇痛或者由护士间隔 2 ～ 4 h 给予药物的方式，可以有效缓解分娩痛（表 182-2）。芬太尼的输注速度为 50 ～ 200 μg/h，可减轻分娩痛和伴发的交感神经兴奋。由于芬太尼起效迅速，建议使用自控镇痛的产妇在子宫开始收缩时静脉单次给药以缓解宫缩痛，不合并背景剂量的输注，以防止出现过度镇静和严重的高二氧化碳血症。为了降低胎儿娩出后呼吸抑制、新生儿插管和低通气的发生率，在第二产程需停止使用自控镇痛泵。如果在分娩过程中使用了自控镇痛泵，胎儿娩出时儿科医师应该到场。

表 182-2　用于分娩镇痛的患者自控镇痛药物

药物	浓度	剂量		锁定时间（min）
		负荷量	增加量	
纳布啡	1 mg/ml	5 ～ 10 mg	1 ml	6
芬太尼	25 μg/ml	50 ～ 100 μg	0.5 ～ 1 ml	10
哌替啶	10 mg/ml	50 mg	1 ～ 1.5 ml	10

推荐阅读

American Society of Anesthesiologists. *Practice Guidelines for Neuraxial Anesthesia in Obstetrics*. Amended by the ASA House of Delegates on October 16, 2013.

American Society of Anesthesiologists. *Practice Guidelines for Regional Anesthesia in Obstetrics*. Approved by the ASA House of Delegates on Oct 17, 2007.

Wong CA. Epidural and spinal analgesia for labor and vaginal delivery. In: Chestnut DH, Polley LS, Tsen LC, Wong CA, eds. *Chestnut's Obstetric Anesthesia: Principles and Practice*. 4th ed. Philadelphia: Mosby Elsevier; 2009.

第 183 章　早产：宫缩抑制剂和麻醉管理

K. A. Kelly McQueen, MD, MPH

张　梁　译　李　民　校

早产是常见现象，原因多种多样，有些是在妊娠期接受了非产科手术之后出现的（框 183-1）。产妇发生早产时，必须进行抑制宫缩的治疗并监测胎心（表 183-1）。如果产妇将要进行妊娠期非产科手术，或由于出现胎心监测异常和其他胎儿生化检查表明胎儿情况不佳需要进行剖宫产手术，则抑制宫缩的治疗会对手术造成影响。麻醉医生必须熟悉宫缩抑制药物的药代学和药效学，以及早产产妇的麻醉管理。

宫缩抑制药物

宫缩抑制药物用于推迟或终止早产的发生。宫缩抑制药物可治疗早产，还可用于不能耐受宫缩的臀位或横位胎儿，或前次剖宫产手术瘢痕情况不明、不希望出现自然临产时，以降低宫缩强度。β_2 受体激动剂特布他林和利托君常用于治疗早产。利托君是唯一获美国食品药品管理局（FDA）批准用于抑制子宫收缩的 β_2 受体激动剂。这类药物作用于子宫平滑肌细胞的 β_2 受体，激活腺苷酸环化酶。腺苷酸环化酶可以将 ATP 转化为 cAMP。cAMP 的增加可

框 183-1　早产风险因素

人群分布 / 一般影响因素

种族：有色人种
17 岁＜年龄＜ 35 岁
低社会收入群体
低体重指数
早产病史
两次妊娠间隔时间＜ 6 个月
子宫解剖结构异常
宫颈解剖结构异常
妊娠期行腹部外科手术
急性或慢性全身系统性疾病

行为因素

身体或精神应激状态
吸烟或饮酒
药物滥用

产科因素

阴道出血
感染
多胎妊娠
辅助生育（治疗不孕不育）
早产胎膜早破
胎盘位置不正常
羊水过多

胎儿因素

基因异常
胎儿死亡

Adapted, with permission, from Muir HA, Wong CA. Preterm labor and delivery. In: Chestnut DH, Polley LS, Tsen LC, Wong CA, eds. Chestnut's Obstetric Anesthesia: Principles and Practice. 4th ed. Philadelphia: Mosby Elsevier; 2009: 753.

减少细胞内钙离子，抑制肌凝蛋白轻链激酶的产生。这些综合作用降低了肌动蛋白和肌凝蛋白的相互作用，从而使子宫松弛。β_2受体激动剂可通过静脉输注、皮下注射和口服途径给药。硫酸镁也用于治疗早产，与 β_2受体激动剂相比，硫酸镁的心血管副作用较小。尽管硫酸镁可减弱宫缩，但是有证据表明其并不是一个有效的宫缩抑制药物。硫酸镁常用于治疗妊娠期高血压，提高先兆子痫或子痫产妇的惊厥阈值。硫酸镁的负荷剂量是经 15 min 静脉输注 4 g，继之以 1 ～ 4 g/h 的维持剂量持续静脉输注。

环加氧酶抑制剂和钙通道阻滞剂能够有效松弛子宫。吲哚美辛通过抑制环加氧酶，阻断了前列腺素的合成，而前列腺素对于刺激子宫的收缩具有重要作用。吲哚美辛可单独使用或与其他药物合用，可产生长效的抑制宫缩作用，常用于治疗有早产风

表 183-1　宫缩抑制药物

药物	剂量和途径	副作用
β 受体激动剂（例如，特布他林）	皮下注射：0.25 mg 静脉输注：2.5 ～ 10 μg/min	心动过速，焦虑
镁剂	负荷量：4 g 维持量 1 ～ 4 g/h	镇静，肌肉松弛
环氧合酶抑制剂（例如，吲哚美辛）	100 ～ 200 mg/d	产妇：心动过速，低血压 胎儿：动脉导管未闭，颅内出血，坏死性小肠结肠炎，羊水过少
钙通道阻滞剂（例如，硝苯地平）	25 ～ 50 mg	低血压，心动过缓

险的高危产妇或难治性早产。吲哚美辛可口服或直肠给药，初始剂量 50 mg，追加量为每 4 ～ 6 h 25 mg。

硝苯地平选择性阻断细胞膜钙通道，阻止钙离子释放，使子宫平滑肌松弛。在美国，硝苯地平并不常用于抑制子宫收缩。

抑制宫缩治疗的禁忌证包括绒毛膜羊膜炎、胎死宫内、严重的先兆子痫以及大量失血。

接受抑制宫缩治疗的产妇的麻醉管理

早产孕妇如果出现下列情况应该进行引产或发动分娩：胎死宫内、胎儿异常无法存活，或妊娠高血压采用其他方法都无法控制（见第 184 章）。尝试抑制子宫收缩治疗失败后，下列情况需要进行剖宫产手术：胎儿情况无好转、合并绒毛膜羊膜炎、不明原因的发热或者大量失血（见第 181 章和第 189 章）。早产的围生期不同处理方案所产生的抑制宫缩治疗的副作用可能会不同程度地影响剖宫产麻醉。

0.75% ～ 2.0% 的产妇会在妊娠期接受非产科手术。这其中仅有极少数产妇在手术前进行了抑制宫缩治疗，但某些产科专家建议，在非产科手术前应常规预防性进行抑制宫缩治疗。

β_2受体激动剂对局部麻醉和全身麻醉的影响较小，但是大剂量 β_2受体激动剂的副作用仍应引起麻醉医师的关注。这些副作用包括低血压、心动过速、心律失常、心肌缺血和肺水肿。β_2受体激动剂会快速地透过胎盘进入胎儿体内，导致胎儿心动过速。

硫酸镁的副作用显著，会导致产妇生理状态的改

变。这些副作用包括低血压、反应迟钝、肌力减弱、全身麻醉时使用神经肌肉阻滞剂的作用时间延长。硫酸镁通过影响细胞内钙的摄取和钙的结合使肌肉松弛。硫酸镁也减少乙酰胆碱的释放，并改变神经肌肉接头对乙酰胆碱的敏感性。这些作用影响了骨骼肌神经肌肉接头的功能，使产妇的肌肉松弛效应延长。

吲哚美辛对产妇的副作用较小，常见的副作用是恶心、胃灼热（烧心）。但应该注意，长期服用吲哚美辛有可能导致胎儿发生动脉导管过早关闭和由胎儿肾排泄功能降低导致的羊水过少。因此，使用吲哚美辛后应注意在产后对新生儿进行评估筛查。

尽管在美国很少有使用硝苯地平抑制宫缩的患者，但麻醉医师应该注意到此药的副作用对麻醉的影响。这些副作用包括低血压、心肌抑制和心脏传导阻滞。与硫酸镁一样，硝苯地平也延长肌肉松弛时间。

推荐阅读

American Society of Anesthesiologists. *Guidelines for neuraxial anesthesia in obstetrics*. Available at: https://www.asahq.org/For-Members/~/media/For%20Members/Standards%20and%20Guidelines/2014/GUIDELINES%20FOR%20NEURAXIAL%20ANESTHESIA%20IN%20OBSTETRICS.pdf. Accessed January 10, 2014.

American Society of Anesthesiologists. Optimal goals for anesthesia care in obstetrics. Available at: http://www.asahq.org/For-Members/~/media/For%20Members/documents/Standards%20Guidelines%20Stmts/Opitmal%20Goals%20Anesthesia%20Care%20Obstetrics.ashx. Accessed January 10, 2014.

American Society of Anesthesiologists Task Force on Obstetric Anesthesia. Practice guidelines for obstetric anesthesia: An updated report by the American Society of Anesthesiologists Task Force on Obstetric Anesthesia. *Anesthesiology*. 2007; 106:843-863.

Blumenfeld YJ, Lyell DJ. Prematurity prevention: The role of acute tocolysis. *Curr Opin Obstet Gynecol*. 2009;21(2):136-141.

Meloni A, Melis M, Alba E, et al. Medical therapy in the management of preterm birth. *J Matern Fetal Neonatal Med*. 2009;22 Suppl 3:72-76.

Roos C, Scheepers LH, Bloemenkamp KW, et al. Assessment of perinatal outcome after sustained tocolysis in early labour (APOSTEL-II trial). *BMC Pregnancy Childbirth*. 2009;9:42.

Soraisham AS, Dalgleish S, Singhal N. Antenatal indomethacin tocolysis is associated with an increased need for surgical ligation of patent ductus arteriosus in preterm infants. *J Obstet Gynaecol Can*. 2010;32(5):435-442.

第 184 章　妊娠期高血压疾病及相关综合征

K. A. Kelly McQueen，MD，MPH

张　梁　译　李　民　校

妊娠期高血压疾病的发病率是 6% ～ 8%。妊娠期高血压疾病显著增加了产妇和胎儿的发病率和病死率（框 184-1）。慢性高血压是指产妇在妊娠前就存在的高血压或在妊娠 20 周之前收缩压 ≥ 140 mmHg 和（或）舒张压 ≥ 90 mmHg。慢性高血压并发子痫前期是指在慢性高血压的基础上，出现子痫前期的临床表现。妊娠期高血压的典型表现为妊娠 20 周后首次出现的无其他器官功能受损的单纯高血压。

子痫前期是妊娠 20 周以后出现一种综合征，其特征为出现轻度或严重的高血压、蛋白尿和水肿。

框 184-1　妊娠期高血压	
慢性高血压	子痫前期
慢性高血压合并子痫前期	轻度
妊娠期高血压	重度

美国高血压教育工作组在谈到妊娠期高血压时强调指出，虽然目前对子痫前期的认识加深，但对子痫前期的诊断标准仍存在混乱和矛盾之处。这种混乱正是由于子痫前期是一种综合征，其定义基于武断选择的指标而不是重要的病理生理学改变。

2008 年，加拿大妇产科学会简化了妊娠期高血压疾病的定义。高血压既可存在于妊娠期前，也可发生在妊娠期中，如果有体征或阳性的实验室检查结果，则进一步诊断为子痫前期。子痫前期还可进一步被分出重度子痫前期，其诊断标准详见框 184-2。如果出现新发的中枢神经系统症状，则诊断为子痫。HELLP 综合征（以溶血、肝酶升高、血小板降低为特征）是一种严重的子痫前期表现。妊娠期高血压疾病通常会在胎盘完全娩出后 48 h 内减轻。

框 184-2　重度子痫前期的诊断标准

血压
　收缩压＞ 160 mmHg
　舒张压＞ 110 mmHg
　平均压＞ 120 mmHg
蛋白尿＞ 5 g/24 h
少尿＜ 500 ml/24 h
肌酐升高
脑功能障碍或视力受损（头痛，视物模糊，意识改变）
肺水肿
上腹或右上腹疼痛
HELLP 综合征
胎儿宫内生长受限

病因学和病理生理学

子痫前期是一种累及心血管、呼吸、中枢神经系统、肾和胎盘的多器官系统疾病（框 184-3）。虽然已经能够明确某些子痫前期的患病高危因素（框 184-4），但子痫前期的病因机制仍不清楚。病因机制可能包括免疫（母婴之间）、遗传、内皮因子和凝血异常（图 184-1）。凝血瀑布的共同通路最可能涉及血管内皮，大量细胞因子和激素作用于血管内皮，导致一氧化氮和舒张血管的花生四烯酸产生减少，最终导致子宫血流减少，子宫肌层螺旋动脉收缩。除此之外，内皮细胞功能破坏还导致血小板激活，进一步加重舒张血管的前列环素和收缩血管的血栓素两种花生四烯酸类物质的失衡。

治疗

妊娠期高血压的治疗包括服用抗高血压药物（例如，β 受体阻滞剂、α 受体阻滞剂、中枢系统 α 受体激动剂、甲基多巴）和血管扩张剂（例如，肼屈嗪和硝酸甘油）。一旦确诊为子痫前期（高血压、水肿和蛋白尿），必须对产妇进行严密的产科监测。子痫前期最终的治疗措施是娩出胎儿和胎盘。如果胎儿早产，轻度和重度子痫前期的其他症状和体征应该治疗。产妇入院后，应该即刻使用硫酸镁治疗，降低子痫的发病阈值，控制血压。表 184-1 总结了硫酸镁不同血浆浓度的治疗效果。此外还可以通过加用拉贝洛尔、肼屈嗪、硝酸甘油、甲基多巴、可乐定、哌唑嗪、硝苯地平、曲美芬等药物，或增加以上药物的剂量来进一步控制血压。一些医师不建议使用硝普钠，因为胎儿对持续输注硝普钠带来的氰化物毒性非常敏感，但是在其他药物都不

框 184-3　子痫前期的临床表现

中枢神经系统

脑水肿
脑出血
皮质性盲
头痛
应激性亢进
反射亢进
癫痫
眩晕

心血管系统

体循环血管阻力升高
血液浓缩
低蛋白血症
低血容量
对儿茶酚胺、拟交感类药物和催产素敏感性增强
左心室肥大
心功能不全
肺水肿

呼吸系统

气道水肿
胃内容误吸
肺间质水肿
通气 / 血流比失调

泌尿系统

肾小球滤过率下降
肾血流量减少
肌酐和尿素氮升高
高尿酸血症
蛋白尿

肝功能改变

肝功能检查异常
肝血流量减少
血浆胆碱酯酶水平降低
门静脉周围肝坏死
肝被膜下出血

凝血功能改变

弥散性血管内凝血（见于 20% 的产妇）
血小板功能障碍
出血时间延长（见于 25% 的产妇）
血小板减少

胎盘

慢性胎儿缺氧
胎儿营养不良
胎儿宫内生长受限
胎盘破裂
早产
先兆早产
子宫胎盘功能不全

框 184-4　子痫前期的风险因素

父源性相关的风险因素

胎儿父亲的前妻有子痫前期孕产史
胎儿母亲此次妊娠前一直采取工具避孕措施
产妇所怀的是胎儿父亲的第一个孩子
初孕产妇

母源性风险因素

子痫前期家族史
胎盘破裂、宫内发育迟缓和胎死宫内病史
前次妊娠有子痫前期病史
产妇年龄＞ 35 岁
非西班牙裔黑人

产妇疾病风险因素

行为疾病
慢性高血压
糖尿病
肥胖
吸烟
血管栓塞性疾病

妊娠相关风险因素

葡萄胎
多胎妊娠

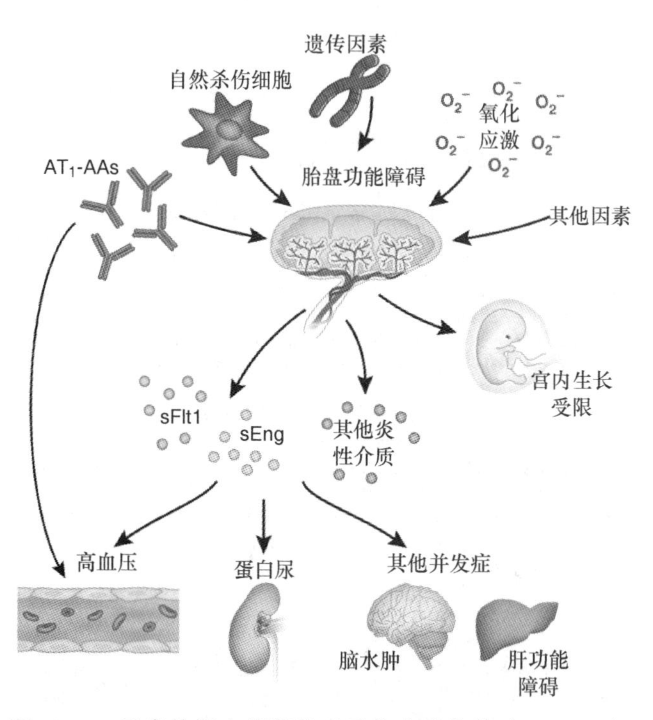

图 184-1　子痫前期血管紧张素受体自身抗体（AT_1-AAs）。AT_1-AAs 和其他因子（如氧化应激因子和遗传因素）导致胎盘功能障碍，继而引发抗血管因子［如可溶性 Fms 样酪氨酸激酶 1（sFlt1）和可溶性内皮因子（sEng）］以及其他炎症介质释放，导致子痫前期。AT_1-AAs 也可直接作用于产妇的血管系统，使血管对血管紧张素Ⅱ敏感性升高，导致高血压。O_2^-，氧自由基（From Parikh SM，Karumanchi SA. Putting pressure on preeclampsia. Nat Med. 2008；14（8）：810-812.）

表 184-1　镁离子血浆浓度升高的效应

临床表现	镁离子浓度（mEq/L）
正常血浆浓度	1.5 ～ 2.0
治疗剂量范围	4.0 ～ 6.0
心电图改变（PQ 间期延长，QRS 波增宽）	5.0 ～ 10
肌腱反射消失	10
窦房传导阻滞	15
呼吸抑制	15
心搏骤停	25

能很好地控制高血压的情况下，允许在短时间内使用硝普钠控制血压。

麻醉管理

一旦胎儿的肺部成熟且重度子痫前期难以控制，则通常选择计划分娩。如果发生了子痫或 HELLP 综合征，则需行急诊剖宫产。在施行分娩镇痛或剖宫产麻醉的过程中，麻醉医生管理的内容还涵盖高血压控制、容量治疗和控制中枢神经系统兴奋性（见第 185 章子痫前期患者的麻醉）。

子痫前期产妇可以行阴道分娩，但要评估高血压的严重程度以及有无胎儿窘迫。如果没有硬膜外置管的禁忌证，选择腰部硬膜外镇痛可以提供良好的分娩镇痛效果，降低分娩时循环儿茶酚胺的水平，降低分娩过程中的血压。对子痫前期的产妇来说，建议麻醉医生在产程的初期就放置硬膜外导管，因为子痫前期的产妇在阴道分娩产程中转为急诊剖宫产的可能性增加。

放置硬膜外导管前，麻醉医生必须确定产妇没有血小板减少症或凝血功能障碍。如果产妇是严重的子痫前期，输入的液体量应该小心控制。虽然子痫前期的产妇一般都存在血液浓缩，但其易出现毛细血管渗漏，过量输液会引起或加重肺水肿。病情严重的产妇（例如，存在肺水肿）可在静脉输液或经硬膜外导管给予负荷剂量麻醉药物前，放置中心静脉导管用于监测中心静脉压（或进行复苏）。麻醉药物也应该缓慢，谨慎地输注，以避免产妇发生严重的血压下降，以及随之导致的胎心率的严重减慢。

尽管上述这些风险，区域麻醉仍然是高血压产妇的最佳选择。这是因为区域麻醉可降低产妇血液循环中儿茶酚胺的水平，提升灌注压，改善胎盘的血供。由于子痫前期产妇对儿茶酚胺类药物的敏感性增加，在硬膜外试验剂量局部麻醉药或其他硬膜外药物中禁忌加入肾上腺素。在分娩过程中，如果产妇情况恶化或者胎儿不能耐受经阴道分娩，则建议行剖宫产手术。胎心监护异常包括晚期减速和延长减速。如果已留置硬膜外导管，在紧急剖宫产或急症剖宫产时可通过留置的硬膜外导管实施硬膜外麻醉。

麻醉医生必须持续细致监测产妇的容量状态。入室后可以静脉输注 500 ml 晶体液。子痫前期的产妇对儿茶酚胺药物很敏感，麻黄碱和去氧肾上腺素使用时应该谨慎。

重度子痫前期的产妇行剖宫产时采用脊椎麻醉（腰麻）是安全的。腰麻时，全身血管阻力会有更加显著的下降，因此，应小心谨慎地输入液体，并注意监测血压。紧急情况下，腰麻应该由有经验的麻醉医生实施，在麻醉操作过程中应该全程监测胎心率。

全身麻醉也可用于子痫前期产妇，但喉镜检查时有发生肺部误吸、水肿压迫气道和急性血压升高的风险。在喉镜检查及气管插管时，短暂但严重的体循环及肺循环血压升高会显著增加子痫前期产妇发生脑出血和肺水肿的风险。气管插管时应使用丙泊酚 1.5 mg/kg，琥珀胆碱 1.5 mg/kg 行快速序贯诱导。插管前预先静脉联合使用以下药物中的任一种——肼屈嗪、利多卡因、硝普钠、硝酸甘油、拉贝洛尔及艾司洛尔，可以减轻喉镜检查时的高血压。

由于子痫前期产妇存在暂时的严重口咽部水肿，气管插管时宜选择小一号的气管导管。麻醉维持使用较低浓度的吸入麻醉药，氧化亚氮（笑气）和氧气，必要时在肌松监测仪指导下使用肌松药。胎盘娩出后不应再使用麦角碱。凝血机制障碍的产妇应该输注血小板、新鲜冰冻血浆和冷沉淀。手术结束，患者完全清醒后拔除气管导管。

应根据尿量的情况［目标尿量＞ 1 ml/（kg · h）和中心静脉压（4 ～ 6 cmH_2O）］进行静脉输液。对于心肺功能不全的产妇，建议放置肺动脉导管以指导血流动力学监测。动脉置管可以连续监测血压并易于取血样进行凝血、血常规、血气分析、电解质和 Mg^{2+}浓度的检测。袢利尿剂推荐用于治疗肺水肿，甘露醇用于治疗脑水肿。硫酸镁常在分娩前使用，临床医师应谨记其治疗效应（例如，抗高血压和抗惊厥），当输入硫酸镁的剂量超出治疗范围，硫酸镁可能导致骨骼肌无力、呼吸抑制和心搏骤停。硫酸镁可增强肌松药的阻滞效果以及阿片类药物的镇静效果。氯化钙可以中和硫酸镁的副作用（见第 183 章早产：宫缩抑制剂和麻醉管理）。

子痫前期产妇在产后应该进行严密的监测。手术后，产妇发生肺水肿的风险最高。如果产后不能留置硬膜外导管，镇痛方法可选择静脉自控镇痛。对 HELLP 综合征产妇，在拔出硬膜外导管前应该检测血小板数量。血小板计数大于 75 000 ～ 80 000/mm^3才可拔除硬膜外导管。仔细观察神经肌肉功能的恢复，如果有硬膜外血肿的症状，应立即进行影像学检查评估，并请神经外科医师会诊。

推荐阅读

ACOG Practice Bulletin No. 125: Chronic hypertension in pregnancy. *Obstet Gynecol*. 2012;119:396-407.

American Society of Anesthesiologists. *Guidelines for Regional Anesthesia in Obstetrics*. Approved by the ASA HOD on Oct. 12, 1988, and last amended on Oct. 17, 2007.

Hood DD, Curry R. Spinal versus epidural anesthesia for cesarean section in severely preeclamptic patients: A retrospective survey. *Anesthesiology*. 1999;90:1276-1282.

Magee LA, Helewa M, Moutquin JM, von Dadelszen P, Hypertension Guideline Committee, Strategic Training Initiative in Research in the Reproductive Health Sciences (STIRRHS) Scholars. Diagnosis, management, and evaluation of hypertensive disorders of pregnancy. *J Obstet Gynaecol Can*. 2008;30:S1-48.

Marik PE. Hypertensive disorders of pregnancy. *Postgrad Med*. 2009;121:69-76.

Polley LS. Hypertensive disorders. In: Chestnut DH, Polley LS, Tsen LC, Wong CA, eds. *Chestnut's Obstetrical Anesthesia: Principles and Practice*. 4th ed. Philadelphia: Mosby Elsevier; 2009:975-1007.

Practice Guidelines for Obstetric Anesthesia. An Updated Report by the American Society of Anesthesiologists Task Force on Obstetric Anesthesia. *Anesthesiology*. 2007;106:843-863.

第 185 章　子痫前期患者的麻醉

Joseph J. Sandor，MD
史成梅　译　李　民　校

子痫前期是妊娠 20 周以后发生的一种综合征，特征是高血压、蛋白尿、全身广泛水肿，如果出现癫痫大发作（见第 184 章），则称为子痫。子痫前期 / 子痫的症状会在整个胎盘娩出 48 h 内缓解。

病因及病理生理学

免疫及遗传因素起一定的作用，但子痫前期的病因仍不明确。子宫肌层的螺旋动脉收缩所致的子宫血供减少与该综合征有一定的关系。除了引起血管收缩，子痫前期还可以引起血管内皮细胞的破坏，从而导致血小板激活及收缩血管、舒张血管的类花生酸类物质的不平衡，相应的收缩血管和舒张血管的类花生酸类物质分别为血栓素和前列环素。

临床表现

子痫前期系多系统疾病，影响中枢神经系统、心血管系统、呼吸系统、肾、肝、血液系统及胎盘（表 185-1）（见第 184 章）。

治疗

子痫前期最确切的治疗方法是娩出胎儿及胎盘。麻醉医生提供的治疗包括：治疗高血压、容量治疗及控制中枢神经系统兴奋性。

应根据尿量［目标是＞1 ml/（kg · h）］及中心静脉压（4 ～ 6 cmH_2O）进行静脉输液。对于已经出现心肺功能障碍的患者，有些临床医生建议放置肺动脉导管以监测心功能。动脉置管可以连续监测血压并易于取血样（比如凝血参数、动脉血气、电解质及 Mg^{2+}浓度）。袢利尿剂用于治疗肺水肿，甘露醇用于治疗脑水肿。硫酸镁具有抗惊厥及抗高血压的作用，可以降低中枢神经系统及神经肌肉接头处的兴奋性，并能够直接舒张小动脉及子宫平滑肌。一旦超过治疗剂量，硫酸镁会引起骨骼肌无力、呼吸抑制及心搏骤停。氯化钙可以中和硫酸镁的副作用。硫酸镁可以增强肌松药及阿片类药物的效能。其他有效的降压药物包括拉贝洛尔、肼屈嗪、硝酸甘油、甲基多巴、可乐定、哌唑嗪、硝苯地平及咪噻吩。一些作者不建议使用硝普钠，因为胎儿对持续输注硝普钠产生的氰化物毒性很敏感（见表 184-1 关于血浆镁浓度增加所致效应的总结）。

分娩的麻醉管理

如果没有胎儿窘迫，可以进行经阴道分娩。腰部硬膜外镇痛可以缓解疼痛，也是一种分娩时控制血压的方法。在放置硬膜外导管之前，麻醉医生要确定产妇没有凝血障碍，并给予充足的液体

表 185-1　子痫前期的临床表现

身体系统	临床表现
中枢神经系统	脑水肿、脑出血、皮质盲、头痛、易激惹、反射亢进、癫痫、眩晕
心血管系统	低蛋白，低血容量，血液浓缩，左心室肥厚，心肌功能障碍，肺水肿，儿茶酚胺、拟交感、缩宫素敏感性增加，体循环血管阻力增加
血液系统	DIC*、血小板功能障碍、出血时间延长†、血小板减少
肝	肝功能检查异常、肝血流量降低、血浆胆碱酯酶水平降低、门静脉周围肝坏死、被膜下出血
胎盘	慢性胎儿缺氧、胎儿营养不良、宫内发育迟缓、胎盘早剥、早产、子宫胎盘功能不全
肾	血尿素氮增加、肌酐增加、肾小球滤过率下降、高尿酸血症、蛋白尿、肾血流量降低
呼吸系统	气道水肿、胃内容误吸、肺间质水肿、通气血流比失调

* 20% 的患者罹患弥散性血管内凝血（DIC）。
† 影响 25% 的患者

（0.5 ～ 2 L）。接受了区域阻滞的患者通常不需要过多用力（因而可减少血压升高），需要的镇痛药物更少，并且胎盘及肾血供有所改善。由于患者对儿茶酚胺类药物敏感性增加，局麻药液中通常不需要添加肾上腺素。在密切监测胎儿的情况下，可以实施鞍区阻滞。

一旦出现胎儿窘迫，即需要实施剖宫产。如果事先已经放置了硬膜外导管（或者是择期剖宫产手术），血管内容量充足（0.5 ～ 2 L），可以在硬膜外麻醉下进行剖宫产手术。对于没有凝血障碍的患者，椎管内技术是无痛分娩及重度子痫前期患者剖宫产麻醉的首选方法。

子痫前期患者也可以接受全身麻醉，但有发生肺部误吸、水肿压迫气道及喉镜检查时急性血压升高的风险。子痫前期患者在接受喉镜检查及气管插管时，会出现短暂却严重的体循环及肺循环血压升高，有引起脑出血及肺水肿的显著风险。全身麻醉应采取快速序贯诱导的方式。静脉输注丙泊酚（1 ～ 2 mg/kg）及琥珀胆碱（1 ～ 1.5 mg/kg）。早期静脉联合使用以下药物中的任一种——肼屈嗪、利多卡因、硝普钠、硝酸甘油、拉贝洛尔及艾司洛尔——可以减轻喉镜检查时的高血压。

由于偶尔有严重口咽部水肿的患者，气管插管时宜选择小一号的气管导管。麻醉维持使用较低浓度的吸入麻醉剂 N_2O/O_2，必要时在肌松监测仪指导下使用肌松药。催产素可能会引起剧烈的血压升高，胎儿娩出后不应再使用麦角碱。必要时输注血小板、新鲜冰冻血浆及冷沉淀来纠正凝血障碍。手术结束，患者完全清醒后拔除气管导管。

推荐阅读

Dyer RA. Maternal hemodynamic monitoring in obstetric anesthesia. *Anesthesiology*. 2008;109:765-767.

Fernando R. Gerard W. Ostheimer "What's New in Obstetric Anesthesia" lecture. *Anesthesiology*. 2007;106:615-621.

Gogarten W. Preeclampsia and anaesthesia. *Curr Opin Anaesthesiol*. 2009;22: 347-351.

Hawkins JL. Epidural analgesia for labor and delivery. *N Engl J Med*. 2010;362: 1503-1510.

Landau R. What's new in obstetric anesthesia. *Int J Obstet Anesth*. 2009;18: 368-372.

Malleeswaran S, Panda N, Mathew P, Bagga R. A randomised study of magnesium sulphate as an adjuvant to intrathecal bupivacaine in patients with mild preeclampsia undergoing caesarean section. *Int J Obstet Anesth*. 2010; 19:161-166.

Sullivan JT. What's new in obstetric anesthesia: The 2009 Gerard W. Ostheimer lecture. *Anesth Analg*. 2010;110:564-549.

Turner JA. Severe preeclampsia: Anesthetic implications of the disease and its management. *Am J Ther*. 2009;16:284-288.

第 186 章　剖宫产手术的麻醉

K. A. Kelly McQueen，MD，MPH

史成梅　译　李　民　校

剖宫产手术是孕期最常见的手术，也是美国最常见的手术。美国平均每年的剖宫产率是 30%，在一些高危生育中心，剖宫产率会更高一些。麻醉对母婴的影响非常重要，需要仔细评估。

术前评估

麻醉医生在实施剖宫产之前要对母体进行评估并获取知情同意。除了进行包括询问病史和体格检查的标准的术前母体评估，麻醉医生还应确认胎儿及妊娠合并症的情况。根据母体合并症的情况及手术计划进行实验室检查。对于多胎妊娠及合并其他常见生理改变的产妇，还需要留取血样筛查血型及交叉配型。择期、急诊及紧急剖宫产的准备包括预防误吸和建立充足的静脉通路（框 186-1）。

区域麻醉

择期剖宫产建议实施蛛网膜下腔麻醉或硬膜外麻醉。与全身麻醉相比，椎管内麻醉在提供很好的

框 186-1　产妇的剖宫产前准备

获得重点突出的母体病史及知情同意
进行体格检查
留取血样测血型，必要时进行交叉配型
择期手术，患者术前禁固体食物 6 ～ 8 h，禁清亮液体 2 h
在两个部位开放两条粗大的（18 G 或 16 G）静脉通路
给予非颗粒性抑酸剂、H_2 受体拮抗剂及甲氧氯普胺
预防性使用抗生素

麻醉效果的同时，还可以防止胎儿窘迫，避免处理母体困难气道，母体没有胃内容物误吸的风险。局麻药不管是否伍用阿片类药物，都可以用于蛛网膜下腔麻醉（表 186-1）或硬膜外麻醉（表 186-2）。

麻醉医生在实施椎管内麻醉时，不管患者在分娩时是否已经接受过硬膜外麻醉，必须保证患者容量充足，以避免或减轻母体低血压及子宫胎盘灌注不足。理想的情况是，在给予局麻药负荷量之前，静脉给予约 1 L 的液体（除非是子痫前期或者母体存在其他心脏问题）。母体出现低血压时，应该进行静脉补液，如果持续低血压或者出现胎儿心率改变，

表 186-1　剖宫产蛛网膜下腔麻醉用药

药物	剂量
布比卡因	7.5 ～ 15 mg
利多卡因 *	60 ～ 80 mg
左布比卡因	7.5 ～ 15 mg
罗哌卡因	15 ～ 25 mg
芬太尼	10 ～ 25 μg
吗啡	0.1 ～ 0.2 mg
舒芬太尼	2.5 ～ 5 μg
哌替啶	60 ～ 70 mg
可乐定	20 μg

* 可能需要复合 0.1 ～ 0.2 mg 的肾上腺素

表 186-2　硬膜外麻醉用药

药物	浓度	剂量
氯普鲁卡因	3%	450 ～ 750 mg
布比卡因 *	0.5%	75 ～ 125 mg
利多卡因 *	2%	300 ～ 500 mg
芬太尼		50 ～ 100 μg
吗啡		3 ～ 4 mg
舒芬太尼		10 ～ 20 μg
哌替啶		50 ～ 75 mg

* 利多卡因中可以加入肾上腺素 5 μg/ml 及碳酸氢盐

框 186-2　全身麻醉快速序贯诱导

持续进行环状软骨按压
给予丙泊酚 1 ～ 2 mg/kg
给予琥珀胆碱 1.5 mg/kg
考虑使用小一号的气管导管（6.5）及导丝

应该静脉给予间接性的拟交感类药物（如滴定给予麻黄碱）或直接性的拟交感类药物（如去氧肾上腺素）。不管实施何种麻醉技术，都应该将患者置于子宫左倾位，以避免仰卧位综合征。

急诊 / 紧急剖宫产

分娩期间，经常会遭遇急诊剖宫产。应具备能够随时启用、应对“危急”诱导的手术间。时间对于保证娩出健康的胎儿至关重要。尽管在真正紧急的情况下，全身麻醉是最快速的解决方案，但如满足以下条件，也可以考虑实施区域阻滞：①经过产科处理后，胎心率恢复正常（比如，调整母体体位、吸氧、改善母体循环、停用缩宫素、对子宫张力过强者使用宫缩抑制剂）；②有经验的麻醉医生可以在持续监测胎心率的情况下快速实施蛛网膜下腔麻醉。麻醉医生与产科团队之间的沟通非常必要。

如果需要进行全身麻醉，则应该在腹部消毒、铺巾后实施快速序贯诱导并辅以环状软骨按压。一旦气管插管成功，就告知外科医生。脐带夹闭胎儿娩出之前使用低浓度的吸入麻醉剂（如异氟烷或者七氟烷）辅以 50% 的 O_2 和 N_2O 来维持麻醉。琥珀胆碱的终板运动功能恢复后，就可以给予非去极化肌松药。脐带夹闭后不再顾虑新生儿的呼吸抑制问题，可以给予阿片类药物。另外，吸入麻醉剂（可松弛子宫平滑肌的药物）应维持低浓度，从而降低宫缩乏力及持续子宫出血的风险，同时给予咪达唑仑防止患者术中知晓。胎盘娩出后，给予缩宫素（20 ～ 40 IU 缩宫素加入 1 L 的晶体液中）以增强子宫收缩。如果持续宫缩乏力，给予缩宫素（缓慢静脉推注）或甲磺酸甲麦角新碱（Methergine，0.2 mg 肌内注射）。缩宫素和甲麦角新碱都会引起血流动力学波动（见第 189 章）。

预防应用抗生素可以降低剖宫产术后感染的发生率及严重性，因此，应在腹部切皮前或者脐带夹闭即刻给予抗生素。麻醉记录单上应该记录胎儿娩出的时间及 Apgar 评分。术毕患者完全清醒后拔除气管导管，以将误吸的风险降至最低。

推荐阅读

American Society of Anesthesiologists. Guidelines for regional anesthesia in obstetrics. Available at: http://www.asahq.org/publicationsAndServices/standards/45.pdf. Accessed September 15, 2009.

American Society of Anesthesiologists. Practice guidelines for obstetric anesthesia. Available at: http://www.asahq.org/publications/pc-119-4-practiceguidelines-for-obstetrical-anesthesia.aspx. Accessed September 15, 2009.

American Society of Anesthesiologists Task Force on Obstetric Anesthesia. Practice guidelines for obstetric anesthesia: An updated report by the American Society of Anesthesiologists Task Force on Obstetric Anesthesia. *Anesthesiology*. 2007;106:843-863.

Dahl JB, Jeppesen IS, Jorgensen H, et al. Intraoperative and postoperative analgesic efficacy and adverse effects of intrathecal opioids in patients undergoing cesarean section with spinal anesthesia. *Anesthesiology*. 1999;91:1919-1927.

Tsen LC. Anesthesia for cesarean delivery. In: Chestnut D, ed. *Chestnut's Obstetric Anesthesia: Principles and Practice*. 4th ed. Philadelphia: Mosby Elsevier; 2009:521-574.

第 187 章　孕妇体内高氧浓度对胎儿的影响

Inge Falk van Rooyen，MD
曲音音　译　李　民　校

为改善胎儿氧合，必要时可给予孕妇 100% 氧气。但母体氧合过度可能会对发育中的胎儿血管床造成危害。100 多年以来，研究表明，由于氧自由基和氧化应激的负面效应，氧气也可造成毒性，尤其是对于中枢神经系统、眼部和肺循环的血管床来说。目前已明确早产儿比足月儿对氧气毒性更为敏感。目前已知一些影响氧毒性相关损伤严重程度的因素（框 187-1）。

在母体胎儿循环中，可供给宫内胎儿的最高氧分压受限于母胎气体交换机制（图 187-1）。胎盘比肺的气体交换效率低 15 倍，但向胎儿的氧气转运可被多种生化机制增强。

氧气的胎盘转运

增加母体氧合可增加胎儿脐动脉和脐静脉的氧分压（PO_2）。由于流量交换（胎盘）有限，母体动脉血氧分压（PaO_2）的增加并不能引起胎儿体内相同程度的增加。即使母体吸入氧浓度为 100%，胎儿脐静脉的氧分压也会低于 50 mmHg。动物模型提示，在 1 个大气压下将母体吸入氧浓度从 0.21 增加到 1.0，脐静脉的氧分压仅增加 10 mmHg。

给孕妇供应高压氧可显著增加胎儿氧分压。研究表明，给予母羊高压氧使其动脉氧分压达到 1300 mmHg 时，脐静脉氧分压可增加至近 600 mmHg。未观察到子宫胎盘或脐血流下降。

框 187-1　暴露于母体高浓度氧导致的胎儿损伤严重程度的影响因素
氧气暴露时间
母体吸入氧分压（FiO_2）和胎儿 PaO_2 之差
胎儿早产程度
并存的胎儿和母体病理情况

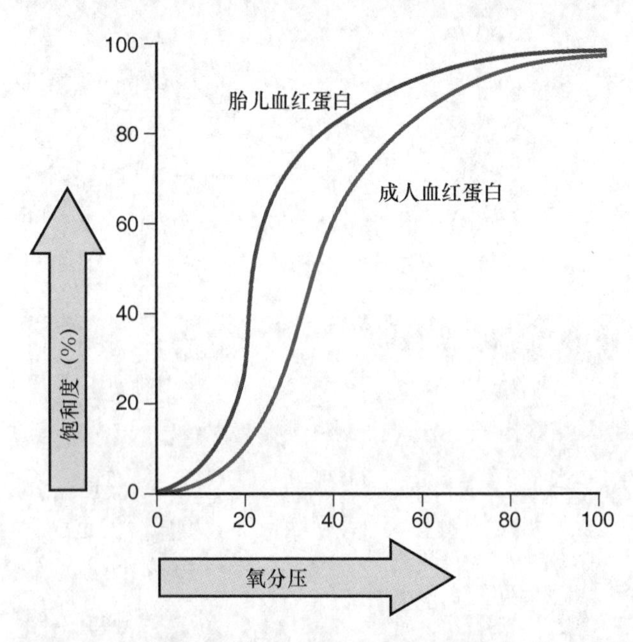

图 187-1　胎儿血红蛋白（HbF）和成人血红蛋白（HbA）的解离曲线。胎盘中，成人血红蛋白释放氧气，有利于与氧气亲和力更强的胎儿血红蛋白与其结合

母体高氧浓度的毒性效应

有三个解剖位置最易发生高氧毒性效应：肺部、眼部和脑部。后遗症包括支气管肺发育不良、视网膜病和脑室周围白质软化。

支气管肺发育不良和氧毒性

慢性肺疾病或支气管肺发育不良是早产儿的一种严重并发症。组织损伤的病理机制复杂。但高氧引起的活性氧簇生成、巨噬细胞激活和炎症反应造成的活性氧簇都可直接或间接地导致损伤。近期在新生小鼠中的研究表明，正常大气压下暴露于 100% 氧气长达 6 周可导致肺部改变，包括致密纤维组织沉积、慢性支气管炎、细支气管炎和肺气肿。实验动物的生存率随氧气暴露时间的增加而降低。

早产儿视网膜病

给予视网膜血管发育不成熟的早产儿补充氧气治疗（通常在妊娠 36 周完成）可能导致高氧和血管收缩。这会造成局部缺氧、纤维组织沉积、组织过度血管化和早产儿视网膜病进一步引起的视力丧失。

氧气和脑损伤

氧化应激和脑白质内少突胶质细胞前体细胞的损伤可能是脑室周围白质软化的机制，增加了早产儿脑瘫和认知损害的风险。

胎儿畸形

无论在人还是动物模型中，均未发现在 1 个大气压下给予孕妇高达 100% 的氧气可引起胎儿畸形。然而高压氧在动物中被证明是致畸的。一项研究表明，仓鼠接受 2 个大气压下 100% 氧气 3 h 或 3 个大气压下 100% 氧气 2 h，其后代有很多先天性缺陷，如脊柱裂、露脑和肢体残缺。另一项实验中，妊娠晚期家兔吸高压氧会导致晶状体后纤维增生、视网膜脱离、小眼畸形和死产。

母体最佳氧浓度

目前并无足够证据表明在接受补充氧气治疗的早产儿中，既可提供足够的氧气给组织、又能预防氧毒性的最佳氧饱和度或氧分压是多少。

推荐阅读

Heidary G, Vanderveen D, Smith LE. Retinopathy of prematurity: Current concepts in molecular pathogenesis. *Semin Ophthalmol*. 2009;24:77-81.

Jobe AH, Bancalari E. Bronchopulmonary dysplasia. *Am J Respir Crit Care Med*. 2001;163:1723-1729.

Maternal physiology. In: Cunningham FG, Leveno KJ, Bloom SL, et al, eds. *Williams Obstetrics*. 23rd ed. New York: McGraw-Hill; 2009:79-107.

Rasanen J, Wood DC, Debbs RH, et al. Reactivity of the human fetal pulmonary circulation to maternal hyperoxygenation increases during the second half of pregnancy: A randomized study. *Circulation*. 1998;97:257-262.

Shaul PW, Farrer MA, Zellers TM. Oxygen modulates endothelium-derived relaxing factor production in fetal pulmonary arteries. *Am J Physiol*. 1992; 262:H355-364.

Simchen MJ, Tesler J, Azami T, et al. Effects of maternal hyperoxia with and without normocapnia in uteroplacental and fetal Doppler studies. *Ultrasound Obstet Gynecol*. 2005;26:495-499.

第 188 章 妊娠期糖尿病：对胎儿的影响

Jack L. Wilson，MD
曲音音 译 李 民 校

在美国，由于肥胖的流行，糖尿病的发病率也逐渐增高。美国成人的发病率是 2.6% ～ 4.5%，3% ～ 7% 的妊娠期患者有生以来第一次被诊断为糖尿病，即妊娠期糖尿病（gestational diabetes mellitus，GDM）。糖尿病会引起妊娠、分娩和胎儿预后等方面的并发症。大部分妊娠期糖尿病患者的起病继发于激素变化引起的妊娠期胰岛素抵抗。该类型糖尿病通常于妊娠和分娩后消失，但很多患者日后更易出现 2 型糖尿病。另外，约 10% 的妊娠期糖尿病患者妊娠前即合并糖尿病。表 188-1 列出了妊娠期糖尿病的分级体系。

一般来说，妊娠期糖尿病会增加胎儿风险（框 188-1），尤其是巨大儿、产伤和高剖宫产发病率。尽管没有明确的证据证明妊娠期糖尿病患者的后代围生期死亡率增加，但一个更具争议的问题是巨大儿到底来源于糖尿病还是肥胖，以及治疗孕妇高血糖是否会改善预后——包括降低剖宫产率。有一些证据表明，识别和治疗妊娠期糖尿病可降低巨大儿的发病率。

许多产科医生在妊娠期糖尿病患者妊娠晚期会增加胎儿监测的频率，以更加密切地监护妊娠进展，决定分娩时机。即使胎儿监测的结果提示状态稳定，许多产科医生仍会对 38 ～ 40 周的糖尿病患者实施引产，以避免晚期死产的风险，同时降低娩出巨大儿的风险——潜在肩难产、产伤以及剖宫产发生率增加的风险。

分娩后，妊娠期糖尿病患者的新生儿可能面临的最常见问题是低血糖，发病率为 5% ～ 12%。一般认为与母体高血糖引起的胰岛素分泌增加有关。就胎儿畸形而言，妊娠期前即合并糖尿病的患者的婴儿与妊娠期糖尿病患者的婴儿有一些不同。前者重大畸形（最常见的是心血管和中枢神经系统）的发病率为 6% ～ 18%，而后者发病率较低，为 3% ～ 8%，但仍高于非糖尿病孕妇。尽管尚无定论，但临床数据指出，在预防新生儿不良转归和畸形方面，糖尿病孕妇严格控制血糖是有益的。

表 188-1　White 妊娠期糖尿病分级系统

级别	定义
A1	饮食控制的妊娠期糖尿病
A2	需要胰岛素治疗的妊娠期糖尿病
B	先前存在糖尿病，20 岁以前发病，发病少于 10 年，无并发症
C	先前存在糖尿病，10 ～ 19 岁发病，或发病少于 10 年（10 ～ 19 岁）且无并发症
D	先前存在糖尿病，10 岁以前发病，或发病大于 20 年且无并发症
F	先前存在糖尿病，并发肾病变
R	先前存在糖尿病，并发增生性视网膜病变
T	先前存在糖尿病，肾移植术后状态
H	先前存在糖尿病，并发缺血性心脏病

From Braveman FR：The Requisites in Anesthesiology. St. Louis：Mosby；2006：96，Table 8-2.

框 188-1　妊娠期糖尿病相关新生儿和孕妇并发症

巨大儿（＞ 4 ～ 4.5 kg）
- 肩难产
- 产伤

胎肺发育不全
剖宫产可能增加
先天性畸形风险增加 *
胎死宫内风险增加
宫内感染
妊娠期糖尿病酮症酸中毒 †
妊娠期低血糖 †
新生儿低血糖
胎儿功能不全
子痫前期或子痫
羊水过多
子宫胎盘灌注降低 ‡

* 尤其是心血管和中枢神经系统畸形。
† 在 1 型糖尿病孕妇中。
‡ 与无糖尿病的孕妇相比，低 35% ～ 40%

推荐阅读

Crowther CA, Hiller JE, Moss JR, et al, for the Australian Carbohydrate Intolerance Study in Pregnant Women (ACHOIS) Trial Group. Effect of treatment of gestational diabetes mellitus on pregnancy outcomes. *N Engl J Med*. 2005;352:2477-2486.

Fragneto RY. The high-risk obstetric patient. In: Braveman FR, ed. *Obstetric and Gynecologic Anesthesia—The Requisites in Anesthesiology*. Philadelphia: Mosby; 2006, Chap. 8.

Greene MF, Solomon CG. Gestational diabetes mellitus—Time to treat. *N Engl J Med*. 2005;352:2544-2546.

Wissler RN. Endocrine disorders. In: Chestnut DH, ed. *Obstetric Anesthesia Principles and Practice*. 3rd ed. Philadelphia: Elsevier Mosby; 2004, Chap. 41.

第 189 章　围生期出血

K. A. Kelly McQueen，MD，MPH
郭枫林　译　李　民　校

尽管产科护理不断进步、诊断检查持续改进，围生期出血仍然是导致孕产妇患病和死亡的首要原因。严重的出血最常发生在妊娠最后 3 个月和临近分娩时。

产前出血

产前出血的原因

严重的产前出血最常见的原因是前置胎盘、胎盘早剥和子宫破裂。

前置胎盘

前置胎盘被定义为胎盘异常植入子宫下段，部分或完全覆盖宫颈内口。发病率为 1/250 ～ 1/200，孕产妇死亡率可高达 0.9%。多产妇和高龄孕妇发展为前置胎盘的风险增加，重复行剖宫产手术（C/S）的患者也如此。下次妊娠再发生前置胎盘的概率约为 5%。

胎盘早剥

妊娠 20 周后到胎儿娩出前，正常位置的胎盘发生剥离，称为胎盘早剥。发生率为 1/226 ～ 1/75。孕产妇死亡率为 1.8% ～ 2.8%，胎儿死亡率可能高达 50%。危险因素包括高血压、多胎妊娠、子宫畸形、创伤、静脉药物的使用以及既往胎盘早剥病史。出血可能是显性的（外出血）或隐性的（内出血），严重程度从轻度（＜ 100 ml）至重度（＞ 500 ml）。

分娩的方式和时间取决于出血的严重程度。出血量可控者，通常可以经阴道分娩。如果出现母亲或胎儿窘迫，需要行剖宫产快速分娩。对于轻度或中度剥离且胎儿已经死亡的情况，在实施区域麻醉前应评估产妇凝血功能，因为在胎儿死亡的 8 h 内可能发生弥散性血管内凝血。

子宫破裂

子宫破裂是一种罕见但严重的出血原因，妊娠时发生率为 0.1% ～ 0.3%。危险因素包括既往子宫手术史、既往子宫破裂史、胎位异常、阴道助产、使用宫缩药物和子宫扩张。孕产妇死亡率接近 5%，胎儿死亡率高达 50%。表现出的症状和体征包括非典型腹痛、肩痛、阴道出血、子宫压痛、低血压、心动过速和休克。

产前出血的麻醉管理

麻醉管理包括确保具备血液和血液制品，放置大口径的中心静脉套管、外周静脉套管或两者兼有以保证足够的静脉通路。如果需要行急诊剖宫产，因为母体血管内血容量减少、凝血功能异常、区域麻醉体位摆放问题和手术的紧迫性，通常建议实施全身麻醉。

在进行剖宫产之前，应尽一切努力维持产妇稳定，同时维持子宫灌注压（子宫动脉压减去子宫静脉压）和最大氧合。如果时间允许，应评估实验室检查结果，包括血小板浓度、凝血酶原时间、活化部分凝血活酶时间、纤维蛋白原水平以及血红蛋白浓度。如果孕妇血流动力学状态稳定、凝血功能正常，急诊剖宫产手术可以使用区域麻醉。

产后出血

绝大多数严重的产后出血发生在分娩后几分钟内。产后出血是最常见的产科出血，通常定义为分娩 24 h 内失血达到或超过 500 ml。产后出血可能出血量大且突然，需要积极的治疗。产后出血最常见的三个原因是胎盘和胎膜滞留、子宫收缩乏力及产道损伤（框 189-1）。

框 189-1　产前和产后出血的病因

产前出血	
胎盘早剥	子宫破裂
前置胎盘	前置血管
产后出血	
产道创伤	子宫收缩乏力
胎盘植入	子宫脱垂
胎盘残留	

产后出血的原因

胎盘植入

胎盘植入是一种异常的胎盘粘连，从而导致毁灭性的急性失血。由于越来越多的重复剖宫产，胎盘植入发病率也随之增加。粘连性胎盘是指胎盘附着于子宫肌层而没有侵入子宫肌层。植入性胎盘是指胎盘附着并侵入子宫肌层。穿透性胎盘是指胎盘侵入子宫浆膜层和更深层组织，通常包括其他的盆腔结构。

胎盘和胎膜滞留

胎盘和胎膜滞留约占所有经阴道分娩的 1%。治疗通常包括人工探查子宫，这可能需要使子宫松弛。为使探查更方便，常用的药物包括静脉给予硝酸甘油、氯胺酮或阿片类药物镇静、低剂量吸入麻醉药和全身麻醉诱导。

子宫收缩乏力

阴道分娩后通常会发生不同程度的子宫收缩乏力。失血量大且突然，有时会延迟几小时才出现。危险因素包括多产次、多胎、羊水过多、胎儿宫内操作和胎盘滞留。初始治疗包括子宫按摩和药物治疗（表 189-1）。持续的子宫收缩乏力和产妇出血可能需要大量输血，在极端情况下可能需要进行子宫切除术。

产道损伤

产道损伤可能导致严重的产后出血。裂伤可发生在阴道、子宫颈或子宫体。会阴切开术的切口也是一种可能的出血因素。分娩后需要保持警惕，因为失血可能会延迟。

产后出血的治疗

产后出血的治疗与产前出血的治疗相似。早期诊断和积极治疗对减少孕产妇发病率和死亡率十分重要。诊断成立后，应尽快开放大口径静脉通路。术前准备包括大量输血，供应充足的晶体液、胶体液、血液和血液制品。应使用血液加温仪防止低体温。考虑使用有创血流动力学监测，包括动脉置管和中心静脉压监测（框 189-2），使用快速输液装置。

子宫收缩乏力和胎盘娩出后宫内妊娠物滞留的治疗包括给予缩宫素和其他血管收缩药物。缩宫素刺激子宫平滑肌，从而引起或加强子宫收缩。缩宫素是垂体后叶激素，能刺激子宫平滑肌。缩宫素的合成衍生物 Pitocin 是一种治疗子宫收缩乏力的药物，因为与血管加压素相比，其具有更低的抗利尿和心血管活性。缩宫素主要给药方式为静脉推注、持续输注，或静脉推注联合滴定输注至有效。使用缩宫素需要在产程中和术后监测子宫收缩力。缩宫素通常在两次收缩间的松弛期引起缓慢广泛的子宫收缩。缩宫素的副作用包括低血压（特别是通过静脉推注时），以及继发性心动过速。这些副作用通常会在给药后立即发生，通常是短暂的。也可能发生短暂的心电图改变，包括 T 波低平和倒置、QT 间期延长。大剂量或长时间给药，缩宫素可能会导致水中毒和低钠血症。

表 189-1　子宫收缩乏力和产后出血的药物治疗

药物	剂量	副作用
缩宫素（Pitocin）	10 ～ 40U/L，IV	低血压
马来酸甲麦角新碱（Methergine）*	0.2 mg，IM	N/V
15- 甲基前列腺素 $F_{2\alpha}$（欣母沛）	250 μg，IM 或 IV	支气管痉挛
米索前列醇（喜克馈）	600 μg，PO 或舌下	寒战，体温升高，N/V，腹泻

* 子痫前期患者禁忌。

IM，肌内注射；IV，静脉注射；N/V，恶心呕吐；PO，经口

框 189-2　产妇出血行急诊剖宫产的全身麻醉

给予非颗粒口服抑酸药
放置两条大口径的 IV 套管
使用晶体液或胶体液替代失血量
配型和交叉配血 2 个单位
使用快速输液加温仪
预给氧
维持持续的液体复苏
采用快速序贯诱导，同时采取环状软骨压迫
诱导药物
　依托咪酯，0.3 mg/kg
　氯胺酮，0.5 ～ 1 mg/kg

马来酸甲麦角新碱

马来酸甲麦角新碱（甲麦角新碱）是一种纯化的半合成麦角碱，如缩宫素没有产生预期的效果，通常可以肌内注射 0.2 mg 以增强子宫收缩。甲麦角新碱只用于产后期间，因为相比于缩宫素，它产生的强直收缩更迅速，从而严重地限制血流。主要副作用包括恶心、呕吐和由直接收缩外周血管导致的严重高血压。因此，对于甲麦角新碱静脉给药存在争议，对于原发性高血压或妊娠期高血压的产妇，必须谨慎给药。

前列腺素 $F_{2\alpha}$

严重的子宫收缩乏力和产后出血可能需要使用前列腺素 $F_{2\alpha}$（$PGF_{2\alpha}$），一种由妊娠子宫产生的、可引起子宫收缩的生化物质。$PGF_{2\alpha}$ 也可引起支气管痉挛。$PGF_{2\alpha}$ 的 15- 甲基衍生物（欣母沛）与 $PGF_{2\alpha}$ 作用相似，但能提供更强的持续子宫收缩，限制血液流向子宫。只有使用缩宫素和甲麦角新碱仍不能达到满意效果时，才采用肌内注射或子宫肌壁注射 15- 甲基 $PGF_{2\alpha}$（250 μg），因为使用 15- 甲基 $PGF_{2\alpha}$ 会引起恶心、呕吐和腹泻。

对一些药物干预失败的持续产后出血，血管造影子宫动脉栓塞可能是一种选择。存在凝血功能障碍时也可在局部麻醉下进行此项操作。在血管造影时，放射科医生可以识别出血的血管并使用明胶海绵对这些血管进行有效栓塞，使用这项技术一段时间后血流可以再次恢复，因此可以保存生育能力。

如果药物和放射学干预均失败，或者产后出血只能通过手术解决（修复产道损伤），手术治疗控制出血可能是必要的。手术方法包括双侧髂内动脉结扎术、双侧卵巢动脉结扎术和子宫动脉结扎术。在罕见的情况下，需要紧急行子宫切除术治疗产后出血。子宫切除术是治疗产后出血的最后手段。

推荐阅读

Mayer DC, Smith KA. Antepartum and postpartum hemorrhage. In: Chestnut DH, ed. *Obstetric Anesthesia: Principles and Practice*. 4th ed. Philadelphia: Mosby Elsevier; 2009:811-852.

Practice guidelines for obstetric anesthesia. An updated report by the American Society of Anesthesiologists Task Force on Obstetric Anesthesia. *Anesthesiology*. 2007;106:843-863.

第 190 章　输卵管结扎术的麻醉

Scott A. Gammel，MD

郭枫林　译　李　民　校

输卵管结扎术术可以在分娩后间隔一段时间进行或在产后立即进行，麻醉方式可以使用局部、区域或全身麻醉。

分娩后间隔一段时间进行的输卵管结扎术

分娩后间隔一段时间再进行的输卵管结扎术最常用腹腔镜的手术方法。麻醉需考虑气腹、头低位（与之相关的心血管和肺部改变）以及其他潜在的并发症。

通过将气腹针插入脐下缘（腹壁相对无血管和纤薄的部分）建立气腹。气腹针放置不正确会导致腹壁、后腹膜、肠系膜、大网膜或肠管充气。选择 CO_2 作为建立气腹的气体，是因为其溶解度高，术后吸收迅速，并且如果血管内注射，也相对安全。与 CO_2 相比，N_2O 溶解度更低、清除更慢，但其对腹膜和膈肌刺激较少，术后肩部疼痛也较少。

头低（Trendelenburg）位时臂丛神经损伤与使用肩托有关（由于锁骨压迫神经根），然而，目前的指南并不建议将肩托用于 Trendelenburg 体位的患者。头低位会导致功能残气量下降、肺顺应性降低、胃位置的改变，而气管插管能降低肺部误吸和肺不张的风险。纵隔、隆嵴向头侧移位可能导致支气管插管。

腹内压增加、患者体位、麻醉和高碳酸血症会引起心血管系统改变。可能导致心排血量减少，外周和肺血管阻力、动脉压升高及心律失常。

呼吸系统改变包括肺活量降低、功能残气量降低、血容量增加和肺顺应性降低，这些可能会导致肺不张。吸气峰压增加。全身麻醉时使用 CO_2 建立气腹，由于腹膜对 CO_2 的吸收，将导致动脉血 CO_2 显著升高而 pH 值降低。自主通气同样会导致严重的高碳酸血症。

其他并发症包括出血（几乎占并发症的一半）、心律失常（一些可能是由于腹膜牵拉或输卵管电切引起迷走神经张力增加）、气体栓塞、气胸、纵隔气肿、心包积气和肠系膜缺血。相比于胃肠道手术，腹腔镜输卵管结扎术在气腹建立和放置套管针时更容易产生并发症。

麻醉技术

全身麻醉

静脉诱导完成后，O_2、N_2O 和吸入性麻醉药用于麻醉维持。辅以短效阿片类药物和神经肌肉阻滞剂。

全身麻醉后常见并发症是腹部和肩部疼痛，以及术后恶心呕吐（PONV）。增加术前和术中液体的输注量能降低 PONV 的发生率，改善机体对气腹的血流动力学反应与术后恢复。

甲氧氯普胺（10 ～ 20 mg，诱导前 15 ～ 30 min 静脉给药）和氟哌利多（0.5 ～ 1.0 mg，诱导前 3 ～ 6 min 给药）协同作用能减少恶心呕吐的发生并缩短恢复时间。对于门诊输卵管结扎术患者，氟哌利多（0.625 ～ 2.15 mg）在插管后单独应用是一种有效的止吐药，使用氟哌利多还能缩短麻醉后恢复室时间。诱导前使用昂丹司琼（4 ～ 8 mg，静脉给药）也能明显降低 PONV 的发生率。

椎管内麻醉

区域麻醉不常用于产后间隔一段时间进行的输卵管绝育术，因为达到所需麻醉平面的时间过长，并且此类患者更易发生脊椎麻醉（腰麻）后头痛。保持患者的自主呼吸可能十分困难，尤其是当其处于头低位时，但椎管内麻醉对于通气并没有主要的不利影响。相比全身麻醉，接受椎管内麻醉的患者 PONV 的发生率和代谢反应更低。

局部麻醉

局部麻醉虽然在美国不常用于腹腔镜手术，但它是世界上使用最多的麻醉技术——无论是产后间隔一段时间进行的还是产后立即进行的输卵管结扎术。局部麻醉用于输卵管结扎血流动力学改变更小（高血压、低血压或心动过速发生率更低），PONV 更少，恢复更快，更容易早期诊断并发症。也有报道手术时间缩短，花费明显减少。成功局部麻醉需要轻柔而精确的手术操作。镇静有助于改善患者的焦虑情绪和对器官组织操作时产生的疼痛。

产后输卵管结扎术

美国麻醉医师协会在《产科麻醉实践指南》（Practice Guidelines for Obstetric Anesthesia）的第Ⅵ部分提供了产后输卵管结扎术指南（框 190-1）。除了遵照这些指南，因难以评估分娩时的出血量，谨慎起见术前还应检查患者的血红蛋白水平。

麻醉技术

全身麻醉

产后发生误吸的风险增加，产后行输卵管结扎术的妇女可能需要预防性使用 H_2 受体拮抗剂、非颗粒抗酸药以及甲氧氯普胺，采用快速序贯诱导并使

框 190-1　美国麻醉医师协会《产科麻醉实践指南》中的产后输卵管结扎术麻醉指南

陈述

没有足够的文献评估椎管内麻醉相对于全身麻醉的优势
没有足够的文献评估手术时机对产妇结局的影响
相比于全身麻醉，椎管内麻醉能减少并发症
专家一致认为在产后 8 h 内进行输卵管结扎术不增加产妇并发症

建议

术前 6 ～ 8 h 禁食固体食物
考虑预防误吸
手术时机和麻醉技术应个体化，取决于麻醉危险因素、产科危险因素（如失血）和患者的偏好。然而对于大多数产后输卵管结扎术，椎管内麻醉优于全身麻醉
麻醉医师应该意识到，如果患者在分娩期间使用阿片类药物，胃排空会延迟
麻醉医师应该意识到，从生产到手术时间间隔越长，硬膜外导管失效的可能性越大

用压迫环状软骨的手法。

卤化吸入麻醉药能引起剂量相关性子宫松弛，从而增加出血的风险，尤其是在多胎产妇中。产后吸入麻醉药的最低肺泡有效浓度降低，要到分娩后 12 ～ 36 h 才能恢复正常水平。丙泊酚麻醉（诱导与维持）可以降低 PONV 的发生率并快速苏醒，术后 4 ～ 8 h 母乳中丙泊酚浓度低。

产后妇女的血浆胆碱酯酶活性与非产后妇女相比明显降低，甚至与孕妇相比也是如此。因此，产后琥珀胆碱、罗库溴铵、米库氯铵或维库溴铵阻滞时间会延长。然而，当使用瘦体重计算罗库溴铵剂量，阻滞时间并不延长。阿曲库铵的神经肌肉阻滞时间不变，而顺阿曲库铵阻滞时间缩短。甲氧氯普胺抑制血浆胆碱酯酶，使得琥珀胆碱的神经肌肉阻滞时间延长 100% ～ 200%。

椎管内麻醉

椎管内麻醉为产后输卵管绝育术提供了极好的操作条件，在美国是这种手术最常用的麻醉方式。与全身麻醉相比，气道风险（梗阻、低通气和误吸）明显降低。T_4 平面的阻滞能提供良好的操作条件并解除疼痛。T_{10} 平面的阻滞可能是不完善的，如果术中移动子宫困难，阻滞不完善就会更明显。镇静能延长术后遗忘时间，应该避免使用，以提高母婴早期的互动和建立亲密关系。

虽然输卵管结扎术推迟到产后 10 h，用于分娩的硬膜外导管可能失效，但直到产后 24 h，硬膜外麻醉的成功率仍相对高。如果使用多孔导管、将导管置于硬膜外间隙 4 ～ 6 cm，并在患者背部不弯曲时牢固固定到皮肤上，产后硬膜外导管仍可使用的概率更高。

与剖宫产患者硬膜外扩散相比，从产后 18 h 开始，硬膜外麻醉感觉阻滞范围逐渐减小。分娩后 36 h 的产妇与刚分娩者和非妊娠者之间扩散无显著性差异。

腰麻有非常好的风险-效益比。与硬膜外麻醉相比，局麻药毒性几乎为零。起效（和失效）迅速，阻滞程度深，故令人满意。使用小号或笔尖式脊髓穿刺针，硬脊膜穿破后头痛的发生率低，可能与硬膜外麻醉无差异。

局部麻醉药需要量（孕妇减少 30%）在分娩后 12 ～ 36 h 恢复到非妊娠水平，这似乎与孕酮水平的迅速下降有关。相对于年轻妇科患者，产妇腰麻起效快、平面高、持续时间长。产后前 3 天阻滞时间也逐渐减少。

与孕妇相比，腰麻对产后患者的心血管影响明显下降（无分娩时主动脉腔静脉压迫和母体自输血）。腰麻后需要治疗的低血压比例与剖宫产患者相比（> 80%）更低（< 10%）。

重比重利多卡因和重比重布比卡因与短暂神经症有关，应避免使用。可以使用无防腐剂的哌替啶（鞘内制剂），剂量 1 mg/kg，并按照妊娠期体重计算（正常范围 50 ～ 80 mg）。鞘内注射哌替啶起效时间 3 ～ 5 min，持续时间 30 ～ 60 min。使用 60 mg 哌替啶和使用 70 mg5% 利多卡因有相似的 PONV 发生率和患者满意度，但哌替啶提供的术后镇痛时间明显更长。哌替啶更易发生瘙痒。

局部麻醉

局部麻醉是世界上最常用输卵管结扎术的麻醉。输卵管结扎使用局部麻醉的讨论参见上文分娩后间隔一段时间进行的输卵管结扎术的麻醉技术讨论。

推荐阅读

American Society of Anesthesiologists Task Force on Obstetric Anesthesia. Practice guidelines for obstetric anesthesia: An updated report by the American Society of Anesthesiologists Task Force on Obstetric Anesthesia. *Anesthesiology*. 2007;106:843-863.

Balestrieri PJ. Epidural chloroprocaine-standard of care for postpartum bilateral tubal ligation. *Anesth Analg*. 2005;101:1241.

Bucklin BA. Postpartum tubal ligation: Timing and other anesthetic considerations. *Clin Obstet Gynecol*. 2003;46:657-666.

Gupta L, Sinha SK, Pande M, Vajifdar H. Ambulatory laparoscopic tubal ligation: A comparison of general anaesthesia with local anaesthesia and sedation. *J Anaesthesiol Clin Pharmacol*. 2011;27:97-100.

Hawkins JL. Postpartum tubal ligation. In: Chestnut DH, Polley LS, Tsen LC, Wong CA, eds. *Obstetric Anesthesia*. 4th ed. Philadelphia: Mosby Elsevier; 2009: 505-517.

Lawrie TA, Nardin JM, Kulier R, Boulvain M. Techniques for the interruption of tubal patency for female sterilisation. *Cochrane Database Syst Rev*. 2011; 16:CD003034.

McKenzie R, Kovac A, O'Conner T, et al. Comparison of ondansetron versus placebo to prevent postoperative nausea vomiting in women undergoing ambulatory gynecologic surgery. *Anesthesiology*. 1993;78:21-28.

Panni MK, George RB, Allen TK, et al. Minimum effective dose of spinal ropivacaine with and without fentanyl for postpartum tubal ligation. *Int J Obstet Anesth*. 2010;19:390-394.

第191章　新生儿心血管系统生理学

William C. Oliver Jr., MD
翟文雯　译　李　民　校

为了更好地理解新生儿心脏生理学，有必要了解胎儿循环、新生儿循环及胎儿新生儿循环转换的相关知识。

胎儿循环

与产后新生儿循环（右心室和左心室串联供血）相比，在胎儿循环中，两个心室并行供血。这种并行循环通过一些分流和优势血流流向模式形成，即将胎盘处氧合相对较好的血液优先供给代谢需要更高的器官。胎儿循环中最重要的分流结构包括静脉导管（ductus venosus，DV）、卵圆孔（foramen ovale，FO）和动脉导管（ductus arteriosus，DA）。

通过脐静脉（umbilical vein，UV），氧分压（PO_2）30～35 mmHg的血液从胎盘血流向胎儿（图191-1），在胎儿的肝分成两个分支，一个分支汇入门静脉而另一个分支成为静脉导管汇入下腔静脉（inferior vena cava，IVC）。30%～50%来自脐静脉的氧合血不流经肝，沿其后壁直接通过静脉导管流入下腔静脉。当氧合血进入右心房，下腔静脉瓣引导血液直接通过卵圆孔进入左心房，由左心室（35%的胎儿循环）流入主动脉，供给头部和上半身。

从上腔静脉、从心肌经冠状静脉窦以及从下腔静脉回流的去氧饱和血流入右心室至肺动脉。大部分的去氧饱和血通过动脉导管返回降主动脉，而5%～10%的血液进入高阻力的肺循环。降主动脉内的血液，或流经脐动脉在胎盘内再次进行氧合，或继续供应下半身。胎儿循环因此并行运行，左心系统提供35%、右心系统提供65%的心排血量。因此，胎儿的心排血量计算为联合心排血量（combined ventricular output，CVO）。

三个主要分流受自主调控、神经系统和激素调控。例如，静脉导管不是一个被动的分流，血管呈喇叭状，其远端有括约肌调控血流流向，β肾上腺素使其舒张，α肾上腺素使其收缩。可能是通过释放内皮型一氧化氮，低氧血症导致显著的血管舒张。与调控动脉导管类似，前列腺素在静脉导管调控方面发挥重要作用，在胎儿期保持其通畅，出生后使其关闭。

第二个重要的分流——卵圆孔——使下腔静脉流入的血液在左右心房间流通。当氧合血液沿下腔静脉后壁上升进入右心房，遇到心房间的嵴样结构，分成左右两部分，左侧像一个由下腔静脉瓣和心房间隔形成的风向袋，引导氧合血通过卵圆孔进入左心房，右侧引导去氧饱和血在右心房内汇入来自上腔静脉和冠状静脉窦的血液，流向三尖瓣。这种血流流通模式对多种因素都很敏感，容易受到体循环和肺循环压力的影响。

最后一个分流——动脉导管——是一个宽的肌性管道，连接肺动脉与降主动脉。从右心室射进肺动脉的血液大部分流经动脉导管，流向下半身和脐动脉。因为在胎儿出生和肺呼吸前，由于肺泡塌陷和肺间质压缩，肺血管阻力（pulmonary vascular resistance，PVR）相当高，所以右心排血量只有一小部分，5%～10%，进入肺循环。尽管很少部分血液进入肺循环，但足以满足肺部发育和生长的新陈代谢需要。

胎儿心排血量从妊娠20周的210 ml/min，升至足月时的最大量1900 ml/min。2/3的主动脉血流流向胎盘，因为与胎儿器官和组织内血管的阻力相比，胎盘血管内体循环阻力（systemic vascular resistance，SVR）相对较低。胎盘血流量相对稳定，不受自主或神经系统影响，与母体动脉血压相关性最好。

胎儿心室的顺应性差，右心室比左心室的更差，部分原因包括心包的限制、肺塌陷及胸壁受限。因

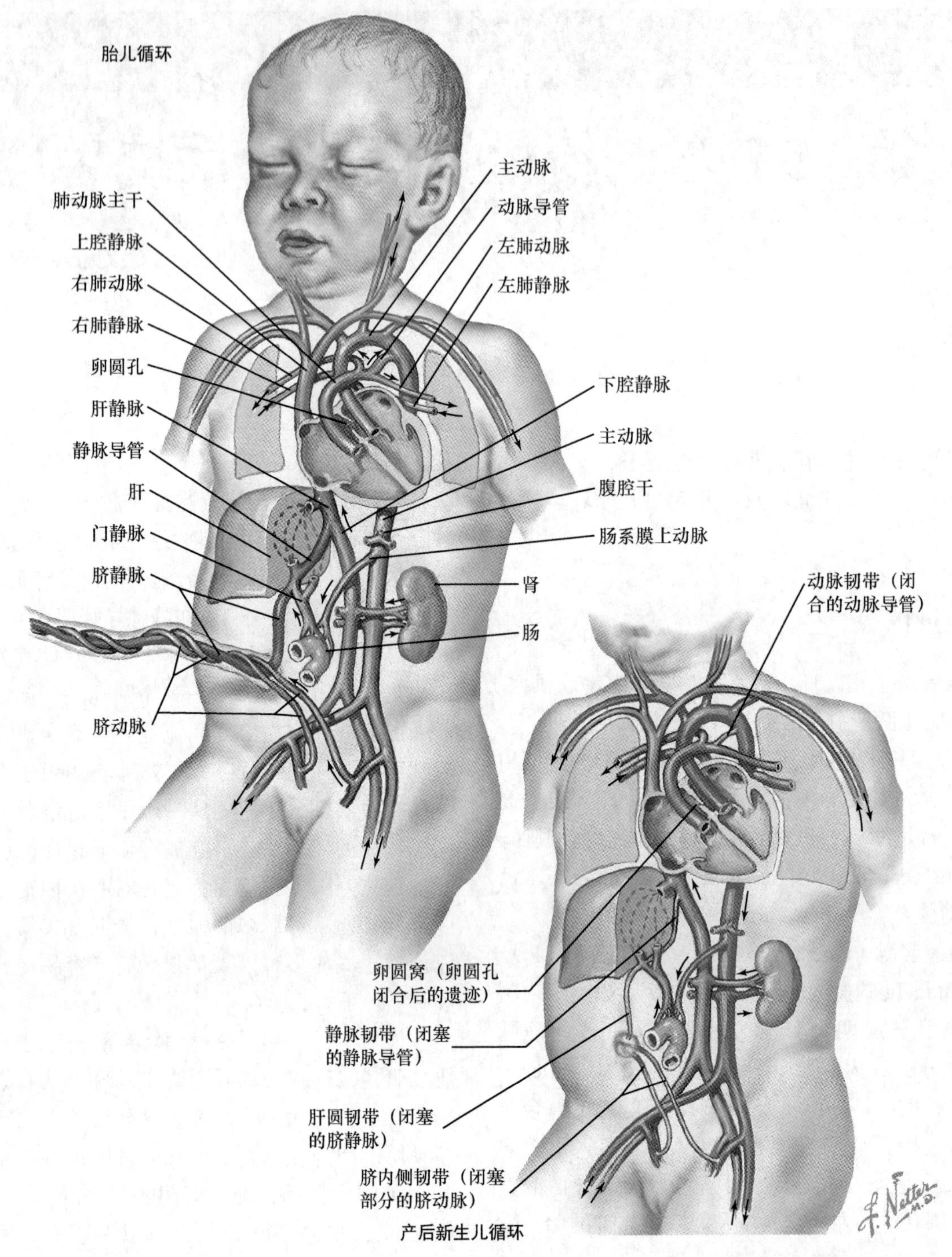

图 191-1 胎儿循环和产后新生儿循环。产前，下腔静脉血主要经卵圆孔流入左心房，而上腔静脉血进入右心室。右心室的血液通过动脉导管从肺循环分流（Netter illustration from www.netterimages.com. © Elsevier Inc. All rights reserved.）

此增加每搏输出量的能力有限，这使心排血量的增加通过提高心率来达到。反之，如果心率降低，心排血量也随之降低。与出生后状态不同，产前胎儿左右心室压力差别不大。

胎儿新生儿循环转换

转换为产后循环由两个突变启动：①去除胎盘（低体循环阻力）引起体循环阻力的显著增加；②随着肺膨胀，内源性一氧化氮产量增加，肺循环阻力显著降低。正常情况下，肺部较小的血管在出生后 24 h 内继续扩张。然而，新生儿的肺血管对缺氧和高碳酸血症非常敏感，分别可能引发肺血管收缩和扩张，而不是动脉导管的封闭。如果诱因未经处理，可能会出现持续胎儿循环（persistent fetal circulation，PFC）这种危及生命的情况。

出生时氧合、体循环阻力和肺循环阻力的改变在功能上关闭了分流，左右心室开始依顺序工作。一旦胎盘分离，脐静脉血流消失，静脉导管开始萎缩。它的退化是一个被动的事件，功能上的闭合发生在出生后 3 ～ 7 天，生后 1 ～ 3 周彻底消失。与动脉导管不同，它的关闭没有可识别的触发因素。

通过动脉导管的血流从右向左分流转变为左向右分流，直到发生功能性关闭，通常在生后 24 h 内。解剖上的闭合通常发生在生后 4 ～ 8 周，但是在低氧血症的情况下，动脉导管将保持开放。

卵圆孔的关闭基于左心房和右心房之间的压力差。出生后，肺静脉回流增加，显著增加左心房压，使卵圆孔隔瓣压在房间隔上，功能上关闭了右心房和左心房之间的开口。解剖上的关闭最早可能发生在生后 3 个月，但往往会延迟至 5 岁。

新生儿心血管系统生理

胎儿与成人的心肌细胞形态不同，胎儿心肌细胞较小、肌原纤维少、肌原纤维排列较紊乱。胎儿心脏的生长由心肌细胞增生引起，生后暂时由此来增加心脏体积。由于胎儿循环的特点，出生时右心室较左侧大，但在出生后的几个月内，由于左心后负荷增加，左心室的体积增大 3 倍。

出生后即刻，因前负荷增加（除去胎盘）、胸廓顺应性增加（纵隔机械性限制减少），新生儿的每搏输出量几乎增加 1 倍。心脏舒张功能取决于心肌舒张功能和顺应性。最初，新生儿心脏由于肌质网未发育成熟、无法在舒张期储存钙离子，顺应性较成年人差。低顺应性限制心室对前负荷的反应，前负荷过度使心室功能位于 Starling 曲线右半边的下降支。虽然舒张功能随着年龄的增长而提高，但同胎儿期一样，新生儿的心排血量依赖于心率。为满足新生儿的高氧需，新生儿心率通常超过 140 次 / 分，其基于体重计算的心排血量［150 ml/（kg · min）］达到了成人的 2 倍。

由于心室顺应性降低和自主神经系统发育不成熟，与婴儿期相比，新生儿期心排血量受体循环阻力的影响更大，远大于成人。随着自主神经系统的成熟，每搏变异逐渐增加。

新生儿血压通常为 75/50 mmHg。平均动脉压更依赖于血管张力而非心功能。出生后，压力感受性反射受损，表现为前负荷轻度降低就会出现低血压。因自主神经系统不成熟，直接激动剂较间接激动剂能更有效地增加新生儿的心率和血压。

新生儿出生后仍具有较高的肺循环阻力，因为与婴儿或成人相比，新生儿的肺小动脉肌层相对其直径较厚，这导致新生儿对低氧血症和高碳酸血症更敏感，有时甚至导致持续胎儿循环。诊断持续胎儿循环时，临床医生必须排除患儿的症状和体征由肺实质性疾病或先天性心脏病引起。有很多原因可导致持续胎儿循环，持续胎儿循环一旦确诊，应使用一氧化氮和血管舒张剂前列腺素降低肺循环阻力，如果无法完全消除持续胎儿循环，至少可以减弱其严重程度，并消除右向左分流。

推荐阅读

Abdulla R, Blew GA, Holterman MJ. Cardiovascular embryology. *Pediatr Cardiol*. 2004;25:191-200.

Benson DW. Advances in cardiovascular genetics and embryology: Role of transcription factors in congenital heart disease. *Curr Opin Pediatr*. 2000;12:497-500.

Kiserud T. Physiology of the fetal circulation. *Semin Fetal Neonatal Med*. 2005;10:493-503.

Lake CL, Booker PD, eds. *Pediatric Cardiac Anesthesia*. 4th ed. Philadelphia: Lippincott, Williams & Wilkins; 2005; 21-22.

Rudolph AM. Myocardial growth before and after birth: Clinical implications. *Acta Paediatr*. 2000;89:129-133.

Soufan AT, van den Berg G, Moerland PD, et al. Three-dimensional measurement and visualization of morphogenesis applied to cardiac embryology. *J Microsc*. 2007;225:269-274.

第 192 章　婴幼儿与成人气道的差异

Nicole W. Pelly，MD
翟文雯　译　李　民　校

婴幼儿气道在结构和功能上区别于成人气道（图 192-1）。了解这些差异对气道管理很关键，对必要时成功实施新生儿、婴儿和儿童的气管插管也很重要。

解剖

头部大小

由于婴儿具有较大的枕部，婴儿头部所占身体比例高于成人。婴儿或儿童摆放成解剖嗅物位时不需要抬高其头部。有时，肩颈下垫入一个小的折叠毛巾，轻度抬高胸部，有益于具有较大枕部的婴儿或儿童的体位摆放。另外，可以稳定头部，防止向两侧活动。

喉头的位置

婴儿喉头较成人更靠近头侧。在出生时，喉头位于第一和第二颈椎（C_1 和 C_2）水平，环状软骨位于 C_3 水平。这种解剖关系使呼吸和吞咽在功能上分离，婴儿可以同时吸吮、吞咽和呼吸而不发生误吸。当儿童发育至 2 岁，喉和环状软骨降至 $C_{3\sim4}$ 水平。婴儿和儿童的喉头较向前，舌、舌骨、会厌及其他口腔结构之间的距离小于成人。成人声门开口位于 $C_{5\sim6}$ 间隙水平，环状软骨位于 C_7 上缘水平。整个儿童时期喉头位置逐渐变化，8 岁时到达成人水平。

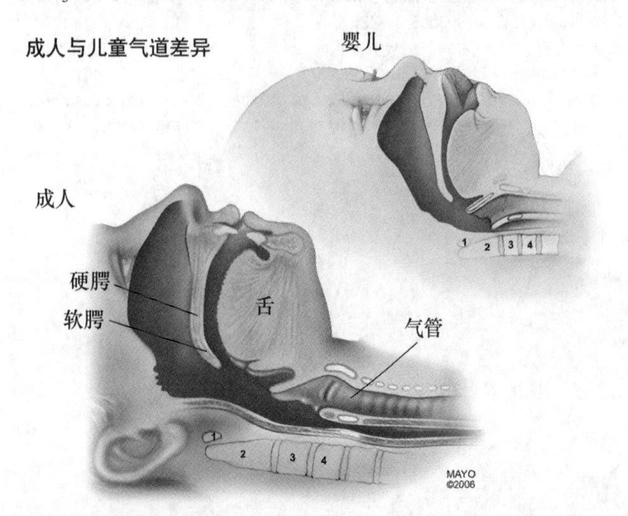

图 192-1　儿童与成人气道之间的差异（By permission of Mayo Foundation for Medical Research and Education. All rights reserved.）

舌

婴儿舌的比例大于成人，是气道阻塞的常见原因。当为婴儿或儿童进行面罩通气时，应用口咽通气道可缓解阻塞，保障气道通畅。

会厌

与成人相比，婴幼儿会厌所占比例更大。它往往是 Ω 形，而成人会厌更扁平、更有弹性。婴儿舌骨与甲状软骨上部重叠，使舌根压迫会厌，并导致会厌突入咽腔。随着年龄的增长，舌骨和甲状软骨分离，会厌变得更加灵活。

声带

声带是由前方的声韧带和后方的杓状软骨声带突组成。婴儿声韧带部分更靠尾侧，声带整体呈倾斜状，而成人的声带垂直于气管。婴儿的声带是凹形的，而成人的声带凹陷很小，随着生长，甲状软骨逐渐前移拉直声带。婴儿声带的角度有时会导致气管置管困难，因为导管的前端可能会被声带前连合挡住。有时可以通过轻轻旋转气管导管来解决这一问题。

声门下

由于环状软骨的结构，婴儿声门下区呈漏斗状。环状软骨环是喉部唯一完整的软骨，且不可扩张，而气管后方为肌肉构成的膜部，吸气时顺应增加。

传统观念认为婴幼儿气道最窄处是在环状软骨水平，而成年最狭窄处在声带。现在的理解是成人的喉也是漏斗形的。因为成人气管的直径通常比最常用的成人气管导管的直径还要大，能通过声带的气管导管通常也能通过环状软骨环。在婴儿和儿童，无法通过声带的气管导管，通常也太大而无法通过环状软骨环，应更换小号气管导管。如果不这样做，可能会导致创伤、气道水肿及拔管后喘鸣，并可导致发生声门下狭窄。

气管导管

型号和类型

根据婴儿和儿童的年龄，为其选择型号适合的气管导管。表 192-1 给出了用于婴儿和儿童的气管导管的参考型号。气管导管周围轻度的漏气对于防止拔管后气道水肿至关重要。套囊充气压力应小于 30 cmH_2O（近似气管黏膜的毛细血管压力）并存在轻度漏气，否则，应更换为小半号的气管导管。在层流气体中，气道阻力与管腔半径的四次方成反比。

表 192-1　气管导管型号

年龄	型号
早产儿（< 2.5 kg）	2.5
足月新生儿	3.0
2 ～ 8 个月	3.5
8 ～ 12 个月	4.0
18 ～ 24 个月	4.5
24 个月以上	（年龄 /4）+ 4

因此，根据泊肃叶（Poiseuille）定律，婴幼儿气道水肿 1 mm 可阻塞气道 40% 以上。

只要套囊压力低于 30 cmH_2O 时存在漏气，带套囊气管导管即可用于儿童。然而，务必要记住，套囊的存在使气管导管直径增加半号（4 号带套囊气管导管相当于 4.5 号无套囊气管导管）。不应该常规为带套囊气管导管充气，因为有时套囊存在本身就足以减少漏气。套囊压力在 12 ～ 25 cmH_2O 时应该存在漏气。如果低于 12 cmH_2O 时存在漏气，并且影响儿童通气效果，应小心地为套囊充气。然而，应该缓慢逐渐充气至理想的套囊压力 15 ～ 20 cmH_2O，以防止气道水肿。

长度

对于婴儿来说，气管导管在气管内的位置非常重要，因为轻微移动即可导致主支气管插管或意外拔管。早产儿的插管深度为 6 ～ 9 cm，取决于其体重；足月新生儿插管深度约 10 cm；1 岁婴儿，11 cm；2 岁，12 cm。插管深度可粗略计算为气管导管型号的 3 倍。插入气管导管后，听诊双侧腋窝处呼吸音、观察双侧胸壁相等运动很重要。当婴儿氧饱和度轻度改变但持续存在时，应重新评估气管导管位置。虽然有很多公式用于估算插管深度，但对每一名儿童，临床评估并确认位置非常关键。

推荐阅读

Finucane BT, Santora AH. *Principles of Airway Management*. 3rd ed. New York: Springer; 2003.

Wheeler M, Cote C, Todres ID. The pediatric airway. In: Cote C, Lerman J, Todres ID, eds. *A Practice of Anesthesia for Infants and Children*. 4th ed. Philadelphia: Saunders Elsevier; 2009:237-254.

第 193 章　小儿呼吸回路

Dawit T. Haile，MD
刘伟平　译　吴长毅　校

麻醉呼吸回路的功能是为患者输送氧气和麻醉气体及消除二氧化碳。根据有无单向阀、贮气囊的位置、二氧化碳消除方式、回路是否存在重复吸入及防止重复吸入的效率来进行分类。

Mapleson 回路

首个输送 NO_2-O_2 混合气体用于牙科麻醉的呼吸系统由一个贮气囊直接连接呼气阀和面罩组成。Ivan Magill 爵士对此种呼吸环路进行改进，通过储气管使贮气囊远离呼气阀和面罩，从而利于面部手术时外科操作，称之为 Mapleson A，沿用了 50 多年。

到了 20 世纪 50 年代，几种半紧闭环路开始用于麻醉气体输送，半闭式回路在最佳条件下可防止肺泡气重复吸入。1954 年，物理学家 William W. Mapleson 分析其中五种回路，并提出防止重复吸入的最佳条件。无重复吸入装置的有效性取决于新鲜气流、新鲜气体流入部位、呼气阀和贮气囊位置。Mapleson 将其分为回路 A、B、C、D、E（图 193-1）。后来，其他学者在实践中也证实了 Mapleson 的理论分析。

Mapleson（A、B、C、D、E）回路缺乏单向阀和 CO_2 吸收罐，具有减少气流阻力的优点，非常适用于儿科患者。Mapleson 回路将废气排至大气来清除二氧化碳，而循环系统则通过二氧化碳吸收剂清除。因 Mapleson 回路缺乏单向阀，故新鲜气流不足时新鲜气体和肺泡气混合及重复吸入将非常明显。人们对于 Mapleson A 和 D 回路研究最为深入，B 回路和 C 回路已很少使用，E 回路基本上是 T 型管系统。D 回路是最常用的 Mapleson 系统，A 回路虽不常用，但具有历史和借鉴意义。

Mapleson A 回路

如前所述，Mapleson A 回路组成包括隔离用的贮气管（螺纹管），一端为新鲜气流通过贮气囊，另一端是可调限压阀（APL 阀）及相邻的面罩。该系统效率最佳，且自主通气时所需的新鲜气流较控制通气时要少。为解释这些差异，人为地将呼吸周期分为三个时相：吸气相、呼气相和呼气停顿相。

在自主通气吸气相前即刻，持续的新鲜气体进入贮气囊和回路（图 193-2）。因患者吸气，贮气囊开始排空。新鲜气流越少或潮气量越高，贮气囊越容易排空。在呼气相时，贮气囊完全充满新鲜气体，且当新鲜气流超过 70% 每分通气量时，肺泡气和新

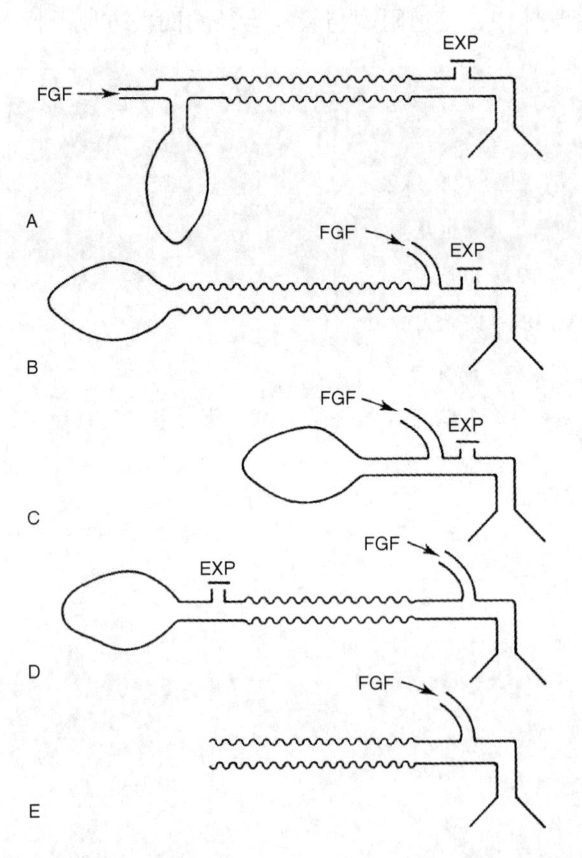

图 193-1　Mapleson 回路 A ～ E。回路 E 为 T 型管系统。EXP，呼吸阀；FGF，新鲜气流（Redrawn from Ward CS. Anaesthetic Equipment：Physical Principles and Maintenance. 2nd ed. London：Bailliere Tindall（WB Saunders）；1985：122-126.）

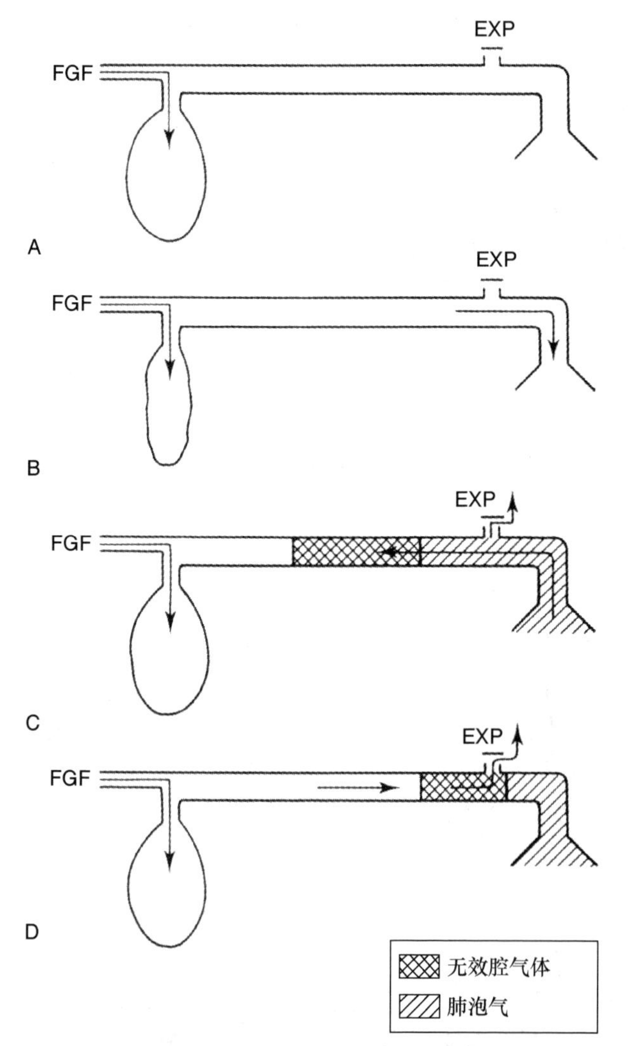

图 193-2　Mapleson A 回路：自主通气。**A.** 持续新鲜气体在吸气相前进入贮气囊和回路。**B.** 贮气囊气体在吸气相排空。**C.** 贮气囊在呼气相充满新鲜气体，当超过 70% 每分通气量时，肺泡气自 APL 阀排出。**D.** 在呼气相的最后阶段，新鲜气体进一步驱动肺泡气通过 APL 阀，几乎消除了重复吸入。EXP，呼吸阀；FGF，新鲜气流（Redrawn from Ward CS. Anaesthetic Equipment：Physical Principles and Maintenance. 2nd ed. London：Bailliere Tindall（WB Saunders）；1985：122-126.）

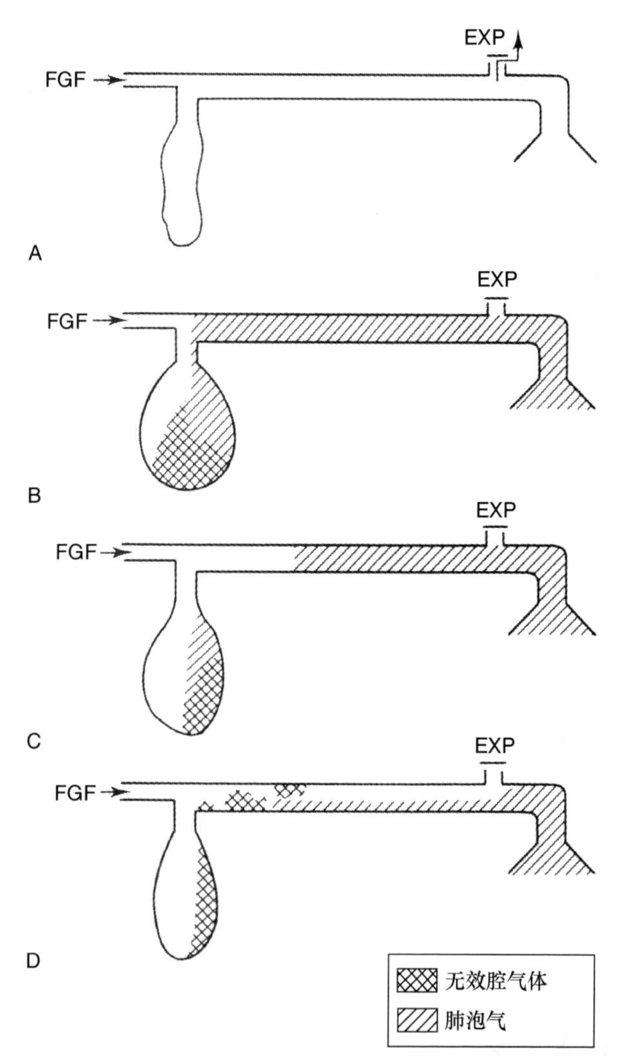

图 193-3　Mapleson A 回路：控制通气。**A.** 贮气囊袋吸气相结束时排空。**B.** 贮气囊在呼气相时重新充满肺泡气、新鲜气体和无效腔气体。**C.** 呼气停顿相最小。**D.** 肺泡气潴留相当高。EXP，呼吸阀；FGF，新鲜气流（Redrawn from Ward CS. Anaesthetic Equipment：Physical Principles and Maintenance. 2nd ed. London：Bailliere Tindall（WB Saunders）；1985：122-126.）

鲜气体则通过 APL 阀排出减压。呼气相的最后阶段是指开始下一个周期之前的停顿。在呼气停顿期间，新鲜气流进一步驱动肺泡气通过 APL 阀，几乎消除了重复吸入。

为什么新鲜气流只有达到 70% 每分通气量时才可以防止重复吸入？答案是“无效腔气体”。呼气前即刻，贮气管内气体是“无效腔气体”，这部分气体并未在肺内交换，因此并不含肺泡气。在呼气暂停时，所有贮气管内的肺泡气和部分“无效腔气体”在新鲜气流驱动下通过 APL 阀排出。然而，并非全部“无效腔气体”在下一个呼吸周期开始前均排出。由于存在残留的“无效腔气体”，Mapleson A 回路在自主通气时消除重复吸入所需的新鲜气流少于每分通气量。

与自主通气相比，Mapleson A 回路控制通气（手动通气）在吸气末贮气囊排空（图 193-3）。贮气囊在呼气相时会充满肺泡气、新鲜气体与无效腔气体的混合气体。呼气暂停在控制通气时最小，这增加了肺泡气在贮气管潴留的可能性，并增加了下一吸气相开始时肺泡气的含量。在控制通气时，Mapleson 系统中 Mapleson A 回路防止重复吸入效率最低，只能通过采用远远多于每分通气量的新鲜气流来克服重复吸入。

Mapleson D 回路

与 Mapleson A 回路相比，Mapleson D 回路的 APL 阀和新鲜气体流入口的位置互换，即新鲜气体流入口位于回路的患者端，而 APL 阀则位于另一侧贮气囊旁。Mapleson D 回路被认为是一种改进型的 T 型管回路，即在 T 型管贮气管的远端增加一个贮气囊和 APL 阀。该回路比 Mapleson A 回路需要稍多的新鲜气流，但对于机械通气，Mapleson D 回路最有效。

Mapleson D 回路在自主通气时，肺泡气通过贮气管立即与新鲜气流混合，进入储气囊（图 193-4）。当贮气囊内充满肺泡气和新鲜气体的混合气时，混合气则通过 APL 阀排出。“无效腔气体”首先从 APL 阀排出，其次是肺泡气和新鲜气体的混合气。如果每分通气量足够，新鲜气流在呼气暂停期间可排出绝大部分肺泡混合气体。因此，为防止重复吸入，新鲜气流需达 2 倍每分通气量，并且呼气停顿时间要足够长，以排出全部肺泡混合气体。

图 193-4 Mapleson D 回路：自主通气。**A.** 新鲜气体流入口位于回路的患者端，而 APL 阀和贮气囊在另一端。**B.** 肺泡气和新鲜气体在呼气相混合。**C.** 肺泡气未完全排出。**D.** 下一个自主通气吸气相。EXP，呼吸阀；FGF，新鲜气流（Redrawn from Ward CS. Anaesthetic Equipment：Physical Principles and Maintenance. 2nd ed. London：Bailliere Tindall（WB Saunders）；1985：122-126.）

应用 Mapleson D 回路在控制通气时，新鲜气流驱动肺泡气和无效腔气体的混合气通过 APL 阀排出（图 193-5）。此外，混合的肺泡气驱动和排出不仅通过持续的新鲜气流，还依赖于控制通气的正压。新鲜气流要大于患者的每分通气量才能最大限度减少

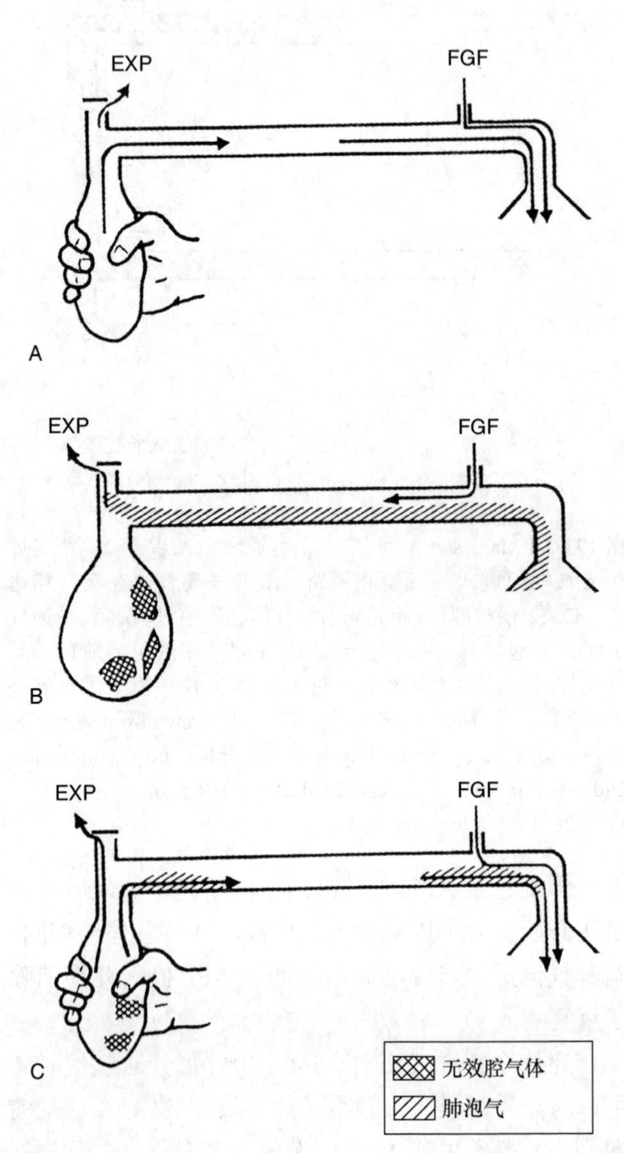

图 193-5 Mapleson D 回路：控制通气。**A.** 吸气相正压（用手挤压）驱动肺泡混合气体通过 APL 阀排出。**B.** 新鲜气流也通过 APL 阀排出。**C.** 为患者提供新鲜气体。EXP，呼吸阀；FGF，新鲜气流（Redrawn from Ward CS. Anaesthetic Equipment：Physical Principles and Maintenance. 2nd ed. London：Bailliere Tindall（WB Saunders）；1985：122-126.）

重复吸入。

Bain 回路是改良的 Mapleson D 系统，这两种回路具有相同的效率，但 Bain 回路改善了对吸入空气的湿化作用，并且在 Mapleson D 系统中最紧凑。两个回路贮气囊、APL 阀及新鲜气体流入口的位置相同，但在 Bain 回路中，新鲜气体是由螺纹管内同轴细管输入。内管在贮气囊端进入回路，新鲜气体在回路患者端排出。该回路优于 Mapleson D 之处包括：①对手术术野影响少；②设备轻便，患者更少出现管路扭曲和意外拔管；③安装于麻醉机，利于呼出气排出，气体流量和每分通气量的要求类似于 Mapleson D 回路。

循环回路系统

循环回路系统是大多数现代麻醉机的标准回路。由于存在单向阀和二氧化碳吸收剂，该系统需要的新鲜气流少，从而维持一定的热量和湿度并节约麻醉药。儿科循环呼吸回路系统已经开发，但不常用。其应用小口径软管和较小的二氧化碳吸收器，以尽量减少阻力。这些儿科呼吸回路及一次性材料还没有推向市场，因此是现代麻醉次优选择。

总结

就 Mapleson 系统的实用性而言，除了 Mapleson D 回路和 Bain 回路外，都是理论上的。尽管如此，这些回路防止重复吸入的效率和对新鲜气流的需求如下：对于自主通气，效率从高到低依次为 A > DE > CB；对于控制通气，效率从高到低依次为 DE > BC > A。

大多数儿童应用成人循环回路系统实施麻醉。太小或对机械通气要求更高的婴儿和新生儿需要不同型号的现代呼吸机（例如 Siemens300、Dräger Evita 等）。对这一类呼吸机技术的讨论不在本章范围。然而，这些呼吸机技术可以满足低体重的婴儿和新生儿的氧合及通气需求，并且与成人麻醉机相比，可最大限度地减少肺损伤。

推荐阅读

Coté CJ. Pediatric breathing circuits and anesthesia machines. *Int Anesth Clin*. 1992;30:51-52.

Bain JA, Spoerel WE. Flow requirements for a modified Mapleson D system during controlled ventilation. *Can Anaesth Soc J*. 1973;20:629.

Mapleson WW. Fifty years after—Reflections on "The elimination of rebreathing in various semi-closed anaesthetic systems." *Br J Anaesth*. 2004;93(3): 319-321.

Fisher DM. Anesthesia equipment for pediatrics. In: Gregory GA, ed. *Pediatric Anesthesia*. 4th ed. New York: Churchill Livingstone; 2001:214-216.

第 194 章　婴儿的液体管理

William Shakespeare，MD，Randall P. Flick，MD，MPH

刘伟平　译　吴长毅　校

正常新生儿特别容易发生液体和电解质紊乱。面对重大的疾病或损伤，或在侵入性的外科手术中，流体平衡变得更加不稳定。这种倾向是由新生儿和婴儿几个独特的生理因素造成。新生儿和婴儿的身体含水量占体重的比例比大龄儿童或成人大得多（80% *vs*. 60%）。与体重相比，新生儿及婴儿体表面积也大得多，从而导致更多的非显性体液丢失，尤其是当身体一个腔隙开放时。最后，由于婴幼儿缺乏饥饿和口渴感受的沟通能力，围术期依赖于临床医生周到细致的液体和电解质管理。

维持液

虽然人们对于 Holliday 和 Segar 的方法与幼儿围术期液体管理的相关性存在顾虑，但其仍具有重要价值。在 1957 年那篇开创性的文章中，作者提出了一种基于能量需求的维持液和电解质的简化估算方法：婴儿体重 1 ～ 10 kg 时需要 100 cal/（kg · 24 h）；

10 ～ 20 kg 时，每千克需要额外的 50 cal/（kg · 24 h）；大于 20 kg 时，每增加 1 千克需要 20 cal/（kg · 24 h）。每消耗 1 cal 约需要 1 ml 水，这种方法可简化为表 194-1。这些建议旨在指导住院儿童维持液体治疗，而非术中液体管理。

液体治疗

经口禁食患者的液体累计缺失可根据维持液量，通过禁食时间计算。尽管缺少科学基础，但通常的做法是输注液体需要量，同时在第 1 h 内补充累计缺失量的一半，在第 2 h 内补充累计缺失量的 1/4，第 3 h 补充累计缺失量的最后 1/4。同样，尽管数据支持有限，但大部分儿科麻醉教科书对于补充第三间隙液体丢失均有阐述（表 194-2）。许多因素可能影响婴儿的液体需求，所以应用这种简易估算方式存在一定问题和潜在风险。新生儿发热、哭闹、出汗、过度通气、高胆红素血症光疗和辐射加热器会均可导致非显性失水增加。液体治疗是否适当的最佳监测指征是临床征象（心率、血压、尿量、毛细血管充盈、中心静脉压），而非盲目按照公式。以下几条简单原则有助于避免液体管理中偶尔遇到的问题：

- 手术室内一般不静脉使用低张液。围术期低钠血症是一个值得关注的问题，并与许多患者死亡有关。然而，手术室内很少补钠。血清钠的变化往往反映体内总水含量异常，而非钠本身，更重要的是，快速补充可引起灾难性的神经损伤。
- 代谢性酸中毒大多反映组织灌注不良，应首先提示麻醉医师评估患者的容量状态。如果决定治疗代谢性酸中毒，给一半的 HCO_3^- 计算量，然后再评估酸碱状态：HCO_3^-（mEq）计算量＝碱缺失 × 体重（kg）×0.3（新生儿 0.4）。
- 年幼的儿童很少补钾且存在显著风险。如果需要，则应缓慢补充，不断监测血清钾浓度。最大量为 3 mEq/（kg · 24 h），速度小于 0.5 mEq/（kg · h），同时尿量应维持在 0.5 ～ 1 ml/（kg · h）。
- 低钙血症是大量输血的常见并发症（表 194-3）。氯化钙通过外周静脉外渗会造成组织损伤，而采用中心静脉通路或使用葡萄糖酸钙则可避免。氯化钙剂量一般可用到 10 mg/kg，葡萄糖酸钙为 30 mg/kg。

表 194-1　住院新生儿和婴儿的液体维持量 *

体重（kg）	需要液体［ml/（kg · h）］
＜ 10	4
10 ～ 20	2
＞ 20	1

* 基于 Holliday 和 Segar 的方法。
注意：不适用于术中

表 194-2　第三间隙补液指南

液体转移概率	举例术式	额外补充量［ml/（kg · h）］
很少或无	开颅手术	0
轻度	腹股沟疝	2
中度	开胸手术	4
重度	肠梗阻	6

血液制品补充

在出生的前 3 个月，婴儿会出现生理性贫血，8 ～ 12 周时，足月新生儿平均血红蛋白可从 16.8 g/dl 最低降至 10.5 ～ 11.5 g/dl。对于早产儿，这种下降可能更明显，并且可发生在产后 6 周左右。婴儿在这段时间内接受手术治疗不需要输血治疗，除非有足够的临床适应证。只有两种公认的输注血红细胞的适应证：①增加携氧能力（氧供＝心排血量 × 血红蛋白量 × 氧饱和度）或避免即将发生的携氧不足状态；②抑制地中海贫血或镰状细胞病患者内源性血红蛋白的产生或稀释其含量。

1996 年，美国麻醉医师协会成分输血治疗特别小组发布输血实践指南，可能适用于所有无心肺疾病的儿科患者。这里总结了红细胞输注的相关要点。针对年龄超过 4 个月的儿科患者的指南也已出版（框 194-1）：

- 血红蛋白在 10 g/L 以上很少输血，通常在低于

表 194-3　大量输血并发症发生机制

并发症	机制
酸中毒	氧气输送差，乳酸蓄积
碱中毒	枸橼酸在肝代谢为碳酸氢盐
低钙血症	枸橼酸与钙形成螯合物
高血糖	浓缩红细胞中的含糖防腐剂
低体温	冷冻血液制品输注
高钾血症	多种机制

框 194-1　4 个月以上患儿输血的适应证

其他治疗无效的急性失血造成的低血容量
红细胞生成紊乱的慢性输血计划 *
有临床症状的术前贫血患者的急诊外科手术
其他治疗无效，拟行全身麻醉的患者术前提升血红蛋白至 10 g/dl
血细胞比容＜ 24%
　围术期有症状和体征的贫血患者
　同时接受放疗或化疗
　合并慢性先天或后天性症状性贫血
血细胞比容＜ 40%
　合并严重肺部疾病
　体外膜肺氧合
术中失血量≥血容量的 15%
镰状细胞病伴随以下任何一种情况
　脑血管事件
　急性胸痛综合征
　脾隔离症
　复发的阴茎异常勃起

* 如重型地中海贫血或对治疗无反应的镰状细胞综合征。
Adapted from Roseff SD, Luban NL, Manno CS. Guidelines for assessing appropriateness of pediatric transfusion. Transfusion. 2002; 42: 1398-1413.

6 g/L 时开始输血，尤其在急性贫血的情况下。

- 血红蛋白浓度在 6 ～ 10 g/L，应根据患者发生氧合不足相关并发症的风险来决定是否输血。
- 不推荐使用所有患者使用单一血红蛋白浓度指标。

人们提出一系列计算输血阈值的公式。其中之一为最大允许失血量等于估计血容量乘以血细胞比容减去目标血细胞比容除以血细胞比容。在临床实践中，这些计算公式作用有限，因为其依赖于失血量的估计，已多次被证明是不准确的。对于儿童，应通过密切监测血流动力学参数和血红蛋白浓度的测定来指导输血。不同年龄的血容量估算见表 194-4。

表 194-4　婴儿和儿童的预计血容量

年龄组	预计血容量（ml/kg）
早产儿	90 ～ 100
足月新生儿	80 ～ 90
年龄小于 1 岁的婴儿	75 ～ 80
大龄儿童	70 ～ 75

红细胞制品

因为可以补充所有丢失成分，所以输注新鲜全血（≤ 5 天）对于失血儿童患者复苏而言是个明智的选择。如果无新鲜全血，但需要使用，可以搭配输注储存的红血细胞和新鲜冰冻血浆。这可能要求血库进行人工分离，以限制捐助者的接触和血液浪费。对于新生儿，建议红细胞通过滤过或照射，使巨细胞病毒监测阴性并减少白细胞，以预防感染和移植物抗宿主病。

血糖管理

关于婴儿和儿童是否补充葡萄糖存在很大争议。有人推荐需要麻醉的所有儿童输注含糖液体，而其他人认为只有婴儿和年幼的孩子需要术中补充葡萄糖。第三种选择是在手术过程中监测患儿的葡萄糖浓度，只在需要时补充。只要注意预防高血糖和低血糖（更重要），这些选择都是可以接受的。最简单的预防方法是使用 2.5% 葡萄糖林格液输注维持。该解决方案应用于所有婴幼儿，对于那些有低血糖的风险（代谢或肝脏疾病）的患儿也是足够的。早产儿和新生儿也可能需要另一个解决方案，即 5% 的葡萄糖液体，因为他们的葡萄糖消耗可能高达 8 mg/（kg · min）。术前输注浓缩葡萄糖液体的婴儿术中应至少输注一半浓度的含糖液。有疑问时，血糖浓度等应定期测量。对于成人一直倡导的术中严格血糖控制，儿童没有数据支持。严重低血糖导致神经损伤的风险必须与严密控制血糖的不确定受益相权衡。

推荐阅读

Holliday MA, Segar WE. Maintenance need for water in parenteral fluid therapy. *Pediatrics*. 1957;19:823.
Neville KA, Sandeman DJ, Rubinstein A, et al. Prevention of hyponatremia during maintenance intravenous fluid administration: A prospective randomized study of fluid type versus fluid rate. *J Pediatr*. 2010;156:313-319.
Ramez Salem M. Blood conservation in infants and children. In: Motoyoma E, Davis P, eds. *Smith's Anesthesia for Infants and Children*. 7th ed. Philadelphia: Mosby; 2005:396-343.
Roseff SD, Luban NL, Manno CS. Guidelines for assessing appropriateness of pediatric transfusion. *Transfusion*. 2002;42:1398-1413.
Smith HM, Farrow SJ, Ackerman JD, et al. Cardiac arrests associated with hyperkalemia during red blood cell transfusion: A case series. *Anesth Analg*. 2008; 106:1062-1069.

第195章　神经肌肉阻断剂在婴儿中的应用

Wayne H. Wallender，DO
李晓曦　译　刘英华　校

刚出生时神经肌肉系统尚未发育完全，直到出生后1年才趋于成熟。新生儿运动神经终板释放的乙酰胆碱大大减少，可能是导致新生儿神经肌肉接头对非去极化神经肌肉阻断剂（neuromuscular blocking agents，NMBAs）敏感性增加的原因。除了新生儿与成人之间神经肌肉系统的差异，与成人相比，婴儿心输出量的增加和细胞外液量的增加也影响所需的剂量。婴儿出生后第1个月，支持长期重复做功的膈肌和肋间肌中慢颤搐肌肉纤维的比例逐渐增加。与成人中观察到的对膈肌麻痹的抵抗不同，在新生儿中，应用NMBAs在麻痹膈肌的同时使外周肌肉麻痹。与年长的儿童和成人相比，婴儿的细胞外液和血容量较骨骼肌重量的比例更大，导致婴儿对一些药物的剂量需求更大。新生儿肾小球滤过率的降低导致药物消除减慢或代谢产物经肾排泄减慢。

特异性药物及其在新生儿中的独特特性

去极化神经肌肉阻断剂

琥珀胆碱是目前唯一使用的去极化NMBA，但它在儿童的应用存在一定的问题。新生儿对其药效的敏感性较低（与成人等效剂量相比，药效降低50%）。证据表明，即使考虑了婴儿具有较大的相对分布容积，仍存在对琥珀胆碱的抵抗，提示烟碱样受体在出生时尚不成熟。琥珀胆碱在血浆中（90%）被假性胆碱酯酶迅速水解。尽管足月新生儿血浆内的假性胆碱酯酶只有成人的50%，但并没有发现药效的延时。新生儿在2周的时候就可达到成人血浆假性胆碱酯酶水平。琥珀胆碱引起的肌肉麻痹时间在新生儿中更短，可能源于稀释因素以及高心输出量导致药物快速重新分布而离开效应部位。新生儿在给予3 mg/kg琥珀胆碱后产生快速耐受。

静脉给予婴儿1～2 mg/kg琥珀胆碱不常出现肌颤。60%的青春期前儿童出现血浆肌红蛋白升高。75%的患者出现与年龄无关的血浆肌酸磷酸激酶（creatine phosphokinase，CK）（一种肌肉损伤指标）的升高。静脉给予琥珀胆碱后会出现血钾升高约0.5 mEq/L，并且无法通过预处理来预防。

给予琥珀胆碱后可出现孤立的咬肌痉挛。与咬肌痉挛相关的恶性高热的实际发病率还存在争议。大约50%的这类患者在肌肉活检时会出现氟烷-咖啡因挛缩试验阳性结果。一些学者建议，在出现孤立的咬肌痉挛时，若患者没有其他恶心高热的证据，应在严密监护下继续麻醉。

单次静脉给予琥珀胆碱时可出现心动过缓，它由迷走神经介导，可通过预先给予阿托品或格隆溴铵来预防。心动过缓的发生率随着重复剂量而升高，合用氟烷时比合用异氟烷时发生率更高。

虽然极其罕见，但患有未确诊的肌肉萎缩症的年轻男性发生高钾性心搏骤停曾有报道。1994年，美国食品药品管理局（FDA）建议，应在紧急插管以及必须立即建立气道时（黑框警告反对选择性使用）保留使用琥珀胆碱。由于这些顾虑，很多儿科麻醉医生完全避免使用琥珀胆碱。

去极化神经肌肉阻断剂（译者注：原文如此，应为非去极化神经肌肉阻断剂）

泮库溴铵

据报道，相比成人，各年龄段的儿童均对泮库溴铵效应的耐受增加。由于肾疾病或全身水肿引起的分布容积增加，生病的早产儿可能恢复延迟。给予泮库溴铵且没有麻醉的早产儿颅内出血的发生率亦升高，可能的原因是血压升高合并血液循环中儿茶酚胺水平升高。

阿曲库铵

阿曲库铵是一种由非特异性酯酶代谢并通过 Hofmann 降解自发分解的中间产物。阿曲库铵的有效剂量（ED_{95}）随患者的年龄而变化，在新生儿中最低（即新生儿对它的效应最敏感）。其药效还进一步受到年龄和体温的影响。出生 48 h 内的新生儿比大于等于 48 h 的新生儿需要的引起几乎完全麻痹的阿曲库铵量更少（300 μg/kg *vs*. 500 μg/kg）。出生 48 h 内的新生儿恢复时间也更长，体温低于 36℃的新生儿则麻痹时间更长。不良反应主要与组胺释放相关。

顺阿曲库铵

顺阿曲库铵是组成阿曲库铵的 10 个立体异构体中的一个。它比阿曲库铵药效更强，并且作用特异性更强，副作用更少，起效时间慢于阿曲库铵。

维库溴铵

维库溴铵引起的麻痹在婴儿较成人更快，在新生儿中阻滞时间更长（可能源于分布容积更大），恢复时间也更长。在新生儿和婴儿中它被认为是一个长效药物。

米库氯铵

米库氯铵是一种由血浆胆碱酯酶代谢的短效药物，大剂量应用可引起组胺释放。在婴儿中尽管插管时更常出现咳嗽和膈肌活动，但其达到完全阻滞所需的时间与琥珀胆碱相似。在婴儿中的清除速度比儿童更迅速，可能原因为分布容积更大。

罗库溴铵

罗库溴铵是一个类似于维库溴铵的非去极化甾体类 NMBA，但其效力是维库溴铵的 1/10。它的起效比维库溴铵更快。在婴儿中的恢复时间是 1 ～ 5 岁儿童的 2 倍。

框 195-1　在婴儿中引起神经肌肉阻滞延长的原因

假性胆碱酯酶异常变异或缺陷	高镁血症
抗生素	低钾血症
氨基糖苷类	低体温
四环素	锂
林可霉素类	局部麻醉药（例如，利多卡因）
多黏菌素类	Ⅱ相阻滞（如果应用琥珀胆碱）
化疗药物	残余吸入药物
丹曲林	呼吸性酸中毒
肝功能异常	

神经肌肉阻断的逆转

过去认为儿童比成人需要更多的新斯的明来逆转神经肌肉阻滞。然而，现已证实儿科患者需要的新斯的明剂量实际上更少。

尽管依酚氯铵在新生儿中的消除半衰期更短，但是由于清除更迅速，其量效关系在儿童中与成人无异。与成人（0.5 mg/kg）相比，通常建议儿童（1 mg/kg）使用更大剂量的依酚氯铵。为了使心血管反应降到最低，应在给予新斯的明或依酚氯铵前 30 s 给予 0.01 mg/kg 阿托品。当给予充足剂量的逆转药物后，逆转失败或再次阻断提示存在其他导致神经肌肉阻滞延长的因素（框 195-1）。

推荐阅读

Davis PJ, Bosenberg A, Davidson A, et al. Pharmacology of pediatric anesthesia. In: Davis PJ, Cladis FP, Motoyama EK, eds. *Smith's Anesthesia for Infants and Children*. 8th ed. St. Louis: Elsevier Mosby; 2011:239-257.

Johnson PN, Miller J, Gormley AK. Continuous-infusion neuromuscular blocking agents in critically ill neonates and children. *Pharmacotherapy*. 2011;31:609-620.

Littleford JA, Patel LR, Bose D, et al. Masseter muscle spasm in children: implications of continuing the triggering anesthetic. *Anesth Analg*. 1991;72:151-160.

Meretoja OA. Neuromuscular blocking agents in paediatric patients: influence of age on the response. *Anaesth Intensive Care*. 1990;18:440.

第 196 章　小儿区域麻醉与镇痛

Robert J. Friedhoff，MD
丁　蕾　译　陈冀衡　校

自 20 世纪 90 年代初以来，小儿区域麻醉经历了复兴。这些进步对于儿科门诊手术患者来说尤其有利。小儿患者常常应用区域麻醉联合全身麻醉，因为区域麻醉技术可以提供持续的、可靠的术中麻醉和术后镇痛。麻醉诱导后手术开始前实施神经阻滞，一旦阻滞起效，就可以减少全身麻醉药浓度。临床医生应熟悉成人和儿童患者之间解剖、生理学和药理学的差异。

解剖

小儿患者的靶神经更小、更接近其他解剖结构（血管），离皮肤也更近。婴儿的硬脊膜和脊髓尾端较年长的儿童或成人约低两个节段，分别在 $S_{3\sim4}$ 和 L_3，但当婴儿长到 12 个月时，解剖结构则类似成人。婴儿硬膜外的脂肪偏胶状而纤维性较弱，有利于局部麻醉剂的扩散和硬膜外导管的置入，但到了 8 岁时，儿童的硬膜外腔类似于成人。

生理学

年龄小于 8 岁的儿童，临床上出现中枢神经轴阻滞引起交感阻滞继发的显著血压下降较为罕见。

药理学

婴儿结合蛋白（α_1 酸性糖蛋白）含量低，导致游离局部麻醉药的浓度增加，因此，局部麻醉药的潜在毒性增加。常用局部麻醉药的最大推荐剂量见表 196-1。

配合辅助

除了高危早产儿的脊椎麻醉，基本上所有的区域性技术都是在充分镇静或麻醉下的患者中进行操作的。外周神经刺激器对一些神经阻滞的实施非常有用。使用超声确认神经在某些情况下也是有益的（见下文）。

试验剂量

患者吸入麻醉药的情况下，使用肾上腺素来检测不可预料的血管内注射是不可靠和有争议的。建议使用局部麻醉药缓慢注射，并经常回抽。在注射过程中应观察心电图变化。

表面麻醉

EMLA 是一种由丙胺卡因和利多卡因组成的乳膏，一些侵入性操作（如针扎、包皮环切术、包皮粘连分离）之前，可将其涂抹在皮肤上至少 1 h，然后用透明薄膜敷料覆盖。

利多卡因离子导入约需要 10 min，但需要一个有些刺痛感的装置，小儿患者可能不耐受。

具体的技术

髂腹股沟 / 髂腹下神经阻滞

适应证

髂腹股沟和髂腹下神经阻滞用于疝修补术和睾丸固定术。

表 196-1　常用局部麻醉药的最大推荐剂量

药物	剂量（mg/kg）
利多卡因 *	3.0
布比卡因	2.6
罗哌卡因	3.0

* 加肾上腺素 6 mg/kg

技术

髂腹股沟和髂腹下神经阻滞的操作关键是确定髂前上棘，然后将 23 G 针向其内下侧进针 1 ～ 2 cm（1 指），当针穿过筋膜感觉到“砰”的突破感，将局部麻醉药从外向内注入。手术闭合前浸润伤口边缘，或者在缝皮前注射足以填充伤口的局部麻醉药。利用超声可以确定针的合适位置以及药物的沉积。

药物

髂腹股沟和髂腹下神经阻滞最常用的局部麻醉药是 0.25% ～ 0.5% 布比卡因，根据患者的体重，剂量为 2 ～ 10 ml。

腹直肌鞘阻滞

适应证

腹直肌鞘是位于腹直肌和腹直肌后鞘之间的一个潜在腔隙，其间有胸部肋间神经穿过，支配前腹壁的感觉。腹直肌鞘阻滞最常用于脐疝修补术。

技术

使用超声引导，在肚脐的水平上识别双侧腹直肌鞘侧缘，用 22 G B（钝）针或 23 G 针刺入腹直肌鞘，感觉并同时看到针尖突破。

药物

腹直肌鞘阻滞最常用的局部麻醉药是 0.25% ～ 0.5% 布比卡因，腹部每侧剂量为 0.1 ml/kg。

阴茎阻滞

适应证

阴茎阻滞用于包皮环切术和尿道下裂修补术。

技术

进行阴茎阻滞时，用局部麻醉药环绕阴茎根部浅表进行麻醉，或者一边将患者阴茎拉向足侧，一边在耻骨联合下用针垂直 90° 向阴茎背侧进针。当针穿过 Buck 筋膜会感觉到“砰”，需要重复两次，分别向 11 点方向和 1 点方向各注射一半药物。

药物

阴茎阻滞最常用的局部麻醉药是 0.25% 布比卡因，根据患者情况，剂量为 2 ～ 10 ml，不应使用肾上腺素。

股神经阻滞

适应证

股神经阻滞最常用于股四头肌活检、股骨干骨折或膝盖手术。

技术

股神经阻滞的关键是要记住 NAVEL（神经、动脉、静脉、空区、韧带），神经在动脉的外侧。进行股神经阻滞时，从髂前上棘至耻骨结节画一条线，标定腹股沟韧带。在腹股沟韧带下 0.5 ～ 1.0 cm，于股动脉搏动的外侧，将连接神经刺激器的绝缘针置入（患者不得用神经肌肉阻断剂麻痹），抽搐监测器设置为 1/s，从最低设置开始刺激神经，直到观察到髌骨抽搐。超声也有助于将解剖结构可视化。

药物

股神经阻滞最常用的药物是 0.25% ～ 0.5% 布比卡因，或 0.2% 罗哌卡因，根据患者体重，剂量为 5 ～ 20 ml。

股外侧皮神经阻滞

适应证

股外侧皮神经常与股神经一起联合阻滞。

技术

在腹股沟韧带髂前上棘内下方 1 cm 进针，“砰”地通过筋膜后注射药物。

药物

股外侧皮神经阻滞最常用的局麻药是 0.5% 布比卡因，剂量为 0.1 ～ 0.2 ml/kg

腘窝阻滞

适应证

腘窝阻滞最常用于膝盖以下的阻滞。

技术

对于大多数儿童，腘窝阻滞正确定位只需在儿童仰卧时将膝盖和大腿弯曲抬起，确定腘窝三角顶点，这个三角分成内侧和外侧部分，外侧由股二头肌腱构成，内侧由半膜肌半腱肌腱构成。在分界线外侧1 cm，腘韧带近端1～2 cm，腘动脉外侧进针。用钝性绝缘针垂直于皮肤进针，直到感觉到不同的“砰”的感觉，并且刺激肌肉引起足跖屈或背伸。超声可以看到坐骨神经分支为腓总神经和胫神经。

药物

腘窝阻滞最常用的局部麻醉药是0.25%布比卡因，剂量为0.5～1 ml/kg。

腋窝阻滞

适应证

当手术涉及上肢时，使用腋窝阻滞。

技术

与成人一样，儿童的腋窝阻滞是用神经刺激器进行操作的（患者没有使用神经肌肉阻断剂）。在腋窝触及腋动脉，用20 G针头穿刺皮肤，然后用22 G B（钝）针在穿刺点向动脉进针，直到穿过腋筋膜或腋鞘的“隔”感到“砰”的突破。证实回抽无血后，注入局部麻醉药。超声也可以在实施阻滞时提供辅助。

药物

腋窝阻滞最常用的局部麻醉药是0.25%布比卡因，或0.2%罗哌卡因与1/200 000肾上腺素，剂量为0.5 ml/kg。

骶管阻滞

单次骶管阻滞

适应证　单次骶管阻滞最常用于手术范围低于膈肌的手术。

技术　患者取侧卧体位（右利手临床医师选左侧卧位，左利手医师选右侧卧位），膝盖弯曲到腹部，在臀部皮褶上方用拇指触诊并确认两骶角。使用无菌技术，将22 G Jelco、22 G B锥针或23 G针与皮肤成45°角进针，直到通过骶尾韧带感到“砰”。然后压低针尾，平行于皮肤向前进针1 cm。回抽确定没有血液和脑脊液后，边缓慢注入局部麻醉药边观察心电图T波改变。注射局部麻醉药应该很通畅，如果有任何阻力，则提示针的位置不正确。

药物　单次骶管阻滞最常用的局部麻醉药物是0.125%～0.25%布比卡因，或0.2%罗哌卡因，剂量取决于患者的年龄和切口位置：阴茎手术，0.5～0.8 ml/kg；腹股沟手术，1 ml/kg至20 ml。布比卡因溶液中可以添加其他镇痛药，如α肾上腺素受体激动剂可乐定（剂量2 μg/kg）或不含防腐剂的氯胺酮（剂量0.5 mg/kg），可以将阻滞的持续时间多延长3～12 h。副作用是镇静和轻微低血压。

连续骶管阻滞

适应证　连续骶管阻滞常用于术后持续缓解疼痛。导管尖端放置在切口水平。

注意　连续骶管阻滞在骶区，敷料必须保持清洁，导管必须保持在原位置，因此患者不能打人字石膏。

技术　连续骶管阻滞技术与单次骶管阻滞类似。尾部区域严格无菌操作，然后用18 G血管导管或Crawford针进针。然后通过针置入硬膜外导管3 cm或至切口水平。最后覆盖无菌透明薄膜敷料。

药物　连续骶管阻滞药物的选择取决于导管的位置和手术。

腰椎硬膜外阻滞

适应证

腰椎硬膜外阻滞的适应证和禁忌证与成人相似。

技术

儿童腰椎硬膜外阻滞的技术与成人相似。对于体重小于30 kg的患者，可以使用2英寸（约5 cm）18 G的Weiss或Crawford针。

药物

根据患者和手术的不同，腰椎硬膜外阻滞常用的药物有利多卡因、布比卡因、芬太尼、吗啡（硫酸吗啡注射剂）或氢吗啡酮。

脊椎阻滞

适应证

脊椎阻滞最常用于早产和拟行下腹部手术的高危新生儿。

技术

如果可能，脊椎阻滞应该使患者保持直立坐姿时操作，并特别注意头部，以免其弯曲阻塞气道。蛛网膜下腔的深度在早产儿约 0.7 cm，足月儿为 1 cm。如果可能，最好避免镇静，包括使用氯胺酮，以防止术后呼吸暂停。血压袖带放置在下肢，可以避免刺激躁动不安的婴儿。

药物

脊椎阻滞最常用的药物是丁卡因，剂量为 1 ml/kg，并加入葡萄糖。

新技术

相比传统的神经刺激技术，使用超声引导下的阻滞在儿童患者中具有一定的优势（例如操作时间更短，起效时间更快，成功率更高，阻滞持续时间更长，麻醉药用量更少）。但是其改进安全性方面的益处仅在髂腹股沟神经阻滞中得到证实。

推荐阅读

Bosenberg A. Benefits of regional anesthesia in children. *Paediatr Anaesth*. 2012;22:10-18.

Bosenberg A, Flick RP. Regional anesthesia in neonates and infants. *Clin Perinatol*. 2013;40:525-538.

Chandrakantan A, Glass PS. Multimodal therapies for postoperative nausea and vomiting, and pain. *Br J Anaesth*. 2011;107:i27-40.

Ecoffey C. Safety in pediatric regional anesthesia. *Paediatr Anaesth*. 2012;22:25-30.

Kokki H. Spinal blocks. *Paediatr Anaesth*. 2012;22:56-64.

Mai CL, Young MJ, Quraishi SA. Clinical implications of the transversus abdominis plane block in pediatric anesthesia. *Paediatr Anaesth*. 2012;22:831-840.

Marhofer P, Willschke H, Kettner SC. Ultrasound-guided upper extremity blocks—Tips and tricks to improve the clinical practice. *Paediatr Anaesth*. 2012;22:65-71.

Mossetti V, Vicchio N, Ivani G. Local anesthesia and adjuvants in pediatric regional anesthesia. *Curr Drug Targets*. 2012;13:952-960.

O'Sullivan MJ, Mislovic B, Alexander E. Dorsal penile nerve block for male pediatric circumcision—Randomized comparison of ultrasound-guided vs. anatomical landmark technique. *Paediatr Anaesth*. 2011;21:1214-1218.

Polaner DM, Taenzer AH, Walker BJ, et al. Pediatric Regional Anesthesia Network (PRAN): A multi-institutional study of the use and incidence of complications of pediatric regional anesthesia. *Anesth Analg*. 2012;115(6):1353-1364.

Rubin K, Sullivan D, Sadhasivam S. Are peripheral nerve blocks with ultrasound guidance more effective and safe in children? *Paediatric Anesth*. 2009;19:92-96.

Suresh S, Birmingham PK, Kozlowski RJ. Pediatric pain management. *Anesthesiol Clin*. 2012;30(1):101-117.

Willschke H, Kettner S. Pediatric regional anesthesia: Abdominal wall blocks. *Paediatr Anaesth*. 2012;22:88-92.

第 197 章　早产相关麻醉风险

Wayne H. Wallender，DO

于　玲　译　刘英华　审

在美国，大约 12% 的婴儿出生过早。过去，早产的定义是指孕周小于 38 周或出生体重低于 2500 g，但是现在认为，患儿的患病率和致死率与孕周密切相关，而与出生体重关系不大。WHO 目前对早产的定义是孕周低于 37 周，不考虑出生体重。超过 90% 的体重不低于 800 g 的早产儿存活。早产常常是胎儿、胎盘、子宫和母体因素综合影响的结果（框 197-1）。

除严重疾病外，早产儿很少需要手术治疗，但是多数患儿有多器官功能失调。常见的情况通常是威胁生命的呼吸、心血管或胃肠道危象（框 197-2）。即使是实施小手术，早产儿围术期合并症发生率也高于正常。麻醉合并症发生率随早产级别增加。

早产儿麻醉注意事项

体温不稳定

许多因素均可导致体温调节障碍，包括表面积/容积比值大；缺乏使外周环境与新生儿隔绝的脂肪组织；与足月新生儿相比，棕色脂肪细胞少（该细胞可在去甲肾上腺素的刺激下产生热量）；皮肤薄导致热量和水的丢失（在 32 孕周前表皮发育不成熟）。

低体温可伴有低血糖、呼吸系统疾病、黄疸和

框 197-1　早产危险因素
胎儿
胎儿窘迫
多胎妊娠
胎盘
胎盘早剥
前置胎盘
子宫
子宫颈内口松弛
母体
子痫前期
心脏疾病
药物滥用（可卡因、尼古丁）
非裔美国人
社会经济地位低
年龄过小和过大
其他
胎膜早破
羊水过多

脓毒症。如果早产儿（并患病）在温度适中的环境中治疗，可改善预后。因此，当麻醉这类患儿时，麻醉者应该使用辐射保温装置、维持比正常室温更高的温度等方法，维持患儿的体温在 37℃左右。

呼吸窘迫综合征

许多早产儿患有呼吸窘迫综合征（respiratory distress syndrome，RDS），也称为肺透明膜病。在正常新生儿中，妊娠 34 周后发生 RDS 很少见，剖宫产出生的婴儿发生 RDS 的概率是阴道出生婴儿的 3 倍。立即用人工表面活性物质治疗可降低与 RDS 相关的死亡风险。任何氧合突然恶化的新生儿均应考虑气胸。

支气管肺发育不良

支气管肺发育不良（bronchopulmonary dysplasia，BPD）是指矫正胎龄 36 周的患儿仍然有氧依赖（氧治疗总天数大于 28 天），是一种慢性疾病，患儿通常有 RDS 病史。RDS 越重，BPD 也越重。近年来，尽管新生儿的护理已得到明显改善，但是 BPD 的发生率并没有下降。

BPD 的原因尚不明确，BPD 的高危因素包括吸入氧浓度高、使用正压通气、感染、动脉导管未闭、出生后 5 ～ 6 天液体超负荷。BPD 表现为气道阻力

框 197-2　早产儿器官系统病理学	
神经	
脑室出血 *	脑积水
发育延迟	脑瘫
癫痫	
心血管	
先天畸形	
动脉导管未闭	
呼吸	
窒息	气胸
呼吸窘迫综合征 *	肺炎
支气管肺发育不良 *	
胃肠道	
坏死性小肠结肠炎 *	胃食管反流
高胆红素血症	肠梗阻
吞咽功能障碍	
肝	
肝衰竭	
静脉高营养性肝炎	
血液	
贫血	
维生素 K 缺乏	
内分泌	
低血糖	
低血钙	
肾	
慢性肾衰竭	低钠血症
急性肾小管酸中毒	高钠血症
电解质紊乱	高钾血症
视觉	
早产儿视网膜病变	
其他	
营养不良	
脓毒症 *	

* 常见发病原因

高、肺顺应性低、通气 / 血流比失衡、PaO_2 低、呼吸急促、氧耗量增加和肺感染次数增加。

呼吸暂停

所有的早产儿都有不同程度的周期性呼吸。呼吸暂停是指呼吸停止时间超过 15 s 以上，或者呼吸停止时间虽短于 15 s，但伴有脸色灰白或心动过缓（心率＜ 100 次 / 分）。与足月新生儿相比，早产儿

呼吸暂停更常见。患儿胎龄越低，越易发生呼吸暂停。手术后呼吸暂停的风险增加，尤其对于矫正胎龄小于 44 周的早产儿（矫正胎龄在 44 ～ 60 周后的早产儿手术后呼吸暂停风险下降）。早产患儿无论实施何种手术后，均推荐入院呼吸监护至少 12 h，一些专家推荐在医院监护过夜。

动脉导管未闭

PDA 导致左向右分流、左心室肥大、肺血增加，并能引起以呼吸衰竭为特征的充血性心力衰竭。首选治疗通常是在手术结扎前尝试采用吲哚美辛、限制液体以及利尿的方法关闭 PDA。

感染

因为早产儿细胞免疫和组织免疫低下，所以感染对早产儿是一种常见的威胁。感染以肺炎、脓毒症和脑膜炎常见。脓毒症可以表现为无血培养阳性、无白细胞数增高和无高热。感染的首发症状可能是呼吸暂停、心动过缓或酸中毒。当护理这类早产儿时，必须严格遵守手消毒规则以及坚持日常预防措施。

坏死性小肠结肠炎

坏死性小肠结肠炎主要发生在出生孕周小的早产儿。疾病原因多种，但是胃肠道低灌注导致的缺血似乎是主要因素。出生孕周小的早产儿（孕周小于 32 周，体重低于 1500 g）发生坏死性小肠结肠炎的风险最高。首发症状是腹胀和血便，多发性肠穿孔后可发展为休克。患者经常伴有低血容量，在麻醉诱导前需要进行液体复苏。早产儿快速液体治疗可导致颅内出血或动脉导管再开放。坏死性小肠结肠炎经常伴有弥散性血管内凝血，应避免使用氧化亚氮（笑气）并维持围术期血压。

早产视网膜病变

早产儿发生早产视网膜病变（retinopathy of prematurity，ROP）的风险增加。ROP 风险与体重成反比，体重低于 1000 g 的婴儿发病率最高。ROP 的原因是多因素的。虽然吸氧作为发病风险因素现在仍有争议，但是对于矫正胎龄小于 44 周的早产儿，减少氧气吸入是明智的。对任何年龄婴儿，都几乎没有证据表明短暂的 100% 氧气吸入是 ROP 发生的风险因素。尽管如此，仍推荐无论何时，只要可能就维持氧分压在 60 ～ 80 mmHg，以减少高危患儿发生 ROP 的风险。幸运的是，多数视网膜变化可自行恢复。

颅内出血

早产儿的颅内出血有四种类型：硬膜下出血、原发性蛛网膜下腔出血、脑室周围-脑室内出血（最常见）和颅内出血。新生儿发育不成熟是颅内出血的唯一最重要的风险因素，脑出血很少发生在出生 10 天后，多数出血发生在出生后 3 天内。

颅内出血涉及多种机制。应激状态下早产儿脑血流（cerebral blood flow，CBF）自动调节机制受损。血压增高引起 CBF 增加，可引起出血。窒息时伴发的动脉低氧血症和高二氧化碳血症也可引起出血。麻醉对新生儿 CBF 的影响尚不明确，但是预防低氧血症、高碳酸血症以及维持血压在正常范围以避免脑高灌注都是明智的措施。高渗也是一个因素，因此应避免高渗液体的应用（例如稀释碳酸氢盐并缓慢给予）。

有研究显示，IQ 值和全身麻醉的次数成负相关。但是许多临床医生认为，IQ 和全身麻醉之间的关系是源于许多早产儿伴有多器官问题，并因此需要多次手术而频繁实施麻醉，他们认为慢性疾病是 IQ 下降的真正原因。除了全身麻醉对脑发育影响外，药物的作用也对早产儿其他组织有影响。早产儿的肝代谢降低，肾对所有药物的清除也下降。许多对于成年人安全的药物和药物剂量对于早产儿却是有害的。

推荐阅读

Coté CH, Lerman J, Todres ID. *A Practice of Anesthesia for Infants and Children*. 4th ed. Philadelphia: Elsevier Health Sciences; 2009.

Montoyama E, Davis P, eds. *Smith's Anesthesia for Infants and Children*. 7th ed. Philadelphia: Elsevier Health Sciences; 2005.

Stoll BJ, Adams-Chapman I. The high-risk infant: Prematurity and intrauterine growth retardation. In: Kleigman RM, Behrman RE, Jenson HB, Stanton MD, eds. *Nelson Textbook of Pediatrics*. 18th ed. Philadelphia: WB Saunders; 2007:701-709.

第 198 章　新生儿复苏

Brian Emerson，MD，Heather L. Naumann，MD
董长江　译　陈冀衡　校

两条子宫动脉供应胎盘——动脉氧合血从母体通过胎盘；O_2 弥散穿过胎盘，与新生儿血红蛋白结合，然后通过脐静脉到达胎儿。静脉血通过脐动脉从胎儿返回胎盘。如人们所料，与脐静脉血相比，出生时脐动脉血 pH 值和 O_2 含量较低而 CO_2 较高（表 198-1）。脐血血气分析可用来评估分娩后胎儿的即时情况。如果在脐带夹闭前抽脐血，脐动脉的血气分析反映胎儿的情况，而脐静脉的血气分析则反映产妇以及子宫胎盘气体交换的情况。

大多数新生儿出生时不需要积极的干预来建立充分的心肺功能，因为大多数新生儿在出生时可以完成相对平稳的生理过渡。然而，最重要的是要有熟练的医务人员在新生儿需要时可以立即提供专门的评估和复苏。这样的专业人员应该能够管理气道，掌握新生儿生理学和病理学知识，包括生命体征参数、实验室检查数据和常见先天性畸形及其即刻影响。还要有充足的设备和资源可用并且要在分娩前检查确认，至少包括气道用具（如型号合适的喉镜、气管导管和面罩）、加温装置、连接好吸引系统的吸引管、氧气和提供正压通气的设备以及急救药物。

婴儿出生时，最初的操作，如吸引鼻、口、咽部以及刺激躯体（轻拍足底或摩擦背部）可能是必要的，以便于激发规律的自主呼吸。对这些措施没反应的婴儿可能需要一系列的治疗，包括吸氧、面罩通气、气管插管和吸痰、胸外按压及给予药物。

表 198-1　新生儿血气分析

变量	出生时脐静脉	出生时脐动脉	60 min	24 h	成人和儿童
pH	7.35（7.3～7.4）	7.28（7.23～7.33）	7.3～7.35		7.4
PCO_2（mmHg）	40（33～43）	50（42～58）	30	30	40
PO_2（mmHg）	30（25～35）	20（12～25）	60	70	100

同时，应评估婴儿的皮肤颜色、心率和呼吸。这种复苏的目标是防止缺氧或缺血性损伤，确保恢复充分的自主呼吸和心输出量。

新生儿 Apgar 评分是一种基于新生儿产后生理反应的快速评估方法，用来评估新生儿是否需要复苏。该评分由麻醉医师 Virginia Apgar 博士在 1953 年创建并第一次使用，现在对该评分的绝对有用性仍然有争论。在出生后 1 min 和 5 min，由一位有资质的经验丰富的医务人员来评估五个生理参数（表 198-2）。需要注意的是，尽管 Apgar 评分可能有助于对新生儿的评估，但是患者在 1 min 评估之前就可能需要立即复苏。

新生儿复苏指南要求评估和治疗同步并且连续（图 198-1），一般包括简化的 ABCD 法，需要进行一些限定和说明。复苏的基本原则包括评估气道（Airway），建立有效呼吸（Breathing），确定充分的血液循环（Circulation），给予药物（Drugs）。

在新生儿娩出前对孕妇和胎儿的情况进行回顾有助于指导复苏。婴儿出生后应该立即放在保温箱里，头向下，头部略后仰。然后应该吸引新生儿的口咽部，同时刺激躯体和评估（皮肤颜色、心率、呼吸）。

羊水粪染的新生儿必须立即吸引喉咽部、鼻子和嘴。气管是否需要吸引以前是根据有无胎粪，而现在是根据婴儿的外观。如果婴儿有活力，有足够

表 198-2　Apgar 评分

评分	得分点		
	0	1	2
心率（次/分）	无	＜100	＞100
呼吸	无	慢，不规律	好，持续哭
肌张力	无	肢体可以屈曲	四肢屈曲良好
反射敏感性	无	痛苦表情	哭，躲避刺激
颜色	蓝色	躯干粉红，肢体蓝色	全身粉红

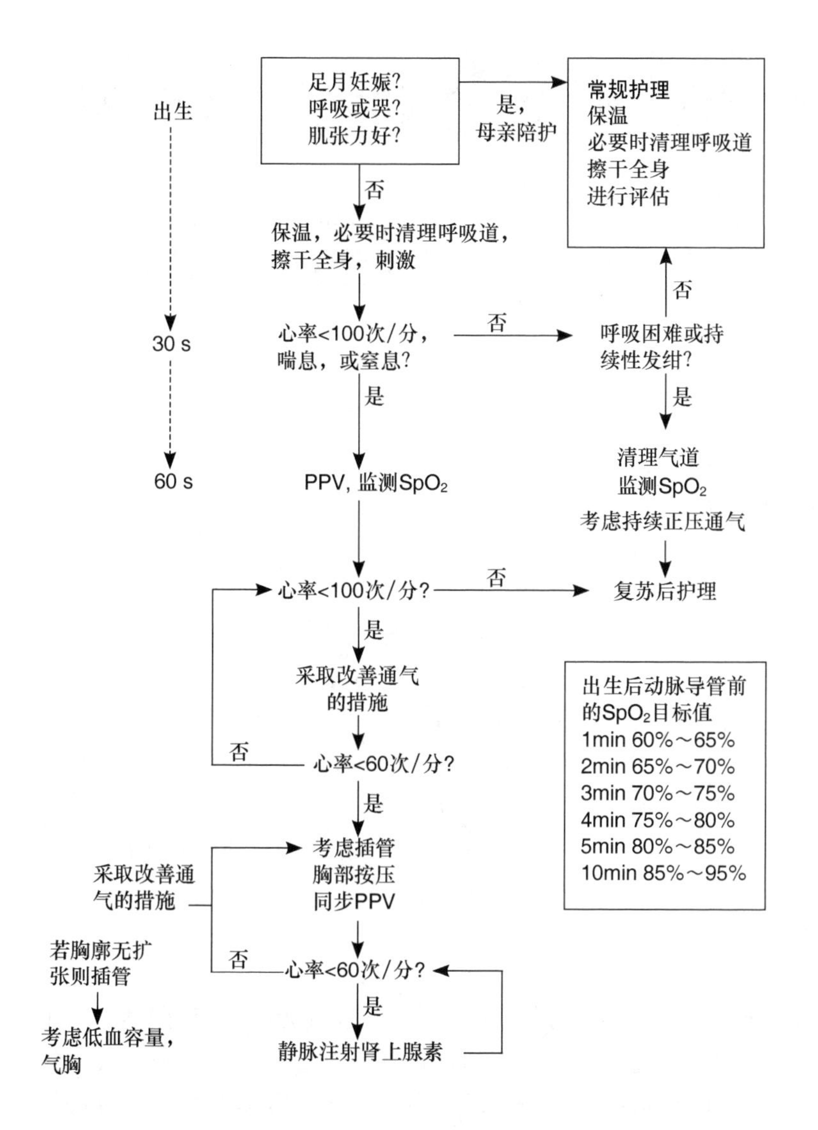

图 198-1　新生儿复苏概况图解（PPV，正压通气；SpO_2，脉搏血氧饱和度）（Reprinted with permission from Kattwinkel J，Perlman JM，Aziz K，et al. Part 15：Neonatal resuscitation：2010 American Heart Association guidelines for cardiopulmonary resuscitation and emergency cardiovascular care. Circulation. 2010；122（18 suppl 3）：S910.）

的呼吸，并且心率超过 100 次 / 分，就不应该气管插管试图去吸引可能存在的胎粪。然而，如果婴儿的呼吸频率和心率降低，肌张力很差，应该气管插管并吸引气管。

应密切监测婴儿的呼吸，必要时通过吸引或气管插管来建立开放的气道。应使用触觉刺激或者通过气囊-面罩或气管导管进行正压通气来确保呼吸充分。如果需要，通过胸外按压和给予药物来确保足够的心输出量。具体细节请参考图 198-1 概述的步骤。

如果婴儿的病情恶化或超过 30 s 没有改善，复苏升级。目前，复苏推荐使用空气，如果脉搏血氧监护仪发现心率没有增加或氧合没有改善，应考虑吸氧。可能需要 40 ～ 60 次 / 分的频率、高达 30 ～ 40 cmH_2O 的压力来确保足够的通气量。如果使用气囊-面罩通气，需要防止过分用力致使气体进入胃内。通气应该确保胸廓起伏充分、呼吸音对称以及有呼气末二氧化碳波形。

对大多数新生儿来说，出生时轻度和中度的循环或呼吸抑制一般不需要胸部按压和药物治疗。通常情况下，大多数心动过缓继发于缺氧，进行有效通气可缓解。如果充分通气和胸外按压后，心率仍低于 60 次 / 分，应该考虑选择注射肾上腺素和补充血容量（10 ml/kg 的等渗晶体液）二者之一或两者联合。静脉注射肾上腺素推荐剂量是每次 0.01 ～ 0.03 mg/kg。若通过气管导管给药，剂量可以高达 0.1 mg/kg。在少见的情况下，阿片类药物拮抗剂或血管加压素可能有效。复苏后，根据复苏的病因和情况，婴儿可能需要收入新生儿重症监护病房。

推荐阅读

American Society of Anesthesiologists Committee on Obstetric Anesthesiology. ACOG Committee Opinion No. 256, May 2001.

Chestnut DH. *Obstetric Anesthesia*. 3rd ed. Philadelphia: Mosby; 2004, Chap 9.

Kattwinkel J, Bloom RS, eds. *Neonatal Resuscitation Textbook*. 5th ed. Elk Grove, IL: American Academy of Pediatrics, American Heart Association; 2006.

Kattwinkel J, Perlman JM, Aziz K, et al. Part 15: neonatal resuscitation: 2010 American Heart Association Guidelines for Cardiopulmonary Resuscitation and Emergency Cardiovascular Care. *Circulation*. 2010;122:S909-S919.

Kliegman RM, Stanton B, St. Geme J, et al. *Nelson Textbook of Pediatrics*. 19th ed. Philadelphia: Saunders Elsevier; 2011, Part XI, Chap. 100.

第 199 章 胎粪吸入与胎粪吸入综合征

Inge Falk van Rooyen，MD
朱文智 译 于 玲 校

足月新生儿呼吸道死亡的首要原因是胎粪吸入——即胎粪进入到声带之下——随后引起吸入性肺炎。胎粪吸入综合征（meconium aspiration syndrome MAS）的定义为婴儿通过胎粪污染的羊水出生后不久出现的呼吸窘迫，其症状不能被其他原因解释。

气管内胎粪误吸发生率达到总误吸的 55% ～ 60%，MAS 患儿死亡率高达 20%（图 199-1）。胎儿和产妇许多疾病与胎粪吸入高发病率有关（框 199-1）。呼吸道生理症状的严重程度和呼吸、心脏及神经系统后遗症累及范围显著不同，因人而异。

子宫内胎粪排出的病理生理机制

胎粪在怀孕后期出现，很少在孕 36 周之前出现。子宫内的胎粪排出是由于胎儿缺氧，刺激胃蠕动和直肠括约肌松弛，导致胎粪排出。然而，在许多情况下，胎粪排出是胃肠道成熟的一种表现，多达 25% 的胎龄超过 40 周的婴儿的过期分娩，羊水中会出现胎粪的证据。

胎粪排出或误吸的后果

胎粪吸入可能发生在出生之前、出生时或出生后。在正常情况下，胎儿会吸入大约 1 ml 羊水。当胎儿缺氧窘迫时，经常会出现“喘息”，这时胎儿会吸入 60 ml 羊水，导致胎粪吸入。

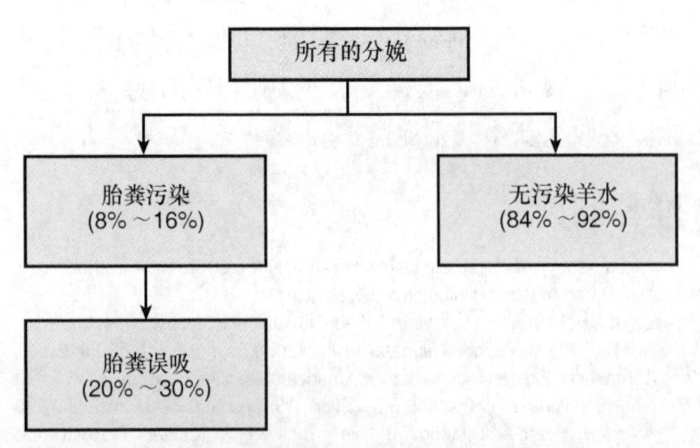

图 199-1 在美国的足月新生儿中，8% ～ 16% 会存在胎粪污染。其中 20% ～ 30% 会发展为胎粪吸入综合征

胎粪通过降低羊水的抗菌活性直接改变羊水，从而增加围生期细菌感染的风险。它还会刺激胎儿皮肤，进而增加新生儿中毒性红斑的发病率。然而，对于胎儿来说，最大的后果是对呼吸和心脏系统的影响（图 199-2）。胎粪吸入造成的气道不全机械性梗阻的相关后果包括球阀效应、气胸、纵隔气肿或心包积气。完全的气道阻塞可能导致胎儿死亡。

治疗

预防是治疗的关键组成部分并且是护理的一个主要方面。因为慢性窒息和感染，胎粪吸入的发生可能早于分娩，所以最重要的预防策略是良好的产前护理，包括检测和预防胎儿低氧血症和避免过期分娩。在分娩过程中，关键是监测胎儿窘迫的征象，一旦发现胎儿窘迫，立即进行干预。MAS 的预防和治疗方法在过去的半个世纪已经发生改变，并存在一些争议。

分娩前治疗

一项多国多中心随机对照试验纳入了 1998 名有

框 199-1 胎粪污染患病率增加的因素

过度成熟（> 42 孕周）
子宫胎盘异常
　脐带脱垂
　脐带压迫
宫内生长迟缓（胎儿体重<孕龄的第 10 个百分位）
母亲情况
　高血压
　胎盘前置
　肺动脉高压
　胎盘早剥

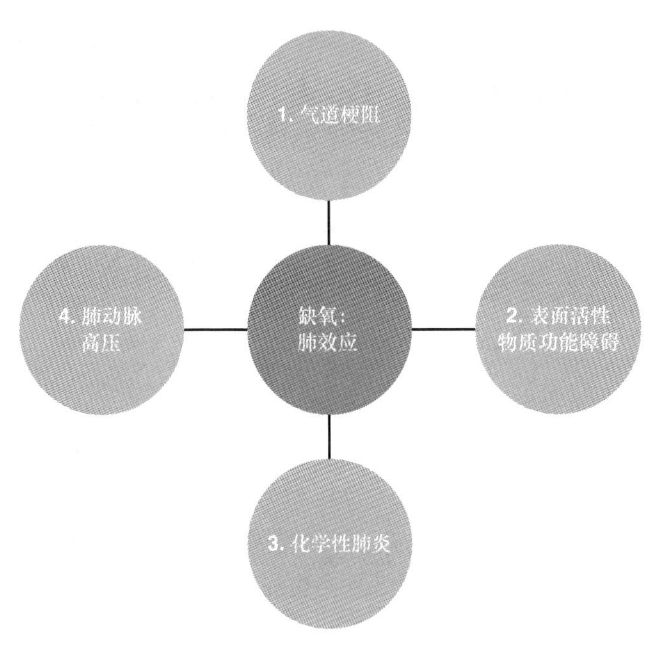

图 199-2 胎粪吸入综合征对肺的影响

高浓度胎粪污染羊水的女性，羊膜腔灌注术（温暖无菌生理盐水经阴道灌注到羊膜腔）显示对 MAS 的发病率或死亡没有影响。因此，目前的共识是，羊水受胎粪污染的大量婴儿在羊膜腔灌注术实施前会吸入胎粪，从而促使了美国妇产科医师学会观点的发布。他们认为，“为稀释胎粪污染的羊水而实施的常规预防性羊膜腔灌注术应当只在临床试验环境中进行。”

分娩中和分娩后的治疗

一旦婴儿娩出，治疗重点立刻转移，将新生儿转到新生儿团队成员，他们根据婴儿的症状和体征，开始进行气道管理。

关于在肩膀娩出前的分娩过程中或在分娩后立刻使用气管吸引，没有随机对照试验能提供明确的建议。然而，美国心脏协会和美国妇产科医师学会反对将气管吸引用于伴有羊水胎粪污染的、有活力的新生儿。气管吸引建议在无活力的新生儿中使用。如果有必要进行气管插管，但气管插管不成功或耗时长，尤其是当婴儿出现心动过缓时，可在气管插管前采用球囊和面罩通气（图 199-3）。

新生儿重症监护病房继续护理的目标包括限制氧耗，以最小的气道压力优化 PaO_2，以及防止空气滞留。救治疗法包括高频振荡或喷射通气（作为一种替代机械通气的方法），以及表面活性剂疗法。新生儿持续肺动脉高压常见于患有 MAS 的新生儿中，吸入一氧化氮可用于预防。因为其使用通常与不良神经系统预后的高发病率相关，体外膜肺的使用应当作为最后的手段。

避免低碳酸血症和碱中毒将有助于改善脑灌注压。慢性子宫内缺氧造成的心脏并发症包括持续胎儿血液循环和持续新生儿肺动脉高压。使右向左的肺分流最小化（通过保持体循环压力大于肺动脉压）将减少动脉导管未闭的发病率。新生儿持续肺动脉高压与 MAS 新生儿极大的死亡风险相关。

推荐阅读

ACOG Committee on Obstetric Practice. ACOG Committee Opinion No. 346, October 2006: Amnioinfusion does not prevent meconium aspiration syndrome. *Obstet Gynecol*. 2006;108:1053.

ACOG Committee on Obstetric Practice. ACOG Committee Opinion No. 379, September 2007: Management of delivery of a newborn with meconium-stained amniotic fluid. *Obstet Gynecol*. 2007;110:739.

Fanaroff AA. Meconium aspiration syndrome: Historical aspects. *J Perinatal*. 2008;28(Suppl 3):S3-7.

Hofmeyr GJ, Xu H. Amnioinfusion for meconium-stained liquor in labour. *Cochrane Database Syst Rev*. 2010:CD000014.

Kattwinkle J. *Textbook of Neonatal Resuscitation*. 5th ed. Chicago: American Academy of Pediatrics; 2005.

Kattwinkel J, Perlman JM, Aziz K, et al. Part 15: Neonatal resuscitation: 2010 American Heart Association Guidelines for Cardiopulmonary Resuscitation and Emergency Cardiovascular Care. *Circulation*. 2010;122(18 Suppl 3): S909-919.

Roggensack A, Jefferies AL, Farine D. Management of meconium at birth. *J Obstet Gynaecol Can*. 2009;31:353-354.

Vain NE, Szyld EG, Prudent LM, et al. Oropharyngeal and nasopharyngeal suctioning of meconium-stained neonates before delivery of their shoulders: Multicentre, randomized controlled trial. *Lancet*. 2004;364:597-602.

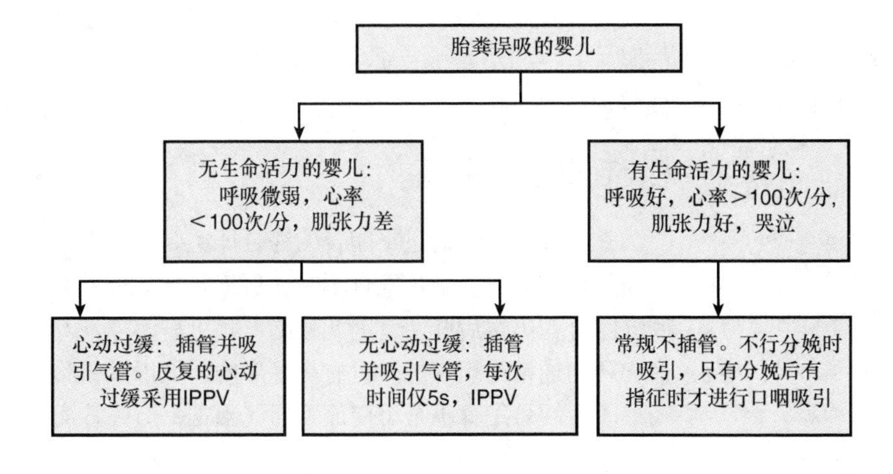

图 199-3 羊水被胎粪污染的新生儿管理。IPPV，间歇正压通气

第 200 章　先天性小儿气道问题

Wayne H. Wallender，DO
张云霄　译　何自静　校

婴儿和儿童的上呼吸道比成人更容易损伤。从解剖上来讲，与成人相比，婴儿的舌体相对于口腔更大，喉的位置更偏向头侧，声门和气管更狭窄，杓状软骨更为突出，枕骨更大，这些都导致了对气流的阻碍更大。婴儿和儿童呼吸系统的生理特点使得其呼吸管理更为复杂。婴儿的基础代谢率更高，O_2 消耗量和 CO_2 产生率更高。另外，婴儿的单位体重功能残气量比成人更低。伴有气道异常的先天性畸形患儿的气道管理会更加困难。

考虑到直接喉镜插管有较高的失败率，小儿困难气道管理应该包括自主呼吸。通常来讲，这类患儿可以分为两种情况，一种是插管困难但能进行面罩通气，另一种是面罩通气困难或面罩通气不能。后者的麻醉挑战更困难，可能需要急诊气管切开。如果患儿可以通过面罩通气，那么一系列的措施都可被安全采用，直到插管成功。麻醉的目标永远都是安全诱导、安全插管以及安全拔管。

先天性气道变异

黏多糖贮积症

Hurler 综合征（黏多糖贮积症 IH 型）患儿伴随着严重的智力发育障碍，滴水嘴样面容、耳聋、关节僵硬、身材矮小、漏斗胸、脊柱后凸侧弯、气管支气管软骨异常、肝脾大、严重的心脏瓣膜疾病和早期的冠状动脉疾病。Hunter 综合征（黏多糖贮积症Ⅱ型）患儿多有粗犷面容特征、耳聋、多毛症、关节僵硬、畸形巨头和腕管综合征。Morquio 病（黏多糖贮积症Ⅳ型）患儿往往在出生时看起来健康，随着年龄增长，疾病特征出现，包括粗犷面容特征、凸颌、齿状突发育不全、胸椎和腰椎后凸畸形造成寰枢椎不稳定、主动脉瓣关闭不全、肝大、腹股沟疝、混合型听力丧失、眼部并发症及四肢畸形。

黏多糖贮积症患儿因为淋巴组织浸润、舌大、口小以及大量黏稠分泌物，常常有上呼吸道梗阻和气管插管困难。应该提前预测困难气道，而且随着患儿年龄增加，气道处理会更加困难。

Pierre Robin 综合征

Pierre robin 综合征患儿可能伴有腭裂、小下颌、舌下垂（舌体后移）和先天性心脏病。患儿几乎在出生后立即会出现严重的气道问题。气管插管会极其困难，所以最初应该在患儿清醒时尝试插管。应该及早考虑气管切开。将患儿置于俯卧位，把舌体拉出或是应用鼻咽通气道可以缓解气道梗阻。可以缝线来维持舌体的位置。

Treacher Collins 综合征

这种综合征最常见的是下颌骨的骨缝过早闭合。临床特征包括小颌畸形、颧弓发育不全、小口畸形、鼻后孔闭锁和先天性心脏病。与 Pierre Robin 畸形患儿相比，这类患儿出现困难气道和困难插管的严重程度低。

Goldenhar 综合征

Goldenhar 综合征（又称眼耳椎骨发育异常综合征）患儿以一侧面部发育不良为主要特征，伴有下颌发育不全（60%），先天性心脏病（20%）和患侧的眼、耳及椎骨异常。这类患者气管插管的困难程度差别很大。

Crouzon 综合征

这种颅面部骨缝过早闭合的综合征主要表现为颅顶高耸伴前突、上颌骨发育不全和鸟嘴状鼻。过早的颅缝闭合在出生后开始，因此颅脑形状可呈多样。寿命和智力通常是正常的。可有高弓形的上颚以及错䫎畸形。上颌骨发育不全可使面罩通气困难，但气管插管一般不受影响。长时间的外科矫形手术常伴有大量失血和术后气道水肿，因此需要围术期插管。

唇裂和腭裂

唇裂和腭裂放在一起，是最常见的先天性畸形之一，并且与300多种综合征有关。唇裂（伴或不伴腭裂）与性别（男性发病率高，单纯腭裂女性发病率高）和种族有关，亚裔美国人和美国土著人发生率最高，而非裔美国人最低，在欧裔美国人中，唇裂（伴或不伴腭裂）发生率为1/750，而单纯腭裂的发生率为1/2500。

这些患者还可能有其他相关异常，比如中耳感染在这类患者很常见。唇裂或腭裂的婴儿会伴有吞咽困难，从而有肺误吸的风险。

麻醉管理取决于气道异常的程度，不复杂的病例麻醉处理相对容易。大的腭裂缺损通常不伴随气道阻塞，除非缺损太广泛，使得舌体脱垂进入鼻咽腔。但是，如果喉镜片进入腭裂缺损处，或者如果患者已行气管插管，气管导管的口腔部分移位至缺损处而导致气管导管脱出时，大的缺损也可带来气道处理困难。腭裂修补手术后气道问题普遍存在。对于口腔小的患儿，手术引发的水肿可引起气道梗阻，从而需要再次插管。

困难小儿气道的麻醉处理

不管先天性异常导致的气道问题是否处理困难，问题都应该提前预测并有预期的处理。在大多数情况下，强烈建议保留自主呼吸，在预知气道困难和预测直接喉镜引导插管困难时可应用纤维喉镜引导插管。处理建议如下：

- 对于有误吸风险的患儿，可以考虑使用 H_2 受体阻滞剂。
- 应该在麻醉诱导前或麻醉诱导后尽可能早开放静脉。
- 应该避免静脉应用镇静药、阿片类药物或肌肉松弛剂。
- 在置入喉镜前应用阿托品。
- 麻醉插管前，静脉应用 1 mg/kg 的利多卡因可以降低喉痉挛的风险。同样也可应用利多卡因进行喉表面麻醉，因为通过黏膜吸收的利多卡因与静脉应用利多卡因效果相近。
- 强烈推荐麻醉前预充氧。
- 应准备好不同型号的喉镜片、气管导管和插管探条。
- 深麻醉下行置入喉镜操作。
- 应用面罩通气或喉罩通气均可（框 200-1）。
- 应该考虑各种麻醉插管方法（例如清醒插管、经鼻盲探插管及应用纤维喉镜引导插管），可选择的插管方法均应该可以立即获得，包括环甲膜穿刺和气管切开的设备。
- 如果不能行清醒插管，可先行自主呼吸下七氟烷诱导。七氟烷起效迅速、诱导平稳，而且没有类似于氟烷的作用，即增加心肌对内源性儿茶酚胺的敏感性（在美国已经停止使用氟烷，但是进行人道主义救援的麻醉提供者仍在发展中国家的儿童患者中使用氟烷），地氟烷不能应用于麻醉诱导，因为它有刺激性气味而且易激惹气道。
- 应该保留自主呼吸。
- 随着细纤维喉镜的出现，纤维喉镜引导气管插管越来越多地应用于儿科患者。现在，儿童用纤维喉镜可以穿过 3.0 mm 的气管导管，但没有吸引通道。

框 200-1　喉罩通气的优缺点

优点		缺点
可作为主要气道装置 可用于通气和引导纤维喉镜插管 有各种型号可用		不能防止误吸 对于急性肺损伤患者可能通气困难 容易脱出
喉罩型号	患者体重（kg）	
1	＜1	
1.5	5～10	
2	10～20	
2.5	20～30	
3	＞30	

因为儿童在拔管时易出现喉痉挛，所以在拔管前应该准备好所有通气和再插管的设备。通常情况下，小儿应该清醒后插管。轻微的喉痉挛可以通过面罩纯氧正压通气缓解，而严重的喉痉挛可以给予小剂量的琥珀胆碱（0.3 mg/kg）。

推荐阅读

Hardcastle T. Anaesthesia for repair of cleft lip and palate. *J Perioper Pract*. 2009;19:20-23.

Nargozian C. The airway in patients with craniofacial abnormalities. *Paediatr Anaesth*. 2004;14:53-59.

Semjen F, Bordes M, Cros AM. Intubation of infants with Pierre Robin syndrome: The use of the paraglossal approach combined with a gum-elastic bougie in six consecutive cases. *Anaesthesia*. 2008;63:147-150.

Ward CF. Pediatric head and neck syndromes. In: Katz J, Steward DJ, eds. *Anesthesia and Uncommon Pediatric Diseases*. 2nd ed. Philadelphia: WB Saunders; 1993:319-363.

第 201 章 先天性膈疝

Wayne H. Wallender，DO
姚月勤 译 于 玲 校

先天性膈疝（congenital diaphragmatic hernia，CDH）最常见的表现为婴儿出生后不久的呼吸窘迫和发绀，是真正的外科急症。因为膈肌畸形起源于胎儿发育的早期，所以胸部中肠的存在抑制肺发育，导致肺实质和肺血管系统发育不全，这是 CDH 的主要问题。CDH 常常合并可能影响麻醉管理的其他先天性问题（表 201-1）。

发生率和分类

每 2500 例活产中约有 1 例 CDH。根据缺陷的位置分类，最常见和显著的为膈肌的后部外侧面，通过 Bochdalek（80%）孔。左侧疝的发生率是右侧疝的 5 倍。通过食管裂孔的疝一般都比较小，没有肺功能的损害，并且通常不发生在新生儿期。图 201-1 显示了疝可能存在的其他部位。可能会发生膈肌不完全肌肉化（膈肌膨出），导致疝囊出现，很多情况是无症状的，但严重的病例可能与 CDH 相同。

胚胎学

在胎儿时期，胸膜腹腔开始是单个隔室。膈肌的发生和关闭通常在第 9 周完成，在第 10 周内肠道返回腹膜腔。肠道从卵黄蒂返回发生得早或膈肌形成发生得晚可能促使膈疝发生。肺解剖缺陷的发生是因为支气管发育可受到突出的腹内容物的阻碍。

表 201-1 与先天性膈疝合并发生的先天性问题

系统	频率（受影响的新生儿比例）	相关问题
中枢神经系统	28	脑病，脑积水，脊柱裂
羊水过多，无胃肠道异常	30	
胃肠系统	20	肠道闭锁，肠扭转不良
泌尿生殖系统	15	尿道下裂
心脏	13 ～ 23	房间隔缺损，狭窄，法洛四联症，室间隔缺损

临床表现

CDH 在子宫内即可被怀疑，因为约 30% 的病例与羊水过多有关。严重的 CDH 通常在产前由超声发现、出生后即刻发现或出生后 6 h 内发现。尽管膈肌缺陷发生在妊娠期，但有些内脏膨出可作为一种不断发展的病变，在出生时出现。婴儿出现发绀和呼吸窘迫。体检发现包括移位的心音、舟状腹和受累侧呼吸音减弱。死亡的主要原因是进行性低氧血症和酸中毒。X 线片通常可以确认。即刻治疗有气管插管和机械通气，同时放置鼻胃管以减压。显著程度的术后低氧血症和酸中毒可导致持续的胎儿循环，伴有不饱和血的右向左分流。随后的肺高压可导致进行性恶化和死亡。在有严重持续性胎儿循环的婴儿中，动脉导管未闭的结扎是有争议的，因为可能发生急性右心衰竭和死亡。分娩前，预期将分娩 CDH 患儿的分娩者应转移到配备专门设施［例如，体外膜肺（extracorporeal membrane oxygenation，ECMO）］和药物（例如，吸入一氧化氮）的地方治疗。

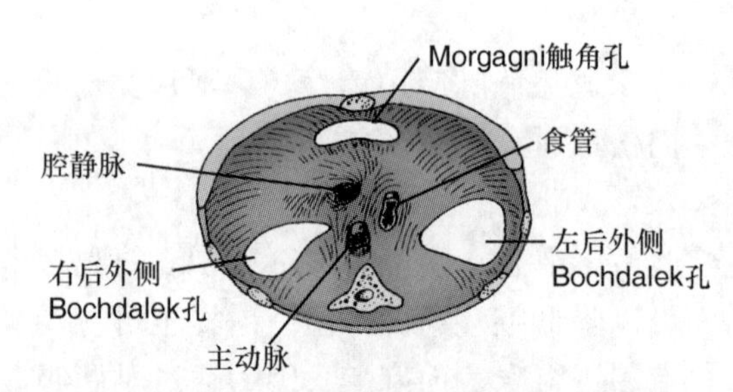

图 201-1 腹部内容物与先天性膈疝的潜在位点（From Morray JP，Krane EJ. Anesthesia for Thoracic Surgery. In：Gregory GA，ed. Pediatric Anesthesia. 2nd ed. New York：Churchill Livingstone；1989：893.）

麻醉管理

大多数患有 CDH 的婴儿需要在分娩室紧急插管。如果婴儿在进入手术室之前没有插管，可以在婴儿清醒时放置气管导管，或可计划快速序列静脉内诱导。新生儿预氧化，行环状软骨压迫，并且采取预防措施以防止胃内容物的吸入。在插管前应避免用面罩进行正压通气，因为它可能导致肠道的进一步膨胀。推荐使用标准监测仪，以及动脉和中心静脉压导管。因为热量损失快，手术室应加热，并提供辐射热源。

麻醉剂和技术的选择取决于婴儿的状况。常用的技术是 O_2/ 阿片样物质 / 神经肌肉阻滞剂。禁止使用氧化亚氮（笑气）。心率、血压、SpO_2 或肺顺应性的突然恶化提示对侧气胸，应通过插入胸管快速治疗。一些医生提倡对侧胸腔插入引流管进行预防。建议峰值吸气压小于 30 cmH_2O。

影响肺血管阻力的两个因素是 PO_2 和 PCO_2。PaO_2 应保持在 90 ～ 100 mmHg 范围内。应该进行肺过度通气，以实现 $PaCO_2$ 在 25 ～ 30 mmHg（以减少肺血管阻力）。修复膈肌缺陷后，婴儿的腹部可能首先闭合，或用硅橡胶袋进行分期闭合。手术后，婴儿应该转移到重症监护病房，并保留插管，机械通气，在温热的保温箱中保持松弛。尝试膨胀同侧肺可能导致气道压力过高和气胸。

术后护理

术后护理有 CDH 的婴儿至关重要。可能需要 ECMO。有相对正常肺的婴儿通常很好，但有不同程度肺发育不全的患儿因为持续性胎儿循环，难以维持足够的氧合。术后使用正压通气通常是必要的。也经常需要双边胸管。应持续胃部吸引。疼痛管理很重要，可能包括硬膜外或骶管镇痛。

体外膜式氧合的使用

目前已经建立了标准来识别对药理和通气治疗没有反应的 CHD 患儿。一段时期的 ECMO 为肺部生长和重塑提供时间，可能使一些患者受益。ECMO 的选择标准包括血流动力学不稳定、持续性酸中毒和气胸，以及对药理学干预无反应的严重肺动脉高压。但是，使用 ECMO 存在严重风险，并且确实存在禁忌证（框 201-1）。如果发生不可逆的脑损伤或致死性器官衰竭或肺功能改善，则停止 ECMO。据报道，用 ECMO 治疗的 CDH 患儿的总存活率为 50% ～ 87%。

框 201-1　使用体外膜肺的禁忌证

孕周 < 35 周
重量 < 2000 g
预先存在的颅内出血
预后不良的先天性或神经性异常
积极的通气治疗 > 1 周
先天性心脏病

产前诊断 CDH 很重要，但不幸的是，在大多数情况下，超声诊断 CDH 是偶然发现。与染色体异常或综合征的可能关联是重要的预后因子。胎儿肝疝入胸腔也可作为预后指标。肺-头圆周比是一种通过超声在四室心脏视野采集对侧肺并与头围进行比较的测量。比值小于 1.0 与发病率增加和 ECMO 的需求增加有关。

死亡率

CDH 患者的总死亡率仍然很高（20% ～ 80%，平均 50%）。尽管有一些残留的肺部发育不良疾病，但幸存者可以有相当正常的生活。长期后遗症包括支气管肺发育不良、肺灌注不足和肺功能测试异常（即，1 s 内用力呼气量降低和最大自主通气量降低），但功能残气量正常。

推荐阅读

Chou HC, Hsu WM. New evolutions in congenital diaphragmatic hernia. *Pediatr Neonatol*. 2010;51:80-82.

Hendrick HL, Danzer E, Merchant A, et al. Liver position and lung to head ratio for prediction of extracorporeal membrane oxygenation and survival in isolated left congenital diaphragmatic hernia. *Am J Obstet Gynecol*. 2007:197:422.e1-4.

Holzman RS, Mancuso TJ, Polaner DM. *A Practical Approach to Pediatric Anesthesia*. Philadelphia: Lippincott, Williams & Wilkins; 2008.

Schaible T, Hermle D, Loersch F, et al. A 20-year experience on neonatal extracorporeal membrane oxygenation in a referral center. *Intensive Care Med*. 2010;36:1229-1234.

Tsao K, Allison ND, Harting MT, et al. Congenital diaphragmatic hernia in the preterm infant. *Surgery*. 2010;148:404-410.

第 202 章　先天性心脏病：充血性心力衰竭

William C. Oliver Jr.，MD
刘英华　译　于　玲　校

先天性心脏病（congenital heart disease，CHD）和充血性心力衰竭（congestive heart failure，CHF）患者的麻醉管理需要麻醉医师全面了解人体解剖学和生理学。麻醉常常用于心脏手术，但是随着患者预期寿命的增加，先天性心脏病患者非心脏手术对麻醉的需求也越来越多。

胎儿循环能使胎儿很好地适应子宫内环境，胎儿循环的解剖和生理特征使胎儿能够承受 CHD。正是随着从胎儿到产后循环的转换，出现了特征性的生理变化，心脏异常得以显露。出生后持续"胎儿"循环程度影响着新生儿生命。CHD 的诊断可能在出生后即刻做出，也可能延迟数天至数月。某些 CHD 常常导致心室功能低下和可进展至 CHF 的血流动力学。不幸的是，在新生儿和婴幼儿期，CHF 的原因并不总是显而易见的。除了 CHF，CHD 还存在继发效应，如肺动脉高压。

CHD 有许多系统分类，这些系统代表了不同作者各自的兴趣取向，但没有一个系统被普遍采纳。在本文，CHD 将根据是否存在发绀进行分类。发绀由血液从肺循环向体循环分流引起，这种分流造成肺血流量降低和渐进性动脉血氧合降低。相反，无发绀的病变（非发绀型）以肺循环超负荷为特征，血液从体循环向肺循环分流，最终引起 CHF。肺血过多通过两个机制降低肺顺应性，增加呼吸做功：①增加左心房压力，导致肺静脉充血和肺水肿，从而降低肺本身的顺应性。②增加肺血管管径，引起大气道和小气道出现较大的气流受阻。非发绀型 CHD 并发 CHF 的典型例子是动脉导管在出生后未能闭合（动脉导管未闭；patent ductus arteriosus，PDA）的早产儿。大量左向右分流引起体循环盗血、肺循环超负荷和舒张期低血压。需要药物或外科手术来闭合动脉导管以解决 CHF。

PDA 的分流孔可以被描述为限制性和非限制性。如果分流孔为限制性，分流量的主要决定因素是分流孔的半径和压力梯度。如果分流孔为非限制性，分流方向和大小决定于肺循环和体循环的相对阻力，在 PDA 闭合前这一相对阻力作为个体治疗的一部分可被调整。

梗阻性心脏病发生 CHF 比左向右分流者更迅速，若没有立即干预，则可进展为循环衰竭。梗阻性病变包括瓣膜下、瓣膜根部、瓣膜上梗阻，可引起左心室储备降低、低血压和心室肥厚。此外，心肌缺血在双心室肥厚者尤为常见，表现出衰竭征象。梗阻性病变患者发生心律失常的风险增加，比如心室颤动，部分是因为心肌氧供需比失衡。单一的梗阻性病变见于右心室，肺血管阻力（pulmonary vascular resistance，PVR）增加可加重病情，导致右心衰竭。

麻醉管理

对于存在 CHF 的 CHD 患者，尤其是存在肺动脉高压或流出道梗阻时，应当给予特别关注，因为这些患者围术期严重并发症和死亡的风险增加。在某些患者，手术应激就足以导致急性心脏失代偿，通常表现为呼吸及代谢性酸中毒。对于这些患者，没有哪一种麻醉技术被确定为"理想的"。麻醉管理必须包括掌握个体心脏解剖（分流）生理方面的知识及制定使心肌抑制最小化和维持基础血流动力学参数的计划。

对继发于左向右分流的 CHF 患者，其麻醉管理的核心是避免增加分流和肺循环超负荷。反复进行心肺评估对于识别那些增加体循环阻力或降低 PVR 的因素很重要（表 202-1）。麻醉团队的一个首要职责

表 202-1　改变肺循环阻力（PVR）的因素

↑ PVR	↓ PVR
低氧血症	O_2
高碳酸血症	低碳酸血症
酸中毒	碱中毒
过度膨肺	功能残气量（FRC）正常
肺不张	低血细胞比容
交感神经刺激	阻断交感神经刺激
高血细胞比容	一氧化氮
外科挤压	

就是注意对分流有不利影响的因素。然而，对于处理左向右分流以减少肺循环超负荷，麻醉团队必须小心谨慎地把握其程度。积极地降低体循环阻力或提高 PVR 以减少肺循环超负荷、改善 CHF 能够减少左向右分流，但低血压或肺动脉高压都会减少冠状动脉灌注和增加功能低下的右心室的负担，导致血流动力学恶化。相反，在采取积极提高体循环阻力或降低 PVR 的措施之后，右向左分流的发绀型 CHD 会得到显著改善，通常与血流动力学即刻得到改善有关。

改变通气或（和）氧合是影响左向右分流或者右向左分流的重要方法。肺血管对 $PaCO_2$ 的变化很敏感。$PaCO_2$ 数值在 28 ～ 32 mmHg 与肺血管舒张有关，可使左向右分流的患者 CHF 恶化。$PaCO_2$ 在 55 mmHg 以上可提高 PVR，减轻此类患者的肺循环超负荷。然而，患者忍受高二氧化碳血症是有限度的，呼吸性酸中毒在获得减少左向右分流益处的同时，也会导致心肌功能恶化和血流动力学受累。O_2 作为潜在的肺血管舒张因子，在分流患者常常被忽视。患者的吸入氧浓度（FiO_2）应在麻醉诱导后逐步降低，以避免高氧血症，后者可降低 PVR，从而加重肺循环超负荷。

继发于左向右分流或梗阻性病变的 CHF 患者，可以从不降低或最小程度降低心肌收缩力的麻醉用药当中获益。给予恰当剂量的合成阿片类药物、氯胺酮或两种药物联合（很小甚至没有负性肌力作用）能够为此类患者提供良好的血流动力学稳定性。氯胺酮通过增强交感神经刺激来维持心排血量和灌注压力，广泛用于有 CHF 的新生儿和婴幼儿。丙泊酚很少用于此类患者，因为即使小心地进行剂量调整，丙泊酚的使用对血流动力学稳定性依然构成威胁。在成人，显著的血管舒张和低血压与使用丙泊酚有关。在新生儿或婴幼儿，基础心率的维持尤为重要，因为新生儿和婴幼儿无法像成人那样通过增加每搏输出量来增加心排血量。氯胺酮维持心率的作用优于其他任何一种麻醉药，并且能够预防单独应用芬太尼引起的心动过缓。CHD 和 CHF 患者使用合成阿片类药物的益处是这些药物能够减轻 PVR 增加。虽然 CHD 和 CHF 患者肺血管过度增生，这些血管仍然很敏感。任何增加 PVR 的事件都可以通过降低左心室前负荷而引起严重的体循环低血压，通过降低肺灌注而引起低氧血症。

如果不选择静脉通路进行麻醉诱导，可以使用肌内注射和吸入进行诱导。对于肌内注射诱导，通过引起分离麻醉，氯胺酮是静脉通道建立之前的首选药物。相比于其他药物，氯胺酮用于肌内注射诱导的一个主要优势是呼吸抑制轻微并保留呼吸道反射，这在静脉通道建立之前可以提高安全性。卤族吸入性麻醉剂用于 CHD 和 CHF 患儿的诱导已多年。在过去，对呼吸道无刺激这一特性使氟烷成为诱导时颇受欢迎的选择，但是，氟烷引起明显的心肌抑制、心动过缓以及诱导时间偏长，这些对患有 CHD 的新生儿和婴幼儿极为不利。相对于年龄较大的儿童和成人，新生儿和婴幼儿血压降低的幅度更大。使用吸入麻醉药（见第 66 章）后出现的低血压是以下因素综合作用的结果：心肌收缩力降低、血管扩张增加、心率降低和代偿反射机制的抑制。

自 20 世纪 90 年代以来，低溶解度和心肌抑制作用较小的吸入麻醉药（地氟烷和七氟烷）的发展非常有益，为患有 CHF 的新生儿和婴幼儿使用吸入性麻醉药创造了机会。这些吸入性药物较低的溶解度使得诱导和苏醒更为迅速。不同于地氟烷，七氟烷在患有发绀或非发绀型 CHD 的新生儿和婴幼儿中被反复评估，发现当七氟烷恰当地用于麻醉诱导和维持时，在心肺副作用方面是可以接受的。七氟烷已经取代氟烷成为吸入诱导药物的选择，因为它可以做到快速诱导、合理维持良好的血流动力学、心律失常更少、收缩力更好、快速苏醒以及拥有氟烷不刺激呼吸道的特性。而且已经证明，与氟烷相比，使用七氟烷更少出现屏气、呛咳和喉痉挛。

在梗阻性病变的患者，可以用七氟烷进行麻醉诱导，但是在吸入诱导常用的浓度下，负性肌力作用和低血压的危险会带来血流动力学崩溃的风险，这一现象在使用氯胺酮进行麻醉诱导时并未出现。然而，与使用其他吸入麻醉药引起的低血压相比，七氟烷引起的低血压可以通过降低吸入药物的浓度被迅速纠正。使用七氟烷进行吸入诱导时，一旦静脉通路可用，应该给予静脉诱导药物来接替完成诱导。因为，不论所使用的吸入麻醉药如何，以氯胺酮或阿片类药物为基础的麻醉诱导更有可能为此类患者提供更好的血流动力学稳定性。

推荐阅读

Gregory GA, ed. *Pediatric Anesthesia*. 4th ed. New York: Churchill Livingstone; 2002; 477-480.

Hillier SC, Krishna G, Brasoveanu E. Neonatal anesthesia. *Semin Pediatr Surg*. 2004;13:142-151.

Ulke ZS, Kartal U, Sunger MO, et al. Comparison of sevoflurane and ketamine for anesthetic induction in children with congenital heart disease. *Paediatr Anesth*. 2008;18:715-721.

Walker A, Stokes M, Moriarty A. Anesthesia for major general surgery in neonates with complex cardiac defects. *Paediatr Anesth*. 2009;19:119-125.

第 203 章 其他新生儿急症：气管食管瘘和脐膨出

Robert J. Friedhoff，MD
姚月勤 译 于 玲 校

气管食管瘘

气管食管瘘（tracheoesophageal fistula，TEF）的发生是气管芽从原始的前肠正常发育失败所致。TEF 的发生有几种形式（图 203-1）。C 型——食管闭锁（更确切地说是发育不全，因为原始前肠的近端部分主要发展成一个气管而不是食管）合并远端 TEF——是最常见的形式（占所有 TEF 的 90%）。母体羊水过多可能表明出生前病变的存在。在出生时新生儿有过度流口水，发绀发作，或通过吸痰咳嗽减轻或临床医生无法将软导管插入婴儿的胃时应怀疑诊断。TEF 可以通过放射照相术确认，显示上食管囊中卷曲的导管，胃中有气泡。造影剂是不必要和禁忌的，因为新生儿可吸入介质。相关情况包括早产（20% ～ 25%）、先天性心脏病（20% ～ 25%）及其他中线缺陷。

术前管理

术前评估旨在检测相关的先天性病变和评估患者的肺部状态。婴儿应该在半直立位喂养，并且应当对上食管囊施加连续吸力以防止误吸。应提供湿化的氧气呼吸支持。应进行常规新生儿术前实验室检查（即血红蛋白、电解质、葡萄糖和钙浓度，伴或不伴动脉血气分析）和超声心动图以检查心脏异常，包括右主动脉弓（见于 5% 的 TEF 新生儿）。直到瘘管结扎，TEF 的肺并发症才能解决。初步胃造口术通常在局部麻醉下进行。

术中管理

用于修复 TEF 的诱导技术包括使用具有快速序列或清醒插管的吸入药物。应避免使用 N_2O（笑气），其将增加胃扩张。必须小心避免插入瘘管。具有面向前的 Murphy 眼的气管导管应当插入右主支气管，同时听单侧呼吸音，然后将气管导管拉回，直到听到双侧呼吸音。一些临床医生喜欢切开气管导管的远端，消除 Murphy 眼。使用带套囊的气管导管来通气和阻塞瘘已有报道。可以尝试使用儿科支气管镜放置一个 Fogarty 导管识别和阻塞瘘。为了避免胃扩张，应该进行自主通气，直到瘘已经结扎，然后可以使用控制通气。胸腔镜下修复瘘可以避免开胸术

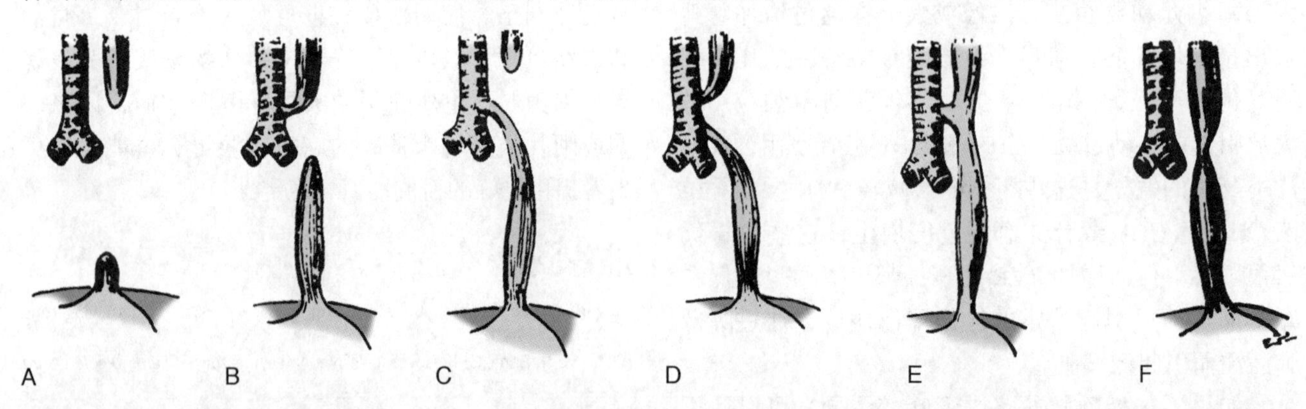

图 203-1 食管先天性异常的类型。**A.** 食管闭锁，与气管不相通。**B.** 食管闭锁，上段与气管相通。**C.** 食管闭锁，下段与气管相通。超过 90% 的食管畸形属于这一组。**D.** 食管闭锁，两段均与气管相通。**E.** 食管没有破坏其连续性，但有气管食管瘘。**F.** 食管狭窄（Modified from Gross RE. The Surgery of Infancy and Childhood. Philadelphia：WB Saunders；1953.）

及其后遗症。在支气管镜的辅助下使用放置在右主支气管中的 Fogarty 导管将便于单肺通气。另一种方法是用支气管镜将气管导管放到左主支气管。手术中将 CO_2（5 ～ 6 mmHg）注入右半胸部将导致右肺萎缩及可能的高碳酸血症和低氧血症。胸腔镜修复术可缩短拔管时间和从新生儿重症监护病房转出的时间。

应将胸前听诊器置于依赖性肺（dependent lung）。通常使用常规术中监测器和动脉导管，可以加入局部麻醉作为辅助。

术后护理

重症监护病房的呼吸状态可以通过使用气管插管和机械通气进行优化。通过标记吸引导管可以避免对食管吻合的损伤，因此，在鼻咽部吸痰不会无意中延伸超过吻合。

术后并发症

可能会出现继发于气管软化的气管受压。有 TEF 的婴儿通常具有异常吞咽；68% 有胃食管反流，可能导致误吸。食管狭窄常见。气管憩室可持续存在，导致随后插管的问题。

脐膨出

对于脐膨出和腹裂，麻醉管理本质上是相同的，但是相关异常的知识将影响麻醉决定。脐膨出和腹裂是前腹壁的先天性缺陷，可导致腹腔内脏外疝。腹裂不在中线（通常发生在右侧），具有正常位置的脐带（未覆盖疝囊），并且很少与其他先天性异常相关，但与早产儿发病率增加相关。脐膨出有 75% 的其他先天性缺陷发病率，包括心脏异常（最常见室间隔缺损）、21 三体综合征和 Beckwith-Wiedemann 综合征（脐膨出、脏器肿大、巨舌症、低血糖）。腹壁脐膨出与心肺异常有关，下腹脐膨出与膀胱外翻和其他泌尿生殖异常有关。

术前护理

暴露的内脏必须用无菌塑料袋或薄膜覆盖，以限制暴露肠的蒸发热损失。液体和电解质的缺失（通常过多）需要在手术修复之前进行补充。低血糖应用葡萄糖输注缓慢矫正［6 ～ 8 mg/（kg · min）］。推注一定剂量的葡萄糖之后可能发生严重的反弹低血糖症。胃部应使用一个鼻胃管进行减压。

术中管理

全麻插管麻醉，使用吸入麻醉剂（N_2O 应避免使用）和静脉阿片类药物复合麻醉，同时需要机械通气。优选清醒时预氧化或快速序列插管。

推荐使用常规监护仪，以及用于测量血管内压力的动脉导管和中心静脉导管。腹内压升高、通气压高和下腔静脉压迫可导致下肢循环停滞，应该避免。

术后管理

通气、腹内压升高导致的下腔静脉压迫和内脏血流受损、肠梗阻时间延长、肝药物清除率降低等术中问题在术后仍可继续。应密切监测尿量。

建议阅读

Alabbad SI, Shaw K, Puligandla PS, et al. The pitfalls of endotracheal intubation beyond the fistula in babies with type C esophageal atresia. *Semin Pediatr Surg*. 2009;18:116-118.

Broemling N, Campbell F. Anesthetic management of congenital tracheoesophageal fistula. *Paediatr Anaesth*. 2011;21:1092-1099.

Deanovic D, Gerber AC, Dodge-Khatami A, et al. Tracheoscopy assisted repair of tracheo-esophageal fistula (TARTEF): A 10-year experience. *Paediatr Anaesth*. 2007;17:557-562.

Gayle JA, Gómez SL, Baluch A, et al. Anesthetic considerations for the neonate with tracheoesophageal fistula. *Middle East J Anesthesiol*. 2008;19:1241-1254.

Ho AM, Wong JC, Chui PT, Karmakar MK. Case report: Use of two balloon tipped catheters during thoracoscopic repair of type C tracheoesophageal fistula in a neonate. *Can J Anesth*. 2007;54:223-226.

Kinottenbelt G, Skinner A, Seefelder C. Tracheo-oesophageal fistula (TOF) and oesophageal atresia (OA). *Best Pract Res Clin Anaesthesiol*. 2010;24:387-401.

Knottenbelt G, Costi D, Stephens P, et al. An audit of anesthetic management and complications of tracheo-esophageal fistula and esophageal atresia repair. *Paediatr Anaesth*. 2012;22:268-274.

第 204 章　幽门狭窄

Robert J. Friedhoff，MD
付　淼　译　董长江　校

幽门狭窄是出生后 6 个月内最常见的消化道畸形之一。白种人活胎发病率为 1/500，黑种人为 1/2000，男性发病率是女性的 2 ～ 4 倍，患有幽门狭窄的父母，其长子患该病尤为常见。

幽门狭窄通常在早产儿或足月儿 3 ～ 5 周龄时发病。目前病因尚不明确，可能的机制包括自主神经系统紊乱、体液失衡、感染或水肿合并肌肉肥大。1888 年，Hirschsprung 首次报道了幽门狭窄，但未能提供有效的治疗手段。直到 1912 年 Ramstedt 才提出最佳的手术治疗方法。此后，随着液体治疗和麻醉技术的进步，死亡率由 25% 降至 0.01% ～ 0.1%。

临床表现

幽门狭窄时，胃小弯和幽门的环行肌增厚（包括肌纤维肥大及数量增加）导致幽门梗阻。婴儿典型表现为持续性无胆汁呕吐、脱水、嗜睡。皮肤触之发凉，毛细血管再充盈时间通常大于 15 s，同时伴有眼窝凹陷。婴儿体重可能小于其出生时。呕吐发生在每次进食后，可为喷射状［2 ～ 3 英尺（0.6 ～ 0.9 m）］，因而导致 H^+、Cl^-、Na^+和 K^+从胃中丢失。

有几个因素导致代谢性碱中毒。首要原因是 H^+从胃里丢失。由于梗阻在近端（胃的出口处），呕吐物不含任何碱性的小肠消化液。HCO_3^-是胰液中的一种离子，但由于只有少量食物到达十二指肠，所以胰腺分泌减少，HCO_3^-留在血浆中（而不是由胰腺分泌）。

容量不足刺激醛固酮分泌，远曲小管和集合管保留水和 Na^+，Cl^-最初也被保留。由于血浆 Cl^-浓度下降且肾小球滤过率降低，肾重吸收 HCO_3^-超过 Cl^-，其最终结果是严重的低钾低氯性代谢性碱中毒。产生酸性尿的原因是，随着容量不足和电解质紊乱的恶化，K^+而不是 H^+被优先保留。在此阶段，肾最大程度重吸收 Cl^-，致使尿 Cl^-浓度小于 20 mEq/L。

当临床医生为婴儿查体时，可在中上腹部触及橄榄形的肿块。查体结合病史，99% 的幽门狭窄可确诊。无创性诊断检查，包括超声可以确定诊断。钡餐“线样征”显示幽门管延长和狭窄。游离胆红素水平升高见于 20% 的幽门狭窄患者。

幽门狭窄是临床急症，不是外科急症。可通过称量婴儿体重和检测 HCO_3^-及 Cl^-浓度来确定脱水程度。治疗方法为静脉输注生理盐水与 5% 葡萄糖，速度为 3 L/（m^2 · d）。确认有尿后，每升液体中加入 40 mmol K^+。治疗的目的是补充血容量、纠正电解质及酸碱平衡紊乱。尿 Cl^-浓度大于 20 mEq/L 表明容量已得到纠正。血浆 Cl^-浓度应大于 105 mEq/L。

麻醉管理

幽门狭窄的麻醉要点包括：新生儿麻醉常规的关注点，水、电解质、葡萄糖的平衡，易呕吐的饱胃患者的麻醉处理，以及术后并发症。幽门狭窄患者呕吐误吸的风险增加。不管禁食间隔多久，也不管先前是否使用鼻胃管或是否做过钡剂检查，麻醉诱导前胃内容物含量平均为 96±7 ml，因此，在麻醉诱导前静脉注射阿托品（20 μg/kg）后，麻醉医师应经口使用大内径（14 F 多孔）胃管吸引 2 或 3 次，尽可能完全清空患者的胃。应进行常规监护。首选诱导方法是快速顺序或改良快速顺序静脉诱导，同时按压环状软骨。清醒经口气管插管，甚至吸入诱导后气管插管也曾有报道，但这些技术少有使用。

全麻诱导后，应置入并保留鼻胃管，以确保术中外科医生在幽门肌切开后可测试幽门壁的完整性。与传统的开腹手术相比，腹腔镜手术修复具有恢复正常饮食更快和住院时间更短的优势。使用吸入麻醉药维持麻醉时禁用氧化亚氮（笑气）。诱导后可能无需肌松药。由于该年龄组呼吸系统的敏感性高，可能不必给予额外的阿片类镇痛药物。可在麻醉恢复室直肠给予对乙酰氨基酚。

术后婴儿可能嗜睡。也可能出现呼吸抑制和窒息，与脑脊液 pH 值和过度通气有关。因此，婴儿应在完全清醒后能够维持正常呼吸时拔管。手术矫正狭窄后 2 ～ 3 h 可发生低血糖，可能因停止静脉输注葡萄糖以及肝糖原储备耗竭所致。通常在术后 4 ～ 6 h 可以开始少量多次进食，术后 24 ～ 48 h 患者若顺利恢复，可以出院。

推荐阅读

Bissonnette B, Sullivan P. Continuing medical education: Pyloric stenosis. *Can J Anaesth*. 1991;38:668.

Cook-Sather SD, Tulloch HV, Cnaan A, et al. A comparison of awake versus paralyzed tracheal intubation for infants with pyloric stenosis. *Anesth Analg*. 1998;86:945-951.

Cook-Sather SD, Tulloch HV, Liacouras CA, Schreiner MS. Gastric fluid volume in infants for pyloromyotomy. *Can J Anaesth*. 1997;44:278-283.

Hal NJ, Pacilli M, Eaton S, et al. Recovery after open versus laparoscopic pyloromyotomy for pyloric stenosis: A double-blind multicentre randomized controlled trial. *Lancet*. 2009;373:358-360.

Hammer G, Hall S, Davis PJ. Anesthesia for general, urologic, and plastic surgery. In: Davis PJ, Cladis FP, Motoyama EK, eds. *Smith's Anesthesia for Infants and Children*. 8th ed. Philadelphia: Elsevier Mosby; 2010: 745-785.

Stoelting RK, Dierdorf SF. Diseases common to pediatric patients. In: Stoelting RK, Dierdorf SF, eds. *Anesthesia and Co-Existing Disease*. 3rd ed. New York: Churchill Livingstone; 1993:579.

Yemen TA. Gastrointestinal diseases. In: Berry FA, Steward DJ, eds. *Pediatrics for the Anesthesiologist*. New York: Churchill Livingstone; 1993:101.

第 205 章　哮吼与会厌炎

Peter Radell，MD，PhD，Sten Lindahl，MD，PhD，FRAC

李　伟　译　张熙哲　校

呼吸窘迫是儿科急诊最常见的症状之一，也是患儿收住普通儿科监护病房最常见的原因之一。急性会厌炎（声门上炎症）和哮吼（喉气管支气管炎或间歇性哮吼，声门下炎症）都伴随着气道梗阻的症状。在所有出现喘鸣症状的儿科患者中，大约 80% 的患儿由感染引起，这其中 90% 为喉气管支气管炎，还有一小部分为会厌炎。呼吸窘迫的其他原因包括异物堵塞、声门下狭窄、细菌性气管炎、咽后脓肿，鉴别诊断时也应考虑在内。

20 世纪 80 年代后期，随着流感嗜血杆菌疫苗的使用，儿童会厌炎的发病率迅速下降。成年人的发病率没有受到太大影响，其他一些细菌感染，例如葡萄球菌、链球菌、克雷伯杆菌、假单胞菌等相对有所增加。

急性会厌炎可能会快速进展为完全性气道梗阻，故而需要尽早、迅速地进行干预。为了能提供合适的治疗手段，医生必须能够鉴别诊断喉气管支气管炎和急性会厌炎。表 205-1 对这两种严重喘鸣的病因进行了比较。

治疗

哮吼

哮吼的治疗方案视病情的严重程度有所不同。对于较轻的病例，雾化治疗、控制体温、水化等保守治疗通常有效。此类患者多由病毒引起，最常见的是副流感病毒、A 型和 B 型流感病毒，以及呼吸道合胞病毒。可通过影像学检查排除其他诊断，例如异物，且可能会观察到哮吼典型的"尖塔征"。对于无中毒症状、病情较稳定的患者，使用可视软镜检查声门上结构已逐渐成为常规，以利于与其他疾病进行鉴别诊断。对于较严重的患者，通过间歇正压通气或雾化器具进行消旋肾上腺素的吸入治疗可提高疗效并降低住院率。使用左旋肾上腺素可达到同样的效果。2 ～ 3 ml 生理盐水中加入 0.2 ～ 0.5 ml 消旋肾上腺素，可进行 15 ～ 20 min 的雾化治疗。在使用肾上腺素后的 2 ～ 3 h 需对患者进行密切观察，以防病情反复，如能保证对患者进行 3 ～ 6 h 的密切观察，可不强制患者入院治疗。

如果雾化治疗后病情未能改善，需重新考虑诊断（如细菌性气管炎）。一些患者可能需要联合使用多种治疗方案。激素的使用目前存在争议，但越来越多的证据表明，住院治疗及气管插管对患者有益。可通过口服、肌内注射方式给予患者 0.6 mg/kg 的地塞米松，其他非肠道途径给药亦可达到相同的效果。由于低浓度的氦气可减弱气道内的湍流，氦氧混合气的使用不断增多，为了达到此效应，可将氦气和氧气的混合比例调整为 70：30 或 60：40，特别是对于那些氧气需求量大而氦氧混合气不太合适的患者。对于极少数喉气管支气管炎病例（低于 3%），当湿化、肾上腺素、激素和氦氧混合气没有明显效果时，就需要进行气管插管或气管切开。只有发生第二种细菌感染时才需要使用抗生素。

急性会厌炎

当患者表现为较重的毒性反应（见表 205-1），或很快进展为呼吸衰竭时，必须考虑会厌炎（声门上炎症）的诊断。会厌炎有“4D”表现：流涎（drooling）、吞咽困难（dysphagia）、发声困难（dysphonia）及呼吸困难（dyspnea）。对急性会厌炎患儿，尽可能减少干扰（如影像学检查及静脉采血）。尽快携带能马上获得的气道设备，将孩子以坐位送达手术室获得后续的通气支持。不要尝试检查咽部，这可能会导致急性气道梗阻。手术室应准备好直接喉镜、急诊支气管镜，甚至气管切开器械。监测项目需包括血压、心电图、心前区听诊器，以及脉搏氧饱和度。进手术室后，对患儿进行坐位麻醉诱导，吸入氧气和吸入麻醉药（七氟烷或氟烷）。因为难以预料水肿严重程度，以及潜在的气道解剖变异或困难通气，诱导过程中应避免使用肌松剂及巴比妥类药物。

表 205-1　急性会厌炎和哮吼

临床特征	急性会厌炎	哮吼
年龄（岁）	3 ～ 7	0.5 ～ 5
家族史	无	有
前驱症状	通常没有，可有或无吞咽困难	通常有上呼吸道感染
发病	突然发病（6 ～ 24 h）	缓慢起病（数天）
临床病程	迅速，可能进展为心搏骤停	通常呈自限性
症状与体征		
体温（℃）	38 ～ 40	38
声音嘶哑	无	有
吞咽困难	有	无
呼吸困难	严重	无
吸气性喘鸣	有	有
表现	中毒症状，焦虑，端坐位，身体前倾，张口呼吸，夸张的嗅花位	无中毒症状
口腔	咽炎伴多涎	轻度咽炎
会厌	樱桃红，肿胀	正常
影像学检查		
颈部	会厌变大（拇指征）	会厌窄小
胸部前后正位片	气管狭窄	声门下狭窄（尖塔征）
实验室检查		
白细胞计数	数目增多伴核左移	多变
细菌学	B 型流感嗜血杆菌，葡萄球菌，链球菌	病毒，通常是副流感病毒

麻醉诱导完成后，将患儿轻轻放平。可能需要进行辅助通气。尽快开放静脉输液通路，经静脉给予 0.02 mg/kg 的阿托品以缓解心动过缓，同时给予 1 mg/kg 的利多卡因以减轻咳嗽或喉痉挛的风险。消旋肾上腺素应避免使用，因为其可能导致气道的完全梗阻。置入喉镜，经口插入气管插管，导管型号应比按照年龄计算的导管型号小 0.5 ～ 1 mm。一旦患儿麻醉好且氧合良好，即可使用经鼻气管插管（导管型号同样要比按照年龄计算的小 0.5 ～ 1.0 mm）替换经口气管插管。随后在胸部 X 线片下确认导管位置，并确认肺部的渗出性病变或肺不张情况。气道建立后，随即送入重症监护病房也是必要的。经静脉给予镇静药物及约束可预防意外的脱管。吸入的气体需湿化，经鼻气管插管要经常吸引。当患儿体温控制后（通常在 12 ～ 36 h 内）且气管导管套囊周围有气体漏出时才可以考虑拔除气管插管。

因为会厌炎的病因通常难以确定，在采集了血样和会厌标本后就可以开始广谱头孢菌素治疗，例如头孢噻肟［200 μg/（kg · d）］，使用糖皮质激素未显示出益处。

推荐阅读

Cherry JD. Croup. *N Engl J Med*. 2008;358:384-391.

Fleisher GR, Ludwig S, eds. *Textbook of Pediatric Emergency Medicine*. 6th ed. Philadelphia: Lippincott, Williams & Wilkins; 2010.

Gregory GA, ed. *Pediatric Anesthesia*, 4th ed. New York: Churchill Livingstone; 2002.

Rotta AT, Wiryawan B. Respiratory emergencies in children. *Respir Care*. 2003;48:248-258.

Steward DJ. *Manual of Pediatric Anesthesia*. 5th ed. New York: Churchill Livingstone; 2001.

Stroud RH, Friedman NR. An update on inflammatory disorders of the pediatric airway: Epiglottitis, croup and tracheitis. *Am J Otolaryngol*. 2001;22:268-275.

第 206 章　镰状细胞贫血：麻醉的影响

Barbara E. Switzer, MD, Michael J. Murray, MD, PhD
董长江　译　陈冀衡　校

镰状细胞病（sickle cell disease，SCD）是一种遗传性血红蛋白病，特点是在相对缺氧的条件下红细胞呈脆性镰刀状，多见于撒哈拉以南热带或亚热带发生过流行性疟疾的地区。

在早期妊娠末，胎儿的红细胞含有血红蛋白（HB）F（$\alpha_2\gamma_2$），与 HbA（$\alpha_2\beta_2$）和 HbA_2（$\alpha_2\delta_2$）一样，由四个蛋白（球蛋白）分子组成，每个蛋白分子与四个血色素之一结合。HbF 的 P_{50} 为 19 mmHg（与之相比，HbA 的 P_{50} 为 26.8 mmHg），即 HbF 与 O_2 有较高的亲和力，这是胎儿从胎盘和母体红细胞中摄取氧所必需的。在新生儿出生后 6 个月内，成人 Hb（HbA）取代 HbF，但是近 300 种血红蛋白病的患者除外。SCD 是缬氨酸取代了 β-球蛋白链上的谷氨酸。大约 1/500 非洲裔和 2/36 000 西班牙裔的美国儿童患有 SCD。这些孩子最初可能有正常的血红蛋白值，但随着时间的推移，逐步发展为贫血[镰状细胞贫血（sickle cell anemia，SCA）]。

SCA 也被称为 HbSS，由于血红蛋白 β 链的基因编码（突变体 S）是纯合子，在动脉氧分压为 40 ～ 45 mmHg（HbS 的 P_{50} 大约是 49 mmHg）时，红细胞变为镰状。然而，缺氧虽然可导致这些细胞“镰变”，但是具体过程非常复杂，涉及红细胞与内皮细胞的相互作用，血液黏度增加，也可能有全身炎症反应释放的细胞因子的参与。镰状细胞特征的患者，由于基因突变为杂合子（也就是 HbAS），在动脉氧分压为 20 ～ 25 mmHg 时，红细胞就会镰变。还有一些其他罕见类型的 SCD，如镰状细胞-血红蛋白 C 病（HbSC）、镰状细胞-血红蛋白 D 病（HbSD）、镰状细胞 β^+-海洋性贫血（HbS/β^+）和镰状细胞 β^0-海洋性贫血（HbS/β^0），这些复合杂合子的患者仅具有一个突变的 HbS 和另一个等位基因异常的血红蛋白。这些细胞也可“镰变”，但这些杂合子患者与 HbSS 相比，往往有较高的血红蛋白值（约 10 g/dl）。

虽然普遍使用镰状细胞危象这个术语，但实际上许多危象可以归入这一术语，包括血管闭塞、脾隔离症、再生障碍性贫血和溶血危象。与正常人相比，SCA 患者围术期的并发症和死亡率增加，可能是由于镰状红细胞导致血管闭塞，从而导致急性组织损伤和慢性器官损害（表 206-1）。SCA 患者年龄较小时就需接受多种手术，最常见的外科手术是胆囊切除术（由于这一群体胆色素结石形成增加，胆石症的发病率较高）、脾切除（由于脾隔离症和脾急剧积血）和人工髋关节置换术（SCA 患者 35 岁以上股骨头坏死的发生率为 50%）。此外，术后住院时间一般较长。

患有 SCA 的女性妊娠期间更容易出现并发症。54% 的患有 SCD 的产妇可以分娩活婴，胎龄平均为 34 周。

麻醉的影响

由于缺氧、高碳酸血症、低体温、酸中毒、脱水和低血流量可以促使红细胞镰变，在围术期麻醉实施者应该特别关注这些问题并且采取措施予以避免。

术前的考虑

对于疑似 SCD 的患者，术前评估应包括血红蛋白分型、既往病史和发病风险。对于明确诊断为 SCD 的患者，应查明发病频率、模式、近期病情的严重程度以及器官损伤程度。对于那些有严重器官损害的患者，应行肺功能检查、胸片、动脉血气分析、心电图和神经系统成像检查。

虽然很多麻醉实施者主张术前输血以降低 SCD 患者围术期并发症，但是只有很少的对照试验能够支持，而且输血本身也有许多风险。2012 年一篇 Cochrane 综述认为，对于准备手术治疗的 SCD 患者来说，术前保守性输血作为积极治疗的手段似乎是有效的。2013 年（Howard 与协作者）发表了一项样本较小的前瞻性随机试验研究，把准备实施低风险或中等风险手术的 SCD 患者分为术前输血组与不输

表 206-1　镰状细胞病患者红细胞镰变导致血管闭塞对器官系统的影响

系统	影响	原因	表现
心脏	心肌肥大 循环高动力	长期增加心输出量，肺血管床逐步闭塞	洪脉 心脏杂音
肺	肺总量降低 肺活量降低 感染肺炎球菌性肺炎的风险增加	SCD 患者如果通气 / 血流比失衡，红细胞在肺内镰变，将增加肺梗死和围术期感染的风险。与普通人群相比，这些患者围术期肺部严重并发症的发生率是普通人群的 10 倍	静息 SaO_2 70 ～ 90 mmHg
肾	肾乳头坏死 肾病综合征	肾髓质相对缺氧、高渗、酸中毒会导致红细胞镰变，造成血管闭塞，从而降低肾髓质血流量 镰状细胞肾病患者常出现血尿，导致静脉压增加，进一步恶化肾髓质缺血，诱发红细胞进一步镰变	大量低比重尿液
肝	肝硬化，肝炎，肝隔离症，肝脾大，胆石症 含铁血黄素沉着症 血色素沉着病	镰变本身可以导致血管并发症，并且 SCD 患者常常需要多次输血治疗，增加了患者病毒性肝炎、铁超载及（结合慢性溶血）色素胆结石的风险	下列各项表现，取决于肝的受累程度：发热、疼痛、黄疸、AST/ALT 升高、皮肤白细胞破碎性血管炎、冷球蛋白血症伴紫癜、关节痛、肾小球肾炎、周围神经病变、病毒 RNA PCR 检测阳性、血清铁蛋白升高，Kupffer 细胞增生伴噬红细胞作用增强，镰状红细胞聚集所致窦状隙扩张，以及 Disse 腔纤维化

AST/ALT，谷丙转氨酶 / 谷草转氨酶；PCR，聚合酶链反应；SCD，镰状细胞病

血组，进行比较。由于不输血组的不良事件发生率升高，这项研究被提前终止。研究者得出结论，对于血红蛋白浓度低于 9 g/dl 的 HbSS 患者来说，计划进行低风险或中等风险手术时应该接受术前输血，以降低围术期急性胸部综合征的风险。

术中的考虑

SCD 所致的微循环异常、慢性贫血和进行性肾功能不全可能会改变患者对麻醉药物的反应。例如，SCD 患者使用神经肌肉阻滞剂阿曲库铵的起效时间延长，但持续时间不变。术前用药应避免导致呼吸抑制。到达手术室后以及整个手术过程中，应该谨慎摆放患者体位，以避免静脉回流受阻。肢体使用止血带是相对禁忌的。

在术中以及在麻醉恢复室或重症监护室，应该给予静脉输液，如果失血并且有输血指征，应该输血。在术中和术后，酸碱平衡、肾功能和心肺状况应密切监测。再次强调，在术中和术后应该维持血氧饱和度 100% 和动脉血氧分压 90 mmHg 以上（如有必要，使用密闭良好的非再吸入面罩给予 100% 的氧气）。

术后的考虑

SCD 患者常见的术后并发症是有痛感的镰状细胞危象和急性胸部综合征（由于镰状细胞在肺瘀滞），症状包括发热、呼吸困难和腹部不适。急性胸部综合征在术后第 3 天症状明显，平均持续约 8 天。如果急性胸部综合征病情严重，患者术后死亡率为 25% ～ 50%。SCD 患者如果通气 / 血流比失衡，红细胞在肺内镰变，将增加肺梗死和围术期感染的风险。与普通人群相比，SCD 患者围术期肺部严重并发症的发生率是普通人群的 10 倍。因此，应积极治疗肺不张和肺部并发症。

推荐阅读

Adam S, Jonassaint J, Kruger H, et al. Surgical and obstetric outcomes in adults with sickle cell disease. *Am J Med*. 2008;121:916-921.

Dulvadestin P, Gilton A, Hernigou P, Marty J. The onset time of atracurium is prolonged in patients with sickle cell disease. *Anesth Analg*. 2008;107:113-116.

Firth PG. Anesthesia and hemoglobinopathies. *Anesthesiol Clin*. 2009;27:321-336.

Firth PG, McMillan KN, Haberkern CM, et al. A survey of perioperative management of sickle cell disease in North America. *Paediatr Anaesth*. 2011;21:43-49.

Hirst C, Williamson L. Preoperative blood transfusions for sickle cell disease. *Cochrane Database Syst Rev*. 2012;1:CD003149.

Howard J, Malfroy M, Llewelyn C, et al. The Transfusion Alternatives Preoperatively in Sickle Cell Disease (TAPS) study: A randomised, controlled, multicentre clinical trial. *Lancet*. 2013;381:930-938.

Koshy M, Weiner SJ, Miller ST, et al. Surgery and anesthesia in sickle cell disease. Cooperative Study of Sickle Cell Diseases. *Blood*. 1995;86:3676-3684.

第 207 章　唐氏综合征患者的麻醉注意事项

Michael J. Murray，MD，PhD，Jennifer A. Rabbitts，MB，ChB
刘英华　译　于　玲　校

21 三体（三条 21 号染色体）在唐氏综合征（Down syndrome，DS）病例中占 95%，是最常见的染色体异常（根据疾病预防和控制中心的数据，活婴中发生率为 1：/691），也是智力障碍最常见的遗传病因。其他 5% 的患者患有 DS 是因为嵌合（在同一个体内有两种细胞株，一株是两条 21 号染色体，另一株为三条 21 号染色体），或 21 号染色体的部分片段易位到另一条染色体上，以至于有足够数量的基因形成三联体而产生症状。

21 三体如何引起与 DS 相关的多种遗传缺陷并不清楚，但正在取得进展。21 号染色体是人类染色体中最小的，但最有可能参与 DS 起源的正是这一染色体上很小的片段。因为人类和小鼠基因组之间的同线性（在多个物种位于同一染色体的对应基因）区域，研究者已经用小鼠模型在人类 21 号染色体上确定了这一最有可能引起 DS 症状的特定基因。Ts65Dn 小鼠携带有与人类 21 号染色体同源的 132 个基因，有特殊面容、记忆和学习问题以及与年龄相关的前脑变化，与人类 DS 所表现的类似。对其他动物模型的研究显示，DS 有超过 400 个基因是三联的。科学家们认为，DS 的缺陷并不是一个基因的单一三联体所引起，而是多个基因或多个基因之间的相互作用。最近，研究人员已经开发出一种包含目的基因三联体的多能干细胞系，研究人员已经能够将这些细胞转换成神经元，这些神经元突触活动下降，影响兴奋性和抑制性突触的均衡，这一缺陷与 DS 患者所表现出的认知缺陷一致。

21 三体最重要的危险因素——孕妇年龄——在一个多世纪前被认为是由于“子宫疲惫”。不过，现在我们知道，高龄产妇有更多 DS 婴儿是因为减数分裂时不分离的频率随着孕妇年龄的增加而增加。美国妇产科学会推荐，所有孕妇在怀孕的最初几个月都要进行婴儿颈项透明度超声检查、羊膜穿刺或绒毛膜绒毛取样，以便筛检 DS。

临床表现

与 DS 有关的异常，包括鼻腔结构异常和右心房血流量减少，大约 12 周时通过超声检查在子宫内清晰可见。DS 患儿出生时肌张力低下、特征性眼外侧上斜、扁平脸、内眦赘皮、通贯掌、可过度弯曲的关节，以及小指中节骨发育不良。超过一半的患儿有先天性心脏畸形（大约一半有心内膜垫缺损，另外 25% 有室间隔缺损）。尽管 DS 患儿普遍存在智力损害，但损害的程度不一。

神经系统表现

除了智力发育迟缓外，社交发育也迟缓，导致一些常见的问题，例如冲动行为、判断力差、注意力短暂及学习能力低下。随着孩子年龄增长，他们意识到自己的局限性，于是行为变得越来越难以控制，且频繁爆发。与早期智力损害的程度无关，那些存活至成人期的 DS 患者，与没有 DS 的个体相比，患痴呆的风险增加。

头颈部畸形

因为 DS 患者常常存在头颈部畸形，所以麻醉医师在术前门诊对所有 DS 患者都应当评估这些异常（框 207-1）。尽管有许多气道异常的描述，但是 DS 患者通常不存在插管困难，不过可能存在面罩通气困难。有报告指出颈椎畸形与 21 三体有关，10% 的患者存在颈椎管狭窄，30% 的患者存在寰枢椎不稳定，但是只有 1% ～ 2% 会出现症状。

心脏畸形

正如之前所提到的，DS 患者先天性心脏畸形的发病率很高，其中最常见的是房间隔缺损和室间隔缺损。如果患儿之前未进行过超声心动图检查，根

框 207-1　21 三体患者麻醉关注点

一般状况
- 困难静脉通路
- 认知功能限制
- 肥胖
- 普遍性肌张力减退
- 阻塞性睡眠呼吸暂停患病率增加

气道
- 牙齿畸形
- 舌体肥大
- 扁桃体和腺样体肥大
- 声门下区域狭小

脊柱
- 颈椎管狭窄
- 寰枢椎半脱位

心脏
- 室间隔缺损
- 其他心内膜垫缺损
- 房间隔缺损
- 法洛四联症
- 动脉导管未闭

肺动脉高压

据流程，麻醉医师在访视患儿时，应当考虑进行心脏会诊或进行超声心动图检查。根据手术的流程以及按照美国心脏协会指南，心脏畸形未纠正或得到纠正的任何患儿，都应该列入感染性心内膜炎的考虑范围。

呼吸系统表现

由于 DS 患者心脏畸形的发病率很高，患有 DS 的儿童和青少年常存在肺部问题，但通常未给予足够的关注。常见的肺部问题包括反复发作的支气管炎或肺炎、睡眠呼吸紊乱、喉软化、气管支气管软化、气管性支气管（支气管起源于隆嵴以上，右侧更常见）、肺动脉高压、胸膜下囊肿和声门下狭窄。不常见的畸形包括完全性气管环和间质性肺疾病。

胃肠道表现

参与新生儿复苏的麻醉医师应当意识到，早期大量的呕吐可能是由食管闭锁或十二指肠闭锁引起的胃肠道梗阻的一个表现。患有 DS 的儿童和青少年可能有便秘的问题。

内分泌因素

患有 DS 的较大儿童、青少年和成人常常肥胖（这增加了罹患睡眠呼吸暂停的可能性），可能患有代谢综合征（肥胖、高血压、糖尿病）。DS 患者发生甲状腺功能减退症的风险增加。

肌肉骨骼异常

正如之前所述，DS 患者出现脊柱畸形的风险增加，包括寰枢椎半脱位和椎管狭窄。其他肌肉骨骼异常包括颅骨之间的连接分离（骨缝）、通贯手、手指短小的宽手掌以及小指中节骨发育不良。身体发育通常慢于正常人。大多数 DS 患儿不会达到成人平均身高。

围术期管理

术前评估

由于这类患儿存在许多问题，他们经常接受手术。教育他们为手术做准备，保证患儿在术前必要的时间里禁食，评估其术后疼痛具有挑战性。

按照美国麻醉医师协会指南和第三方要求，和其他患者一样，应当对患儿进行完整的病史和体格检查。然而，如此做的主要原因是对预后的影响。对 DS 患者进行术前评估时，最重要的 5 项是评估气道、心血管系统、呼吸系统，评估颈椎，以及讨论术后疼痛管理。

术前评估应该着重于与寰枢椎不稳定有关的若干因素。麻醉医师应进行完整的病史和体格检查来寻找提示脊髓压迫的症状和体征，尤其应当着重于确认颈部运动范围异常或压痛、步态异常、无力、痉挛、深反射亢进或下肢阵挛。所有要接受需要麻醉的手术的 21 三体患者，需要进行颈椎影像学评估。检查患者关节松弛可以帮助识别那些有发生寰枕关节脱位风险的患者。在术前评估过程中，被确认为有寰枢椎不稳定证据的患者，需要进一步检查颈部稳定性。在做出决定之前，择期手术应当推迟。

最后，根据患者自立情况，术后疼痛管理应当与患者和患者护理人员讨论。即使患者智力低下，也应当讨论术后疼痛管理计划，征得患者同意和患者护理人员的知情。

术中管理

DS 患者的麻醉处理需要考虑患者的认知能力和相关异常，尤其是先天性心脏异常和寰枢椎不稳定。DS 患者髋关节问题的发生率增加，其中最显著的是由韧带和肌腱松弛引起的半脱位。当安置手术体位时需要牢记这一点，尤其是在截石位下进行手术或行下肢手术的患者。

关于 DS 患者术前给予阿托品，在先前曾经被认为不明智，而现在认为是安全的，但是要根据外科手术、对患者的评估、术前唾液分泌情况而定，并与所在医疗机构的惯例保持一致。DS 患者对术前镇静的反应因认知功能的不同而不同。

通过吸入或静脉技术，可以完成麻醉诱导，然而要预计到获得静脉通路会存在困难，尤其是肥胖和不合作的患者。报道显示，DS 患者吸入麻醉药物的最低肺泡有效浓度与一般人群相比没有不同，可以通过吸入或者静脉药物来维持麻醉。考虑到声门下狭窄的可能性，必须小心选择合适大小的气管导管。插管时应注意不要过度伸展颈椎并避免用喉镜片过度压迫错位的牙齿。虽然这些患者嘴巴小舌头大，但大多数可以使用直接喉镜或可视喉镜来保障气道。如果必须要使用纤维支气管镜，最好是患者接受麻醉监护后，用可视喉镜获取气道视图，将气管镜送入声门口后，将合适大小的气管导管沿气管镜滑入气管。

拔管时应谨慎，应当预计到上呼吸道梗阻和拔管后喘鸣的可能性。

麻醉后管理

在术后恢复环节，如果先前没有关于解决阻塞性睡眠呼吸暂停这一问题的计划，就要根据患者的术前状态、医院政策、患者在麻醉恢复室的表现决定是否进行干预。根据美国麻醉医师协会指南，没有明确的建议是否应该让患者住院或出院，但是我们必须考虑患者病史，恰当地评估患者并做出相应的处理。

推荐阅读

Bhattarai B, Kulkarni AH, Rao ST, Mairpadi A. Anesthetic consideration in Down's syndrome—A review. *Nepal Med Coll J*. 2008;10:199-203.

Graham RJ, Wachendorf MT, Burns JP, Mancuso TJ. Successful and safe delivery of anesthesia and perioperative care for children with complex special health care needs. *J Clin Anesth*. 2009;21:165-172.

McDowell KM, Craven DI. Pulmonary complications of Down syndrome during childhood. *J Pediatr*. 2011;158:319-325.

Meitzner MC, Skurnowicz JA. Anesthetic considerations for patients with Down syndrome. *AANA J*. 2005;73:103-107.

Walker SM. Perioperative care of neonates with Down's syndrome: should it be different? *Br J Anaesth*. 2012;108:177-179.

Weick JP, Held DL, Bonadurer GF 3rd, et al. Deficits in human trisomy 21 iPSCs and neurons. *Proc Natl Acad Sci U S A*. 2013;110(24):9962-9967.

第 208 章　儿童神经肌肉疾病

Andrea P. Dutoit，MD，Randall P. Flick，MD，MPH

于　玲　译　刘英华　校

神经肌肉疾病（neuromuscular disorders，NMDs）影响不同年龄组的患儿，这些患儿具有不同严重程度和疾病起源的肌肉和神经性疾病。由于疾病的特定发病原因和患者症状及体征的不同，围术期的关注点和处理会有很大差别，因此，熟悉 NMDs 相关病理学十分重要。这方面信息并不是广为人知，麻醉医师在处理合并 NMDs 患者时具有挑战性。

由于 NMDs 经常伴有其他先天性疾病，NMDs 患儿经常需要进行择期手术以矫正其他畸形或者实施以诊断为目的的手术。处理 NMDs 患儿最主要和最常见的麻醉关注点见框 208-1。在此仅简述 NMDs 的几种类型，以及主要的围术期注意事项。

脑瘫

脑瘫（cerebral palsy，CP）和静态性脑病被归为一组非进展性运动障碍，与脑发育异常或出生前脑损伤有关。虽然基因异常、出生前缺氧、感染和创伤均被认为是 CP 的病原学因素，但没有任何单一因素得到明确认定。CP 的发病率是 2/1000 ～ 4/1000

框 208-1　神经肌肉疾病患儿的麻醉关注点

- 由于气道反射减弱和口腔分泌物增加，误吸风险增加
- 由于存在发生高钾血症的高风险，除非在急诊情况下，应当避免使用琥珀胆碱
- MH 或横纹肌溶解的风险与触发 MH 的麻醉药物之间的关系尚不清楚
- 患者可抵抗非去极化肌肉松弛药的效果
- 吸入麻醉药的 MAC 值减小
- NMDs 患者对阿片类药物的敏感性增加
- NMDs 患者围术期失血、凝血因子缺乏或血小板减少症的风险增加
- NMDs 患者更容易出现低体温

MAC，最低肺泡有效浓度；MH，恶性高热；NMD，神经肌肉疾病

出生人群。CP 患儿表现各不相同，从接近正常功能状态到完全无能力不一。临床表现包括下肢或上肢肌肉群的强直或低张力导致的姿势异常、语言异常或视力异常。有些 CP 患儿还有胃食管反流、行为问题、智力迟钝和癫痫。

肌营养不良

肌营养不良（muscular dystrophies，MDs）的特征是骨骼肌渐进性退化，不伴有去神经支配的症状。Duchenne MD（DMD）是 X 染色体连锁隐性遗传病，3500 名出生男婴中有 1 名发病。与 Becker MD 的症状相比，DMD 症状更严重，虽然二者均由肌营养不良蛋白异常引起。DMD 患者由于脂肪和结缔组织替代肌肉，造成肌肉的大小增加（假性肥大）。在患儿 2 ～ 5 岁之前，肌肉无力并不明显，但是肌肉无力可迅速进展，以至于患儿 8 ～ 10 岁时就要依赖轮椅，25 岁时死亡。对于 MD 患者，不管 MD 是否有明显的临床表现，当使用琥珀胆碱时均可能发生高钾血症。因为只有患儿足够大时 MD 的症状才会表现出来，所以除非有指征，许多麻醉者对小于 10 岁的男孩均避免使用琥珀胆碱。

MD 患儿的术前评估应该包括先前存在的合并症评估，例如脊柱后凸侧弯，以及心脏系统的全面评估（考虑到心肌受累的高发病率和麻醉期间心脏并发症发生的风险，例如由心脏电传导通路纤维化导致的心律失常和心力衰竭）。麻醉者应该考虑到患者呼吸肌无力的可能、手术后需要呼吸机支持的可能，以及患者因喉反射下降和胃弛缓发生误吸的可能。由于 MD 患儿有发生恶性高热（malignant hyperthermia，MH）的风险，应用吸入麻醉剂诱导和维持存在争议，但是研究尚未表明二者之间的明确关系。

线粒体肌病

线粒体肌病是一种罕见的复杂的系列疾病，特点是骨骼肌的电子传输链或者氧化磷酸化过程缺陷。表现包括全身肌肉易疲劳、渐进性无力、低糖血症、代谢性和呼吸性酸中毒以及脑卒中。受累及的器官系统不仅仅包括高氧需求的器官和系统，例如脑和心脏，还包括肝和肾。

外科应激可增加氧需求，从而使氧供需比降低，导致麻醉期间患者组织缺氧。线粒体肌病与 MH 无直接相关，但是有研究表明，这类患者使用丙泊酚有可能导致与长期输注丙泊酚相似的渐进性代谢性酸中毒。

恶性高热和神经肌肉疾病

尽管始终存在争议，但是已经确诊或疑诊肌营养不良的患儿有发生 MH 高风险的假设仍然被普遍接受。既往的研究表明，MH 发生风险与各种类型 NMDs 有关，包括 DMD、成骨不全、先天性肌强直、Schwartz-Jampel 综合征（先天性睑裂缩小症伴全身肌病综合征），Kearns-Sayre 综合征等（线粒体脑肌病的分型）。与 MH 有明确关系的只有两种疾病：中央轴突症和 King 综合征。这两种疾病均十分罕见，在临床上容易确诊，常染色体显性遗传，往往不需要肌肉活检就能诊断。

确定 MH 与 MD 之间的相关性比较困难的原因是急性横纹肌溶解现象。据报道，急性横纹肌溶解引起高钾性心搏骤停与 MDs 和肌病有关，这种情况容易与 MH 混淆。急性横纹肌溶解表现出的症状和体征与 MH 的部分症状和体征相似，包括发热、高碳酸血症、酸中毒、高钾血症、心律失常以及肌酸激酶水平增高。如果不予处理，横纹肌溶解和 MH 均可导致死亡。与 MH 相似，报道横纹肌溶解的病例多数与使用琥珀胆碱有关，其中也有几例病例未使用琥珀胆碱。吸入麻醉药物也与横纹肌溶解和 MH 有关，虽然机制并不清楚甚至无法解释。基于以上原因，MD 患者通常应避免使用触发疾病的麻醉药物（琥珀胆碱和吸入麻醉药）。

在这类人群中，最常见替代吸入麻醉药的方法

是全凭静脉麻醉（例如丙泊酚）。理论上，MD 患者使用丙泊酚也存在争议，在儿童，使用高剂量的丙泊酚有发生横纹肌溶解、无法缓解的酸中毒和死亡的病例报道。已经有建议，麻醉者在为线粒体疾病或可疑的患儿实施麻醉时，要考虑避免使用丙泊酚，因为这类患儿有发生丙泊酚输注综合征的极大风险。

因为 MH 和横纹肌溶解的发病率极低，大多数研究在证实可疑肌病时使用吸入麻醉药的安全性方面证据不够充分。很多小样本病例的研究显示，在肌肉活检已证实或可疑肌病的不同儿童群体中，甚至在使用了吸入麻醉药和琥珀胆碱的患儿中，MH 和横纹肌溶解的发生率都极其罕见。因使用这些药物而诱发 MH 和横纹肌溶解的风险大概低于 1.0%。基于这些结果，每一名麻醉者都应该根据风险获益比决定是否改变麻醉药物，例如使用丙泊酚，或使用其他麻醉方法，例如依托咪酯（肾上腺抑制）、右美托咪定（心动过缓和低血压）、氯胺酮（幻觉），或者局部麻醉技术（可接受性 / 合作性）。

推荐阅读

Baum VC, O'Flaherty JE, eds. *Anesthesia for Genetic Metabolic and Dysmorphic Syndromes of Childhood*. 2nd ed. Philadelphia: Lippincott, Williams & Wilkins; 2007.

Flick RP, Gleich SJ, Herr MM, Wedel DJ. The risk of malignant hyperthermia in children undergoing muscle biopsy for suspected neuromuscular disorder. *Pediatr Anesth*. 2007;17:22-27.

第 209 章　强直性肌营养不良患者的麻醉

Joseph J. Sandor，MD

赵　莹　译　高　岚　校

肌强直——在对肌肉的机械刺激停止后仍重复引发的动作电位，使肌肉收缩时间延长——是强直性肌营养不良的标志。握力试验是一种快速、简易的检测活动性肌强直的方法，强直性肌营养不良的患者在握拳后不能放松手部的肌肉。

强直性肌营养不良是一种常染色体显性遗传病，分为 DM1（Steinert 病）和 DM2（近端肌强直性肌病），DM1 再进一步根据发病年龄进行细分。典型的 DM1（最常见的强直性肌营养不良）的突出特征包括慢性进行性肌无力（营养不良）、白内障、内分泌紊乱以及心肺和胃肠道功能异常（表 209-1）。

细胞内腺苷三磷酸（ATP）系统不能将钙离子转运回肌质网是肌强直的理论病理机制。非去极化神经肌肉阻滞剂（NMBA）、区域麻醉或深度麻醉并不能缓解肌肉收缩。然而，局部麻醉药浸润到受累肌肉中可能会产生肌肉松弛作用。应用苯妥英、普鲁卡因胺、奎宁、妥卡尼或美西律可以抑制肌肉细胞的快速钠通道，延迟细胞膜的兴奋性，从而缓解肌肉收缩。

并发器官系统功能障碍

心脏受累的特征是传导系统异常，包括室上性和室性心律失常，较不常见的是心肌功能障碍和缺血性心脏病。在累及心脏系统的患病群体中，二尖瓣脱垂发生率是 20%。猝死通常与房室传导阻滞的突然发作有关。心肌病很少见。

肺部受累的病理生理表现包括结构性和功能性

表 209-1　强直性肌营养不良的遗传学表现

特征	分型	
	DM1	**DM2**
别名	Steinert 病	近端肌强直性肌病
染色体	19q13.3	3q21
缺陷		
基因	*DMPK*	*ZNF9*
重复	CTG	CCTG

的。肺功能测试显示由肋间肌收缩引起的限制性肺部疾病。缺氧和高碳酸血症引起的呼吸反射功能受损。由于肺容积减少和咳嗽机能无效，患者易患肺炎。

导致强直性肌营养不良患者误吸胃内容物的胃肠道异常包括由咽肌无力和气道保护性反射受损引起的吞咽困难、胃弛缓和肠蠕动不全。其他胃肠道异常包括吞咽困难、便秘、胆囊结石和假性肠梗阻。

中枢神经系统表现包括注意力障碍、认知损减和智力迟钝。内分泌系统异常包括糖尿病、甲状腺功能障碍、肾上腺功能障碍和性腺功能减退。强直性肌营养不良患者中，胰岛素抵抗很常见，这可能与这些患者肌细胞中胰岛素受体的能力相对下降有关，因此，维持最佳的血糖通常很困难。

妊娠会加剧强直性肌营养不良，可能继发于孕酮水平的升高。伴有强直性肌营养不良的女性，产科并发症发生率高，包括羊水过多、早产、臀先露、宫颈扩张受限、子宫乏力、胎盘残留和产后出血。

麻醉管理

DM1患者发生麻醉相关并发症的风险增加，有研究报告发生率为10%～42.9%。相比之下，DM2患者发生严重并发症的风险较低（0.6%），可能与DM2患者的呼吸肌受损较轻有关。与围术期不良事件发生率较高有关的危险因素（至少在儿童患者中）包括肌肉损伤等级量表评分较高、手术时间较长（＞1 h）、围术期应用吗啡，以及未对NMBA进行拮抗。

对强直性肌营养不良患者的术前评估应重点关注肺功能、患者自身对气道的保护能力、心脏传导异常和心脏储备。术前用药可能包括口服抗酸药和甲氧氯普胺。DM1患者对术前镇静药物的敏感性增加，应尽量避免使用这些药物。这类患者对静脉诱导药物的敏感性也增强，因此应用药物时应小心谨慎。依托咪酯可引起肌阵挛，从而引发肌肉震颤。

应避免应用去极化NMBA，因为可能加剧肌肉震颤和挛缩。琥珀胆碱引起的肌颤可导致严重的肌肉强直，从而影响通气功能。强直性肌营养不良患者通常合并气道保护机制受损，因此推荐使用带套囊的气管导管。

气管插管可以在患者清醒时进行，或者应用少量静脉麻醉诱导药物，同时压迫环状软骨进行快速序贯诱导。气管插管时，可能不需要NMBA。术中可以应用吸入麻醉药物、阿片类药物和NMBA来维持最佳的麻醉深度。丙泊酚全凭静脉麻醉也可用于强直性肌营养不良患者。

任何诱导药物都可能导致心肌抑制，但谨慎应用会使影响减轻，应避免使用静脉注射NMBA。用于麻醉维持的阿片类药物引起的呼吸抑制作用会加剧。推荐使用短效阿片类药物（芬太尼、阿芬太尼或瑞芬太尼）进行补充镇痛。

如果需要使用NMBA，建议在整个麻醉过程中使用周围神经刺激器，以指导短效NMBA（顺阿曲库铵或米库氯铵）的应用。理论上，使用抗胆碱酯酶药逆转神经肌肉阻滞会因为神经肌肉接头处的乙酰胆碱激活去极化而引发肌强直。使用短效NMBA可能会减少拮抗药物的应用。

应避免手术后寒颤，因为寒颤可能会引起肌肉自发性收缩、肌阵挛，或两者同时发生。应当采取身体保温措施，使患者的核心温度保持在36.5℃或更高。

气管导管的拔出应在患者可以自主保护气道时。

推荐阅读

Kirzinger L, Schmidt A, Kornblum C, et al. Side effects of anesthesia in DM2 as compared to DM1: A comparative retrospective study. *Eur J Neurol*. 2010;17(6):842-845.

Morimoto Y, Mii M, Hirata T, et al. Target-controlled infusion of propofol in a patient with myotonic dystrophy. *J Anesth*. 2005;19:336-338.

Sinclair JL, Reed PW. Risk factors for perioperative adverse events in children with myotonic dystrophy. *Paediatr Anaesth*. 2009;19:740-747.

Turner C, Hilton-Jones D. The myotonic dystrophies: Diagnosis and management. *J Neurol Neurosurg Psychiatry*. 2010;81:358-367.

Weingarten TN, Hofer RE, Milone M, Sprung J. Anesthesia and myotonic dystrophy type 2: A case series. *Can J Anaesth*. 2010;57:248-255.

第十部分 疼痛医学

第 210 章 超前镇痛和术后疼痛：从急性疼痛到慢性疼痛的转换

Tony L. Yaksh，PhD，Qinghao Xu，PhD
赵 莹 译 高 岚 校

急性的高阈值刺激可以激活小的传入神经和背角通路，引起疼痛反应，反映了疼痛刺激的时间和强度。阻滞小的（高阈值）而不是大的（低阈值机械感受器）传入通路可以阻断或减弱疼痛反应。

持续疼痛状态

现有证据表明，对于局部组织创伤，反应性的改变会增加一系列的不良反应（如痛觉过敏）或是无害反应（低阈值机械感受器：异常性疼痛），需要辅助镇痛治疗。这种增强的疼痛反应可以发生在围术期内的数小时至数天。其他疼痛过程可以持续数周至数月，甚至更长时间，并逐渐转成慢性疼痛状态（例如全膝关节置换术、开胸手术或腹股沟疝修补术）（图 210-1）。

基础机制

我们来考虑一下这两个术后事件的原因。对于局部组织创伤，激活化学敏感的 Aδ 和 C 纤维后，在神经纤维中出现持久的、不间断的传入性信号，同时这些神经纤维对随后的刺激出现增强的反应。这种情况伴随着疼痛体验，即使去除刺激（例如手术切口、烧伤或针刺）、对损伤部位的后续刺激（如原发性痛觉过敏），以及损伤部位邻近皮肤的无害性刺激（如继发性痛觉过敏 / 异常性疼痛），仍会有疼痛感觉和增强的行为反应。原发性痛觉过敏首先是由损伤部位的化学环境改变而使受损组织（躯体或内脏）的感觉传入纤维末端敏化引起的。因此，损伤可以引起：①细胞外 K^+、H^+，来自脂肪酸的无数介质（例如前列腺素和血栓素），或凝血因子（例如激肽原级联反应）的出现；②循环中的血液细胞（如渗出性单核细胞、血小板）产生多种因子（如胺类、超氧化物、生长因子、细胞因子）；③先天免疫反应（由炎性细胞的迁移和肥大细胞脱颗粒证实）。所有的这些物质作用于传入神经末梢上的相应受体，使其末端去极化（增加传入信号），并增加细胞内钙离子浓度。钙离子增加激活 intraterminal 蛋白激酶，使局部细胞膜上的钠离子通道和受体（如 TRPV1、TRPA1、缓激肽）磷酸化，从而增强对后续刺激的反应。在脊髓背角水平，由损伤引起的持续传入信号可以导致感觉统合改变。这种增强反应的生物学基础将在本章后面进一步说明。然而，在 20 世纪 60 年代中期，研究者已经意识到，持续的微弱传入信号（由组织损伤和受损神经的异位活动产生）导致脊髓背角投射神经元的兴奋性增加，而在动物模型中，无伤害性刺激作用于受损皮肤或者其相邻区域都会引起行为反应增强。重要的是，脊髓背角的这些变化解释了为什么局部损伤使机体对损伤区以外的刺激反应增强，表现为疼痛持续状态（例如继发触觉异常性疼痛）。

上述这种激活状态的电生理表现被称为“wind-up”。这一术语指重复的 C 纤维刺激引起脊髓背角宽动态范围神经元的反应增加。这种小传入神经诱发的敏化现象，其根本的生物学机制是复杂的，但是可以总结为以下几点：①重复传入刺激可以导致细胞内钙离子增加和细胞内磷酸化级联反应激活而增加膜神经元兴奋性（通过磷酸化钠和钙电压依赖性通道及各种受体，如谷氨酸能 NMDA 受体起作用），这些反应主要发生在一级传入突触水平；②减少局

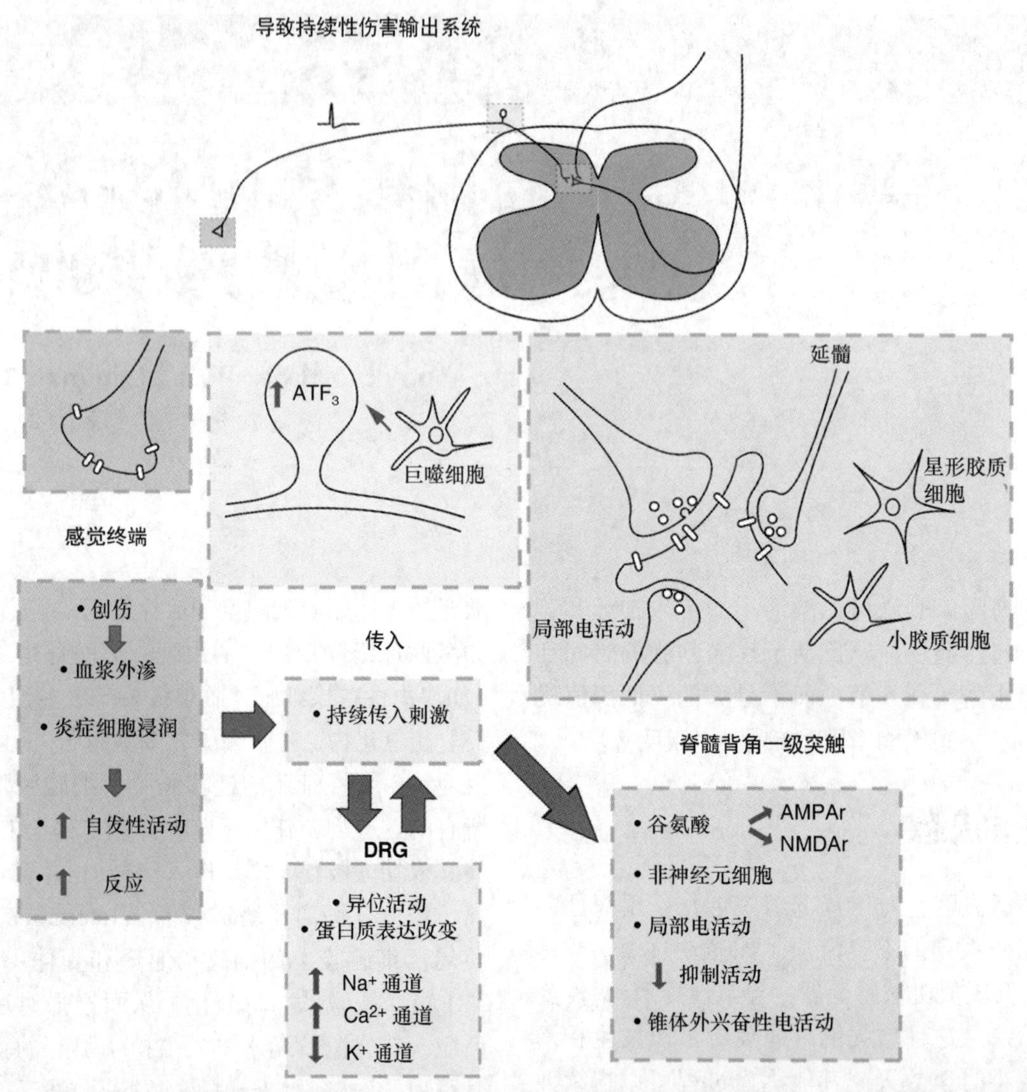

图 210-1 局部组织损伤后导致持续疼痛状态的原因总结。如图所示，伤害导致局部环境改变，使外周终末神经敏化。这种传入通路导致中枢敏化，使局部投射神经元的表达和兴奋性改变。对于持续的传入刺激，主要的传入神经表型改变，导致了与神经损伤相关的变化。这些变化导致背角反应性和传入的激活增加。在致敏过程开始之前阻断传入通路可以通过各种途径降低敏化过程。正文中叙述的继发性神经损伤表型事件未显示。AMPAr，α- 氨基 -3- 羟基 -5- 甲基 -4- 异噁唑丙酸酯受体；ATF₃，激活转录因子 3；DRG，背根神经节；NMDAr，N- 甲基 -D- 天冬氨酸受体

部抑制性中间神经元的激活，从而降低大的低阈值传入刺激引起的投射神经元兴奋性；③激活非神经元细胞（星形胶质细胞和小胶质细胞），可以释放促进因子［谷氨酸、脂质、生长因子、腺苷三磷酸（ATP）、自由基、细胞因子］；④延髓传入信号（通常是 5- 羟色胺能）可以增强背角投射神经元的兴奋性。最后，先前概述的信号，特别是引起细胞内钙离子增加的信号可以活化增强转录的多种激酶（例如 P38 丝裂原活化蛋白激酶）。这种增强的转录导致酶的合成增加，例如环加氧酶 -2 和一氧化氮合酶。简而言之，持续的小传入活动可以引发持续增强的早期疼痛过程，导致功能变化的时间超过了最初刺激的几小时到几天或更长时间。

除了之前提到的级联反应外，创伤性刺激可能会损伤到周围神经本身。这种损伤就可以导致功能发生变化：①神经瘤和背根神经节引起的受损神经诱发了异位感觉的激活，随着时间的推移，反应可以发生在受损的各种类型轴突中（大和小）；②大且阈值低的传入信号使脊髓背角发生反应性变化时，就会引发疼痛状态。许多机制被认为是神经损伤后表现的基础，包括：①神经膜离子通道表达的变化导致其兴奋性增强（增加 Na^+通道，减少 K^+通道）；②背角抑制性中间神经元的减少；③抑制系统中诸如 γ- 氨基丁酸（GABA）或甘氨酸受体的抑制表型的改变引起兴奋；④非神经元细胞释放兴奋介质；⑤可能出现传入连接的局部终末改变模式。以上变化使低阈值传入信号引发疼痛（感觉障碍），可以持续几天到几周。

神经损伤确实为持续疼痛的存在提供了一种理

论基础，尽管在许多情况下并未证实有明确的神经损伤。然而，目前的研究发现，慢性炎性反应的改变类似于神经损伤。因此，神经损伤后，背根神经节出现 ATF_3（激活转录因子 3）等标记物，同时巨噬细胞侵入背根神经节。最近证实慢性外周炎性反应确实可以观察到类似改变。这些事实说明，由神经损伤和慢性传入神经引起的表型变化可能会随着时间推移而汇聚。因此，在伤害性刺激发生之前进行镇痛治疗的超前镇痛概念已经引起了许多研究者和临床医生的关注。

预防疼痛敏感状态

超前镇痛是一种预防伤害性刺激引起中枢过度兴奋的镇痛形式。这是许多研究中的假设理论，很难确定或测量。术后镇痛所需药物的减少和较低的视觉模拟疼痛评分可能说明超前镇痛的有效性，但是无法在干预措施后得到确定的超前镇痛效果。

通常在动物实验中研究“wind-up”现象，应用静脉麻醉药物（例如硫喷妥钠）或吸入麻醉药物（例如氟烷）使动物处于一个无反应状态，但是却没发生“wind-up”。相比之下，阿片类药物和 α_2 受体激动剂，以及离子型谷氨酸受体 NMDA（N- 甲基 -D- 天冬氨酸）和 AMPA（α- 氨基 -3- 羟基 -5- 甲基 -4- 异噁唑丙酸酯）抑制剂能够防止“wind-up”。这几类“镇痛剂”在一级突触水平的作用，与中枢麻醉药（巴比妥类和吸入麻醉药）不同。重要的是，这些麻醉药无法阻止小传入神经递质的释放，从而使二级神经元的细胞膜持续表现出脊髓背角受体（例如，AMPA/NMDA/NK1）的激活状态，导致蛋白表达的持续变化，这种作用在麻醉状态逆转后出现。超前镇痛的现象反映了导致持续敏感状态的感觉统合在脊髓水平下行信号增加。例如，在甲醛动物模型中，在损伤发生的初期，传入神经的信号增加，此时应用阿片类药物可以降低第二相疼痛敏感状态的程度。相反，在第一相应用短效全麻药，对第二相没有影响。

与许多应用短暂伤害性刺激的实验模型不同，直接将以上发现应用于临床的问题之一是，在伤口愈合期间，来自手术伤口的传入刺激是持续存在的，导致术后中枢敏化。单次的“超前镇痛”干预可以有效降低术后疼痛的程度，但由于其作用时间较短，在预防疼痛反应的继发性超敏期通常无效。持续性伤害刺激（卡拉胶注射）的动物实验中，未能显示超前镇痛的任何作用。除非对伤害性刺激的治疗或者干预能持续有效，否则脊髓敏化作用仍可能发生。

许多临床研究对于评估超前镇痛的效果没有结论，部分原因是因为难以在整个术后阶段提供有效的镇痛措施。复杂的因素是无法设立对照组，因为我们有责任在整个围术期对患者提供人道关怀、充足的镇痛，且缓解焦虑。这就导致实验组和对照组之间差异很小。

局部麻醉的作用

手术伤口的局部麻醉浸润具有一定的超前镇痛效果。局部麻醉可以阻断来自手术部位的神经元的传递，局麻药除了可以阻断手术部位的神经传导，还可以通过阻断轴突反射和到损伤部位的交感传出通路而减少神经源性炎症。局麻药对炎性反应的非神经元方面也有影响。局麻药有抗菌活性，抑制白细胞向手术部位的迁移以及手术部位的炎性反应，这可能对预后和伤口愈合也有影响，远远超出了关于镇痛效果的研究范围。

术前通过局部组织浸润或神经阻滞给予局麻药，已经证实可以减轻全身麻醉下手术患者的术后疼痛。这项结果已经在各种手术中得到证实，包括扁桃体切除术、腹股沟疝修补术、胆囊切除术和拔牙术。有一些证据表明，局麻药的连续输注可能比单次给药更有益。局部浸润麻醉和周围神经阻滞似乎比中枢神经轴麻醉更有效地减少术后疼痛。在一项研究中，脊椎麻醉下行腹股沟疝修补术的患者，术后疼痛少于单独接受全麻的患者，但效果不如全麻复合局部浸润。另一项研究评估了腹股沟疝修补术患者应用 0.5% 布比卡因 10 ml 行髂腹股沟 / 髂腹下神经阻滞复合脊椎麻醉的术后镇痛效果。该研究发现手术后 3 h、6 h、24 h 和 48 h 疼痛有显著差异。在脊椎麻醉复合或不复合股神经阻滞下行全膝关节置换术的患者也发现了类似的结果。

在这些研究中发现的差异不会令临床实践中常规使用局部麻醉技术的医生感到意外。当局麻药浸润在周围神经上或附近时，预计对传导的阻滞程度最大。硬膜外麻醉和脊髓阻滞可能不会提供完全的传导阻滞，从而一定程度上有发生中枢敏化的可能。这并不会降低硬膜外麻醉或脊椎麻醉术后镇痛的有效性。局部浸润麻醉或神经阻滞在许多临床情况下无法实施，在这些情况下，椎管内麻醉可以有效降低术后疼痛。

最近对耻骨后前列腺癌根治术患者的一项研究发现，硬膜外注射局麻药和阿片类药物切皮前给予较结束时给予大大减轻患者的长期疼痛，提高术后活动水平。围术期硬膜外输注局麻药复合阿片类药物，其效果可能优于阿片类药物单独使用。另外一项针对部分结肠切除术患者的研究发现，硬膜外输注阿片类药物复合局麻药与单独应用阿片类药物相比，镇痛效果更好，肠道功能恢复早 1.5 天。目前的研究集中在脊髓内其他受体群体，其中 α_2 受体激动剂、NMDA 拮抗剂和 GABA 激动剂的作用尚未明确。

尽管超前镇痛介入治疗的目标在许多临床情况下可能难以实施甚至不切实际，但作为临床医师，我们应该为患者提供相对无痛的围术期体验。疼痛反应的减轻可以发生在几个不同的水平——在损伤部位用局麻药行浸润麻醉或全身应用非甾体抗炎药，周围神经阻滞，以及应用局麻药和阿片类药物进行椎管内麻醉。关于镇痛措施的应用时间和持续时间、药物最佳组合和使用剂量，以及患者选择和成本效益，仍然存在许多问题。

致谢

主编和编者感谢 Beth A. Elliott，MD 在之前的版本中为此章所做的工作。

推荐阅读

Chiang CY, Sessle BJ, Dostrovsky JO. Role of astrocytes in pain. *Neurochem Res*. 2012;37(11):2419-31.

Christianson CA, Corr M, Firestein GS, et al. Characterization of the acute and persistent pain state present in K/BxN serum transfer arthritis. *Pain*. 2010;151(2):394-403.

Jacob AK, Walsh MT, Dilger JA. Role of regional anesthesia in the ambulatory environment. *Anesthesiol Clin*. 2010;28:251-266.

Katz J, Seltzer Z. Transition from acute to chronic postsurgical pain: Risk factors and protective factors. *Expert Rev Neurother*. 2009;9:723-744.

Kehlet H, Jensen TS, Woolf CJ. Persistent postsurgical pain: Risk factors and prevention. *Lancet*. 2006;367:1618-1625.

Latremoliere A, Woolf CJ. Central sensitization: a generator of pain hypersensitivity by central neural plasticity. *J Pain*. 2009 Sep;10(9):895-926. doi: 10.1016/j.jpain.2009.06.012.

Pogatzki-Zahn EM, Zahn PK. From preemptive to preventive analgesia. *Curr Opin Anaesthesiol*. 2006;19:551-555.

Reichling DB, Levine JD. Critical role of nociceptor plasticity in chronic pain. *Trends Neurosci*. 2009;32:611-618.

Schaible HG, von Banchet GS, Boettger MK, et al. The role of proinflammatory cytokines in the generation and maintenance of joint pain. *Ann N Y Acad Sci*. 2010;1193:60-69.

Takasusuki T, Yamaguchi S, Hamaguchi S, Yaksh TL. Effects of general anesthetics on substance P release and c-Fos expression in the spinal dorsal horn. *Anesthesiology*. 2013 Aug;119(2):433-42.

Tsuda M, Beggs S, Salter MW, Inoue K. Microglia and intractable chronic pain. *Glia*. 2013 Jan;61(1):55-61.

Van de Ven TJ, John Hsia HL. Causes and prevention of chronic postsurgical pain. *Curr Opin Crit Care*. 2012 Aug;18(4):366-71.

Xu Q, Yaksh TL. A brief comparison of the pathophysiology of inflammatory versus neuropathic pain. *Curr Opin Anaesthesiol*. 2011 Aug;24(4):400-7.

Yaksh TL, Sorkin LS. Mechanisms of neuropathic pain. *Curr Med Chem*. 2005;5:129-140.

第 211 章　患者自控镇痛

Martin L. De Ruyter，MD
陈蒙蒙　译　张熙哲　校

多达 50% 的接受传统术后疼痛治疗的患者没有得到充分镇痛。在 Sommer 等发表的一篇报道中，1490 名手术患者的护理中包含急性疼痛治疗方案，41% 的患者在手术当天、30% 的患者在术后第 1 天、19% 患者在术后第 2 天出现了中度到重度疼痛。

患者自控镇痛的发展和应用

1968 年，Sechzer 首次描述了患者自控镇痛（patient-controlled analgesia，PCA）的方法，患者根据自己的需要间断静脉应用阿片类药物，使患者能够更好地控制自己的镇痛水平，并与镇静水平及相关的副作用风险（例如呼吸抑制）之间达到平衡。在目前的临床实践中，输注泵都预先进行编程，当患者按压手持控制器上的按钮时，可提供预设剂量的镇痛药；“锁定时间”——下一次剂量能输注之前的间隔时间——也是预设的。虽然应用阿片类药物的静脉PCA是目前临床上治疗术后疼痛、肿瘤相关疼痛及非恶性疾病相关疼痛（如急性肾结石及胰腺炎）的最广泛应用的方法，但其他的PCA方法也在不断发展中，包括患者自控硬膜外镇痛及患者自控外周神经置管镇痛。与静脉PCA不同，患者自控硬膜外镇痛不限于应用阿片类药物，常与局麻药联合应用，而患者自控外周神经置管镇痛只应用局麻药。对不同模式PCA的探讨超出了本章的范畴，本章内容只限于应用阿片类药物的静脉PCA。

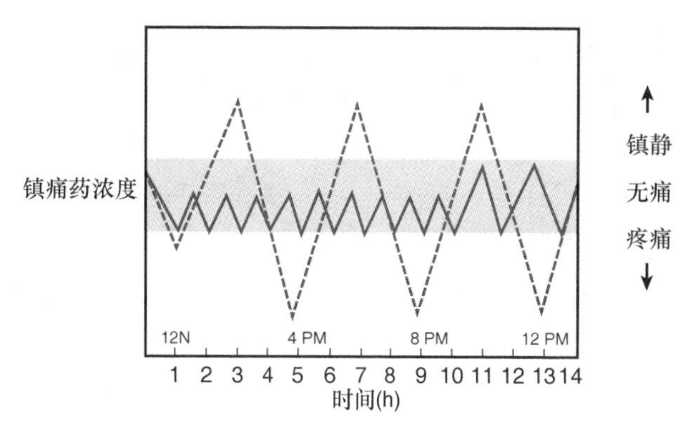

图 211-1　静脉 PCA（实线）与肌内注射（虚线）的血清镇痛药浓度比较（Adapted from White PF. Use of patient-controlled analgesia for management of acute pain. JAMA. 1988；259：243.）

患者自控静脉镇痛

优点

应用阿片类药物的静脉PCA的主要优势是患者可以自己控制。传统的由护士执行的间断注射镇痛药不仅浪费劳动力，同时也存在很多问题。患者接受“预定的”或者“按需的”镇痛药治疗，剂量适用于广泛的患者群体，几乎不考虑药物在特定患者的药代动力学和药效动力学特点。为了使镇痛作用更持久，镇痛药的剂量相对较大，有时候超过了最小有效剂量。再次给药的时间经常延长，导致血清药物浓度降低和疼痛再次发作。“按需”应用镇痛药的方案甚至更差，因为患者经常等到疼痛明显时才呼叫护理人员，护士必须能对呼叫有反应，镇痛药必须从药房或药物分配装置获取，这样过了一定时间后，患者才能得到镇痛药物。应用这两种镇痛方案，患者都会经历超出治疗范围的镇痛“高峰”，这会增加诸如呼吸抑制、恶心及呕吐等并发症的风险，随后阿片类药物血清浓度降至“低谷”，这时候患者会经历“爆发性”疼痛。这些亚临床治疗水平及其相关的镇痛不足可限制患者的恢复，表现为肺清洁不足、不愿意下床和拒绝参加术后康复锻炼。在一项研究中，每3～4 h给予患者一次阿片类镇痛药肌内注射，随后测定血清药物浓度，发现仅有35%的时间达到（或者超过）最低镇痛药浓度（图211-1）。在其他65%的时间内，镇痛药剂量不足以使患者获得充分镇痛，继而引发围术期的不良结局和患者满意度下降。因为对镇痛药的剂量和锁定时间进行了更好的个体化设置，并且避免了第二个人（即护士）成为决策者，所以静脉PCA能够维持更有效的血清镇痛药浓度、减少不良反应和改善患者的满意度。静脉PCA的其他优点列于框211-1。

阿片类药物的选择

吗啡、氢吗啡酮和芬太尼是静脉PCA中常用的阿片类药物。哌替啶以前也是常用药物，现在已很少应用，因为其活性代谢产物去甲哌替啶会产生潜在的不良反应（即惊厥），而且已找到了更好的替代药物（表211-1）。

初始设置

当应用阿片类药物进行静脉PCA时，麻醉医生必须确定负荷剂量、单次给药剂量、锁定时间及最大剂量限制。在静脉PCA开始时给予负荷剂量的目的是能够迅速达到有效的血清药物浓度。阿片类药物的负荷剂量一般在5 min内给予，直到达到满意的

框 211-1　经 PCA 静脉应用阿片类药物的优点

- 与其他形式的镇痛方法相比，静脉PCA应用较少的药物达到了更好的镇痛效果
- 静脉PCA的应用减少了患者需要镇痛药与镇痛药给予之间的潜在延迟时间
- 接受静脉PCA的患者术后肺功能得到了改善
- 静脉PCA能适应药物需求的昼夜变化和不同程度的镇痛要求
- 应用静脉PCA时白天镇静减少
- 应用静脉PCA的患者术后能够更快活动
- 患者对静脉PCA的接受度和满意度水平都很高
- 应用静脉PCA后，护理人员做出的不当“甄别”减少
- 接受静脉PCA的患者术后肺部并发症更少
- 当每次按压设定为小剂量时，药物过量的可能性很小
- 当应用静脉PCA时，患者的睡眠模式改善
- 应用静脉PCA的性价比高

表 211-1　阿片类药物初治患者 * 应用静脉 PCA 的推荐剂量方案

药物	浓度（mg/ml）	负荷剂量[†]（mg）	追加剂量（mg）	锁定时间（min）	背景剂量[‡]（mg/h）	1 h 限制剂量（mg）	4 h 限制剂量（mg）
吗啡	1	2 ～ 4	1 ～ 2	6 ～ 10	0 ～ 1.0	7.5	30
氢吗啡酮	0.2	0.4	0.2 ～ 0.4	6 ～ 10	0 ～ 0.2	1.5	6
芬太尼	0.01	0.02 ～ 0.04	0.01 ～ 0.03	6 ～ 10	0 ～ 0.02	0.1 ～ 0.2	0.4 ～ 0.8

* 老年患者（> 65 岁）和长期应用阿片类药物的患者可能需要调整方案。
[†] 每 5 min 给予一次负荷剂量，直到患者感到舒适，之后开始 PCA。
[‡] 大部分医生不推荐大多数患者应用背景剂量

镇痛效果。随后以预设的频率给予按需剂量以保持满意的镇痛。药物的按需剂量应该根据患者的年龄、合并症以及同时应用的药物进行调整。对于高龄、合并肺部疾病（即慢性阻塞性肺疾病或者阻塞性睡眠呼吸暂停综合征）、血流动力学不稳定或应用与阿片类药物有协同作用的药物者，应该设定较小的负荷剂量和按需剂量；而慢性疼痛或者对阿片类药物耐药者，可能需要较高的给药剂量和频率。最大给药剂量通常为 1 h 或 4 h 可应用的累积剂量，作为一项安全措施以确保患者不会超过总累积剂量。按需剂量与负荷剂量相似，如果在初始设置的条件下患者没有达到理想的镇痛效果，与负荷剂量一样，可以由医疗工作者对单次给药剂量进行调整。

大多数医生并不常规设置连续或背景输注阿片类药物（这种用药与患者的需求无关），除非患者对阿片类药物耐药或在慢性疼痛的基础上发生急性疼痛。通过监测患者的需求次数与实际给药次数，医生能制定和调整按需剂量和锁定时间，以更好地满足患者的镇痛需要。例如，PCA 设置的锁定时间是 10 min，而患者每小时按压了 15 次，说明患者的镇痛需要并没有得到满足。适当的处理方式包括缩短锁定时间、增加按需剂量、添加背景输注，或者联合应用这些策略。

不良反应和结局

应用阿片类药物的静脉 PCA 并不是没有副作用和不良后果（框 211-2）。恶心、呕吐和瘙痒并不少见，也观察到有过度嗜睡。在一组接受全髋关节置换术以及应用静脉 PCA 作为术后镇痛的患者中，超过 50% 的患者在术后第 2 天发生过氧饱和度下降（$SpO_2 < 90\%$），其中 1 例患者发生呼吸暂停。为了提高静脉 PCA 的安全性，很多医院的指南建议医疗人员应该规律地随访患者，测定和记录患者的疼痛评分（应用数字评分法或者视觉模拟评分）、呼吸频率、脉搏氧饱和度、觉醒状态以及镇静水平。在阿片类药物相关的呼吸抑制中，氧饱和度下降是迟发表现。随着技术的进步及应用的广泛性，呼气末 CO_2 监测仪的应用越来越常见。由于这些设备在临床实践中得到了更多的认可，静脉 PCA 有希望成为一种更安全的镇痛方式。

框 211-2　经 PCA 静脉应用阿片类药物的缺点

- 应用 PCA 的患者必须头脑清醒、身体情况允许按压镇痛泵的按钮、能够理解静脉 PCA 的概念并遵从指导
- 患有严重肝、肾及肺部疾病的患者应谨慎应用静脉 PCA
- 患有阻塞性睡眠呼吸暂停综合征的患者发生阿片类药物导致的呼吸抑制的风险增高
- 静脉 PCA 的瘙痒比肌内注射更常见，但比硬膜外给药少见
- 其他人（非患者，即家庭成员或者护理人员）代替患者按压按钮可能使患者容易发生阿片类药物过量
- 一些麻醉医生认为阿片类药物成瘾是相对禁忌证
- 低血容量患者发生阿片类药物导致的呼吸抑制的风险较高
- 由于需要特殊的设备、组织及人员培训，直接的费用会有所增加

结论

总之，静脉 PCA 是对由其他人间断应用阿片类药物的重大改进，尤其是对于术后急性疼痛。虽然静脉 PCA 的费用相对较高，但只要对不良事件有充分的监测和处理，静脉 PCA 的性价比非常高，因为其应用可改善预后和患者满意度。

推荐阅读

Elliott JA. Patient-controlled analgesia. In: Smith HS, ed. *Current Therapy in Pain*. Philadelphia: Saunders Elsevier; 2009:73-77.

Sechzer PH. Objective measurement of pain. *Anesthesiology*. 1968;29:209-210.

Sommer M, de Rijke JM, van Kleef M, et al. The prevalence of postoperative pain in a sample of 1490 surgical inpatients. *Eur J Anaesthesiol*. 2008;25:267-274.

Stone JG, Cozine KA, Wald A. Nocturnal oxygenation during patient-controlled analgesia. *Anesth Analg*. 1999;89:104-110.

第 212 章　椎管内阿片类药物

Paul E. Carns，MD
陈蒙蒙　译　张熙哲　校

阿片类药物于 1979 年第一次用于椎管内。从那时起，硬膜外和鞘内应用阿片类药物开始用于急、慢性疼痛的治疗，并且常与其他辅助药物联合应用，例如局部麻醉药和 α_2 肾上腺素受体激动剂。硬膜外和鞘内应用阿片类药物的益处在于出色的镇痛作用，而无运动、感觉和自主神经阻滞。后续的益处也相继显现，包括早期活动和改善肺功能。

作用部位在阿片受体，后者主要位于脊髓背外侧角的胶状质的第 4 层和 5 层内。当这些受体被激活时，会抑制脊髓内感受伤害的兴奋性神经递质的释放。除了产生直接的脊髓作用，椎管内应用的阿片类药物经脑脊液向头侧扩散时，也可激活大脑内的阿片受体。因为一部分药物被吸收入血，全身效应也可能有所表现。

椎管内应用阿片类药物时，每种药物的脂溶性（由辛醇 / 水分配系数决定）是需要考虑的最重要的药代动力学特性。分子量、剂量及注射容积在硬膜转运中也可能有一定的作用（表 212-1）。

亲水性阿片类药物（辛醇 / 水分配系数低者，例如吗啡）在脑脊液中高度溶解，允许其向头侧明显扩散。因此，在腰部水平的硬膜外或鞘内用药可实现胸部镇痛。达到相同镇痛作用时，硬膜外或鞘内的吗啡剂量显著少于静脉给药。

亲水性阿片类药物用于硬膜外时（表 212-2），起效慢，作用时间长。需要先给予一次硬膜外推注剂量，之后通过硬膜外导管持续输注。因为亲水性阿片类药物的起效慢，与亲脂性阿片类药物相比，不适合用于患者自控硬膜外镇痛。当鞘内应用亲水性阿片类药物时，起效更快，所需剂量非常低，因此全身毒性更小。有效的镇痛作用可达 24 h。因为不应用导管，这种方法相对便宜。

表 212-1　常用阿片类药物的辛醇 / 水分配系数和分子量

药物	辛醇 / 水分配系数	分子量（g/mol）
吗啡	1.4	285
氢吗啡酮	2	285
哌替啶	39	247
阿芬太尼	145	452
枸橼酸芬太尼	813	528
枸橼酸舒芬太尼	1778	578

表 212-2　硬膜外阿片类药物的临床药理学 *

性质	优点	缺点
亲水性阿片类药物		
起效慢		镇痛起效延迟
作用时间长	单次给药镇痛时间长	持续时间不可预测
脑脊液溶解度高	与静脉给药相比，剂量最小	副作用的发生率较高
脑脊液扩散广泛	腰部给药获得胸部镇痛	延迟的呼吸抑制
亲脂性阿片类药物		
起效快	快速镇痛	
作用时间短	减少副作用	单次给药镇痛时间短
脑脊液溶解度低	适于持续输注和患者自控硬膜外镇痛	全身吸收
脑脊液扩散范围小		腰部给药时胸部镇痛有限

* Modified from Grass JA. Epidural analgesia. Probl Anesth. 1998；10：45-70.

亲脂性阿片类药物（辛醇/水分配系数高者，例如芬太尼）的起效快、作用时间短得多。当硬膜外应用时（见表 212-2），这些药物迅速地被硬膜外脂肪摄取，然后再分配到全身的循环系统中，导致脊髓的生物利用度较低。达到相同镇痛作用时，椎管内应用的亲脂性阿片类药物的剂量与静脉用药剂量基本相当。硬膜外与静脉应用同等剂量的芬太尼时，其血浆水平几乎相同，提示具有显著的全身作用机制。药物在脑脊液中的溶解度低，限制了其向头侧的扩散。应在镇痛所需的节段附近用药。因此，腰部应用亲脂性阿片类药物不是胸部镇痛的良好选择。副作用一般少见，延迟性呼吸抑制的发生率低。这些药物适于持续输注和患者自控硬膜外镇痛。

硬膜外应用亲水性阿片类药物会产生双相呼吸抑制。初始剂量的一部分被吸收进入全身循环是引起初发呼吸抑制的原因，常发生于用药后 2 h 内。脑脊液中的其余药物向头侧缓慢扩散，在 6 ~ 18 h 之后到达脑干产生第二相呼吸抑制，导致呼吸中枢和化学感受器的直接抑制。鞘内应用亲水性阿片类药物产生单相呼吸抑制。与硬膜外应用的大剂量亲水性阿片类药物相比，鞘内用药的有效剂量非常少，早期的呼吸抑制一般不明显。直接沉积在脑脊液中的药物向头侧缓慢扩散是延迟性呼吸抑制的原因。增加胸腔内压力的机械通气和 Valsalva 动作（咳嗽/呕吐）可促进头侧扩散。在发生明显的呼吸抑制之前通常有嗜睡。应该对患者进行严密监测，监测内容应该包括椎管内应用吗啡后连续 24 h 监测脉搏氧饱和度。如果计划进行连续输注用药，则监测需贯穿整个过程。

椎管内应用阿片类药物的副作用是剂量依赖性的，硬膜外用药的副作用一般与鞘内用药相似。副作用包括呼吸抑制、嗜睡、瘙痒、恶心、呕吐和尿潴留。椎管内应用阿片类药物后，全身瘙痒是最常见也是最不具危险性的副作用。瘙痒的机制尚不清楚，但目前并不认为是由组胺释放所致，而更可能是由脑干介导的。治疗措施包括输注稀释的纳洛酮以及应用低剂量的阿片受体激动/拮抗剂（纳布啡）。抗组胺药物也可因其镇静作用而有益。

恶心和呕吐是椎管内应用阿片类药物的常见并发症。胃肠外途径应用时也常发生。治疗时必须首先排除和纠正可逆性原因，例如低血压。阿片类药物的头侧扩散直接刺激延髓的呕吐中枢。治疗措施包括应用丁酰苯类（氟哌利多）、吩噻嗪类（丙氯拉嗪）、5- 羟色胺受体拮抗剂（昂丹司琼或格拉司琼）及抗组胺药。但是，吩噻嗪类药物可引起明显的嗜睡，会妨碍对阿片类药物引起的嗜睡的评估。

阿片类药物可减少骶部副交感神经的传出，导致尿潴留的发生。虽然这可以用纳洛酮直接拮抗来逆转，但是所需纳洛酮的剂量常较大，也可能会逆转镇痛作用。应考虑留置导尿管。

推荐阅读

Bonnet MP, Marret E, Josserand J, Mercier FJ. Effect of prophylactic 5-HT_3 receptor antagonists on pruritus induced by neuraxial opioids: A quantitative systematic review. *Br J Anaesth*. 2008;101:311-319.

Carvalho B. Respiratory depression after neuraxial opioids in the obstetric setting. *Anesth Analg*. 2008;107:956-961.

Cook TM, Counsell D, Wildsmith JA, Royal College of Anaesthetists Third National Audit Project. Major complications of central neuraxial block: Report on the Third National Audit Project of the Royal College of Anaesthetists. *Br J Anaesth*. 2009;102:179-190.

D'Angelo R. All parturients receiving neuraxial morphine should be monitored with continuous pulse oximetry. *Int J Obstet Anesth*. 2010;19:202-204.

Horlocker TT, Burton AW, Connis RT, et al, American Society of Anesthesiologists Task Force on Neuraxial Opioids. Practice guidelines for the prevention, detection, and management of respiratory depression associated with neuraxial opioid administration. *Anesthesiology*. 2009;110:218-230.

Schug SA, Saunders D, Kurowski I, Paech MJ. Neuraxial drug administration: A review of treatment options for anaesthesia and analgesia. *CNS Drugs*. 2006;20:917-933.

Yaksh TL. Spinal opiate analgesia: Characteristics and principles of action. *Pain*. 1981;11:293-346.

第 213 章　复杂性区域疼痛综合征

Nicole M. Dawson，MD
韩侨宇　译　赵　红　校

术语

复杂性区域疼痛综合征（complex regional pain syndrome，CRPS）分为Ⅰ型和Ⅱ型，先前分别被称为反射性交感神经营养不良症和灼性神经痛，是以不同程度的痛觉过敏、触诱发痛、水肿、血管舒缩和发汗功能异常、营养异常及骨质疏松为特征的慢性疼痛性疾病。

Ⅰ型 CRPS，无论是自发的还是诱发的，最初均不累及任何明确的神经。Ⅰ型 CRPS 的特征是比预期损伤更严重的不成比例的持续疼痛，疼痛、营养不良和自主神经不稳定会进展并影响到最初不受伤害的肢体区域。严重的病例可能累及整个肢体或对侧肢体。Ⅰ型 CRPS 可由脏器、心肌细胞或脑血管床缺血引起。

相反，Ⅱ型 CRPS 由特定神经损伤引起。但它不同于外周单根神经病，其受累范围超出损伤神经分布范围。

病因

两种类型 CRPS 潜在的病理生理机制仍不完全明确。新近研究指出，周围神经敏化可能参与了疾病进展。肾上腺素受体的上调和高敏以及交感传出纤维与感觉传入纤维之间的功能性联系，可能是 CRPS 中交感神经系统出现异常特征的基础。中枢敏化或脊髓背角神经元、脑干、丘脑的“上发条”，伴随初级躯体感觉皮质的重塑和运动皮质的去抑制，可能在更严重的 CRPS 中起了关键作用。

能够被中枢或外周交感神经阻滞缓解的交感神经介导的疼痛反应，会促进患者整体的疼痛体验。额外的与交感神经无关的介质已被确定。CRPS 患者循环中自由基、炎性细胞因子（如白细胞介素 6 和肿瘤坏死因子 -α）、神经肽（P 物质、缓激肽、神经肽 Y 和降钙素 G 相关蛋白）水平，以及脑脊液中谷氨酸的水平都升高。在 CRPS 患者中，疾病发病、治疗反应、肌张力障碍特征与Ⅰ类和Ⅱ类 HLA 多态性之间的关系，提示疾病可能存在遗传因素。

诊断

诊断主要通过临床观察，因为目前尚无客观的诊断标准。为了提高诊断的预见性，建议当患者每个类别至少出现一种症状，在两个或两个以上类别至少出现一种体征时再进行诊断（表 213-1）。利用国际疼痛研究协会（IASP）指南作为指导，在灵敏度（70%）的基础上提高了诊断的特异性（94%）。鉴别诊断包括小纤维和糖尿病神经病变、神经卡压、椎间盘退变性疾病、胸出口综合征、蜂窝织炎、血管功能不全、血栓性静脉炎、淋巴水肿、血管性水肿、红斑性肢痛症及深静脉血栓形成。

实验室检查可以提供客观的结果来协助 CRPS 的诊断。测温、定量催汗轴突反射试验（QSART）、体温调节汗液测试、激光多普勒血流测定、三相骨

表 213-1　国际疼痛研究协会关于复杂性区域疼痛综合征的诊断标准 *

分类	症状和体征
感觉	触诱发痛 痛觉过敏 感觉过敏 痛觉减退
血管舒缩	网状青斑 皮肤颜色改变 温度变化
汗腺调节	水肿 多汗 少汗
运动	运动范围减少 忽略 震颤 无力

* 当患者每个类别至少出现一种症状，在两个或两个以上类别至少出现一种体征时诊断预测性提高

显像、X 线平片及磁共振成像研究已经证明有助于 CRPS 的诊断。过去认为，Ⅰ型和Ⅱ型 CRPS 分阶段进展，其各个阶段具有显著区别（表 213-2）。

治疗

临床使用一些多模式治疗方法。由于 CRPS 缺乏诊断标准和固有的多元性特征，目前能证明治疗效果的高质量研究仍然很少。

职业疗法

功能恢复的迅速启动被认为是治疗的重心。尽管对于这些干预措施的远期获益存在争议，但适当程度的运动、绷带包扎以控制水肿以及逐渐增加的负重活动有助于恢复。可以通过将肢体暴露于冷暖对比浴以及不同质地的织物来实现逐渐脱敏。

精神心理治疗

抑郁、焦虑、创伤后应激障碍和运动恐惧症通常伴随 CRPS 发生，应采用认知行为治疗，必要时应用药物。

药物治疗

对 CRPS 患者进行的随机对照试验结果支持使用阿仑膦酸盐、皮质类固醇、肠外和局部氯胺酮、抗癫痫药（加巴喷丁）、N- 乙酰半胱氨酸治疗“冷”CRPS，使用二甲基亚砜（DMSO）治疗“热”CRPS，硬膜外注入可乐定、维生素 C 用于预防肌张力障碍，鞘内注射 γ- 氨基丁酸（GABA）激动剂（巴氯芬）用于缓解肌张力障碍的症状。

在该患者群体中实际使用，但是只有很少的结论或有相矛盾的证据支持的其他治疗包括非甾体抗炎药、阿片类药物、三环类抗抑郁药、选择性去甲肾上腺素再摄取抑制剂或其他抗抑郁药、沙格雷酯、外用辣椒碱、降钙素、静脉内注射利多卡因以及外用局部麻醉药。

表 213-2　复杂性区域疼痛综合征的分期

分期	表现
急性 / 热	伴随身体接触或情绪压力出现烧灼痛或酸痛程度增加 水肿 不稳定的肢体温度和颜色 荧光显影术示关节周围摄取增加 头发和指甲加速生长 关节僵硬 肌肉痉挛
营养不良	僵硬、冰冷、多汗、发绀、斑驳的皮肤 关节腔狭窄 肌肉无力 X 线骨质疏松改变
萎缩 / 冷	关节强直 脱发 肌肉萎缩 肌腱挛缩 筋膜增厚 菲薄有光泽的皮肤

操作技术

基于随机对照试验的证据不支持静脉内输注胍乙啶和利血平进行区域阻滞。但是，一个发表的小型（$n = 12$）随机对照试验显示，静脉内输注溴苄胺和利多卡因进行区域阻滞较单独使用利多卡因可显著改善镇痛。

传统上，交感神经阻滞技术，如星状神经节和腰丛阻滞已被视为 CRPS 治疗的金标准，但仍然缺乏支持其治疗作用的数据。永久化学、热力和外科神经毁损也用于临床实践，但仍缺乏关于其长期效能的对照研究。有时采用交感阻滞来协助完成功能恢复锻炼，并已显示有助于预测脊髓刺激（spinal cord stimulation，SCS）的成功治疗。

支持 SCS 的文献同样限于小样本量的研究。在交感神经阻滞反应性 CRPS 患者应用 SCS 的非随机前瞻性试验显示，在平均 35 个月的观察时间内，疼痛缓解和力量均有显著改善。在另一项随机研究中，对接受物理治疗与接受物理联合 SCS 治疗的 CRPS 患者进行了比较，SCS 加物理治疗可减轻疼痛强度并提高整体感觉效应长达 2 年，但这些重要发现在 5 年随访中并不明显。

有限的证据支持使用永久性周围神经刺激仪治疗Ⅱ型 CRPS。初步、随机、交叉研究显示，镜像和运动图像治疗可以显著减少疼痛并改善功能。

CRPS 可能会自发缓解，但是严重的失能可持续多年，尽管接受治疗仍会伴随间断缓解和复发。冷 CRPS 似乎预示着更糟糕的结果，估计能够恢复原有功能状况的概率为 20% ～ 40%。

推荐阅读

de Mos M, Sturkenboom CJM, Hugyen FJ. Current understandings on complex regional pain syndrome. *Pain Practice*. 2009;9:86-99.
Harden RN. Complex regional pain syndrome. *Br J Anesth*. 2001;87:99-106.
Tran DQ, Duong S, Bertini P, Finlayson RJ. Treatment of complex regional pain syndrome: A review of the evidence. *Can J Anesth*. 2010;57:149-166.
Williams KA, Hurley RW, Lin EE, Wu CL. Neuropathic pain syndromes. In: Benzon HP, Rathmell JP, Wu CL, et al, eds. *Raj's Practical Management of Pain*. 4th ed. Philadelphia: Mosby; 2008:427-431.

第 214 章 术后头痛

Terrence L. Trentman，MD
韩侨宇 译 赵 红 校

术后症状——包括疼痛、恶心呕吐、疲劳、嗜睡、背痛、咽喉痛、肌肉酸痛和头痛较常见，可延迟出院，并可增加患者的痛苦和不满意。术后头痛可能是可预料的（例如脊椎麻醉时注入局部麻醉药）或无意（例如在放置或维持硬膜外导管期间）穿破硬脊膜、由吸入麻醉药或某些其他操作过程引起。

硬脊膜穿破后头痛

自发的或医源性的（来自诊断性腰椎穿刺或在给予椎管内镇痛或麻醉的过程中）脑脊液（cerebrospinal fluid，CSF）渗漏可导致头痛。国际头痛学会将硬脊膜穿破后头痛（postdural puncture headache，PDPHA）定义为“在腰椎穿刺后 7 天内发生并在 14 天内消失的双侧头痛。头痛强度在直立位后 15 min 内增加，在恢复仰卧位 30 min 内消失或改善。”这些标准有助于区分 PDPHA 与偏头痛。PDPHA 通常在患者经历硬脊膜穿破后 48 h 内出现，也有更长时间延迟发生的报道。

传统理论认为，PDPHA 继发于牵拉疼痛敏感的脑膜，但头痛的发生更可能由于颅内低 CSF 容量导致代偿性静脉血容量增高和疼痛敏感的硬膜静脉窦扩张。在硬膜外穿刺的过程中应用空气阻力消失技术注入的空气也可引起头痛。PDPHA 的典型症状包括钝性或搏动性的体位性头痛和颈强直。患者可能主诉听力障碍、畏光、恶心、眩晕，偶尔出现复视（通常是由于展神经麻痹）。CSF 渗漏的并发症，如硬膜下血肿和 Chiari 畸形，也可能加重潜在的头痛，导致持续性头痛（甚至在仰卧位），或者二者皆有。女性出现进展性 PDPHA 的风险高于男性。发生 PDPHA 的风险与年龄呈负相关，可能与低体重指数相关。既往发生过 PDPHA 会增加以后发生 PDPHA 的风险。

预防

通过几种方法可以降低 PDPHA 的发生率。首先，应使用最小规格的笔尖型（而不是切割或 Quincke）穿刺针。针的斜面应平行于硬脊膜纤维（即平行于脊柱纵轴），尽管并非所有研究都证实该技术能降低 CSF 渗漏的发生率或总量。如果在硬膜外置管期间不慎穿破硬脊膜，则留置导管 24 h 可通过诱发促进裂口愈合的炎症反应而减轻 PDPHA 的风险。对于产妇，在第二产程避免推挤可降低 PDPHA 的发生。尽管有症状的患者通常不想活动，但卧床休息并不会降低风险。

治疗

除了卧床休息，补液、镇痛药物、束腹带和各种药物（包括舒马曲坦、咖啡因、马来酸甲麦角新碱、氢化可的松和加巴喷丁）已用于治疗 PDPHA。关于这些疗法的多数支持证据很弱，咖啡因用于预防和治疗 PDPHA 也是如此。

硬膜外注射生理盐水可短期获益。硬膜外血补丁（epidural blood patch，EBP）用于治疗持续和严重的症状，尽管在硬脊膜穿破后 24 h 内行 EBP 成功率较低。虽然 EBP 的风险很小，但也不可忽略，背痛最为常见，罕见报道意外鞘内注射自体血后发生蛛网膜炎。EBP 的作用机制可能是双重的：短期缓解头痛是由医源性硬膜外血肿压迫鞘腔，从而导致 CSF 压力升高；长期缓解是由于封闭了硬脊膜裂口。

其他术后头痛

头痛在产后妇女中很常见，即使没有穿破硬脊膜。肌痛、紧张型头痛和偏头痛常见，难治性病例的脑显像显示颅内出血、血管病变（如可逆性脑血管收缩综合征）和脑静脉窦血栓形成。

术前头痛被认为是术后头痛的危险因素。咖啡因戒断是手术患者术后头痛的常见原因。在某些情况下，静脉或口服咖啡因有效。吸入麻醉剂与术后头痛有关。治疗为对症治疗。

某些神经外科手术与术后头痛有关。据报道，虽然头痛可以发生在任何开颅手术后，但多达 75% 的接受听神经瘤或其他桥小脑角肿瘤开颅手术的患者会出现术后头痛。开颅手术后头痛的临床特征为外科手术部位的紧张型和“损伤部位”头痛相结合，与头部创伤后发生的头痛相似。虽然术后头痛的发病机制尚不清楚，但最近的证据表明，脑膜神经通过颅骨缝合处进入骨膜，可能间接介导头部创伤包括手术创伤引起的头痛。考虑到颅骨缝合处感觉纤维集中，避免在行颅骨切开术患者的各种手术操作过程中损伤颅骨缝合处。

脊柱手术后可发生颅脑积气伴相关头痛。耳鼻喉科（如窦）和眼科手术的并发症也包括术后头痛。

颈动脉内膜剥脱后可出现高灌注综合征和相关头痛，即使在没有过度灌注的情况下，颈动脉内膜剥脱也可能与头痛相关，可能是由于交感神经丛的损伤和交感神经张力的改变。

推荐阅读

Gaiser R. Postdural puncture headache. *Curr Opin Anaesthesiol*. 2006;19:249-253.

Gee JR, Ishaq Y, Vijayan N. Postcraniotomy headache. *Headache*. 2003;43: 276-278.

Halker RB, Demaerschalk BM, Wellick KE, et al. Caffeine for the prevention and treatment of postdural puncture headache: Debunking the myth. *Neurologist*. 2007;13:323-327.

Kosaras B, Jakubowski M, Kainz V, Burstein R. Sensory innervation of the calvarial bones of the mouse. *J Comp Neurol*. 2009;515:331-348.

Olesen J, Bousser M-G, Diener H-C, et al. The International Classification of Headache Disorders. 2nd ed. *Cephalalgia*. 2004;24:9-160.

Stella CL, Jodicke CD, How HY, et al. Postpartum headache: Is your work-up complete? *Am J Obstet Gynecol*. 2007;196:318e1-327.

Thew M, Paech M. Management of postdural puncture headache in the obstetric patient. *Curr Opin Anesth*. 2008;21:288-292.

Vandam LD, Dripps RD. Long-term follow-up of patients who received 10,098 spinal anesthetics. *JAMA*. 1954;156:1486-1491.

Wagner W, Cossman DV, Farber A, et al. Hyperperfusion syndrome after carotid endarterectomy. *Ann Vasc Surg*. 2005;19:479-486.

Wu CL, Berenholtz SM, Pronovost PJ, Fleisher LA. Systematic review and analysis of postdischarge symptoms after outpatient surgery. *Anesthesiology*. 2002;96:994-1003.

Wu CL, Rowlingson AJ, Cohen SR, et al. Gender and post-dural puncture headache. *Anesthesiology*. 2006;105:613-618.

Zeidan A, Farhat O, Maaliki H, Baraka A. Does postdural puncture headache left untreated lead to subdural hematoma? Case report and review of the literature. *Int J Obstet Anesth*. 2006;15:50-58.

第 215 章　癌症相关疼痛的治疗

Tim J. Lamer，MD，Stephanie A. Neuman，MD

汤　义　译　姜陆洋　校

疼痛在恶性肿瘤患者中极其常见，并且常常治疗不当。据估计，大约 2/3 的癌症转移患者会有疼痛。1/3 的患者在接受积极治疗时会伴有疼痛，超过 3/4 的患者在疾病的终末期发生疼痛。70% ～ 90% 的癌痛患者在使用药物治疗、介入治疗和其他治疗方式后，可以获得有效的镇痛效果。

癌痛的机制

伤害性疼痛和神经病理性疼痛是两种主要的疼痛类型。伤害性疼痛多由组织损伤引起，可以进一步区分为躯体性疼痛和内脏性疼痛。躯体性疼痛可源自许多部位，包括皮肤、肌肉、关节、结缔组织或骨骼，它由躯体传入神经纤维（Aδ 和 C 纤维）传导。躯体性疼痛常为尖锐、搏动性，浅表时易于定位。有时亦呈钝痛，位置较深时不太易于定位。内脏性疼痛起源于实体或中空内脏器官，并由与内脏交感神经传出纤维伴行传导的内脏伤害性传入纤维传导。内脏痛通常是弥散性的钝痛，常会放射到某一体表节段形成牵涉痛。

外周或中枢神经系统的神经受损或功能异常时会导致神经病理性疼痛。疼痛常具异感（例如，烧灼样或针刺样）或暴发性（例如，刀刺样、枪击或电击样等）特点，并可能与感觉、运动或自主神经功能障碍有关。神经病理性疼痛既可以是中枢性，也可以是外周性的。疼痛伴感觉传入功能的丧失被称为去传入性疼痛（例如，幻肢痛）。当自主神经系统障碍起主要作用时，该疼痛则被称为交感性疼痛（例如，复杂区域疼痛综合征），可发生在神经或肢体损伤后，表现为患者的受伤肢体常有弥散的烧灼样疼痛，可伴痛觉过敏、超敏、运动障碍和相应肢体的血流异常等特征。这种疼痛被认为至少部分地由交感神经传出纤维传导。去传入性疼痛和交感性疼痛是中枢致神经病理性疼痛的实例。外周性神经病理性疼痛则包括多发性神经病和单神经病。与伤害性疼痛相比，神经病理性疼痛通常对常规药物治疗反应较差。

患者产生疼痛的机制可涉及其中的一个或多个，并可以是原发性癌性病变、转移性病变、神经受压或诸如放疗、化疗或手术治疗的结果。疼痛还可以源于继发性非恶性病变（例如，髓核疝出、椎管狭窄、肌筋膜疼痛综合征等）。

药物治疗

世界卫生组织（WHO）的三阶梯镇痛是一种有效的临床疼痛治疗范式，非常有助于制定癌症患者的疼痛管理策略。当疼痛加剧时，镇痛阶梯亦相应逐级上移以满足个体镇痛的需求。该方法从非阿片类物质开始治疗轻度疼痛，在镇痛需求不能满足时可进级到使用中等强度的阿片类药物以达到中度疼痛的镇痛，而对于严重的疼痛，则需用到更强效的阿片类药物。同时，依据所治疗的疼痛的类型，可以在每个阶梯使用非阿片类药物和选择使用合适的辅助药物。

镇痛辅助药物在治疗恶性肿瘤患者中有重要作用（表 215-1）。大多数这些药物有其自身的主要治疗适应证，但也具有一定的镇痛特性。可依据相关的评估，包括疼痛类型、药物的药理特征和不良反应，与其他药物的相互作用和患者合并症（例如抑郁症）等，来进行辅助用药的选择。辅助用药包含的药物很多，可以大致分为多用途辅助镇痛剂和对神经病理性疼痛、骨痛、肌肉骨骼痛和肠梗阻等特异性的辅助药物。

三环类抗抑郁药是用于治疗慢性疼痛的最常用的抗抑郁药，然而，它们的使用常受限于自身不良反应的频繁发生，如体位性低血压、镇静、心肌毒性和药物性的神志混乱。皮质类固醇可用于骨痛、神经病理性疼痛、继发于颅内压增高的头痛、脊髓受压和空腔脏器梗阻或扩张等所引起的疼痛。皮质类固醇还有其他益处，包括改善食欲、恶心、机体不适感和总体生活质量。α_2 肾上腺素能激动剂可乐定和替扎尼定也有助于疼痛治疗的，已表明椎管内

表 215-1　癌症相关疼痛治疗的辅助镇痛药：主要类别

药物类别	示例
多功能镇痛药	
抗抑郁药	
三环类	阿米替林、地昔帕明、去甲替林
SSRIs	西酞普兰、帕罗西汀
NSRIs	度洛西汀、文拉法辛
其他	安非他酮
皮质类固醇	地塞米松、泼尼松
α_2 肾上腺素能激动剂	可乐定、替扎尼定
神经安定剂	奥氮平
神经病理性疼痛的辅助用药	
抗惊厥药	卡马西平、加巴喷丁、苯妥英、普瑞巴林、托吡酯
局部麻醉药	利多卡因、美西律
NMDA 受体拮抗剂	右美沙芬、氯胺酮
其他	巴氯芬、大麻素、辣椒碱、利多卡因、利多卡因 / 丙胺卡因、精神兴奋药（哌甲酯、莫达非尼）
外用制剂	辣椒碱、EMLA 霜剂、5% 利多卡因贴剂
骨痛辅助用药	
皮质类固醇	地塞米松、泼尼松
降钙素	
双膦酸盐	氯膦酸盐、帕米膦酸二钠、唑来膦酸
放射性药物	钐 -153、锶 -89
肌骨骼痛辅助用药	
肌肉松弛药	卡利普多、环苯扎林、美他沙酮、美索巴莫、奥芬那君
巴氯芬	
苯二氮䓬类	氯硝西泮、地西泮、劳拉西泮
替扎尼定	
肠梗阻痛辅助用药	
抗胆碱能药物	格隆溴铵、东莨菪碱
皮质类固醇	地塞米松、泼尼松
奥曲肽	

EMLA，局部麻醉药丙胺卡因和利多卡因的低共熔混合物；NMDA，N- 甲基 -D- 天冬氨酸；SSRI，选择性 5- 羟色胺再摄取抑制剂；NSRI，去甲肾上腺素 -5- 羟色胺再摄取抑制剂

给予可乐定有益于严重的难治性癌痛的治疗。神经安定剂（奥氮平）可降低疼痛和减少阿片类药物的用量，并可改善认知功能和焦虑。

抗惊厥药广泛用来治疗癌症相关的神经病理性疼痛。加巴喷丁是一线的治疗药，普瑞巴林则是一种与之相似的抗惊厥药，对某些神经病理性疼痛均有一定的镇痛效果。口服和胃肠外途径给予局部麻醉药在患有神经病理性疼痛的患者中具有镇痛作用。NMDA（N- 甲基 -D- 天冬氨酸）受体拮抗剂具有镇痛作用已为人知，特别是氯胺酮可以减少阿片类药物的需求并减轻癌症疼痛。

骨痛和病理性骨折在癌症患者中很常见。有的情况下可予放射治疗以缓解疼痛。已知有益于治疗骨痛的辅助药物包括降钙素，双膦酸盐和某些放射性药物（在骨高代谢区摄取的放射性核素）。

如果外科减压在患有恶性肠梗阻的患者中不可行，则使用生长抑素类似物奥曲肽、抗胆碱能药物（东莨菪碱、格隆溴铵）和皮质类固醇可能减轻或消除疼痛。

其他全身用药，如巴氯芬、大麻素、苯二氮䓬和精神兴奋剂也可用作辅助镇痛药。5% 利多卡因贴剂、EMLA 霜剂（局部麻醉药丙胺卡因和利多卡因的低共熔混合物）和辣椒碱（辣椒中导致 P 物质释放的成分）可用于具有局部疼痛综合征的患者，例如胸部乳房切除术后的疼痛、辐射诱发的皮炎、开胸手术后疼痛等。

并非所有的癌症相关疼痛都可以仅仅单用口服或非肠道给药的方法来治疗。疼痛在未得到满意控制或者用药剂量受到全身副作用的限制时，经常需要进行介入治疗。

介入治疗

鉴于使用世界卫生组织（WHO）的镇痛阶梯不能为所有癌症患者提供适宜的镇痛，逐步阶梯法得到了修订，包括增加使用介入技术（图 215-1）。

对于那些用药物难以治愈的疼痛患者，有多种介入治疗方法可供选择，包括神经阻滞和其他注射疗法（例如，关节和扳机点注射）、神经消融阻滞、硬膜外和鞘内镇痛、神经调制（例如，脊髓刺激）和晚期神经外科技术（例如，脊髓索切开术、中线脊髓切除术、神经根切断术、神经刺激）。

椎管内药物镇痛

继发于大剂量阿片类药物和辅助药物的毒性是癌痛治疗失败的主要原因。改为硬膜外或鞘内途径给药则可把毒性降低。可植入的鞘内给药系统不但可以减少全身不良反应，还可以提供更好的疼痛治疗并延长癌症患者的存活期。在何时使用鞘内、何时使用硬膜外途径给药以及可植入泵和体外泵的选择使用均有初步的共识。若因患者的极度阿片类药物不耐受而需要更为局限部位的镇痛及大剂量局部麻醉药时，则通常可选择硬膜外镇痛，而如果疼痛部位较为弥漫或硬膜外腔存在异常，那么鞘内镇痛常可取得更好的治疗效果。一般来说，如果患者的预期寿命短（小于 3 个月），需要频繁的自控镇痛或需要硬膜外输注（通常对于植入泵的输注容量太

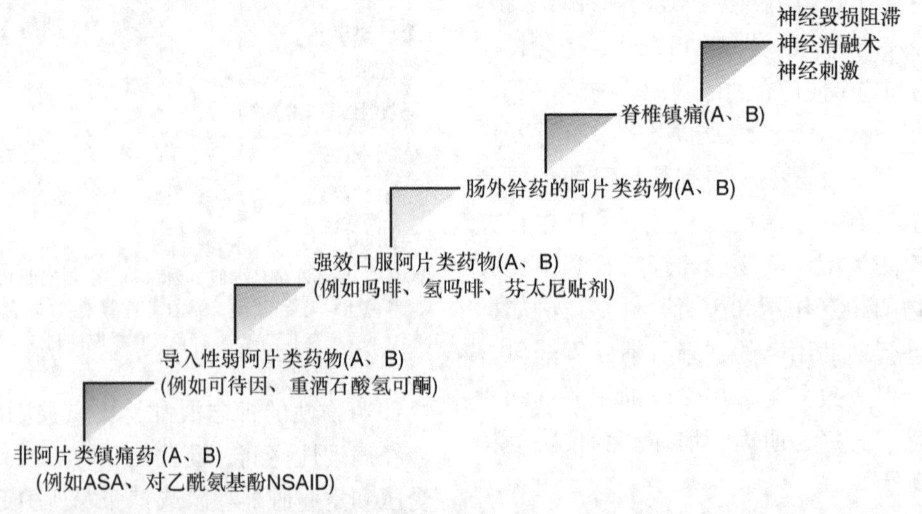

图 215-1 修订的癌症疼痛阶梯治疗方法。ASA，乙酰水杨酸（阿司匹林）；NSAID，非甾体抗炎药（Modified，with permission，from Lamer TJ. Treatment of cancer-related pain：When orally administered medications fail. Mayo Clinic Proc. 1994；69：473-480.）

大），或者如果重新泵编程或再填充泵能力不在患者居家附近而造成不便，则可使用外部给药系统。放置可植入泵的因素包括更长的预期寿命（大于3个月），获得泵再充或重编程能力，弥漫性疼痛（例如广泛的转移）和对鞘内试验的良好反应。许多药物可用于椎管内镇痛，包括阿片类药物、α_2肾上腺素能激动剂、钙通道阻滞剂和局部麻醉药。可以使用单一药物或组合用药，这取决于其所涉及的疼痛机制。

神经阻滞和消融技术

毁损性神经阻滞和消融术可有效地治疗难治性疼痛。当其他较少侵入性的治疗未能提供适宜的疼痛缓解时，苯酚、乙醇、射频消融或冷冻消融等毁损阻滞最适合有晚期疾病和降低预期寿命的患者。腹腔神经丛阻滞对腹腔内恶性肿瘤，特别是胰腺癌非常有效。对于骨盆的肿瘤，腰部交感神经、上腹下神经丛或神经节的毁损阻滞会有效果。肋间和椎旁阻滞对于治疗胸痛（例如肋转移）有效。对于会阴疼痛，骶神经毁损阻滞是有益的。三叉神经阻滞通常对面部疼痛有效。

手术

前外侧脊髓索切开术是引入用于缓解疼痛的第一个有效的脊髓手术。然而，这种手术可能发生显著的并发症（例如，失禁、呼吸问题）。双侧前脊髓索切开术和联合性脊髓切开术是可在非常小的精心选择的患者群中使用的可缓解中线疼痛的另类手术技术。点状中线脊髓切开术（一种中断背侧柱中线的神经消融手术）是一种较新的手术技术，可用于治疗难治性的腹部和骨盆的癌性疼痛。

与所有介入技术一样，这些干预措施并非没有潜在的并发症。因此，必须仔细权衡每名患者手术治疗的风险和收益（表 215-2）。

表 215-2　侵入性操作治疗癌症相关疼痛的潜在并发症

治疗方法	潜在副作用
毁损性神经阻滞	感觉运动损伤 交感或副交感损伤 体位性低血压 肠或膀胱功能障碍 疼痛复发 去传入痛 气胸 *
鞘内给予阿片类药物	呼吸抑制 瘙痒 尿潴留 恶心呕吐
鞘内给予可乐定	低血压 镇静
鞘内给予局部麻醉药	交感阻滞 † 扩散过广 ‡ 运动阻滞
神经外科手术	膀胱功能障碍 运动减弱 去传入痛 呼吸功能障碍 §
椎管内导管	折断或渗漏 阻塞 感染 ¶ 脑脊液漏
鞘内给予齐考诺肽	精神综合征 # 运动缺陷 脑膜炎 癫痫

* 腹腔丛。
† 低血压、尿潴留。
‡ 高位阻滞。
§ 颈脊髓索切开术。
¶ 蜂窝织炎、硬膜外脓肿、脑膜炎。
\# 幻觉、新的或恶化的抑郁症、自杀倾向

其他方法

除了药物和手术治疗外，可有效治疗癌症相关的疼痛还有其他一些方法。放松技术、按摩、治疗运动、热、冰、电刺激、咨询和其他模式均可能在疼痛治疗中发挥一定的价值。在肿瘤学家、护士、心理学家、姑息治疗专家和疼痛管理专家等共同的参与下，治疗癌症相关疼痛的多学科合作或团队方法将可能产生最为有益的治疗方案。

推荐阅读

Burton AW, Rajagopal A, Shah HN, et al. Epidural and intrathecal analgesia is effective in treating refractory cancer pain. *Pain Med*. 2004;5:239-247.

Gralow J, Tripathy D. Managing metastatic bone pain: The role of bisphosphonates. *J Pain Symptom Manage*. 2007;33:462-472.

Green E, Zwaal C, Beals C, et al. Cancer-related pain management: A report of evidence-based recommendations to guide practice. *Clin J Pain*. 2010;26:449-462.

Lussier D, Huskey AG, Portenoy RK. Adjuvant analgesics in cancer pain management. *Oncologist*. 2004;9:571-591.

Smith TJ, Staats PS, Deer T, et al. Randomized clinical trial of an implantable drug delivery system compared with comprehensive medical management for refractory cancer pain: Impact on pain, drug-related toxicity, and survival. *J Clin Oncol*. 2002;20:4040-4049.

Wong GY, Schroeder DR, Carns PE, et al. Effect of neurolytic celiac plexus block on pain relief, quality of life, and survival in patients with unresectable pancreatic cancer. *JAMA*. 2004;291:1092-1099.

第 216 章　疱疹后神经痛

Salim Michel Ghazi，MD
汤　义　译　姜陆洋　校

疱疹后神经痛（postherpetic neuralgia，PHN）综合征被定义为在急性带状疱疹（acute herpes zoster，AHZ）发作后发生的持续性慢性疼痛。儿童期发生的水痘在痊愈后水痘病毒通常会进入蛰伏休眠状态，AHZ 本身即是水痘病毒的休眠后的再活化。

AHZ 的疼痛通常会在 3 周内消退，当疼痛持续超过 4 ～ 6 周时，应怀疑 PHN 的诊断。虽然有不同的方式定义 PHN，但最近的数据支持需对下述三种情况做出区分，即急性疱疹性神经痛（在皮疹发作的 30 天内）、亚急性疱疹性神经痛（在皮疹发作后 30 ～ 120 天）和 PHN（定义为皮疹发生后至少持续疼痛发作 120 天）。

总体而言，在 AHZ 感染后 10% ～ 15% 的患者中，疼痛持续为慢性形式。如果出现以下众所周知的风险因素，则会提高该病的发病率：年龄较大、AHZ 感染期间的急性疼痛严重、出现严重的皮疹、皮疹出现前有皮肤疼痛的前驱症状、肿瘤、糖尿病、免疫抑制和淋巴增生性疾病等。带有这些风险因素的患者可能具有高达 50% ～ 75% 的皮疹发生后持续 6 个月以上的疼痛风险。眼部疱疹比脊神经节段疱疹更易发生 PHN。

病变特征

在 AHZ 初发皮疹之后，会产生从背部中线沿着单个皮肤节段向腹侧传播的持续性（常描述为连续性、烧灼样和撕裂样）疼痛，这是 PHN 综合征的最典型的表现。疼痛是单侧的，最常影响胸部皮区节段或三叉神经（第 V 对脑神经）的眼支 V_1。腰椎、颈椎和骶骨受累较为少见。偶尔，很少见 PHN 发生疼痛而不伴前述皮疹。

PHN 患者皮损区通常有色素沉着和瘢痕形成，其内 AHZ 囊泡已愈。可出现感觉过敏、痛觉过敏和异常性疼痛。疼痛常常令人异常痛苦，难以彻底治愈，因而会严重影响患者的生活质量，甚至于导致其自杀。PHN 的疼痛纯粹是神经病理性的。

病理生理学

带状疱疹初始感染后，通常直到发病前的这一阶段，病毒会在周围神经的背根神经节中一直保持休眠状态。其再活化的原因尚未完全了解，但可能与免疫功能的扰动、应激增加或两者均有关系。病毒激活后就会产生 AHZ 的相应临床表现。在 AHZ 中看到的泡状皮疹的皮肤分布与再激活的病毒沿感觉神经纤维向皮肤的转运有关。

AHZ 和 PHN 的典型病理特征是炎症性病变，继之坏死，然后背根神经节瘢痕形成，导致新出现的感觉和运动纤维的变性和破坏。炎性过程还可涉及脊髓的前角和后角。

尽管知道 AHZ 和 PHN 发生的病理变化，疼痛产生的确切机制尚不清楚，可能涉及外围和中枢机制。

外周机制可以通过 PHN 中的粗大神经元的明显缺失来解释。根据疼痛的门控理论，大纤维神经元活动的减少可能使到达脊髓背角的疼痛冲动增加。

中枢机制则涉及脊髓背角的异常复杂的解剖学突触重组，这是传入脊索的慢性传入痛觉刺激增强所致，最终产生过度兴奋状态，此时非疼痛刺激可被感知为疼痛（“拧发条”现象）。

治疗

由于 PHN 病理学的复杂性，目前还没有确切的治疗方式。因此，预防 PHN 的发生至关重要，包括建议 60 岁以上的个体行疫苗接种；当诊断出复发时，可使用合适的抗病毒药物和类固醇以早期治疗 AHZ 的发作。

由于该疼痛纯属神经病理性，推荐多模式治疗。

具体治疗方式可分为药物治疗、神经阻滞和手术。平衡的模式组合具有最佳的镇痛效力，达到将疼痛减少到允许患者具有更好的功能状态并改善其生活质量的目标（表 216-1）。当疾病使患者衰竭，以及当患者的功能状态、情绪状态和生活质量严重受损时，推荐转诊至疼痛康复中心。

因为经皮神经电刺激具有最小的副作用并且通常提供至少中等的效果，所以有条件的单位还应联合药物疗法治疗更严重的疼痛。

药物治疗

药物治疗应包括抗癫痫药加巴喷丁的初始试验，从低剂量开始，逐渐增加剂量到 1800 ～ 2400 mg/d，除非出现改善或主要不良反应。如果患者不耐受加巴喷丁，可以尝试普瑞巴林（至 300 ～ 600 mg/d 的最大剂量。如果加巴喷丁或普瑞巴林无效或不耐受不良反应，也可以使用三环类抗抑郁药物。阿米替林（夜间使用 25 ～ 50 mg 的初始剂量）、去甲替林、曲唑酮和多塞平等治疗已得到不同程度的效果。其他有效的药物包括非甾体抗炎药、曲马多、各种局部乳膏（包括辣椒碱和 EMLA 霜剂——局部麻醉药的低共熔混合物）和利多卡因贴剂。最近，在美国可获得含有高浓度辣椒碱（8%）的贴剂。

此外，药物治疗还可以使用阿片类药物，并且已经发现在适当选择的患者中可有效缓解疼痛。使用阿片类药物治疗慢性长期非恶性疼痛患者应遵循严格的规程，患者需充分了解药物的正确使用，并与医疗保健提供者建立治疗目标，理解不遵守详细说明的风险和后果。美沙酮、长效吗啡和长效羟考酮已经用于治疗 PHN，短效药物用于爆发性疼痛。药物应滴定至有效剂量。如果或当患者发生耐受，则应该换用另一种阿片类药物。接受阿片类药物治疗 PHN 的患者应该被告知，如果显示出任何滥用的迹象，将会更换不同的治疗。

表 216-1 疱疹后神经痛的治疗选择

药物治疗	神经阻滞	外科介入
加巴喷丁	硬膜外局部麻醉药注射	DREZ
普瑞巴林	鞘内类固醇注射	运动皮质刺激
阿米替林	腰交感阻滞	神经核束切断术
NSAIDs	DRG 的脉冲射频去神经术	
曲马多	肋间神经的射频去神经术	
EMLA 霜剂	SCS	
lidoderm 霜剂和贴剂	皮下神经刺激	
阿片类辣椒碱霜剂和贴剂		

NSAID，非甾体抗炎药；EMLA，局部麻醉药丙胺卡因和利多卡因的低共熔混合物；DREZ，背根入口区损伤；DRG，背根神经节；SCS，脊髓刺激

神经阻滞

中枢、脊髓和交感神经阻滞在治疗 PHN 中效果良好，但还有变数。一项研究表明，腰痛行交感神经阻滞可使疼痛评分改善高达 90%，并可维持 29 个月以上。鞘内注射类固醇也可能有效，但这种治疗仍存在争议。另一种技术是在 AHZ 感染后发病的前 2 个月期间硬膜外注射含类固醇的局部麻醉药，已有某些成功的应用。尚需要更多的随机对照试验以更好地了解这些方法的真正疗效。

在过去几年中，出现了许多用于治疗 PHN 的新的干预措施，包括肋间神经根 / 背根神经节的脉冲或常规射频去神经支配、植入的脊髓刺激器及植入的皮下周围神经刺激（不可与经皮神经刺激混淆）。在所有这些干预中，对长期控制 PHN 疼痛和改善生活质量看起来最有希望的是脊髓刺激。

手术

用于治疗 PHN 的手术包括背根入口区损伤、脊髓三叉神经核束切断术和三叉神经根的立体定向放射外科。这些手术只有在所有其他模式失败时方可考虑使用。

一位 18 世纪的法国作家 Nicolas Chamfort 说过："哲学，就像医学，有很多药物，却少有好的救护，几乎没有什么特别的治疗方法。"

推荐阅读

Kuman V, Krone K, Mathieu A. Neuraxial and sympathetic blocks in herpes zoster and postherpetic neuralgia: An appraisal of current evidence. *Reg Anesth Pain Med*. 2004;29:454-461.

Niv D, Maltsman-Tseikhin A, Lang E. Postherpetic neuralgia: What do we know and where are we heading? *Pain Physician*. 2004;7:239-247.

Raja SN, Haythornwaite JA, Pappagallo M, et al. Opioids versus antidepressants in postherpetic neuralgia. *Neurology*. 2002;59:1015-1021.

第 217 章　硬膜外注射激素治疗腰痛

Caridad Bravo-Fernandez，MD
孙　亮　译　安海燕　校

腰痛（low back pain，LBP）是患者就医的常见原因，其终生发病率为 60% ～ 80%。LBP 常反复发作，特别是在初次发病的 12 个月内。对体力劳动者而言，在超过 40 年的职业生涯中，LBP 会导致 30 ～ 140 周的时间不能工作。

就急性 LBP 而言，多种治疗技术和手段都可达到相同的疗效，但无论采用何种方法，LBP 通常会在 2 周内得到缓解。然而，针对疼痛持续时间超过 2 周，疼痛评估时有证据表明存在神经根痛或神经根病变，以及那些影像学检查提示有椎管狭窄、椎体滑脱或椎间盘髓核脱出的患者，或许应寻求一种替代治疗方法。通常认为，仅当椎间盘突出引起由白介素和肿瘤坏死因子 -α（TNF-α）介导的炎性反应时，才会导致神经根痛。对于此类患者，硬膜外激素注射（epidural steroid injections，ESIs）1 ～ 3 次，复合或不复合局部麻醉药（有时也同时使用阿片类药物或者可乐定）可抑制上述炎性因子的释放，减轻炎症反应，从而减轻患者的疼痛。

注射部位

椎板间隙入路是进入硬膜外腔的传统路径，通常利用解剖学标志和阻力消失法将 Tuohy 针穿至硬膜外腔，目前此法仍是多数疼痛治疗中心的常用方法。然而，临床诊疗也在不断变化，许多麻醉医生，特别是在私人诊所就职者，更倾向于通过荧光透视技术及椎间孔入路将药液注射在发生病变或炎症的神经根部。当在荧光透视引导下行硬膜外腔注射时，非离子型的放射性染料，如碘帕醇（Isovue）和碘海醇（Omnipaque），通常用于定位，但可能引起过敏反应。荧光透视技术及显影剂可提供药物运至相应靶神经根的证据。相对椎板间隙入路而言，椎间孔入路所需的药物容积更小；而采用椎板间隙入路时，通常使用生理盐水增加注射容积，从而提高药物（包括激素类药物、局部麻醉药，或两者联合使用）到达病灶的成功率。

过去常选择从骶管进入硬膜外腔的骶部入路法，目前在临床上已较少使用。然而，有研究证实腰部入路有很好的效果。

技术

很少有研究评估施行 ESIs 时使用镇静药物的效果，但目前已有的证据建议行 ESIs 时使用一定量的镇静药物（例如小剂量的咪达唑仑或芬太尼），并进行必要的监测。通过椎板间隙入路放置穿刺针时，患者常采取坐位、侧卧位或俯卧位。而选择椎间孔入路时，患者常取俯卧位，使用荧光透视机获得脊柱侧位影像。而且进行任何有创操作时，必须记录相应患者的资料、注射部位、治疗手段，并严格执行无菌操作。

药物

ESI 中使用的激素类药物通常包括曲安西龙、甲泼尼龙、倍他米松及地塞米松（表 217-1），常与局部麻醉药物（如利多卡因、布比卡因或罗哌卡因）联合使用。

禁忌证及副作用

ESI 禁用于凝血障碍或使用抗凝药物、有活动性

表 217-1　硬膜外注射常用激素类药物

药物	剂量（mg）
倍他米松	4 ～ 12
地塞米松	4
醋酸甲泼尼龙	40 ～ 80
曲安奈德	50 ～ 80

全身感染、有激素类药物或其他药物不良反应史的患者。糖尿病患者也应谨慎使用 ESI。

鉴于 ESI 的使用可引起多种副作用（框 217-1），评估其潜在获益时还应权衡相应的风险。这种风险分为穿刺针置入时的风险及药物相关的副作用。当放置硬膜外穿刺针时，可发生硬脊膜穿破（脊椎麻醉相关头痛）、鞘内（或血管内）注射药物、出血和血肿、感染（如脑膜炎、脓肿），以及直接损伤脊髓、神经根或神经。ESI 时发生气胸、四肢麻痹或截瘫也有独立的病例报道。

结论

目前，有些证据提示 ESIs 可有效治疗 LBP，在一些患者中长期成功率近 20%。有急性神经根症状的患者治疗效果往往最佳。相反，疗效最差的常见于术后有慢性轴向背痛症状的患者及吸烟者。此外，ESIs 可缓解椎间盘突出的疼痛。尽管目前争议尚缺乏随机对照研究，ESIs 仍在继续使用，并能安全有效地缓解许多患者的疼痛问题。

框 217-1　硬膜外注射激素类药物相关副作用

副作用	严重副作用
意外穿破硬脊膜	蛛网膜炎
肾上腺抑制	大关节无菌性坏死
库欣综合征	马尾综合征
眩晕	关节盘炎
头痛	硬膜外脓肿
高血糖	脑膜炎——感染性和无菌性
免疫抑制	截瘫
恶心 / 呕吐	椎旁脓肿
水钠潴留	
短暂的局部疼痛	

推荐阅读

Abram SE. Treatment of lumbosacral radiculopathy with epidural steroids. *Anesthesiology*. 1999;91:1937-1941.

Benyamin RM, Manchikanti L, Parr AT, et al. The effectiveness of lumbar interlaminar epidural injections in managing chronic low back and lower extremity pain. *Pain Physician*. 2012;15:E363-404.

Buenaventura RM, Datta S, Abdi S, Smith HS. Systematic review of therapeutic lumbar transforaminal epidural steroid injections. *Pain Physician*. 2009;12:233-251.

Cluff R, Mehio AK, Cohen SP, et al. The technical aspects of epidural steroid injections: A national survey. *Anesth Analg*. 2002;95:403-408.

DePalma MJ, Slipman CW. Evidence-informed management of chronic low back pain with epidural steroid injections. *Spine J*. 2008;8:45-55.

Huntoon MA, Burgher AH. Back to the future: The end of the steroid century? *Pain Physician*. 2008;11:713-716.

Manchikanti L, Buenaventura RM, Manchikanti KN, et al. Effectiveness of therapeutic lumbar transforaminal epidural steroid injections in managing lumbar spinal pain. *Pain Physician*. 2012;15:E199-245.

Manchikanti L, Singh V, Cash KA, et al. Effect of fluoroscopically guided caudal epidural steroid or local anesthetic injections in the treatment of lumbar disc herniation and radiculitis: A randomized, controlled, double blind trial with a two-year follow-up. *Pain Physician*. 2012;15:273-286.

Parr AT, Manchikanti L, Hameed H, et al. Caudal epidural injections in the management of chronic low back pain: A systematic appraisal of the literature. *Pain Physician*. 2012;15:E159-198.

Radcliff K, Hilibrand A, Lurie JD, et al. The impact of epidural steroid injections on the outcomes of patients treated for lumbar disc herniation: A subgroup analysis of the SPORT Trial. *J Bone Joint Surg Am*. 2012;94(15):1353-1358.

Smith HS, Chopra P, Patel VB, et al. Systematic review of the role of sedation in diagnostic spinal interventional techniques. *Pain Physician*. 2009;12:195-206.

Staal JB, de Bie RA, de Vet HC, et al. Injection therapy for subacute and chronic low back pain: An updated Cochrane review. *Spine*. 2009;34:49-59.

第 218 章　星状神经节阻滞

Glenn E. Woodworth，MD

刘鲲鹏　译　安海燕　校

适应证

星状神经节阻滞的适应证包括：上肢供血动脉损伤或栓塞、栓子取出术后血管痉挛、创伤性截肢再植术后或动脉性疾病等原因引起的上肢供血不足，复杂性区域疼痛综合征、带状疱疹、赘生物、幻肢痛、Paget 病或中枢神经系统损伤引起的疼痛，多汗症、创伤后骨萎缩、耳鸣和上肢或头颈部的交感神经持续性疼痛。星状神经节阻滞甚至被推荐用于治疗栓子或血栓导致的脑血管痉挛和上肢止血带所诱发的高血压。

解剖

外周交感神经系统起自脊髓中间柱。节前传出纤维自脊髓 T_1 ～ L_2 段腹根发出，然后通过白交通支进入交感神经链。节前纤维可在交感神经链内走行一段距离，随后在神经节内呈突触结合或自交感神经链内发出后在外周神经节内呈突触结合。

交感神经链在筋膜腔内沿椎体前外侧面走行，后方毗邻椎前肌肉，颈部区域前方毗邻颈动脉鞘。颈胸链内的神经纤维起自 $T_{1\sim6}$ 的节前交感神经纤维以及头颈和上肢的内脏传出纤维（见第 40 章）。这些纤维分布至大脑、脑膜、眼、耳、腺体、皮肤和头、颈、上肢的血管，以及一些胸腔脏器。这些传出和传入神经纤维形成数个神经节，胸 1 和颈下神经节非常接近，经常融合形成星状神经节，呈椭圆形，长约 1 英寸（约 2.54 cm），宽约 0.5 英寸（约 1.27 cm）。如前所述，星状神经节位于筋膜腔内。后方毗邻第一肋颈部和 C_7 横突，前方为胸膜顶、颈动脉鞘和椎动脉，内侧毗邻脊柱。需要指出的是，一些胸交感节前神经纤维绕行经过星状神经节。

操作技术

虽然后侧和前侧入路均能实施星状神经节阻滞，但气管旁入路仍是最常用的操作入路。操作时嘱患者取仰卧位，头部下方垫一薄枕，头部取正中位，轻度伸展。患者略张口，以使颈部肌肉松弛。在 C_6 或 C_7 水平实施星状神经节阻滞，但是由于存在刺破胸膜的风险，常选择在星状神经节稍上方 C_6 水平入路进入筋膜腔（Chassaignac 结节）（图 218-1）。在锁骨头上方两横指（1.5 ～ 2 cm）部位，麻醉操作者可触及气管、胸锁乳突肌和颈动脉鞘（大约位于环状软骨水平），轻轻向下按压触及 C_6 横突外侧缘（最容易触及的是颈椎前结节），同时向外推移颈动脉鞘内容物（图 218-2）。应用局部麻醉药对皮肤浸润麻醉后，将长 1.5 ～ 3 英寸（约 3.81 ～ 7.62 cm）、23 或 25 号 B 型钝斜面穿刺针紧贴气管外侧刺入皮肤。在 1.5 ～ 2 cm 深处于两指之间可触及 C_6 横突。将穿刺针后退 2 mm，将其置于筋膜层内，认真回抽确认无血后逐步注入 8 ～ 10 ml 的局部麻醉药。应首先注射 0.5 ml 的试验剂量，排除穿刺针误入椎动脉。

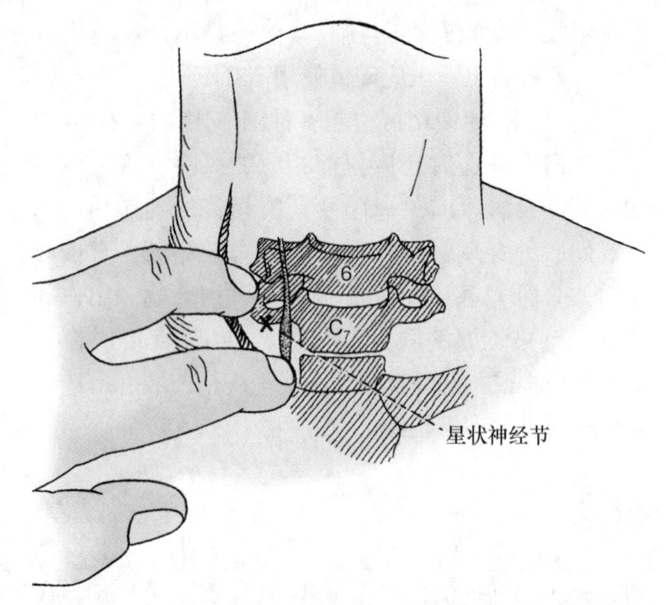

图 218-1 C_7 水平星状神经节阻滞的体表定位（Modified from Adriani J. Labat's Regional Anesthesia：Techniques and Clinical Applications. Philadelphia，WB Saunders，1967.）

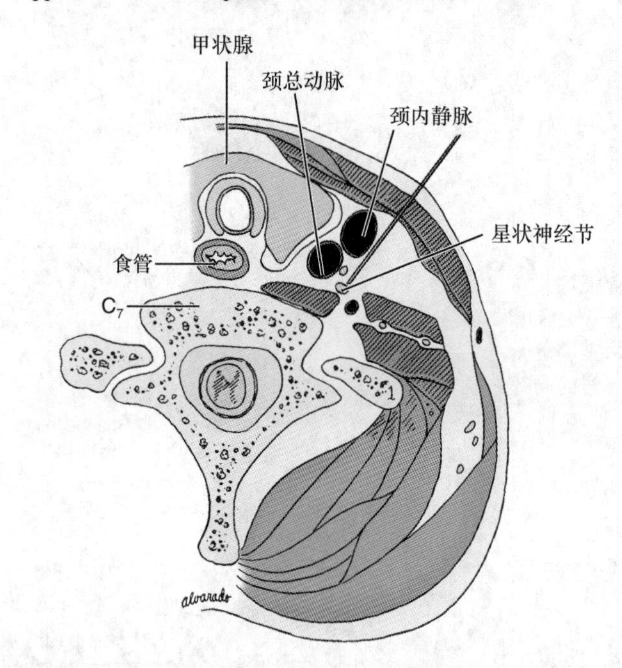

图 218-2 第 7 颈椎椎体水平的颈部横断面。星状神经节阻滞时颈动脉鞘被推移至侧方。操作时注意椎动脉近端（紧邻星状神经节后方）（Modified from Adriani J. Labat's Regional Anesthesia：Techniques and Clinical Applications. Philadelphia，WB Saunders，1967.）

即使 0.5 ml 小剂量的局部麻醉药注入椎动脉，亦可诱发癫痫发作。如果希望阻滞支配上肢的交感神经，应将患者头部抬高 30°，以使局部麻醉药向尾侧扩散至上胸神经节。另外，星状神经节阻滞须注射较大容量的局部麻醉药，而穿刺针位置和溶液的扩散情况可以通过荧光透视加以确认。

许多不同类型的神经阻滞，包括星状神经节阻滞，在超声指导下实施操作可改善阻滞成功率和降低并发症。颈部实时超声检测可观察到颈动脉、颈内静脉、食管、甲状腺、颈长肌、C_6 神经根和 C_6 横突。在超声引导下将穿刺针尖刺破被覆在颈长肌上的椎前筋膜，并注射局部麻醉药。星状神经节阻滞成功的征象和并发症及副作用分别见框 218-1 和 218-2。

框 218-1　星状神经节阻滞成功征象
球结膜和皮肤发红
霍纳综合征（上睑下垂、瞳孔缩小、眼球内陷）
同侧鼻腔充血
同侧臂部和手温度增高

推荐阅读

Brown DA. *Atlas of Regional Anesthesia*. 4th ed. Philadelphia: Saunders Elsevier; 2010:183-191.

Fujiwara S, Komatsu T. A new approach of ultrasound-guided stellate ganglion block. *Anesth Analg*. 2007;105:550-551.

Katz J. *Atlas of Regional Anesthesia*. Norwalk, CT: Appleton-Century-Crofts; 1985.

Lofstrom J, Cousins M. Sympathetic neural blockade of upper and lower extremity. In: Cousins M, Bridenbaugh P, eds. *Neural Blockade in Clinical Anesthesia and Management of Pain*. 2nd ed. Philadelphia: Lippincott; 1988.

框 218-2　星状神经节阻滞的副作用和并发症
常见副作用和并发症
血肿
喉咙梗塞感
喉返神经阻滞导致的短暂声音嘶哑和吞咽困难（60% 的发生率）
霍纳综合征造成的不适
少见并发症
臂丛阻滞（罕见）
心加速神经阻滞后低血压或心动过缓
硬膜外腔或蛛网膜下腔阻滞
横突或椎体的骨炎
膈神经阻滞
气胸（1% 的发生率）
食管损伤
椎间盘损伤
潜在性严重并发症
蛛网膜下腔注射药物导致全脊椎麻醉
椎体骨髓炎或椎间盘炎
椎动脉内误注入药物导致意识丧失和癫痫发作

第 219 章　腰交感神经阻滞

David M. Rosenfeld，MD

刘鲲鹏　译　安海燕　校

1926 年，Mandl 首先全面描述了腰交感神经阻滞。目前在临床上，该阻滞技术广泛用作诊断性及治疗性操作。

相关解剖

腰交感神经节控制传至下肢的交感神经冲动。该神经节可能是单个融合的细长团块，或者是跨越 L_1 至 L_5 椎体的多个独立神经节，最多可达 6 个。交感神经干走行至腹部后，从椎体前方移行至腰中部水平的椎体前外侧方。交感干在右侧位于下腔静脉后方，在左侧位于腹主动脉侧方稍靠后。L_2 至 L_4 交感神经节的操作技术已经做过介绍。腰部神经节阻滞操作入路的最佳起始点位于 L_3 椎体中部的头侧。在该水平操作时穿刺针最有可能触及神经节，与在 L_2 或 L_4 水平穿刺相比，成功概率较大，并且腰肌终止于 L_3 椎体下部。腰肌恰好位于交感神经链的后方，因此将其与躯体腰神经丛分开，与其他节段的交感神经链阻滞相比，在该区域实施阻滞操作并发症发生率较低。

适应证

腰交感神经阻滞的适应证分为三大类，可用作诊断和治疗性目的。第一大类是引发下肢供血不足的各种病变，包括动脉粥样硬化、动脉栓塞、血栓闭塞性脉管炎、雷诺病、冻疮和血管重建手术后。其中一些疾病，如跛行、静息痛、缺血性溃疡和坏疽均可引发疼痛。交感神经持续性阻滞可暂时改善局部血流，还能预测交感神经切除术或神经毁损治疗的效果。

第二大类是非血管性原因导致的疼痛，包括截肢后的幻肢痛或残肢痛、水痘-带状疱疹或疱疹后神经痛、肾绞痛、间质性膀胱炎、复杂性区域疼痛综合征和分娩痛。治疗复杂性区域疼痛综合征通常置管持续性神经阻滞，可缓解疼痛改善功能，同时辅以镇痛药物和物理治疗。腰交感神经阻滞可缓解分娩第一产程的疼痛，对于第二产程的疼痛疗效较差，腰部交感神经阻滞很少应用于分娩镇痛的原因主要包括：担心局部麻醉药误注入蛛网膜下腔、操作困难和硬膜外阻滞操作相对简单有效。

第三大类包括非疼痛性疾病，如下肢多汗症。腰交感神经阻滞主要用于神经毁损术或交感神经切除术前的辅助诊断和预测治疗效果。在肝肾综合征患者，腰交感神经阻滞亦被尝试用于暂时改善患者的肾功能状况。

操作技术

患者通常取俯卧位，下腹部下方垫一枕头以减轻腰椎前凸的角度，更好地暴露 $L_{2\sim4}$ 椎体。首先应建立静脉通路，沿穿刺针走行浸润注射局部麻醉药物，在一些不需要沟通交流的患者，一些临床医师还会给予不同水平的镇静。该阻滞操作一般能够在 30 min 内完成，操作者应有经皮穿刺操作的经验且熟悉相关的解剖知识。既往操作者实施该技术并不需要 X 线的辅助，但近来许多临床医师在 X 线指导下进行操作，采用前后位、斜位和侧位影像来提高安全性和准确性。应用脊髓碘造影可以避免血管内注药，显示穿刺针位置，同时观察注射药液在神经节分布区的扩散情况。目前，超声引导下神经阻滞操作仍在不断研究中，一些临床医师甚至在 CT 引导下实施阻滞操作。经皮温度监测可用于确定阻滞效果，阻滞区域温度增加 1 ～ 8℃证明阻滞有效。

Brown 单针穿刺技术

操作过程中患者取俯卧位，垫一枕头。在 L_4 椎体水平、脊柱侧方 12.5 cm 刺入穿刺针，该位置在回肠上方 1 cm。将长 14 cm 的 22 号穿刺针与皮肤呈 35 ～ 40° 角刺入。向中线方向推进穿刺针，直至触及骨质，穿刺针位于椎体前侧面。然后将患者置于 5 ～ 140° Trendelenburg 体位，注射 20 ml 局部麻醉药，麻醉药可向上扩散至 L_2 节段。该斜入路是在 L_4 水平刺入穿刺针，与较高节段的穿刺位置相比，可避免肾损伤。在临床上，Brown 单针穿刺技术不常用。

由 Reid 首次介绍的侧入路阻滞技术

操作时患者取俯卧位，下腹部垫一枕头。X 线可用来帮助正确定位穿刺针的位置，首先标记 L_2、L_3 和 L_4 的棘突，L_2 和 L_3 之间、中线侧方 7 ～ 8 cm 处为穿刺进针点。在垂直于 L_2 椎体尾侧面，相当于 L_2 和 L_3 横突之间的皮肤做标记。Reid 指出，中线旁开 7 cm 进针是穿刺至椎体神经节同时避免肾实质损伤的最佳位置。该阻滞技术可以在 L_3 节段采用单针穿刺，或在 L_2、L_3 和 L_4 采用三针穿刺。

操作者将长 12 ～ 18 cm 的 22 号穿刺针向前推进，直至触及 L_3 椎体上部。进针角度一般为 45°，但可以根据患者身体情况进行调整。如果进针后很快触及骨质，可能触及了横突，应向头侧或尾侧调整进针角度以避开。如果穿刺针触及骨质，操作者应注意进针深度，将穿刺针后退至皮肤表面，调整角度重新进针，在 X 线下观察到椎体侧缘，将穿刺针尖端置于椎体前侧方边缘（图 219-1）。穿刺针应该置于腰大肌筋膜前方。回抽排除穿刺针在血管内的可能性，要考虑到针尖是否接近主动脉和下腔静脉。注射小剂量碘造影剂，药液最好从 L_2 扩散至 L_4。如果扩散区域局限，可在 L_2 和 L_4 部位重新实施穿刺。在 X 线下获得前后位和侧位影像有助于评估造影剂扩散状况，如果在 X 线上观察到条纹状结构（腰大肌），穿刺针位置可能过于靠后。

首先注射 10 ～ 15 ml 利多卡因，确定远端温度升高，随后注射 10 ～ 15 ml 布比卡因。如果首次注射药物后远端未出现温度升高，应重新调整穿刺针位置，再次注射局部麻醉药，注意局部麻醉药的总量不要超过最大推荐剂量。注射药物后应对患者进行严密监测，观察是否出现下肢无力和局麻药毒性反应。

Mandl 操作技术

采用 Mandl 操作技术时，操作者须标记 $L_{2\sim4}$ 棘突，首先在 L_2 水平中线旁开约 10 cm 处用局麻药注射皮丘，随后将药物浸润至横突。将长 12 cm 的 20

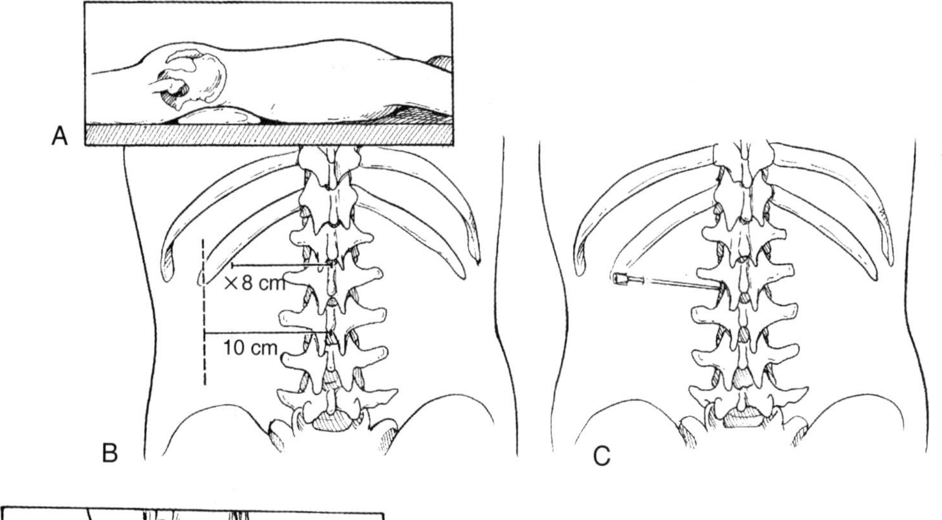

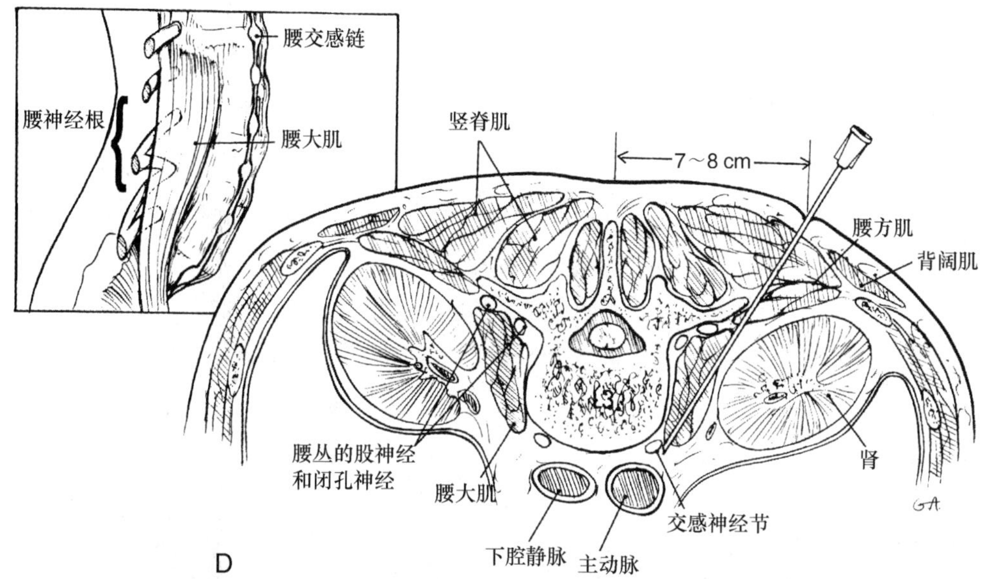

图 219-1　Reid 介绍的侧入路阻滞技术。**A.** 患者取俯卧位，髂前上棘下方垫一枕头。**B.** 体表标志包括第十二肋、髂后嵴和 L_2 棘突上端。**C.** 穿刺针进针点位于中线旁 7～8 cm，与 L_2 水平椎管相垂直。**D.** 穿刺针最终位置的横断面（From Rauck R. Sympathetic nerve blocks：Head，neck，and trunk. In：Raj P，ed. Practical Management of Pain. 3rd ed. Philadelphia：Elsevier；2000：674.）

号穿刺针刺入至横突水平，随后向椎体方向调整进针，与横突间的冠状面呈 45° 角。推进穿刺针，斜面朝向椎体，直至触及骨质。然后调节穿刺针方向使其沿椎体滑行 1 cm。通过阻力消失感，以及回抽没有脑脊液、血液或尿液可确定穿刺针位于正确的位置。穿刺针随正常呼吸运动而活动，表明其位于膈脚旁。最好应用造影剂在 X 线下确认穿刺针的正确位置，尤其是在实施神经毁损操作术时。另外，还可以应用超声引导，避免患者和医生受到射线的损害。该操作技术可在 L_4 节段重复进行，如果应用 18 号穿刺针，可留置导管。

副作用

穿刺损伤导致的背部疼痛相当常见，大多持续几天，可以通过热敷、冰敷和休息治疗。在实施腰交感阻滞时，可能同时阻滞腰大肌内的生殖股神经或腰丛，导致腹股沟、大腿或股四头肌麻木，引发长时间神经痛和烧灼样痛，尤其是在腹股沟部位和应用神经毁损药物之后更易出现。其他副作用包括肾或尿道损伤、血肿、感染、脓肿、血管内注药、刺破椎间盘、椎间盘炎、射精障碍、躯体神经损伤和慢性背部疼痛。

推荐阅读

Breivik H, Cousins MJ. Sympathetic neural blockade of upper and lower extremity. In: Cousins M, Bridenbaugh P, eds. *Neural Blockade in Clinical Anesthesia and Management of Pain*. 4th ed. Philadelphia: Lippincott, Williams & Wilkins; 2008:872-879.

Brown EM, Kunjappan V. Single needle lateral approach for lumbar sympathetic block. *Anesth Analg*. 1975;54:725-729.

Rauck R. Sympathetic nerve blocks: Head, neck, and trunk. In: Raj PP, ed. *Practical Management of Pain*. 3rd ed. St. Louis: Mosby; 2000:673-678.

Reid W, Watt JK, Gray TG. Phenol injection of the sympathetic chain. *Br J Surg*. 1970;57:45-50.

Rocco AG, Palombi D, Racke D. Anatomy of the lumbar sympathetic chain. *Reg Anesth*. 1995;20:13-19.

Sayson SC, Ramamurthy S. Sympathetic blocks. In: Warfield C, Bajwa Z, eds. *Principles and Practice of Pain Medicine*. 2nd ed. New York: McGraw-Hill; 2004:705-708.

第 220 章　腹腔神经丛阻滞

David P. Martin，MD，PhD
魏　晋　译　姜陆洋　校

适应证

腹腔神经丛分支分布于大部分上腹部内脏器官，包括感觉神经和交感神经（见第 40 章）。腹腔神经丛阻滞常用于治疗胰腺癌引起的疼痛，也可用于治疗食管下段到结肠脾曲的胃肠道恶性肿瘤引起的疼痛，以及肝、脾和肾相关的疼痛。腹腔神经丛阻滞作用效果持久，但因神经丛在 3 ～ 6 个月内再生，所以阻滞效果并不是永久性的。在这种情况下可以重复进行腹腔神经丛阻滞镇痛，但许多胰腺癌患者生存时限不及腹腔丛阻滞的有效持续时间。明确诊断的胰腺癌患者中位生存期为 3 ～ 6 个月。大多数胰腺癌患者在腹腔神经丛阻滞后仍配合口服镇痛药治疗。

诊断性腹腔神经丛阻滞可用于区分内脏痛与躯体痛。与躯体痛相比，内脏痛定位不准确并伴有体表牵涉痛或辐射痛。例如，胰腺疼痛通常表现为向背部辐射的上腹部压痛。腹腔神经丛阻滞后疼痛缓解表明疼痛源于内脏痛。如果腹腔神经丛阻滞后疼痛持续存在，则表明疼痛源于躯体痛。除了其阻滞和诊断用途之外，有时还可应用局部麻醉药和皮质类固醇药物进行腹腔神经丛注射，治疗与慢性胰腺炎相关的疼痛。

解剖

腹腔神经丛主要是交感神经系统结构，位于腹主动脉旁主动脉的前方（图 220-1）。交感神经节前纤维起源于 $T_{5\sim12}$ 的神经根，结合形成内脏神经。内脏神经穿过膈脚，然后加入迷走神经，形成主动脉前方的腹腔神经丛。腹腔神经丛可位于 T_{12} ～ L_2 椎体水平，穿刺进针时朝向 T_{12} ～ L_1 椎体水平。

有效缓解内脏痛可以通过阻滞穿透膈肌前的内脏神经或阻滞膈肌前方的神经和神经节来实现。内脏神经阻滞（膈脚后阻滞）也被称为经典腹腔神经丛阻滞，而不是真正的腹腔神经丛和神经节阻滞（膈脚前阻滞）。

步骤

常见腹腔神经丛阻滞包括以下几种方法：内镜入路、腹侧入路和背侧入路。结合内镜逆行胰胆管造影（ERCP）时，内镜入路更加方便。如果肿瘤阻挡背侧路径，腹侧入路更加有利，但其损伤肠管和感染的风险更高。麻醉医生最常使用的是背

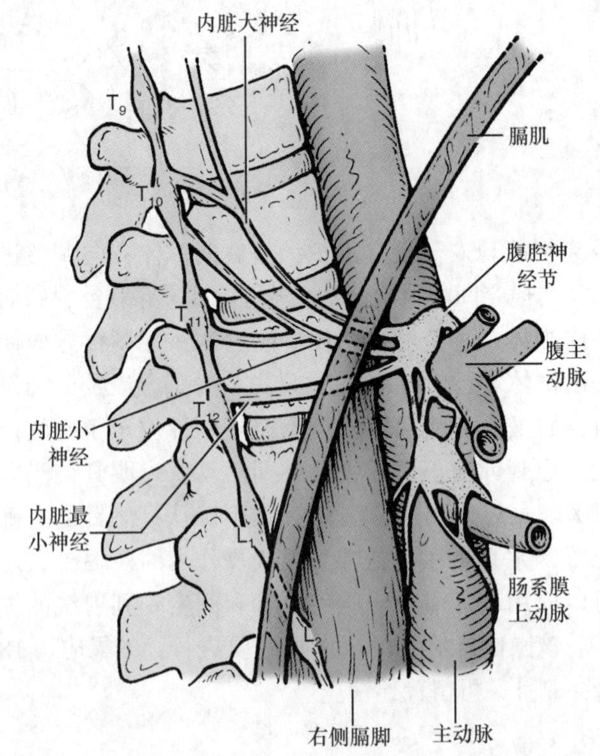

图 220-1　解剖。腹腔神经节位于主动脉前方附于腹主动脉上方。它接受来自内脏神经的节前神经纤维，缓解内脏痛可通过阻滞穿透膈肌前的内脏神经或通过阻滞膈肌前方的神经和神经节来实现（Modified from Stanton-Hicks MB. Lumbar sympathetic nerve block and neurolysis. In：Waldman SD，Winnie AP，eds. Interventional Pain Management. Philadelphia：WB Saunders；1996：353-359.）

侧入路，患者俯卧位并且在臀部下方垫枕头。皮肤表面标记好第十二肋和胸腰椎棘突的体表定位。于第 12 肋下 2 cm，双侧中线旁开 7.5 cm 的位置进针。初始以与矢状面约成 45° 角进针触及 L_1 椎体（图 220-2）。进针路径大致平行于第 12 肋的下边缘，指向 L_1 椎体中间。标记与骨面接触的进针深度后，退针回到皮下并且以调整进针角度，使得其恰好穿过 L_1 椎体，然后再向前移动 1 ～ 2 cm。理想位置是 L_1 椎体的前外侧。

回抽以排除误入血管或误入蛛网膜下腔。注射放射性对比液通过透视确定药物的分布。确保注射剂不在腰肌内，避免腰丛阻滞。0.25% ～ 0.5% 的布比卡因是诊断性神经丛阻滞的理想药物。通常每侧注入 10 ～ 15 ml。

对于诊断性神经丛阻滞，操作步骤就此结束。必须经过 15 ～ 20 min 才能评估阻滞效果。除了疼痛缓解外，运动功能也应进行测试。如果计划进行神经阻滞治疗，则在此评估过程中将针留在原位。

如果注射局部麻醉药后疼痛缓解，无运动障碍，则可进行神经阻滞治疗。对于阻滞过程，50% ～ 100% 的酒精是最常用的药物。通常，每侧注入 10 ml。可以在抽出针头的同时注射少量的局部麻醉剂，以防止酒精扩散到更多的表面组织。

预期副作用

手术本身可引起局部酸痛和淤血。这些症状通常是短暂的，可以通过冰敷缓解。腰大肌痉挛并不是腹腔神经丛阻滞不可避免的副作用，可以通过防止神经阻滞药物通过针管弥散而达到最小化。腰大肌痉挛通常对静脉内或肌内注射酮咯酸治疗反应良好。

对内脏交感神经支配的阻断可能会使正常姿势时血流动力学反射钝化，导致体位性低血压。应注意患者的直立时可能会感到头晕。交感神经切除术还可促使胃肠蠕动增加，可能引起腹泻。然而，交感神经对肠蠕动的促进有利于抵消口服阿片类药物引起的便秘。最后，腹腔神经丛阻滞可能掩盖其他腹部疾病的早期症状，如胆囊炎和气腹溃疡。

不良反应

与任何注射一样，应注意腹腔神经丛阻滞过程中的无菌技术尽量减少感染的风险。由于腹腔丛与

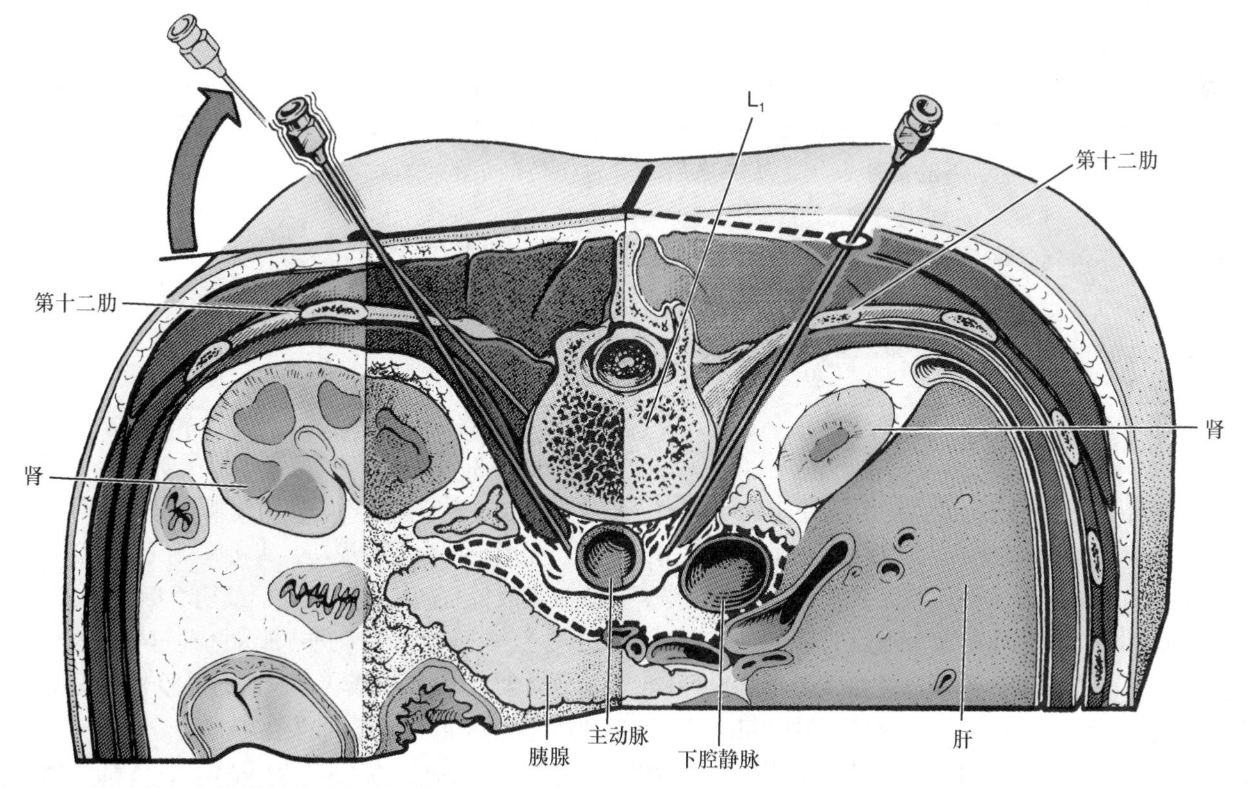

图 220-2　腹腔神经丛阻滞操作步骤。于第 12 肋下双侧中线旁开 7.5 cm 的位置进针。初始进针方向与矢状面成 45° 角触及 L_1 椎体。然后将针后退并重新定向，使针尖位于 L_1 椎体的前外侧（Modified from Kopacz DJ，Thompson GE. Celiac and hypogastric plexus，intercostal，interpleural，and peripheral neural blockade of the thorax and abdomen. In Cousins MJ，Bridenbaugh PO，eds. Neural Blockade in Clinical Anesthesia and Management of Pain. 3rd ed. Philadelphia：Lippincott；1998：451-485.）

主动脉相近，存在血管损伤的风险。阻滞后血肿形成、主动脉夹层和远端（下肢）缺血的病例已有报道。局部麻醉剂误入血管内可引起精神状态变化、癫痫发作和血流动力学紊乱。

药物误入蛛网膜下腔或硬膜外下腔会引起脊髓神经阻滞。神经阻滞剂扩散到预期外的神经或血管可能引起永久性神经损伤，包括麻痹。因此，在注射局部麻醉药之后、注射神经阻滞剂之前，必须慎重进行神经系统评估。腹腔神经丛阻滞最常见的神经损伤是遗传性神经痛。尽管有这些风险，经验丰富的医生实施腹腔神经丛阻滞仍是相对安全的。

推荐阅读

Brown DL, ed. Celiac plexus block. In: *Atlas of Regional Anesthesia*. 2nd ed. Philadelphia: WB Saunders; 1999:283-291.

Burton AW, Phan PC, Cousins MJ. Treatment of cancer pain: Role of neural blockade and neuromodulation. In: Cousins MJ, Carr DB, Horlocker TT, Bridenbaugh PO, eds. *Neural Blockade in Clinical Anesthesia and Pain Medicine*. 4th ed. Philadelphia: Lippincott; 2009:1124-1133.

Lamer TJ. Sympathetic nerve blocks. In: Brown DL, ed. *Regional Anesthesia and Analgesia*. Philadelphia: WB Saunders; 1996:357-384.

Stanton-Hicks MB. Lumbar sympathetic nerve block and neurolysis. In: Waldman SD, Winnie AP, eds. *Interventional Pain Management*. Philadelphia: WB Saunders; 1996:353-359.

Wong GY, Brown DL. Celiac plexus block for cancer pain. *Tech Reg Anesth Pain Manage*. 1997;1:18-26.

Wong GY, Schroeder DR, Carns PE, et al. Effect of neurolytic celiac plexus block on pain relief, quality of life, and survival in patients with unresectable pancreatic cancer. *JAMA*. 2004;291:1092-1099.

第 221 章 脊髓刺激

Deepesh M. Shah，MD，David P. Seamans，MD

谢乙宁 译 赵 红 校

脊髓刺激（spinal cord stimulation，SCS）在 1967 年首次使用，在 1989 年获美国食品药品管理局（FDA）批准作为慢性疼痛的治疗方法。从那之后，SCS 就成为了一种重要的辅助疗法。在美国，SCS 的常见适应证包括腰椎手术失败综合征（椎板切除术后疼痛综合征）、复杂区域疼痛综合征（complex regional pain syndrome，CRPS）以及腰椎神经根病变。

作用机制

有几种理论被假设为 SCS 背后可能的潜在作用机制。至今为止，最被人们所接受的是 1965 年由 Melzack 和 Wall 提出的门控理论。这个理论提出神经刺激电极（放置在硬膜外腔，可能的话，刺激点位于疼痛刺激皮节的头侧和尾侧）发出的脉冲能量可以激活有髓鞘的粗大 Aβ 纤维，这些纤维可以抑制由 Aδ 和 C 纤维传导的外周疼痛刺激，或称为“关上大门”。理想情况是，在恰当的脊髓结构产生电场，而不影响邻近神经根。疼痛缓解的另一种机制可能是，在抑制上传脊髓脉冲的脊髓背角邻近区域释放神经递质（γ- 氨基丁酸、5- 羟色胺、甘胺酸和腺苷）。SCS 可以激活脊髓上核团，提高脊髓抑制性下传通道的活性。

脊髓刺激器的放置

SCS 的过程分为两个时期。第一个时期为试验期，在射线引导下在硬膜外腔经皮放置电极。实施试验性刺激，在疼痛区域引出感觉异常。随后该患者将试戴设备 3 ～ 10 天。当患者疼痛缓解超过 50%、重获功能或减少镇痛药物的使用，则认为试验期成功。

如果第一个时期成功，将实施第二个时期，在同一位置放置永久电极（圆柱形或扁平形，图 221-1 和 221-2）。电极通过手术进行放置（通过中线椎板切开术或微创技术），平板状电极比圆柱形电极更占空间。随后电极将和植入的脉冲发生器相连（图 221-3）。

植入的标准为患者有原发病理性疼痛、保守治疗失败（如注射、药物、理疗）、无严重精神疾病，并且有成功的试验期。由于慢性疼痛患者中精神疾病的高发病率，在植入前必须获得精神评估结果。

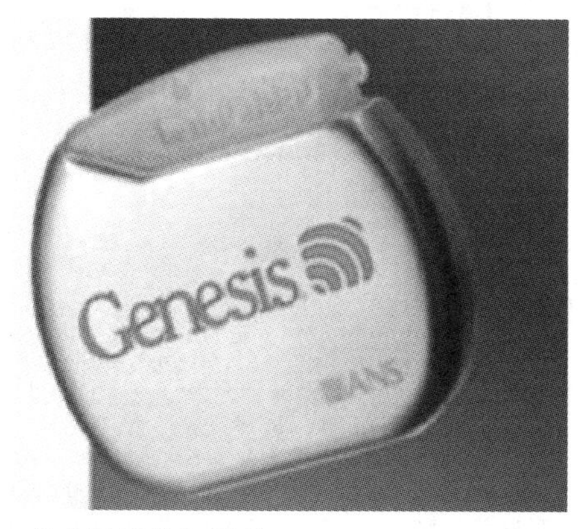

图 221-1 体内脉冲发生器（Courtesy of Advanced Neuromodulation Systems，Inc./St. Jude Medical，St. Paul，MN.）

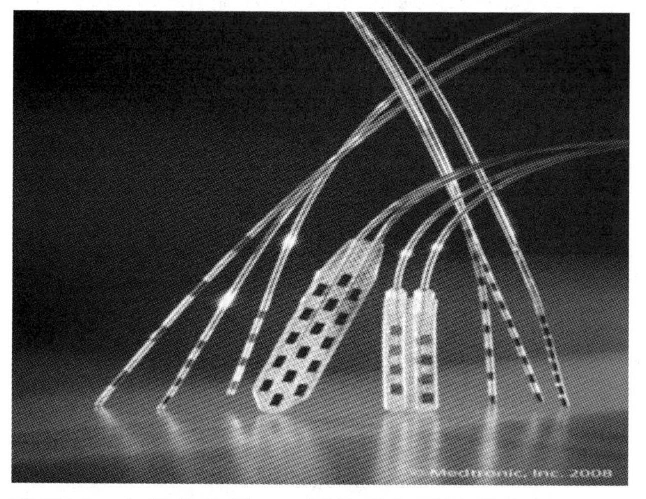

图 221-2 电极的种类——圆柱形和平板形（Courtesy of Medtronic，Inc.，Minneapolis，MN.）

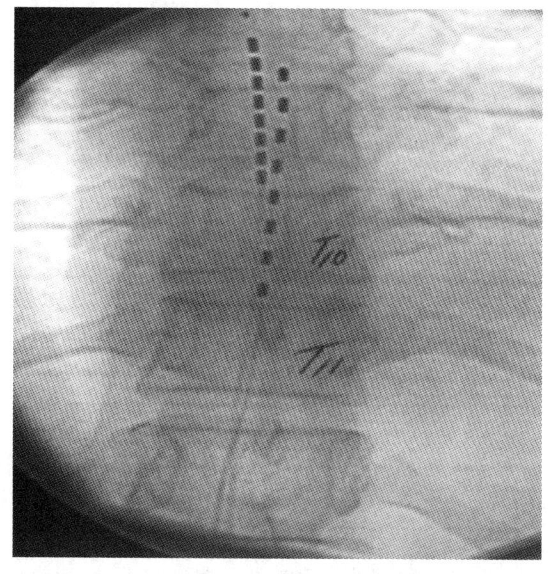

图 221-3 透视下位于硬膜外腔的圆柱形电极

结局研究

有几项研究报道了椎板切除术后疼痛综合征或 CRPS 患者对 SCS 治疗效果反应良好。2005 年，North 等将 50 名曾接受背部手术且需要重新手术的患者随机分配至 SCS 组（$n = 24$）或重复椎板切除术组（$n = 26$）。排除具有严重神经功能缺陷、严重脊柱不稳定、大的椎间盘碎片、严重椎管狭窄或严重精神合并症，包括阿片类药物依赖。6 个月后，患者可以从一治疗组转至另一治疗组。在 3 年的随访中，有 54% 的患者选择从重复手术组转入 SCS 组，而仅有 21% 的患者从 SCS 转入重复手术组；原先在 SCS 组的患者有 47% 疼痛得到显著减轻，而原先在重复手术组的患者仅有 12% 疼痛显著减轻。从 SCS 组转至重复手术组的患者无一获得疼痛的显著减轻。阿片类药物在重复手术组使用率显著高于 SCS 组，然而，两组间的日常生活和工作状态没有显著差异。North 等得出结论：SCS 比重复手术更有效。

2006 年，Kumar 等开展了一项多中心前瞻性研究，其中包含了 100 例有椎板切除术后疼痛综合征的患者。患者们被随机分配至常规药物治疗组或常规药物治疗配合 SCS 组。常规药物治疗包括除了植入鞘内药物输注系统或 SCS 以外的所有由医生开具的药物。6 个月后，SCS 组患者相比药物治疗组患者，疼痛有了显著减轻（分别为 48% 和 9%）。SCS 组也提高了患者的功能性和满意度。这些结果与 24 个月的随访结果相一致。

几项研究分析了在椎板切除术后疼痛综合征患者中使用 SCS 疗法的药物费用。得到的共识为，由于减少了对药物的需求量，SCS 疗法（如果有效）在 2.1 年即收回成本。

在 2000 年，Kemler 等发表了一项前瞻性临床实验，在 CRPS 患者中比较了 SCS 疗法和保守疗法。患有 CRPS 长达 6 个月或更长的患者被随机分配至 SCS 加物理治疗组（$n = 36$）或单独物理治疗组（$n = 18$）。只有在试验性刺激成功时才会植入 SCS。结局指标包括疼痛强度、SCS 的整体感知疗效、功能性状态以及生活质量。SCS 组中共 24 名患者试验性刺激成功，12 名未成功的患者没有结束植入刺激器。研究者报道，接受 SCS 的患者 6 个月后视觉模拟量表疼痛评分平均下降 2.4 分，而物理治疗组升高 0.2 分（$P < 0.001$）。在 SCS 组，39% 的患者整体感知疗效有了“很大的改善”，在物理治疗组该比例仅为 6%（$P = 0.01$）。生活质量也得到了提升，然而功能性状态没有提升。总体来说，6 个月治疗后，SCS 相对于单纯物理治疗能更有效地减轻疼痛和提高生活质量，并且可以带来更大的患者满意度。

并发症

使用 SCS 可能会有并发症发生。幸运的是，严重的并发症发生率极其低。2004 年，Cameron 发表了文献综述，观察了 20 年间共 2700 名使用 SCS 的患者的并发症发生率。总并发症发生率为 34%。最常见的并发症为电极移位（13%）以及电极碎裂（9%）。发生率更低的并发症包括感染、预期外的刺激、脑脊液漏以及血肿。

未来的方向

神经刺激的作用已经拓展应用，SCS 现在已经运用于多种外周神经病变、外周血管疾病以及心绞痛。已经考虑在多种情况下应用直接神经刺激 / 外周电场刺激，包括眶上 / 眶下神经痛、肋间神经痛、枕神经痛、顽固性偏头痛和髂腹股沟神经痛。刺激是通过在受累神经处直接放置电极或在受累神经支配区域放置电极来完成。在欧洲，不适合进行手术的外周血管疾病和心绞痛患者是使用神经刺激的常见指征，理论基础是 SCS 可以降低交感传出、增加局部血流量以及减少心肌耗氧量。

推荐阅读

Bala MM, Riemsma RP, Nixon J, Kleijnen J. Systematic review of the (cost-) effectiveness of spinal cord stimulation for people with failed back surgery syndrome. *Clin J Pain*. 2008;24:741-756.

Benzon HT, Raja SN, Mallou RE, et al, eds. *Essentials of Pain Medicine and Regional Anesthesia*. 2nd ed. Philadelphia: Churchill Livingstone; 2005:454-463.

Cameron T. Safety and efficacy of spinal cord stimulation for the treatment of chronic pain: A 20-year literature review. *J Neurosurg*. 2004;100:254-267.

Kemler M, Barendse GA, van Kleef M, et al. Spinal cord stimulation in patients with chronic reflex sympathetic dystrophy. *N Engl J Med*. 2000;343:618-624.

Kumar K, Taylor RS, Jacques L, et al. Spinal cord stimulation versus conventional medical management for neuropathic pain: A multicenter randomized control trial in patients with failed back surgery syndrome. *Pain*. 2007;132: 179-188.

North RB, Kidd DH, Farrokhi F, Piantadosi SA. Spinal cord stimulation versus repeated lumbosacral spine surgery for chronic pain: A randomized, controlled trial. *Neurosurgery*. 2005;56:98-107.

Shealy CN, Mortimer JT, Resnick J. Electrical inhibition of pain by stimulation of the dorsal column. *J Int Anesth Res Soc*. 1967;46:489-491.

Winfree C. Neurostimulation techniques for painful peripheral nerve disorders. *Neurosurg Clin North Am*. 2009;20:111-120.

第十一部分　危重症医学

第 222 章　高级生命支持

Kjetil Sunde, MD, PhD, Petter A. Steen, MD, PhD

梁新全　译　李纯青　校

在美国，每年估计有 350 000 ～ 400 000 人在院外发生心搏骤停，约 200 000 名患者因院内心搏骤停而接受救治。随着心脏疾病诊治水平的提高，院内、外以心室纤颤（ventricular fibrillation，VF）为始发原因的心搏骤停仅占不到 30%。心搏骤停的患者多合并更加严重的疾病。

在美国不同社区之间，心搏骤停后能治愈出院的患者存活率不尽相同：从 1% ～ 2%，到由于任一心律失常而接受院外积极心肺复苏（cardiopulmonary resuscitation，CPR）的 20% 以上，再到根据 2012 年复苏指南进行救治的院内成人患者的 24%。心肺复苏成功的关键在于完善的社区救治体系，包括早期识别与呼救、早期实施高质量心肺复苏、早期除颤及复苏后的护理。遗憾的是，近几十年来生存率并没有因教育项目的开展、公共场所除颤仪的普及和早期识别救治的增多而增加。随着 2010 年美国心脏病学会心肺复苏指南的修订，近年来患者的复苏后生存率有所改观。这些修订主要侧重于复苏过程中最重要的环节——这些环节的实施及有效性——和复苏后护理。

2010 年的指南着重强调了胸外按压的深度和频率，并且应尽量减少间断的时间，因为过去的研究显示，约有 1/3 的按压深度小于推荐深度，按压间断时间占 CPR 时间的一半。按压深度不充足和间断时间延长将降低电除颤的成功率。而除颤前进行连续心外按压可增加除颤成功率，多争取 4 ～ 5 min 的等待救治时间。按压深度至少 2 英寸（约 5.08 cm），频率 100 次 / 分，每次按压胸廓要保证充分回弹。

在过去的数十年，其他的改进包括除颤器的种类和除颤方式。使用双向除颤器终止心室纤颤的成功率更高。推荐单次电击除颤，而非连续 3 次。除颤后在检查心律和脉搏前，即刻继续 2 min CPR（图 222-1）。对于有持续心电和血流动力学监测的患者，如在手术室或 ICU 中，除颤方式可由责任医师决定。如果患者没有建立气道，胸外按压与通气比率应为 30∶2，但通气的重要性仍被质疑，特别对于心源性心搏骤停的患者。如果患者已有高级气道（目前越来越推荐声门上气道，尤其对于护理人员和急诊科医生而言），心外按压不必为通气而暂停。推荐呼吸频率为 8 ～ 10 次 / 分，吸入 100% 氧。对于机械化心外按压或其他辅助装置与标准人工心肺复苏相比是否能提高生存率，目前还没有共识。为避免人工 CPR 质量下降，每 2 min 需进行人员轮换（见图 222-1）。

对于难转复的心室纤颤，给予胺碘酮 300 mg 和每 3 ～ 5 min 给予 1 mg 肾上腺素，可增加自主循环恢复（return of spontaneous circulation，ROSC）的概率。但目前没有证据证明 CPR 中使用药物（包括上述药物、血管加压素、纤溶药物、缓冲液）能改善最终预后。

因为很多心肺复苏的完成不符合指南标准，所以需要一些监测手段实时反映心肺复苏的效果。在 CPR 中，相较于有效通气量，呼气末二氧化碳（$ETCO_2$）与胸外按压更具有相关性，可以反映心排血量。另外，CPR 时呼气末二氧化碳恢复到正常是自主循环恢复的一个指标。$ETCO_2$ 虽目前作为判断气管位置正确的一个指标，但 CPR 中的 $ETCO_2$ 并不能很好地反映回到肺内的 CO_2 的情况。例如，若气管插管在胃中，也可检测到相对较高的 $ETCO_2$，由于口对口复苏时会有呼出气体吹入胃中，导致测量错误，误以为气管插管位置正确。颈动脉与股动脉搏动也不能用于预测冠状动脉灌注压（主动脉压－右心房压或“舒张”压）充足。在有创检测情况下，冠状动脉灌注压可以指导治疗，灌注压保持在最低

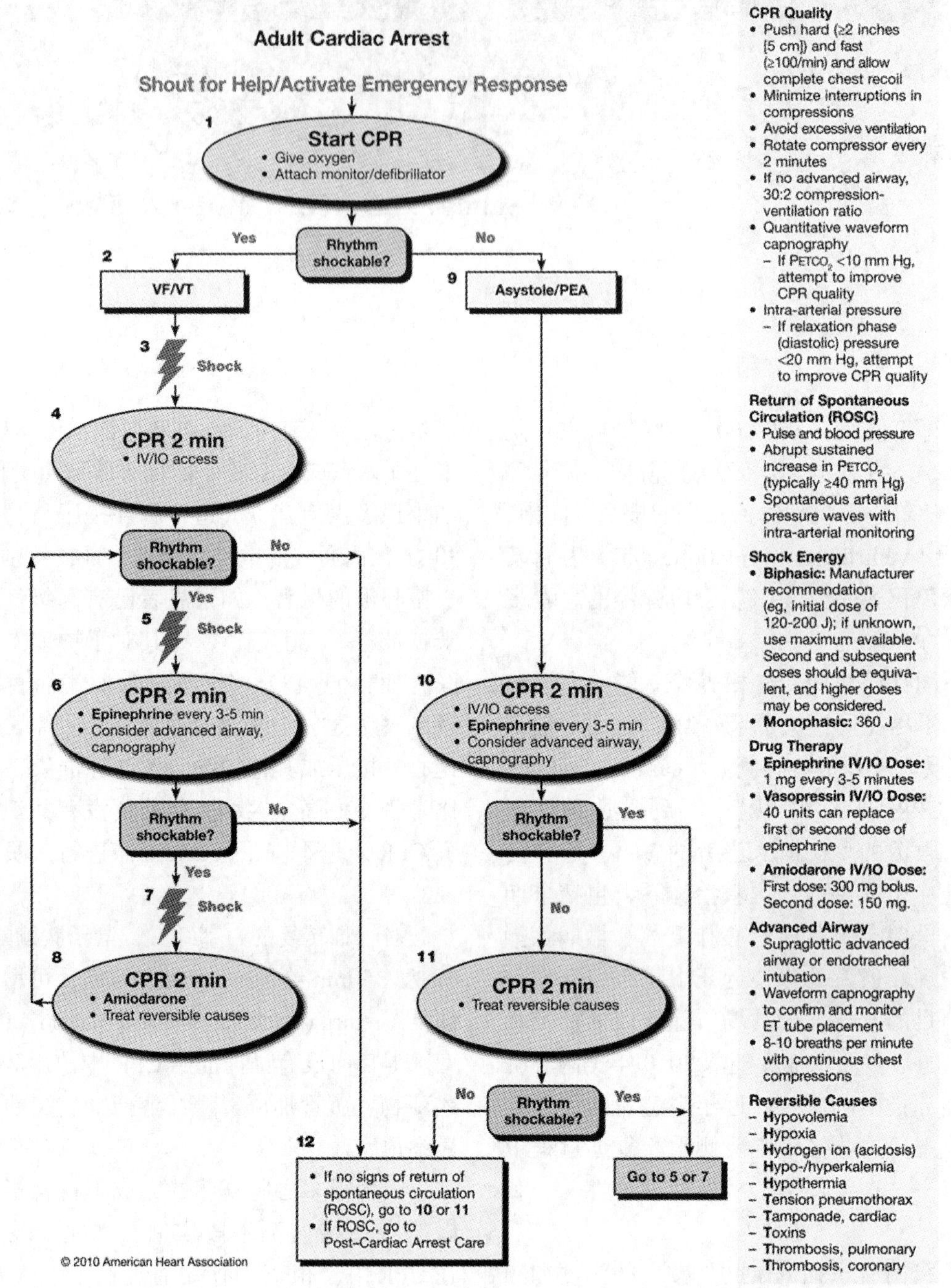

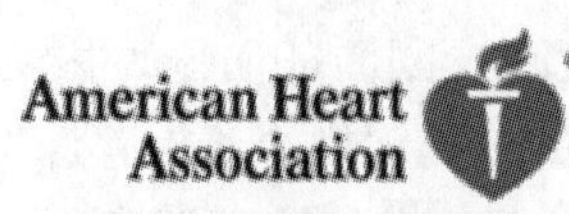

图 222-1 Advanced Cardiac Life Support（ACLS）cardiac arrest algorithm. CPR，Cardiopulmonary resuscitation；ET，endotracheal；IO，intraosseous；IV，intravenous；PEA，pulseless electrical activity；VF，ventricular fibrillation；VT，ventricular tachycardia.（出版者注：由于授权限制，本图保留英文）（Reprinted with permission from 2010 American Heart Association Guidelines for Cardiopulmonary Resuscitation and Emergency Cardiovascular Care，Part 8：Adult Advanced Cardiovascular Life Support. Circulation. 2010；122 [Suppl 3]：S729-S767，© 2010 American Heart Association，Inc.）

15 mmHg 以上可提高自主循环恢复的概率。目前很多用于 CPR 的除颤仪具有收集心外按压、通气及心室纤颤频率改变等信息的功能。这对于 CPR 复苏后的评估很有帮助。有些除颤仪可以在 CPR 进行过程中提供实时的可视听化的反馈。这些方法都可以提高 CPR 的质量。

人们越来越认识到复苏后阶段的重要性。对心室纤颤复苏后自发循环恢复的患者进行随机研究发现，低体温治疗可以提高神经系统的预后。最佳的温度和持续时间尚无研究证实，目前推荐 32 ～ 34℃，持续 12 ～ 24 h。然而，建议也许会随着新指南的产生而改变。近期有两项研究质疑心搏骤停后低体温带来的益处。至今几乎没有控制良好的研究评估其他 ROSC 后影响因素。但是一些医院有报道，在引入了明确的标准化 ROSC 后治疗方案后，出院存活率加倍，且神经预后良好。这些方案推荐：①积极治疗的情况下，不论是否存在脉搏消失，所有失去意识的患者均需低体温治疗；②如有指征，在自主循环恢复后尽早进行冠状动脉造影及血管重建；③避免高血糖状态（> 180 ～ 200 mg/dl）；④根据临床症状或者脑电图治疗抽搐；⑤尽可能保证重要器官灌注。可逆性的复苏后心功能不全（心肌顿抑）在自主循环恢复早期是普遍存在的。因此需要用多种方式来尽可能保证器官灌注，如液体正平衡，使用升压药、强心药等血管活性药物，主动脉球囊反搏及上述措施的联合应用。应每天复查超声心动图。除非患者自主循环恢复后意识已恢复，通气方式应选择控制通气，同时避免过度通气（$PaCO_2$ < 35 mmHg）。过度通气将加重脑灌注损伤，影响神经系统预后。最适宜的氧浓度目前还不明确，但目前认为由于再灌注阶段氧化反应产物增加，监测动脉血氧饱和度是必要的，同时应避免高氧浓度。

由于自主循环恢复后的意识丧失患者需要高级别的护理，我们需要尽早准确预测患者的预后，从而减少不必要的救治。在低体温治疗之前，心搏骤停后 48 ～ 72 h 角膜反射和瞳孔对光反射消失、疼痛刺激无反应或仅有伸直反应、双侧体感诱发电位消失、高浓度的神经特异性烯醇酶和蛋白 S-100B 提示预后不良（严重脑损伤、永久性昏迷、死亡）。其具有 100% 的特异性和较高的可信度。低体温治疗的研究目前较少，但目前的数据认为是否评价为治疗无效是更加艰难的抉择，应至少积极治疗至复温后 72 h，若患者仍处于昏迷状态，再作出治疗无效的评价。早期预测可能导致过早地终止治疗，使一些有希望存活的患者失去救治机会。

推荐阅读

Abella BS, Alvarado JP, Myklebust H, et al. Quality of cardiopulmonary resuscitation during in-hospital cardiac arrest. *JAMA*. 2005;293:305-310.

El-Menyar AA. The resuscitation outcome: Revisit the story of the stony heart. *Chest*. 2005;128:2835-2846.

Go AS, Mozaffarian D, Roger VL, et al. Heart disease and stroke statistics – 2013 Update. A report from the American Heart Association. *Circulation*. 2013;127:e6-e245.

Kim F, Nichol G, Maynard C, et al. Effect of prehospital induction of mild hypothermia on survival and neurological status among adults with cardiac arrest: A randomized clinical trial. *JAMA*. 2014;311:45-52.

Nielsen N, Wetterslev J, Cronberg T, et al. Targeted temperature management at 33°C versus 36°C after cardiac arrest. *N Engl J Med*. 2013;369:2197-2206.

Rea TD, Eisenberg MS, Sinibaldi G, White RD. Incidence of EMS-treated out-of-hospital cardiac arrest in the United States. *Resuscitation*. 2004;63:17-24.

Sunde K, Pytte M, Jacobsen D, et al. Implementation of a standardised treatment protocol for post resuscitation care after out-of-hospital cardiac arrest. *Resuscitation*. 2007;73:29-39.

Travers AH, Rea TD, Bobrow BJ, et al. Part 4: CPR overview: 2010 American Heart Association Guidelines for Cardiopulmonary Resuscitation and Emergency Cardiovascular Care. *Circulation*. 2010;122(18 Suppl 3):S676-684.

第 223 章　正压机械通气

Edmund Carton，MD

梁新全　译　李纯青　校

近 5 年来，手术室内机械通气技术有了很大的发展。微处理器驱动的呼吸机可以提供多模式的通气支持。闭合性呼吸回路可使用低流量气体，提供保护性的通气策略。氧化亚氮（笑气）、氦气或空气可与氧气混合，吸入气体和吸入麻醉药的输送由电子流量计控制。现代呼吸回路技术可充分吸收呼出的二氧化碳，提高废气清除率。同时呼吸机还有针对不同参数的报警功能，包括呼气末二氧化碳、潮气量、呼吸频率、每分通气量、吸入氧浓度、气道压等，来保证足够的氧供和通气。

除了硬件的进步，我们对于术中呼吸机应用的理解也逐步加深。所以对于有气道梗阻或肺基础病变或胸壁疾患的患者，我们能采取更加恰当的通气模式。近年来有人关注到，术中呼吸机使用可能增加健康患者发生术后急性肺损伤的风险，这也将在本章讨论。呼吸生理学常用的缩略词列表见框 223-1。

呼吸力学

正压通气时，为完成肺膨胀需要克服两种阻力：①气道内阻力；②肺和胸壁的顺应性和弹性回缩（图 223-1）。后者对于麻醉医师理解起来可能有些困难。肺膨胀时，肺内弹性蛋白处于拉伸状态。此时若将肺移出胸腔或开放呼吸道，肺会发生塌陷。但这种

框 223-1　呼吸生理学常用缩略词

E_TCO_2：呼气末二氧化碳
f：呼吸频率（每分钟的呼吸次数）
FiO_2：吸入氧浓度（100% O_2 的 FiO_2 = 1）
I∶E 比：吸气时间与呼气时间比值
MV：机械通气
PBW：理想体重
　女性：45.5 + 0.89×（身高 cm − 152.4）
　男性：48.2 + 1.07×（身高 cm − 152.4）
PEEP：呼气末正压
P_{peak}：气道峰压
P_{plat}：气道平台压（吸气末或静止压）
SaO_2：动脉血氧饱和度
T_E：呼气时间
T_I：吸气时间
T_{tot}：总呼吸周期时间
V_T：潮气量

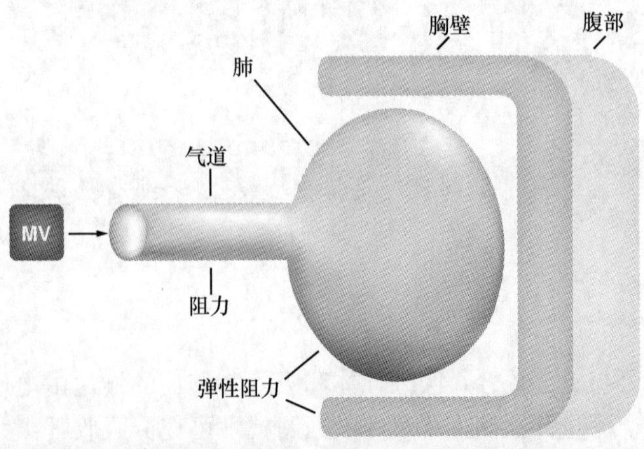

图 223-1　呼吸系统原理图：呼吸系统阻力来源（气道阻力+弹性阻力或肺顺应性）。MV，机械通气

情况在胸腔内是不可能发生的，因为胸膜顶紧贴着胸腔。当气管插管患者处于呼气末时相或当肺处于功能残气量状态时，我们必须采取正压通气才能使肺膨胀完成呼吸运动。通过将肺膨胀到一定体积所需的压力（P_{plat}，平台压），可测量出肺顺应性（顺应性 = ΔV/ΔP）。例如，若使一名患者潮气量达到 500 ml 需 5 cmH_2O 的平台压，那么这名患者的肺顺应性是 100。当患者患有严重肺部疾病（如严重 ARDS）时，肺顺应性通常小于 20。

顺应性的倒数弹性阻力定义为 ΔP/ΔV，更常用来描述胸腔内压力和容量的关系。肺在胸腔开放时会塌陷，而胸壁或胸腔仍处于扩张状态。

肺和胸壁的弹性和阻力特征（也称为顺应性）组成了正压通气时患者方面的阻力来源。在机械通气的每一次通气过程中，患者相关的变量（气道、肺、胸壁）与呼吸机参数（潮气量、气道压力、吸气流速）发生相互作用。气道压力等于对抗呼吸系统的气道阻力（受气道阻力和吸气流速影响）与呼吸系统弹性阻力（受肺顺应性、胸壁弹性回缩力和潮气量影响）所需压力的总和。

气道压力 =（气道阻力 × 流速）+（顺应性 × 潮气量）

机械通气的模式

现代的机械通气设备中，微处理器控制的活瓣能迅速地调节吸气过程中的气流和压力，达到理想的肺膨胀通气状态。当希望消除患者自主呼吸时，传统的术中机械通气通常采取完全通气支持（控制通气）模式。术中常用的通气支持模式是容量控制或压力控制通气模式，呼吸频率小于 60 次 / 分。

容量控制机械通气

容量控制通气模式时，潮气量和吸气时间（或呼吸频率和吸呼比）需要临床医生设定，吸气流速恒定（图 223-2）。气道阻力（潮气量作用于气道产生）和弹性回缩力（肺或胸壁顺应性）影响气道峰压（P_{peak}）。

容量控制通气时，呼吸周期中存在短暂的吸气末暂停，占吸气时间的固定比例。此时潮气量全部进入肺，尚未开始呼气，在达到设定吸气时间前气体流速为零。此时记录的吸气末气道压力称为气道平台压（P_{plat}），或暂停压、吸气末屏气压（见图

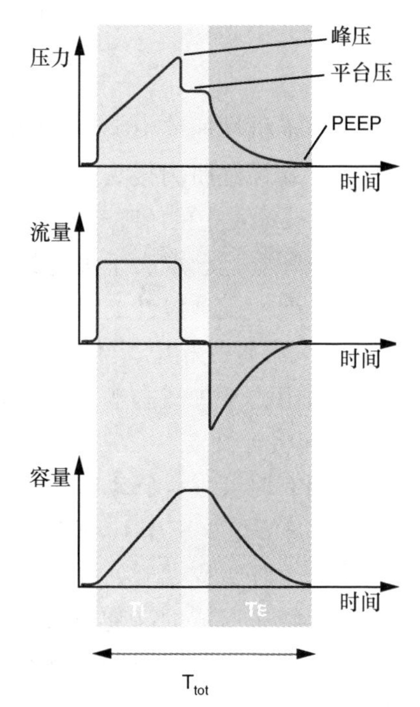

图 223-2　容量控制通气模式：压力、流量和容量与时间的关系。图中示气道峰压、气道平台压、呼气末正压（PEEP）、吸气时间（T_I）、呼气时间（T_E）和总呼吸周期时间（T_{tot}）

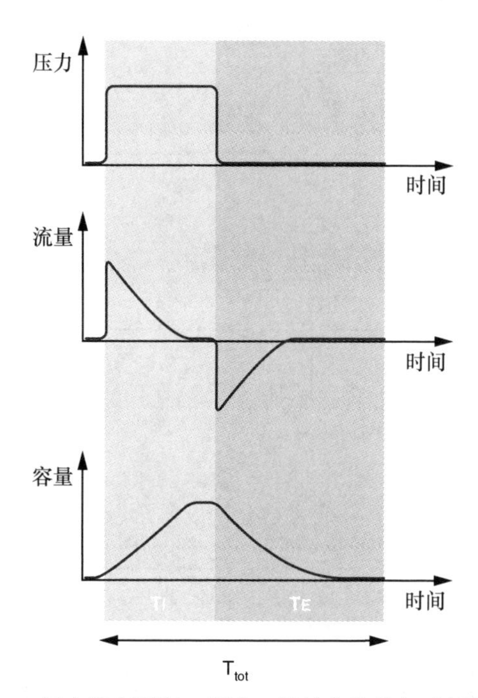

图 223-3　压力控制通气：压力、流量和容量与时间的关系。T_E，呼气时间；T_I，吸气时间；T_{tot}，总呼吸周期时间

223-2）。许多麻醉机械通气时，容量控制模式缺省的设置导致无吸气末暂停相，故只能记录 P_{peak}。然而，运用容量控制通气模式时设置吸气末暂停相是有可能的（也是人们希望的），这样可以记录 P_{peak} 和 P_{plat}。

与同时受阻力和顺应性因素影响的 P_{peak} 不同，P_{plat} 只受顺应性的影响，因为在零气流状态下是没有气道阻力因素参与的。与 P_{peak} 相比，在容量控制通气模式下设置吸气末暂停测得的 P_{plat} 能更精确地评估肺泡内最大膨胀压力。

压力控制通气

压力控制通气模式时，吸气压力和吸气时间（或呼吸频率和吸呼比）需要临床医生设定。但潮气量和吸气流速不固定（图 223-3）。压力控制通气时，在吸气过程中，吸气压力持续恒定，因此通常不测定 P_{peak} 和吸气末 P_{plat}（在容量控制模式下，在呼吸周期吸气末暂停时所测的压力）。因此，容量控制模式时有评估意义的 P_{plat} 和 P_{peak} 参数不适用于压力控制模式。

术中机械通气：应该使用哪种模式？

没有一种特定的通气模式对于某些需要术中机械通气的成人是更优选的（如容量控制或压力控制模式）。了解术中容量控制和压力控制通气的局限性和适应证更为重要。一般来讲，若忽略暂时的气道阻力和呼吸系统顺应性或弹性的改变，成年患者术中使用容量控制通气可以维持一个安全的肺泡通气低限。使用容量控制通气时需要常规保证吸气末暂停，这样可以监测到气道阻力升高和顺应性下降等改变。只要能够根据术中情况调整设定好机械通气的参数，压力控制模式也同样可以应用于成年手术患者。

现代麻醉机配备的通气支持模式与重症监护室的呼吸机类似。术中是否选用辅助通气模式（而非控制通气）取决于术中情况、患者因素（若患者使用了肌松剂，四个成串刺激无反应时，辅助通气和控制通气没有差别，因患者不能进行呼吸运动）、使用的气道工具和临床医师的喜好。压力支持模式时，呼吸机提供恒定的吸气压力，直至呼吸周期进行到呼气相。从吸气相到呼吸相的转换触发是发生在吸气流速降至吸气流速峰值的某一设定比例时（图 223-4）。

不同呼吸周期潮气量和吸气流速会不断变化，这取决于患者的呼吸肌力和呼吸系统的阻力。每一次的压力支持呼吸都需要由患者来触发，所以需要应用一种强制每分通气量的模式，以防由于某些原因压力支持呼吸未被触发的情况发生。

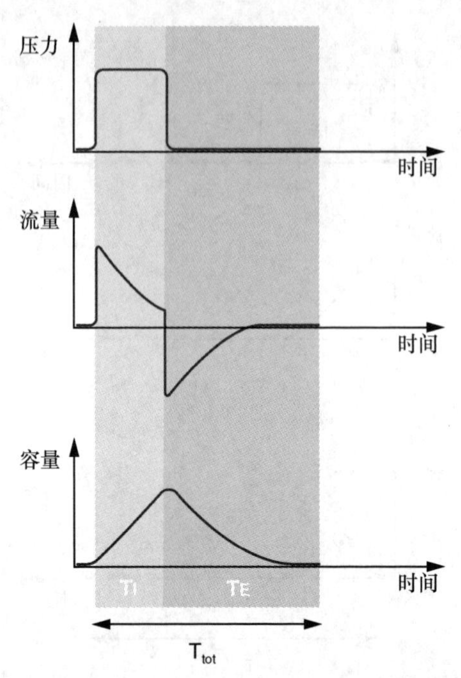

图 223-4 压力支持通气模式：压力、流量、容量与时间的关系。T_E，呼气时间；T_I，吸气时间；T_{tot}，总呼吸周期时间

跨肺压在容量和压力控制通气中的使用

跨肺压（又称作跨壁压）是使肺泡最大限度膨胀的压力，是肺泡内压与肺泡外压的差值。在任何容量或压力控制的通气模式下，跨肺压大于 30 cmH_2O 都会造成肺泡过度膨胀。肺泡外压在临床上很难测定，可由胸腔内压或食管球囊压力的测量值替代。

在容量控制通气时，P_{plat} 等于最大肺泡压力，正常患者肺泡外压力接近大气压。此时 P_{plat} 可反映跨肺压。当肺泡外压力升高时（如气腹），P_{peak} 和 P_{plat} 升高，但跨肺压（P_{plat} －胸膜压）和潮气量不变。

在压力控制通气时，临床医生设定的吸气压力等于最大肺泡压力。对于呼吸运动正常的患者，当肺泡外压力接近大气压时，设定的吸气压力反映跨肺压。如果胸膜压力升高，跨肺压（设定的吸气压力－胸膜压）将降低，导致吸气流速和潮气量降低。

呼吸时间、呼吸频率和吸呼比

任何麻醉呼吸机的呼吸频率和吸呼比都需要临床医生设置，吸气时间可通过前两个参数的设置计算出来。呼吸频率（respiratory rate，f）确定后，总呼吸周期时间（total cycle time，T_{tot}）可计算出来，即 T_{tot} ＝ 60/f。总呼吸周期时间确定后，带入吸呼比可计算出吸气时间 T_I。

呼气运动

我们之前讨论了机械通气中吸气相的呼吸机设置。对于麻醉状态和神经肌肉接头阻滞的患者，机械通气的呼气相是被动发生的（呼气肌无活动），随时间呈指数变化。呼气运动取决于患者的呼吸系统状态（气道阻力、弹性或顺应性）和呼吸机的潮气量 / 呼气时间设置。在呼气相中，约 2/3 的废气被呼出。若患者的气道阻力增加或肺顺应性下降（如肺气肿），呼气相时间将延长。

机械通气期间有时会发生肺动态过度膨胀（也可称为内源性或自身呼气末正压）。尤其对于气道梗阻的患者，在下一个呼吸周期开始前，残气不能完全呼出。由肺过度膨胀造成的高胸腔内压会造成一些生理改变（如减少腔静脉回流和心排血量，增加气压伤、膈肌和呼吸机移位的风险），与外源性高呼气末正压 PEEP 时带来的生理改变相同。

在呼气末，气道压力等于大气压或临床医生设定的 PEEP 值。对于低氧性呼吸衰竭的患者，PEEP 能使塌陷的肺复张或支撑肺泡，从而改善氧合。对于合并慢性阻塞性肺疾病的机械通气患者，PEEP 减少了肺气肿患者机械通气呼气时的小气道塌陷，使呼气更加完全，减小了自主呼吸患者的呼吸做功。

术中机械通气的临床应用

即使是术前体健的患者，麻醉、肌松剂和机械通气的应用都可能导致肺不张，增加静脉分流和无效腔通气。肺不张会造成局部肺顺应性改变，导致通气 / 血流比失常。此外，呼吸机通过正压通气给予的潮气量会分布到那些顺应性较高的未发生肺不张的肺泡中。

在容量控制通气时，若呼吸系统阻力增加（气道阻力增加或顺应性下降），潮气量仍能在设定的吸气时间内吹入，但气道压力会升高。患者究竟是气道阻力升高还是肺顺应性降低，可通过 P_{peak} 与 P_{plat} 来区分。气道阻力增加时，P_{peak} 升高，但 P_{plat} 基本保持不变（图 223-5，B），P_{peak} 与 P_{plat} 差值增大。肺顺应性降低时，P_{peak} 与 P_{plat} 均升高，P_{peak} 与 P_{plat} 的差值不变（图 223-5，C）。

在压力控制通气（吸气压与吸气时间恒定）时，气道压升高或肺顺应性下降将导致吸气流速降低，潮气量下降（图 223-6）。与容量控制通气不同，压

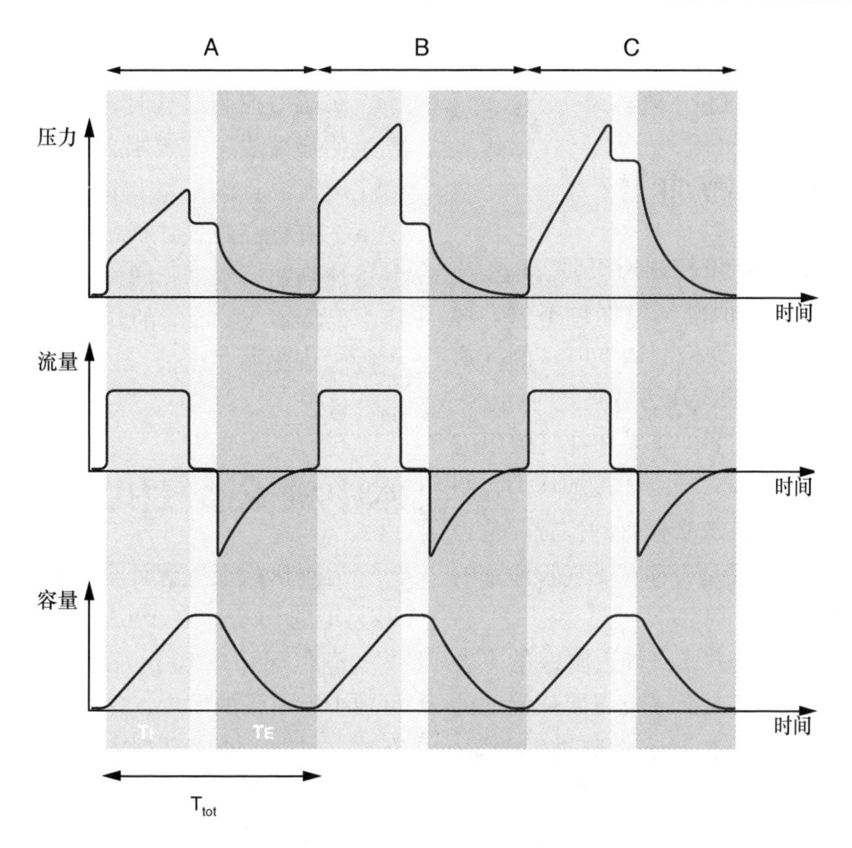

图 223-5　容量控制通气：压力、流量、容量与时间的关系。**A.** 正常气道阻力，正常肺 / 胸壁 / 腹部张力；**B.** 气道阻力增加，正常肺 / 胸壁 / 腹部张力；**C.** 正常气道阻力，肺 / 胸壁 / 腹部张力增加。T_E，呼气时间、T_I，吸气时间、T_{tot}，总呼吸周期时间

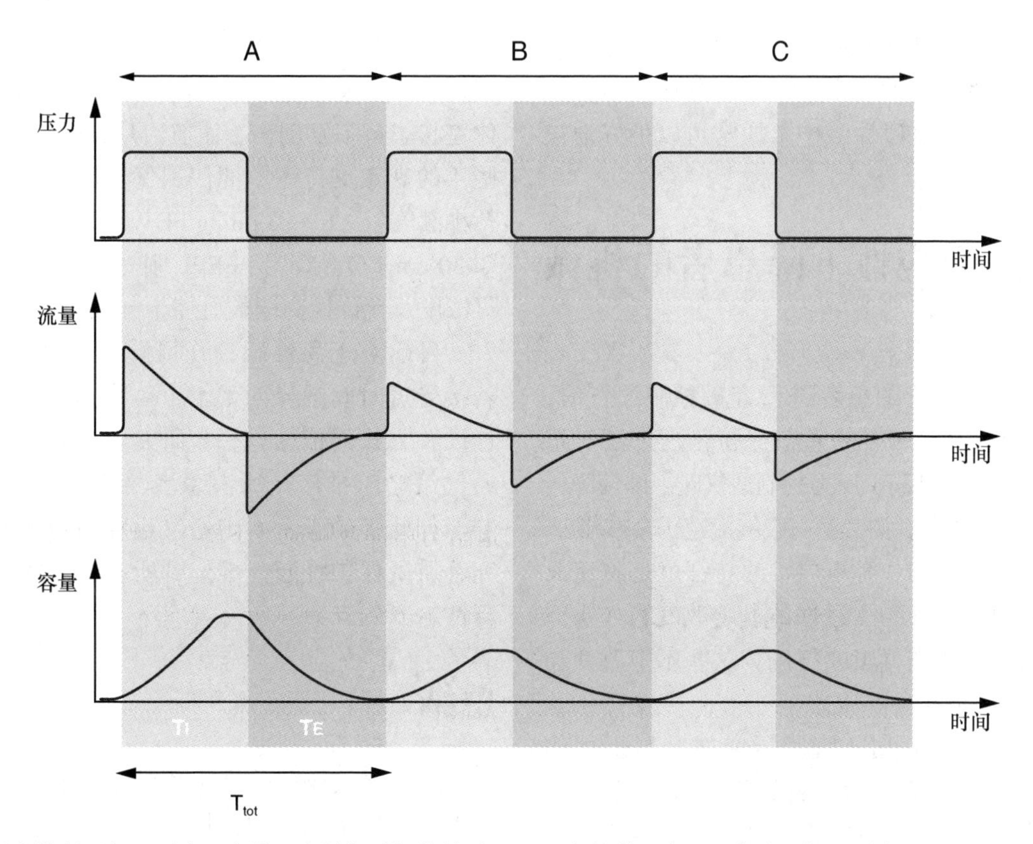

图 223-6　压力控制通气：压力、流量、容量与时间的关系。**A.** 正常气道阻力，正常肺 / 胸壁 / 腹部张力；**B.** 气道阻力增加，正常肺 / 胸壁 / 腹部张力；**C.** 正常气道阻力，肺 / 胸壁 / 腹部张力增加。T_E，呼气时间、T_I，吸气时间、T_{tot}，总呼吸周期时间

力控制通气时我们无法确定是哪种因素（气道阻力或肺顺应性）导致的肺泡通气量下降。

气道阻塞患者的机械通气

对气流阻塞患者进行容量控制通气时，P_{peak} 及 P_{peak} 与 P_{plat} 的差值均升高，但潮气量保持不变，跨肺压不变。对此类患者行压力控制通气时，潮气量会减小，此时应提高设置的吸气压力或吸气时间。

在任何模式的机械通气下，如果怀疑气道阻力增加（如容量控制下 P_{peak} 升高，P_{plat} 不变或压力控制时潮气量减少），要立即检查气管插管的位置、是否通畅（包括使用吸引器），或是否存在支气管痉挛的情况。

无论使用哪种机械通气方式，气道阻塞的患者均会出现呼气时间延长。下一个呼吸周期开始前的不完全呼气会造成通气受阻或动态性肺过度膨胀。对于气道阻塞患者，机械通气的一个重要目的是保持最低的呼气末容积。

为减少动态肺过度膨胀，呼吸机需要进行调节，如减小潮气量，延长呼气时间。延长呼气时间可通过减慢呼吸频率来实现。其他措施包括增加吸气流速，降低吸呼比，最终增加吸气压力，延长呼气时间。这些呼吸机设置的改变会减少每分通气量，但这种情况下造成的呼吸性酸中毒通常可以很好地被耐受。

呼吸系统顺应性下降患者的机械通气

对肺顺应性下降的患者进行容量控制通气时，P_{peak} 与 P_{plat} 均升高，两者的差值保持不变。潮气量保持不变，气道压升高。压力控制通气时，即使吸气相有持续的吸气压力，潮气量与吸气流速仍会减小。

术中机械通气的一个不寻常的特征就是胸壁及腹部弹性阻力可能发生一过性的显著改变，如头低位、腹腔镜二氧化碳气腹或气胸。这些术中改变会显著影响胸膜（肺泡外）压力。

在容量控制通气时，胸膜压突然升高引起的 P_{peak} 和 P_{plat}（两者差值不变）升高不会造成气压伤。因为此时跨肺压（P_{plat}－胸膜压）不变，设置的潮气量也没有减少。当胸膜压降至正常后（如气腹放气后），P_{plat} 和胸膜压将回归到原始值，潮气量仍保持不变。

在压力控制通气时，胸膜压突然升高将导致潮气量明显减少，气道阻力保持不变。此时呼气末二氧化碳升高，潮气量和每分通气量降低。在这种情况下，应提高吸气压或吸气时间的设置，使每分通气量达到初始水平。同样，因为跨肺压（P_{plat}－胸膜压）保持不变，此时的气道压升高不会引起气压伤。当胸膜压降至正常时，应降低吸气压，保持合适的潮气量。

术中机械通气和急性肺损伤

运用机械通气保证全麻过程中的气体交换已有几十年的历史。在 1963 年，Bendixen 团队提倡术中大潮气量［＞ 10 ml/kg 预测体重（PBW）］通气可减少肺不张的发生，这一观点直到最近才被改变。在这一时期，很多证据表明存在通气导致的肺损伤。在重症医学领域，对急性呼吸窘迫综合征患者实施保护性肺通气策略已获得广泛认可。

近 10 年来，关于术中机械通气是否会导致健康患者发生肺损伤一直存在争议。大量研究认为，与大潮气量（12 ～ 15 ml/kg PBW）相比，小潮气量（6 ～ 8 ml/kg PBW）能减少炎症因子释放。首先应识别出围术期急性肺损伤高危的患者（如脓毒血症、休克状态、多发创伤、输血治疗、行高危手术）。近些年的观点支持围术期使用保护性肺通气策略，包括小潮气量（6 ～ 8 ml/kg PBW）、胸膜压正常时 P_{plat} ＜ 30 cmH_2O、应用 PEEP、肺复张策略、降低吸入氧浓度及允许性高碳酸血症。

目前对于急性肺损伤风险低的既往健康患者，若接受短时间的择期手术（＜ 5 h），尚无呼吸机最佳设置方式的依据。一些研究者认为，保护性的肺通气策略应推广至所有患者，减少潜在的肺损伤。鉴于如此多的患者术中通气过程均较平顺，也有研究者质疑保护性通气推广到所有患者的必要性及可行性。

总结

术中通气设备的进步和对呼吸运动理解的加深让人们更加重视术中机械通气的临床应用。无论哪种通气模式，我们都需要明确哪些参数是保持不变的，哪些是随着气道阻力和肺顺应性时刻改变的。

对于急性肺损伤高危的患者，术中应采用保护性肺通气策略。关于健康患者择期手术时是否需要保护性通气设置的争论，一些正在进行中的研究或许将可以给我们明确的答案。

推荐阅读

Bendixen HH, Hedley-Whyte J, Laver MB. Impaired oxygenation in surgical patients during general anesthesia with controlled ventilation. A concept of atelectasis. *N Engl J Med*. 1963;269:991-996.

Hubmayr RD. Point: Is low tidal volume mechanical ventilation preferred for all patients on ventilation? Yes. *Chest*. 2011;140:9-11.

Hubmayr RD, Abel MD, Rehder K. Physiologic approach to mechanical ventilation. *Crit Care Med*. 1990;18:103-113.

Kilpatrick B, Slinger P. Lung protective strategies in anaesthesia. *Br J Anaesth*. 2010;105:108-116.

Lellouche F, Lipes J. Prophylactic protective ventilation: Lower tidal volumes for all critically ill patients? *Intensive Care Med*. 2013;39:6-15.

Marini JJ. Lower tidal volumes for everyone: Principle or prescription? *Intensive Care Med*. 2013;39:3-5.

The Acute Respiratory Distress Syndrome Network. Ventilation with lower tidal volumes as compared to traditional tidal volumes for acute lung injury and the acute respiratory distress syndrome. *N Engl J Med*. 2000;342:1301-1308.

Tremblay LN, Slutsky AS. Ventilator-induced lung injury: From the bench to the bedside. *Intensive Care Med*. 2006;321:24-33.

Wolthuis EK, Choi G, Dessing MC, et al. Mechanical ventilation with lower tidal volumes and positive end-expiratory pressure prevents pulmonary inflammation in patients without preexisting lung injury. *Anesthesiology*. 2008;108:46-54.

第 224 章　高压氧疗

Klaus D. Torp, MD, Neil G. Feinglass, MD, FASE, FCCP, Timothy S.J. Shine, MD

梁新全　译　李纯青　校

高压氧疗（hyperbaric O_2 therapy，HBOT）定义为将患者置于大于 1 个大气压的特殊环境中，吸入 100% 氧气治疗疾病的方法。此处的 1 个大气压是海平面压力。1 个大气压等于 760 mmHg、14.7 psi 或 33 英尺水柱。在一些特殊情况时，人们也会暴露在高气压的环境下，如潜水吸入压缩气体或在地下管道作业时。高压氧疗时，通常要求高压氧舱的气压至少大于 1.4 个大气压。

所有气体都遵循基本气体定律：

波尔定律：在同一温度下，气体压强与体积成反比，即

$$PV = k$$

其中 P 为压强，V 为体积，k 代表该系统的常数。

道尔顿定律：在任何容器内的气体混合物的总压强等于其中各气体分压之和。

亨利定律：在一定温度的密闭容器内，气体的分压与该气体溶解在溶液内的摩尔浓度成正比。

在临床上，溶液为血液，溶解的气体为氧气。促使氧气溶解于血液的推动力是肺泡内的氧分压（P_AO_2）。需注意，该处决定性的因素是氧分压而不是氧百分比（表 224-1）。氧分压升高时（P_AO_2，约

表 224-1　正常人不同大气压下的气体分压和动脉血氧含量 *

大气压	F_IO_2	吸入 PO_2（mmHg）	P_AO_2（mmHg）	PaO_2（mmHg）	CaO_2（ml/dl）		$PaCO_2$（mmHg）
					总量	溶解型	
1	0.21	150	102	87	18.7	0.3	40
1	1.0	713	673	572	21.2	1.7	40
2	1.0	1473	1433	1218	23.1	3.7	40
3	1.0	2233	2193	1864	25.1	5.6	40
6	0.21	898	848	> 750	21.8	2.3	40

* 血红蛋白 = 14 g/dl。

Modified, with permission, from Moon RE, Camporesi EM. Clinical care in altered environments: At high and low pressure and in space. In: Miller RD, ed. Anesthesia. 6th ed. Philadelphia: Churchill Livingstone; 2005: 2665-2701.

100 mmHg 时），氧饱和度接近 100%。此时增加的血氧含量为血浆中溶解的氧气。因此高压氧疗能够增加严重贫血患者的氧含量，提高血流阻塞区域的氧供。此外，增加的气体压力可减少减压病患者静脉内的空气或空气栓塞，提高组织灌注，促进氮的排出（图 224-1）。

高压氧疗可用于治疗一些严重的疾病，原理如上所述。表 224-2 列举了海底及高压医学协会推荐的高压氧疗适应证，以及国家医疗保险和医疗补助计划报销的适应证。对于其他适应证，临床医生要首先查明高压氧疗的基本原理能否改善这种疾病的病理生理改变（框 224-1）。

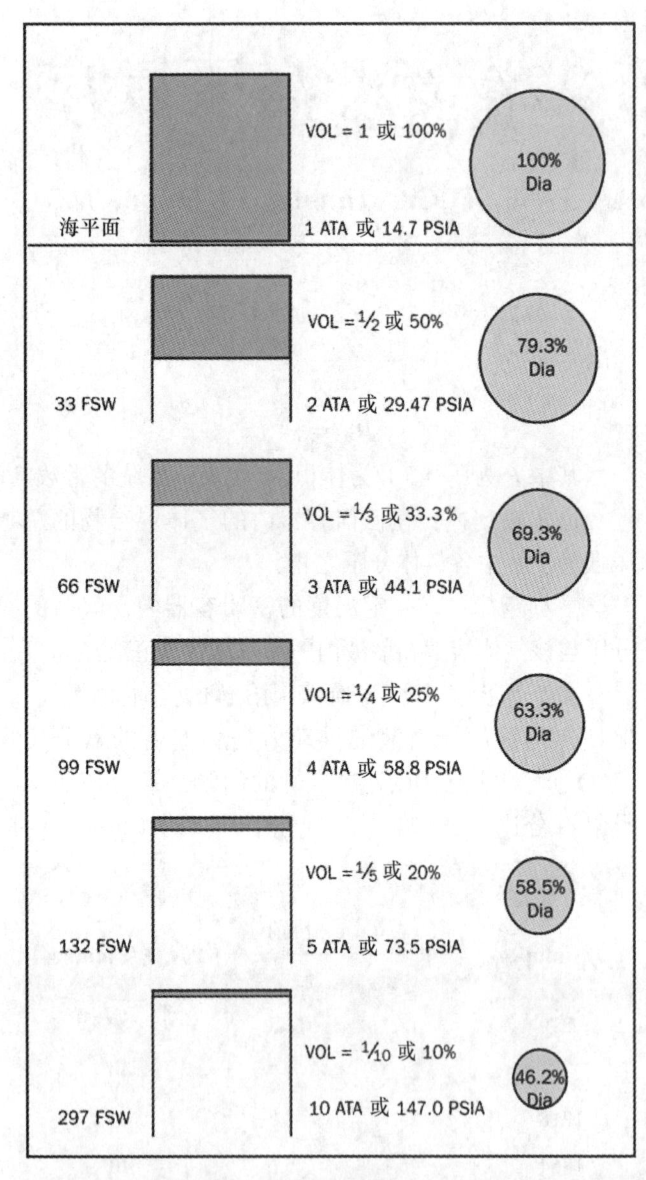

图 224-1 随着海洋深度的增加气体容量（VOL）和气泡大小的变化：波尔定律。ATA，大气压；Dia，直径；FSW，海深尺；PSIA，每平方英寸磅数

高压氧的效应

对呼吸系统的效应

高浓度氧分压会产生大量氧自由基，形成反应性氧化物，如超氧化物、过氧化氢、氧自由基。这些反应性氧化物会引起肺氧中毒性症状，如胸骨后疼痛、咳嗽、肺纤维化，并造成肺容积减少。肺毒性取决于氧分压和高氧状态的时长，且这种毒性是有累积效应的。大多数高压氧疗方案会在氧疗过程中中断一段时间，注入空气。

对中枢神经系统的效应

高压氧疗可减少脑血流量，进而降低颅内压，可减轻 20% 的中枢神经系统水肿。当静止时呼吸 3 个大气压（运动状态下只需更少的大气压）100% 氧

表 224-2 UHMS 推荐及 CMS 报销的高压氧疗适应证

适应证	UHMS	CMS
空气或气体栓塞	×	×
一氧化碳中毒	×	×
合并氰化物中毒的一氧化碳中毒	×	×
梭菌感染所致的肌炎和肌坏死（气性坏疽）	×	×
挤压伤，间隔室综合征及其急性缺血性创伤	×	×
减压病	×	×
促进特定感染伤口的愈合	×	
大量失血（贫血）	×	
颅内脓肿	×	
软组织坏死性感染	×	×
骨髓炎（难治性）	×	×
迟发性放射性损伤（软组织和骨骼坏死）	×	×
皮肤移植和皮瓣成形受损	×	×
热灼伤	×	
急性外周动脉功能不全	×	×
难治性放线菌病		×
符合一定标准的糖尿病患者的下肢伤口愈合不良		×
特异性突发性神经性听力丧失	×	
视网膜中央动脉阻塞	×	

UHMS，海底及高压医学协会；CMS，国家医疗保险和医疗补助计划

框 224-1 高压氧疗的基本机制

过度氧合
血管收缩
新生血管
增加压力和气体梯度（减小气泡体积，降低气泡内含气量）
改善细胞功能，例如抑制白细胞的 β_2 整合素分子，增加氧自由基的含量来提高中性粒细胞杀伤力

气时会产生中枢神经系统毒性。毒性表现包括恶心、面部麻木、抽搐、味觉与嗅觉异常。未发现的中枢神经系统中毒可发展为强直 / 痉挛性癫痫发作。

对心血管系统的效应

氧分压大于 1500 mmHg 时会增加系统血管阻力和外周血管压力，并发生反射性心动过缓。外周血流减少，而组织氧供却显著增加。大量氧气从血管床扩散到组织中，这也是高压氧疗用于治疗适应证的基础。在高压氧下肺血管阻力降低。

对含空气腔隙的效应

鼻窦、中耳、局限性肺大泡都受高压氧舱内的气压改变的影响。中耳气压伤是最常见的并发症，发生率为 2% ～ 45%。非手术治疗通常有效，但必要时也需鼓膜切开术治疗。肺气压伤是一种罕见的并发症，如发生，可能需要穿刺或胸腔置管减压。

对血糖的效应

当患者患有糖尿病时，高压氧疗会使血糖下降，因此治疗前后应严密监测血糖变化。

高压氧舱内的麻醉管理

在高压氧舱内实施全身麻醉极为少见。可能的适应证包括双肺灌洗术及其他急诊手术。麻醉医师需要在高压氧舱内进行气道管理或实施镇静，或对重症患者给予支持治疗。所有人员在进入高压氧舱之前都要进行压力测试和相应训练。吸入麻醉的诱导量取决于这些药物在大脑中的分压，而非吸入浓度。若海平面（1 个大气压）时，1.1 MAC 异氟烷（药物在肺泡与大脑中的分压为 8 mmHg）产生麻醉效应，那么在 3 个大气压下，0.33 MAC 异氟烷即可产生相同的效应。因为此时药物在肺泡与大脑中的分压仍为 8 mmHg。

挥发罐外压力升高会导致麻醉药物离开挥发罐时浓度降低。但是由于这部分药物在中枢神经系统产生的压力不变，并不会带来临床改变。具有加热元件的挥发罐不应被带入高压氧舱。虽然笑气曾经在高压氧舱中成功运用过，但仍应避免使用。因为随着压力升高，其溶解度和性质会发生很大变化。相比吸入麻醉，全凭静脉麻醉更适用于高压氧舱，因为全凭静脉麻醉所需设备简单且不排放废气。区域麻醉也是很好的选择，但注射时局麻药中不能有任何空气气泡。

大气压升高引起的气体密度增加会降低转子流量计的流速，从而导致高压环境下读数假性增高。注意确保气体罐功能正常，但通常在高压氧舱内不存在气体罐。

进入高压氧舱前应先调试麻醉设备，否则它们将不能正常工作。气管插管套囊、静脉及膀胱导管需预先充水。若用气体填充气囊，气压改变后气囊体积会发生改变。预先充水入静脉导管管腔便于快速识别出空气是否误入导管，可避免静脉空气栓塞。呼吸机在入舱前需进行校对及压力测试。避免使用石蜡油润滑剂及酒精，因为它们在高压氧环境下易燃。

推荐阅读

Moon RE, Camporesi EM. Clinical care in altered environments: At high and low pressure and in space. In: Miller RD, ed. *Miller's Anesthesia*, 7 ed. Philadelphia: Churchill Livingstone; 2010:2485-2502.

Neuman TS, Thom SR, eds. *Physiology and Medicine of Hyperbaric Oxygen Therapy*. Philadelphia: Saunders Elsevier; 2008.

Weaver LK, ed. *Hyperbaric Oxygen Therapy Indications*. 13th ed. North Palm Beach, FL: Best Publishing Co.; 2014.

第 225 章　住院患者的营养支持

Nichole T. Townsend，RN，MD，Michael J. Murray，MD，PhD
梁新全　译　李纯青　校

大多数患者，尤其重症患者，处于高代谢或以分解代谢为主的状态。尽管医疗团队会制定早期的营养支持方案，但研究发现术后前两周，ICU 患者的卡路里摄入量仅占规定量的 50%。近期临床研究推荐，在术后特定时间应补充特定的营养物质以减少术后感染，改善患者机体功能，提高存活率。研究强调，临床医生不应将营养物质视为“食物”，而应视为药物，即营养药品，并当作药物使用。

重症患者进食的起始时间和方式

住院患者营养失调会增加术后并发症的发生率，增加医疗花费。40% ～ 50% 的住院患者存在营养失调的状况。而术后的禁食水经常使情况更复杂，直至肠鸣音和肠功能恢复正常。大量研究表明这种传统的禁食方式会严重影响患者预后，甚至影响术后生存率。

基于专家共识，目前推荐患者转入 ICU、苏醒且情况稳定后应尽早进食。尽管有一系列研究发现术后患者分解代谢旺盛，早期进食与患者预后可能有一定关联。但目前尚无前瞻性的 RCT 研究支持早期进食，关于早期进食与预后关联的具体原因和效果也没有得到证实。

休克、饥饿、创伤、重症及全肠外营养（total parenteral nutrition，TPN）的使用会影响小肠功能，使小肠绒毛和黏膜萎缩，通透性改变，造成肠道细菌异位。毋庸置疑，若胃肠道情况允许，肠内营养是营养支持的最佳方式。

若胃肠道不可用，应在一定的时间点开始全肠外营养。近期一项大型研究证实，对于肠内营养不能满足目标热量摄入量的 ICU 患者，8 天后开始全肠外营养组比 48 h 内开始全肠外营养组的预后更好。肠外营养开始较晚的患者术后感染率低，机械通气和肾替代治疗的时间更短。至少可以说明，入 ICU 后早期的肠外营养支持并不能改善预后。

全肠外营养较肠内营养易造成摄入过剩，会增加胆汁淤积和脂肪肝的风险。相反，肠内营养可以促进胆囊收缩素的释放，刺激胆汁流动，减少肝胆系统并发症。早期肠内营养会削弱激素对炎症的反应。即使早期开始营养支持，患者仍会处于分解代谢状态，以内脏蛋白质减少为代价，合成急性反应物（蛋白质）。目前没有有效的治疗能够逆转分解代谢旺盛患者的蛋白质丢失。

早期肠内营养可以增加胃肠道血流，具有肠道保护作用。此时营养元素的吸收由胃肠道调控。尚不清楚若同时经肠外补充营养元素，这种调控机制是否仍起作用。全肠外营养需要中心静脉通路，其本身会增加操作损伤和感染的风险。静脉输注脂肪乳剂会造成免疫抑制。全肠外营养还与严重代谢异常有关，如高血糖症、酸碱平衡紊乱（高氯性代谢性酸中毒）、电解质紊乱（再喂养综合征造成的低磷血症）。

绝大多数临床病例证实肠内营养预后好于肠外营养。尽管肠内营养的益处大多来源于它对胃肠道生理的作用，但无论能否避免肠外营养带来的副作用（与肠内营养的益处正好相反），它都具有益处。“如果胃肠道能够工作，那么就利用它”这种说法仍被倡导。

重症患者理想的肠内营养应在入院后第一个 24 ～ 36 h 内经通过幽门的营养管给予。在进行胃肠内喂饲时，应将床头抬高至少 30°，并定期回抽检测残余的胃内容物容量，最初每 4 h 一次，稳定后改为每 8 h 一次。依据患者是否为住院患者，以及医院的处理常规，若胃内容物残余 200 ～ 500 ml，需停止喂饲 1 ～ 4 h，并以较低的速度开始恢复喂饲。

营养目标

蛋白质

有大量研究比较了静脉给予氨基酸和生理盐水两种治疗方法，并没有发现两组间蛋白质合成速度有显著的统计学差异。重症患者，甚至是肾衰竭患者（如果是重症），应给予 1.0 ～ 1.4 g/（kg · d）的蛋白质。

支链氨基酸

增加支链氨基酸（缬氨酸、亮氨酸、异亮氨酸）的摄入能改善肝性脑病患者的神经功能症状。

精氨酸

严重创伤患者增加精氨酸的摄入能减少感染的发生率，缩短住院时间。

谷氨酸

谷氨酸是很多具有重要生理功能的生化产物的前体。其中最重要的是，谷氨酸是谷胱甘肽的前体，它还是消化道内皮生长所需的重要营养物质。一项近期的 meta 分析表明，ICU 患者应用谷氨酸能降低死亡率，无论入院诊断如何。谷氨酸用来提高患者生存率的最佳推荐用量是每日 0.3 ～ 0.5 g/kg。

碳水化合物

葡萄糖是所有生理活动所必需的元素，是最常用的碳水化合物。每日接受 4 g/kg 20% D- 葡萄糖的患者的氧化代谢率与每日接受更少量的葡萄糖的患者无明显差异。尽管在美国并不使用果糖，但在欧洲，因为副作用小，果糖仍是肠外营养的一个选择。

脂质

相比单纯给予长链脂肪乳剂，给予中链和长链脂肪乳剂混合物能使机体脂肪的分解率降低。未接受脂质治疗的患者会出现重要的脂肪酸（ω-3 和 ω-6）缺乏，表现为剥脱性皮炎。

ω-3 脂肪酸是类花生酸的前体。类花生酸具有抗炎作用，对循环和神经系统有益。目前认为，给予 ω-3 和 ω-6 脂肪酸混合物有益于急性肺损伤的患者。虽然近期一项关于 ARDS 的前瞻性临床研究并没有证实这一点。

框 225-1　ICU 患者的营养支持治疗推荐

重症患者处于高代谢状态，营养需求量增加
营养支持治疗对临床预后改善方面的研究尚不充足
预期 7 ～ 10 天内无法经口进食的患者需进行营养支持治疗
经肠内营养治疗的创伤患者并发症发生率低于肠外营养者
对特定营养物质和配方的效果尚无一致结论

特殊的重症疾病

1996 年在美国贝萨斯达举行的美国国家卫生部、美国肠内和肠外营养学会、美国临床营养协会联合会议回顾了重症疾病领域（创伤、脓毒血症、全身炎症反应综合征、多器官功能衰竭综合征、烧伤、急性肺损伤、急性肾衰竭）所能获得的公开数据。尽管回顾了大量临床资料，但关于营养治疗的资料并没有总结出明确的结论（框 225-1）。

重症医学协会近期发布的指南较为乐观。一些近期的前瞻性随机对照研究证明，对住院患者，特别是重症患者，进行更积极的营养支持是有效的。

结论

陆续有研究发现，对重症患者，尤其是对急性起病或受伤时即存在营养失衡的患者，给予营养支持能够改善预后。目前的共识有：重症患者行肠内营养明显优于肠外营养，营养治疗中营养元素的选择非常重要，不同类型的患者能够从有针对性的营养支持治疗中获益。目前，更多的针对 ICU 患者营养支持的前瞻性 RCT 研究有待实施，以提供更多的明确建议，为重症患者提供最佳的营养支持。

推荐阅读

Kerrie JP, Bagshaw SM, Brindley PG. Early versus late parenteral nutrition in the adult ICU: Feeding the patient or our conscience? *Can J Anaesth*. 2012; 59(5):494-498.

Klein S, Kinney J, Jeejeebhoy K, et al. Nutrition support in clinical practice: Review of published data and recommendations for future research directions. National Institutes of Health, American Society for Parenteral and Enteral Nutrition, and American Society for Clinical Nutrition. *JPEN*. 1997;21:133-156.

Martindale RG, McClave SA, Vanek VW, et al. Guidelines for the provision and assessment of nutrition support therapy in the adult critically ill patient: Society of Critical Care Medicine and American Society for Parenteral and Enteral Nutrition: Executive summary. *Crit Care Med*. 2009;37:1757-1761.

Ukleja A, Freeman KL, Gilbert K, et al. The Task Force on Standards for Nutrition Support: Adult Hospitalized Patients, and the American Society for Parenteral and Enteral Nutrition Board of Directors. Standards for nutrition support: Adult hospitalized patients. *Nutr Clin Pract*. 2010;25:403-414.

Wischmeyer P. Nutritional pharmacology in surgery and critical care: "You must unlearn what you have learned." *Curr Opin Anesth*. 2011;24:381-388.

第226章 围术期血糖管理

Aaron M. Joffe，DO，Douglas B. Coursin，MD
程 彤 译 李 坚 校

危重疾病、麻醉和手术应激都会导致神经内分泌紊乱及代谢失调，从而增加围术期高血糖的发生率。虽然在过去人们认为，围术期高血糖是一种正常的人体适应性反应，可以为应激状态下的脏器提供更多的代谢基质，但如今已经证实合并围术期高血糖的患者确有预后不佳。很遗憾目前尚缺乏直接证据指导麻醉医师对术中最佳血糖水平及调节方式进行管理。而现有的指南意见也多为基于全科医学、外科普通病房或重症监护病房患者的研究进行推论所得。

围术期血糖管理的主要目标包括避免血糖过高或过低、减少电解质和自由水的丢失以及预防酮症。为此，我们应当关注患者糖尿病（diabetes mellitus，DM）的类型、既往药物治疗史、术前代谢控制情况以及拟行手术的类型和预计时长。术前评估和治疗方法的总结见表226-1。

围术期血糖调控管理

术日当天应停用所有口服药物并进行术前血糖监测。对于病情稳定、择期手术的患者，如果没有低血压，查指尖快速血糖（point-of-care，POC）即可（具体见后文“血糖监测”标题下的讨论）。对于术前以调整运动和饮食的方式调控血糖且效果较好的糖尿病患者，不需要围术期特殊的血糖干预。对于并非规律应用胰岛素治疗的2型糖尿病患者，如果是做小手术且术前血糖控制良好（空腹血糖130～180 mg/dl），可能不需要或仅以小剂量速效胰

表226-1 糖尿病患者围术期管理

外科评估	空腹BGC	治疗
小手术，2型糖尿病患者，未用胰岛素治疗	全部患者	术日停用口服药物
	＜180 mg/dl*	按需使用普通或短效胰岛素（赖脯胰岛素、精氨酸胰岛素、赖谷胰岛素）
	＞180 mg/dl†	准备持续泵注胰岛素治疗
	全部患者	目标BGC 80～180 mg/dl
小手术，1型或2型糖尿病患者，使用胰岛素治疗	＜180 mg/dl*	术晨予半量中效胰岛素
		根据初始实验室指标和禁食时间考虑静脉输注含钾或不含钾的5%含糖液
		禁食并应用短效胰岛素的患者应每4～6 h复查BGC
		注射或泵注基础胰岛素的患者应继续按日常剂量或泵注速度使用
		允许进食后调整回住院前的胰岛素治疗方案
	＞180 mg/dl†	开始持续泵注胰岛素并每1～2 h复查BGC
大手术，1型或2型糖尿病患者，使用胰岛素治疗	全部患者	术日停用口服药物
		术中术后持续泵注胰岛素
		目标BGC 150 mg/dl，避免低血糖（＜80 mg/dl）

* 控制满意。
† 控制不佳。
BGC，血糖水平。
Adapted with permission from Smiley DD，Umpierrez GE. Perioperative glucose control in the diabetic or nondiabetic patient. South Med J. 2006；99：580-589.

岛素调整血糖到目标范围即可。对于血糖控制不佳（空腹血糖＞180 mg/dl）的患者，尤其是预计手术时间较短者，需考虑给予大剂量速效胰岛素。而对于预计手术时间较长、术后住院治疗的患者，则更推荐持续泵注胰岛素。对于既往长期使用胰岛素治疗的 1 型或 2 型糖尿病患者，如果要做小手术且术前血糖控制理想，可以术晨使用一次其长期使用的中效胰岛素的半量剂量，而如果术前等待时间过长导致禁食水超过 4 ～ 6 h，可以再额外补充葡萄糖和短效胰岛素以维持正常的血糖水平。既往使用甘精胰岛素治疗的患者，术前仍需给予基础剂量，而使用持续胰岛素泵治疗的患者需继续维持其基础泵注速度。对于血糖控制不佳的患者，更推荐持续泵注胰岛素控制血糖。所有需要胰岛素治疗的糖尿病患者，如果要做大手术，都应从诱导后就开始持续泵注胰岛素并按需调整速度。需要定时监测血清血糖及血钾水平并及时补充。

术中血糖控制的管理

目前的建议很大程度上是基于心脏外科和重症患者中对高血糖与预后及内环境紊乱关系的研究结果。而对于其他大多数非心脏手术患者，因为不同的研究各方面差异较大，我们仍没有明确的结论。这些差异主要包括血糖目标范围的差异（125 ～ 200 mg/dl、100 ～ 150 mg/dl、125 ～ 175 mg/dl、150 ～ 200 mg/dl、180 mg/dl 及 80 ～ 110 mg/dl）、对照组的差异（＜250 mg/dl、≤180 mg/dl 或＜200 mg/dl）、研究人群的差异以及输注成分的差异。部分研究使用的是糖-钾-胰岛素混合泵而不是单纯的胰岛素泵。至今为止，有关围术期血糖控制的前瞻性研究只有两项，并且也都是基于心脏手术患者。一项研究发现，术中控制血糖可以缩短住院日，减少术后心律失常、伤口感染的发生率并降低 2 年死亡率，另一项研究则得出结论，术中血糖控制与术后 30 天的全因死亡率、胸骨感染发生率、机械通气时长及心律失常、脑卒中和肾功能不全的发生率无明显关系。迄今仍缺乏在非心脏手术患者中的相关研究。综合诸多资料，目前一般建议当血糖水平高于 180 mg/dl 时开始胰岛素治疗，将目标值控制在 150 mg/dl 左右。目前的共识是尽量减少发生低血糖的时间，因为低血糖存在更大更严重的隐患。但读者需要知道，不同指南和组织的建议存在很多差异，并且未来指南也会不断更新。

术后血糖控制的管理

近期美国临床内分泌医师协会和美国糖尿病协会达成共识声明，建议非重症住院患者将空腹血糖控制于 140 mg/dl 以下，随机血糖控制于 180 mg/dl 以下。声明进一步建议以皮下注射胰岛素及基础营养物质支持的方式进行目标调控。强烈不推荐使用浮动剂量胰岛素（silding-scale insulin）或口服降糖药调控血糖。尽管不完全相同，但这些专家建议和美国内分泌学院 2007 年及加拿大糖尿病协会 2008 年发布的意见大体一致，也说明了其作为术后血糖管理目标的合理性。至今为止，还并没有一个为全世界所接受的重症患者术后血糖管理目标。实验人员对严格血糖管理（80 ～ 110 mg/dl）有益于降低发病率和致死率进行的研究主要是基于心脏手术术后的研究群体，因而并不能套用于广泛的患者人群。随后的 VISEP（the Efficacy of Volume Substitution and Insulin Therapy in Severe Sepsis）试验也因严格控制血糖组对比传统组出现了大量的严重低血糖事件（＜40 mg/dl）而被叫停。而最近期的 NICE-SUGAR（the Normoglycemia in Intensive Care Evaluation and Survival Using Glucose Algorithm Regulation）试验则得出结论，在重症监护病房患者中，严格控制血糖组（81 ～ 108 mg/dl）的死亡率比对照组（＜180 mg/dl）要高。基于这些以及其他诸多我们没有特殊提到的研究，按照拯救全身性感染行动（Surviving Sepsis Campaign，SCC）指南，维持重症患者血糖水平小于 150 mg/dl 是较合理的目标。另外，在决定降糖方案和目标时也应考虑的患者高血糖发生的原因。术前没有明确诊断糖尿病的患者如果出现应激性高血糖，以更严格的目标控制血糖获益将优于糖尿病患者。尽管目前还没有前瞻性课题专门研究对比强化胰岛素治疗（intensive insulin therapy，IIT）在糖尿病和非糖尿病患者中的影响，但重症医学数据中的亚组分析得出结论，开始降糖的时间越早，比如从 150 mg/dl 而不是 180 mg/dl 时开始，以及将目标血糖范围定于 110 ～ 140 mg/dl，都是更为合理的选择。

血糖监测

众所不知，血糖的测量并不能直接得出血糖浓度。无论是实验室还是快速血糖，我们临床中所用的测量仪器都应用的是间接酶学技术。最常用的是葡糖氧化酶、葡糖 1- 脱氢酶和己糖激酶。而三者之中，己糖激酶反应是最常应用于中心实验室的金标准。另外，和中心实验室直接测量血浆血糖浓度不同，指尖快速血糖是测量全血血糖浓度后再矫正成血浆血糖浓度。了解这点非常重要，因为血浆血糖浓度大约比全血高 11%，并且血糖的生理活性更接近于血浆血糖浓度。意料之中，很多因素都会影响指尖快速血糖的测量结果，包括测量部位、外周血管收缩情况、贫血、氧分压过高或过低、其他糖类或药物的干扰、电解质异常、高胆红素血症、高尿酸血症等。因此用血糖试纸条测的指尖快速血糖，无论是取毛细血管血还是动脉血，都会有 15% 的误差。需要强调的是，一般超过 20% 的偏倚我们才定义为结果不一致。另外，在低血糖时不同方法间的测量差异会更大，测量值也会偏高。尽管指尖快速血糖早已广泛应用于病房、重症监护病房和手术室，美国食品药品管理局自始至终从未曾倡导其应用，而更加推荐的是静脉血测量血糖。

处理方案

IIT 方案多种多样，血糖调控目标也各有不同。无论是计算机算法下的机器检验还是简单的床旁试纸测量，我们的目标都是在不引起低血糖的情况下尽可能得到指定范围内的血糖值。这些 IIT 方案中大部分都是以急症住院患者为研究人群制定，并且一般是由护士进行测量，测量人员不固定。位于旧金山的加州大学进行了一项研究，发现每次血糖测量大约都需要花费护士 7 min 的时间进行操作，而考虑到护士与患者的比例一般都是 1∶2，如果每个患者都实行 IIT 方案，那他们每次值班 12 h 都会有将近 17% 的时间单纯花费在反复抽血、监测和执行治疗上。而麻醉医师更多的只关心患者在手术室内的情况，同时术中又有很多其他工作，所以我们并不惊讶那项关于糖尿病患者行心脏手术术中实行 IIT 的研究在早期就因“无法获得”目标血糖而中止。读者需要明白，由联合委员会与医疗保险和医疗补助服务中心共同制定的外科监护治疗的改良方案从根本上决定了专业学会的医疗质量，他们要求无论达到目标值的过程在医疗中对患者产生何种影响，接受心脏手术的患者都应在术后 1 ～ 2 天维持血糖浓度低于 200 mg/dl。尽管将标准定为 200 mg/dl 非常武断，也没有任何现有证据，但它依然和既往制定的控制基准一起，用于定义“最好的”医院和制定赔偿标准。

结论

手术应激、麻醉和危重疾病都经常会导致患者围术期高血糖。麻醉医师在选择围术期血糖控制方案时，既需要考虑到患者因素（包括糖尿病类型、患病年限、血糖控制情况），也需要考虑到手术因素（手术时长、手术大小、病理生理紊乱）。尽管医生对高血糖的危害达成共识，但目前在有关开始启动胰岛素治疗的血糖数值以及对患者最有利的调控目标范围方面尚无一致意见。另外，低血糖的发生率也并不低，包括在因重症（脓毒血症、肾衰竭、持续血滤及应用正性肌力药物）而未使用任何胰岛素的患者中。个别患者发生低血糖时可能不会有明显的症状或体征，而常规用指尖快速血糖进行测定更加不容易识别，这可能会增加发病率和死亡率。

推荐阅读

Akhtar S, Barash PG, Inzucchi SE. Scientific principles and clinical implications of perioperative glucose regulation and control. *Anesth Analg*. 2010;110:478-497.

Lipshutz AK, Gropper MA. Perioperative glycemic control: An evidence-based review. *Anesthesiology*. 2009;110:408-421.

Moghissi ES, Korytkowski MT, DiNardo M, et al. American Association of Clinical Endocrinologists, American Diabetes Association. American Association of Clinical Endocrinologists and American Diabetes Association consensus statement on inpatient glycemic control. *Endocr Pract*. 2009;15:353-369.

Smiley DD, Umpierrez GE. Perioperative glucose control in the diabetic or non-diabetic patient. *South Med J*. 2006;99:580-589.

Sebranek JJ, Koop Lugli A, Coursin DB. Glycemic control in the perioperative period. *Br J Anaesth*. 2013;111:i18-i34.

第 227 章　急性呼吸窘迫综合征

Mark T. Keegan，MB，MRCPI，MSc
程　彤　译　李　坚　校

背景和定义

急性呼吸窘迫综合征（acute respiratory distress syndrome，ARDS）是一种合并非心源性肺水肿和气体交换障碍的肺部炎症状态。ARDS 是重症监护病房（intensive care unit，ICU）中导致患者呼吸衰竭的最主要原因。合并重症或误吸的大手术患者围术期更容易发生 ARDS。2012 年的柏林标准（表 227-1）对 ARDS 进行了重新定义，弥补了 1994 年的美国-欧洲共识会议（表 227-2）的不足之处。与旧标准相比，柏林标准对“急性”进行了定义，明确了鉴别除外低蛋白血症性水肿的方法，新增了呼吸机参数的最基本设置要求，删除了急性肺损伤的标准，并根据严重程度将 ARDS 划分为三个级别。

表 227-1　ARDS 柏林标准

特点	描述
时间	因为已知临床因素或新发的或肺部症状加重发病不超过 1 周
胸部影像学 *	双侧浸润影——不能完全由浸润、肺叶 / 全肺不张或结节解释
水肿来源	呼吸衰竭不能完全由心衰或液体过负荷解释；如果没有危险因素，需要客观评估（如超声心动图）来排除渗透性水肿
氧合水平 †	
轻度	200 mmHg ＜ PaO_2/FiO_2 ≤ 300 mmHg 且 PEEP/CPAP ≥ 5 cmH_2O‡
中度	100 mmHg ＜ PaO_2/FiO_2 ≤ 200 mmHg 且 PEEP ≥ 5 cmH_2O
重度	PaO_2/FiO_2 ≤ 100 mmHg 且 PEEP ≥ 5 cmH_2O

* 胸片或 CT。
† 如果海拔超过 1000 m，需要按如下公式矫正：（PaO_2/FiO_2）×（大气压 /760）。
‡ 在轻度 ARDS 患者中可能是无创测量。
ARDS，急性呼吸窘迫综合征。
CPAP，持续气道正压通气。
FiO_2，吸入氧浓度。
PaO_2，动脉氧分压。
PEEP，呼气末正压
Modified from ARDS Definition Task Force. Acute respiratory distress syndrome：The Berlin definition. JAMA. 2012；307：2526-2533.

ARDS 可能由直接的肺损伤导致，比如肺炎或胃内容物的反流误吸。直接损伤也可能与肺挫伤、脂肪栓塞、吸入或溺水损伤以及输注血制品等相关。继发性 ARDS 可能伴随于严重系统性疾病或创伤，也可能是全身炎症反应的肺部表现，就如同脓毒血症作用于肾、脑和心血管系统分别表现为少尿、神智变化和低血压一样。

ARDS 的表现是非心源性肺水肿伴低氧血症。肺泡内皮和毛细血管内皮间通透性的改变会引起富蛋白水肿液体流入肺泡。Ⅱ型肺泡细胞的损伤会阻碍上皮细胞的液体运输，影响肺泡液体回流，并使肺泡表面活性物质产生改变。这些变化会导致气体交换功能的异常。肺中性粒细胞在这些炎性反应中起了重要的作用，而不合理的机械通气也会加重炎症进展（见后文讨论）。

一项 1999—2000 年进行的研究估算了美国近 200 000 名患者每年 ARDS 的发生率。或许得益于保

表 227-2　美国-欧洲共识会议关于急性肺损伤和急性呼吸窘迫综合征的定义 *

特点	ALI	ARDS
时间	急性	急性
胸部影像学改变	双侧浸润	双侧浸润
PCOP（mmHg）	≤ 18	≤ 18
PaO_2/FiO_2	≤ 300	≤ 200

* 本定义最初目的是在 ALI 范围内划分出 ARDS 的亚分类。但在实际临床应用中，医生通常将不合并 ARDS 的 ALI 患者诊断为 ALI（例如，PaO_2/FiO_2 值介于 201 ～ 300 之间）。柏林标准取消了“ALI”这一分类（尽管已经被柏林标准所取代，但这些标准仍然作为基础广泛用于 1994—2012 年干预和流行病学的相关研究）。
PCOP，肺毛细血管楔压。
FiO_2，吸入氧浓度。
PaO_2，动脉氧分压

护性肺通气的应用、更保守的输血策略以及院内感染的减少，随后数年间 ARDS 发生率有所下降，但仍广泛存在于 ICU。10% ～ 15% 入 ICU 的患者以及高达 20% 的需要接受机械通气的患者存在 ARDS。

ARDS 的发展在病理学分为三个阶段。广泛肺泡损伤发生在最初 1 周的“渗出期”，主要是Ⅱ型肺泡细胞的损伤和组织间质炎症反应，并逐渐进展至“增生期”。部分患者会进展至“纤维化期”，产生纤维蛋白沉积和正常肺泡结构的损伤。

ARDS 的临床表现包括急性加重的呼吸困难、呼吸急促和伴广泛肺部听诊啰音的低氧血症等。动脉血气表现为肺泡动脉血氧分压梯度差升高、合并严重低氧血症及持续生理性右向左分流。并可能会进展为肺动脉高压。尽管 ARDS 早期可能会有呼吸性碱中毒，后期大多会发展为呼吸性酸中毒。胸片可见双肺广泛“毛玻璃样”浸润。胸部 CT 表现为肺泡浸润、实变、肺不张等，肺下垂区尤著。除此之外，存在全肺的炎症反应，即使在相对正常的肺泡区也能通过支气管肺泡灌洗发现炎性改变。

ARDS 患者几乎都需要机械通气，这也是支持治疗的一个主要部分。无创通气，例如持续气道正压通气和双水平气道正压通气，对于一些患者已经足够，但更多的中重度 ARDS 患者需要行气管插管。尽管最初几天随着肺部水肿的重吸收，氧合会趋于改善，但仍有相当一部分患者会因持续的低氧血症、高每分通气量需求以及肺顺应性的下降需要更长时间的机械通气。有时可能需要大剂量的镇静剂甚至肌松剂来保证 ARDS 患者的通气。基于一项前瞻性研究的结果，美国重症医学会的最新指南（2012 年）推荐感染伴 ARDS 患者短期使用肌松剂（≤ 48 h）。

机械通气相关肺损伤也是一项应重点关注的问题（图 227-1）。机械通气过程中，气体更倾向进入未受损的肺泡，引起这部分肺泡过度膨胀，从而造成容量伤和气压伤。而肺泡的反复开闭会引起剪切伤（肺萎陷伤）。这些物理应力也会加剧损伤后炎症反应（生物伤）。基础实验研究通过定义机械通气中的高低“拐点”，得出了一个推荐的肺部压力-容量曲线“安全范围”。在压力-容量曲线的低点，肺单元更容易出现塌陷和肺不张，而在高点时则更容易因扩张过度导致肺损伤（图 227-2）。

美国国家心脏、肺和血液研究所的 ARDSNet 研究员进行了一系列随机、多中心临床试验，评估了不同治疗方案在 ARDS 中的作用。ARDSNet 的小潮气量实验（lower tidal volume trial，LTVT）ARMA 证实了使用小潮气量通气模式（6 ml/kg，理想体重）可以降低肺泡过度扩张和机械通气肺损伤的致死率。理想体重可通过患者身高和性别计算得出。小潮气量通气模式成为了 ICU 中 ARDS 患者呼吸管理的标准模式。尽管 ARDSNet 的小潮气量研究使用的是容量控制通气，在限制潮气量前提下也可以使用压力控制通气作为替代。基于其可以提供更好氧合的气流模式。

呼气末正压（PEEP）曾被提倡用于改善氧合和防止肺不张，从而使通气保持在低位拐点之上。最高 PEEP 水平值曾使用至 22 ～ 24 cmH_2O。但尽管已经进行了一系列前瞻研究，ADRS 的最佳 PEEP 值仍尚未定论。

治疗

为了保证充足氧合的同时使机械通气肺损伤最小化，我们已经为 ARDS 患者尝试使用了一系列技术。表 227-3 列出了有关 ARDS 治疗性通气策略的一些大型临床研究。

利尿

研究证实，限液策略有利于改善氧合和缩短机械通气时间。一旦积极液体复苏阶段结束，就应当在容许范围内使用利尿剂来降低血管外肺水。“干”肺策略必须建立在保证其他器官的灌注的前提之下。

肺泡复张

使用高水平（例如 40 cmH_2O）的持续气道正压 30 ～ 40 s 可能会使萎陷的肺泡张开，从而改善氧合。这样的肺复张策略对于间断停止通气的患者（例如转运、吸痰）尤为有益，但常规应用这种肺复张策略尚存在争议。

容许性高碳酸血症

小潮气量通气策略下维持每分通气量需要提高呼吸频率。但在高呼吸频率（一般在中-高频 30 s 范围）时会产生动态过度充气，也被称为内源性 PEEP 或自发性 PEEP。这会导致潜在不良的心输出量降低。容许性高碳酸血症是指允许 $PaCO_2$ 升高，无论是否存在酸血症。最终，呼吸性酸中毒会由肾通过重吸收碳酸氢盐代偿，将血 pH 值调整至正常。一些

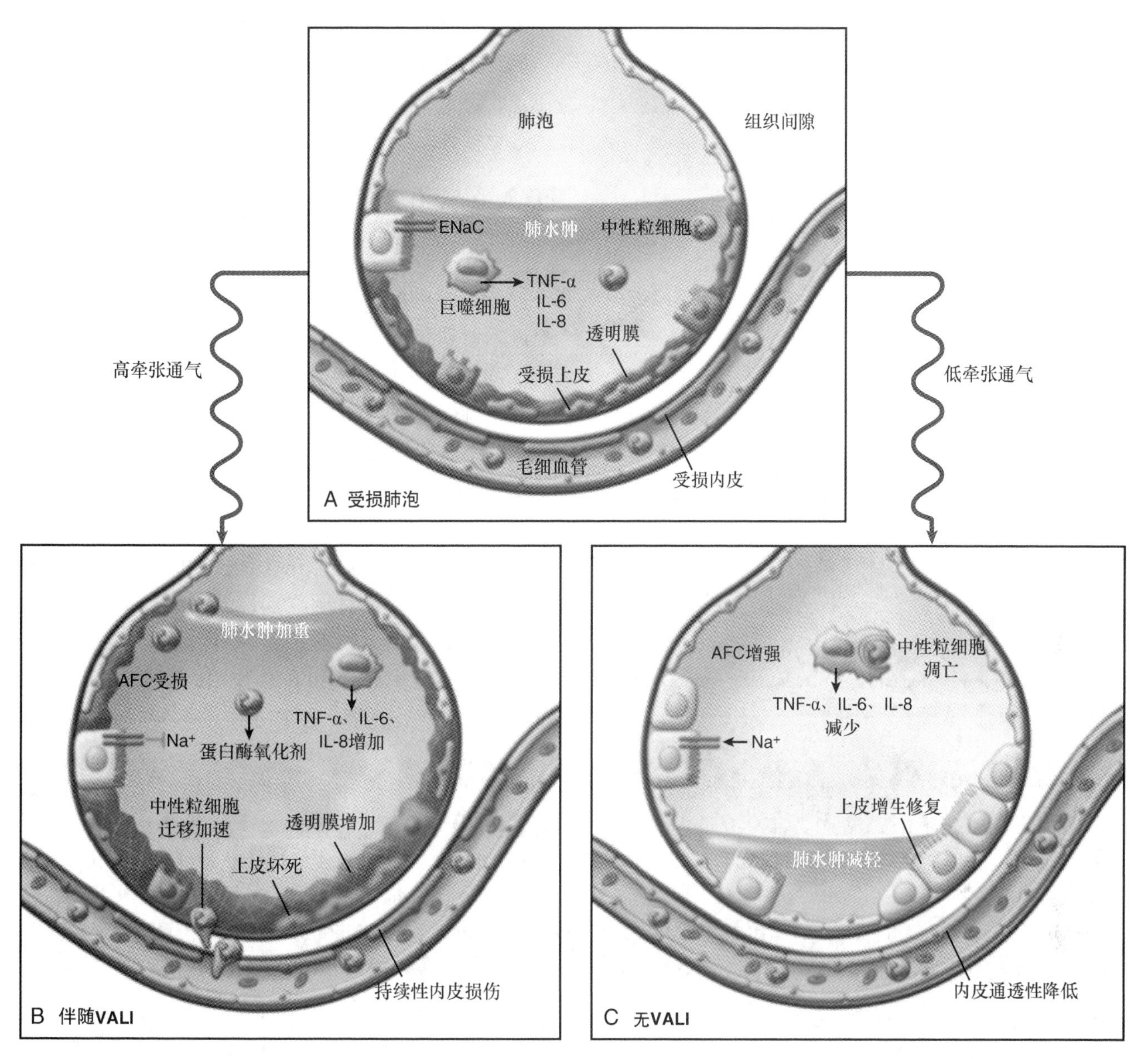

图 227-1　呼吸机相关肺损伤（ventilator-associated lung injury，VALI）的机制。**A.** 急性呼吸窘迫综合征（acute respiratory distress syndrome，ARDS）会导致肺内皮细胞和上皮细胞的损伤，增加肺泡-毛细血管屏障的通透性，使气体空间浸润富含蛋白的肺水肿液体，通过释放促炎趋化因子和细胞因子激活肺泡巨噬细胞，加速中性粒细胞移动及激活和纤维蛋白沉积（透明膜）。**B.** 如果受损的肺进行大潮气量和高压通气（高牵张通气），会导致肺损伤恶化及肺内皮细胞和上皮细胞的损伤和坏死，加速中性粒细胞迁移，释放中性粒细胞损伤后物质（如蛋白酶和氧化剂），促进肺泡巨噬细胞和肺上皮细胞释放促炎细胞因子，增加纤维蛋白沉积并加速透明膜形成。损伤性的机械通气也会影响肺泡液体清除（alveolar fluid clearance，AFC）的机制。**C.** 与此相反，保护性肺通气策略（低牵张通气）会抑制肺内皮细胞和上皮细胞的进一步损伤，减少促炎细胞因子的释放，并通过肺上皮细胞 Na^+和 Cl^-的主动运输促进肺泡液体清除，从而减轻肺水肿并促进内皮细胞和上皮细胞的修复。上皮细胞通过肺上皮Ⅱ型肺泡细胞的移动、增生、分化并重新覆盖受损的基底膜完成修复。通过中性粒细胞的凋亡及被肺泡巨噬细胞吞噬减轻急性炎症。ENaC，肺上皮细胞钠通道；IL，白介素；TNF，肿瘤坏死因子（Modified from Matthay MA，Ware LB，Zimmerman GA. The acute respiratory distress syndrome. J Clin Invest. 2012；122：2731-2740.）

临床医生也会在容许性高碳酸血症的同时加用缓冲液体维持 pH 正常。

气管内气体吹入

在一些 ARDS 患者中，由于存在较大生理无效腔，可能需要很高的每分通气量（例如 20 L/min）。但如果只提高呼吸频率而不增加潮气量的话，虽然提高了每分通气量，但因并不能改变肺泡无效腔通气的比例，所以很高的每分通气量也不一定能保证正常的血二氧化碳水平。尽管患者可能能耐受高碳酸血症，但如果合并心律失常或颅内疾病时，则需要更积极地清除 CO_2。气管内气体吹入通气方法指

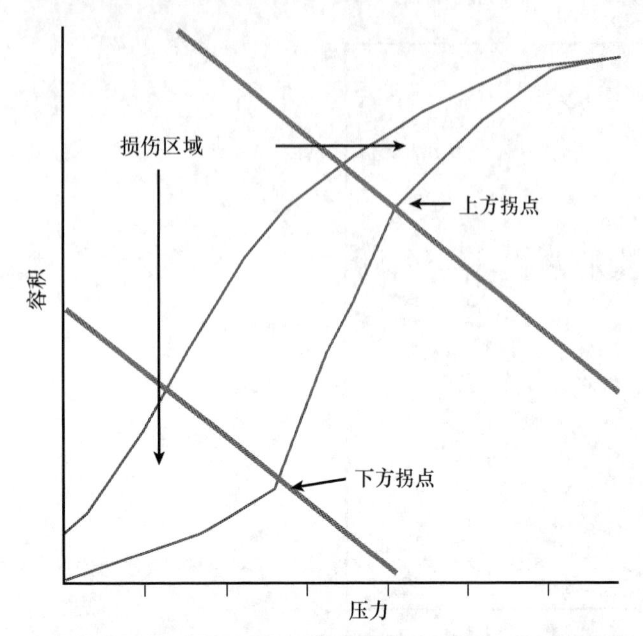

图 227-2 ARDS 时的压力-容积曲线展示了“损伤区域”。下方和上方的区域分别代表肺塌陷和肺不张以及肺过度膨胀区域。压力-容积曲线在上下两个“拐点”之间的区域代表通气应维持的“安全区域”（Modified from Frank JA，Matthay MA. Science review：Mechanisms of ventilator-induced injury. Crit Care. 2003；7（3）：233-241.）

通过气管导管或在旁边置入的细管持续吹入新鲜 O_2（通常 6 L/min）并从隆嵴上方排出。气流通过连接在正常呼吸回路中的 CO_2 吸收罐洗出 CO_2。必须注意避免各种高压导致的隆嵴损伤或“导管移位”。

吸入一氧化氮和前列腺素 E_1

吸入性一氧化氮（inhaled nitric oxide，INO）是一种选择性的肺血管扩张剂，可以通过气体输送系统进入呼吸回路。气体被输送到通气的肺单元，并扩张周围的肺小动脉。非通气肺单元的肺血管系统不受影响。因此 INO 可以改善通气血流比并提高 PaO_2。INO 代谢迅速且对全身系统并没有影响。除了改善氧合（3 ～ 20 ppm 的浓度），在高浓度时（高达 80 ppm），INO 还可降低肺动脉压和肺血管阻力，提高右心室射血分数，并且有轻度的支气管扩张作用。尽管生理指标有所改善，但研究并没有发现使用 INO 可以改善 ARDS 患者的预后。

吸入前列腺素 E_1 和 INO 作用原理类似。药物通过雾化进入呼吸回路，通常使用 10 ～ 40 ng/（kg · h）

表 227-3 部分 ARDS 相关大型临床研究

干预方式	研究	入组例数	结论
保护性肺通气	ARDSNet Investigators，2000（ARDSNet ARMA 试验）	861	按理想体重 6 ml/kg 进行通气可以降低死亡率（对比 12 ml/kg）
高 PEEP	Brower RG 等，2004（ARDSNet ALVEOLI 试验）	549	高 PEEP（对比低 PEEP）死亡率无明显差异
液体策略	Wiedemann HP 等，2006（ARDSNet FACTT）	1000	限液策略缩短机械通气时间
PAC *vs.* CVC	Wheeler AP 等，2006（ARDSNet FACTT）	1000	PAC 指导治疗不改善生存和器官功能，且存在更多并发症
肌松剂	Papazian L 等，2010（ACURASYS study）	340	严重 ARDS 患者最初 48 h 使用肌松剂降低死亡率
甲泼尼龙	Steinberg KP，et al，2006（ARDSNet LASRS 研究）	180	晚期 ARDS 激素对死亡率无影响
俯卧位	Taccone P 等，2009（PRONE-SUPINE Ⅱ Study Group）	342	对死亡率无影响
体外膜肺氧合	Peek GJ 等，2009（CESAR 研究）	180	降低死亡率但结论不确切
吸入一氧化氮	Taylor RW 等，2004	385	对死亡率无影响
β_2 激动剂	Gao Smith F 等，2012（BALTI-2 试验）	324	静脉应用 β_2 激动剂增加死亡率
补充 ω-3 脂肪酸，γ- 亚麻酸和抗氧化剂	Rice TW 等，2011（OMEGA 研究）	272	对机械通气时间和死亡率无影响
HFOV	Ferguson ND 等，2013（OSCILLATE 试验）	548	HFOV 不能减少，且可能增加院内死亡率

ARDSNet，急性呼吸窘迫综合征网络。
CVC，中心静脉导管。
HFOV，高频振荡通气。
PAC，肺动脉导管。
PEEP，呼气末正压

的剂量。和 INO 相同，前列腺素 E_1 虽然能改善氧合，却也并没有随机试验证实其能改善预后。

俯卧位通气

俯卧位通气可以提高呼气末肺容积、改善通气血流比，并通过胸壁力学状态的变化改善局部通气情况。因此氧合可以得到改善，但当患者重新变为仰卧位后这种改善并不一定能维持。专业翻身床的引入大大提高了俯卧位通气的应用比例。然而目前还并没有 RCT 研究证实俯卧位通气能改善 ARDS 患者预后。

高频振荡通气

随着对常规机械通气方式可能会加重肺损伤这一观点的认识的深入，高频振荡通气（high-frequency oscillatory ventilation，HFOV）逐渐吸引了大家的关注。通过振荡器，可以以非常小的潮气量和 3 ～ 15 Hz 的频率进行通气。HFOV 能在不引起膨胀过度的同时提供良好的肺复张条件，并且能维持动脉血气基本正常。它可在允许更高的平均气道压的同时避免潮气过程中肺部暴露于高气道压。这项技术实现了将氧合和通气分开管理：氧合与平均气道压力成正比，而压力变化幅度决定了通气。提高通气频率会减少 CO_2 清除。气体交换取决于气体运输中一些更不明显的机制，比如大量对流、摆动呼吸、心源性振荡、弥散增强和分子扩散。尽管这项技术在理论上很有吸引力，但大量的研究都并未证明 HFOV 之于 ARDS 的益处，甚至部分研究反而发现有不良影响。

体外膜肺

体外膜肺（extracorporeal membrane oxygenation，ECMO）已广泛应用于新生儿呼吸衰竭和先天性心脏病术后。但只有 CESAR 这一项多中心试验为 ECMO 应用于 ARDS 提供了支持证据，然而遗憾的是，这并不是一项真正的前瞻性随机对照试验。虽然 ARDS 患者的主要致死因素是多器官功能障碍综合征，但在年轻的流感患者中，其高死亡率则常由低氧血症所致，因此，ECMO 可能对于这类人群尤为有益。

其他治疗性干预

糖皮质激素的使用并没有在 ARDS 早期或晚期表现出任何益处。尽管 ARDSNet 最初热衷于在 ARDS 的纤维增生期使用糖皮质激素，但随后进行的 LaSRS 研究（The Late Steroid Rescue Study）并没有得出对预后有益的结果。但也有一些特殊情况下是推荐使用激素的（例如造血干细胞移植后与“植入综合征”相关的 ARDS）。有关免疫调节营养配方、β 肾上腺素受体激动剂以及新型表面活性剂作为 ARDS 辅助治疗方法也有一些相关的研究，但至今为止还并没有出现令人满意的结果（见表 227-3）。

死亡率和发病率

ARDS 相关的死亡率在过去的 10 年有所下降。近期有关 ARDS 的临床研究发现其死亡率是 25% ～ 45%，其中因多发创伤至 ARDS 的年轻人死亡率较低，而住进 ICU 的老年患者死亡率较高（图 227-3）。如前所述，尽管有部分患者死于低氧血症，但更多的患者死于脓毒血症、多器官功能衰竭或潜在疾病而非 ARDS 本身。初始氧合和通气指数并不反应预后，但持续治疗超过 1 周后无改善以及持续的高每分通气量需求是预后不良的征象。高龄和合并症多也会增加死亡。

ARDS 的幸存者也可能有短期或中期后遗症。

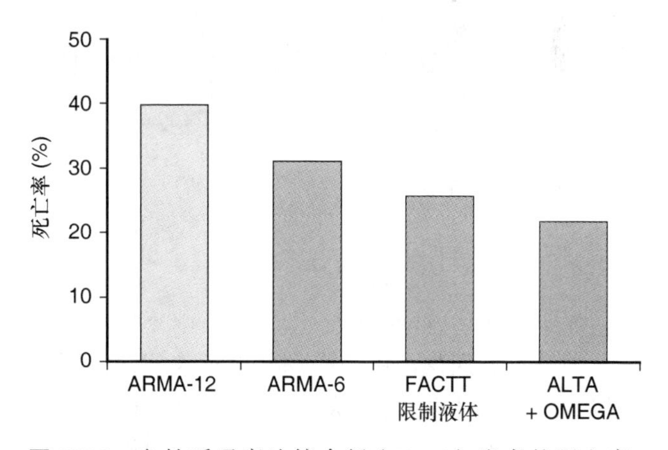

图 227-3 急性呼吸窘迫综合征（ARDS）患者的死亡率。图示为 ARDSNet 于 2000—2011 年进行的随机对照试验 60 天死亡率的结果。ARMA-12 代表 ARDSNet 小潮气量研究（2000 年）中高潮气量组［12 ml/kg 理想体重（predicted body weight）］431 位患者的死亡率，ARMA-6 代表低潮气量组（6 ml/kg 理想体重）430 位患者的死亡率。FACCT 限液代表液体和导管治疗研究（2006 年）中入组于限液组的 500 位患者的死亡率。ALTA + OMEGA 代表沙丁胺醇和营养 / 抗氧化剂研究（2011 年）中的综合死亡率（综合的两个研究入组例数均为 517）（Modified from Matthay MA，Ware LB，Zimmerman GA. The acute respiratory distress syndrome. J Clin Invest. 2012；122：2731-2740.）

多数患者需要气管切开并经历不短的撤机时间。长期制动可能会导致多发性神经肌肉病并且需要很长时间进行康复。其他器官的衰竭（如肾功能不全）则可能由原发病引起，也可能继发于院内感染。长期观察发现，患者呼吸功能不全通常会大致恢复正常，但肺功能检测的轻度异常常会持续。

推荐阅读

ARDS Definition Task Force. Acute respiratory distress syndrome: The Berlin Definition. *JAMA*. 2012;307:2526-2533.

ARDSNet Investigators. Ventilation with lower tidal volumes as compared with traditional tidal volumes for acute lung injury and the acute respiratory distress syndrome. *N Engl J Med*. 2000;342:1301-1308.

Bernard GR, Artigas A, Brigham KL, et al. The American-European Consensus Conference on ARDS. Definitions, mechanisms, relevant outcomes, and clinical trial coordination. *Am J Respir Crit Care Med*. 1994;149:818-824.

Brower RG, Lanken PN, MacIntyre N, et al. Higher versus lower positive end-expiratory pressures in patients with the acute respiratory distress syndrome. *N Engl J Med*. 2004;351:327-336.

Fan E, Needham DM, Stewart TE. Ventilatory management of acute lung injury and acute respiratory distress syndrome. *JAMA*. 2005;294:2889-2896.

Ferguson ND, Cook DJ, Guyatt GH, et al. High frequency oscillation in early acute respiratory distress syndrome. *N Engl J Med*. 2013;368:795-805.

Gao Smith F, Perkins GD, Gates S, et al. Effect of intravenous β-2 agonist treatment on clinical outcomes in acute respiratory distress syndrome (BALTI-2): A multicentre, randomized controlled trial. *Lancet*. 2012;379:229-235.

Herridge MS, Cheung AM, Tansey CM, et al. One-year outcomes in survivors of the acute respiratory distress syndrome. *N Engl J Med*. 2003;348:683-693.

Matthay MA, Ware LB, Zimmerman GA. The acute respiratory distress syndrome. *J Clin Invest*. 2012;122:2731-2740.

Papazian L, Forel JM, Gacouin A, et al. Neuromuscular blockers in early acute respiratory distress syndrome. *N Engl J Med*. 2010;363:1107-1116.

Peek GJ, Mugford M, Tiruvoipati R, et al. Efficacy and economic assessment of conventional ventilatory support versus extracorporeal membrane oxygenation for severe adult respiratory failure (CESAR): A multicentre randomized controlled trial. *Lancet*. 2009;374:1351-1363.

Rice TW, Wheeler AP, Thompson BT, et al. Enteral omega-3 fatty acid, gamma-linolenic acid, and antioxidant supplementation in acute lung injury. *JAMA*. 2011;306:1574-1581.

Steinberg KP, Hudson LD, Goodman RB, et al. Efficacy and safety of corticosteroids for persistent acute respiratory distress syndrome. *N Engl J Med*. 2006;354:1671-1684.

Taccone P, Pesenti A, Latini R, et al. Prone positioning in patients with moderate and severe acute respiratory distress syndrome: A randomized controlled trial. *JAMA*. 2009;302:1977-1984.

Taylor RW, Zimmerman JL, Dellinger RP, et al. Low-dose inhaled nitric oxide in patients with acute lung injury: A randomized controlled trial. *JAMA*. 2004;291:1603-1609.

Wheeler AP, Bernard GR, Thompson BT, et al. Pulmonary-artery versus central venous catheter to guide treatment of acute lung injury. *N Engl J Med*. 2006;354:2213-2224.

Wiedemann HP, Wheeler AP, Bernard GR, et al. Comparison of two fluid-management strategies in acute lung injury. *N Engl J Med*. 2006;354:2564-2575.

第 228 章　肺动脉高压

Barry A. Harrison，MD

程　彤　译　李　坚　校

肺动脉高压（pulmonary arterial hypertension，PAH）是一种少见的疾病，由肺小动脉血管收缩、血管壁增厚或原位血栓形成增大肺血管阻力（pulmonary vascular resistance，PVR）所致。右心室对压力的耐受程度差，因此，如果 PAH 长期不治疗就会引起右心衰竭，通常患者常在诊断后 3 年左右去世。所有年龄、性别的人群都可能患有肺动脉高压，但更常见于 20 ～ 40 岁的女性。本病的初始症状常常表现为活动耐量减退、呼吸困难和头晕。随着疾病进展，患者开始出现静息状态下气促、心悸和胸痛。当出现右心功能减退时，患者可能会出现晕厥和右心衰竭的症状，这也表示了疾病进展较为严重。

诊断

对于怀疑 PAH 的患者，可以置入右心导管监测肺动脉压力，同时可以计算出 PVR。PVR 等于跨肺血管系统压力差［平均肺动脉压（mean pulmonary arterial pressure，mPAP）减去肺动脉楔压（pulmonary arterial occlusion pressure，PAOP）——左心房压的一种间接测量］除以心输出量（cardiac output，CO）。

$$PVR = \frac{(mPAP - PAOP)}{CO}$$

正常静息状态下 mPAP 值约为 14±3.3 mmHg。世界卫生组织将 PAH 定义为持续测量静息状态 mPAP 高于 25 mmHg 或活动后高于 30 mmHg，同时

PAOP 或左心室舒张末压小于 15 mmHg。世界卫生组织将 PAH 分为原发性和继发性（不同组间存在一定的重叠），又进一步将继发性 PAH 分为左心疾病相关性、缺氧性、肺血栓性疾病相关性以及混杂因素的肺动脉高压（框 228-1）。区分左心疾病相关和其他原因所致的 PAH 的主要特征是后者需要 PVR 高于 3 Wood 单位［1 Wood 单位＝80 dyn/（s · cm^5）］。但如果左心房压（PAOP）增高（例如二尖瓣关闭不全患者），PVR 则很难达到 3 Wood 单位以上，这种 PAH 是继发于左心疾病的。

治疗

一旦诊断 PAH，首先应纠正任何可能引起疾病的激发因素。这些治疗包括供氧纠正低氧血症、手术纠正二尖瓣关闭不全、肺血栓内膜切除术治疗慢性血栓栓塞疾病等。但最终大多数患者需要用药物治疗肺血管收缩、平滑肌细胞和内皮细胞增生以及血栓前状态。

药物治疗

目前为止，有 4 种传统药物用于治疗原发性 PAH，并且这些药物常常联用。钙通道阻滞剂相对价格低廉，除了维拉帕米（负性肌力作用过强）都可以用于 PAH 患者，并能降低至少 10% 的 mPAP。

有研究发现，PAH 与内源性前列环素合成酶减少相关。前列环素是一种内源性的肺血管舒张物质，因此有多种前列环素类似物被用于治疗 PAH，比如持续静脉注射依前列醇（前列环素）和雾化吸入伊洛前列素（前列环素类似物）。

以西地那非为代表的磷酸二酯酶抑制剂也在 PAH 的治疗中有一席之地，它可以抑制环鸟苷酸的代谢，从而舒张血管内膜平滑肌细胞，使血管扩张。

内皮素受体拮抗剂是一种新型药物，它可以阻滞内皮素受体，从而抑制内皮素 -1 的血管收缩和血管重塑作用。波生坦是一种口服制剂，可以提高运动耐量并延缓疾病进展，但遗憾的是它具有肝毒性、致畸性，并且会引起贫血。

框 228-1　肺动脉高压的临床分类

原发性

特发性肺动脉高压 *
家族性肺动脉高压 †
药物、毒物诱发的肺动脉高压
其他疾病相关性肺动脉高压
　结缔组织病
　门脉高压
　血吸虫病
　人类免疫缺陷病毒（HIV）感染

继发性

心脏疾病相关性肺动脉高压
　收缩性
　舒张性
　瓣膜性
缺氧性和肺部疾病相关性肺动脉高压
慢性血栓栓塞性肺动脉高压
混杂因素性肺动脉高压 ‡

* 过去被称为原发性肺动脉高压。
† 遗传性。
‡ 多种不明机制的肺动脉高压

肺动脉高压患者的麻醉管理

如前所述，若不合理治疗，PAH 患者早期死亡并不罕见。然而随着对疾病认识的提高、诊断的进步和相关治疗的发展，PAH 患者的生存时间明显延长，现状也有更高比例的患者接受非 PAH 相关的外科手术。但这些患者的基础状况也导致了他们在围术期的发病率和死亡率较高。有研究得出其围术期死亡率为 7%。

术前评估

静息状态呼吸困难越重，肺动脉高压越严重，这是评估 PAH 患者的一项简单标准。晕厥史预示着预后较差。同样地，有右心功能不全症状和体征的患者也需要评估。右心房压力大于 20 mmHg、心包积液以及心输出量不足 2 L/（min · m^2）都与不良预后相关。有明显呼吸困难和右心衰竭的症状的择期手术患者，如果没有进行任何诊断性检查，则建议考虑麻醉和手术前请心内科进行专科会诊。

所有治疗 PAH 的药物均应在围术期持续服用，尤其是前列环素类似物，突然停药会导致严重的反跳性肺动脉高压。

术中管理

美国麻醉医师协会提出，脉搏氧饱和度和呼气末 CO_2 监测是必要的术中监测，尤其是对于 PAH 患者。应该考虑为接受出血风险高、出入量大、非仰卧位手术等复杂手术的 PAH 患者置入动脉导管和肺动脉导管测压甚至使用经食道超声。

区域阻滞麻醉和全身麻醉都曾成功用于PAH患者。但除了麻醉方式，更重要的是注意避免和及时纠正低氧血症、高碳酸血症、酸中毒、低体温和充分镇痛，这些都会引起PVR和右心室后负荷升高。右心室射血分数的降低会导致左心室前负荷下降，并且会进一步代偿导致室间隔从扩张的右心室向左心室方向移位。一旦左心室射血分数下降（伴随着主动脉根部灌注压下降），就会使右心室冠状动脉血供减少，并进一步降低右心功能。这类患者的管理目标是维持窦性心律、保持心率在 80 ～ 90 次 / 分并尽量改善心输出量。右心室功能很容易受到血管内液体容量过多或过少的影响，因此，液体调控管理应该缓慢进行、从少量开始，目标是维持中心静脉压不高于 12 mmHg（框 228-2）。

静脉麻醉药物（如丙泊酚）应当小心滴定，以避免动脉收缩压骤降。依托咪酯对于PAH患者更为合适。氧化亚氮（笑气）有收缩肺血管的作用，应尽量避免使用。α 肾上腺素能激动剂也会升高mPAP，在这类患者中使用应谨慎。对于使用喉罩的患者和应用使 CO_2 反应曲线右移的药物的患者，在自主呼吸的情况下会有低氧血症和高碳酸血症的风险，这也会加重PAH。对于机械通气与否，目前没有明确的推荐或不推荐的意见。大潮气量和高气道峰压会升高平均气道压，进而使PVR增加；然而过小的潮气量也会使PVR升高。过高的呼气末正压峰值（> 10 cmH_2O）同样会增加PVR。

推荐使用区域神经阻滞麻醉方式，尤其是对于行脐以下手术的患者，但需要警惕前列环素类似物抑制血小板聚集的作用。神经阻滞麻醉和镇痛会引起全身血管扩张，导致右心室的冠状动脉灌注压下降和前负荷降低。

框 228-2　肺动脉高压失代偿和右心功能不全的推荐管理策略

增加氧供以纠正低氧血症和降低 PVR
- 通过纠正高碳酸血症、酸中毒和低体温降低 PVR
- 维持全身血流动力学

如果血容量不足，CVP < 8 ～ 10 mmHg，谨慎进行液体管理
- 避免 CVP > 12 mmHg

维持窦性心律，目标心率 80 ～ 90 次 / 分

维持足够的动脉压，谨慎使用 α_1 激动剂和血管加压素管理肺血流动力学

药物管理
- 静脉血管扩张药物——米力农［负荷剂量 50 μg/kg，持续泵注 0.25 ～ 0.75 μg/（kg · min）］和多巴酚［2 ～ 5 μg/（kg · min）］*——会增强右心室收缩力并降低 mPAP。全身低血压可能需要使用血管加压素

吸入肺动脉舒张剂
- 一氧化氮（气体）达到 30ppm——通过呼吸机持续使用
- 吸入前列环素（液体）——通过雾化器持续或间断使用

机械设备
- 主动脉内球囊反搏装置可能有益，可以增加心肌灌注、提高全心功能
- 右心室辅助装置可能有益，尤其对于因左心衰竭加重右心衰竭的患者，反之亦同

* 左西孟旦是目前尚未得到美国食品药品管理局推荐的血管扩张剂。
CVP，中心静脉压。
mPAP，平均肺动脉压。
PVR，肺血管阻力

术后管理

PAH患者术后应持续保证氧供，需要监测氧饱和度和血管内血容量。阿片类药物需要小心滴定，以尽可能减少高碳酸血症的风险。推荐阿片类药物和非阿片类药物联合的多模式镇痛。

结论

对比 20 年前，PAH患者的预后已经大大改善。当这些患者要接受择期手术时，需要麻醉医师了解其复杂的病理生理、熟悉患者使用的多种药物、制订详尽的麻醉计划以尽可能减少PVR增加的风险，并准备好及时处理急性右心功能不全。

推荐阅读

Prittis C, Pearl RG. Anesthesia for patients with pulmonary hypertension. *Curr Opin Anesth*. 2010;23:411-416.

Ramakrishna G, Sprung J, Ravi BS, et al. Impact of pulmonary hypertension on the outcomes of non cardiac surgery: Predictors of perioperative morbidity and mortality. *J Am Coll Cardiol*. 2005;45:1691-1699.

Strumpher J, Jacobsohn E. Pulmonary hypertension and right ventricular dysfunction: Physiology and perioperative management. *J Cardiothorac Vasc Anesth*. 2011;25:687-704.

Teo YW, Greenhalgh DL. Update on anaesthetic approach to pulmonary hypertension. *Eur J Anesth*. 2010;27:317-323.

第 229 章 卒中患者的管理

William David Freeman，MD
程 彤 译 李 坚 校

病理生理学

缺血性卒中常常发生于颅内大动脉（如大脑中动脉，直径 3 ～ 4 mm）或小穿支动脉（直径 50 ～ 200 μm）的阻塞，占所有卒中的 85%，会引起供血区脑组织的缺血。缺血性卒中的诱因常常是多因素的（框 229-1）。

脑组织代谢耗氧量高，占心输出量的比例大（15%）且与组织质量相关（平均 1500 g）。脑血流降低会导致脑组织氧供不足、代谢障碍（如有氧代谢转变为无氧代谢）、脑血流自动调节能力丧失（区域或全脑）、高能磷酸盐耗竭［如腺苷三磷酸（ATP）］和继发毒性物质聚集（如乳酸、天冬氨酸盐和谷氨酸盐）。缺血灶的大小与缺血时间和脑血流阈值相关。平均而言，正常脑半球脑血流大约在 50 ml/（100 g · min），而缺血阈值为 12 ml/（100 g · min）。细胞完全坏死的区域被称为梗死核心且梗死数分钟之后即不可逆。与此相反，具有损伤可逆潜力的脑组织被称为半影区。随着缺血时间进展，若阻塞的血管没有再灌注，半影区的脑组织和梗死核心一样也会坏死。

出血性卒中占所有卒中的 15%，是由颅内血管破裂所致。自发性（非创伤性）颅内出血（intraparenchymal hemorrhage，IPH）占出血性卒中的 2/3，而其中的 2/3 又发生于较深的位置（基底神经节、脑桥或小脑），由慢性高血压引起的微动脉瘤（微米级）破裂所致，剩余的 1/3 IPH 发生于皮层下区域，典型的是继发于脑血管淀粉样变。IPH 出血量和死亡风险具有很强的相关性，出血越多，死亡率越高。蛛网膜下腔出血约占卒中的 5%，典型为继发于 Willis 环的动脉瘤破裂。其他引起颅内出血的原因包括自发性出血、创伤后硬膜外血肿、硬膜下血肿和脑室内血肿，可能继发于血管异常如动脉瘤或动静脉畸形。对比于缺血性卒中（除了伴脑水肿的大面积缺血），出血性卒中更常引起颅内压升高。颅内压升高的程度与流入闭合颅腔的血流量成正比（如 Monro-Kellie 定律）。颅内出血可以通过阻碍脑脊液回流（梗阻性脑积水）和损伤蛛网膜颗粒影响脑脊液吸收（交通性脑积水），进一步增加颅内压。无论何种机制，颅内压升高均会影响脑灌注压（等于平均动脉压减去颅内压）从而引起脑缺血。

框 229-1 缺血性卒中的原因

心源性血栓
大动脉粥样硬化至远端动脉
小血管阻塞
其他机制（如血管炎、血管病变、解剖异常）
隐源性（未明原因的卒中）

麻醉管理

术前评估

术前进行基础神经系统检查并记录其结果对于既往有卒中病史的患者非常重要。急性卒中的择期手术患者应尽可能推迟手术，以便医疗团队查明卒中原因、开始治疗并恢复其脑血流自动调节。对麻醉医师而言，很重要的一点是需要知道患者的术前基础收缩压，因为慢性高血压会导致脑血流自动调节曲线右移，从而需要更高的 MAP 来维持脑血流。总体而言，MAP 的急性降低若不超过 20%，一般可以较好地耐受。高度颈动脉硬化（超声下 > 70% ～ 99%）或高度的颅内外血管硬化及阻塞患者，术中和术后的卒中发生率更高。

术中监测

我们并不容易在其苏醒前发现全麻患者的新发神经损伤。因此，为了尽早识别脑缺血，可能需要用到一些术中神经监测技术（例如，体感诱发电位、运动诱发电位、肌电图、脑电图、颈静脉血氧饱和度监测、额部红外线光谱分析及经颅多普勒）。通过神经监测可以及时发现术中缺血并迅速逆转损伤（例如，松开术中颈动脉钳夹、提高 MAP、改善携氧能力）。吸入麻醉药会影响脑血管阻力对脑灌注压（cerebral perfusion pressure，CPP）的反应，使脑血流与脑灌注压成线性关系（即脑血流＝脑灌注压 / 脑血管阻力）。这可导致有大的颅内外动脉硬化或阻塞患者的脑灌注降低，影响血流储备及侧支形成或改变 Willis 环的完整性，也会影响缺血或药物改变脑血管阻力后的脑血流自动调节，使慢性高血压患者脑血流自动调节曲线右移，或并存这些脑血管问题。

术后管理

用于鉴别可以术后卒中的症状包括脑血管意外、低血糖、低血压、癫痫、复杂偏头痛、高血压脑病和转换障碍。急性卒中的管理包括请神经科急会诊、评估患者的携氧能力（例如，血浆血红蛋白浓度、动脉血气分析）、进行其他血清学化验（例如，血糖浓度、凝血功能、肌钙蛋白 I 或肌钙蛋白 T 监测）以及进行头颅 CT 平扫鉴别出血性和缺血性卒中。转入重症监护病房治疗及溶栓疗法（在缺血性卒中情况下）也是合适的选择。

如果患者在卒中后出现癫痫症状，一线用药为苯二氮䓬类药物（如劳拉西泮）。如果患者发作次数大于一次，在给予苯二氮䓬类药物后可按 15 mg/kg 静脉给予苯妥英药物预防后续发作（因其导致患者低血压和房室交界性心律的风险，使用速度不要高于 150 mg/min）。不推荐卒中患者常规预防性应用抗癫痫药。但因为额叶脑实质出血患者相对发生早期（＜ 1 周）癫痫风险较高，可以考虑短期预防性应用抗癫痫药。

静脉应用组织纤溶酶原激活物的患者应避免在第一个 24 h 内应用肝素或阿司匹林。术前临床抗凝［国际标准化比率（international normalized ratio，INR）＞ 2.0，或肝素激活的部分凝血酶原时间＞ 36 s］的患者如果发生了颅内出血，应立即逆转抗凝，以避免血肿扩大。服用华法林的患者应静脉使用维生素 K（10 mg 缓慢注射大于 30 min）或新鲜冰冻血浆（15 ml/kg）纠正 INR。部分中心会视可获取情况使用凝血酶原复合物或重组Ⅶ a 因子代替新鲜冰冻血浆，其较维生素 K 和新鲜冰冻血浆可更快地纠正 INR，但相对花费要增高很多（凝血酶原复合物 900 美元、重组Ⅶ a 因子 7500 美元），且目前几乎没有相对有效性的数据支持并存在至少 6% ～ 7% 的血栓并发症风险。

急性缺血性卒中患者可进行“容许性高血压”管理。而如果 CT 检查显示有颅内出血，应较缺血性卒中更严格地控制血压，以避免高血压引起出血加重。考虑到颅内压是决定脑灌注压的主要因素，颅内压升高的患者需要不同的血压调控方案。脑灌注压应当至少维持在 70 mmHg。卒中后患者心律失常及心电图异常的发生率较高，因而推荐对其进行持续心电监护或遥测技术。考虑到血脑屏障“漏”和脑水肿加重的风险，应避免使用低张液体。

卒中后迟钝的患者（例如，Glasgow 昏迷评分＜ 8，失去中枢呼吸功能或失去气道保护性反射），应控制通气以保护气道并减少反流误吸风险。颅内压升高的患者在行气管插管时应避免其发生呛咳、Valsalva 动作或过度牵拉。颅内压升高患者可以暂时性维持轻度的过度通气和低碳酸血症（$PaCO_2$ 30 ～ 35 mmHg）直至明确的外科干预（如手术减压或放置脑室外引流装置）。

推荐使用 H_2 受体阻滞剂或质子泵抑制剂预防应激性溃疡。当核心体温达到 38.5℃或更高时应使用退热药物治疗，以免温度介导神经损伤急性加重。

推荐阅读

Blacker DJ, Flemming KD, Link MJ, Brown RD. The preoperative cerebrovascular consultation: Common cerebrovascular questions before general or cardiac surgery. *Mayo Clin Proc*. 2004;79:223-229.

Jauch EC, Saver JL, Adams HP Jr, et al Guidelines for the early management of patients with acute ischemic stroke: A guideline for healthcare professionals from the American Heart Association/American Stroke Association. *Stroke*. 2013;44:870-947.

Morgenstern LB, Hemphill JC 3rd, Anderson C, et al. Guidelines for the management of spontaneous intracerebral hemorrhage: A guideline for healthcare professionals from the American Heart Association/American Stroke Association. *Stroke*. 2010;41:2108-2129.

Qureshi AI. Antihypertensive treatment of acute cerebral hemorrhage (ATACH): Rationale and design. *Neurocrit Care*. 2007;6:56-66.

Selim M. Perioperative stroke. *N Engl J Med*. 2007;356:706-713.

第 230 章　一氧化碳中毒

John M. VanErdewyk，MD
黄思铭　译　孟昭婷　校

一氧化碳是一种无色、无味、无刺激性的气体，由含碳材料不完全燃烧形成。一氧化碳对血液携氧能力有很大影响：在美国，一氧化碳每年导致将近3500起意外或自杀死亡，也是火灾中暴露在烟雾中的人死亡的主要原因。还有很多其他人也会暴露在致病浓度的一氧化碳气体中。

病理生理学

几乎所有的火焰或燃烧装置都会产生一氧化碳。内燃机可以排放出浓度为 3% ～ 7% 的一氧化碳。更高浓度的一氧化碳产生于大部分照明和加热气体的燃烧。一氧化碳和氧气都可以和血红蛋白结合，然而，一氧化碳和血红蛋白的结合力是氧气的 200 倍。一氧化碳结合后形成的碳氧血红蛋白（HbCO）不能向组织内释放足够的氧气。HbCO 浓度达到近 25% 即为危机值，在这个浓度下，中枢神经系统明显受损。HbCO 水平取决于空气中一氧化碳的浓度和暴露时间。HbCO 不仅会降低血红蛋白的携氧能力，还会影响氧气从氧合血红蛋白中释放（即氧解离曲线左移），降低组织中氧含量，导致一氧化碳中毒患者组织缺氧。

人体内含有少量一氧化碳，因为一氧化碳是红细胞凋亡的副产物，HbCO 的浓度约为 1%。吸烟会使 HbCO 浓度增加到 5%。

症状和体征

一氧化碳中毒的症状和体征因人而异，主要取决于 HbCO 的浓度、组织对氧气的需求量和血红蛋白浓度。血液中含有少量 HbCO 可能会导致易怒、头疼、恶心或呕吐、意识错乱、头晕、视觉障碍、呼吸困难。更高浓度的 HbCO 可能会导致呼吸衰竭、躁动、癫痫、昏迷，甚至死亡（当 HbCO 浓度达到 50% 时）。经典的皮肤呈樱桃红色常常是血液中含高浓度一氧化碳的表现，但严重的一氧化碳中毒患者表现为发绀。

即使血氧饱和度读数正常，也可能存在有意义的低氧血症。常规脉搏血氧饱和度检测仪（多数血氧饱和度检测仪仅发出 660 nm 和 940 nm 波长的光波）会高估真实的 SpO_2，因为 HbCO 和含氧血红蛋白吸收同样的光波。无论真实氧合血红蛋白浓度是多少，血氧饱和度检测仪显示的读数都不会低于 84% ～ 86%，即使此时 HbCO 和氧合血红蛋白浓度均为 50%。真实的 HbCO 浓度可以由一氧化碳血氧饱和度检测仪测定，它是一种特殊的氧饱和度检测仪（可以发出五种波长的光波来鉴别各种不同血红蛋白种类）。

治疗

治疗的第一步是将患者抬离含有一氧化碳的环境，避免进一步暴露。下一步是吸纯氧，因为一氧化碳会和氧气竞争性结合血红蛋白，提高氧气浓度可以让更多的氧气和一氧化碳竞争与血红蛋白结合的位点，缩短一氧化碳的消除半衰期。通过纯氧通气可以将一氧化碳的消除半衰期从 4 h 小时缩短到 40 min。提供纯氧也可以通过增加血浆中溶解的氧含量来部分缓解组织缺氧。气管插管和机械通气可能是必需的。使用高压氧舱的指征是严重一氧化碳中毒，高压氧舱可以将一氧化碳的半衰期缩短到 15 ～ 30 min。输入红细胞（依此加携氧能力）也可能有帮助。如果患者出现脑水肿，可能会需要使用利尿药和（或）激素。

二氧化碳吸收装置所产生的一氧化碳

目前使用的吸入性麻醉药（地氟烷 > 异氟烷 > > 七氟烷）与干燥的二氧化碳吸收装置中的强碱（KOH > NaOH）反应都可能会产生一氧化碳。详见第 8 章“二氧化碳吸收”。

推荐阅读

Coppens MJ, Versichelen LF, Rolly G, et al. The mechanisms of carbon monoxide production by inhalational agents. *Anaesthesia*. 2006;61:462-468.

Weaver LK. Clinical practice. Carbon monoxide poisoning. *N Engl J Med*. 2009;360:1217-1225.

Wissing H, Kuhn I, Warnken U, Dudziak R. Carbon monoxide production from desflurane, enflurane, halothane, isoflurane, and sevoflurane with dry soda lime. *Anesthesiology*. 2001;95:1205-1212.

第 231 章　急性肾衰竭

Patrick O. McConville，MD，Robert M. Craft，MD
刘广宇　译　曾　媛　校

准备行手术的患者常常会伴随有不同程度的肾功能不全。麻醉与手术干预造成的血流动力学变化，以及麻醉医师使用的一些药物的肾毒性，都可能进一步损害肾维持水电解质平衡的能力。维持体液和电解质的平衡，同时避免围术期肾损伤是所有麻醉医师的目标，在已经存在肾疾病的患者中尤其重要。

发病率、体征和症状

5% ～ 7% 的住院患者会出现某种程度的急性肾衰竭（acute renal failure，ARF），包括肾维持水电解质平衡和排除代谢废物的能力的下降。肾小球滤过率（glomerular filtration rate，GFR）低于正常值 25% ～ 40% 时，患者通常没有临床症状，这个范围的肾功能一般属于肾功能不全，这时唯一的症状可能是夜尿增多。尿毒症综合征一般常出现在 GFR 只有基础值 10% 或更少的时候，主要表现为容量过负荷的症状（例如肺和下肢水肿）。电解质异常——包括代谢性酸中毒、高磷血症、低钙血症或高钙血症、低钠血症、高镁血症和高钾血症——可能表现为心律失常、神经病变、心肌功能障碍和缺血、嗜睡、恶心、腹泻、肾性脑病、震颤或癫痫发作。

危险因素

围术期肾衰竭最重要的危险因素是术前肾功能不全。输注造影剂或者肾毒性药物可能造成额外的医源性的围术期肾功能不全。患者合并有高龄、冠状动脉疾病或者充血性心力衰竭，或者术中重要手术操作引起大量液体丢失、涉及主动脉的钳夹阻断也可能增加患者围术期急性肾衰竭的风险。多器官功能衰竭、全身炎症反应综合征、脓毒症、创伤引起的肌红蛋白血症、复苏不充分以及血流动力学恢复正常所致的再灌注损伤都增加了肾衰竭的额外风险。

实验室分析

急性肾衰竭可以分为急性肾前性肾衰竭、肾性肾衰竭和肾后性肾衰竭。诊断肾衰竭的类型很重要，因为不同类型的治疗方法各不相同。虽然实验室检验（如尿流率、尿比重、尿渗透压、尿 / 血肌酐和血尿素氮、血肌酐、血尿素氮和尿钠）能提示急性肾衰竭，但是肌酐清除率是鉴别肾前性肾衰竭和早期急性肾小管坏死的最好方法。细化分类有助于在肾衰竭进展前进行早期治疗。传统方法测量肌酐清除率需要收集 24 h 尿液，但是基于 2 h 尿液测量肌酐清除率与 24 h 尿的测量结果有较好的相关性，可以用于筛选高危患者。

病因与治疗

急性肾前性肾衰竭

对急性肾前性肾衰竭给予及时的病因治疗可以逆转肾功能不全。输注液体、悬浮红细胞或者两者同时输注，血压的支持治疗，以及维持氧供可能有助于增加肾灌注和氧供，进而减少进一步的肾损伤。监测中心静脉压可能对评估血容量状态和液体治疗效果有一定的帮助。多次测量血细胞比容可能在持续性失血等情况下对输血有指导意义。当出现低血压时，有创动脉压可能有助于指导血管活性药的使用。当考虑肾血流减少可能是因为心脏收缩力下降时，肺动脉导管或者经食管心脏超声探头在监测心功能方面可能有较大优势。在这种情形下，血氧饱和度应该保持在 94% 以上。

肾性肾衰竭

最常引起肾性肾衰竭的原因是急性肾小管坏死，而急性肾小管坏死通常是源于缺血。除了缺血，肾毒性药物（如抗生素、非甾体抗炎药、造影剂、化疗药物）、溶剂（乙二醇）以及肌红蛋白都是肾性肾衰竭的诱因。

肾性肾衰竭的其他原因还包括间质性肾炎、脓毒血症、药物的使用和急性肾小球肾炎。急性肾小球肾炎的发生是由链球菌感染或结缔组织疾病引起的抗原抗体复合物的沉积造成的。依据肾衰竭的原因，停止可疑药物、提供支持治疗、给予糖皮质激素治疗可能是有用的。

肾后性氮质血症

肾后性氮质血症可能是由输尿管、膀胱、尿道的阻塞导致的。查找肾结石、肿瘤、前列腺肥大、尿管打折等情况可能有助于找到可逆的病因。

管理

手术前，如果患者接受了静脉输注造影剂的影像检查，必须保证充足的血管内容量并且输注足够的液体以使尿量充足。一些麻醉医师使用 N- 乙酰半胱氨酸或者碳酸氢钠，但是目前没有证据支持持续肾替代治疗可以降低造影剂引起的急性肾衰竭的发生率。一旦患者发生了急性肾衰竭，应该检查患者的所有用药，并考虑停止可能有肾毒性的药物。主要的治疗方法是支持性治疗，包括使用液体或血制品维持心输出量、平均动脉压和氧气输送，以及纠正电解质紊乱。当有血液滤过和血液透析的指征时，应当尽快进行。虽然单纯急性肾衰竭所导致的死亡率低于 10%，但是在多器官功能衰竭中，急性肾衰竭死亡率高达 90%。

并发症

急性肾衰竭的并发症包括继发于尿毒症的血小板功能不全、肺水肿（可能引起呼吸衰竭）、由于心律失常或心肌氧供增加而发生的心肌梗死、尿毒症相关的免疫损伤所引起的脓毒血症或者尿管相关的菌群失调。胃肠道并发症（肾不能排出毒素所致）可能导致肠梗阻、恶心、厌食、体重下降。神经毒素的积累可能导致嗜睡、意识错乱和癫痫发作。

推荐阅读

Kheterpal S, Tremper K, Englesbe MJ, et al. Predictors of postoperative acute renal failure after noncardiac surgery in patients with previously normal renal function. *Anesthesiology*. 2007;107:892-902.

Uchino S, Kellum JA, Bellomo R, et al. Acute renal failure in critically ill patients. A multinational, multicenter study free. *JAMA*. 2005;294:813-818.

Ympa YP, Sakr Y, Reinhart K, Vincent J-L. Has mortality from acute renal failure decreased? A systematic review of the literature. *Am J Med*. 2005;118:827-832.

第 232 章　全身炎症反应综合征和脓毒血症

Mark T. Keegan，MB，MRCPI，MSc
刘广宇　译　曾　媛　校

全身炎症反应综合征（systemic inflammatory response syndrome，SIRS）和脓毒血症是由全身炎症引起的综合征，可以导致广泛的组织损伤。对于脓毒血症，病因常是感染。脓毒血症是危重症患者的重要死因。在美国，每年有 750 000 名患者发生脓毒血症，他们中有 200 000 人因此而死亡。脓毒血症的发生率每年在增加，尤其在老年患者中更为普遍。全身炎症反应综合征和脓毒血症可以出现在围术期，是导致患者转入外科重症监护室的常见原因。

1992 年，美国胸科医师学会和重症监护医学学会发布了基于专家共识的 SIRS、脓毒血症、器官衰竭的定义（表 232-1）。2001 年专家列出了一系列体征和实验室检查，有助于临床医生脓毒血症鉴别。除呼吸急促、心动过速、体温和白细胞数量的变化以外，还包括发冷、末梢循环再充盈不佳、体表灌注下降、血小板减少、低血糖、少尿、精神状态的改变、皮肤色斑。

表 232-1　脓毒血症和器官衰竭的定义

术语	定义
SIRS	以下 2 个及以上： • 体温＞38℃或＜36℃ • 心率＞90 次 / 分 • 呼吸频率＞20 次 / 分或 $PaCO_2$＜32 mmHg • 白细胞计数＞12×10^9/L 或＜4×10^9/L 或不成熟杆状核细胞＞10%
脓毒血症	存在 SIRS 和以下任意一条： • 可疑感染灶或通过细菌培养或血液、痰液、尿液或其他通常无菌体液的革兰氏染色确认的致病微生物感染 • 目测可见感染征象（如脓液分泌的创口）
严重脓毒血症 *	脓毒血症合并有器官功能不全、低灌注或低血压。低灌注和灌注异常包括但不限于乳酸性酸中毒、少尿、精神状态改变
脓毒血症导致的低血压 *	收缩压＜90 mmHg，或下降＞40 mmHg，无低血压的其他原因
感染性休克（脓毒性休克）*	在充足液体复苏下，脓毒血症仍可导致低血压发生，复合灌注不足的临床表现包括但不限于乳酸性酸中毒、少尿及精神状态的改变；接受血管收缩药或强心药的患者无论是否有低血压，都应考虑休克

* 或全身炎症反应综合征（SIRS），取决于感染是否存在

SIRS 一般发生在没有感染而继发于手术创伤、或者炎症反应例如胰腺炎。脓毒血症是患者免疫、炎症、凝血系统和受感染器官多种因素复杂的相互作用的结果。在 SIRS 和脓毒血症的损伤或感染的位置，都有局部抗炎反应来对抗炎症反应。（图 232-1）。这些促炎和抗炎反应常常会转变为全身性的。过度的和不足的免疫反应都可能导致疾病的进展和器官功能不全。而且即使免疫系统功能正常，强烈的兴奋性刺激或者致命的病原体都可能导致器官功能不全。中性粒细胞在脓毒血症的发展过程中起着决定性的作用。一个初始的毒性刺激（比如细菌的内毒素）可以导致促炎细胞因子的增加，例如白介素 -1 或者肿瘤坏死因子。进而中性粒细胞转移至血管内皮，伴随有血凝块的激活和继发的炎性介质生成。

SIRS 或者脓毒血症可以导致多器官功能障碍综合征（multiple organ dysfunction syndrome，MODS）。器官功能衰竭发展的过程一般是可预期的——独立的兴奋性伤害刺激——除非治疗干预使过程停滞。血管内容量的消耗和血管舒张导致低血压。急性呼吸窘迫综合征一般发生相对较早。进一步可能出现急性肾损伤、肠梗阻、精神状态的改变和肝功能异常。随着病程的进展，可能发展为直接的心肌抑制和骨髓抑制。

按照发生率的高低，感染的常见的发生的部位依次为肺部、腹盆部、泌尿道和软组织。有 20% ～ 30% 的患者无法确定原发感染灶，而只有 30% 的情况下，血液培养是阳性的。

脓毒血症和 SIRS 伴有血管舒张状态，血管内容

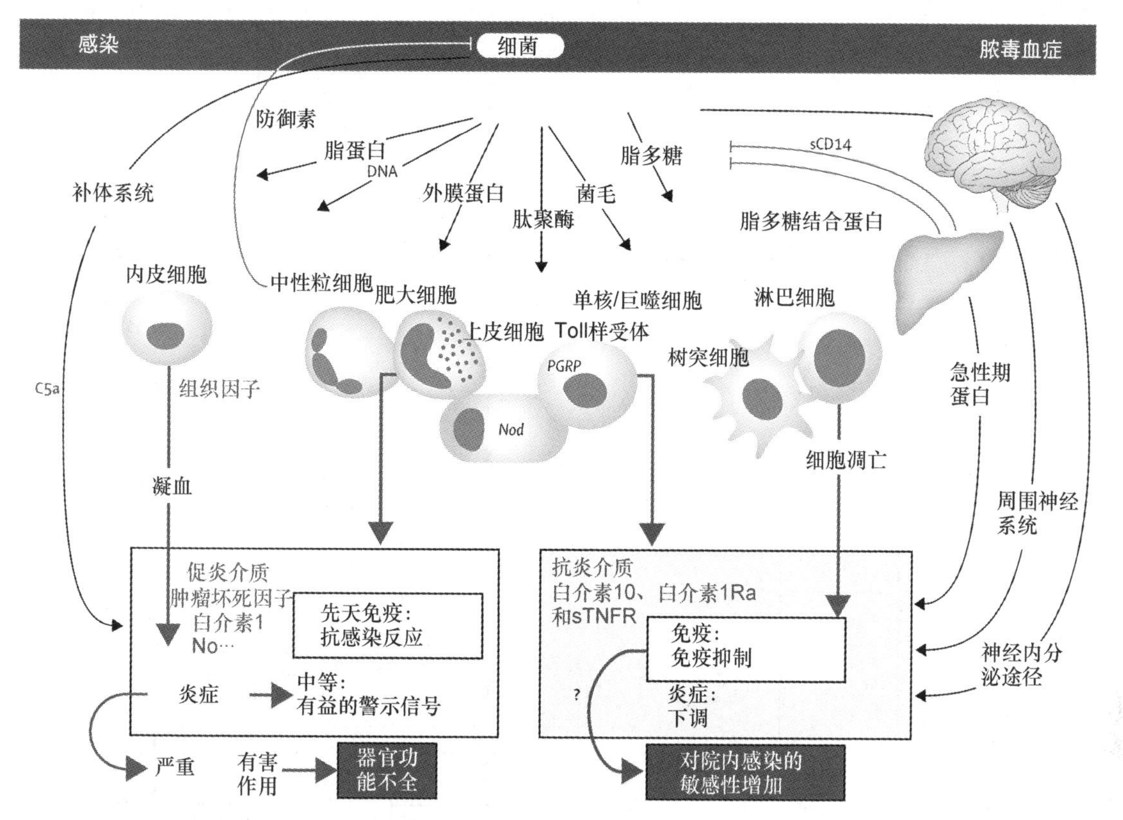

图 232-1　细菌感染后疾病的机制。横线表示抑制，带箭头的线表示激活或者后果。C5a，补体 5a；NO，一氧化氮；Nod，核苷酸结合寡聚化结构域；PGRP，肽聚糖识别蛋白；sCD14，可溶的 CD14；sTNFR，可溶的肿瘤坏死因子受体（From Annane D，Bellissant E，Cavaillon JM. Septic shock. Lancet. 2005；365：63-78.）

量的消耗源于“第三间隙”。经典的表现是高动力、高心输出量以及低全身血管阻力。然而，如果早期给予适当的容量复苏治疗或者脓毒血症合并有心肌抑制导致每搏输出量下降时，可能不会出现这样的血流动力学情况。

严重的脓毒血症和感染性休克（脓毒性休克）是医疗紧急事件，需要立即进行干预。多国家、多学科的专家合作发布了关于严重脓毒血症和脓毒性休克的管理的指南，作为教育倡导，始称为拯救脓毒血症行动，最新指南版本为 2012 版（译者注：最新为 2016 版）。很多机构把这些治疗方法合并为“脓毒血症治疗组合”来推广更好的临床实践。图 232-2 和 232-3 展示了对于潜在脓毒血症患者的监测和管理的推荐流程。脓毒血症的管理因素包括初始的复苏治疗、诊断、抗生素治疗、病因控制和支持治疗。

初始的复苏治疗

如果可能，及时液体复苏和确定相关感染灶并手术控制是治疗的关键。需要静脉给予大量的液体复苏来逆转器官的低灌注。成人一般缺少 6 L 以上的液体，根据具体治疗方案，晶体液和胶体液都可以输注。在一项盐水与白蛋白液体治疗比较评估（Saline versus Albumin Fluid Evaluation，SAFE）的多中心研究中，对于大多数患者，都没有发现胶体液（白蛋白）比晶体液（盐水）更有益处，而在研究事后分析中发现，白蛋白对外伤性脑损伤患者有害。在治疗中，常常进行动脉和中心静脉置管，测量中心静脉压和静脉血氧来指导复苏。虽然细节还有待商榷，早期目标导向的复苏已经展示出提高脓毒性休克患者的预后。液体复苏的合理目标包括中心静脉压 8 ～ 12 mmHg，平均动脉压至少 65 mmHg，中心静脉氧饱和度最少 70% 或混合静脉氧饱和度最少 65%。

证据支持在复苏的最初 6 h，如果单纯液体复苏不能使血流动力学达标，可以输注浓缩红细胞（使血细胞比容最少达到 30%）、输注多巴胺［最大剂量可达 20 μg/（kg · min）］或者同时使用以上两者，使血流动力学达到目标值。虽然不是特异性的，但血浆乳酸、C 反应蛋白和降钙素原的浓度可能是有用的指标。

诊断

如果培养不会明显地推迟抗菌药物的给药时间，

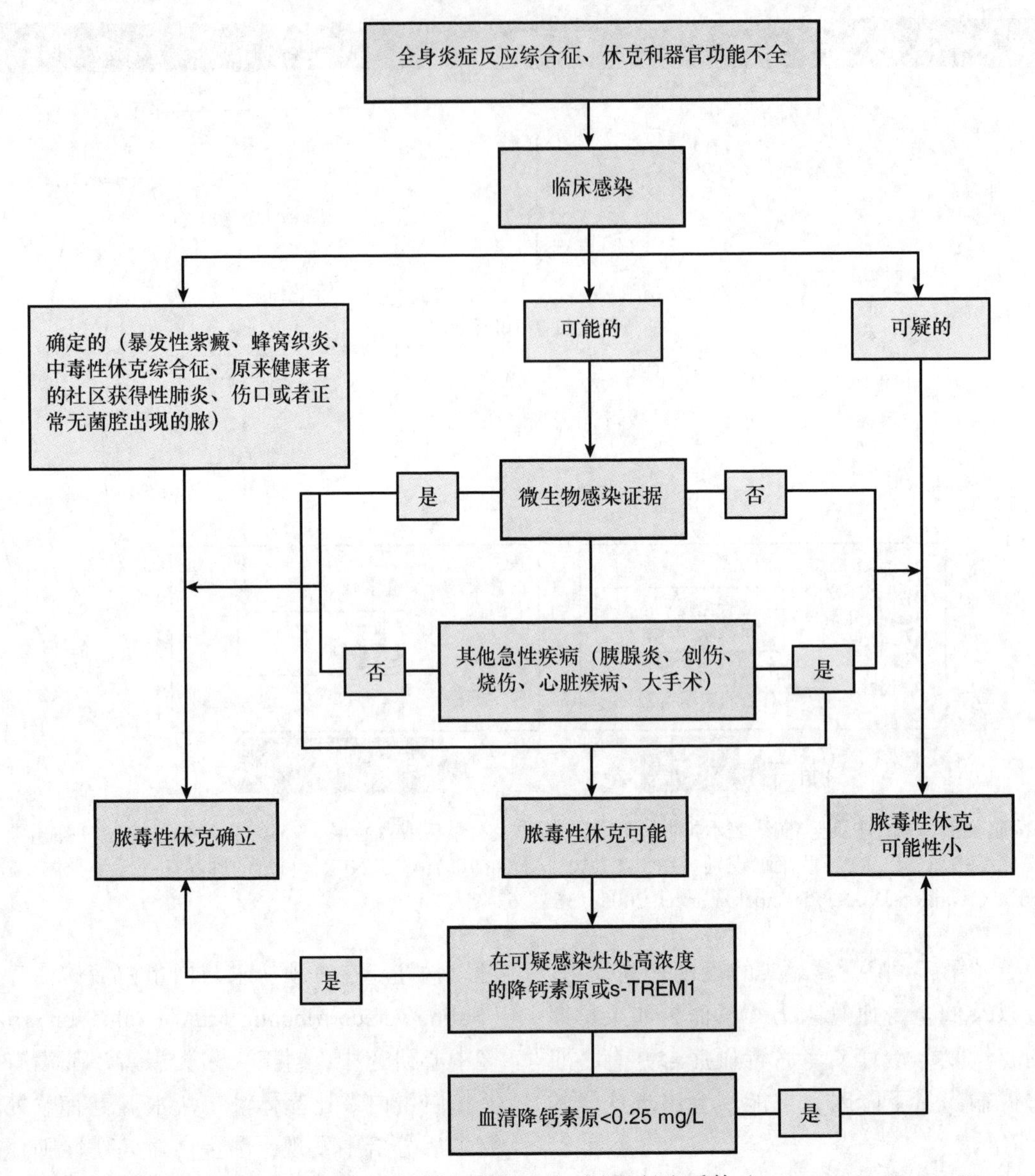

图 232-2 脓毒性休克的诊断流程图。S-TREM1，髓样细胞表达的可溶的触发受体（From Annane D，Bellissant E，Cavaillon JM. Septic shock. Lancet. 2005；365：63-78.）

在抗菌药物治疗之前，应该进行适当的培养。在其他可能的感染灶培养以外，还应做两套血培养。如果需要，应立即进行影像学检查，需要在转移患者的过程中可能出现的风险和检查可能的获益间进行衡量。

抗生素治疗和病灶控制

诊断严重的脓毒血症或者脓血症休克后 1 h 内，应尽快静脉给予针对疑似病原体的抗生素治疗。应当选用能有效渗透进入疑似感染灶的抗生素。初始治疗应覆盖大范围的病原体，在之后的治疗中根据培养结果和临床反应来重新评估。表 232-2 列出了抗生素的选择。明确感染的解剖部位有助于及时采取干预方法，有效控制感染病灶（例如，积脓或腹部脓肿的引流，感染坏死组织的清创，去除被污染的设备、装置）。

血管收缩药和强心药

平均动脉压应保持在 65 mmHg 以上，而现存合并症可能改变血压的目标值（例如长期存在的高血压）。框 232-1 列出了“拯救脓毒血症行动（Surviving Sepsis Campaign）”对于血流动力学支持的建议。去甲肾上腺素被推荐作为脓毒性休克时的一线缩血管药物，而肾上腺素可以作为患者对去甲肾上腺素反应不良时的替代用药。由于脓毒血症患者可能会有血管加压素的相对缺乏，从而导致血管

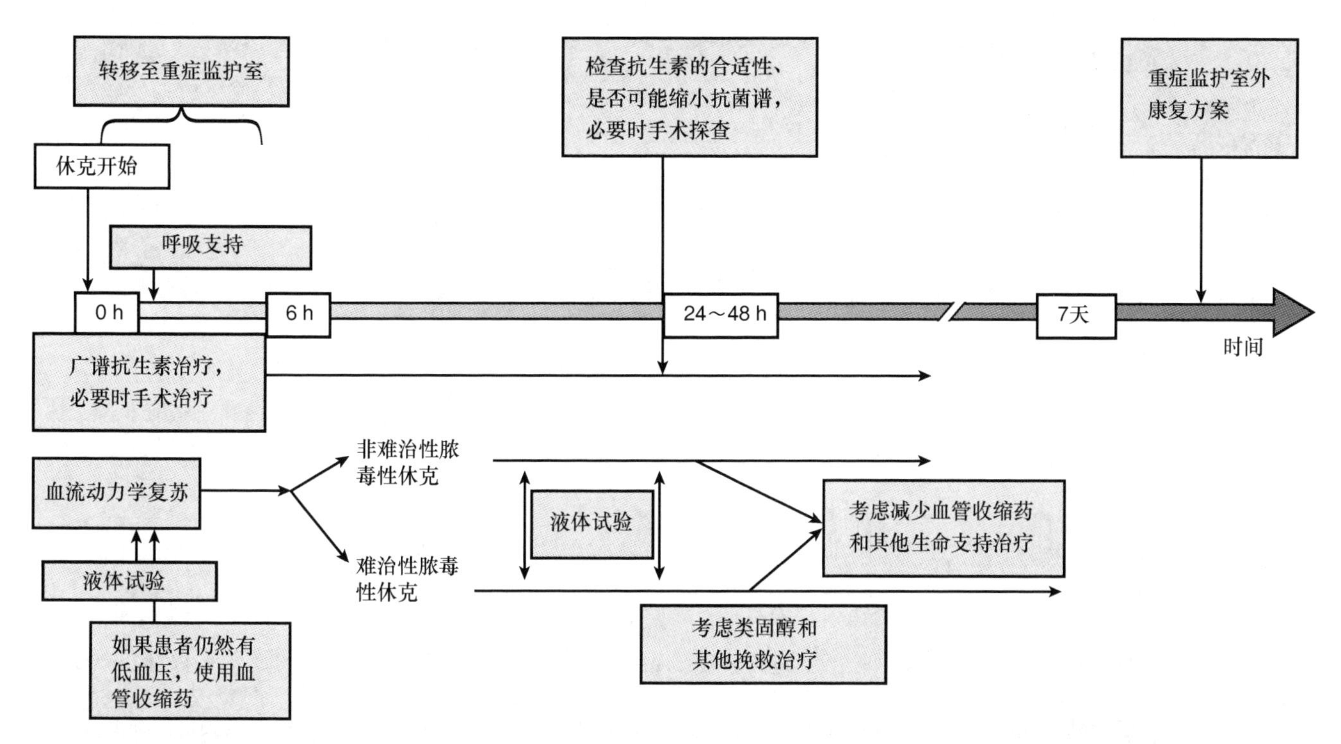

图 232-3　脓毒性休克的治疗原则。灰色框中为干预方法，白色框中为干预的时间（Modified from Annane D，Bellissant E，Cavaillon JM. Septic shock. Lancet. 2005；365：63-78.）

舒张，所以越来越多的医生开始静脉给予加压素用于收缩血管。去氧肾上腺素由于没有 β 受体激动作用，可能会降低每搏输出量，不推荐作为一线用药。一旦建立中心静脉通路，应当通过中心静脉给予血管收缩药。当心脏充盈压增加和低心排血量提示有心功能不全时，应使用多巴胺来使心指数正常（但不超过正常）。

糖皮质激素

相对的肾功能不全可能是重症患者内分泌失调的一项特征性表现。虽然有些研究显示对脓毒性休克患者补充糖皮质激素可能是有益的，但是最近一些多中心研究［例如，脓毒性休克的糖皮质激素治疗（Corticosteroid Therapy of Septic Shock，CORTICUS）］没有发现糖皮质激素对脓毒性休克患者的预后有帮助。如果使用液体、血管收缩药和强心药无法使血流动力学稳定，可以考虑给予每天 200 mg 氢化可的松。明确患有肾功能不全或者由于长期使用类固醇而怀疑下丘脑垂体肾上腺素轴抑制的患者，在严重疾病的治疗过程中，应当静脉补充氢化可的松。

人重组活化蛋白 C

一项对严重脓毒血症和脓毒性休克成人患者的随机对照研究表明，具有抗炎、抗血栓的纤溶酶人重组活化蛋白 C（recombinant human activated protein C，rhAPC）对于延长生存有帮助。这是第一个针对脓毒血症发病机制且有助于提高生存率的药物。进一步的研究阐明了 rhAPC 的适应证和禁忌证。适应证为严重脓毒血症患者；因为它有出血并发症的风险，所以死亡风险低的患者或者儿童是 rhAPC 禁忌证。应慎重考虑手术患者 rhAPC 的使用和输注时间，因为抗凝作用是它可预知的副作用。然而，随着更多研究的开展，该药物展示了其他方面的问题，生产商在 2011 年 10 月将其撤出了市场。

支持治疗

脓毒血症患者常常需要多种支持治疗。伴随急性呼吸窘迫综合征的患者可能需要无创或者有创机械通气。第 227 章讨论了机械通气需要依据的主要原则。当需要镇静时，应当依据事先设定的目标终点（例如镇静评分）给予镇静药物，同时应每天中断或者减轻镇静重新滴定式给予镇静药。应该尽量避免使用神经肌肉阻滞剂，如果必须使用，对于合并有急性呼吸窘迫综合征的脓毒血症患者，推荐短时间（≤ 48 h）使用神经肌肉阻滞剂。危重患者中的血糖控制一直是一个值得讨论的话题，在过去的十年中血糖目标值有所变化。在这个问题上，NICE-

表 232-2　脓毒血症的抗生素选择

患者人群 / 感染部位	可能的病原体	推荐的抗生素
免疫功能正常的	革兰氏阳性 革兰氏阴性	给予青霉素+以下药物中的一个 β - 内酰胺酶抑制剂 碳青霉烯类 第三代或第四代头孢菌素 如果铜绿假单胞菌是可能的病原体，添加抗铜绿假单胞菌的喹诺酮类药 如果考虑 MRSA，可以添加万古霉素或利奈唑胺 如果考虑 VRE，可以添加利奈唑胺
免疫功能不全的	革兰氏阳性 革兰氏阴性 真菌	除使用免疫功能正常患者用药外，再加上万古霉素或利奈唑胺和抗铜绿假单胞菌药 如果患者真菌感染风险高，添加抗真菌药物（两性霉素 B、卡泊芬净或伏立康唑）
导管相关性感染	革兰氏阳性 革兰氏阴性 真菌	提供广谱抗生素的覆盖 在有明显 MRSA 流行的地方，应使用万古霉素 在免疫功能不全的患者，添加使用抗铜绿假单胞菌药物 如果怀疑真菌血症，添加静脉使用两性霉素 B 或伏立康唑
VAP，HCAP，HAP*	肺炎链球菌属，流感嗜血杆菌，MSSA，革兰氏阴性肠杆菌	如果没有危险因素必须使用广谱抗生素，可以使用喹诺酮、氨苄西林 / 舒巴坦或者头孢曲松 如果有危险因素，使用抗铜绿假单胞菌的头孢菌素（头孢吡肟、头孢他啶）、抗铜绿假单胞菌的碳青霉烯类药（亚胺培南、美罗培南），或哌拉西林 / 他唑巴坦和抗铜绿假单胞菌的喹诺酮类（环丙沙星、左氧氟沙星）或氨基糖苷类 如果考虑 MRSA，添加万古霉素或利奈唑胺 如果考虑嗜肺军团菌，添加大环内酯类或喹诺酮类药物
严重社区获得性肺炎	典型的病原体（肺炎链球菌、流感嗜血杆菌、金黄色葡萄球菌）和非典型的病原体（肺炎支原体、肺炎衣原体、嗜肺军团菌）	给予第三代头孢菌素和大环内酯类或抗铜绿假单胞菌的喹诺酮类药物 如果怀疑铜绿假单胞菌为可疑的病原体，给予抗铜绿假单胞菌的喹诺酮类药物
真菌感染	念珠菌，曲霉菌属	根据患者情况和微生物的因素可选择卡泊芬净、两性霉素 B、伏立康唑、伊曲康唑或氟康唑

* 特定的患者（例如，近期使用抗生素治疗、住院时间延长、免疫功能不全或者瘫痪的患者）需要广谱抗生素针对革兰氏阳性、革兰氏阴性和非典型病原体，例如嗜肺军团菌和 MRSA（耐甲氧西林的金黄色葡萄球菌）。

VAP，机械通气相关性肺炎；HCAP，卫生保健相关肺炎；HAP，医院获得性肺炎；MSSA，甲氧西林敏感性葡萄球菌；VRE，耐万古霉素的肠球菌

框 232-1　拯救脓毒血症行动 2012 版对于血流动力学治疗的建议

严重脓毒血症和脓毒性休克初始复苏首选晶体液。当需要大量晶体液时，应当使用白蛋白。羟乙基淀粉不推荐使用

低灌注状态怀疑低容量时，应该一次性给予 30 ml/kg 的液体。应该根据液体试验的反应（脉压的改变、心输出量的变化、动脉压、心率）进行重复

血管收缩药的治疗目标为平均动脉压 65 mmHg

去甲肾上腺素是首选血管收缩药。当需要额外的血管收缩药来维持血压时，应添加或替换为肾上腺素。抗利尿激素可以用于增加 MAP 或减少去甲肾上腺素的使用。不要单独使用抗利尿激素，超过 0.03 ～ 0.04U/min 的剂量应该用于难治性病例

多巴胺和去氧肾上腺素应该只用于高度选择性病例。不要将多巴胺用于肾保护

如果心功能不全或者血管内容量和 MAP 正常时仍有低灌注的体征，应添加多巴酚丁胺。达到“超常的”心指数没有益处

SUGAR（Normoglycaemia in Intensive Care Evaluation and Survival Using Glucose Algorithm Regulation）研究在很大程度上影响了拯救脓毒血症指南（Surviving Sepsis Guidelines）。建议依据计划，当连续两次血糖水平超过 180 mg/dl（译者注：10 mmol/L）时，开始静脉输注胰岛素，输注目标为将血糖控制在 180 mg/dl 以下。

脓毒性休克患者肾衰竭较常见，视肾情况启用肾替代治疗。对于严重脓毒血症和急性肾衰竭，连续肾替代治疗和间断血液透析是相似的，但对于血流动力学不稳定的患者，连续肾替代方法可能有助于液体的平衡。

除了以上提到的治疗，还应该对脓毒血症的患者采取其他已证明有效的措施（例如深静脉血栓和

应激性溃疡的预防，最佳的营养支持）。

不幸的是，脓毒性休克患者死亡率在 25% ～ 50%，高死亡率与器官衰竭的数量直接相关。患者管理的一个重要的方面就是与家庭成员或者代理人充分沟通患者可能的预后，在恰当的时候，考虑支持治疗的局限性。

推荐阅读

American Thoracic Society and the Infectious Disease Society of America. Guidelines for the management of adults with hospital-acquired, ventilator-associated, and healthcare-associated pneumonia. *Am J Respir Crit Care Med*. 2005;171:388-416.

Angus DC, Linde-Zwirble WT, Lidicker MA, et al. Epidemiology of severe sepsis in the United States: Analysis of incidence, outcome, and associated costs of care. *Crit Care Med*. 2001;29:1303-1310.

Annane D, Bellissant E, Cavaillon JM. Septic shock. *Lancet*. 2005;365:63-78.

Bone RC, Balk RA, Cerra FB, et al. Definitions for sepsis and organ failure and guidelines for the use of innovative therapies in sepsis. The ACCP/SCCM Consensus Conference Committee. American College of Chest Physicians/ Society of Critical Care Medicine. *Chest*. 1992;101:1644-1655.

Dellinger RP, Levy MM, Rhodes A, et al. Surviving Sepsis Campaign: International Guidelines for management of severe sepsis and septic shock: 2012. *Crit Care Med*. 2013;41:580-637.

Finfer S, Bellomo R, Boyce N, et al. SAFE Study Investigators. A comparison of albumin and saline for fluid resuscitation in the intensive care unit. *N Engl J Med*. 2004;350:2247-2256.

Finfer S, Chittock DR, Su SY, et al. NICE-SUGAR Study Investigators. Intensive versus conventional glucose control in critically ill patients. *N Engl J Med*. 2009;360:1283-1297.

Hotchkiss RS, Karl IE. The pathophysiology and treatment of sepsis. *N Engl J Med*. 2003;348:138-150.

Levy MM, Fink MP, Marshall JC, et al. 2001 SCCM/ESICM/ACCP/ATS/SIS International Sepsis Definitions Conference. *Crit Care Med*. 2003;31:1250-1256.

Rivers E, Nguyen B, Havstad S, et al. Early goal-directed therapy in the treatment of severe sepsis and septic shock. *N Engl J Med*. 2001;8:1368-1377.

Russell JA. Management of sepsis. *N Engl J Med*. 2006;355:1699-1713.

Sprung CL, Annane D, Keh D, et al. The CORTICUS Study Group. Hydrocortisone therapy for patients with septic shock. *N Engl J Med*. 2008;358(2):111-124.

Wheeler AP, Bernard GR. Treating patients with severe sepsis. *N Engl J Med*. 1999;340:207-214.

第 233 章 烧伤患者的麻醉

Christopher V. Maani，MD，Peter A. DeSocio，DO，Kenneth C. Harris，MD

刘广宇 译 曾 媛 校

热损伤患者在围术期可能具有与其他手术患者不同的问题。麻醉医师和手术团队需要考虑这些问题并制订详细计划以使患者得到理想的预后。

急性损伤

大面积烧伤后的最初 24 ～ 48 h 是复苏时段。根据烧伤的程度，患者常常需要静脉输注大量液体来维持血管内容量、心输出量和尿量。有多个不同的公式可以用于指导液体治疗，但主要目标是输注足够的液体使尿量维持在 0.5 ～ 1.0 ml/（kg · h），而不是使血管内容量恢复正常。这个阶段，患者可能需要焦痂切除术或筋膜切开术以恢复到四肢血流或允许胸廓起伏。偶尔可能需要腹部手术来治疗腹部高压（腹腔间隔综合征）。这些初始阶段通常不需要输血。

烧伤面积少于全身体表面积（total body surface area，TBSA）40% 的患者极少需要气管插管，但几乎所有烧伤面积超过 60%TBSA 的患者都需要气管插管。有吸入性损伤的患者不管烧伤大小可能都需要气管插管来保护气道。对于特殊患者，决定是否需要插管需要慎重考虑，但是，一旦决定气管插管，插管过程不需要超过其他创伤患者而做额外的考虑。如果插管决定延迟，直到出现呼吸窘迫，那么会在短时间内发生心搏骤停。这种情况下，因为这些患者存在声门水肿的风险，有“清醒”气管插管的指征。推荐使用比平常更粗的气管导管，因为有可能需要进行气管镜检查和吸引血块和黏液栓。

一般烧伤处理

全厚度烧伤除非面积特别小，都需要瘢痕切除和移植。部分厚度烧伤依据烧伤的深度、大小和位置也可能需要切除和移植。抗生素乳膏和溶液——

磺胺嘧啶银或醋酸磺胺米隆（一种碳酸酐酶抑制剂）——是一些部分厚度烧伤和全厚度烧伤患者最常使用的药物。磺胺嘧啶银一般来说疼痛更少，但不能穿透完整的烧伤焦痂。磺胺嘧啶银也有可能会引起明显的白细胞减少，特别是在最初使用的前几天。醋酸磺胺米隆乳膏能穿透烧伤焦痂，但应用时会疼痛。对于大面积烧伤或者肾衰竭患者，应用醋酸磺胺米隆乳膏偶尔会出现高氯性代谢性酸中毒，只有停止用药才能好转。

切痂和植皮

烧伤皮肤的切除和皮肤移植是烧伤患者需要多次进入手术室的主要原因。关于手术的准确时间还存在一定的争议，但是临床实践已经从延迟干预转变为目前很多烧伤外科医生会在患者入院后 24 ～ 48 h 开始手术，另一些外科医生会等 48 h，以确保患者得到充足的复苏再考虑手术问题。

切除可能是切线性（即切除烧伤瘢痕一直到未烧伤的组织）或者筋膜性（即所有皮肤和皮下脂肪一直到筋膜层都会被切除），通常使用电凝止血设备。切线性切除一般能更好地保留功能，而且更美观。筋膜性切除能更快地实施而一般失血量更少。不管选择哪种方法，这一过程都会失血，每切除 1%TBSA 的焦痂，出血量从 123 ml 到 387 ml 不等。多个因素会影响出血量（表 233-1）。

止血带和纤维蛋白胶的使用可以大大减少血液丢失。取得移植皮肤可能引起较多的失血量，特别是取头皮时。但可以通过在切取的部位浸润注射肾上腺素来减少出血量。皮特金（Pitkin）溶液、乳酸林格液加入 1 ～ 2 mg/L 的肾上腺素或晶体液内加入其他血管收缩药是常用的减少出血量的方法。

烧伤患者的术前评估

除了标准的术前评估外，烧伤患者一些方面的术前评估需要特殊关注，包括以下几个部分。

表 233-1　烧伤患者失血相关因素

因素	失血	
	减少	增加
切痂技术	筋膜性切除	切线性切除
烧伤的新鲜度	新鲜	陈旧
烧伤位置	躯干	手、脚、肩

气道

应该检查患者的瘢痕是否限制了口腔的张开和颈部的伸展。如果患者面部有抗生素乳膏或绷带，麻醉实施者应考虑到面罩通气困难。手术间内应该有额外的人员来协助管理气道。在管理气道时，应该准备一块可以清除皮肤上乳膏的小毛巾或者擦布，以使面罩和皮肤可以紧密接触。

肺部

需要特别注意的是吸入氧浓度、动脉血气结果和气管插管机械通气患者的呼吸机设置，烧伤患者每分通气量通常高于正常。

有吸入损伤的患者常常会有黏液栓和血块，可能会堵塞气管导管。如果患者仰卧位时发生堵塞，则是致命的。麻醉团队应有一个应对类似情况的方案，并与手术室的其他人员提前讨论。

循环

在初始的烧伤中存活的患者本质上通过了心脏负荷试验，所以大多数患者不需要额外的心脏评估。大面积 TBSA 的烧伤通常会导致有别于不心脏损伤时的肌钙蛋白水平的升高。烧伤患者通常是高血流动力学状态的；典型表现是成人心率在 110 ～ 120 次 / 分。围术期出现低血压应当予以容量复苏。全身血管阻力降低导致低血压的情况通常在患者住院后期才会出现。

神经系统管理

与烧伤相关的主要神经系统的问题是疼痛和焦虑。患者可能接受大剂量的阿片类或苯二氮䓬类药物治疗，而令人吃惊地依然保持着清醒。对患者意识水平和目前用药剂量的评估有助于麻醉实施者建立麻醉方案。

静脉通路

如果预期有大量出血，烧伤患者除了建立一个 18 G 或者更粗大的外周静脉外，还应该有一个中心静脉通路。对于这样的患者，还应该放置动脉置管以监测血压和抽血做实验室检验。搏脉力（Plasma-Lyte）是大多数烧伤中心使用最多的晶体液。

营养状况

因为烧伤患者都是分解代谢状态，因此应尽可能缩短营养中断的时间，虽然通常在临床中患者在进入手术室前会停止肠内进食，但是没有数据支持。

胃肠外输注

在 ICU，患者可能通过很多不同的途径输注药物，但除非输注非常重要，大多数都应在患者进入手术室前停止。

手术室内的管理

准备

手术室应加热到 90°F（32.22 ℃）或者尽可能接近。患者经常需要暴露全身，所以限制了温毯的使用。应准备好快速血液输注系统。准备 2 ～ 6 单位的交叉配血的浓缩红细胞，应该随时可用，一般来说，对于要切除大 TBSA 的患者，可能需要备 10 ～ 20 单位浓缩红细胞，还需要新鲜冰冻血浆和血小板。对于有面部烧伤需要在手术室内进行气管插管的患者，麻醉医师需要考虑使用布打结的方法来固定气管导管；将气管导管与一颗牙缝在一起也是一种方法，或者缝到鼻中隔上。

患者护理

如果患者移动时感觉特别疼痛，可以考虑在患者的床上进行麻醉诱导。常规放置标准的监护可能会受患者受伤部位和衣服的限制。因为心电图导联放置是否标准并不太重要，所以可以将电极片放置在允许的地方。特殊情况下，可以在麻醉诱导后再在合适的位置放置电极片。无创血压袖带在大多数穿衣服的情况下工作也非常良好。在放置血氧饱和度探头时需要创造力，耳、鼻子、嘴唇、前额和硬腭都可以成功监测。经常需要体温的监测，对于不能维持体温到 36 ℃的患者，需要尽全力使患者温暖。大多数患者需要使用 Foley 管（译者注：导尿管）。

在转移患者到手术床或者离开手术床时，应有多个人参与并明确角色，使血管内置管或气管导管意外拔出的风险降低到最小。

麻醉诱导以后，为使气管插管顺利或者作为平衡麻醉的一部分，应常规使用神经肌肉阻滞药。在烧伤后 24 h 内应用琥珀胆碱是安全的，但是在这个时间段以后，直到受伤后 1 年，应用琥珀胆碱可能导致急剧的或者致命的高钾血症。在烧伤患者中经常使用非去极化神经肌肉阻滞药，但使用剂量比非烧伤患者更大且需要反复追加用药。

烧伤患者对于常用的诱导药物反应正常，除了阿片类和儿茶酚胺类药物（例如去氧肾上腺素），患者对于这些药物可能有相对抵抗。麻醉诱导和气管插管之后，大多数患者使用吸入麻醉药合并阿片类药物效果良好。如果麻醉医师想进行全凭静脉麻醉，可以使用丙泊酚。大多数烧伤患者使用的传统药物氯胺酮，可以作为主要药物或者平衡麻醉的一部分。因为大多数患者使用苯二氮䓬类药物，所以对于使用氯胺酮的患者，急性谵妄并不是一个问题。

切除部分焦痂的手术的失血量可能是巨大的，在很短时间内丢失 1 ～ 2 L 的血液并不少见。健康年轻的成年人可以耐受 20% 的血细胞比容，但一旦血细胞比容降低到 18% 以下，患者就会出现低血压。合并症多的老年患者很少能耐受 24% 或更低的血细胞比容。短时间内接受大量浓缩红细胞的患者应该监测血浆钙离子浓度。在很多中心，创伤合并热损伤的患者会接受输注新鲜冰冻血浆和浓缩红细胞（比例为 1∶1）。然而，非红细胞的血制品的需求量每个病例都不同，经常需要根据实验室检验、临床观察出血量、临床判断等来决定。凝血疾病的患者中有些使用了重组激活因子Ⅶ a，但目前没有结局数据支持其使用。

菌血症或切除焦痂的手术伤口释放的其他因子引起的全身血管阻力下降继发的低血压并不少见，如果血管内容量正常，患者对加压素、去甲肾上腺素、去氧肾上腺素的反应良好。

皮肤移植以后，可能有负压吸引或者纱布包裹。对于手术后拔除气管导管的患者，必须小心使患者从麻醉状态平稳过渡，以减少患者活动（例如在床上翻来覆去），因为这可能造成移植皮肤损伤。

术后管理

适当的患者应转移到重症监护室，然后再回归外科和重症监护团队的管理。不在重症监护室的患者应该在麻醉术后恢复室恢复，患者到达恢复室时就应该保证负压吸引连接到吸引器，患者到达出室标准时再离开。

手术室外的管理

麻醉医师应该对需要床旁伤口管理或标准剂量的苯二氮䓬类和阿片类药物无法控制疼痛的患者予以帮助。患者通常可耐受 50 ～ 200 μg/（kg · min）的丙泊酚。患者经常需要下颌提起以保证自主通气，特别是患者接受单次剂量的丙泊酚后，但是呼吸暂停并不常见，除非是阿片类药物和丙泊酚同时应用时。如果单独使用丙泊酚并不能满足要求，可以添加少量氯胺酮，一般一次给予 10 ～ 20 mg，最多到 1 mg/kg。这些镇痛可以常规进行而不需要正压通气或给予氧气。对于这种情况下的大多数患者，脉搏氧饱和度的监测就足够了。

电击伤

电击伤和热损伤很相似，只有几点不同。当人接触到高压电源时，可能受到超过表面接触点的广泛的潜在组织损伤，可能导致广泛的肌肉坏死。这种情况下，必须监测钾、磷酸肌酸激酶、血尿素和肌酐的水平。虽然电击伤的患者出现严重心律失常的情况罕见，但是不管损伤多小，都应当监测心律失常 24 h。

非热损伤性皮肤疾病

中毒性表皮坏死松解症患者通常也在烧伤病房进行治疗。这些患者不需要进行皮肤移植，但是麻醉医师也需要参与气道管理，这可能是一项挑战，因为黏膜可能脱皮，操作时可能导致出血。中毒性表皮坏死松解症的患者使用直接喉镜时可能导致出血而影响观察气道的视线。第一次尝试置入喉镜时可能视野良好，一旦开始出血，纤维支气管镜的应用可能很困难或者根本无法使用。

结论

对于热损伤患者提供麻醉服务需要对特定的问题充分了解并做好准备。制订适当的计划，并与手术和烧伤团队紧密沟通，麻醉医师可安全地管理这些患者，其中大多数患者有完美的预后和很好的功能恢复。因为很多烧伤患者在数天或者数周的时间内需要多次回到手术室，因此，相对于其他患者，麻醉医师有机会对烧伤患者更连续地进行管理，也能满意地看到患者的恢复，有些患者恢复会非常迅速。

推荐阅读

Barret JP, Herndon DN. Effects of burn wound excision on bacterial colonization and invasion. *Plast Reconstr Surg*. 2003;111:744-750.

Cartotto R, Musgrave MA, Beveridge M, et al. Minimizing blood loss in burn surgery. *J Trauma*. 2000;49:1034-1039.

Ducic I, Shalom A, Rising W, et al. Outcome of patients with toxic epidermal necrolysis syndrome revisited. *Plast Reconstr Surg*. 2002;110:768-773.

Han T, Kim H, Bae J, et al. Neuromuscular pharmacodynamics of rocuronium in patients with major burns. *Anesth Analg*. 2004;99:386-392.

Hart DW, Wolf SE, Beauford RB, et al. Determinants of blood loss during primary burn excision. *Surgery*. 2001;130:396-402.

Hettiaratchy S, Dziewulski P. ABC of burns: Pathophysiology and types of burns. *BMJ*. 2004;328:1427-1429.

Ivy ME, Atweh NA, Palmer J, et al. Intra-abdominal hypertension and abdominal compartment syndrome in burn patients. *J Trauma*. 2000;49:387-391.

Johnson KB, Egan TD, Kern SE, et al. Influence of hemorrhagic shock followed by crystalloid resuscitation on propofol: A pharmacokinetic and pharmacodynamic analysis. *Anesthesiology*. 2004;101:647-659.

Martyn JA, Chang Y, Goudsouzian NG, Patel SS. Pharmacodynamics of mivacurium chloride in 13- to 18-yr-old adolescents with thermal injury. *Br J Anaesth*. 2002;89:580-585.

Wolf SE, Kauvar DS, Wade CE, et al. Comparison between civilian burns and combat burns from Operation Iraqi Freedom and Operation Enduring Freedom. *Ann Surg*. 2006;243:786-792.

第 234 章　围术期皮质类固醇

Michael J. Murray，MD，PhD

刘广宇　译　曾　媛　校

皮质类固醇从一发现就被用于各种医疗状况，并得到显著的预后。但不幸的是，在同样短的一段时间内（仅仅几年），与使用外源性皮质类固醇相关的不良反应就被发现，这降低了人们使用这些药物的热情。在 20 世纪 50 年代初，有医学文献开始报道长期接受皮质类固醇患者进行大手术时出现难治性的循环休克。临床医生很快地发现外源性皮质类固醇对下丘脑–垂体–肾上腺（hypothalamic-pituitary-adrenal，HPA）轴的抑制。由于对稳态的严重损伤，HPA 轴抑制的个体无法释放足够量的促肾上腺皮质激素（ACTH），所以，肾上腺无法释放足够量的皮质类固醇来应对应激。

过去，解决 HPA 轴抑制的方法是给予足够量的皮质类固醇，以达到肾上腺最大刺激时的释放剂量。过去 3 个月中，即使只有 2 周使用糖皮质激素，就可能对 HPA 轴有抑制，建议这样的患者在接受大手术时应补充外源性皮质类固醇。患者摄入皮质类固醇的剂量达到 20 mg 泼尼松或等效剂量其他药物（表 234-1）时，就已经足够对 HPA 轴产生抑制。然而，因为所用皮质类固醇的剂量和作用时间变异很大，所以很难明确哪些患者需要接受围术期皮质类固醇治疗。一些局部、眼部、吸入使用皮质类固醇的患者也被发现有 HPA 轴的抑制。

表 234-1　糖皮质激素等效性

药物	糖皮质激素作用	盐皮质激素作用	口服或静脉剂量的等效剂量（mg）
氢化可的松	1	1	20
可的松	0.8	0.8	25
泼尼松	4	0.8	5
泼尼松龙	4	0.8	5
甲泼尼龙	5	0.5	4
曲安西龙	5	0	4
倍他米松	25	0	0.75
地塞米松	25	0	0.75

在促皮质激素使用的患者中可以采用 ACTH 刺激试验来检验 HPA 轴的活性。小剂量的刺激试验中，测量静脉注射 1 μg/1.73 m^2 或 0.5 μg/1.73 m^2 促皮质激素前即刻、30 min 后血浆中的氢化可的松的水平。在大剂量刺激试验中，测量静脉注射 250 μg 促皮质激素前即刻、30 min 后、60 min 后血浆氢化可的松的水平。血浆氢化可的松浓度在 30 min 后小于 18 μg/dl 表示有肾上腺皮质储备的损害，患者可能没有释放足够的 ACTH，肾上腺没有对大的应激没有足够的反应。然而，促皮质激素试验昂贵且耗费时间较长。现在主张和逐渐接受一个简单相对经济的替代方法用于围术期类固醇替代治疗。一般在手术当天给予 100 mg 的氢化可的松或者等效剂量药物，作为手术早晨首次剂量的类固醇激素。

皮质类固醇在减轻应激反应方面的作用

当受到强大应激（例如，出血或脓毒血症）或者严重到可以导致血压降低的应激（首先前负荷、每搏输出量、心输出量下降，其次全身血管阻力下降）时，交感神经系统激活，同时副交感神经系统抑制。交感神经的传出活动增加。节后传出神经在周围脉管系统的平滑肌细胞附近释放去甲肾上腺素。去甲肾上腺素与 α 肾上腺素受体结合，进而使细胞质的 Ca^{2+}浓度增加［想象细胞 Ca^{2+}的波动——高度（浓度）和周期性（频率）都产生作用］。Ca^{2+}浓度的增加刺激其与肌球蛋白的结合，导致细胞收缩。周围小动脉的腔缩小，全身血管阻力下降，血压增高。交感神经的传出神经细胞同时刺激肾上腺素髓质释放肾上腺素进入肾上腺静脉，肾上腺静脉汇入肾静脉或直接进入下腔静脉。从进入点到下腔静脉，到右心房还有一小段距离。进入右心房和后面的心腔，肾上腺素增加变时（心率）、变性（心肌收缩力）、变传导作用（传导速度）和变松弛（心肌松弛），都增加了心肌的输出量。激活后 30 min 内，α 肾上腺素受体下调。如果没有干预措施去恢复 α 受体的敏感性，血压会逐渐下降（特别是出血和脓毒血症没有控制时）。

当交感神经系统激活，HPA 轴也同步激活。垂体腺释放 ACTH，当它到达肾上腺时，会激活肾上腺皮质释放皮质类固醇。皮质类固醇与外周血管的平滑肌受体结合，但不刺激细胞质的 Ca^{2+} 的释放；而 Ca^{2+} 与 α 受体的复杂的相互关系，使 α 受体对儿茶酚胺的敏感性恢复。

肾上腺抑制的治疗

如前所述，目前的临床做法是在手术当天对于那些目前使用超过 10 mg 氢化可的松或者等效剂量（足以抑制 HPA 轴）或在之前 3 个月内任何 14 天服用类固醇激素的患者给予氢化可的松。而不是进行促皮质素刺激试验（之前推荐的做法是对之前的 1 年服用过类固醇激素的患者围术期使用类固醇，但是后来发现这种推荐做法太随意了。对于大多数患者来说，3 个月的时间足以恢复 HPA 的功能）。

目前使用皮质类固醇的患者，应该在手术当日早晨使用平常剂量的皮质类固醇，并在之后的 24 h 使用 100 mg 的氢化可的松或者等效剂量（表 234-2）。如果使用地塞米松，术前 10 mg 可能足以保护患者，因为其效价强，时效长。这些建议也适用于目前没有使用皮质类固醇但是由于在之前 3 个月内有 14 天服用皮质类固醇而存在 HPA 轴抑制的患者。

表 234-2 目前使用类固醇激素或者在过去 3 个月内使用过类固醇激素的患者的围术期类固醇激素替代

目前每天使用类固醇激素剂量（mg）	手术类型	围术期氢化可的松替代
＜10	任何手术	无需额外使用 *
≥10	小型手术	诱导时给予 25 mg
≥10	中型手术	术前给予平时剂量＋诱导时给予 25 mg ＋术后 24 h 内给予 100 mg
≥10	大型手术	术前给予平时剂量＋诱导时给予 25 mg ＋术后 48 ～ 72 h 内每 24 h 给予 100 mg

* 假设下丘脑-垂体肾上腺轴的反应正常

建议两次使用氢化可的松之间间隔超过 24 h，但是，显而易见的是，接受了皮质类固醇的替代治疗的患者，如果术中出现难治性低血压，应当在术中给予一定剂量的皮质类固醇。事实上，由于有些患者在重症监护室受到强烈应激，表现出 HPA 轴的抑制，皮质类固醇可以用于这些患者的低血压的治疗。类似地，一些麻醉医师在治疗创伤患者时，会给手术室内的创伤患者常规使用皮质类固醇。

气道水肿的治疗

因为具有抗炎作用，皮质类固醇长期以来被用于治疗气道水肿或者气道水肿高危患者。耳鼻喉科医生在手术时常常给予 4 ～ 10 mg 的地塞米松，以降低鼻腔、咽部、喉部水肿的风险。类似的，麻醉医师在麻醉儿童（气道较细小）时，会给予一定量的地塞米松，因为在这样的患者中，即使很小的水肿都可能阻塞气道，例如，需要气管导管小于 4.5 mm 的患者或者需要钢丝螺纹管（在患者颈部屈曲或者转动角度过大而普通气管导管可能打折）的成人患者。类似的方法用于在重症监护室已经气管插管多天和需要立即拔出气管导管的患者。需要这样做的原因是少量的水肿会减小气道直径，会明显降低气道的横断面积，会更大量地降低空气流量。类似地，如果麻醉医师因为考虑到体位的问题确定使用钢丝螺纹管，那么很可能头部的静脉回流受到影响，而可能会增加气道或者声带开放发生水肿的可能性。最后，在一些情况下可能需要移动带着气管导管的患者，特别是患者头部移动时，可能导致气管导管的反复移动，会增加导管和气管黏膜的摩擦力，导致炎症反应。当气管导管在位时，气管导管支撑着气道开放，但是一旦导管移除，水肿将会开始出现，随着时间的延长而阻塞气道。

给予皮质类固醇的时间

长时间气管插管的患者，在时间充裕的情况下，应该在拔出气管导管前 6 ～ 8 h 给予一次地塞米松（地塞米松的起效时间为 6 ～ 8 h），在拔出气管导管时第二次给予地塞米松。如果计划只给单次剂量的地塞米松，应在患者拔出气管导管时给予。对于儿童患者和拟行头颈部手术的成人患者，如果给予地塞米松，应当在手术开始给予——经常在诱导和气管插管之后。考虑到没有大样本、前瞻性、随机对照研究显示这样应用地塞米松有益处，这些指南只是建议。一些小样本的研究结果互不相同。因为很多麻醉医师相信一或两次的地塞米松副作用很小，所以继续使用地塞米松来减少患者发生气道水肿的机会。

术后恶心呕吐的治疗

术后恶心呕吐（postoperative nausea and vomiting，PONV）在接受麻醉和手术的患者中发生率高达 33%（见第 109 章），受患者性别、年龄、病史（吸烟、晕动症、既往 PONV）和手术类型的影响。在很多情况下，一盎司的预防值一磅的治疗（译者注：术后恶心呕吐的预防远远比治疗重要）。通常情况下，在手术结束时给予患者 5-HT_3 受体拮抗剂——取决于其起效和维持时间，而使用丙氯拉嗪和其他相关化合物用于补救治疗。过去，依据药物作用和持续时间，在手术开始时预防性地给予氟哌利多。但是，2001 年美国食品药品管理局（FDA）发布对氟哌利多的黑框警告，长 QT 综合征患者静脉使用超过 1.25 mg 氟哌利多时可能出现尖端扭转性室性心动过速，此后氟哌利多的使用热度下降。目前仍有一些临床医生和麻醉科继续使用氟哌利多来预防 PONV，当然使用的剂量更小（0.625 ～ 1.2 mg）；其他则变为使用皮质类固醇。研究发现，通常情况下当患者还在术前准备区未转移到手术室时静脉给予 4 ～ 10 mg 的地塞米松效果最佳。

皮质类固醇用于抗炎作用

因为具有抗炎作用，过去使用（现在部分人仍然使用）皮质类固醇用于治疗全身和局部的炎症反应。过去，一些临床医生使用皮质类固醇来治疗与体外循环、输血反应、免疫反应和过敏反应相关的全身炎症反应。现在，随着体外循环的技术改善，很少再需要给予抗炎药物。对于免疫反应，不管是由于输血还是药物引起，也有更好的药物可以特异性地阻止肥大细胞的脱颗粒并抑制 H_1 和 H_2 受体。需要特别注意的是输注的新鲜冰冻血浆（特别是血液来源于多次生产的妇女）内含有的抗体与受体内白细胞的抗原之间反应引起的输血相关的肺损伤。皮质类固醇对于治疗输血相关的急性肺损伤和治疗急性呼吸窘迫综合征都没有作用。

麻醉医师经常在气管移植中使用皮质类固醇，但是这种情况下，由于皮质类固醇作为免疫抑制剂在术后还要继续使用，作用是不确定的。该使用不在本章范畴，不再进一步讨论。

与皮质类固醇有关的副作用

皮质类固醇有多重作用（表 234-3），这使皮质类固醇在强大应激状态时通过“战斗或逃避”反应而达到维持稳态的目的（图 234-1）。一般来说，当把这些作用作为主要作用时，并没有那么多的副作用。然而，这部分讨论的意义在于，我们考虑在使用一次或两次皮质类固醇用于治疗或预防 PONV 或水肿时，把这些作用作为“副作用”。

皮质类固醇最常见的副作用是高血糖，用药一或两次时就可能出现该副作用，常见于肥胖（但不是超重）患者。强调应维持患者血糖水平低于 180 ～ 200 mg/dl（依据使用的指南），对于在术中使用皮质类固醇的肥胖患者（体重指数≥ 30 kg/m^2），应在术中或者术后恢复室检查血糖水平。

麻醉医师至少应该了解皮质类固醇在伤口愈合和手术部位感染方面可能存在的副作用。虽然没有研究证实在围术期一两次应用皮质类固醇与上述副作用相关，但是这些副作用提醒麻醉医师，在他们计划使用超过一次或两次剂量的皮质类固醇时，应考虑相关问题。

表 234-3　皮质类固醇的作用

系统	作用
免疫	上调抗炎蛋白的表达 下调促炎蛋白的表达
代谢	刺激糖异生 从肝外组织代谢生成氨基酸 抑制肌肉和脂肪组织的糖摄取 刺激脂肪组织的脂肪分解
胎儿发育	促进肺成熟
兴奋和认知	增强记忆、警觉和认识
液体的稳态	使细胞外液容量正常化： 抑制脱水导致的水摄入 利尿

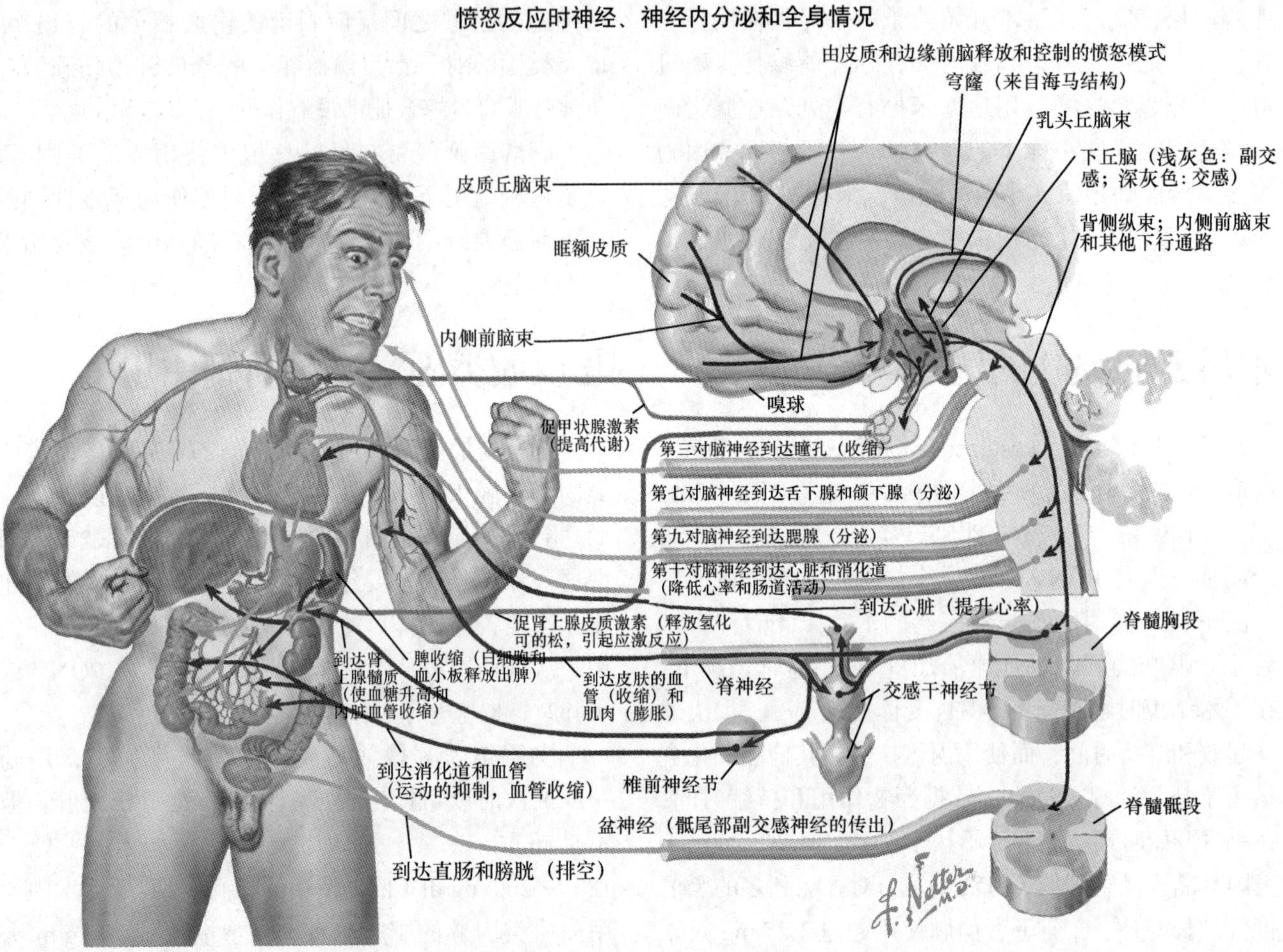

图 234-1 愤怒反应时神经、神经内分泌和全身情况（Netter illustration from www.netterimages.com. © Elsevier Inc. All rights reserved.）（见彩图）

推荐阅读

Augoustides JG. Integrating outcome benefit into anesthetic design: The promise of steroids and statins. *J Cardiothorac Vasc Anesth*. 2011;25:880-884.

De Oliveira GS Jr, Almeida MD, Benzon HT, McCarthy RJ. Perioperative single dose systemic dexamethasone for postoperative pain: A meta-analysis of randomized controlled trials. *Anesthesiology*. 2011;115:575-588.

Hammond K, Margolin DA, Beck DE, et al. Variations in perioperative steroid management among surgical subspecialists. *Am Surg*. 2010;76:1363-1367.

Mechanick JI, Youdim A, Jones DB, et al. Clinical practice guidelines for the perioperative nutritional, metabolic, and nonsurgical support of the bariatric surgery patient—2013 update: Cosponsored by American Association of Clinical Endocrinologists, The Obesity Society, and American Society for Metabolic and Bariatric Surgery. *Obesity (Silver Spring)*. 2013;21(Suppl 1):S1-27.

Shaw M. When is perioperative "steroid coverage" necessary? *Cleve Clin J Med*. 2002;69:9-11.

Waldron NH, Jones CA, Gan TJ, et al. Impact of perioperative dexamethasone on postoperative analgesia and side effects: Systematic review and meta-analysis. *Br J Anaesth*. 2013;110:191-200.

Yong SL, Coulthard P, Wrzosek A. Supplemental perioperative steroids for surgical patients with adrenal insufficiency. *Cochrane Database Syst Rev*. 2012;12:CD005367.

第十二部分　风险管理

第235章　医学伦理学

Keith H. Berge，MD
李炳华　译　杨旭东　校

医疗实践是一项复杂的工作，充满了模糊性和不确定性。临床医生往往在其行动没有指南时被迫在复杂的任务中做出选择。那么，在这种模棱两可的情况下，尤其是对医生造成道德冲突的时候，如何做出决定？虽然医学伦理学关注患者处理中“应该”和“应当”的事情，但研究表明，它通常并不能揭示一种唯一的“正确”做法。不过，弄清楚手边相关的案例更容易使做出的决定不唐突或基于临床的内在本质。

医学伦理学多年来一直是医学实践的一个组成部分。最著名的伦理学可能是希波克拉底誓言，它陈述了许多原则，如今依然指引着医生们。随着现代医疗实践的发展，许多伦理困境由于技术的进步而变得更加明显。这迫使指导了“贤医”数百年的相对简单的医学伦理学快速发展。与这种发展息息相关的是各种法规的出现，它们涉及一系列复杂的生物医学问题，如辅助自杀和安乐死、堕胎、代孕母亲、未成年人基因检测、肠内外营养的取消与稀缺资源的配置。这些问题大部分没有达到广泛的共识，反映了我们多元化的社会里宽泛的价值观。

医学伦理学的原则

自主、受益、不伤害、公正原则由 Beauchamp 和 Childress 提出，是当代伦理写作的基石。

自主原则

自主（autonomy）是来源于希腊词根 auto（自我）和 nomos（规则、治理或法律）。自主的人有自我控制的能力，能不受他人的干扰和人格限制，如胁迫或曲解，做出有意义的选择。例如，法院和医学伦理学家早就达成共识，任何有能力理解自身行为后果的患者都有权拒绝治疗，即使是对自己“救命”的治疗。

受益原则

受益是有义务帮助别人得到他们重要的合法利益。这需要消除伤害，提供利益，以及在不同的选择间努力平衡利与害，以达到利益最大化。例如，医生有义务在必要时提供紧急帮助。

不伤害原则

不伤害原则是一种不对他人施恶或伤害他人的义务。很显然这与一句格言有关，“首先，不伤害”。希波克拉底誓言同时阐明了不伤害和受益的原则：“我愿尽余之能力与判断力所及，遵守为病家谋利益之信条，并检柬一切堕落和害人行为”。

公正原则

公正原则是给予每一个人应有的权利。这个原则一直在医学伦理学中用来解决医疗资源的公平分配。换句话说，什么样的情况下，可以让一个人或一群人比其他人享有更多的医疗资源？公正原则是医疗改革争论的核心所在。换句话说，如果现在必须让一部分人得到较少的医疗资源，那么我们依据什么来选择谁得到更少，或者我们每个人应该得到多少？

这些原则哪项更重要，并没有广泛的统一意见，但处理问题时优先考虑不同的原则会得到明显不同却同样“道德”的解决方案。因此，只有幼稚的人才指望用这些原则去寻找解决伦理困境的绝佳答案。那么，如何才能使这种看似混乱的状态变得有条理呢？常识和有序的方法是必需的。

一个解决伦理困境的方法

Jonsen 和同事提出了一个方案，大致是伦理问题可以作为一种常规的病史看待。把主诉、现病史、既往病史和系统回顾用类似的有根据的特征取代。一个临床案例的伦理特征应包括：①医疗指征（风险：效益）；②患者的选择；③生活质量；④结合案例特点，如社会、经济、法律和行政的特点。掌握了这些情况，大部分困难的、不确切的情况将更易于管理。

麻醉中遇到的伦理问题

在手术室或重症监护病房，麻醉医师最常碰到的伦理问题主要是对患者自主权的限制问题。举个例子，尽管医务人员详述了输血治疗的利益和风险，一位“耶和华见证者”信徒仍然拒绝了可能挽救生命的输血治疗。另一个例子是患者要求在围术期保持不抢救复苏的状态。关于这两个案例的出色评论可以在最近的文献中找到。在这两种情况下，事实上，在任何情况下，对于有决策能力的成年人拒绝对自己的医疗干预，法院一直支持患者的愿望得到尊重。

当患者不具有决策能力，这些决定由代理委托人（例如，配偶或家庭成员）决定或陈述时，这些本已十分艰难的情况会出现更多的复杂性。在所谓的“死亡权”案件，比如 Nancy Cruzan，法院判决带来的是越来越多的社会兴趣和关注。在 1991 年，美国国会颁布了《患者自决法案》以支持预先嘱托的使用。“生前遗嘱”和“长期的医疗授权书”是患者在不具决策能力时给予预先嘱托。生前遗嘱难以执行，因为其语言有时不易明确和理解，并且在疾病的不同阶段情况也会发生改变。“非常措施”对这个患者到底意味着什么？患者可能要求不要机械通气，但难道患者不希望在麻醉后直到恢复意识之前进行机械通气吗？

长期的医疗保健授权书可能更可行，因为可以由指定的亲人、配偶或朋友根据当时的情况做出判断和决定。一般来说，这些文件具有法律约束力，并且要求治疗医师遵守其中所包含的要求。

在某些情况下，尊重患者的自主原则会给医生造成伦理困境，如果不能通过合理的讨论（而非强制）达到可接受的折衷点，那么医生唯一的选择是要么顺从患者的要求，要么放弃该患者的治疗。在这种情况下，医生如果仅仅将其价值观施加于患者身上，就会面临潜在的民事和刑事处罚的风险。针对有不复苏要求或限制治疗的其他要求的患者，美国麻醉医师协会在其网站上提供了麻醉治疗的伦理指南。

麻醉医师遇到的其他潜在的伦理冲突包括是否允许器官捐献，其涉及停止生命支持的时间和麻醉医师参与死刑执行所引起的一系列问题。

伦理学的研究允许医生更好地认识到，并不是所有的人都有共同的信仰和价值观，并且让医生接受，一位有决策能力的知情的患者是最能够为自己做出“正确”选择的人。

推荐阅读

American Society of Anesthesiologists. *Ethical guidelines for the anesthesia care of patients with do-not-resuscitate orders or other directives that limit treatment*. 2008. Available at: http://www.asahq.org/publicationsAndServices/standards/09.pdf. Accessed May 1, 2010.

Beauchamp T, Childress J. *Principles of Biomedical Ethics*. 5th ed. New York: Oxford University Press; 2001.

Benson KT. The Jehovah's Witness patient: Considerations for the anesthesiologist. *Anesth Analg*. 1989;69:647-656.

Jonsen A, Siegler M, Winslad W. *Clinical Ethics: A Practical Approach to Ethical Decisions in Clinical Medicine*. 6th ed. New York: McGraw-Hill; 2006.

Lanier WL, Berge KH. Physician involvement in capital punishment: Simplifying a complex calculus. *Mayo Clin Proc*. 2007;82:1043-1046.

Miller F, Truog RD. Rethinking the ethics of vital organ donations. *Hastings Cent Rep*. 2008;38:38-46.

Truog RD. "Do-not-resuscitate" orders during anesthesia and surgery. *Anesthesiology*. 1991;74:606-608.

Truog RD, Waisel DB, Burns JP. DNR in the OR: A goal-directed approach. *Anesthesiology*. 1999;90:289-295.

Waisel D. Physician participation in capital punishment. *Mayo Clin Proc*. 2007;82:1073-1082.

第 236 章　医疗法律原则：知情同意

J. Robert Sonne，JD
李炳华　译　杨旭东　校

知情同意是向患者或代理委托人提供足够的信息以允许该患者或代理委托人充分参与和医疗相关的决策的过程。该过程包括确保患者或代理委托人认可所有建议的手术方案或重要的诊断治疗方式。

除了获得知情同意所涉及的道德和医学伦理义务外，还有相关的法律要求。美国不同的州、联邦和认证（例如联合委员会）法规、条例和准则规定了知情同意过程的相关法律因素。除了一般的要求外，法律条令还对某些治疗或诊断程序（例如，免疫缺陷病毒 / 艾滋病测试）做出了特殊规定。鼓励对州和联邦有关知情同意的法规进行调查研究。

在患者发起诉讼的情况下，中心问题常常出现在麻醉医师是否在患者同意的范围内行动，以及患者是否被给予足够的信息以充分了解并同意所提议的治疗或诊断。这种诉讼通常是由疏忽大意或遗忘引起的。

知情同意流程

麻醉的知情同意通常发生在患者和麻醉医师在计划开始外科手术之前。对于麻醉医师，知情同意过程应在施行术前镇静之前进行，并且通常应包括框 236-1 中所列事件的讨论。讨论与某个麻醉治疗或程序相关的所有风险在很大程度上是不切实际的。因此在确定要讨论的相关风险时，医生应考虑那些最常见和最重要的流程或治疗风险。在确定医生应公开多少信息时，有两个主要标准。“专业性”标准是指麻醉医师应当公开那些具有同样技能和在相同或相似领域内实践的其他麻醉医师在相似情况下会公开的信息。“实用性”标准则考虑了患者在作出决定时会认为重要的事情。

框 236-1　患者和麻醉医师在术前访视中应讨论的事件

患者的诊断
拟定的麻醉治疗或操作的性质和目的
拟定的麻醉治疗或操作的相关风险和益处
拟定的麻醉治疗或操作的合理替代（包括无治疗）的相关风险和益处

在知情同意讨论期间，建议麻醉医师询问患者是否对所提议的治疗或程序有疑问或担心等。良好的沟通往往能有效减少患者投诉或法律诉讼的发生。在此过程中，通常还要求患者在进行手术或重大诊断治疗之前阅读并签署书面知情同意书。签署的书面知情同意书是否具有法律效益可能会根据适用的州、联邦和认证法、法规或指南（例如，参见“医疗补助服务中心参与指南”条款）的不同而有所不同。知情同意书一般应列出具体流程或治疗方案，包括可能发生的特定风险、并发症以及替代方案。知情同意书还应明确包括所有未及讨论的风险、并发症或替代方案。总体来说，知情同意书可作为有力的证据，证明确实进行了术前知情同意这一过程，并且证明患者同意了医生所建议的治疗流程和治疗方案。

如前所述，良好的知情同意书在减少投诉和法律申诉方面是有效的。因此，倡导麻醉医师及时地标明或以其他方式在医疗文件中额外加以注明（独立于签署的知情意见书），以证明该知情同意讨论确实发生。在准备额外的说明时，麻醉医师应考虑列出讨论的最重要的风险和替代方案，并应明确注明患者同意此项选择。

无行为能力或未成年患者的知情同意

当患者不能自己做出决定或患者未成年时，则需要一名合适的代理委托人来替患者了解病情、做出选择并同意该患者的治疗方案。

如果患者无行为能力，则通常从患者的法定监护人或授权委托书获得知情同意。

如果患者没有法定监护人或授权委托书，州法律通常会提供代理委托人优先级清单。这些州法规通常将配偶列为最高优先级，然后是其他家庭成员（如成年子女、父母、兄弟姐妹、孙子女）和个人（如家庭伴侣、亲密的朋友）。如果没有代理委托人或无人愿意提供知情同意，一些州的法律允许主治医师代为知情同意。然而，这种情况通常仅在医院伦理委员会批准或另一名医生同意后才被允许。

在紧急情况下获得知情同意

当麻醉医师确定存在紧急情况时，诊断或抢救患者所需的手术或其他重要操作则不一定必须进行知情同意。当由于情况紧急而未获得知情同意时，医生应做好记录，以保证抢救的进行。

推荐阅读

Paterick TJ, Carson GV, Allen MC, Paterick TE. Medical informed consent: General considerations for physicians. *Mayo Clin Proc*. 2008;83(3):313-319.

第 237 章　医疗法规：医疗过失

J. Robert Sonne，JD
李炳华　译　杨旭东　校

医疗过失或医疗过错诉讼是由患者或患者的代理人发起的民事诉讼，对治疗中的过失行为造成的伤害要求金钱赔偿。医疗过失是美国医生面临的最常见的威胁。

医疗过失

如果患者能够证明医生的行为未达到治疗规范并且导致患者受伤，则患者有权从医生处获得赔偿金。患者仅仅是因治疗出现并发症或受伤是不够的，必须证明医生提供的治疗未达到治疗规范。

为了在诉讼中胜诉，患者有责任证明治疗有违规范，并且证明损伤直接由该违规引起。在大多数情况下，事实必须能支持指控，证据必须是“能说明医疗问题”的。为了证明医师违规，患者必须证明该麻醉医师没有采取其他有同等培训和经验的麻醉医师在同等情况下应做的治疗和技能。如果该医师采取了公认的治疗方法之一，而且这种治疗方法被相当数量的医师所认可，那么该医师不应被认为有医疗过失。此外，合理的医学判断即使出错，也不应被视为过失。

通常情况是，专家的意见决定治疗规范。因医疗失当而被起诉的医生有权进行陪审团审判。由于陪审员通常无法独立判断治疗方式是否得当，医生和专家会解释医疗问题，以协助陪审团得出结论。专家证人通常具有类似于被告医生的资质和经验，以判断被告医生是依据公认的治疗规范进行治疗。审定专家资格的严格性因各州而异。

治疗标准还可以通过各种其他手段来确立，包括由专业组织撰写的治疗意见或指南，提供治疗的医院的政策以及药品和设备制造商的建议。医生的庭外陈述（如对患者或其他同事的陈述）或文件可构成反对诉讼的证据，也可作为违反治疗标准的证据。

如果证明是医疗过失，还必须证明属于哪种伤害。一般来说，至少应有一些身体上的伤害。赔偿一般包括损失的收入、过去或未来的医疗费用，以及其他不太明确的伤害，例如疼痛、煎熬和精神伤害。

最后，患者必须证明是医生的违规治疗引起的损伤，并且损伤不是由潜在的疾病导致的。医生的过失行为如果是造成伤害的重要因素，医生可能需承担法律责任。

针对麻醉的申诉类型

美国麻醉医师协会已结案投诉项目（The American Society of Anesthesiologists Closed Claims Project）提供了关于针对麻醉人员投诉类型的重要信息。该项目始于 1984 年，从保险公司收集了麻醉相关损伤事件的已结案投诉的有关信息。许多特定类型的麻醉医疗过失和由此导致的医疗事故的参考文献及数据已经公布，并附有广泛而真实的图表。通常，针对麻醉的医疗过失投诉的损伤类型包括牙齿损伤、神经损伤和由呼吸或心脏事件引起的死亡或脑损伤。

缺乏知情同意

法院早就认识到，患者有对治疗的知情同意权（关于知情同意的更多内容见第 236 章）。患者可能声称没有同意治疗或检查，并寻求侵害赔偿。然而，更常见的情况是，患者宣称医生未进行知情同意或因疏忽未说明。医生有法律义务向患者告知与治疗相关的某些风险和益处，以及可用的替代方案。医生是否存在过失可以根据医生是否未交代可能的风险以及该风险是否发生来判断。

过程

医疗事故诉讼是通过填写或送递传票和投诉正式发起的。投诉的通知应当在正式发起诉讼之前发出，并可以以信件或正式通知的形式提出。个人和公司均可以被指为被告。诉讼必须在法定时效内开始，时效因各州而异。如果诉讼继续，审前证据开示的形式是提交证词或书面文件。只有小部分案件被审理，大多数都是调停或被驳回。如果确定立案，陪审团通常负责确定事实，主审法官负责确定适用的法律。

法律风险的管控

在公认的标准内实施医疗是防止医疗过失的最佳方法。医护人员和患者之间的良好沟通至关重要。医疗文书是风险管控策略的重要组成部分，其应是全面、准确、客观和及时的。应避免无意的不利于己的供认。最常见不利于己的供认包括对不良结果的自我批评和同事的批评，以及在事件明晰前对事件起因的无端推测。指南和政策的制定应立足于现实并允许紧急情况下医生酌情决定。

感谢

感谢 Ann E. Decker，JD 在以前的版本中为本章所做的工作。

推荐阅读

Cheney FW, Posner KL, Lee LA, et al. Trends in anesthesia-related death and brain damage: A closed claims analysis. *Anesthesiology*. 2006;105:1081-1086.

Choctaw W. *Avoiding Medical Malpractice: A Physician's Guide to the Law*. New York: Springer; 2008.

Sandnes DL, Stephens LS, Posner KL, et al. Liability associated with medication errors in anesthesia: A closed claims analysis. *Anesthesiology*. 2008;109:A770.

第 238 章　美国麻醉医师协会已结案投诉项目

Julia I. Metzner，MD，Karen B. Domino，MD，MPH
李炳华　译　杨旭东　校

麻醉已结案投诉分析的影响

已结案投诉项目于 1985 年由美国麻醉医师协会（ASA）启动，是旨在提高麻醉和手术患者安全性的一系列举措的一部分。目的是通过：确定麻醉相关的患者损伤的范围和原因并在实践中做出改变，来降低日益上升的不当操作所致的保险费用。在过去 30 年，该项目成功地促进了麻醉患者安全的改善，麻醉医师的医疗保险费大大降低。对常见不良结果的详细分析为患者风险和安全等重要问题提供了宝贵的意见。根据重复发生的趋势还制定了安全和教育项目，用于提高患者的安全度和麻醉的质量。

数据收集和限制

该数据库是对不良麻醉结果的结构化整理，数据来自于在美国超过 1/3 的麻醉医师投保的医疗责任保险公司的已结案投诉文件。ASA 志愿者成员前往医疗责任保险公司，参与已结案的针对麻醉医师医疗过失投诉案的医疗记录和文件的复审及分析。临床数据（如患者一般情况、治疗过程、麻醉技术、损伤的类型和严重程度、导致损伤的事件，以及详细摘要）以及责任数据（如治疗标准、投诉的判决和庭外和解情况）均被收集。最常见的针对麻醉医师的投诉——牙齿损伤投诉并不包含在数据库中。

重要的是要记住，麻醉医师可以给予麻醉剂的量和类型以及采取什么技术，在保险公司没有数据支持。因此，某种特定麻醉技术的相对风险不能用已结案投诉项目来确定。数据库仅包括被投诉的麻醉医师的数据，而不包括其他麻醉实施者或专科医生的投诉数据，除非这些麻醉实施者或专科医生与麻醉医师合作。此外，对医疗过错的投诉估计仅占所有因医疗过失致患者损伤的 3% ～ 4%。因为美国的医疗责任制度是一个基于侵权的制度，诉讼成功则给予原告赔偿，所以数据库对受到不合规范的治疗而发生严重伤害的患者数据有偏移。但是数据库确实包含大量罕见、严重、不良结果的临床细节，在美国，它也提供了快速定责的例证。

不良后果及其起因的概述

数据库如今已包含了将近 10 000 例投诉案件。数据库中主要的三种不良后果为死亡（29%）、神经损伤（外周神经和脊髓，19%）、脑损伤（10%），以及占 42% 的其他并发症（如气道损伤、脑卒中、心肌梗死）（图 238-1）。尽管各家新闻媒体对麻醉术中知晓给予了大量报道，但因术中知晓投诉的案件仅占数据库的 2%，术中知晓并非目前美国最主要的医疗法律风险。

数据库中列出的并发症类型随麻醉类型而变化（图 238-2）。与全身麻醉或区域阻滞麻醉期间相比，监护麻醉发生死亡的比例更高。永久性神经损伤通

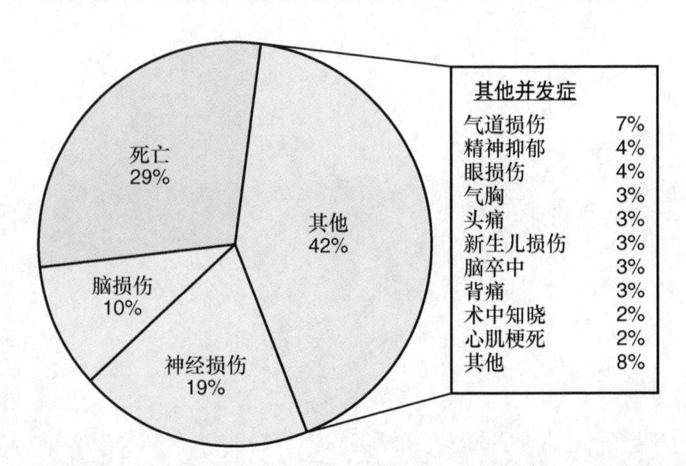

图 238-1　美国麻醉医师协会已结案申诉数据库中 7740 例申诉案件各并发症所占比例

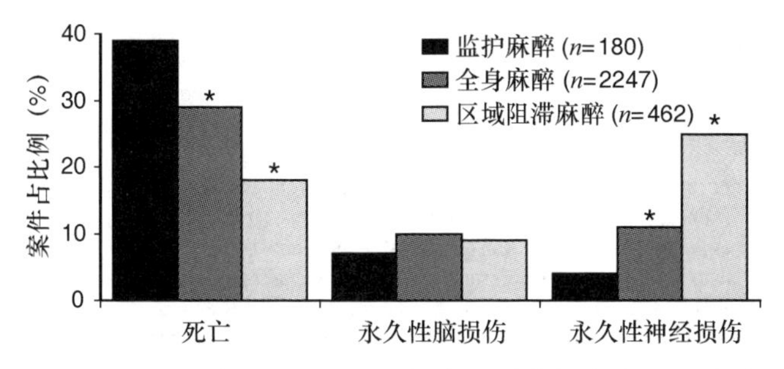

图 238-2　美国麻醉医师协会已结案申诉数据库中 7740 例案件手术中不同类型麻醉方法和损伤的比例。* $P < 0.01$ 与监护麻醉（MAC）相关案例对比

常与使用区域阻滞麻醉有关（见图 238-2）。

四类损伤事件（即导致损伤的事件）几乎占所有申诉案例的 2/3：呼吸系统事件（25%）、区域神经阻滞相关事件（19%）、心脏事件（14%）和设备相关事件（11%）。呼吸系统事件的原因包括困难插管、氧合 / 通气不足、食管内置管、胃内容物误吸和支气管痉挛。心血管事件包括失血过多、补液不足、各种原因的栓塞以及心肌梗死等。设备相关事件则与外周和中心的导管、止血电刀、输液泵和加热装置以及麻醉机和输液装置的使用相关。

与急性或慢性疼痛管理相关的投诉自 20 世纪 80 年代以来有所增加，占对麻醉医师的所有投诉案的 15% 以上（图 238-3）。疼痛相关的投诉显著增加与过去 10 余年中急性和慢性疼痛治疗方案的使用增加有关。产科麻醉投诉约占目前申诉案例的 10%（见图 238-3）。

损伤的统计学调查

呼吸系统的监护

已结案投诉项目中初步发现，在 20 世纪 70 年代和 80 年代初期，呼吸系统相关不良事件（例如，通气不足、食管内置管和困难插管）占据死亡或脑损伤申诉案例的大多数。回顾这些投诉案例发现，使用脉搏血氧仪和二氧化碳图（或二者同时使用）可以防止大多数这些不良结果的发生。这些发现促使 ASA 采用脉搏血氧仪和呼气末二氧化碳图作为 20 世纪 90 年代早期全身麻醉期间术中监测的标准。

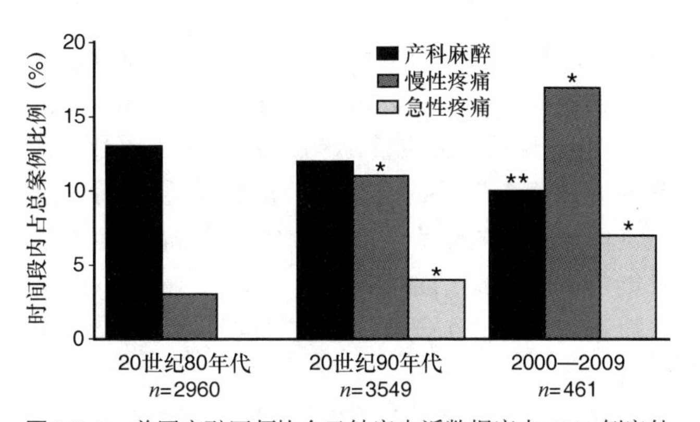

图 238-3　美国麻醉医师协会已结案申诉数据库中 7740 例案件中与产科麻醉、慢性疼痛、急性疼痛相关的申诉案件比例的不同年代对比。与 20 世纪 80 年代相比，* $P < 0.01$，** $P < 0.05$

最近对监护麻醉相关投诉的回顾发现，在监护麻醉中，由于镇静药或镇痛药引起的过度镇静导致的呼吸抑制是最重要的损伤原因。通过使用更好的监测，包括脉搏血氧饱和度监测、二氧化碳监测或二者共同使用，可以预防超过半数的此类投诉。类似地，监护麻醉与 87 项偏远地区麻醉中发生损伤的投诉中的一半有关。在监护麻醉期间由过度镇静引起的呼吸抑制占偏远地区投诉的 1/3 以上。与死亡有关的大多数投诉都与不规范的监护有关，它可通过更好的监测手段来预防。这些发现促使 ASA 在 2011 年期间增加呼气末二氧化碳图作为术中麻醉监测的标准。

困难插管

对由困难气管插管引起损伤的已结案投诉的分析，促使 ASA 任务组（1993 年）建立了管理困难气道的实践指南。一篇 2005 年的综述发现，在该指南执行后，麻醉诱导期因困难气道导致的死亡或永久性脑损伤的投诉从 62% 降至 35%。与此相反，在麻醉的其他阶段，因困难气道管理导致的死亡或脑损伤在执行该指南后没有显著变化。这些结果表明，制订麻醉的苏醒和恢复期困难气道管理策略可以提高患者的安全性。反复的插管尝试与死亡或脑损伤有关。2013 年更新的困难气道实践指南增加了对困难气道的拔管和困难气道中使用喉罩的建议。

产科麻醉

产科的操作具有较高的医疗法律风险，特别是与新生儿损伤（主要是脑瘫）有关的投诉。2009 年对产科麻醉的回顾发现，对麻醉医师的投诉中，新生儿死亡或脑损伤的案例数只占所有产科投诉的 20%，赔偿额度也仅占 1/5。当麻醉对新生儿损伤负有责任时就会赔偿，例如急症剖宫产从决定到切开时间的延误，与产科医生关于急诊分娩手术的沟通不良，或者对麻醉紧急情况（例如困难插管或椎管内麻醉引起的低血压）的不规范处理。高位神经阻滞患者的诊断和复苏的延误是产妇死亡和脑损伤的原因，它是可预防的。然而，产科麻醉中最常出现的投诉是产妇的神经损伤，区分神经阻滞导致的神经损伤和生产及娩出导致的神经损伤有时较为困难。

ASA 已结案投诉项目的经验总结

对已结案投诉项目数据库的分析对于促进全身麻醉期间使用脉搏血氧饱和度和二氧化碳图作为标准做出了一定的贡献。因此，自 20 世纪 90 年代初以来，麻醉事故，特别是与通气不足和食管内置管相关的麻醉事故减少了。最近投诉数量的减少已经证明了在监护麻醉期间使用二氧化碳图监测通气的优点。

困难气管插管导致的损伤促使 ASA 建立了用于管理困难气道的实践指南，使得麻醉诱导期间死亡率和永久性脑损伤发生率得以降低。然而，与困难气道管理有关的投诉，特别是在麻醉苏醒和恢复期间的投诉，仍时有发生。

推荐阅读

American Society of Anesthesiologists. *Standards for basic anesthetic monitoring* (Approved by the ASA House of Delegates on October 21, 1986, and last amended on October 20, 2010 with an effective date of July 1, 2011). Available at: http://www.asahq.org/For-Members/Standards-Guidelines-and-Statements.aspx.

Apfelbaum JL, Hagberg CA, Caplan RA, et al. Practice guidelines for management of the difficult airway. An updated report by the American Society of Anesthesiologists Task Force on Management of the Difficult Airway. *Anesthesiology*. 2013;118(2):251-270.

Bhananker SM, Posner KL, Cheney FW, et al. Injury and liability associated with monitored anesthesia care: A closed claims analysis. *Anesthesiology*. 2006;104:228-234.

Cheney FW, Posner KL, Lee LA, et al. Trends in anesthesia-related death and brain damage. *Anesthesiology*. 2006;105:1081-1086.

Davies JM, Posner KL, Lee LA, et al. Liability associated with obstetric anesthesia: A closed claims analysis. *Anesthesiology*. 2009;110:8-9.

Domino KB. Medical liability insurance: The calm before the storm? *American Society of Anesthesiologists Newsletter*. 2013;77(10):54-56.

Metzner J, Posner KL, Domino KB. The risk and safety of anesthesia at remote locations: The US closed claims analysis. *Curr Opin Anaesthesiol*. 2009;22:502-508.

Peterson GN, Domino KB, Caplan RA, et al. Management of the difficult airway. *Anesthesiology*. 2005;103:33-39.

第 239 章　患者安全与质量改进

Karl A. Poterack，MD

戎玉兰　译　吴长毅　校

尽管医疗卫生机构已经优先考虑患者安全与质量改进（quality improvement，QI），大家感兴趣的仍然是美国医学研究所 2006 年的报告重点突出公众关注的医源性损伤的发生率和死亡率。虽然报告存在很多问题，但世界 500 强的主要负责人以及第三方付款人认为这一报告与他们对医疗卫生产业的想法一致：医疗卫生补助以每年两位数的比例增加，结果却没有变得更好，并且因疾病损失工作日的时间并没有减少。因此，在过去几年里，公众更加关注医疗卫生机构的质量改进和患者安全，并且更加重视安全。

质量改进

QI 是一种指导个人和集体制定决策的策略，其起源于工程业和制造业，是系统理论和统计过程控制与全面管理办法相结合产物。QI 的定义是减少产品和方法多样性，有序地评价和评估医疗服务，从而提高服务的实践或质量。国际标准化组织（international organization of standardization，ISO）8402-1986 标准定义质量为“反映一个产品或服务满足明确或隐含需求的能力的特征总和”。医疗机构定义医疗服务质量为“提供给个体或群体的医疗服务能够改善健康结果的程度”。W. Edwards Deming 将质量定义为“在顾客愿意支付的价格水平满足其需求”。

麻醉学质量改进项目以管理部门的要求为指导，如美国州法律、医疗保险服务中心以及联合委员会。不幸的是，很多临床医生认为 QI 仅受外部监管组织的指令驱使，是一种增加成本又没有实际价值的官僚作风。这种方法很容易通过无意义的报告和文书工作来消耗资源，成为一种自我实现的语言，因而浪费了实际可以提高质量的资源。

一个 QI 项目的不同部分分别聚焦于结构、过程和医疗服务计划的结果。结构指提供服务的环境（比如人员、设施以及如何组织），过程指实施的服务患者活动，效果指实施医疗服务后患者健康方面出现的任何改变。因此，QI 项目涉及医院运行的所有方面。不良事件是不幸的、大家不希望发生的并且通常没有预料到的事件，例如患者或者医疗卫生服务机构的雇员和访问人员的死亡。即使摔倒或不恰当的用药对患者没有造成长期的影响，也认为是不良事件。医疗差错是通过现有医学知识能够预防的不良事件或失误，预警事件是一种可能提示系统问题的单个独立事件。

联合委员会定义预警事件为“意外发生的事件，包括死亡、严重身心损害或其中相关的风险。严重损伤特指肢体或功能的缺失。相关风险包括可导致严重不良后果发生的任一过程”。联合委员会要求所有的预警事件均进行根本原因分析。在这一分析中，发生预警事件的医院中涉及的相关医疗服务人员分析这些事件，以确定系统中存在的缺陷。

持续的质量改进将患者服务视为复杂系统，其中随机或系统的差错均可导致不希望出现的结果出现。除非证明存在其他原因，否则默认的前提是系统错误。系统误差应该通过改变系统而得到控制。持续发现系统问题（改进的机会）并通过实施策略来预防再次发生。

有很多方法可以发现问题。管理部门强制及在医学领域长期应用的一般方法是关注不良结果，即发病率和死亡率方法。与许多传统存在羞愧、责备和替罪的发病率及死亡率处理相反，持续的质量改进不是责备，而是找出导致不良的后果的系统原因。第二种改进的办法是意见箱方法，将机会给那些实际参与的人，让他们找出问题，并给出解决的建议。这种方法可能包括此报告不同间隔的计划收集到专门收集输入，也包括一种非常正式的开放政策，以促进、鼓励一线人员参与。第三种办法是通过测量预先确定的反映质量的因素，例如等待时间、周转时间、资源浪费以及不良后果的发生率。

一旦特定的改进因素确定，就要衡量其现状。分析导致这些问题的服务程序。尽管分析的方式有很多种，但都有以下这些关键点：①分析中需要包括所有的利益相关者；②分析应尽可能细节化；③不要直接得出结论（只要住院医生就能准确完成文书工作，我们就不会有问题）；④目标是改变系统利于获得理想的后果。

如果改变能导致提高，那就实施。一段时间以后，重新评估它的状况来确定是否真的有改进。然后，继续关注进一步改进这项程序或转向不同的处理，旨在获得质量改进。

医疗差错、评估以及预防

QI 计划常见的关注点是预防医疗差错的发生。药物不良事件指使用可能已经在一名患者身上产生不良后果的任意剂量的药物（药品或生物制剂）、医疗设备或特殊的营养品（例如膳食补充品、婴儿配方奶粉、医疗食品）。另一方面，药物不良反应是与药物使用相关的不良反应，可影响药物疗效、增强药物毒性或两者兼有。上述医疗机构报告确定医疗差错为医疗服务中最常见的差错，导致数千例药物相关死亡。

大量的机构已经出版了预防药物差错的建议，包括卫生健康研究与质量局、医疗改进机构、安全用药实践机构、联合委员会和国家质量论坛。这些建议包括使用临床电子医嘱、在每个护理点使用条形码技术、提供药物决策支持系统、有一名中心药师提供高风险静脉用药和配药系统、规范处方书写和处方规则，并取消部分缩写和剂量表达方式。

改进后果的计划

医院的任何地方都有可能发生用药错误（medication error，ME）。QI 工作主要聚焦在与麻醉医师密切相关的手术室，包括降低外科伤口感染和血行感染。对于前者，需要严格预防应用抗生素，维持正常体温，更加谨慎地管理液体和使用血管活性药。美国疾病预防控制中心和美国麻醉医师协会均发布了中心静脉置管的临床实践指导意见。已经使用 β 受体阻断剂的患者，术日当天继续使用也是很多 QI 计划的关注点，同时联合委员会也在监控。这些计划并非一成不变。监控过程是 QI 计划的一部分；遵守指导意见，实施指导意见时的系统问题和结果本身都必须被监控和评估，需要时必须改变指导意见。

对患者公开差错

虽并非 QI 过程的必要组成部分，但在过去的几年里，加强审查下出现了人们关心的领域之一，即当发现差错的时候，如何向患者及家属公开以及公开什么。害怕玩忽职守使得医师习惯于犹豫对患者公开差错。然而，现在监察机构鼓励，并且在一些案例中州法律要求向患者公开严重的意外后果。这种公开行为经常是不受法律保护的。调查显示，大部分患者想要公开差错，解释差错是怎么发生的，以及如何将差错的影响降到最低，将采取什么行动来防止差错再次发生。大部分医院和医护人员与他们的法律部门已经制订了如何向患者及家属公开差错和不良事件的准则。

推荐阅读

Agency for Healthcare Research and Quality. *Patient Safety Network*. Available at: http://www.psnet.ahrq.gov/primer.aspx?primerID=2. Accessed October 3, 2012.

Department of Community and Family Medicine. Duke University Medical Center. Patient Safety. *Quality Improvement. A Comparison of the Models*. Available at: http://patientsafetyed.duhs.duke.edu/module_a/methods/comparison_model.html. Published 2005. Accessed October 3, 2012.

Institute of Medicine. *Preventing Medication Errors: Quality Chasm Series*. Available at: http://www.iom.edu/Reports/2006/Preventing-Medication-Errors-Quality-Chasm-Series.aspx. Published July 20, 2006. Accessed October 3, 2012.

The Joint Commission. *Sentinel Event*. Available at: http://www.jointcommission.org/sentinel_event.aspx. Accessed October 3, 2012.

第 240 章　困难气道的管理

David R. Danielson，MD

戎玉兰　译　吴长毅　校

术前的评估及准备、合适的工具以及处理时的果断都是成功管理困难气道的关键。前两点准备充分，第三点就简单很多。全面了解病史和重点评估气道虽不能发现所有的困难气道，但常常能够防止这种风险发生，并使麻醉医师采取替代方法管理气道。

术前评估

麻醉医师应该术前访视患者并回顾病史，以确定患者既往插管时是否出现过困难。以下是应该做的经典的床旁测量：与咽腔相比，舌体的大小；寰枕关节伸展度；前下颌间隙的大小。尽管没有一项参数能够确定是否为困难气道，但是仍然推荐尽可能多地进行床旁测量以提高术前评估的预测力度。除了上述经典的三项，门齿突出、张口度、上颚的宽度、颞下颌关节活动度及颈部的长度和粗细都应该评估。

舌体与咽腔的大小

插管前患者取坐位，根据咽腭弓、软腭和悬雍垂根部的可视程度来对患者进行分级（表 240-1 和图 240-1）。Mallampati 等最早建议在患者不发声的情况下检查这些结构进行分级，从Ⅰ级到Ⅳ级（见表 240-1）。Ⅱ级是后来根据能否看到悬雍垂全部还是只能看到其根部而细分出来的。

寰枕关节伸展度

寰枕关节的活动度使口、咽、喉轴线重叠成一

表 240-1　上呼吸道 Mallampati 分级

分级	可见结构
Ⅰ	上腭、咽腭弓、整个悬雍垂
Ⅱ	上腭、咽腭弓、悬雍垂根部
Ⅲ	上腭、部分咽腭弓
Ⅳ	上腭

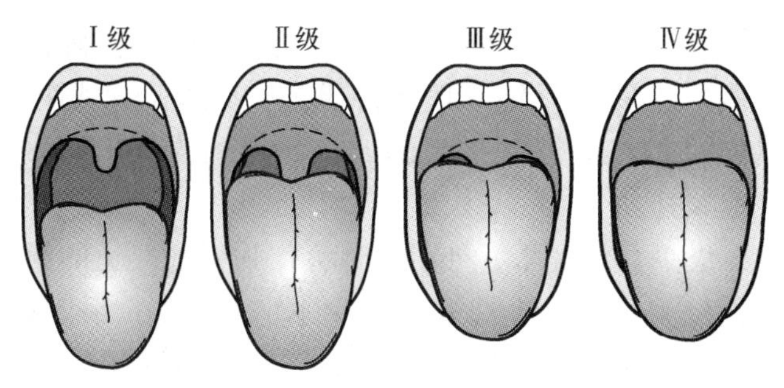

图 240-1　上呼吸道的 Mallampati 分级。见表 240-1 中每一级标准（Modified from Mallampati SR，Gatt SP，Gugino LD，et al. A clinical sign to predict difficult tracheal intubation：A prospective study. Can Anaesth Soc J. 1985；32：429-434.）

直线，利于面罩通气和气管插管。寰枕关节的伸展度可以在患者直立位，尽力伸展颈部，观察上齿咬合面与地平线的角度来测量，正常值是 35°。

前下颌间隙

前下颌间隙指甲颏距，颈部充分伸展时甲状软骨切迹到颏突的距离。对于成人，6 cm 提示容易插管。

困难气道的定义

困难气道是指麻醉医生所面临的面罩通气、直接喉镜暴露或气管插管困难的一种临床状况。在 20 世纪 90 年代，美国麻醉医师协会（American Society of Anesthesiologists，ASA）制定了第一个困难气道处理指南，并且开始强调麻醉医师需学习多种气道管理技术。这份指南使得麻醉医师更加熟练掌握多种气道管理工具，在遇到困难气道时更愿意尽快更换技术。2013 年 ASA 困难气道处理原则（图 240-2）

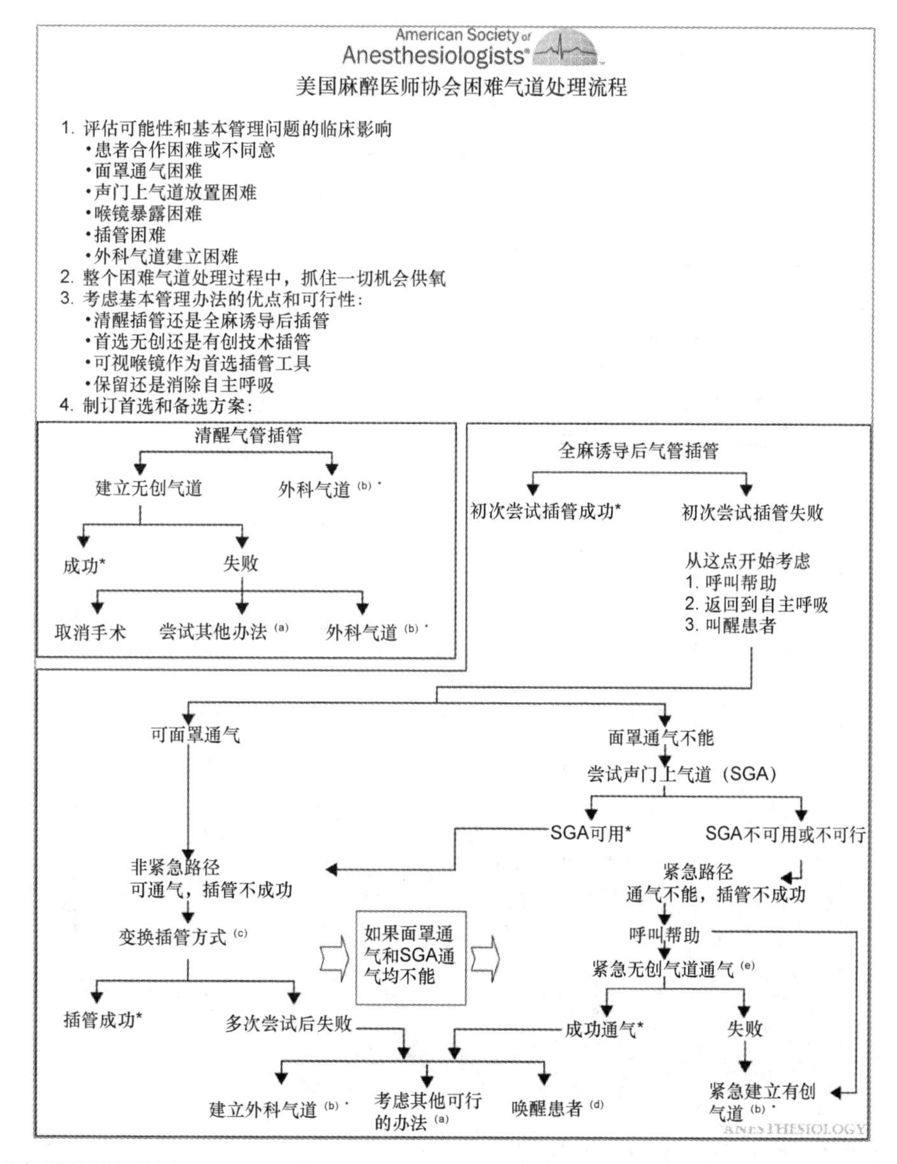

图 240-2　ASA 困难气道处理流程（From Anesthesiology. 2013；118（2）：251-270. Difficult Airway Algorithm. Reprinted with permission of the American Society of Anesthesiologists，520 N. Northwest Highway，Park Ridge，Illinois 60068-2573.）

更新版中提到可视喉镜是另一种非常有用的工具。这反映可视喉镜技术作为解决预测困难气道的工具为大部分麻醉医生所接受。

困难气道的管理

麻醉医生在给病态肥胖患者（即 BMI > 40 kg/m²）通气时可能会遇到困难，但是病态肥胖本身不会导致困难插管，除非患者声门周围组织增加，或颈部活动度受限或摆放体位有困难。此外，肥胖患者在呼吸暂停期间氧饱和度下降迅速。这些因素都可以通过将患者置于头高脚低位而得到改善（见第 163 章）。

极少数情况下，外科气道会作为保证气道的第一选择。最常见的原因是面部创伤、颈椎外伤或气道或颈部肿瘤。由于创伤患者的气道管理各有不同，ASA 修正了困难气道处理流程，以适用于创伤患者（图 240-3）。

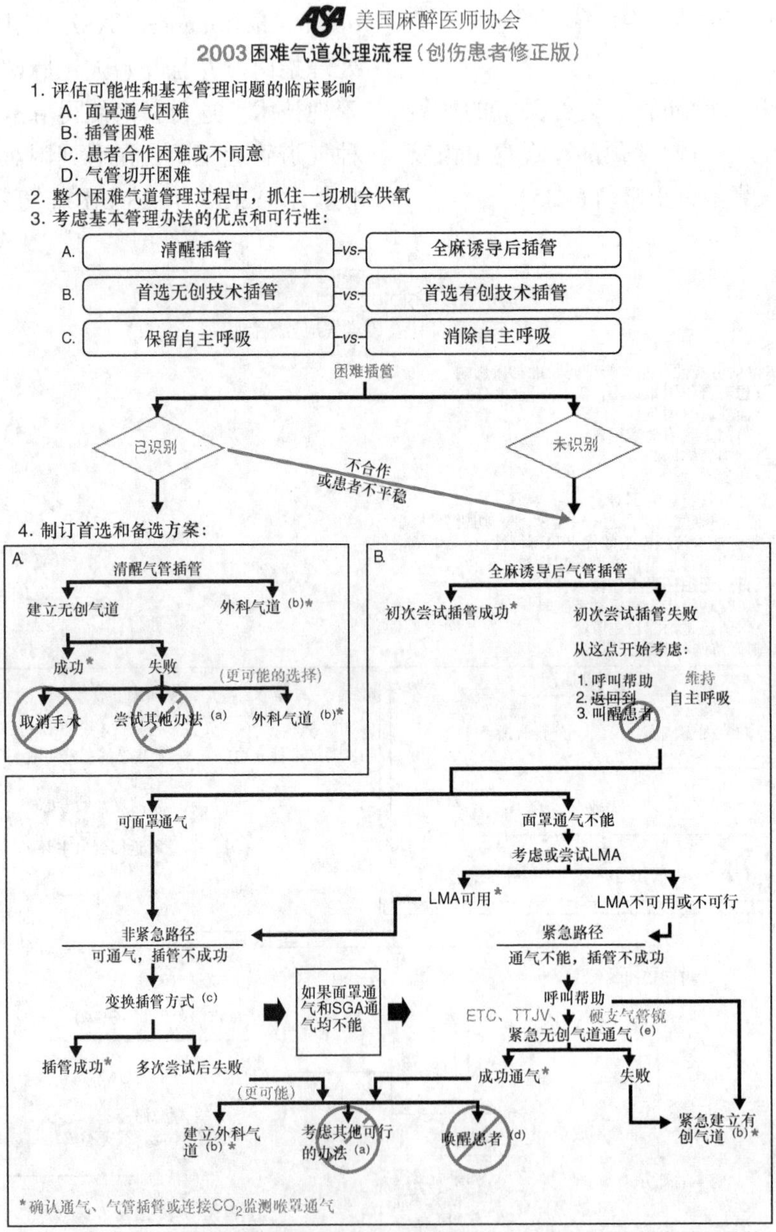

ASA 美国麻醉医师协会

2003 困难气道处理流程（创伤患者修正版）

1. 评估可能性和基本管理问题的临床影响
   A. 面罩通气困难
   B. 插管困难
   C. 患者合作困难或不同意
   D. 气管切开困难
2. 整个困难气道管理过程中，抓住一切机会供氧
3. 考虑基本管理办法的优点和可行性：
   A. 清醒插管 vs. 全麻诱导后插管
   B. 首选无创技术插管 vs. 首选有创技术插管
   C. 保留自主呼吸 vs. 消除自主呼吸

困难插管

已识别　未识别

不合作或患者不平稳

4. 制订首选和备选方案：

A.
清醒气管插管
建立无创气道　外科气道 (b)*
成功*　失败
（更可能的选择）
取消手术　尝试其他办法 (a)　外科气道 (b)*

B.
全麻诱导后气管插管
初次尝试插管成功*　初次尝试插管失败
从这点开始考虑：
1. 呼叫帮助
2. 返回到　维持自主呼吸
3. 叫醒患者

可面罩通气　面罩通气不能
考虑或尝试LMA
LMA可用*　LMA不可用或不可行
非紧急路径
可通气，插管不成功
变换插管方式 (c)
如果面罩通气和ISGA通气均不能
紧急路径
通气不能，插管不成功
呼叫帮助
ETC、TTJV、硬支气管镜
紧急无创气道通气 (e)
插管成功*　多次尝试后失败
（更可能）
成功通气*　失败
建立外科气道 (b)*　考虑其他可行的办法 (a)　唤醒患者 (d)　紧急建立有创气道 (b)*

*确认通气、气管插管或连接 CO_2 监测喉罩通气

a. 其他办法包括（但不仅限于）：应用面罩或喉罩麻醉完成手术，局部浸润麻醉或神经阻滞。应用这些麻醉方式通常都表示面罩通气不存在问题。因此，如果流程通过急诊通路已经进展到这一步，这些办法的价值都很有限。慎重考虑，对创伤患者极少适用。
b. 有创气道包括外科气管切开或经皮气管切开或环甲软骨穿刺。
c. 困难插管的其他办法包括（但不仅限于）：使用不同的喉镜，应用喉罩插管（用或不用纤维支气管镜引导），纤维支气管镜引导气管插管（FOB），管芯或气道交换导管（AEC）光棒，逆行气管内插管和经口或经鼻盲探气管内插管。
d. 考虑重新准备患者进行清醒插管或取消手术。对于创伤患者很少适用。
e. 紧急无创气道通气包括（但不仅限于）：硬纤维支气管镜，食管-气管联合导管（ETC），经气管喷射通气（TTJV）。
f. 拔管策略包括：经纤维支气管镜评估拔管和通过气道交换导管（AEC）拔管

图 240-3　2003 美国麻醉医师协会创伤患者困难气道处理流程修正版。LMA（喉罩）(From Wilson WC. Trauma：airway management. American Society of Anesthesiologists Newsletter 2005；69（11）：10. Reprinted with permission of the American Society of Anesthesiologists，Park Ridge，IL.)

全麻诱导并注射肌松药后发现困难气道时应遵循处理流程，此时麻醉医师的压力最大。在这种情况下，麻醉医师必须快速做出决定，立即获取可用处理工具和相关知识。当需要进一步获得更加可靠的气道时，麻醉医师必须时刻准备好经口声门上气道（例如，喉罩、食管-气管联合导管），以及包括建立紧急有创气道（外科或经皮环状软骨切开术和气管内喷射通气）在内的技术来管理气道。患者安全依赖提前计划，并迅速按照处理流程进行管理。在遇到困难气道之前学习处理流程，并了解可能的路径有可能获得最好的结果。

推荐阅读

Apfelbaum JL, Hagberg CA, Caplan RA, et al. Practice guidelines for management of the difficult airway: An updated report by the American Society of Anesthesiologists Task Force on Management of the Difficult Airway. *Anesthesiology*. 2013;118:251-270.

Mallampati SR, Gatt SP, Gugino LD, et al. A clinical sign to predict difficult tracheal intubation: A prospective study. *Can Anaesth Soc J*. 1985;32:429-434.

Wilson WC. Trauma: airway management. *American Society of Anesthesiologists Newsletter* 2005;69(11):10.

第 241 章　围术期肺误吸

Allen Brian Shoham，MD，Michael J. Murray，MD，PhD

李朋仙　译　吴长毅　校

围术期肺误吸的发生率虽然不高，但对患者的影响却是毁灭性的。以下患者发生肺误吸风险最高：急诊手术饱胃患者、小肠梗阻患者、合并糖尿病或胃食管反流病的患者。在发生误吸的人群中，危重（美国麻醉医师协会分级Ⅲ级或以上）和老年患者发生严重肺部并发症或死亡的风险最高。一般而言，儿童肺误吸的发生率较低。

肺误吸的重要性

1970—2000 年的 5 个大样本研究显示，围术期肺误吸的总体发生率大约是 1/3000，已证实存在误吸的患者的死亡率是 5%。幸运的是，并非所有误吸的患者都会遗留呼吸系统后遗症。误吸后肺部并发症的发生率和死亡率见表 241-1。

表 241-1 显示，如果总体来说死亡率相似，美国每年预计因围术期肺误吸而死亡的患者大约有 200 例。在美国最大型的机构（即每年实施多达 50 000 例全身麻醉的机构）中，每 18 个月仅有 1 例因肺误吸而死亡的患者。将这些数据（每 75 000 例全身麻醉中有 1 例死亡）应用到个体实践中，可以推断出这一事件的预计发生率。

严重的发病率和昂贵的花费都与误吸胃内容物有关，胃内容物可以导致吸入性肺炎、急性肺损伤或急性呼吸窘迫综合征。围术期误吸胃内容物的患者大约有 25% 需要重症监护支持，大约 10% 的患者需要超过 24 h 的机械通气支持，如前所述，一半患者将会死亡。

表 241-1　美国麻醉医师协会身体状况分级与全身麻醉后误吸相关肺部并发症及死亡的风险

ASA 身体状况分级	发生率	
	肺部并发症 *	死亡 †
Ⅰ	1/39865（1∶39865）	0
Ⅱ	2/87471（1∶43735）	0
Ⅲ	7/78714（1∶11245）	1/78714（1∶78714）
Ⅳ和Ⅴ	3/9438（1∶3146）	2/9438（1∶4719）
总计	13/215488（1∶16576）	3/215488（1∶71829）

ASA，美国麻醉医师协会。

* 肺部并发症包括急性呼吸窘迫综合征、肺炎和肺部感染（有或无阳性的病毒或细菌鉴定）。

† 误吸 6 个月内，因误吸相关肺部并发症导致的死亡。

From Warner MA，Warner ME，Weber JG. Clinical significance of pulmonary aspiration during the perioperative period. Anesthesiology. 1993；78：56-62.

儿童肺误吸

儿童围术期肺误吸的发生率和成人相似，但是儿童很少因误吸而死亡。儿童误吸后的预后倾向于更好，恢复似乎也更快。小于 1 岁和有胃肠道梗阻的小儿发生误吸和严重患病的风险最高。

用药和术前禁食

药物对于降低胃内容物、酸度或二者均有明确效果。然而，没有数据表明使用这些药物能够降低肺误吸的风险。许多麻醉机构制定了降低围术期肺误吸的风险的指南，并且所有的指南建议都相似。美国麻醉医师协会关于用药和禁食的建议分别见表 241-2 和表 241-3。并不推荐常规应用这些药物，但是许多麻醉医师感觉有必要对患者应用这些药物，尽管存在不利的风险收益比。虽然缺乏证据，但是只有那些预计肺误吸风险高的患者可能受益。

围术期误吸的发生

误吸可能发生在任何时期（包括麻醉诱导前即刻），但是最常见的是在气管插管和气管拔管时，小部分误吸患者发生在手术过程中。患者气管导管时发生误吸常见的因素之一是肌肉松弛不充分。对未充分肌松的患者进行喉镜暴露可导致患者作呕和呕吐。对虚弱、反应差或无反应的患者在拔管时也会发生同样的事件。关于喉罩防止误吸的有效性并无充分的信息，但是对于误吸高风险和低风险的患者，均有使用喉罩发生误吸的病例报告。曾行食管切除术的患者，当处于仰卧位和麻醉状态时胃内容物会反流到咽腔。与喉罩相比，这些患者全身麻醉时气管插管可能是保护气道的更好选择。

围术期肺误吸的管理

误吸患者需要支持性治疗。仔细吸引误吸物质能够有效地降低肺内的残余量，但是不应该进行生理盐水肺灌洗，因为可能会增加误吸物的扩散，并且与改善预后无关。如果存在颗粒状物质，则应进行支气管镜检以解除支气管堵塞。预防性应用抗生素或类固醇以降低肺部感染和肺炎的发生率是无效的，而且与改善预后无关。必要时进行呼吸道支持。

肺误吸的严重性及预后差异很大。少量的胃内容物误吸可能对肺影响较小，但是误吸大量低 pH（< 3）的物质可能立即损害氧合，导致发生严重的急性呼吸窘迫综合征。围术期误吸少量胃内容的患

表 241-2　1999 年美国麻醉医师协会工作小组关于降低肺误吸风险的推荐药物汇总 *

药物类型和代表药	建议
胃肠道兴奋剂	
甲氧氯普胺	不常规使用
胃酸分泌抑制剂	
西咪替丁	不常规使用
法莫替丁	不常规使用
兰索拉唑	不常规使用
奥美拉唑	不常规使用
雷尼替丁	不常规使用
制酸剂	
枸橼酸钠	不常规使用
碳酸氢钠	不常规使用
三硅酸镁	不常规使用
止吐剂	
氟哌利多	不常规使用
昂丹司琼	不常规使用
抗胆碱能药物	
阿托品	不使用
东莨菪碱	不使用
格隆溴铵	不使用
上述药物的组合	不常规使用

* 2011 年最新指南声明，对于没有明显肺误吸风险的患者，均不推荐常规术前应用胃肠道兴奋剂、制酸剂、胃酸分泌抑制剂、止吐剂、抗胆碱能药物或者复合用药

表 241-3　2011 年更新的美国麻醉医师协会委员会关于术前禁食和使用药物减少肺误吸风险的标准以及实践汇总 *

摄取食物	最短禁食时间（h）†
清亮液体 ‡	2
母乳	4
婴儿配方奶粉	6
非人类的乳制品 §	6
清淡饮食 ¶	6

* 这些建议适用于行择期手术的健康患者。不适用于分娩女性。指南不能确保胃完全排空。

† 推荐的禁食时间适用于所有年龄。

‡ 清亮液体包括水、无渣果汁、碳酸饮料、清茶和黑咖啡。

§ 因为非人类的乳制品在胃排空时间上和固体相似，所以在决定合适的禁食时间时，必须考虑其摄入量。

¶ 清淡饮食一般包括烤面包和清亮液体。油炸、脂肪或肉类食物可能会延长胃排空时间。当决定合适的禁食时间时，必须考虑摄入食物的量及类型

者和术后最初 2 h 无症状的患者，不太可能遗留呼吸系统后遗症。因此，将无症状的患者转移到普通术后护理病房，或者使发生延迟性呼吸系统症状风险低的患者出院回家都是合理的。

结论

肺误吸是一个少见的围术期事件，实施全身麻醉的儿童和成人患者发生率大约是 1/3000。这一概率在患者之间变化很大，对于身体更虚弱和急诊手术的患者，尤其是饱胃或有肠梗阻时，发生胃内容物反流的风险最高，误吸的风险也最高。在围术期误吸胃内容物的患者中，大约有 25% 发生严重的呼吸系统并发症。肺误吸的总体死亡率是 5%，主要发生于成人，儿童围术期发生肺误吸后很少死亡。不推荐常规应用术前药物以降低肺误吸的风险。术前禁食指南建议缩短禁食时间，尤其是清亮液体。

推荐阅读

American Society of Anesthesiologists Committee. Practice guidelines for preoperative fasting and the use of pharmacologic agents to reduce the risk of pulmonary aspiration: Application to healthy patients undergoing elective procedures: An updated report by the American Society of Anesthesiologists Committee on Standards and Practice Parameters. *Anesthesiology*. 2011; 114:495-511.

Warner MA. Is pulmonary aspiration still an important problem in anesthesia? *Curr Opin Anesthesiol*. 2000;13:215-218.

第 242 章　眼和牙齿并发症

Robert G. Hale，DDS，Michael J. Murray，MD，PhD

李朋仙　译　吴长毅　校

眼损伤

虽然麻醉相关性眼损伤相对少见，但是麻醉医师十分重视以避免眼损伤，因为眼是主要的感觉器官之一。分析 1992 年出版的因眼损伤向麻醉医师索赔的案例（美国麻醉医师协会终审索赔项目的一部分），发现 3% 的索赔项目是因为眼损伤。眼损伤索赔的数量明显高于非眼损伤相关的索赔（70% *vs.* 56%）。然而，眼损伤索赔的平均成本明显低于其他索赔（24 000 美元 *vs.* 95 000 美元）。

角膜损伤

在全身麻醉中最常报道的眼部并发症是角膜擦伤和角膜暴露，这两种并发症都非常疼痛，并会引起视物模糊。角膜擦伤是由创伤引起的角膜上皮完全缺失。泪膜对于保护角膜上皮的完整性必不可少，而角膜暴露则是因暴露和丧失泪膜的保护作用，引起由角膜上皮的损伤（但不是缺失）。大多数损伤是继发于睑裂闭合不全（不完全的眼睑闭合），由于面罩、手术单、手指或其他无意间接触角膜的异物对角膜的直接创伤导致了角膜擦伤。

依据检测方法的不同，角膜损伤的患病率差异很大。但根据其临床症状，对于术中眼睛用胶带粘住的患者，角膜损伤的发病率为 0.05% ～ 0.15%。只有大约 20% 的病例可以确定损伤的具体原因。因为角膜损伤的机制知之甚少，故很难制定完全消除其损伤风险的预防策略。然而，一篇综述揭示了几个需要关注的问题。脉搏血氧饱和度的探头应该放置在患者的第四或第五手指，因为患者不太可能用这两个手指擦眼。麻醉诱导后（不要等到插管以后）应该立即用胶带粘住患者的眼睛。研究表明，如果患者的眼睛用胶带粘住，通过使用眼药膏并不能获得额外的保护作用，除非外科手术时间较长，或者患者不是处于仰卧位。即使患者的眼睛用胶带粘住，麻醉医师在插管期间也必须防止异物接触患者的眼睛（例如，挂在临床医生脖子上的听诊器、夹在胸部口袋上的工作证、松散的表带或手链）。为了确保移位、潮湿或眼泪没有使胶带松动或位置变动，应定期对患者进行检查，尤其是重新摆放体位后。

对于突眼、头颈部手术、俯卧位或侧卧位手术和手术时间超过 90 min 的患者，除了用胶布贴眼外，还应该考虑涂抹眼药膏。如果担心眼睑上的胶带可能脱落，眼药膏能够提供良好的保护，但是涂抹眼药膏的患者在手术后可能会有视物模糊。对于时间较长的手术，推荐使用油性基质药膏，但是因为其具有易燃性，所以如果在患者的头颈部周围使用电烙术或电外科手术，则不应该使用。甲基纤维素药膏也是一种选择，因为比油性基质药膏扩散的更快，所以可用于时间较短的手术。与油性基质药膏相比，甲基纤维素药膏很少引起术后视物模糊。

如果患者术后有疼痛、畏光、视物模糊或眼内异物感，应该怀疑发生角膜损伤。几乎所有最严重的损伤都可采用保守治疗。眼部应该使用抗生素眼药膏，并告知患者，损伤会在 24 ～ 48 h 之内治愈，不会遗留永久性后遗症。可使用眼罩，但因为经常操作不当，故可能会引起其他问题。

术后失明

术后失明（postoperative visual loss，POVL）是一种罕见但呈灾难性的并发症，最常见于脊柱、心脏、头颈部外科手术（图 242-1）。在 20 世纪 90 年代，POVL 的发生率似乎有所增加，因此 ASA 职业责任委员会在 1999 年建立了非眼科手术 ASA POVL 登记汇总数据库。7 年后回顾分析显示，93 例 POVL 与脊柱手术相关，无论是脊柱前路或后路手术，大多数是由缺血性视神经病变（ischemic optic neuropathy，ION）引起，而非眼球压迫。仅有 10 例患者出现中央视网膜动脉阻塞，而其余患者均出现 ION。与无 ION 的患者相比，发生 ION 的患者相对更健康，失血量在 1000 ml 或以上，麻醉维持时间长达 6 h 或以上。96% 的患者均发现存在这些情况。

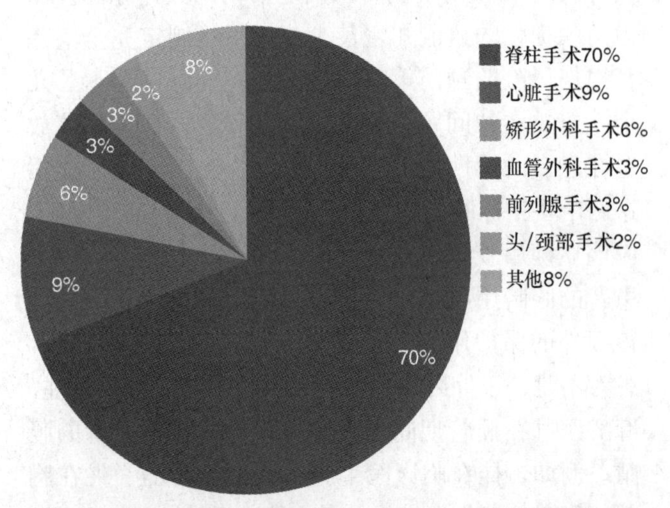

图 242-1 美国麻醉医师协会术后失明登记汇总数据库中 175 例患者实施的外科手术种类

最近，ASA 发布了一个与脊柱手术相关 POVL 的实践报告。这些建议均是基于观察性研究，因为 POVL 的发生率很低，所以不可能实施前瞻性随机研究。可能增加 POVL 发生率的因素有：既往存在血管性疾病（例如，高血压、糖尿病、周围血管疾病、冠状动脉疾病）、肥胖、吸烟和贫血。正如之前的报道，报告认为 POVL 更可能发生在长时间（> 6.5 h）手术、术中大量失血以及二者并存的情况下。

降低术后失明的风险

关于降低 POVL 可能性的措施，专家小组对患者术中管理的建议对于临床医生来说更为重要。专家小组建议，应该尤为关注血压、术中液体、贫血，血管加压药的使用，患者的体位，以及外科手术的过程。

血压管理 对于俯卧位行长时间脊柱手术的患者，术中血压目标和管理需要考虑许多术前因素，这些术前因素包括慢性高血压、心功能不全、肾和血管疾病。另外，当确定术中血压管理目标时，也必须考虑许多术中因素，例如，输液量、失血速率、低血压程度以及为了维持血压需要的血管加压药物。对于这些患者，控制性降压并非禁忌，但是应该个体化决策。

术中液体的管理 对于存在 POVL 高风险的患者，应该监测中心静脉压；对于大量失血的患者，应该输注晶体液和胶体液来维持中心静脉压。

贫血的管理 对于高危患者，手术中如果发生持续的或明显的失血，应该定期检测血红蛋白水平。不发生 POVL 的目标血红蛋白浓度尚未确立。

血管加压药的使用 对于存在 POVL 发生风险的患者使用 α 肾上腺素受体激动剂来维持血压，尚无对照性试验进行评估，因此，使用 α 肾上腺素受体激动剂应个体化决定。

患者体位 除了意识到行俯卧位手术患者 POVL 的风险增加外，ASA 工作小组唯一的其他建议是避免对眼球直接压迫以及定期检查，以确保术中没有撞击或压迫眼球。

识别和治疗术后失明

一旦高危患者术后清醒，就应该评估其视力。如果有任何证据表明患者有视力丧失，则应该立即请眼科医师会诊，对患者进行检查，记录损伤的程度，并寻找可能的原因。优化血红蛋白值、氧饱和度和血流动力学，应该考虑进行磁共振成像研究来排除 POVL 的颅内原因。没有证据支持给予利尿剂、类固醇激素、抗凝血剂、抗血小板药物或者降低眼内压的药物。

牙齿损伤

口咽部的损伤即使不是最常见的，也是其中之一。在全身麻醉中，患者经历的医源性损伤高达 5%。下咽部的损伤（咽喉痛）最为常见，一项调查显示，45% 的患者出现损伤。1/5 的口腔损伤（全身麻醉中的 1%）是牙齿的创伤，常发生于 50 岁以上患者的上切牙。令人惊奇的是，这些牙齿的损伤很少需要牙科或口腔外科的干预。然而，牙齿损伤是投诉和诉讼麻醉医师最常见的原因。

牙釉质或牙冠的断裂在牙齿损伤病例中大约占 40%，牙齿松动或直接撕脱也占报告病例的 40%(1/4 的病例或者是 10% 的概率发现牙齿丢失），剩余的 20% 是由于损伤了牙齿的镶饰、牙齿修复体、假体牙冠和固定的局部义齿。

病因

患者因素

发生牙齿损伤风险最高的因素有：5 ～ 12 岁的儿童（同时存在乳牙和恒牙），伴有龋牙、牙周病、上切牙突出或松散的成年人和困难气道者。

麻醉因素

牙齿损伤最常发生于麻醉诱导和麻醉苏醒期。如前所述，在气管插管期间，困难气道患者发生牙齿损伤的风险是无困难气道患者的 20 倍。麻醉医师的技术也是一个因素。一项研究证实，经验不足的麻醉实施者在插管时更可能用喉镜接触左侧上切牙，更可能造成牙齿损伤。在苏醒期（或者在麻醉诱导期间，如果麻醉深度不充分或者患者未充分松弛），患者通常会咬牙，这会产生相当大的力量集中在切牙和口咽通气道上（如果口咽通气道用作牙垫）。

预防

应该对患者进行全面的术前评估和口咽部的检查，不仅应该记录患者是否存在困难气道，还应该识别是否有松动牙齿或龋齿。对于牙齿情况不良的患者，如果时间允许，可以考虑推迟手术，建议患者在择期手术前看牙科医生处理牙齿问题（图 242-2）。一项回顾性研究显示，2/3 的损伤都是由于既往存在问题（例如，龋齿、义齿、松动或受损的牙齿、单个孤立的牙齿或者存在功能受限的牙齿），因此，麻醉医师应该在医疗文件中记录这些情况。如果在解释牙齿损伤的风险后患者要求继续手术，那么患者签署的知情同意书应该包含检查和咨询的记录。从法医鉴定的角度看，依靠预先已经打印好的包含将“牙齿损伤”作为麻醉并发症之一的标准的“麻醉同意书”，并没有多少保护作用。

如果移除局部义齿或桥接器导致出现孤立的牙齿，一些专家建议，将这些器具留在原位的益处大于移除它们。对于存在困难气道的患者使用工具优化插管和应用某些保护牙齿的工具可以降低牙齿损伤的发生率，但是并不能消除潜在的损害，也不能只依赖于这些工具。显然，在这样的情况下，麻醉医师有责任制订计划，在诱导和插管期间保护气道，尽量减少直接接触和损伤牙齿。

牙齿损伤的治疗和管理

尽管我们付出了最大的努力，但是牙齿损伤仍会发生。麻醉科应该有制订好的规范来指导管理和监测牙齿损伤（图 242-3）。这个规范至少应该包括以下项目：

确定增加牙齿损伤风险的患者因素

- 乳牙
- 松动的牙齿
- 蛀牙
- 牙周病
- Mallampati评分> 2
- 张口度受限
- 局部桥接器
- 年龄> 50岁

实施术前检查

- 获取病史
- 检查气道和牙齿
- 对患者全面解释检查结果和风险
- 记录结果

制订麻醉计划

- 对可移除的桥接器或局部义齿进行评估或计划
- 在使用器械前提供足够的麻醉深度和松弛
- 对于高危患者在坚固的磨牙之间使用牙垫
- 对于存在困难气道或牙齿情况不良的患者确保有额外的保障措施

建议高风险患者向牙科医生或口腔外科医生寻求帮助

图 242-2 降低术中牙齿损伤风险的策略

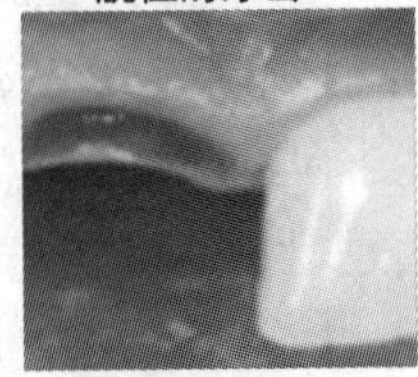

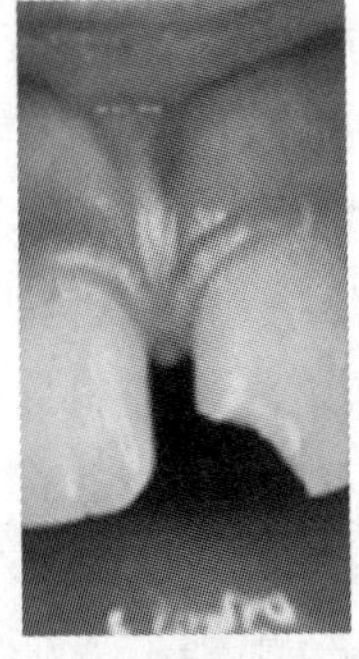

图 242-3 脱位、半脱位或破碎牙齿的管理。脱位的牙齿更可能可以放回，包括其他牙齿健康状况良好且无免疫功能低下证据的患者的恒牙

- 任何缺失的牙齿或碎片都必须找到。如果牙齿或碎片未被认定，患者应该拍摄胸部和腹部 X 线片，如有必要，应识别可能被吸入或吞咽的碎片。
- 对于儿童，乳牙缺失无需治疗。但如果是恒牙撕脱，应该将其储存在无菌冷盐水中，直到放回原牙槽的位置。
- 一旦患者从麻醉状态苏醒，应该向其解释并道歉。在患者的病历中应该记录术后护理计划。如有必要，当患者仍在麻醉恢复室时，就应请口腔外科医师会诊，或者如果治疗并不紧急，应该给予患者一份书面计划，安排患者看私人牙科医生。

推荐阅读

American Society of Anesthesiologists Task Force on Perioperative Visual Loss. Practice advisory for perioperative visual loss associated with spine surgery: An updated report by the American Society of Anesthesiologists Task Force on Perioperative Visual Loss. *Anesthesiology*. 2012;116:274-285.

Contractor S, Hardman JG. Injury during anaesthesia. *Contin Educ Anaesth Crit Care Pain*. 2006;6:67-70.

Gaudio RM, Barbieri S, Feltracco P, et al. Traumatic dental injuries during anaesthesia. Part II: medico-legal evaluation and liability. *Dent Traumatol*. 2011;27:40-45.

Lee LA. ASA postoperative visual loss registry: Preliminary analysis of factors associated with spine operations. *American Society of Anesthesiologists Newsletter*. 2003;67:7-8.

Lee LA. Postoperative visual loss data gathered and analyzed. *American Society of Anesthesiologists Newsletter*. 2000;64:25-27.

Lee LA, Roth S, Posner KL, et al. The American Society of Anesthesiologists Postoperative Visual Loss Registry: Analysis of 93 spine surgery cases with postoperative visual loss. *Anesthesiology*. 2006;105:652-659.

Windsor J, Lockie J. Anaesthesia and dental trauma. *Anaesth Intensive Care*. 2008;9:355-357.

第 243 章　术中患者体位

Roy F. Cucchiara，MD

李　娇　译　吴长毅　校

手术体位的艺术和科学不断演进，但目标依然保持不变：保证最佳手术入路的同时为患者提供安全的环境。术中任何情况都有可能发生，为了麻醉医师安全照顾患者，手术入路可能必须做出让步。为了避免患者长时间体位继发的损伤，手术入路甚至可能做出更多的让步。

手术医师和麻醉医师共同肩负患者体位安全的责任。很少有如何安全摆放体位的指南，但经验可能是很重要的因素之一，尽管没有研究支持这一主张。最终，体位的安全必须与外科医师在该体位下施行手术的风险相平衡。

常用的体位

手术患者基本的体位包括仰卧位、俯卧位、侧卧位、头低足高位（Trendelenburg 体位）（图 243-1）或头高足低位（反 Trendelenburg 位）。大多数其他体位均是由这些基础体位演变而来。截石位（下肢

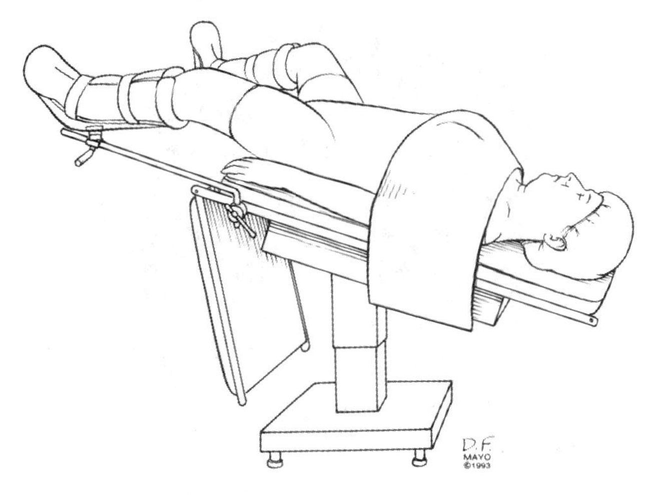

图 243-1　Trendelenburg 体位（By permission of Mayo Foundation for Medical Research and Education. All rights reserved.）

抬高屈曲位）（图 243-2）、折刀位（俯卧屈曲位）、侧卧水平正位（图 243-3）、沙滩椅位和坐位也是常用的体位术语。

体位不当导致的并发症

体位不当最常见的严重并发症是外周神经损伤。

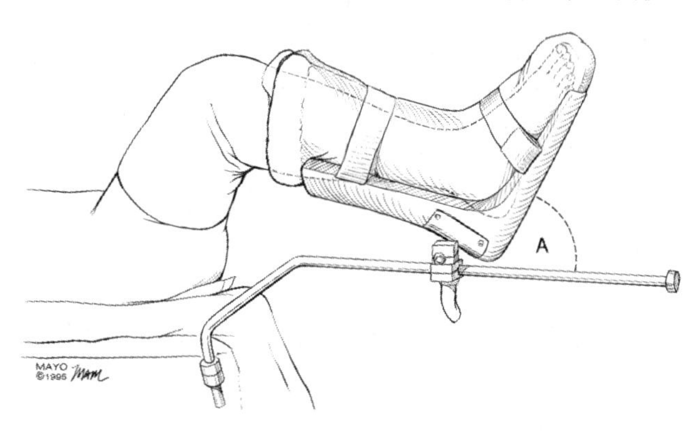

图 243-2　正确的下肢截石位，在支撑杆和脚蹬之间增加角 A，使下肢重量分布于脚蹬（By permission of Mayo Foundation for Medical Research and Education. All rights reserved.）

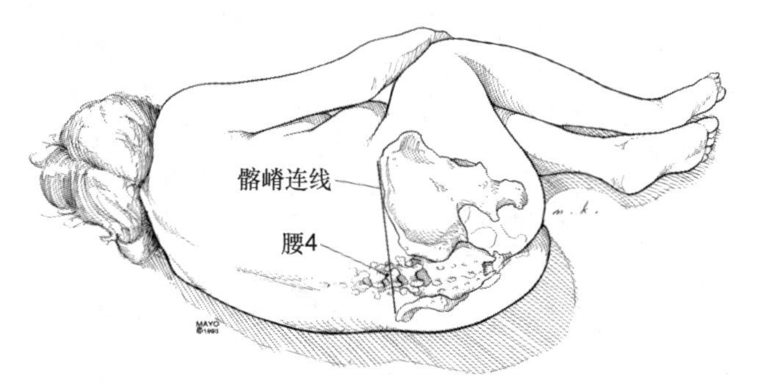

图 243-3　硬膜外置管采用的侧卧水平正位（By permission of Mayo Foundation for Medical Research and Education. All rights reserved.）

皮肤相关的并发症相对较轻。常见的有胶布“灼伤”、皮肤表面受压引起的水泡，以及无填充物带子边缘造成的皮肤破损。皮肤擦伤或皮肤缺血都可以引起水泡。手术室内的擦伤通常比较表浅，无溃疡，可治愈。患者的脸和耳朵最应给与关注。脸部皮肤血管丰富，通常容易治愈，但如果缺血区域位于脸部皱褶部位，可能会引起严重问题，愈合困难、瘢痕、甚至有可能需要植皮。固定导管在患者头或脸的胶布和带子必须谨慎护理。

头低足高位相关的问题

陡峭的头低足高位用于腹腔镜手术越来越多，特别是泌尿外科和妇科手术，这可引起一些偶然事件（图 243-4）。脸部血管充盈，有时可出现球结膜水肿，亦有可能导致罕见的气道水肿，出现拔管延迟。

陡峭的头高足低位时，腹部内容物压迫膈肌，使肺的顺应性降低。可能引起一些短暂的问题，但调整为仰卧位后，肺顺应性很快恢复。肺顺应性减低的患者肺间质水肿，可能影响肺灌注，因此不明原因的血氧饱和度下降并不罕见。当恢复为仰卧位后，给予正压通气可以很好地纠正这种现象。

曾有病例报道，患者处于较陡的头低足高位最终没有醒过来，发现发生颅内出血。亦有患者从手术台上滑落，以及肥胖患者手部约束带过紧，阻塞静脉回流，出现骨筋膜室综合征的病例报道。

坐位相关的问题

坐位有独特的优势，亦有相关的风险。最主要的风险是静脉空气栓塞（见第 137 章）和脑缺血。如坐位手术需动脉穿刺置管监测直接动脉压时，应将压力换能器放置于外耳道水平，这样测量的压力

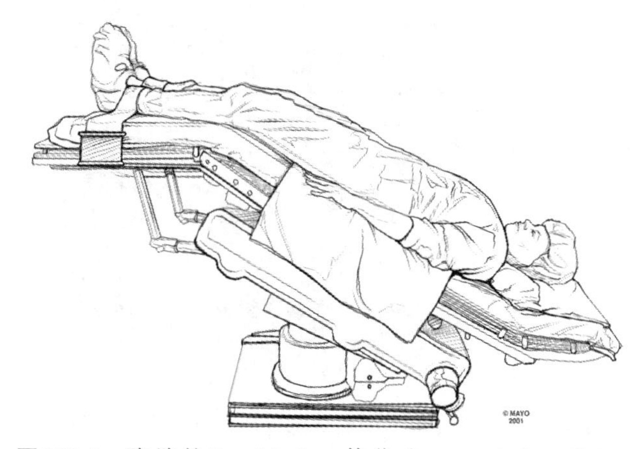

图 243-4　陡峭的 Trendelenburg 体位（By permission of Mayo Foundation for Medical Research and Education. All rights reserved.）

认为是反映脑灌注压的金标准。

头部体位相关问题

脑神经、耳、鼻、喉等手术时，通常头以一定角度转向一侧。椎体或脑血管的退行性病变限制了患者头旋转的程度。仅在极少数情况下对患者应用体感诱发电位监测脊髓功能。决定患者可耐受的颈椎活动度的最好办法就是在清醒状态将患者头置于理想位置，并在诱导前仔细检查可活动的范围。头屈曲位必须保证下颏与胸骨切迹之间至少有两横指的间隙，否则可能导致四肢瘫痪（图 243-5）。摆放体位头部旋转、屈曲或者过伸时，也应考虑患者年龄。颈椎、血管等退行性变中年即已开始，几乎所有的七旬患者都存在。

一些学者建议长时间俯卧手术应将患者头部置于弹性头垫上，以减少压迫眼部（图 243-6）及减轻可能的损伤。为避免俯卧位患者失明的风险，有些学者认为，除了避免眼部受压外，应维持平均动脉压≥ 65 mmHg、血红蛋白浓度≥ 9 g/dl。其他风险包括角膜擦伤和唇、鼻、耳的损伤。严重类风湿关节炎患者颈部屈曲可能出现齿状突半脱位，造成颈椎管狭窄。

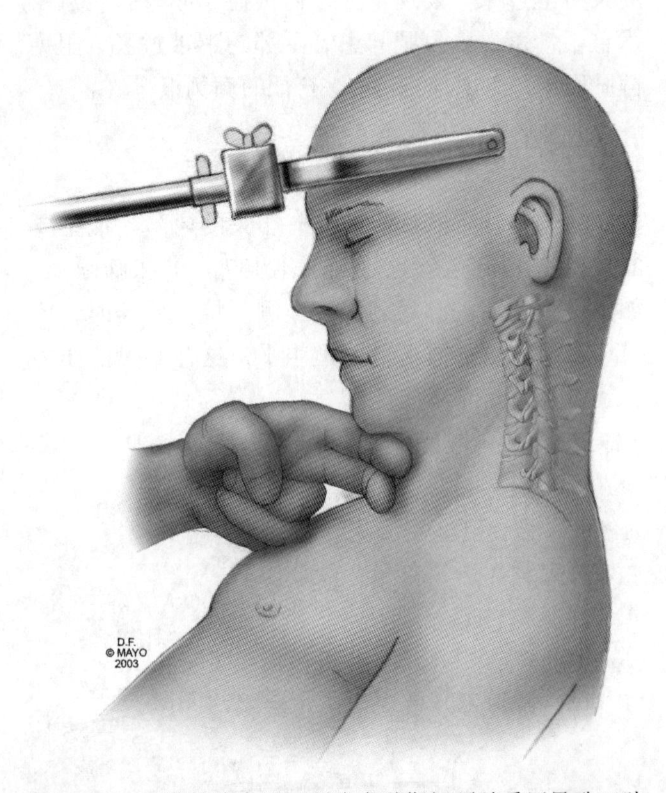

图 243-5 两横指技术用于预防麻醉期间颈髓受压导致四肢瘫痪（By permission of Mayo Foundation for Medical Research and Education. All rights reserved.）

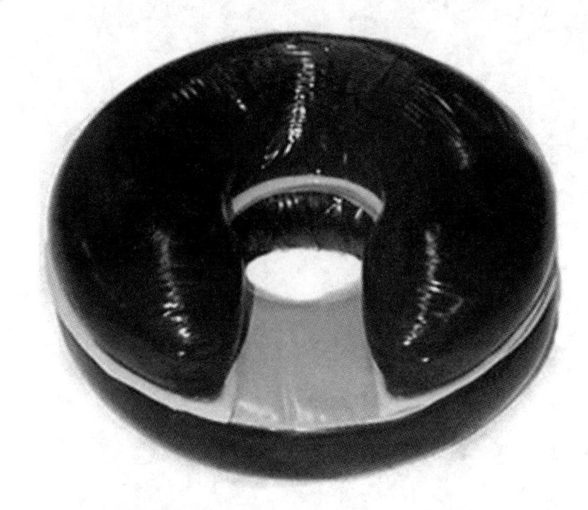

图 243-6 黏弹性聚合物凝胶头枕（Used with permission of the David Scott Company. Blue Diamond，David Scott Company，Framingham，MA.）

正确的体位

上肢体位

俯卧位患者，上肢应以“投降”姿势置于臂板上。有时臂部盘曲在拱形支架内，有时双臂置于患者两侧。上肢体位的风险包括臂丛神经受压或过伸和尺神经受压。腋窝处可触及臂丛神经，因此，应调整肩部，确保臂丛未受压、无张力。侧卧位时，腋窝卷的应用对于保护臂丛神经非常重要（图 243-7）。

下肢体位

髂前上棘必须用棉垫垫好，以免压迫股外侧皮

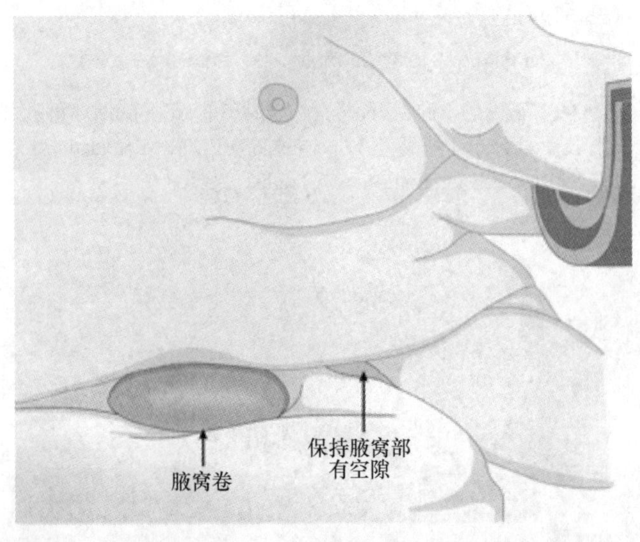

图 243-7 腋窝卷。腋窝卷用于保护臂丛神经，注意腋窝卷放置的位置，并非腋窝处（By permission of Mayo Foundation for Medical Research and Education. All rights reserved.）

神经，导致大腿外侧皮肤感觉异常。如果患者下肢粗大，膝盖处必须垫好，甚至需要悬空，以免受压起水泡。脚部亦应不受约束，以免脚趾支撑沉重的下肢。老年人需特别关注臀部，避免屈曲造成坐骨神经损伤。

推荐阅读

Akhaddar A, Boucetta M. Subconjunctival hemorrhage as a complication of intraoperative positioning for lumbar spinal surgery. *Spine J*. 2012;12:274.

Apostle KL, Lefaivre KA, Guy P, et al. The effects of intraoperative positioning on patients undergoing early definitive care for femoral shaft fractures. *J Orthop Trauma*. 2009;23:615-621.

Engelhardt M, Folkers W, Brenke C, et al. Neurosurgical operations with the patient in sitting position: Analysis of risk factors using transcranial Doppler sonography. *Br J Anaesth*. 2006;96:467-472.

McEwen DR. Intraoperative positioning of surgical patients. *AORN J*. 1996; 63:1059-1063.

Pannucci CJ, Henke PK, Cederna PS, et al. The effect of increased hip flexion using stirrups on lower-extremity venous flow: A prospective observational study. *Am J Surg*. 2011;202:427-432.

Singh VK, Singh PK, Azam A. Intraoperative positioning related injury of superficial radial nerve after shoulder arthroscopy—A rare iatrogenic injury: A case report. *Cases J*. 2008;1:47.

Warner MA. Perioperative neuropathies. *Mayo Clin Proc*. 1998;73:567-574.

Winfree CJ, Kline DG. Intraoperative positioning nerve injuries. *Surg Neurol*. 2005;63:5-18.

第 244 章　患者体位：常见的隐患、神经系统病变和其他问题

Mary Ellen Warner，MD
李　娇　译　吴长毅　校

近些年来，围术期神经病变、失明和体位相关的问题越来越受到媒体、律师、麻醉医师团体和临床研究者的重视。本章节将叙述最新的研究发现，并讨论这些潜在毁灭性问题的可能机制。

上肢神经病变

尺神经病变

尺神经病变是最常见的围术期神经病变。

症状出现的时间

尺神经病变大部分症状出现在术后，而非术中。研究表明，发生尺神经病变的大部分手术患者，首发症状最快出现在术后的 48 h，提示急性损伤机制最主要发生在手术室外。非手术患者在住院期间也可发生尺神经病变。

屈肘的影响

尺神经是体内唯一走形于关节伸展面的主要外周神经，这个关节即肘关节。其他大部分外周神经主要走形于关节的屈曲面（比如正中神经和股神经）。解剖上的这点差异在一些围术期尺神经病变中起重要作用。整体而言，外周神经在伸展超过静息长度 5% 或以上时开始失去功能，发生缺血灶。肘关节屈曲，特别是超过 90° 可牵拉尺神经。长时间屈肘牵拉尺神经可导致缺血，对清醒和镇静患者而言可出现一些症状，对所有患者而言都可能引起潜在的永久性损伤。

解剖与屈肘

长时间屈肘超过 90° 可增加神经的内在压力，与持续的外在压力一样，也可能是重要的致病因素。尺神经走行于内上髁的后方，包绕尺侧腕屈肌两头的腱膜的下方。该腱膜近心端较厚，特别是男性患者，单独命名为肘管支持带。该支持带牵拉内上髁与鹰嘴。因尺神经走行于肘管支持带的下方，屈肘时牵拉该支持带，对神经产生较强的内在压力（图 244-1）。

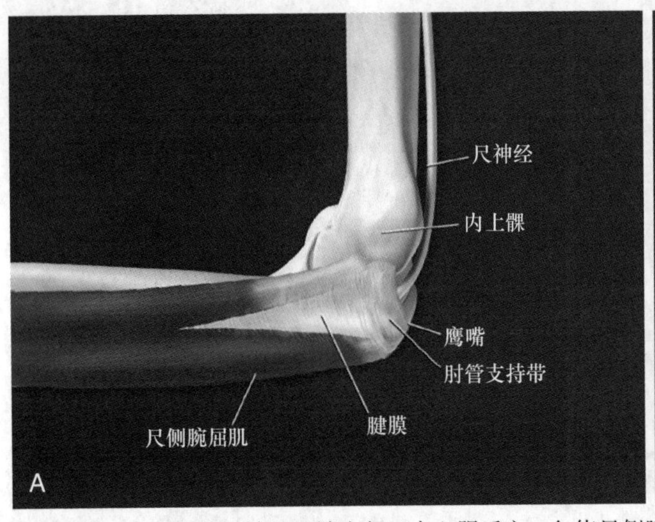

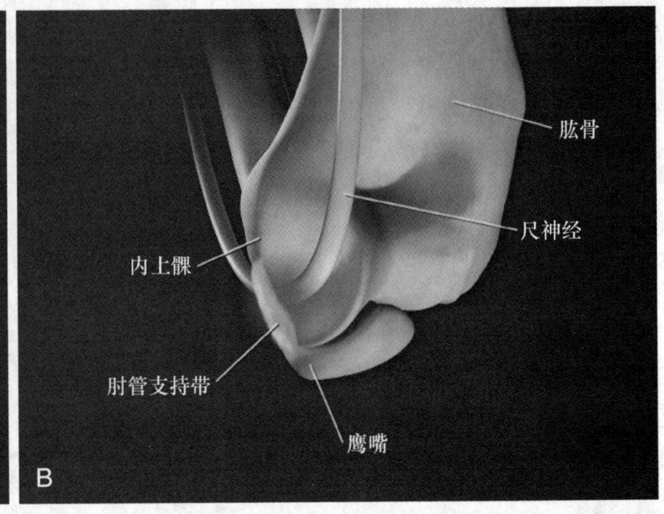

图 244-1 **A.** 右上肢尺神经远端走行于内上髁后方，包绕尺侧腕屈肌两头的腱膜的下方。解剖上，80% 的男性和 20% 的女性患者，腱膜的近端明显厚于其他部分。通常称为肘管支持带。**B.** 后面观，肘关节屈曲超过 90°，鹰嘴和内上髁间的距离增加，肘管支持带对尺神经的内在压力增加

前臂旋后与尺神经病变

前臂和手的旋后本身并不减少尺神经病变。前臂旋后的动作发生在肘的远端。患者上肢置于托手板或两侧时常用到旋后，旋后对肱骨旋转亦有影响。对于大部分人而言，旋后很不舒服，因此外旋肱骨增加舒适度。正是肱骨外旋上提了肘关节内侧部，包括尺神经，才预防了尺神经直接接触桌子或托手板。该旋转减少了尺神经的外在压力。

尺神经病变的预后

仅有感觉异常的尺神经病变大约有 40% 会在 5 天内恢复；80% 在 6 月内恢复。然而，伴有感觉运动障碍的尺神经病变 5 天内恢复者极少，仅 20% 会在 6 月内恢复，大部分出现永久的运动功能障碍和疼痛。尺神经的运动纤维主要位于神经的中间。因此，这些纤维的损伤更像是更加严重的缺血或压力导致整个尺神经纤维受损，恢复时间较长或不可能恢复。

臂丛神经病变

臂丛神经损伤常见于胸骨切开术患者。对于胸骨切开，分离乳内动脉的患者风险特别高，这可能与胸壁过度回缩，潜在地压迫锁骨和肋骨之间的臂丛或牵拉臂丛神经有关。除了之前提到的胸骨正中切开术外，俯卧位和侧卧位患者臂丛神经损伤风险较仰卧位高。

臂丛神经卡压

俯卧位和侧卧位患者可能发生多种神经丛损伤。比如，臂丛神经有可能卡压在锁骨与胸腔之间。改变患者体位时需特殊关注，可能会加重这种潜在问题。

俯卧位

俯卧位时将患者上肢尽可能裹在身体两侧比较明智。很多上肢外展（比如“投降”姿势）的患者体感诱发电位发生改变。

肩部外展解剖

肩关节外展 ≥ 90° 使臂丛神经远端贴近关节伸面，潜在牵拉臂丛神经（图 244-2）。因此，避免肩关节外展超过 90°，特别是长时间外展。

炎性神经丛病变

与其他神经或神经丛相比，臂丛神经出现围术期炎症或特发性炎症较多。病因不清，但越来越多的资料表明，围术期免疫抑制可能增加病毒或自身免疫活性的可能性。

下肢神经病变

腓神经和坐骨神经病变对行走的影响最大，但下肢最常见的围术期神经病变是闭孔神经和股外侧皮神经。

臀部外展对闭孔神经的影响

臀部外展超过 30° 可严重牵拉闭孔神经。该神经由闭孔穿出盆腔。臀部外展，以闭孔的外上缘为支点（图 244-3），牵拉整条神经，同时神经在支点受压。因此，应尽可能避免臀部过度外展。闭孔神经

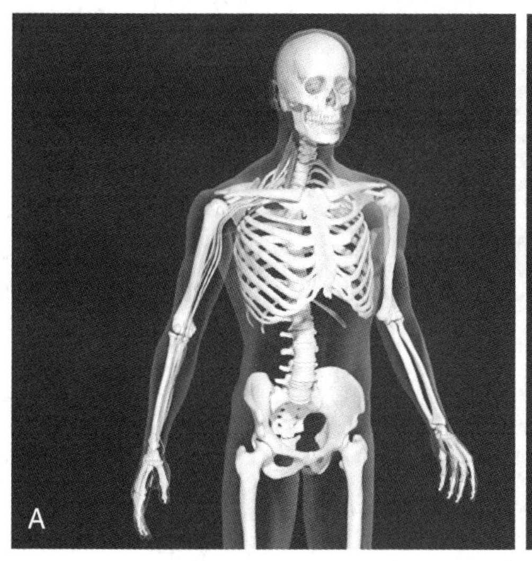

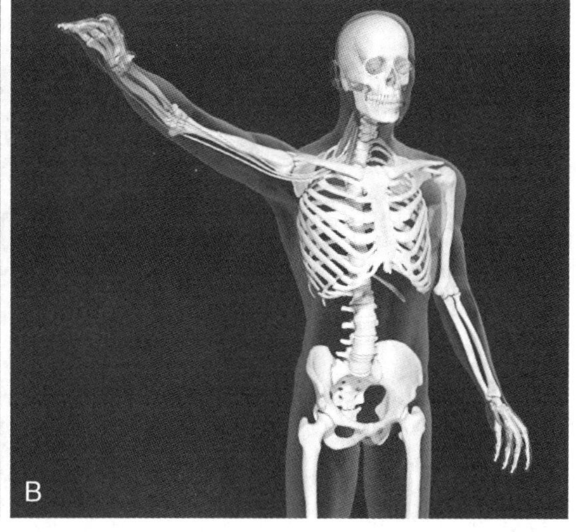

图 244-2　A. 上肢置于身体两侧或肩关节外展＜ 90°，上肢的神经血管束贴近肘关节的屈面。**B.** 上肢外展超过 90°，神经血管束位于肩关节伸面，随着外展程度的增加，肩关节处神经牵拉增加

病变出现运动障碍比较常见，围术期出现运动障碍的患者约有一半，症状持续到 2 年后。这种功能障碍通常是无痛性的，但可能逐渐衰竭。

臀部屈曲对股外侧皮神经的影响

臀部长时间屈曲≥ 90° 可增加股外侧皮神经纤维的缺血。该神经纤维 1/3 穿过腹股沟韧带进入大腿（图 244-4）。臀部屈曲≥ 90° 导致髂前上棘向外侧移动，牵拉腹股沟韧带。随着时间的延长，受腹股沟韧带压迫的股外侧皮神经变得缺血和功能障碍。该神经仅含有感觉神经纤维，因此受损后没有运动障碍。然而，围术期股外侧皮神经病变的患者大腿外侧失去痛觉、感觉迟钝，其中约 40% 可持续超过 1 年。

围术期外周神经病变实际问题

预防

用衬垫分散压力。几乎没有研究表明衬垫对围术期神经病变的发生率或严重程度有影响，但衬垫分散点状压力的作用还是比较容易理解的。衬垫使用在医疗鉴定中存在益处。

调整关节位置避免过度伸展。任何神经长时间牵拉超过静息长度的 5% 都可能造成不同程度的缺血和功能障碍。

随访

如果患者外周神经病变仅出现感觉缺失，应随

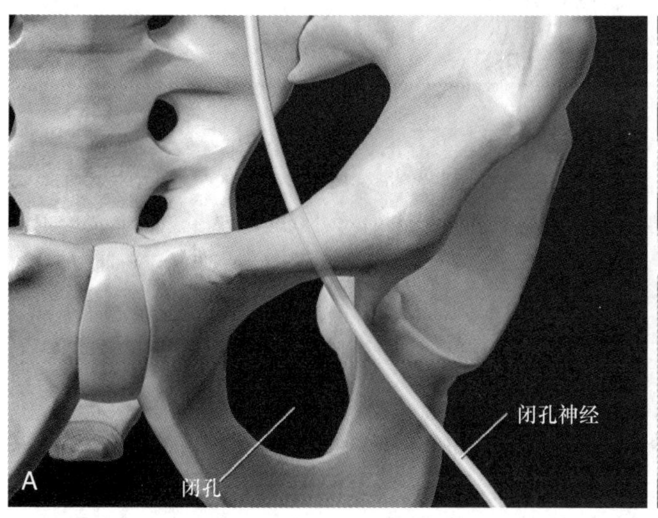

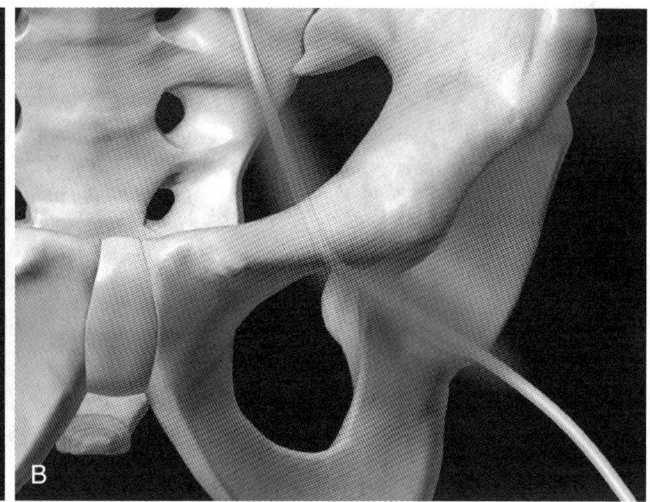

图 244-3　A. 闭孔神经经过盆腔，于闭孔的外上角出，继续向远端走行进入大腿内侧。**B.** 臀部外展牵拉闭孔神经可诱发缺血，特别是在闭孔出口点处。臀部外展时该点为神经支点

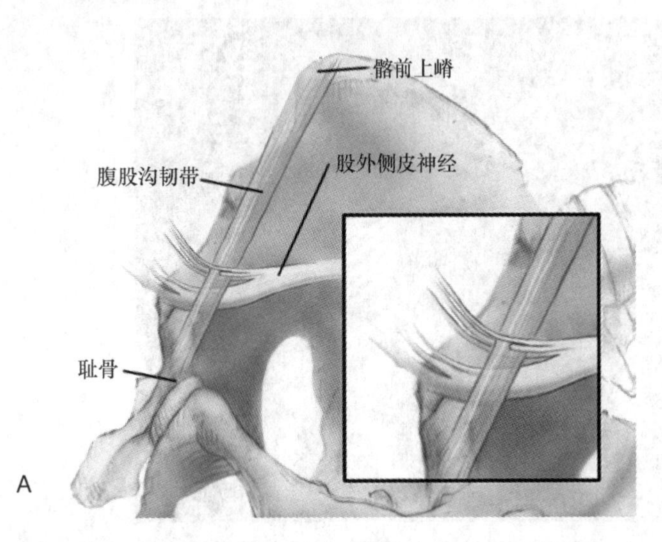

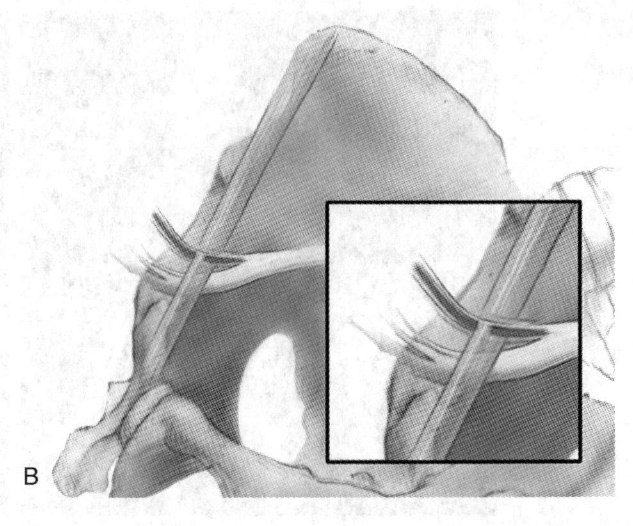

图 244-4　A. 股外侧皮神经约 1/3 神经纤维穿过腹股沟韧带向远端进入大腿外侧。**B.** 臀部屈曲，特别是≥ 90°时，导致髂骨向外侧移动，牵拉腹股沟韧带。这种牵拉导致韧带内压力增加，压迫穿过的神经纤维

访至术后 5 天。许多术后立即出现的感觉缺失会在这段时间改善。若感觉缺失超过 5 天，预示这种神经病变的影响可能是持久的。需要神经内科医生进一步的评估和长时程的随访。

若患者出现运动功能缺失或感觉运动功能同时缺失，需尽早请神经科医生干预，此时，患者可能发生明显的神经病变，并且需要长时间术后随访。

特定体位造成的灾难性结果

脊髓缺血

盆腔手术（比如前列腺切除术）常采用脊柱过度前凸位，$L_{2\sim3}$ 间隙屈曲角度大于 15°，可能出现罕见的脊髓缺血事件。这种体位可致脊髓缺血、梗死。磁共振成像是最佳的诊断手段。美国设计的手术床可限制仰卧位时脊柱过度前凸，即使在手术床抬高肾区最大限度向回翻转。几乎所有的关于脊髓缺血的报道都存在手术床最大限度向回翻转，肾区抬高，并且于患者的下背部垫毯子进一步促进盆腔向前上方倾斜（为手术医师改善盆腔深部结构视野）。一般来说，麻醉医师应该禁止于患者下背部放置任何材料。

胸部出口综合征

胸部出口综合征是非常罕见的并发症，常出现在俯卧位时，其次是侧卧位。几乎所有的报道中都存在肩部外展超过 90°。在这种体位下，上肢的血管或者压迫在锁骨与胸廓之间，或者压迫在胸锁乳突肌两头之间。因此造成上肢的缺血。随着缺血时间延长，轻者可致轻度功能障碍，严重可致组织缺血或梗死，需要截肢。术前简单的询问，比如“您上肢超过头部能维持 1 min 吗？”可引出胸部出口综合征的病史，并减少这种潜在严重并发症的风险。

陡峭的 Trendelenburg 体位

手术医生熟悉新技术的同时（比如，机器人用于盆腔手术），需要将患者置于陡峭的 Trendelenburg（头低脚高）体位。该体位下，麻醉后的患者可能向头端移位。患者常被约束带或其他限制设备（如肩架）固定。头端移位可致牵拉造成的颈丛神经病变以及锁骨下血管受压阻塞。尽管颅内压也增加，但很少造成不良结果。然而，如果颌面部水肿，需要小心气道水肿。

术后失明

心脏或脊柱手术后患者失明对于患者和麻醉医师而言都是一种灾难。因为术后失明（postoperative vision loss，POVL）并不常见，故很难确定病因，官方认为是多因素的。回顾了美国麻醉医师登记的 POVL，发现俯卧位下行脊柱手术的患者占 67%。因此体位安全起了重要作用。POVL 患者绝大多数发生于脊柱手术，且手术时间在 5 ～ 9 h。官方认为，俯卧位造成视网膜和视神经乳头缺血。POVL 可发生于所有人群，老年人更常见。行心脏和脊柱手术的老年患者发病率更高。事实上，老年人也更容易出现外周血管性病变。动脉粥样硬化、合并低血压和

贫血在这些发生 POVL 患者中也可能其重要作用。

脊柱手术患者，俯卧位下颈部维持中立位，前额置于头垫，眼眶处不受压。尽管并没有证据，但许多权威认为应维持平均动脉压大于 70 mmHg，血红蛋白大于 8 g/dl。注意这些细节患者的预后可能很好，忽视则可能出现相反的结果。

推荐阅读

Beckett AE. Are we doing enough to prevent patient injury caused by positioning for surgery? *J Perioper Pract*. 2010;20:26-29.

Bradshaw AD, Advincula AP. Postoperative neuropathy in gynecologic surgery. *Obstet Gynecol Clin North Am*. 2010;37:451-459.

Fritzlen T, Kremer M, Biddle C. The AANA Foundation Closed Malpractice Claims Study on nerve injuries during anesthesia care. *AANA J*. 2003;71:347-352.

Jones SC, Fernau R, Woeltjen BL. Use of somatosensory evoked potentials to detect peripheral ischemia and potential injury resulting from positioning of the surgical patient: Case reports and discussion. *Spine J*. 2004;4:360-362.

Kamel IR, Drum ET, Koch SA, et al. The use of somatosensory evoked potentials to determine the relationship between patient positioning and impending upper extremity nerve injury during spine surgery: A retrospective analysis. *Anesth Analg*. 2006;102:1538-1542.

Litwiller JP, Wells RE, Halliwill JR, et al. Effect of lithotomy positions on strain of the obturator and lateral femoral cutaneous nerves. *Clin Anat*. 2004;17:45-49.

Pierce V, Kendrick P. Ischemic optic neuropathy after spine surgery. *AANA J*. 2010;78:141-145.

Practice Advisory for the Prevention of Perioperative Peripheral Neuropathies. A Report by the American Society of Anesthesiologists Task Force on the Prevention of Perioperative Neuropathies. *Anesthesiology*. 2000;92:1168-1182.

Tuncali BE, Tuncali B, Kuvaki B, et al. Radial nerve injury after general anaesthesia in the lateral decubitus position. *Anaesthesia*. 2005;60:602-604.

Winfree CJ, Kline DG. Intraoperative positioning nerve injuries. *Surg Neurol*. 2005;63:5-18.

第 245 章　恶性高热

Denise J. Wedel，MD

田　杨　译　吴长毅　校

历史

1960 年，Denborough 和 Lovell 报道了第一例在乙醚给药期间由麻醉诱发的代谢亢进，患者有多发麻醉死亡的家族史。该患者在氟烷诱发的恶性高热（malignant hyperthermia，MH）中幸存下来。在 1969 年，Kalow 和 Britt 在 MH 康复的患者中，描述了骨骼肌中的代谢障碍。这一发现构成了目前诊断性骨骼肌收缩实验的科学依据。1975 年，Harrison 报道了丹曲林治疗猪 MH 的疗效。在人类中使用丹曲林治疗，使这种罕见病的死亡率从高达 80% 降低到 10% 以下。

发病率和死亡率

在全身麻醉中，MH 的发病率从 1/4500 到 1/60 000（地域差异与基因谱型有关）。约 50% 的恶性高热易感（MH-susceptible，MHS）个体曾经接触过诱发麻醉剂，但未发生 MH 症状。MH 在婴儿中很少见，50 岁以后发病率下降，男性出现临床症状的概率最高。这些差异的原因尚不明确。

MH 显然与中央轴空病和多小核肌病明显相关。MH 样症状与其他神经肌肉疾病有关，如杜氏肌营养不良症。虽然发病率和死亡率可能与应用琥珀胆碱后横纹肌溶解相关，而不是 MH 本身。对这些患者推荐使用非诱发类药物实施麻醉。其他疾病，如肌强直、突发性婴儿死亡综合征、抗精神病药恶性综合征和成人运动诱发死亡是否与 MH 相关仍存在争议。

遗传学

MH 为常染色体显性遗传，具有临床异质性和可变表达。在 MH（兰尼碱受体）的猪模型中已经识别了负责 MH 的单基因突变。兰尼碱受体是一种组成骨骼肌肌质网中的钙释放通道的蛋白质，在 MHS 猪模型中存在缺陷。

遗憾的是，人类 MH 在遗传上要复杂得多。兰尼碱基因（RYR1）（MHS1 基因位点）编码 1 型兰尼碱受体。该基因的突变可以在 70% ～ 80% 的 MHS 个体或具有中央轴空病患者中鉴定出。已经确定了超过 90 个突变，其中一半以上的突变仅在一个家族或少数家族中被鉴定。另一个已知的 MH 基因是 *CACMA1S*（MHS5 基因位点），其编码二氢吡啶受体 L 型钙通道的亚单位。该基因中两个已鉴定的突变仅约占所有 MHS 的 1%。另外三个位点（MHS2、MHS4 和 MHS6）已经绘制，但这些基因尚未确定。自发性突变率尚未知，但可能低于所有 MH 病例的 10%。

选择适当的患者进行基因检测非常重要。对于咖啡因-氟烷肌肉活检结果阳性或具有非常明确 MH 的家族史的患者进行 RYR1 编码的完整序列分析，可有 70% ～ 80% 的检出率。具有明确 MH、有至少 10 个成员的多代家族（两代或多代），可以进行所有 MHS 基因位点的连锁分析，并且可以检测新的位点。然而，筛查单个新诊断为 MH 的患者，常见 RYR1 位点的阳性率只有 20% ～ 30%。因此，人类的单个术前遗传筛选试验在不久的将来仍不可行。

临床表现

临床征象的出现可能是急性的，暴发的或延迟的。MH 可在麻醉期间的任何时间发生，有报告在术后 24 h 才出现。

通过肌肉收缩测试诊断的 MH 患者中，约 50% 吸入诱导和琥珀胆碱的使用后出现牙关紧闭。目前，由于在儿童麻醉中不使用琥珀胆碱，很少见到牙关紧闭，在爆发型 MH 中也不常见。然而，必须密切观察患者的高代谢证据以及横纹肌溶解。出现全身僵硬或牙关紧闭后代谢亢进的迹象增加了 MH 易感的风险，导致术后肌酸激酶峰值水平超过 25 000 IU/L。

临床体征和症状反映了代谢亢进状态。高热的发作经常延迟（表 245-1）。MH 的最早征象包括呼气末二氧化碳水平增加、心动过速和呼吸急促（在无肌松的患者）。实验室检查结果可用于支持 MH 的诊断（表 245-2）。

表 245-1　恶性高热临床征象

↑体温	↑交感活动
呼吸急促	心动过速
横纹肌溶解	心律失常
代谢 / 呼吸性酸中毒	出汗
强直 *	高血压

* 75% 的人会发生强直

琥珀胆碱和所有吸入麻醉剂是 MH 的诱发剂。与氟烷和其他长效剂相比，较新的短效吸入剂不太可能诱发 MH。钾不会导致 MH。然而据报道，对于治疗 MH 中的患者，钾的使用可再次诱发。安全麻醉药物包括氧化亚氮、依托咪酯、氯胺酮、丙泊酚、所有阿片类药物、所有局部麻醉药、所有巴比妥类药物和全部非极化神经肌肉阻滞剂。用于逆转神经肌肉阻滞的药物也是安全的。

机制

诱发麻醉药物的暴露引起细胞内钙的控制减弱，导致游离的未结合 Ca^{2+} 从储存部位释放。钙泵试图恢复体内平衡，导致腺苷三磷酸（ATP）的利用，增加有氧和无氧的代谢，以及失控的代谢状态。当未结合的肌原纤维 Ca^{2+} 接近收缩阈值时，发生强直收缩。

恶性高热危象的治疗

对于 MH 的治疗，首先应立即停止使用诱发药物和进行纯氧的过度通气。怀疑 MH 时，丹曲林（2 mg/kg）应及早迅速静脉注射，该剂量应每 5 min 重复一次，或达最大剂量 10 mg/kg（如果需要可超过该限值）。在 MH 的初始症状已被成功治疗之后，丹曲林应该以每 6 h 1 mg/kg 的速率静脉使用 24 ～ 48 h，以防止症状复发。钙通道阻滞剂不应与丹曲林同时使用，因为在恶性高热猪治疗中同时应用时发生心肌抑制。通过动脉血气，血清肌酸激酶浓度和生命体征监测治疗效果。丹曲林具有令人不适的副作用（恶心、不适、肌肉无力），但通常耐受性良好，并且静脉用于 MH 治疗的剂量毒性极小。

对症治疗包括适度降温（注意避免体温过低），使用抗心律失常剂、利尿剂 [如甘露醇和呋塞米（尽管这些药物很少需要，因为在丹曲林中存在甘露醇）]

表 245-2　支持恶性高热（MH）诊断的实验室检查结果

实验室检查	MH 患者结果
呼气末二氧化碳浓度	↑
血气分析 *	代谢性酸中毒
血清肌酸激酶 †	↑
血清和尿肌红蛋白	阳性
血清钾、钙和乳酸	↑

* 混合静脉、动脉或静脉样本。
† 肌酸激酶（CK）水平应每 6 h 测量，持续 24 h

和碳酸氢钠，以及用胰岛素和葡萄糖控制高钾血症。

恶性高热易感患者的麻醉

不推荐对 MHS 使用丹曲林预防治疗。应使用非诱发性麻醉剂，并去除麻醉机挥发器（如果可能），更换软管，高流量空气或氧气（10 L/min）冲洗系统。美国恶性高热协会（MHAUS）建议较老的麻醉机至少冲洗 20 min，不再建议更换碱石灰罐。对于一些较新的麻醉机（例如 Dräger Fabius），MHAUS 建议至少冲洗 60 min。如果用高压蒸汽处理的组件更换整体呼吸系统和隔膜，则此时间可以减少。由于市场上存在大量新的麻醉输送系统，MHAUS 建议遵循制造商的指南来确定适当的冲洗程序。

监测应包括所有标准监测，重点是呼气末二氧化碳、脉搏血氧饱和度和中心体温（皮肤温度监测不能反映中心温度变化）。动脉和中心静脉压应仅在外科手术或患者的病情需要时进行监测。

恶性高热易感患者的评估

由于多种原因（框 245-1），患者需要评估 MH 易感性。通常在 MHS 的患者中观察血清肌酸激酶水平，大约 70% 的受累患者的数值升高。因此，检测结果可能是不确定的。

肌肉活检收缩实验是 MH 唯一可靠的诊断实验。肌肉单独用咖啡因和氟烷或两者组合测试，测量收缩反应。该测试在欧洲和北美实验室已经标准化。基因检测在临床确定 MH 的患者、活检证实的患者及已证实存在基因的家族中有帮助。

框 245-1 评估恶性高热易感患者的适应证
无法解释的家庭成员术中死亡
不良麻醉事件的病史 *
围术期发热
特发性肌酸激酶水平升高
横纹肌溶解病史
存在相关肌病 †

* 例如，牙关紧闭。

† 例如，中央轴空病或 King-Denborough 综合征

更多帮助资源

MHAUS 是一个恶性高热医疗专家组织，为患者和麻醉医师提供支持。MHAUS 以象征性收费出版书籍、小册子和季度通讯，赞助一个网站（mhaus.org），并管理一个 24 h 热线（1-800-MHHYPER），以帮助麻醉医师处理 MHS 患者或治疗急性 MH 患者。

推荐阅读

Glahn KP, Ellis FR, Halsall PJ, et al, European Malignant Hyperthermia Group. Recognizing and managing a malignant hyperthermia crisis: Guidelines from the European Malignant Hyperthermia Group. *Br J Anaesth*. 2010;105:417-420.

Gunter JB, Ball J, Than-Win S. Preparation of the Dräger Fabius anesthesia machine for the malignant-hyperthermia susceptible patient. *Anesth Analg*. 2008;107:1936-1945.

Hogan K, Couch F, Powers PA, Gregg RG. A cysteine-for-arginine substitution (R614C) in the human skeletal muscle calcium release channel cosegregates with malignant hyperthermia. *Anesth Analg*. 1992;75:441-448.

Kim TW, Nemergut ME. Preparation of modern anesthesia workstations for malignant hyperthermia-susceptible patients: A review of past and present practice. *Anesthesiology*. 2011;114:205-212.

Klingler W, Rueffert H, Lehmann-Horn F, et al. Core myopathies and risk of malignant hyperthermia. *Anesth Analg*. 2009;109:1167-1173.

Kolb ME, Horne ML, Martz R. Dantrolene in human malignant hyperthermia. *Anesthesiology*. 1982;56:254-262.

Larach MG, Gronert GA, Allen GC, et al. Clinical presentation, treatment, and complications of malignant hyperthermia in North America from 1987 to 2006. *Anesth Analg*. 2010;110(2):498-507.

Malignant Hyperthermia Association of the United States. *Medical Professionals' FAQ: Dantrolene*. Available at: http://medical.mhaus.org/index.cfm/fuseaction/Content.Display/PagePK/MedicalFAQs.cfm. Accessed October 25, 2010.

Prinzhausen H, Crawford MW, O'Rourke J, Petroz GC. Preparation of the Dräger Primus anesthetic machine for malignant hyperthermia-susceptible patients. *Can J Anaesth*. 2006;53:885-890.

Whitty RJ, Wong JK, Petroz GC, et al. Preparation of the Drager Fabius GS workstation for malignant hyperthermia-susceptible patients. *Can J Anaesth*. 2009;56:497-501.

第 246 章　过敏和类过敏反应

Cornelius B. Groenewald，MB，ChB
王立宽　译　焦　亮　校

过敏和类过敏反应具有相同的临床症状和体征，是急性潜在致命性的综合征，每 10 000 ～ 20 000 例麻醉就可发生 1 例。过敏反应是典型的 IgE 介导的Ⅰ型免疫反应，可导致肥大细胞和嗜碱性粒细胞脱颗粒及药理性激活介质释放，进而对全身所有器官造成影响，其较类过敏反应有更高的发病率和死亡率。类过敏反应则是由肥大细胞和嗜碱性粒细胞介导的组胺释放引起的非免疫性反应。

病理生理学

对相似抗原的预先致敏或交叉致敏是激活过敏反应所必需的。抗原-抗体反应链接 2 个 IgE 分子，进而结合并启动肥大细胞和嗜碱性粒细胞脱颗粒，释放血管活性介质，包括组胺、血清蛋白酶（如类胰蛋白酶）、蛋白多糖、前列腺素和白三烯（图 246-1）。

在类过敏反应中，给予的药物可能通过激活补体瀑布反应、凝血系统、激肽生成系统或纤溶系统及直接非特异性激活机制引起非免疫性肥大细胞和嗜碱性粒细胞脱颗粒（图 246-1）。

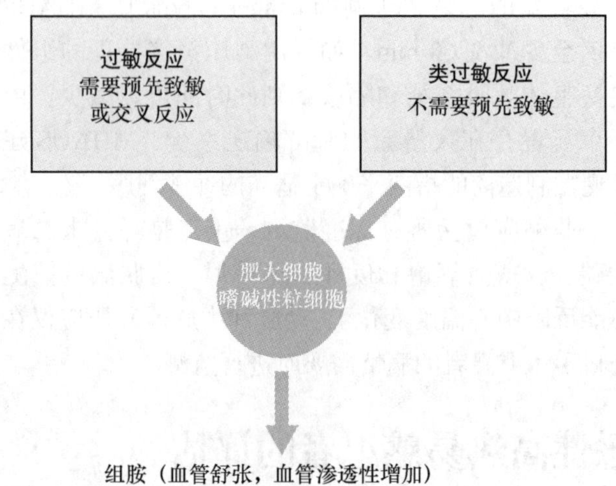

图 246-1　过敏和类过敏反应的病理生理。DIC，弥散性血管内凝血

临床表现

靶器官包括皮肤、上下呼吸道、心血管系统、血液系统和消化道（框 246-1），精神状态也可能发生改变。发生于围术期的过敏和类过敏反应症状和体征的发现主要取决于麻醉和监护的使用。例如，对于被覆盖的患者，早期的皮肤改变不易被意识到，而腹部和神经系统症状可能仅在清醒患者中较为明显。

临床表现并非始终如一，这取决于患者对于抗原的敏感性以及抗原进入机体的途径和浓度。例如，静脉注射青霉素可引起急性心血管虚脱，而皮肤接

框 246-1　过敏和类过敏反应的症状和体征

心脏	呼吸系统
低血压	流涕
心动过缓	血管性水肿
心动过速	黏液产生增加
心律失常	支气管痉挛
心搏骤停	$ETCO_2$ 降低
消化道	吸气峰压增高
恶心	SaO_2 降低
呕吐	**皮肤**
血液系统	血管性水肿
凝血功能障碍 *	红斑
肾	潮红
尿量减少 †	荨麻疹

* 由于弥散性血管内凝血。
† 由于急性肾小管坏死。
$ETCO_2$，呼气末二氧化碳浓度；SaO_2，氧饱和度

触乳胶则可能仅仅导致皮疹。

诊断

给予可疑药物后不久出现的症状和体征可考虑为过敏或类过敏反应。通过监测血清类胰蛋白酶浓度可能对于区别过敏和类过敏反应有所帮助。类胰蛋白酶是一种丝氨酸蛋白酶，在过敏反应中由肥大细胞释放并且可能与过敏反应的严重程度相关。相反，类过敏反应中类胰蛋白酶水平则正常或仅轻度升高。因为血清类胰蛋白酶水平在过敏反应的初起 15 min 到 2 h 升高并在 24 h 后恢复正常，所以，类胰蛋白酶水平应在上述时间内进行检测。组胺水平在过敏或类过敏反应中早期即开始增高，但在 30 min 内恢复正常，因此，其诊断价值较为有限。特定药物的敏感性可通过皮肤针刺、皮试，也可通过血清学试验诊断。

常引起过敏或类过敏反应的物质

神经肌肉阻滞药

神经肌肉阻滞药（NMBAs）是引起围术期过敏或类过敏反应最常见的药物，占报道病例的 50% ～ 70%。过敏反应的发生率估计在 1/6500。NMBAs 的交叉反应接近 60% ～ 70%。琥珀胆碱和罗库溴铵占报道病例中的绝大多数。使用这些药物引起的过敏反应发生率的增加可能存在报道性偏倚，没有流行病学研究表明罗库溴铵较其他 NMBAs 更容易引起过敏反应。阿曲库铵、米库氯铵和杜什库铵是 NMBAs 中最可能引起过敏反应并可能导致低血压和心动过速的药物。通过缓慢给药或预先给予抗组胺药物可能会消除上述效应。

乳胶

乳胶过敏在围术期过敏反应中占 20%。常见于卫生保健工作者、多次手术患者（如脊柱裂患者）、特异性个体，以及对芒果、香蕉、奇异果等水果过敏的患者。

抗生素

β- 内酰胺类抗生素、青霉素和头孢菌素是引起围术期过敏反应第三多的药物。青霉素和一代头孢间的交叉反应接近 10%。万古霉素快速给药引起的红人综合征就是由非特异性组胺释放所导致的。

其他物质

丙泊酚引起的过敏反应已有报道，发生率为 1/30 000 ～ 1/60 000。目前证据显示，对卵磷脂（存在于蛋黄）过敏的患者相比于对卵磷脂不过敏的患者，更有可能在给予丙泊酚时发生过敏反应。

阿片类药物引起的过敏反应较为罕见，但也有芬太尼引起过敏反应的报道。吗啡和哌替啶更多的是引起类过敏反应而非过敏反应。

亚甲蓝引起过敏反应较罕见，然而，注射异舒泛蓝（isosulfan）和专利蓝染色剂（patent blue dye）过敏反应的发生率接近 1% ～ 2%。

酯类局麻药（普鲁卡因、氯普鲁卡因、丁卡因、可卡因）引起的过敏反应更多是由存在于其中的对氨基苯酸防腐剂所致而非药物本身，因为这类药物并不常用，所以应用局麻药引起的过敏反应报道较少。酰胺类局麻药（利多卡因、布比卡因、甲哌酰卡因、丙胺卡因、罗哌卡因）不会引起过敏反应，然而，一些患者会对用来稳定肾上腺素的亚硫酸氢钠或焦亚硫酸钠过敏，对于这类患者，应使用不含肾上腺素的局麻药。

有报道围术期过敏反应中有 2.3% 是由胶体扩容剂引起，右旋糖酐风险最高而羟乙基淀粉似乎最为安全。不同胶体液不存在交叉反应。

治疗

治疗过敏反应的第一步是终止使用可能引起过敏反应的药物，即降低体内抗原量。应考虑将患者转移至无乳胶的环境。保持气道通畅并给予 100% 氧气以开始支持治疗。应停止使用所有的麻醉药物。吸入麻醉药的心肌抑制作用可能会加重过敏反应中的低血压，并且在这种情况下不应使用吸入麻醉药来治疗支气管痉挛。血管通透性的增加会引起血管内迅速容量向组织间室转移，同时连同血管的扩张共同引起低血压，更加严重的则会引起低血容量性休克。应迅速给予 2 ～ 4 L 晶体液或胶体液扩充血容量。肾上腺素应作为选择来治疗全身症状，其可增加细胞内腺苷酸环化酶浓度进而稳定细胞膜渗透性，降低细胞介质的释放。肾上腺素的 α_1 激动作用可收缩血管平滑肌（译者注：原文为 vasodilation，译者认为有误），此外，肾上腺素的 β_2 激动作用可舒张支气管平滑肌，这使其可作为治疗并存心脏虚脱的支气管痉挛的支气管扩张剂。给药途径和剂量取决于患者的临床状况。对于反应并不严重的，可皮下注射 1：1000 肾上腺素 0.3 ～ 0.5 mg。若患者存在低血压，则应每 1 ～ 3 min 静脉内给予（1：100 000）肾上腺素 0.5 ～ 1 ml 直至血流动力学稳定。对于存在威胁生命的心脏虚脱的患者，则需要增加药物剂量。在静脉通道尚未建立的情况下，可经气管内给药。需要注意的是，血压正常的患者不应静脉注射肾上腺素。

支气管痉挛可使用吸入 β_2 激动剂治疗（如沙丁胺醇和特布他林）。

抗组胺药和糖皮质激素是经常使用的药物。但是，这些药物的获益尚不清楚。H_1 受体抑制剂（如苯海拉明）可能竞争性结合组胺受体，从而缓解过敏反应的一些症状和体征，但并没有证据支持这一用法。糖皮质激素（甲泼尼龙）用来预防迟发的炎性介质释放。对于肾上腺素无反应的患者，可考虑给予碳酸氢钠和精氨酸血管加压素。

每一例发生了围术期过敏反应的患者均应在术后 6 周行皮肤试验。

推荐阅读

Dewachter P, Mouton-Faivre C, Emala CW. Anaphylaxis and anesthesia: Controversies and new insights. *Anesthesiology*. 2009;111:1141-1150.

Hepner DL, Castells MC. Anaphylaxis during the perioperative period. *Anesth Analg*. 2003;97:1381-1395.

Levy JH, Yegin A. Anaphylaxis. What is monitored to make a diagnosis? How is therapy monitored? *Anesthesiol Clin North Am*. 2001;19:705-715.

Mertes PM, Lexenaire MC. Allergy and anaphylaxis in anaesthesia. *Minerva Anesthesiol*. 2004;70:285-291.

第十三部分　实践管理

第247章　执业许可、资格认证和特殊权限

R. Scott Gorman，MD，Carol B. Garrison，CPMSM
刘　云　译　杨旭东　校

医疗保健机构——例如医院、健康规划和医护人员组织——务必确认其各自机构内的医护人员具备充足的资质和能力，并能实施相关服务。此流程不仅包括评估申请人的执业许可和审核其资质，而且包括给予某些医护人员特定的权限。如果医疗保健机构想要提供安全有效的服务同时避开法律诉讼、负面宣传和经济损失，则检测医护人员的资质和能力是很有必要的。

执业许可是指政府协会或代理机构审核医护人员的教育、培训、背景和道德，如果都符合标准，就给予医护人员在其管辖范围内实施医疗保健服务的权利。政府核查执业许可是保障公民得到标准医疗保健的主要途径。每个州对执业许可的要求各不相同，有时还包括某些特定的教育。另外，在某些州，如果医护人员是数年前通过正式的医疗培训或不是在美国接受医疗培训抑或没有经过协会认证的，则还需要进行额外的能力测试。

资格认证是指评估和核查医疗保健医护人员的资质，可否聘为医务人员或成为健康规划 / 医疗保健组织的医护人员。尽管资格认证和执业许可的诸多要求类似，但每个医疗保健机构都有各自的标准和程序要求。因此医疗保健机构会设定执业许可标准以外的有关质量、安全和其他绩效评估的标准和预期值。

特殊权限是指评估部分医务人员实施特定医疗服务的培训、经验和现有能力。特殊权限是具体而特殊的，医护人员仅仅可以在他们获得特殊权限的区域内提供医疗服务。一般而言，获得特殊权限需要医疗保健机构内的指定人员审核医护人员的教育、培训、既往临床表现、有无治疗不当史和实施过的病历总数。医疗保健机构对于医护人员特殊权限的限定是申请者合法操作的根据，需要机构向相应的州或联邦管理机构提交报告，因此必须非常谨慎地来做这个决定。目前，大多数医疗保健机构在给予医护人员特殊权限后还会不间断地同步审核，以确保医护人员可持续胜任。

医疗保健机构如何授予医护人员资格认证和特殊权限

资格认证和特殊权限的特定流程包括医疗保健机构医务人员的细则、规章制度和政策程序。由于法律和监管的原因，所以务必做到清晰概括和准确执行。否则，医疗保健机构就无法纠正或解雇不当行为的医护人员。

在大多数医疗保健机构里，资格认证和特殊权限相关的数据收集工作由机构内特定的人员来实施。这些人员可以只是负责资格认证 / 特殊权限的人员，收集数据也可以是为医务人员提供的广泛服务中的一部分。在数据收集之后，认证人员、人事部门或指定人员进行数据审核并向管理部门推荐。对于急性病医院，医疗执行委员会有责任向医疗保健机构的管理部门引荐，最终来决定员工可否获得资格和临床特殊权限。

执业许可、资格认证和特殊权限的信息来源多样化。为了降低个人提交伪造的审核文件的风险，执业许可协会和医疗保健机构一般通过核查初始资料来核对信息。这意味着要核对申请者的教育、培训、经历、工作经历、协会认证、执业许可和不良记录，而且法律方面的审核必须直接基于原始资料。尽管此流程非常耗时，但是现在大多数信息已经可以从安全网站获取到。

有时，审核者会遇到各种质疑、障碍或问题（即诸如申请表信息不完整或不一致的“红旗”标记）。这些“红旗”中，审核者最忧虑的有以下几种：

- 申请提供的信息和认证过程中获得的信息矛盾。
- 无法解释的时间缺口。机构需要明确何种转换期的时间缺口能够接受（例如，培训或重

新安置之间的时间缺口）。原因不明或过长的时间缺口被认定为“红旗”，需要额外说明。

- 地点或执业的频繁变更。这种情况不仅增加了特殊权限能力评估的困难性，还有可能提示其他一线问题，例如人际交往能力欠缺、健康问题、州执业许可协会或代理机构的问题，或有过多的不良行为投诉。
- 否定的推荐信或没有提交所需的推荐信。推荐信是很有用的信息来源，但是由于申请者倾向于选择会给予好评的人员写推荐信，所以否定的推荐信就显得极其重要。
- 申请表上有未予答复的问题。尽管疏漏可能只是一个单纯的失误，但这也有可能暗示申请者故意隐瞒某事。
- 大量的法律诉讼。近来，法律诉讼的数量不仅和医护人员与患者的沟通能力，还和他的执业能力相关。

执业许可更新、续聘和临床特殊权限延期

医疗保健医护人员的执照更新、续聘或临床特殊权限延期不再是执业许可部门或医疗保健机构简简单单地盖个“橡皮图章”。监管部门和医务人员领导者们都希望执业许可、聘任或特殊权限的更新流程严格入微且比初审流程更加有据可循。这种严格要求需要增补医护人员前次执业的相关数据。不仅可以重新评估最初的执业许可、聘任和特殊权限的信息，还可获得新的信息。这些信息包括：

- 质量和安全信息，包括是否遵循实践指南
- 并发症和感染率的数据
- 是否遵循政策和程序
- 患者满意度，例如患者投诉量
- 医学继续教育时长
- 是否保持协会认证
- 同行推荐信
- 治疗不当史
- 目前的能力
- 应用管理

收集这些信息很复杂且有时很困难，但如果医疗保健机构想确保重新评估的流程有意义，就患者保护和机构责任而言，这项工作还是必要的。

可能重新评估工作中最重要的，还是如何更可靠地评估医护人员是否有能力继续在其最初的权限内提供服务。这种能力评估一般是通过审核医护人员实施过的病例、成功率和并发症的发生率，以及同行或部门主任的能力评估。多数医疗保健机构都建立了个人能力的评估标准，包括实施治疗的数量和种类。如有可能，这种评估流程应该使用客观数据，因为任何特殊权限的限制都可能大大影响到申请者继续其医疗实践。

授权资格认证

授权资格认证是指医疗保健机构把认证的责任外包或授权给外面的代理商或资格审查机构（credentialing verification organization，CVO）或其他医疗保健机构。通常是健康保险公司或医疗保健组织把资格认证的权利授予参与健康规划或组织的一个医护人员团体。这一参与的医护人员团体或 CVO，而非健康保险公司，实施资格认证。这就要假定参与的医护人员团体或 CVO 有能力实施资格认证程序，且符合授权机构设定的标准。这种措施不仅避免了外包机构重复医护人员团体或 CVO 已经做过的具体工作，而且还省去了工作人员额外和重复的文书工作。

如果授权资格认证的医疗保健机构对保护患者和减轻自身责任很认真，那么他们必须监管医护人员团体或 CVO。授权资格认证的医疗保健机构必须设定授权资格认证的标准，包括认证文件的定期审计和医护人员团体或 CVO 的政策程序。审核质量、安全、患者满意度或投诉、责任和其他特定的数据也必须包括在内。只有那些满足这些标准的外包的医护人员团体或 CVO 才可以继续被授权资格认证。在大多数情况下，医护人员的资质是否被医疗保健机构认证，最终决定权并非取决于外包的团体或 CVO，而是取决于医疗保健机构本身。

推荐阅读

Centers for Medicare & Medicaid Services (CMS). http://www.cms.gov/

Credentials review and the initial appointment process. In: *The Medical Staff Handbook: A Guide to Joint Commission Standards*. 2nd ed. Oak Brook Terrace, IL: Joint Commission Resources; 2004:19-62.

Matzka K. Credentialing, recredentialing, privileging, and appointment. In: *The Compliance Guide to the Joint Commission Medical Staff Standards*. 6th ed. Marblehead, MA: HCPro, Inc; 2008.

National Association Medical Staff Services (NAMSS). http://www.namss.org/

National Committee on Quality Assurance (NCQA). http://www.ncqa.org/

Reappraisal, reappointment, and renewal of clinical privileges. In: *The Medical Staff Handbook: A Guide to Joint Commission Standards*. 2nd ed. Oak Brook Terrace, IL: Joint Commission Resources; 2004:121-160.

The Joint Commission (TJC). http://www.jointcommission.org/

URAC. https://www.urac.org/

Utilization Review Accreditation Commission. Delegated credentialing and physician performance reporting. *URAC Issue Brief*. Washington, DC: Health2 Resources; June 2008.

第 248 章　协会证书和维持认证

Timothy R. Long，MD，Steven H. Rose，MD
刘　云　译　杨旭东　校

尽管参与美国麻醉学协会（American Board of Anesthesiology，ABA）的认证程序是自愿的，但是为了保障和维持医疗执照和医院权限，取得证书和维持认证变得越来越重要。协会证书（和维持认证）也是私人行医团体或学院麻醉科室对成员资格的要求。因此，尽快获得资格证书和维持认证是麻醉医师的主要目标。

初级认证

ABA 是美国医学专业协会（American Board of Medical Specialties，ABMS）的成员之一，建立了麻醉医师必须达到的标准和对培训、教育的要求，以及所需的知识和技能，这样 ABA 就可评定（和再评定）某位麻醉医师是否符合这些标准。ABMS 协会成员（如 ABA）实施的资格认证，已经与医学院校的评估和成绩、住院医师培训的时间和类型，以及操作技能的学系评估相关联。有趣的是，个人特征，例如特质性焦虑（倾向于认为所处情形是危险的或胁迫的）和维持集中注意力的能力（警惕性）和处理信息迅速，也与临床能力相关，但是 ABMS 协会成员的资质认证更宽泛，也更能被大众所接受。

因为医师的知识和能力会随着时间有所下降，同时技术和科技也在不断进步，所以 ABMS 协会成员对医师的重新评定也在不断增加。这些再评定的结果与接受麻醉的患者数量和这些患者的疾病严重度呈正相关；认证也促成了更好的临床结果。

当医师成功完成研究生教育鉴定委员会（Accreditation Council for Graduate Medical Education，ACGME）规定的住院医师培训（继续教育）后，鉴定合格可使他们满足麻醉学初级认证的入选标准（框 248-1），就有资格参加 ABA 的初级认证考试。

候选人每 3 年只有一次机会可以参加第一阶段考试。2012 年 1 月 1 日后完成住院医师培训的候选人，必须在完成住院医师培训当年的最后一天起的 7 年内达到所有资格认证的要求。所有候选人必须在他们符合第二阶段考试标准的当天起，在 3 年内完成第二阶段考试。

2012 年或之后开始临床基础年份（clinical base year，CBY）的实习生将会要求完成 ABA 的三阶段考试。第一年临床麻醉（clinical anesthesia，CA）完成后进行第一阶段考试（基础考试）。住院医师培训完成后进行第二阶段考试（进阶考试）。基础和进阶笔试都完成后可能会进行口试（应用考试）。

麻醉学继续教育

ABA 的麻醉学继续教育包括获得 MD 或 OD 学位后为期 4 年的全职培训，包括 1 年的临床基础培训和 3 年的临床麻醉（CA-1、CA-2 和 CA-3）培训。CBY 必须在过渡期或在 ACGME 或美国 OD 协会认可的初级专科培训项目中完成。美国领域外的培训必须是医学教育联络委员会批准的医学院校所开展的项目。

3 年的临床麻醉课程包括基础麻醉培训、专科麻醉培训和高级麻醉培训。高级麻醉培训使住院医师有能力处置更复杂的患者和进行更复杂的操作。基础麻醉培训的重点是麻醉基本理论。专科麻醉培训的重点是亚专业麻醉，例如产科麻醉、儿科麻醉、心胸麻醉、神外麻醉、日间手术麻醉、麻醉恢复室、

框 248-1　麻醉学初级认证的入选要求

- 美国一个 / 多个州或其辖区内或加拿大省市内的行医或骨科的永久、无条件、无限制且未过期的医疗执业许可
- 已完成麻醉学继续教育
- ABA 临床能力资格认证，以及 ABA 存档的每个麻醉学住院医师项目中临床麻醉培训最后 6 个月的整体满意度
- 符合 ABA 要求的专业背景证明
- 可无限制地或在合理建议下独立完成全部麻醉学操作
- 通过笔试（第一阶段）和口试（第二阶段）。尽管很多人对口试存在非议，但是有证据表明 ABA 数年前建立的这种考试机制还是与临床能力相关的

ABA，美国麻醉学协会

围术期评估、区域麻醉、重症医学和疼痛医学。高级麻醉培训在 CA-3 进行。CA-3 的培训必须与 CA-1 和 CA-2 的明显不同，这是为了住院医师在结业后能够逐渐独立地进行麻醉工作。麻醉学继续教育的其他特殊要求可在 ABA 网站的 ABA 信息册中获取。

临床麻醉培训（CA-1 至 CA-3）必须是 ACGME 认可的、不超过两个且每个连续培训至少 3 个月的项目。任何这种 6 个月的临床麻醉培训项目最终都必须获得满意的临床能力认证，从而获取继续教育所要求的学分。兼职培训必须经过 ABA 资格认证委员会的提前批准，针对个体情况进行评估。从 CA-1 至 CA-3，培训缺席总时间必须不能超过 60 个工作日。如若超过这个期限，必须根据缺席的时长而延长培训的总时间。如果培训缺席时间持续更久（6 个月），ABA 资格认证委员会决定缺席后培训需要的月份。

亚专业认证

ABA 也为重症医学、疼痛医学、临终关怀和姑息治疗、睡眠医学和儿科麻醉（框 248-2）提供亚专业资格认证。通过完成笔试来进行亚专业再认证。亚专业再认证到麻醉亚专业维持认证（Maintenance of Certification in Anesthesiology for Subspecialties，MOCA-SUBS）的过渡期开始于 2010 年 1 月 1 日。最近的亚专业再认证考试将在 2016 年进行，第一次 MOCA-SUBS 考试将于 2017 年进行。2010 年 1 月 1 日后，MOCA-SUBS 项目是被授予 ABA 亚专业证书或再认证者的唯一选择。2016 年后，MOCA-SUBS 项目是维持亚专业认证的唯一选择。

框 248-2　亚专业认证要求

ABA 专科医师
履行执业许可的认证要求
履行 ABA 的亚专业培训要求
通过符合 ABA 要求的亚专业认证考试
ABA 认可的专业背景
无论有无指导都有能力独立完成全部的亚专业操作
睡眠医学和儿科麻醉的亚专业认证，需要登记在 MOCA 流程中

ABA，美国麻醉学协会；MOCA，麻醉学维持认证

维持认证

需持续认证的麻醉医师如果在 2000 年或之后获得初级认证，则需要麻醉学维持认证（MOCA）。MOCA 为期 10 年，以确保专科医师在麻醉工作中持续保持应有能力。MOCA 的要求可分为四部分：专业身份，终生学习和自我评价，认知考试，实践能力评估和改进。MOCA 的要求可详见表 248-1。

表 248-1　麻醉学维持认证的要求

	要求
1	通过保持有效的医疗执照持续评估专业背景
2	终生学习和自我评价 通过 CME 或其他形式学习累计 350 学分 • 250 分必须是 1 类学分 • 每年不超过 70 分 • 至少 90 分必须是 ASA CE 或自我教育与评估项目，或经 ABA 批准的与 CME 等效的项目 • 至少 20 分以上必须是通过 HealthStream 的 ABMS PSIP 或 ASA 的 FPS 获得的患者安全信息
3	在 10 年的认证周期内的第 7 ～ 10 年通过认知考试：200 个多选题，其中 50 题是麻醉学亚专业相关
4	在 10 年的周期内，参与两次评估——一次在第 1 ～ 5 年内，另一次在第 6 ～ 10 年内 病例 通过四步流程评估实践操作和采取改善结果的措施 模拟 在 ASA 授权的中心通过情景模拟学习来评估和改善操作 通过见证确认专科医师的临床操作、操作评估和改进活动

ABA 美国麻醉学协会；ABMS 美国医学专业协会；ASA，美国麻醉医师协会；CE，继续教育；CME，医学继续教育；FPS，患者安全基础；MOCA，麻醉学维持认证；PSIP，患者满意度改善项目

总结

协会认证和 MOCA 至关重要，可能会影响到医学的执业许可（和维持执业许可）、医院权限和雇佣。资格认证和 MOCA 的要求详细而多样化。本章节概括了目前初级认证、亚专业认证和 MOCA 的要求。不过，候选人和专科医师仍有必要定期复习 ABA 网站上特定的相关信息。

推荐阅读

Brennan TA, Horwitz RI, Duffy FD, et al. The role of physician specialty board certification status in the quality movement. *JAMA*. 2004;292:1038-1043.

Lowy J. Board certification as prerequisite for hospital staff privileges. *Virtual Mentor*. 2005;7(4). Available at: http://virtualmentor.ama-assn.org/2005/04/pdf/ccas4-0504.pdf. Accessed November 25, 2012.

Reich DL, Uysal S, Bodian CA, et al. The relationship of cognitive, personality, and academic measures to anesthesiology resident clinical performance. *Anesth Analg*. 1999;88:1092-1100.

Rose SH, Burkle CM. Accreditation Council for Graduate Medical Education competencies and the American Board of Anesthesiology Clinical Competence Committee: A comparison. *Anesth Analg*. 2006;102:212-216.

The American Board of Anesthesiology. *The ABA Booklet of Information*. Available at: http://theaba.org/pdf/BOI.pdf. Accessed September 21, 2012.

第 249 章　医疗职业责任保险的原则

Brian J. Thomas，JD
王立宽　译　焦　亮　校

医疗职业责任保险由第三方责任保险公司提供，购买该保险来保护潜在的医疗侵权责任、民事过错行为等。当发生民事过错行为时，责任保险担负侵权人产生的赔偿。医疗过错案例中的民事过错行为通常包括医师或其他医务人员的标准医疗管理中导致患者伤残或死亡的过失或不作为行为。对于医师而言，正是由于医患之间的相互关系，医师对患者负有责任。如果一名患者能够证明医师的不达标行为是造成患者伤残或死亡的原因，那么患者可以从医师处获得赔偿。大多数的医师购买医疗职业责任保险来抵御和支付医疗过失诉讼产生的赔款。

保险范围——覆盖了什么？

医疗职业责任保险的目的是保护投保医师的个人财产。医疗职业责任保险提供的保险范围包括医师提供或应当提供的医疗服务导致的“伤害”引起的法律责任。“伤害”包括躯体伤害和隐性伤害，如疼痛、精神损害及夫妻间配偶地位的丧失（婚姻关系不仅包括夫妻之间的物质关系，也包括那些无形的关系，诸如夫妻之间的交往、领导地位、夫妻情感及两性关系）。“伤害”还包括单纯的经济损失，如损失了过去和将来的工资、过去和将来的医疗开支和丧葬开支等，只要损失是来源于医疗过失行为。医疗职业责任保险的范围多种多样，由“保险责任（scope of coverage）”政策条款定义。

除外责任——哪些是不被覆盖的？

医疗职业责任保险保单通常含有排他性语言，在特定的情况下限定保险项目。尽管在不同的保单间使用的排他性语言有所不同，但绝大多数医疗职业责任保险保单都会常规排除一些特定情况（框249-1）。

责任的限定——保额是多少？

一份医疗职业责任保险保单会限定保险公司在损害赔偿中的赔付额度。大多数医疗责任险包括两个限额——“每单”限额和总体限额。“每单”限额指保险公司对每一单所赔付的最大额度。总体限额是保险公司对一定时期（通常为 1 年内）所有损害赔偿所提供的全部额度。医师可能购买不同的保单限额，通常为每单保额 200 000 ～ 1 000 000 美元，全年总保额通常为每单保额的 3 倍。职业责任险保额的购买取决于医师的个人需求。此外，一些州和医疗机构会要求医师购买最低保额的职业责任险。

除了保险限额外，大多数医疗责任险保单会提供覆盖保单范围诉讼所需的花费。医疗过失诉讼花费通常包括律师费、专家费、证言费、资料费。医疗过失诉讼的费用通常除限额外会额外提供。然而，有些保单的限额会因诉讼开支而降低。

事故型保险和索赔型保险

传统的医疗责任险多为事故型保险。在事故型保险下，伤害引起的索赔仅须在保期内发生来触发保险。由于事实上许多索赔直到医疗过失质控发生后的数年才被认可、报道或存档，保险公司很难计算目前需要筹集的保费来满足历年来未被报道的索赔。

为了解决这一问题，许多医疗责任保险公司现在使用索赔型（claims-made）来代替事故型。索赔型医疗保险模式下，保单并不被产生伤害的事件触

框 249-1　医疗职业责任保险保单典型的除外责任

任何故意、肆意、欺诈或恶意的行为或疏忽
药物滥用引起的责任
因欺诈意图而修改、伪造或破坏医疗记录所产生的责任
书面或口头合同或协议所承担的责任
惩罚或惩戒赔偿

发，取而代之的是首次索赔触发。需要注意，索赔型保险是受伤害的第三方向保险公司索赔。通常，当受伤害的患者向医师索取金钱或医师接到受伤害患者法律事务代理人的通知或诉状并将其提交至保险公司后触发保险。往往，索赔型保险的意义在于，在投保期间，某些疾病的不良结局的预防性报道或给保险公司的事故报告就可触发保险，而不管是否有第三方。

索赔型保险的另一特征是报告期限延伸，这保证了如果保险撤销或没有续签，在保险延伸期间索赔可被报告。延伸报告期限（也被认为是长尾保险）只适用于在索赔型保险期满或撤销之后，同时事件的出现发生在保险发行之后期满之前。这些条款在不同的保险公司间大为不同。

同意-调解条款

医师与其医疗职业责任保险公司间的关系也体现在医师对于诉讼调解途径能够起到怎样的作用。一些医疗职业责任保险含有同意-调解条款（Consent-to-settle clauses），其要求保险公司在诉讼调解前要获得参保医师的认可。因为有些医师会认为庭外调解即意味着承认有罪，而有些医师则以同意庭外调解来表明他们对于自己的医疗行为很有自信。因此，同意-调解条款对于这些是医师可能是十分重要的保险条款。有些保单不包含同意-调解条款，同时授权保险公司调解（甚至那些没有依据的理赔）无需征得参保医师同意。

推荐阅读

Dobbyn JF. *Insurance Law in a Nutshell*. 3rd St. Paul, MN: West Publishing; 1996:43.

Jerry RH. *Understanding Insurance Law*. 3rd ed. Newark, NJ: Matthew Bender & Co.; 2002:409-410.

Mangan JF, Mangan CM. *Underwriting Commercial Liability*. 2nd ed. Malvern, PA: Insurance Institute of America; 2000;7:288-293.

Pegalis SE, Wachsman HF. *American Law of Medical Malpractice*. 2nd ed. New York: Clark Boardman Callaghan;1992:3-6.

第 250 章　法医学原理：麻醉记录

Nancy J. Cummings，Esq

王立宽　译　焦　亮　校

麻醉记录是患者病案的一部分。基于此，麻醉记录的评价与大病案的评价目的是一致的。麻醉记录的作用包括：①记录即刻或持续给予的医疗措施；②记录医疗过程中医护人员间沟通与协调；③提交账单；④应用和医疗质量评价；⑤认证审查（accreditation survey）；⑥医学研究和教育；⑦诉讼中的证据。

医师应当熟知原始记录档案的重要性。政府支出［如医疗保险和医疗补助服务中心（The Centers for Medicare and Medicaid Services）］、私人支出［如蓝十字 / 蓝盾公司（Blue Cross/Blue Shield）］以及认证机构［如联合委员会（Joint Commission）］已经制定了正式的在支付和鉴定中必须执行的医疗病案记录要求或“标准”。医院和健康保健人员通常会采用这些标准来保证理赔时有效的赔付并保持操作的行业认证标准。

应用评价和医疗质量评价常规由医院完成，大型支付机构使用医疗病案文件作为信息的首要资源。医师不遵守医院的标准会将他们自身及医院置入风险之中。因此，如果一名医师的医疗病案记录长期且严重不合格，那么大多数医院会给予纪律处分，直致取消行医资格。

医疗病案同样会被回顾用于医学研究和医学教育，同样有基于这些目的联邦规定。例如，在教学环境下产生的医保账单中，手术和有创医疗操作必须注明教学医师直接参与操作步骤。医学研究生教育的认证标准包括了医疗病案书写的要求。科研基金同样要求正确的病案文件。

在某些法律程序中，病案是要高度详查的，同时也被当作重要的案件证据。涉及医疗文书的诉讼包括医疗不当、工人补偿、工伤、监护权以及胜任力测定。在案件审理中，通常需要复制或逐字逐句地摘录病案提呈给法官或陪审团来裁决案件。基于这类案件的特点，撰写病案的医师可能同样需要出庭进行关于患者治疗及病案记录的问询。在这种环境下，病案对于医师回忆起患者治疗过程的细节是十分有帮助的。

病案记录的质量反映对患者医护管理的质量。不完整或不充分的病案记录可能源于不充分的治疗或不良的记录习惯，这些不良的病案记录对于医师、病案管理人员甚至存储机构来说，意义都大打折扣。精确和完整的病历记录对患者、医师和医疗机构都非常有价值。更多内容参见第 251 章“麻醉信息管理系统”。

推荐阅读

Centers for Medicare and Medicaid Services. *1997 documentation guidelines for evaluation and management services*. Available at: https://www.cms.gov/MLNProducts/Downloads/MASTER1.pdf. Accessed May 28, 2010.

National Committee for Quality Assurance. *Guidelines for medical record documentation*. Available at: Guidelines_Medical_Record_Review.pdf. Accessed May 28, 2010.

Wood DL. Documentation guidelines: Evolution, future direction and compliance. *Am J Med*. 2001;110:332-334.

World Health Organization. *Guidelines for medical record and clinical documentation; 2007*. Available at: http://www.searo.who.int/LinkFiles/2007_Guidelines_for_Clinical_Doc.pdf. Accessed May 28, 2010.

第 251 章　麻醉信息管理系统

Daniel V. Simula，MD，Jeff T. Mueller，MD

周　一　译　杨旭东　校

麻醉信息管理系统（anesthesia information management system，AIMS）是电子病历（electronic medical record，EMR）的麻醉组件。该数据采集系统收集并显示来自麻醉机、患者监护仪和其他医疗设备的围术期实时数据。高级 AIMS 还为临床医生提供决策支持能力，促进信息管理和质量改进功能。与现代飞机中存在的驾驶舱管理和飞行控制系统非常相似，AIMS 可以最大限度地减少手写的临床文书工作，并有助于提高对情况变化的敏感性和关注重要的任务。

麻醉医生长期以来一直处于提高监测能力和增强患者安全的最前沿。随着 20 世纪 70 年代小型计算机的进步和 20 世纪 80 年代初台式计算机的出现，麻醉医生开始探索麻醉记录自动化的可行性。由于单一麻醉可以产生数百万零碎的信息，麻醉提供者高达 40% 的时间用于信息记录，计算机自动化自然被视为一种建立更高质量记录的方式，这种方式需要的手工文件较少。早期设计主要由内部的专有设计组成，没有从其他系统的标准化或集成中受益。在过去的 30 年中，成熟的医疗器械和信息技术公司已进入 AIMS 市场。即使在今天，这个市场仍在继续成熟，AIMS 供应商目前提供的产品功能和集成差异很大。

结构和组态

从概念上讲，AIMS 只是支持围术期管理的临床信息系统。AIMS 可以是独立的系统，也可以整合在更大的病历系统中。在整合环境中，AIMS 可以与临床系统链接，例如 EMR 或 CPOE（computerized physician order entry，计算机医嘱输入）系统，或手术排班系统、供应管理系统、质量改进系统或编码和记账系统。

适当的 AIMS 需要可靠性高的硬件、软件和网络。对人因工程和用户界面技术的特别关注已经被证明对于 AIMS 成功的设计、部署和用户的接受度（或许是最重要的）非常重要。AIMS 显示了关键任务系统参与者的所有要求。来自机构的信息技术部门的专业支持是成功的 AIMS 的重要组成部分。

普及率和利用率

人们普遍认为 AIMS 的利用率低于许多其他 EMR 组件。2008 年的一项研究表明，只有 14% 的美国学院麻醉科有完全的操作系统。

即使在今天，大多数 AIMS 也是主要专注于自动麻醉记录的独立系统。它们往往与医院 EMR、手术室管理系统（例如手术安排、患者跟踪、供应管理）和其他操作系统（例如药房、血库、医嘱、会计、记账、质量报告）整合不充分。然而，绩效、质量、安全计划和其他行政管理不断变化的需求正在提高对整合性和高级 AIMS 的需求。为了响应这些需求，一些 AIMS 供应商正在扩大其产品供应，包括支持多种功能，如麻醉前评估、条形码药物和血液制品管理和记录、药物配伍检查、可用于结果研究和质量报告的数据库等。即使这些尝试可提供更高级的功能，但这些功能的显著缺点是与 EMR 和医院范围内的信息系统整合较差。

与任何不断发展的技术一样，AIMS 早期主要通过具有单一特征的功能实现价值。只有在技术生命周期的后期，整合的高级价值才开始超越系统那些更离散的功能。目前关于 EMR 和医学信息学的文献很少提及使用 AIMS。这些遗漏突出强调，与一般的 EMR 功能和医院信息系统相比，AIMS 需求是何等不同，以及目前实际存在的整合是多么微乎其微。鉴于手术室可以说是所有医疗环节中节奏最快、资源最密集和风险最高的环境之一，令人惊讶的是，麻醉学仍然面临着巨大的“信息鸿沟”并且普遍缺乏先进的信息技术。

优势

初看，AIMS 最明显的优势是消除了在麻醉纸质记录上的手工描绘，这不仅减少了日常记录保存的需要，而且还可实时显示更高级的临床相关信息。虽然在最初安装时被认为是取得了重大进展，但第一代系统提供的只是自动描绘的便利和清晰的记录。随着 AIMS 技术的发展，体现出更多的优势。精心设计的 AIMS 可以提高麻醉实践和相关设备的价值，这是纸质麻醉记录无法实现的。它在质量改进、安全、成本管理、收入和医疗职责中的优势都已经得到证明。然而，开展任何新技术和发展技术都会带来风险，这些风险和缺陷也在文献中被提到。没有必要的财政和技术支持或者高级领导充分承诺的机构，应谨慎考虑安装 AIMS。做出明智决策的途径包括查阅文献和咨询专业组织的指南、政策、技术建议和最佳方法。

尽管 AIMS 技术带来了越来越多的好处，但是这些系统能否广泛而持续地产生好的投资回报这一问题仍然处于激烈争论中。关于投资回报率，讨论的一个重要混杂因素是确定谁获得收益和谁支付费用。虽然麻醉者和科室都会意识到 AIMS 的显著优势，但是购置和支持费用通常由医院或学术机构提供。对于数量有限的已经配置了 AIMS 的机构，调查结果显示，投资回报期望已“普遍实现”，具体的益处包括改进临床记录、临床研究的数据收集、加强质量改进项目和提高管理的依从性。尽管有这些好处，但在许多较小的医疗保健机构中还没有采用 EMR 和 AIMS，而大多数美国人在那里就诊。为了激励医疗保健社区克服推行 EMR 的阻碍，2009 年，美国国会通过了“健康信息技术经济和临床健康法案”（HITECH）。通过医疗保险和医疗补助，美国政府将在 10 年内提供 270 亿美元，以促进向 EMR 以及 AIMS 的转型。

总结

在最基本的独立形式中，AIMS 只是收集术中麻醉数据并自动记录。更高级的 AIMS 包括与其他系统链接及决策支持和信息管理功能。这些高级功能可以直接促进记账、质量改进、安全性、执行标准和研究的改进。整合的 AIMS 通过直接与 EMR 和其他医院信息系统链接，可以提高和改善远超手术室范围的医疗。一般来说，在利用整合信息技术方面，医疗服务落后于其他行业。与其他 EMR 组件相比，AIMS 安装更少，这对于麻醉学尤其如此。然而，随着技术的成熟和其价值越来越得到体现和理解，AIMS 的安装和使用应会显著增加。

推荐阅读

Balust J. Can anesthesia information management systems improve quality in the surgical suite? *Curr Opin Anaesthesiol*. 2009;22:1-8.

Egger Halbeis CB, Epstein RH, Macario A, et al. Adoption of anesthesia information management systems by academic departments in the United States. *Anesth Analg*. 2008;107:1323-1329.

Epstein RH, Vigoda MM, Feinstein DM. Anesthesia information management systems: A survey of current implementation policies and practices. *Anesth Analg*. 2007;105:405-411.

Stonemetz J. *Anesthesia Informatics*. London: Springer Verlag: 2009:508.

第 252 章　医学编码和支付系统

Norman A. Cohen，MD，Sharon K. Merrick，MS，CCS-P
周　一　译　杨旭东　校

编码和记账是所有医疗业务的重要因素。不理解编码和支付系统可能会损害麻醉业务的资金流动。支付合同以及复杂的法律和法规网络影响正确的编码。遵守这些规则、法律和合同条款，可以防止欺诈或滥用以及潜在的严重法律后果。在本章中，我们将自上而下地回顾，从与所有医学专科相关的问题开始，然后深入到麻醉特有的那些问题。

医学诊断和操作编码

医学编码提供了一种方便的速记方式来告诉付款人和其他人您做了什么以及为什么这样做。1996 年的《健康保险携带和责任法案》（Health Insurance Portability and Accountability Act，HIPAA）对提交给医疗保险、医疗补助和大多数第三方付款人的索赔使用的代码集进行了标准化。通用医疗程序编码［Current Procedural Terminology（CPT）codes］描述专业服务。美国医学会（American Medical Association，AMA）拥有并维护此编码集。专业医疗服务包括患者拜访医生或其他有资质的医疗保健专业人员；治疗性操作，包括大的和小的手术；麻醉；某些诊断试验和许多其他类别。

医生使用 ICD-9-CM 代码来解释需要医疗服务的原因或背后的原因。ICD 代表国际疾病分类，CM 意味着该编码集已经过临床修订，以便在美国使用。世界卫生组织创建并维护 ICD，美国政府通过国家卫生统计中心及医疗保险和医疗补助服务中心（Centers for Medicare and Medicaid Services，CMS）维护 ICD-9-CM，包括正确使用的说明。ICD-9-CM 包括 3 卷。在报告专业服务时，仅适用第 1 卷和第 2 卷。这些卷包含诊断或状态的列表。医院使用第 3 卷编码来描述和获得与服务相关的住院设备成本。

在撰写本文时，美国正在过渡到 ICD 的第 10 版，称为 ICD-10，预计在 2014 年年底实施。自 20 世纪 90 年代初开始，ICD-10 已被许多其他国家采用。诊断和操作编码在数量上将增加，并且在这个新版本的基础上变化。由于目前的实施细节不明确，本章不会进一步讨论 ICD-10。

CPT 编码开发和评估过程

CPT 编码描述医疗服务，支付系统将这些代码链接到自定义的值。本节将描述创建 CPT 编码的方法，以及对于麻醉提供者来说很重要的最常见的支付系统。

当专业团体、医生或任何感兴趣的股东需要新的操作代码时，该个人或团体可向 AMA 提交正式提案，AMA 已经建立了必须遵循的明确流程。来自 AMA 代表团的所有专业的代表有机会审查所有提案并提出意见或建议。CPT 编辑小组的成员就接受、拒绝、最终措辞和使用指南做出决定。2013 年小组由 17 名成员组成，包括主席和共同主席。参与的专业协会提名一组医生，AMA 理事会从中选出 11 名成员。两名成员由 AMA 卫生保健专业人员咨询委员会（Health Care Professionals Advisory Committee，HCPAC）提名，代表非医生保健专业人员。其余成员包括 CMS、美国健康保险计划（America's Health Insurance Plans，AHIP）、美国医院协会（American Hospital Association，AHA）和蓝十字会蓝盾协会（Blue Cross Blue Shield Association，BCBSA）的代表。

1992 年，美国政府推出了医疗保险计划的支付系统，根据所使用的资源给医疗操作定价，而不是根据当地的常规和习惯性收费。每项服务付费依据基于资源的相对价值体系（resource-based relative value system，RBRVS）表，与相对价值单位（relative value units，RVU）相关，对工作、操作费用和专业责任保险做出解释。在引入 RBRVS 之前，美国麻醉医师协会（ASA）开发了麻醉服务的相对价值系统。该系统使用不同的量表，其中每个代码代表一个相关的基本单位，识别案例的复杂性。时间单位反映了实施麻醉所需的时间，修正因子反映了患者状况、紧急状态和影响麻醉的其他情况。医疗保险使用 RBRVS 中的 ASA 系统修订版来支付麻醉医疗。目前，几乎所有付款人都使用麻醉支付系统，超过 70% 的付款人使用 RBRVS。

一旦 CPT 编辑委员会批准新代码或修订现有代码，下一步就是分配或更新 RBRVS 中的代码值。在 20 世纪 90 年代初，AMA 和许多医学专业协会联合成立了一个委员会，为 CMS 评价这一新系统所涵盖的服务价值。这个 AMA 专业协会相对价值量表更新委员会（Specialty Societies Relative Value Scale Update Committee,）被称为 RUC，在随后几年中对 RBRVS 的持续改进中发挥了非常重要的作用。RUC 的组成包括来自 AMA 和美国骨科协会的代表、HCPAC 的代表、大的医学专业（包括 ASA）的常设席位以及小专业的轮流座位。CMS 的代表也参加会议。对于新的和修订的代码，专业协会对那些熟悉情况的医生进行调查，将这项服务工作与既有和已接受估价的服务项目进行比较。专业协会分析数据并将结果以及对服务价值的建议提交给 RUC。专业协会还提供临床工作人员、设备和 CMS 用于创建相对价值所需的费用等方面的相关信息。RUC 审查所有材料并听取专业团体的论证。然后 RUC 将自己的建议转发给 CMS。这些建议需要 2/3 的投票才能批准，有助于确保 RUC 的意见反映医学界的共识意见。尽管 90% 以上的时间 CMS 接受 RUC 的建议，但是专业协会通常不会成功地说服 RUC 同意他们提出的建议。

麻醉编码

麻醉服务由 CPT 代码 00100 ～ 01999 描述。CPT 的这一部分以身体部位细分。例如，肩部手术的麻醉被分入代码 01610 ～ 01682 组。代码 01710 ～ 01782 用于描述上臂和肘部手术的麻醉。当编码用于麻醉时，通过修正因子补充患者或医疗情况相关的附加信息。前者通过全身状态（Physical Status，PS）修正因子完成，后者通过情况评估的代码完成。ASA 评估全身状况，分级从健康患者的 1 级到垂死患者的 5 级，以及器官供体的 6 级，具有相应的修正系数（P1 到 P6）。依付款者而定，这些修正系数可以产生较高的付款。

美国的麻醉医疗存在多种模式。有时，麻醉医生独自工作；有时，住院医生或非麻醉医生（麻醉医生助理或认证注册的麻醉护士）与麻醉医生在一个麻醉团队合作；有时麻醉提供者可以在外科医生的监督下工作，或者根据州法律独立工作。根据麻醉模式，医疗保险和一些私人付款有具体的支付规定。医疗保险已经创建了一些支付的修正系数反映这些不同情况，一些私人付款也在使用。

ASA 发布两个非常重要的资源，以帮助编码他们提供的麻醉服务。相对值指南（Relative Value Guide，RVG）提供了麻醉编码的基本概述，以及一系列具有基本含义的麻醉 CPT 代码。CROSSWALK 根据外科诊疗，帮助选择能够描述麻醉服务的确切代码。本章中引用的所有编码资源（CPT、ICD-9-CM、RVG 和 CROSSWALK）每年都要进行审查和更新。出于这个原因，使用过时的版本有些因小失大，因为它最终会导致提交不正确的代码，可能被视为欺诈或滥用行为，并可能导致民事或刑事起诉。

支付方法举例——麻醉

以下公式用于确定麻醉服务的收费：

允许金额＝（基础单位＋时间单位＋修正系数）× 换算系数

允许金额指保险和患者对医疗服务的支付总额。

基础单位用以衡量麻醉诊疗所涉及的工作。基础单位价值越高，麻醉越复杂。基础单位值所涵盖的工作包括所有常规的麻醉前准备和麻醉后工作，不包括直接麻醉花费的时间和任何修正因素。

根据 ASA RVG，时间单位的定义如下：“麻醉时间从麻醉医生在手术室或相应的区域为患者麻醉做准备开始，到麻醉医生不需要亲自在场结束，即患者被安全地转运至麻醉后监测区。”

医疗保险要求麻醉时间以分钟为单位报告，15 min 等于一个时间单位。修正系数是基于全身状况或情况评估编码做出修正。换算系数是每单位支付的美元数。

例证 1

麻醉医生为行胆囊切除术的患者提供麻醉。麻醉时间为 60 min，患者有严重的系统性疾病，将其分类为 P3，价值 1 单位。根据该麻醉小组与患者保险公司的合同，换算系数为每单位 55 美元，且麻醉时间记录为 60 min。根据 ASA CROSSWALK，与胆囊切除术相关的麻醉编码为 00790。编码 00790 有 7 个基础单位。假设付款人使用 15 min 的时间单位，计算如下：

允许金额＝（基础单位＋时间单位＋修正系数）× 换算系数
＝（7 ＋ 4 ＋ 1）×55（美元）
＝ 660.00（美元）

例证 2

麻醉医生为接受深部尿道周围脓肿引流的女性患者提供麻醉诊疗。在这种情况下，CROSSWALK 提供两种可能的麻醉编码。首选是代码 00920——男性生殖器手术麻醉（包括开放性尿道手术），未另做规定。替代编码是 00942——阴道手术麻醉（包括阴唇、阴道、子宫颈或子宫内膜活检），阴道切除术、阴道切开术和开放性尿道手术。根据患者的性别选择替代编码。RVG 中代码 00942 有 4 个基础单位。麻醉时间为 45 min（3 个单位），没有修正系数，换算系数为每单位 62 美元：

允许金额＝（基础单位＋时间单位＋修正系数）× 换算系数
＝（4 ＋ 3 ＋ 0）×62（美元）
＝ 434.00（美元）

医疗保险付款会根据地理区域进行调整，以解决经济差异。每个医疗保险结算地区对全国麻醉转换系数的调整都略有不同，2013 年全国麻醉转换系数为 21.92 美元。例如，2013 年在亚利桑那州转换系数为 21.87 美元，在南卡罗来纳州为 20.70 美元。

支付方法举例——基于资源的相对价值体系

使用不同的公式来确定非麻醉性服务的支付。医疗保险和许多私人付款者都使用基于资源的相对价值体系（RBRVS）。根据 RBRVS，RVUs 被分配为每项服务的工作（work）、操作费用（practice expense，PE）和专业责任保险（professional liability insurance，PLI）三个部分。将这些 RVUs 加在一起，并将总和乘以转换系数。公式如下：

允许金额＝（Work RVU ＋ PE RVU ＋ PLI RVU）× 换算系数

表 252-1　2013 年分配给动脉置管和监测的相对价值单位

分类	RVU
工作	1.15
操作费用	0.24
专业责任保险	0.10
总计	1.49

RVU，相对价值单位

例证 3

麻醉医生为患者提供麻醉诊疗，并且患者需要放置动脉导管以提供更详细的监测。我们将使用 2013 年医疗保险 RBRVS 转换系数，每单位为 34.0230 美元。放置动脉导管 CPT 编码为 36 620，2013 年分配给此编码的 RVU 如表 252-1 所示。将总 RVU 乘以换算系数得出的允许金额为 50.69 美元。

RBRVS 方法通过调整 RVUs 分配到每项服务各部分（工作、操作费用和专业责任保险）来解决地区差异，使换算系数在全国范围内保持不变。

总结

麻醉医生的某些服务根据麻醉方式收费，其他则根据 RBRVS 方法收费。因此，他们需要了解这两个系统。他们还需要对 CPT 编码系统有广泛的理解，因为他们提供的麻醉代码是基于 5000 多个需要麻醉的、CPT 描述的诊断和治疗性服务。最后，麻醉医生必须了解置管、影像学、疼痛管理、经食管超声心动图、重症监护、住院和门诊患者评估和管理，以及其他需要麻醉的项目是如何编码的。

推荐阅读

American Medical Association. *CPT 2014*. Available at: https://catalog.ama-assn.org/Catalog/cpt/cpt_home.jsp. Accessed November 10, 2013.
American Medical Association. *2014 ICD-9-CM Vol. 1*. Available at: https://catalog.ama-assn.org/Catalog/cpt/cpt_home.jsp. Accessed November 10, 2013.
2014 CROSSWALK Book. A Guide for Surgery/Anesthesia CPT Codes. Park Ridge, IL: American Society of Anesthesiolgists; 2013.
2014 Relative Value Guide Book. A Guide for Anesthesia Values. Park Ridge, IL: American Society of Anesthesiolgists; 2013.

第 253 章　专业的公民权和医疗宣传

Jeff T. Mueller，MD，Daniel J. Cole，MD
周　一　译　杨旭东　校

宣传被定义为“倡导或支持某事业或建议的行为或过程”，是专业精神的一个重要组成部分。麻醉医师应参与宣传促进患者安全和最高标准的麻醉。

宣传我们职业的机会出现在许多层面及各种临床和非临床环境中，其中最基本的是每天与患者、患者的家庭和医疗团队中其他成员交流的机会。通过术前访谈、体格检查、回顾实验室和影像学检查，以及让患者参与麻醉计划阐述他们的疑虑和病情，可以让患者更深入地了解麻醉的复杂性。麻醉医生必须记住，许多医生、医院管理人员、护士和患者将麻醉学视为“黑盒子”，即整体医疗的一部分，经常被认为是理所当然的并因此降低价值。我们必须利用每天发生的许多教学时间，解释麻醉中的“为什么”和“做什么”，希望其他医务人员获得对我们专业的更准确的认识。

具有机构领导职位的麻醉医生（例如，设备医疗主任、办公室主任，或医院委员会成员，比如参与证书和权限或质量改进的人员）有额外职业宣传的机会。在学术医疗中心，麻醉医生必须接受领导职位，以促进麻醉医生的教育和研究。我们的专业和知识对于开发和维护导致患者最佳预后的高效医疗系统至关重要。

遗憾的是，许多麻醉医生不愿参加医院和学术医疗机构的领导活动，这本身对我们的职业以及对患者所负的责任不利。参与监管卫生保健服务的有组织的医疗和管理机构，如国家医疗许可委员会、联合委员会和医疗保险承包商咨询委员会，为支持我们的专业提供了其他机会。麻醉医生代表患者和其专业的其他场合是在公开听证会和在立法行动的评论中提供证词。麻醉医生必须响应参与此类场所的请求，帮助制定促进患者安全和提供最高标准的麻醉的法规和规则。如果我们不参与监管决策，监管机构创建的规则和政策可能更多地基于观点而不是科学，并且不会改善结果，实施起来不切实际，耗资巨大。

城市和县的委员会，以及州和联邦的立法机构提供了很好的机会来宣传我们的专业。立法宣传包括三个部分：游说者和其他宣传专业人员的代表，政治行动委员会（political action committees，PAC）的政治活动，以及个体医生的直接基层活动。许多医疗组织提供专业代表，美国麻醉医师协会在华盛顿特区设立了一个专门为此目的的办公室。在许多州，州医学协会或麻醉学专业协会向州立法机构提供专业代表。

参与 PACs 是有效的立法宣传工作的第二种手段。专业团体 PAC 提供了一个机会，直接支持那些重视和促进高质量麻醉的立法者。PACs 收集和汇聚来自医学协会或专业社会成员的资金捐赠，然后将竞选捐赠分发给选定的候选人。在民主国家，所有利益集团都倾向于支持那些分享其头等大事和目标的立法者。麻醉医生（个人以及通过 PACs）必须支持那些花时间了解和促进患者安全的立法者。健康保险公司、第三方付款人、审判律师、医院协会、制药公司和其他团体都大力支持代表他们意见的候选人，所以我们也必须这样做。PACs 是专业人士集体参与民主及其固有政治运动的一种透明的、道德的和必要的方式。

专业代表和 PACs 都是有效的立法宣传的要求，但麻醉医生的直接基层活动是有效的立法计划中最重要的组成部分。选举出的官员最符合他们所代表的人的意见和利益。许多反对麻醉科医生以患者为中心的团体都有能说会道的游说者和大量 PACs，但是当我们直接代表我们的患者（同样是官员选举的选民）进行宣传时，他们的可信度并不如我们。我们的个人宣传应该针对基层网络和培养关键联系。基层网络为麻醉医生提供了一种就特定问题向立法者发送信息的媒介。同样重要的是发展与主要立法者的关系。建立关系可能需要几年时间，但偶尔的电话、电子邮件或面对面的讨论不需要大量的时间，并且将慢慢发展与选举出的官员或指定公务员的关系。美国麻醉医师协会向在这方面为专业做出重要贡献的医生提供咨询和支持。

我们谁会认为患者诊治只是在床边发生？不幸的是，法规和立法侵蚀了医患关系，几乎影响了患者诊治的所有方面。如果我们关心我们的专业和我们提供治疗的患者，我们必须愿意奉献我们自己，超越我们的日常行为，并宣传我们的专长。如果我们不提供指导立法和监管行动的轶事，那些与我们利益不同的人将更乐意这样做。如果我们的故事保持沉默，我们的问题就会被深藏，我们只能怪我们自己的专业贬值，我们的自主权被侵蚀，以及我们的患者对于谁给他们治疗和在哪里接受治疗缺乏选择。

推荐阅读

ASA Grassroots Network. *Washington Advocacy Guide*. American Society of Anesthesiologists, 2009. Available at: http://www.asahq.org/Washington/2009ASAGrassrootsNetworkDCAdvocacyGuide.pdf. Accessed October 8, 2012.

Gruen RL, Campbell EG, Blumenthal D. Public roles of US physicians: Community participation, political involvement, and collective advocacy. *JAMA*. 2006;296:2467-2475.

Landers SH, Sehgal AR. Health care lobbying in the United States. *Am J Med*. 2004;116:474-477.

Spivey BE, Dyer ER. Managing medicine: Health care politics and policy. In: Albert DM, ed. *A Physician's Guide to Health Care Management*. Malden, MA: Blackwell Science; 2002:14-20.

第 254 章　麻醉人员药物依赖

Keith H. Berge，MD

周　一　译　杨旭东　校

药物依赖是一种损伤很大的疾病，必须在治疗之前认识到这一点。在大多数情况下，成瘾者是最后承认该问题的人。因此，我们——成瘾者的朋友、同事和亲属——必须在面对它之前清楚地了解这种疾病。

药物依赖，特别是阿片类药物成瘾，是麻醉提供者的职业危害。我们在麻醉操作中可以获得高效的合成阿片类制剂，并在有压力的环境中工作。麻醉人员中的阿片类药物滥用通常发生在工作场所。不管滥用出现在何地，有许多麻醉提供者由于自己使用阿片类药物过量而遭受严重疾病（例如，缺氧性脑病）甚至致死的悲剧报道。

虽然麻醉提供者同样有对合法药物（例如酒精）和非法药物（例如可卡因）上瘾的风险，但接受药物滥用康复治疗的麻醉提供者的“药物选择”通常是芬太尼或舒芬太尼，尽管酒精、丙泊酚、大麻和可卡因仍然是常见的滥用药物。在 1975—2009 年间进入美国麻醉医师委员会认证过程的 45 581 名住院医师中，有 384 人在住院医师期间被确诊物质使用障碍（substance use disorder，SUD），总体比例为每年 1000 人中 2.16 个。其中，26 人在培训中死亡，2 人在住院医师结束后不久死亡，所有都是由于 SUD 相关原因。虽然努力教育住院医师 SUD 带来的危险，但是发病率仍在增加。

芬太尼作为一种街头药物，被成瘾医学专家认为具有类似于可卡因的成瘾潜力。它具有极快成瘾的风险（图 254-1）。这种快速效应与酒精或其他阿片类药物（例如吗啡或哌替啶）相反，后者在心理和生理成瘾之前通常需要更长时间的滥用。

识别受影响的同事

药物依赖威胁患病同事的职业生涯和生命，以及其监护下的患者的生命。因此，必须识别和治疗成瘾的迹象，而不是忽视（框 254-1）。这些迹象通常微妙，可能在工作场所不明显，直到成瘾性疾病

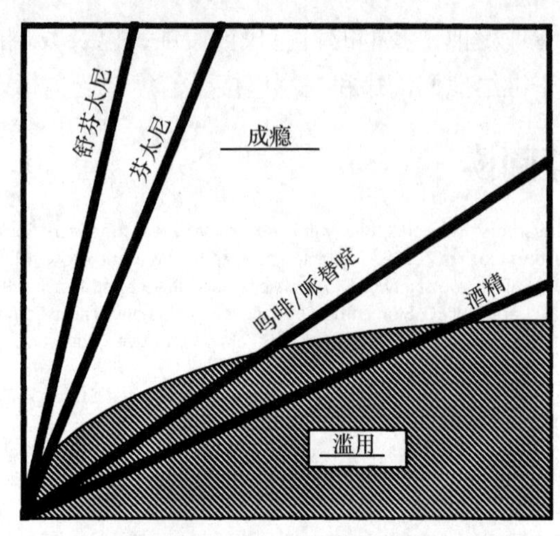

图 254-1 成瘾的时间过程。酒精依赖是多年发展而来，而舒芬太尼或芬太尼在非常短暂的滥用后迅速发展成瘾（From Arnold WP III. Environmental safety including chemical dependency. In：Miller RD，ed. Anesthesia. 5th ed. Philadelphia，Churchill Livingstone，2000：2701-2717.）

框 254-1 麻醉科同事药物滥用的迹象
显示出不寻常的行为，情绪波动，或抑郁、愤怒和易激惹状态与欣快状态交替
不寻常和增加的阿片类药物使用数量
出现隐蔽性行为
频繁去盥洗室
经常救济他人
自愿清洁房间，自愿额外待命，或休息时间待在医院
穿长袖，隐藏针痕
为到达恢复室的患者提供治疗，其疼痛与手术期间给予的阿片类药物的量不成比例
出现戒断的证据，包括激动、震颤和出汗

晚期。相反，受影响的个人似乎在工作场所表现良好，而其家庭生活和社会功能可能处于混乱状态。在阿片类药物成瘾的情况下，这种行为可能是为了试图保住职业和获得所需的药物。有趣的是，尽管麻醉提供者阿片类药物滥用的发生率令人烦恼，甚至发生在值班时，但是很少记录到患病的医务人员伤害患者。

干预

面对成瘾的同事是非常紧张和不愉快的。如果能够制定一个部门政策，列出干预、评估和在治疗后选择重新进入工作场所的程序，将有利于干预过程。如果有足够的证据表明同事确实受到药物影响或成瘾，必须由有资质的成瘾医学专家评估该医生。因为否认是成瘾的一个标志，负责干预的人不应该试图通过成瘾同事的反应来判断是否存在成瘾。相反，这一环节的目的应该只是通知同事，她/他必须由有资质的专家评估。应做出事先安排，以便于立即评估，同事应该被护送去评估，护送人员应认识到同事有可能伤害自己。如果有理由怀疑一个人存在药物依赖，那么可以要求进行评估。没有必要获得更高的法律标准中明确和令人信服的证据。

复发的风险

尽管据报道，酒精或苯二氮䓬类药物成瘾长期恢复的可能性大，但阿片类药物成瘾的医生在恢复期间复发为滥用的风险较高。据报道，阿片类药物滥用的复发率在 14% 至 70% 之间。在最近的研究中，30 年的职业生涯中预计有 43% 的复发率。尽管改善了治疗、护理和监测，复发率仍然很高。在那些复发的患者中，有 13% 复发的最初表现是死亡。不幸的是，没有类似的公开数据来定义 SUD 的发生率或在麻醉护士的复发率。由于复发的高风险和可能导致的严重后果，从阿片类药物滥用中恢复的麻醉医师重新进入临床麻醉工作是有争议的。如果重新从事麻醉工作，则通常与每个州执行的强化恢复方案相关。该计划的组成部分通常包括随机药物筛选；积极参与支持团体的活动，如 Alcoholics Anonymous 或 NarcAnon；以及长期证实使用拮抗剂，例如有阿片类药物滥用史的人使用纳曲酮，或有酒精滥用史的人使用双硫仑。

推荐阅读

Berge KH, Seppala MD, Schipper AM. Chemical dependency and the physician. *Mayo Clin Proc*. 2009;84:625-631.

Booth JV, Grossman D, Moore J, et al. Substance abuse among physicians: A survey of academic anesthesiology programs. *Anesth Analg*. 2002;95:1024-1030.

Bryson EO. Should anesthesia residents with a history of substance abuse be allowed to continue training in clinical anesthesia? The results of a survey of anesthesia residency program directors. *J Clin Anesth*. 2009;21:508-513.

Bryson EO, Levine A. One approach to the return to residency for anesthesia residents recovering from opioid addiction. *J Clin Anesth*. 2008;20:397-400.

Bryson EO, Silverstein JH. Addiction and substance abuse in anesthesiology. *Anesthesiology*. 2008;109:905-917.

Domino KB, Hornbein TF, Polissar NL, et al. Risk factors for relapse in health care professionals with substance use disorders. *JAMA*. 2005;293:1453-1460.

Lanier WL, Kharasch ED. Contemporary clinical opioid use: Opportunities and challenges. *Mayo Clin Proc*. 2009;84:572-575.

Oreskovich MR, Caldeiro RM. Anesthesiologists recovering from chemical dependency: Can they safely return to the operating room? *Mayo Clin Proc*. 2009;84:576-580.

Tetzlaff J, Collins GB, Brown DL, et al. A strategy to prevent substance abuse in an academic anesthesiology department. *J Clin Anesth*. 2010;22:143-150.

Warner DO, Berge KH, et al. Substance use disorder among anesthesiology residents, 1975-2009. *JAMA* 2013;310:2289-2296.

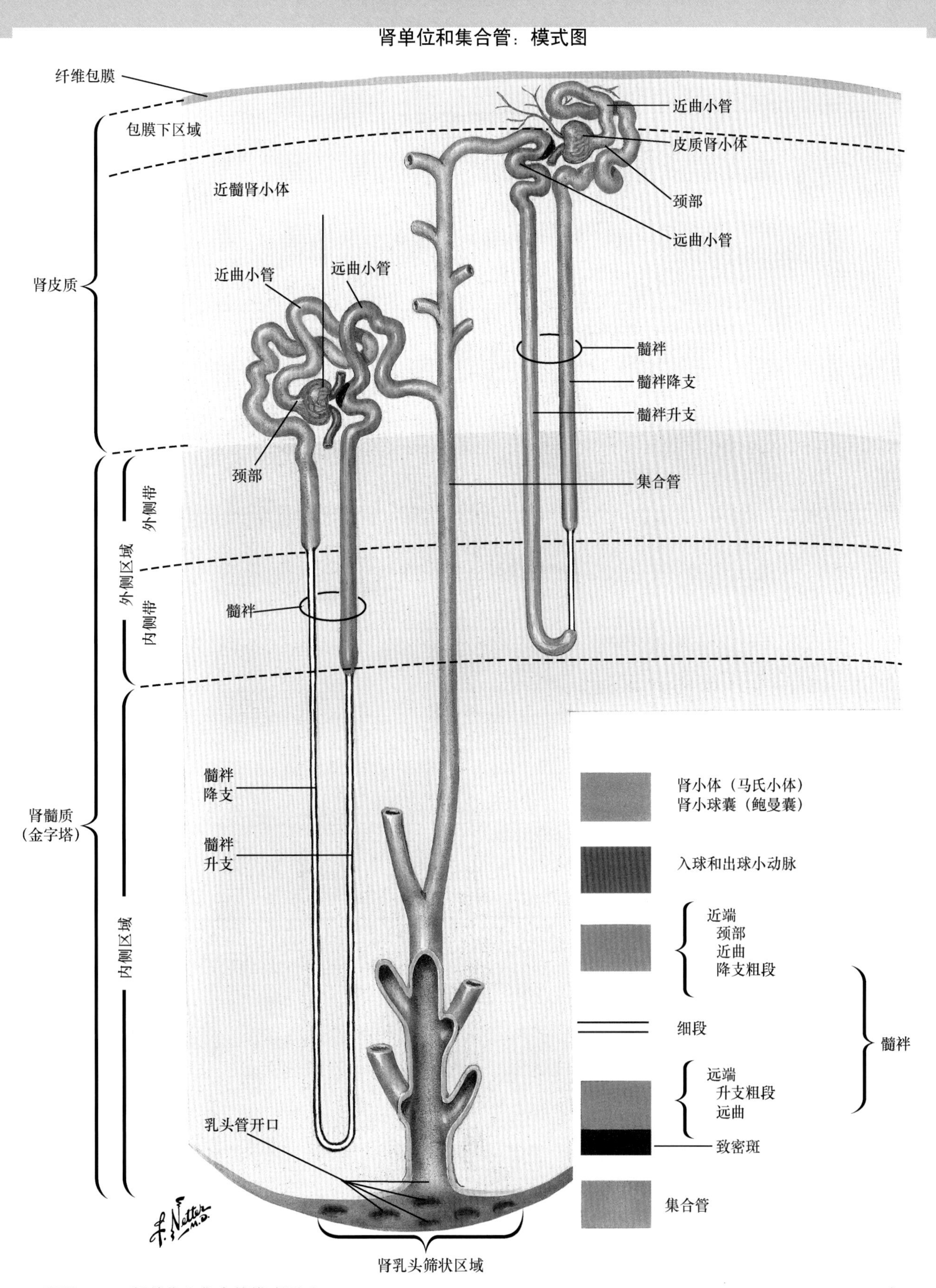

彩图 45-1　肾单位和集合管模式图（Netter illustration from www.netterimages.com. © Elsevier Inc. All rights reserved.）

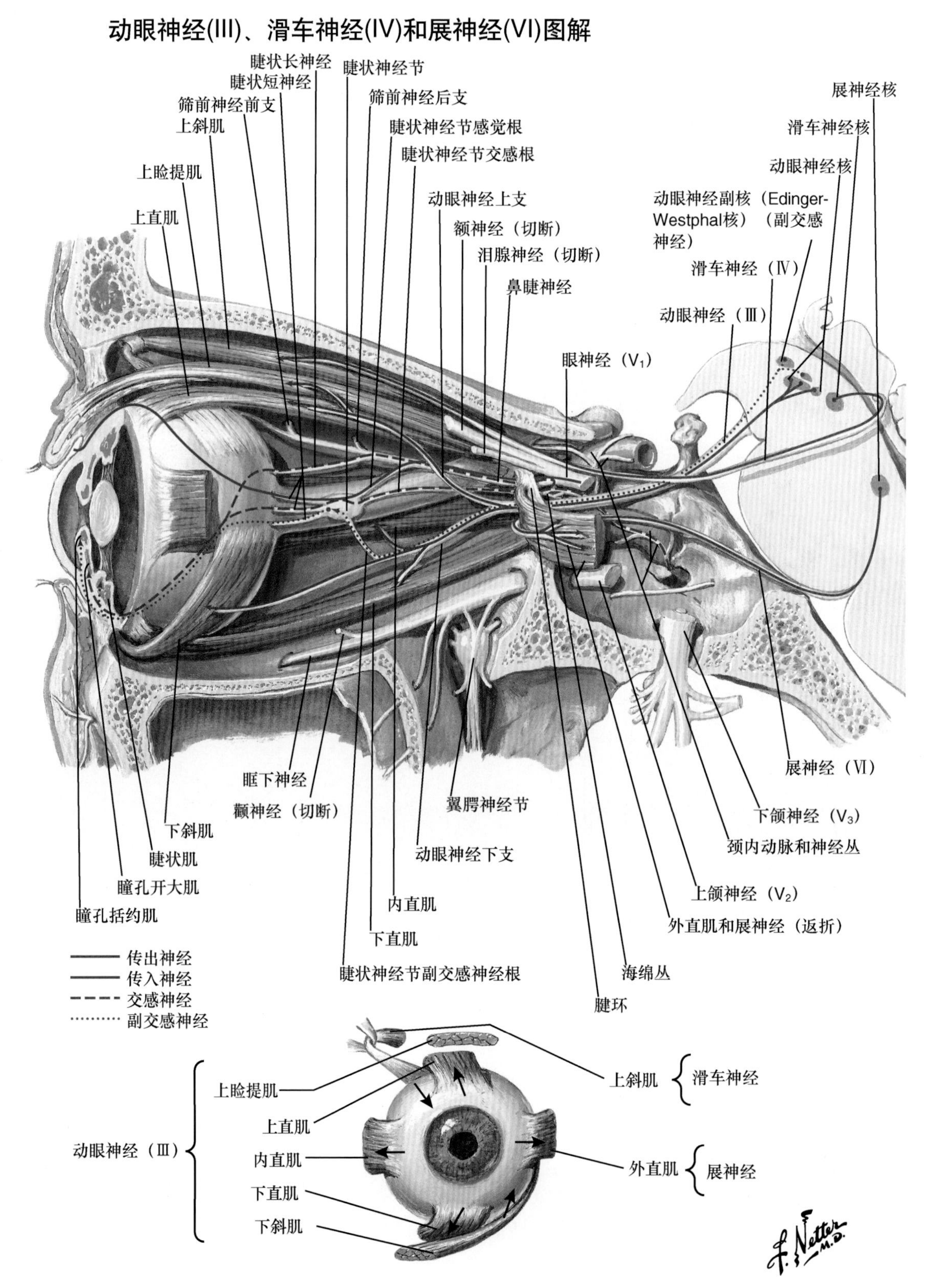

彩图 **121-1** 外侧入路的眼窝解剖（Netter illustration from www.netterimages.com. © Elsevier Inc. All rights reserved.）

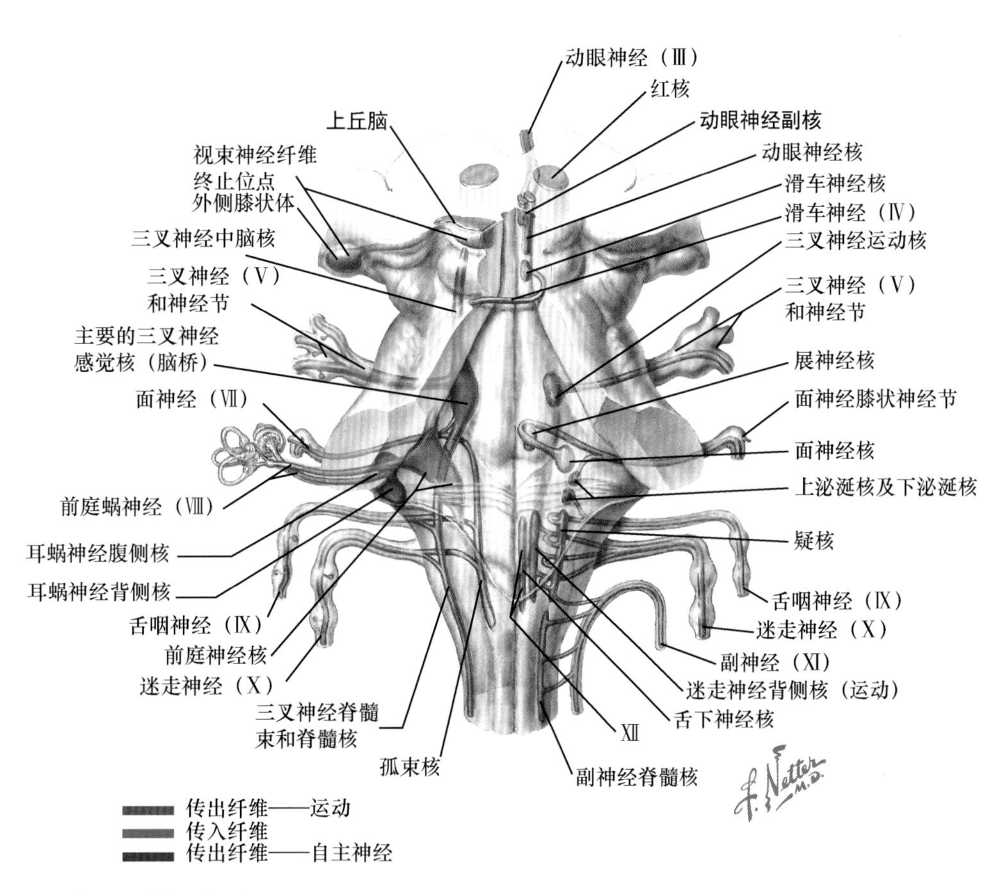

彩图 136-2 脑神经及其神经核示意图（Netter illustration from www.netterimages.com. © Elsevier Inc. All rights reserved.）

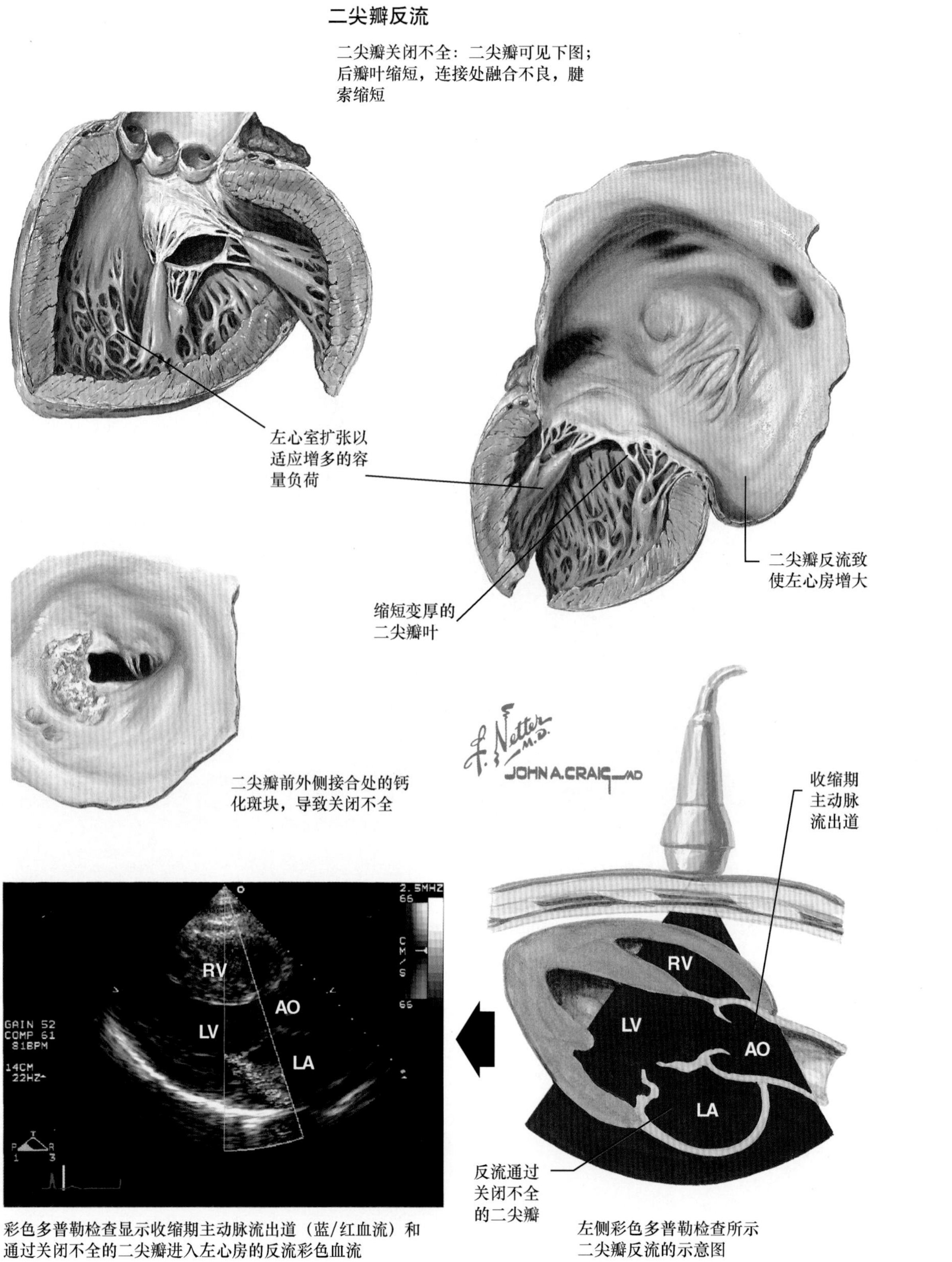
二尖瓣反流
二尖瓣关闭不全：二尖瓣可见下图；后瓣叶缩短，连接处融合不良，腱索缩短
左心室扩张以适应增多的容量负荷
二尖瓣反流致使左心房增大
缩短变厚的二尖瓣叶
二尖瓣前外侧接合处的钙化斑块，导致关闭不全
JOHN A.CRAIG MD
收缩期主动脉流出道
2.5MHZ
66
CM/S
RV
AO
LV
LA
GAIN 52
COMP 61
81BPM
14CM
22HZ
反流通过关闭不全的二尖瓣
彩色多普勒检查显示收缩期主动脉流出道（蓝/红血流）和通过关闭不全的二尖瓣进入左心房的反流彩色血流
左侧彩色多普勒检查所示二尖瓣反流的示意图

彩图 150-1 二尖瓣反流的病理生理学（Netter illustration from www.netterimages.com. © Elsevier Inc. All rights reserved.）

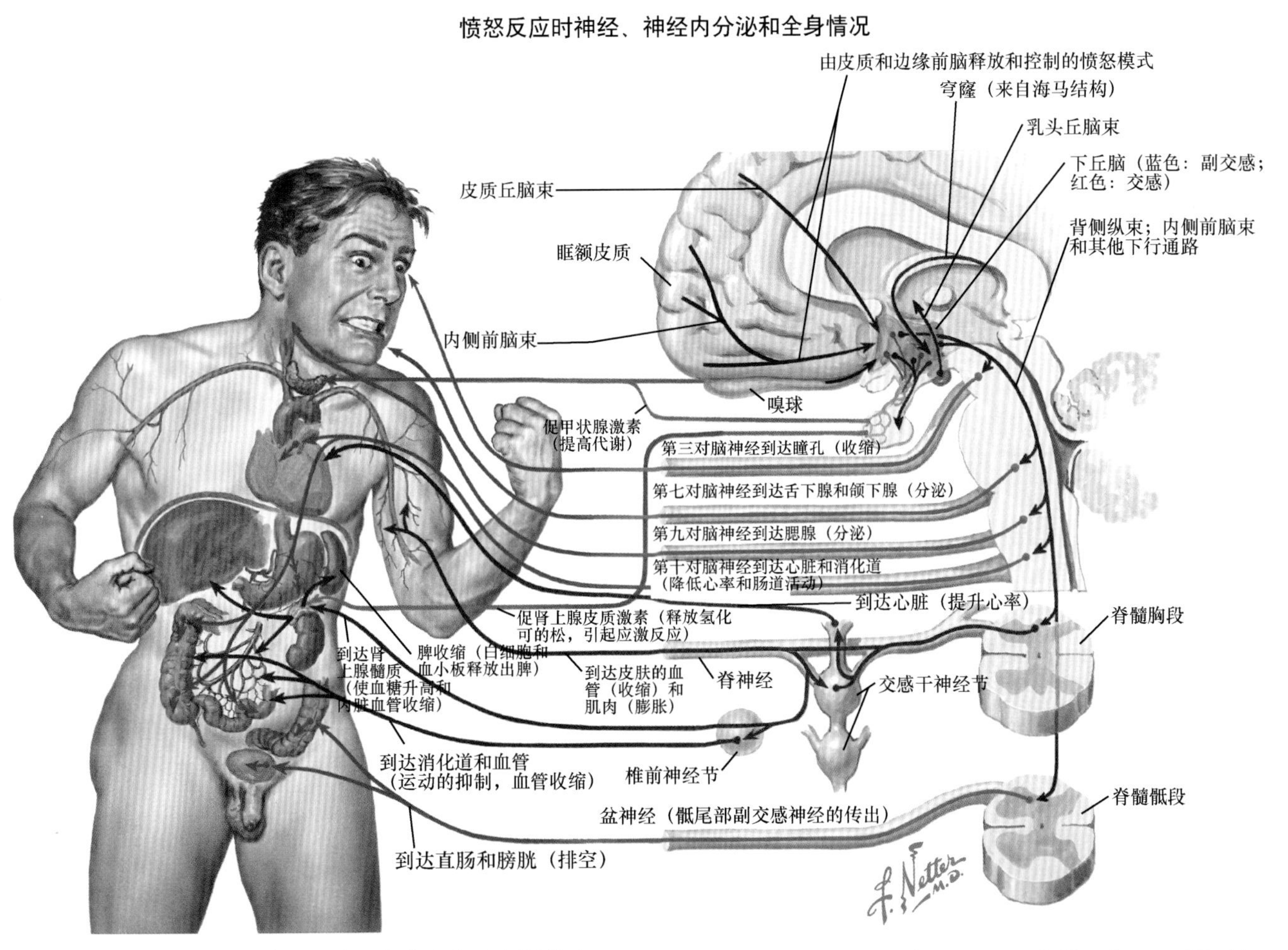

彩图 234-1 愤怒反应时神经、神经内分泌和全身情况（Netter illustration from www.netterimages.com. ）